高级卫生专业技术资格考试用书

皮肤性病学晋升题库

（副主任医师/主任医师）

英腾教育高级职称教研组　编写

中国健康传媒集团
中国医药科技出版社

内容提要

高级卫生专业技术资格考试是申报评审卫生高级专业技术职务资格的必经程序与重要参考依据之一，为了更好地帮助拟晋升副高级和正高级卫生职称考试人员备考刷题与巩固自测，编者根据各学科的《高级卫生专业技术资格考试大纲》（副高级、正高级）各章节中“熟练掌握”“掌握”级考点分布，同时深入研析近年考试命题规律与应考策略，甄选5000~6000道高度仿真试题，编撰这套《高级卫生专业技术资格考试用书“晋升题库”》系列，配有全部参考答案和难题、易错题精粹解析（覆盖率达80%），是拟晋升副高级和正高级卫生职称考试人员随学随练、夯基检验的备考制胜题库。

图书在版编目（CIP）数据

皮肤性病学晋升题库/英腾教育高级职称教研组编写．—北京：中国医药科技出版社，2023.7

高级卫生专业技术资格考试用书

ISBN 978-7-5214-3938-0

Ⅰ.①皮… Ⅱ.①英… Ⅲ.①皮肤病学-资格考试-习题集 ②性病学-资格考试-习题集 Ⅳ.①R75-44

中国国家版本馆CIP数据核字（2023）第102372号

美术编辑 陈君杞

责任编辑 高一鹭 高延芳

版式设计 张 璐

出版 **中国健康传媒集团** | 中国医药科技出版社

地址 北京市海淀区文慧园北路甲22号

邮编 100082

电话 发行：010-62227427 邮购：010-62236938

网址 www.cmstp.com

规格 889×1194mm 1/16

印张 32

字数 1128千字

版次 2023年7月第1版

印次 2023年7月第1次印刷

印刷 三河市万龙印装有限公司

经销 全国各地新华书店

书号 ISBN 978-7-5214-3938-0

定价 168.00元

编写说明

根据人力资源和社会保障部、卫健委《关于深化卫生事业单位人事制度改革的实施意见》和《加强卫生专业技术职务评聘工作的通知》，高级卫生专业技术资格采取考试和评审结合的办法取得。高级卫生专业技术资格考试是申报评审卫生高级专业技术职务资格的必经程序与重要参考依据之一，总分数450～500分，没有合格分数线，排名前60%为合格，其中的40%为优秀，考试成绩当年有效。为了更好地帮助拟晋升副高级和正高级卫生职称考试人员备考刷题与巩固自测，我们组织了从事临床诊疗实践工作多年，在各学科领域内具有较高知名度的专家及教授，根据各学科的《高级卫生专业技术资格考试大纲》（副高级、正高级）各章节中"熟练掌握""掌握"级考点分布，同时深入研析近年考试命题规律与应考策略，甄选5000～6000道高度仿真试题，编撰这套《高级卫生专业技术资格考试用书"晋升题库"》系列，全面覆盖所有人机对话考试题型（副高级：单选题＋多选题＋共用题干单选题＋案例分析题；正高级：多选题＋案例分析题），配有全部参考答案和难题、易错题精粹解析（覆盖率达80%）。

本"晋升题库"系列实用性强、针对性准，与《高级卫生专业技术资格考试用书"拿分考点随身记"》系列配合使用，是拟晋升副高级和正高级卫生职称考试人员随学随练、夯基检验的备考制胜题库。

由于编者经验和学识有限，书中难免出现不足之处，恳请广大读者与专家批评指正，以便我们不断改正和完善。

为令本书更加鲜活化、立体化，使诸位读者的"主任医师成长之路"更加高效、便捷，随书配套"书网融合"视频课程与线上题库，详情请见图书封面。

编　者

目录

题型说明

一、单选题：每道试题由1个题干和5个备选答案组成，题干在前，选项在后。选项A、B、C、D、E中只有1个为正确答案，其余均为干扰选项。

例：皮肤对脂溶性物质吸收的主要途径是

A. 角质层

B. 毛囊和皮脂腺

C. 汗管

D. 棘层

E. 基底层

正确答案：B

解析：水溶性物质不易被吸收，而脂溶性物质则较易被吸收，皮肤对脂溶性物质吸收的主要途径是毛囊和皮脂腺。

二、多选题：每道试题由1个题干和5个备选答案组成，题干在前，选项在后。选项A、B、C、D、E中至少有2个正确答案。

例：日晒伤的特点是

A. 有日晒史

B. 暴露部位出现皮疹

C. 可发生于任何季节

D. 自觉烧灼感

E. 常伴有消化系统和神经、精神症状

正确答案：ABD

解析：日晒伤临床特点是多见于春夏季节，暴露日光的局部皮肤于日晒后数分钟到2～6小时开始出现弥漫性红斑，自觉有烧灼感。

三、共用题干单选题：以叙述1个以单一病人或家庭为中心的临床情景，提出2～6个相互独立的问题，问题可随病情的发展逐步增加部分新信息，每个问题只有1个正确答案，以考查临床综合能力。答题过程是不可逆的，即进入下一问后不能再返回修改所有前面的答案。

例：患儿女，9岁，从婴儿时开始两掌跖发红粗糙变厚，随年龄增长逐渐加重，伴有细薄鳞屑，并渐扩展至指背及手背，夏季常发红明显伴臭味，冬季皮损常发生皲裂。两手掌及足跖弥漫性潮红粗糙增厚，伴有鳞屑，足部轻度浸渍发白，伴明显臭味，损害自掌跖侧面延伸至手足背，足部延伸到踝关节以上，双手已接近腕关节处，边界清楚，多数指（趾）甲增厚无光泽。膝肘关节暂未见皮损。皮损组织病理示表皮角化过度伴角化不全，真皮毛细血管扩张，周围少量淋巴细胞、组织细胞浸润，其母亲有类似病史。

1. 该病可能的诊断是

A. 进行性对称性红斑角化症

B. 可变性红斑角化症

C. 毛发红糠疹

D. 毛囊角化病

E. 结节性硬化症

答案：A

解析：进行性对称性红斑角化症婴儿期即可发病，开始手足多汗。皮损对称发生于掌跖，局部角质增厚，颜色潮红，呈胼胝状，周围境界清楚，呈黄红色，表面可有片状鳞屑。皮疹可逐渐向手足背、四肢伸侧及膝肘关节等处发展，夏季发红明显，冬季角化干燥显著，可发生龟裂。该患儿从婴儿时开始两掌跖发红粗糙变厚，随年龄增长逐渐加重，伴有细薄鳞屑，并渐扩展至指背及手背，夏季常发红明显伴臭味，冬季皮损常发生皲裂，损害自掌跖侧面延伸至手足背，足部延伸到踝关节以上，双手已接近腕关节处，边界清楚，多数指（趾）甲增厚无光泽。符合进行性对称性红斑角化症的临床表现。

2. 该病可能的致病基因是

A. 角蛋白基因

B. 兜甲蛋白基因

C. 连接蛋白基因

D. 酶基因

E. 突变蛋白基因

正确答案：B

解析：进行性对称性红斑角化症是常染色体显性遗传的角化异常性疾病，可能的致病基因为兜甲蛋白基因，主要表现为双侧掌跖的进行性红斑角化，境界明显，病程为慢性。

3. 该病与可变性红斑角化症的主要区别是

A. 遗传方式

B. 发病年龄

C. 皮损部位

D. 由编码连接蛋白31基因突变所致

E. 红斑为游走性、角化性，边界清楚呈地图状

正确答案：E

解析：可变性红斑角化症其特征为边界清楚的红斑

性和角化过度性斑片，形态奇特。损害有两种：一种为起于正常皮肤或在红斑基础上的散在、持久性红棕色角化过度性斑片，常呈图案形、逗点形、环形或多环形；另一种为边缘清晰的红斑，散乱分布，大小、数量和位置变化迅速，可在几小时或几天内消退，部分持久不变，逐渐形成角化过度斑片。其中红斑为游走性、角化性，边界清楚呈地图状是与进行性对称性红斑角化症的主要的鉴别点。

四、案例分析题：正确答案及错误答案的个数不定。考生每选对一个正确答案给1个得分点，选错一个扣1个得分点，直至扣至本问得分为0。案例分析题的答题过程是不可逆的，即进入下一问后不能再返回修改所有前面的答案。

例：患者女，42岁，因面部红斑、丘疹、斑块伴发热5天来诊。皮肤科查体：面部见散在的椭圆形红色斑块，表面有颗粒状假性水疱。

1. 最可能的诊断是

A. 结节性红斑

B. 过敏性紫癜

C. 硬红斑

D. 红斑性肢痛病

E. 变应性皮肤血管炎

F. 脂膜炎

G. Sweet 综合征

正确答案：G

解析：Sweet 综合征是一种皮肤变异性血管炎症，病因不明确，多见于中年以上女性，主要表现为发热，四肢、面颈部有隆起的疼痛性红色斑块，边界清楚，表面可呈乳头状或粗颗粒状，似假性水疱。本例患者为中年女性，以发热，面部红斑、丘疹、斑块起病，应考虑 Sweet 综合征。

2. 治疗药物为（提示：血常规示白细胞计数及中性粒细胞百分比增高，核左移）

A. 青霉素

B. 红霉素

C. 四环素

D. 糖皮质激素

E. 米诺环素

F. 阿奇霉素

G. β－内酰胺酶抑制剂

正确答案：D

解析：Sweet 综合征用抗生素治疗效果欠佳，糖皮质激素疗效好，用量相当于泼尼松 30～60mg/d。

3. 可采取的治疗措施是［提示：尿常规示蛋白质（＋＋），并见颗粒管型］

A. 低蛋白饮食

B. 糖皮质激素

C. 应用氨苯砜

D. 口服雷公藤

E. 口服非甾体抗炎药

F. 口服碘化钾

G. 应用青霉素

正确答案：ABCDEF

解析：Sweet 综合征用抗生素治疗效果欠佳，糖皮质激素疗效好，用碘化钾、秋水仙碱、氨苯砜及中草药雷公藤制剂疗效亦可；患者有发热，可予非甾体抗炎药退热；尿蛋白升高，需低蛋白饮食。

第一章　皮肤病总论

一、单选题：每道试题由 1 个题干和 5 个备选答案组成，题干在前，选项在后。选项 A、B、C、D、E 中只有 1 个为正确答案，其余均为干扰选项。

1. 有关口腔黏膜白斑下列哪项错误

A. 可能与局部慢性刺激有关
B. 表现为口腔黏膜白色斑片，境界不清
C. 有恶变可能，必须积极手术切除
D. 病理表现为上皮不规则增生，中、下层细胞排列紊乱
E. 黏膜白斑与糖尿病等全身疾病有关

2. 表皮通过时间或更替时间为

A. 3 天　B. 7 天
C. 14 天　D. 21 天
E. 28 天

3. 关于皮肤的功能，叙述错误的是

A. 皮肤是一个重要的免疫器官
B. 皮肤的屏障功能具有双向性
C. 皮肤的分泌和排泄仅通过汗腺完成
D. 角质层是皮肤的主要吸收途径
E. 皮肤在保持机体内环境的稳定方面起重要作用

4. 关于皮肤组织病理学，叙述错误的是

A. 皮肤组织病理学对皮肤病的治疗有指导意义
B. 皮肤组织病理学是皮肤科最重要的检查手段
C. 每个皮肤科医师均需要学习皮肤组织病理学
D. 皮肤病的诊断应以皮肤组织病理学作为金标准
E. 许多皮肤病的诊断不需要皮肤组织病理学检查

5. 基底膜带不包括

A. 胞膜层　B. 透明层
C. 板层　D. 致密层
E. 致密下层

6. 皮肤吸收能力从大到小的顺序是

A. 阴囊 > 大腿屈侧 > 前额 > 上臂屈侧 > 前臂 > 掌跖
B. 阴囊 > 前额 > 上臂屈侧 > 大腿屈侧 > 前臂 > 掌跖
C. 大腿屈侧 > 阴囊 > 前额 > 上臂屈侧 > 前臂 > 掌跖
D. 上臂屈侧 > 阴囊 > 前额 > 大腿屈侧 > 前臂 > 掌跖
E. 阴囊 > 前额 > 大腿屈侧 > 上臂屈侧 > 前臂 > 掌跖

7. 紫外线照射可以治疗的疾病不包括

A. 玫瑰糠疹　B. 白癜风
C. 带状疱疹　D. 基底细胞癌
E. 银屑病

8. 关于毛发，下列叙述错误的是

A. 胡须属于短毛
B. 腋毛属于长毛
C. 通常毛发可分为硬毛和毳毛
D. 通常毛发分为毛干、毛根及毛球
E. 硬毛可分为长毛和短毛

9. 关于外泌汗腺的功能，下列叙述错误的是

A. 主要是调节体温
B. 汗液的成分中水分占 99% ~99.5%
C. 汗液成分包括无机离子、乳酸、尿素等
D. 汗液具有散热降温等作用
E. 不参与皮肤皮脂膜的形成

10. 关于表皮，下列叙述错误的是

A. 表皮属于单层柱状上皮
B. 表皮主要由角质形成细胞和树枝状细胞两大细胞组成
C. 角质形成细胞用苏木精 - 伊红染色即可着色
D. 树枝状细胞无细胞间桥
E. 树枝状细胞包括黑素细胞、朗格汉斯细胞和 Merkel 细胞

11. 关于角质形成细胞，下列叙述正确的是

A. 基底层亦称生发层
B. 棘层一般有 10 ~15 层多角形细胞
C. 颗粒层的特征是细胞内可见形态规则的透明角质颗粒
D. 透明层见于全身各部位
E. 角质层细胞内均有细胞核

12. 表皮更替时间约为

A. 7 天　B. 14 天
C. 28 天　D. 30 天
E. 60 天

13. 关于 Merkel 细胞，下列叙述错误的是

A. Merkel 细胞是一种具有长指状突的细胞
B. Merkel 细胞多见于掌跖、指（趾）、生殖器等部位
C. 胞质中含有许多内分泌颗粒，常呈分叶状
D. 胞核呈圆形

E. Merkel 细胞-轴索复合体是一种突触结构

14. 关于真皮，下列叙述错误的是

A. 全身部位的真皮厚度不一，一般为 1~3mm

B. 真皮含有丰富的血管、淋巴管、神经和肌肉

C. 真皮可分为乳头层和网状层，二层之间有明确的界限

D. 真皮由纤维、基质和细胞成分组成

E. 真皮内含有毛囊、皮脂腺及汗腺等皮肤附属器

15. 关于网状纤维和弹性纤维，下列叙述错误的是

A. Ⅲ型胶原是网状纤维的主要成分

B. 网状纤维又称嗜银纤维

C. 网状纤维主要分布在网状层

D. 弹性纤维由弹力蛋白和微原纤维构成

E. 弹性纤维具有弹性

16. 关于真皮细胞和基质，下列叙述错误的是

A. 细胞主要有成纤维细胞、肥大细胞、巨噬细胞等

B. 成纤维细胞和肥大细胞为真皮结缔组织中主要的常驻细胞

C. 基质为填充于纤维、纤维束间隙和细胞间的定形物质

D. 蛋白多糖为基质的主要成分

E. 基质形成的微空隙有利于水、电解质、营养物质和代谢产物自由通过

17. 关于毛发，下列叙述错误的是

A. 毛发由角化的上皮细胞构成

B. 毛球下层含有黑素细胞

C. 毛基质是毛发和毛囊的生长区

D. 毛乳头包含结缔组织、神经末梢和毛细血管

E. 正常人每日可脱落 100~150 根头发

18. 关于毛囊，下列叙述错误的是

A. 毛囊位于真皮中

B. 毛囊上端由漏斗部和峡部组成

C. 漏斗部自毛囊口至皮脂腺开口处

D. 峡部自皮脂腺开口处至立毛肌附着处

E. 毛囊下端由茎部和球部组成

19. 关于甲，下列叙述错误的是

A. 甲由多层紧密的角化细胞构成

B. 甲母质是甲的生长区

C. 正常甲有光泽呈淡红色

D. 疾病、营养状况、环境和生活习惯的改变可影响甲的颜色、形态和生长速度

E. 甲床有汗腺和皮脂腺

20. 下列叙述错误的是

A. 皮肤的血管具有营养皮肤组织和调节体温的作用

B. 皮肤淋巴管的盲端起始于真皮网状层的毛细淋巴管

C. 肿瘤细胞可通过淋巴管转移到皮肤

D. 皮肤的感觉神经极为复杂

E. 皮肤内最常见的肌肉是立毛肌

21. 关于皮肤的生理，下列叙述错误的是

A. 有保护体内器官的作用

B. 调节体温的作用

C. 吸收作用

D. 有分泌和排泄的作用

E. 参与免疫反应，但不具有免疫监视的功能

22. 下列叙述错误的是

A. 皮肤是人体最大的器官

B. 皮肤可防止体内水分、电解质和营养物质的丧失

C. 皮肤可保持机体内环境的稳定

D. 皮肤可防御外界有害物质的侵入

E. 皮肤正常的 pH 为 7.0~7.5

23. 关于皮肤的屏障作用，下列叙述错误的是

A. 皮肤的屏障功能主要是角质层

B. 黑素细胞对紫外线的吸收作用最弱

C. 皮肤的角质层是防止外来化学物质进入人体内的第一道防线

D. 角质层的代谢脱落也能清除一些微生物的寄居

E. 角质层、皮肤多层的结构和表面的脂质膜可防止体液过度蒸发

24. 关于皮肤吸收的途径，下列叙述错误的是

A. 透过角质层细胞吸收

B. 通过角质层细胞间隙吸收

C. 通过毛囊吸收

D. 通过皮脂腺或汗管吸收

E. 如全表皮丧失，则不能通过真皮吸收

25. 下列叙述错误的是

A. 水溶性物质不易被皮肤吸收

B. 脂溶性物质可经毛囊、皮脂腺吸收

C. 大部分糖皮质激素可经毛囊、皮脂腺吸收

D. 药物剂型对皮肤吸收功能的影响为：粉剂及水剂 > 霜剂 > 软膏及硬膏

E. 某些物质可能与皮脂中的脂肪酸结合变成脂溶性而被吸收

26. 影响皮肤吸收的一般因素不包括

A. 年龄及性别

B. 体表面积

C. 皮肤的结构

D. 脂质和水分的溶解度

E. 透入物质分子量

27. 下列叙述错误的是

A. 药物的剂型可影响皮肤的吸收
B. 当皮损破坏了角质层屏障作用，可使皮肤的吸收能力明显下降
C. 当外界湿度升高时，皮肤的吸收能力增加
D. 塑料薄膜封包比单纯搽药的吸收系数高出 100 倍
E. 表面活性剂使物质与皮肤紧密接触，从而增加吸收率

28. 甲生长描述正确的是

A. 指甲每 2 个月长 1cm
B. 各指甲生长速度一致
C. 趾甲生长速度为指甲的 1/2
D. 趾甲生长速度为指甲的 1/3
E. 趾甲生长速度为指甲的 1/4

29. 以下描述错误的是

A. 皮肤的葡萄糖含量约为血糖的 2/3
B. 表皮中的糖含量多于真皮
C. 表皮细胞具有合成糖原的能力
D. 在创伤皮肤组织中的糖利用率更低
E. 银屑病皮肤组织中的糖利用率更高

30. 表皮组织的能量代谢特点正确的是

A. 糖酵解是最主要的途径
B. 三羧酸循环是主要的途径
C. 磷酸戊糖途径是主要的途径
D. 正常表皮中含有大量的糖原
E. 表皮中乳酸脱氢酶的含量较丙酮酸脱氢酶低

31. 兜甲蛋白是

A. 角质形成细胞分化早期的标志
B. 角质形成细胞分化中期的标志
C. 角质形成细胞分化后期的标志
D. 分子量大于 100kD 的蛋白质
E. 可溶性蛋白质

32. 胶原蛋白主要位于真皮，可占皮肤干重的

A. 50%　　B. 60%
C. 75%　　D. 30%
E. 40%

33. 胶原纤维的主要成分是

A. Ⅰ型胶原　　B. Ⅶ型胶原
C. Ⅹ型胶原　　D. Ⅻ型胶原
E. Ⅵ型胶原

34. 仅由角质形成细胞合成的胶原是

A. Ⅶ型胶原　　B. Ⅳ型胶原
C. Ⅻ型胶原　　D. Ⅵ型胶原
E. Ⅹ型胶原

35. 黑素细胞起源于

A. 内胚层
B. 中胚层
C. 外胚层神经管
D. 胚胎神经嵴
E. 基底层

36. 黑素细胞占基底层细胞的比例约为

A. 30%　　B. 40%
C. 50%　　D. 90%
E. 10%

37. 表皮黑素单位内角质形成细胞与黑素细胞的比例为

A. 9∶1　　B. 30∶7
C. 15∶2　　D. 2∶1
E. 36∶1

38. 关于黑素细胞正确的是

A. 圆形细胞　　B. 来源于神经嵴
C. 有桥粒　　D. 有角蛋白
E. 不与角质形成细胞接触

39. 5-羟色胺（5-HT）的作用是

A. 致炎　　B. 渗出
C. 血管扩展　　D. 收缩血管
E. 收缩气管

40. 5-羟色胺（5-HT）在下列哪类细胞中合成

A. 角质细胞
B. 肥大细胞
C. T 细胞
D. 肠嗜铬细胞和神经元
E. B 细胞

41. 血小板激活因子主要来源于

A. 红细胞　　B. 血小板
C. 嗜酸性粒细胞　　D. 角质细胞
E. 中性粒细胞

42. 关于肥大细胞内介质，正确的是

A. 使平滑肌松弛
B. 使微血管收缩
C. 使小血管通透性增加
D. 使腺体分泌减少
E. 使中性粒细胞浸润

43. 在特异性免疫中发挥免疫作用的主要细胞是

A. 骨髓干细胞　　B. A 细胞
C. 抗原　　D. 淋巴细胞

E. 红细胞

44. 免疫细胞能够识别抗原的重要原因是

A. 免疫细胞表面存在蛋白质载体

B. 免疫细胞内含有抗原的遗传物质

C. 抗原物质表面具有特定的化学基团

D. 抗原物质是特定的蛋白质

E. 免疫细胞与抗原同类

45. 抗体的化学本质是

A. 胶原蛋白　B. 球蛋白

C. 纤维蛋白　D. 白蛋白

E. 角质蛋白

46. 抗体产生于

A. 效应T细胞　B. 效应B细胞

C. T细胞　D. B细胞

E. 角质细胞

47. 对被病毒侵染后的细胞起杀伤作用的是

A. 抗体　B. 干细胞

C. 效应T细胞　D. 效应B细胞

E. 未分化细胞

48. 一般来说，人体对付外毒素并使之失去毒性的是

A. 相应的抗体　B. 相应的抗原

C. 效应B细胞　D. 效应T细胞

E. 肥大细胞

49. 抗体主要存在于人体的

A. 细胞内

B. 内环境

C. 细胞内或内环境

D. 细胞内和内环境

E. 体外

50. 下列免疫活动中，属于特异性免疫的是

A. 消化液将食物中的细菌杀死

B. 抗体抵抗天花病毒

C. 溶菌酶杀死细菌

D. 白细胞吞食病菌

E. 皮肤屏障作用

51. 下列有关抗体的叙述，错误的是

A. 抗体是由淋巴细胞产生的

B. 抗体是一种蛋白质

C. 一种抗体能消灭多种抗原

D. 抗体是在抗原物质侵入人体后产生的

E. 抗体是一种球蛋白

52. 能产生淋巴细胞的人体内最大的淋巴器官是

A. 肺　B. 肾

C. 脾　D. 心脏

E. 肝

53. IL－2不具备的生物学作用是

A. 诱导活化T、B淋巴细胞增殖分化

B. 增强NK细胞的杀伤活性

C. 增强巨噬细胞吞噬杀伤功能

D. 以旁分泌或自分泌方式在局部作用

E. 作用沿种系谱向下的约束性

54. HLA抗原所不具备的功能是

A. 诱导移植排斥反应

B. 参与自身免疫耐受的形成

C. 参与抗原呈递

D. 参与胸腺T淋巴细胞分化、发育

E. 参与调理吞噬

55. 关于MHCⅠ类分子的叙述，正确的是

A. 只存在于白细胞上

B. 只存在于淋巴细胞上

C. 只存在于巨噬细胞上

D. 几乎存在于所有有核细胞

E. 只存在于红细胞上

56. 与HLAⅡ类分子功能无关的是

A. 参与HVGR

B. 参与GVHR

C. 参与诱导抗体产生

D. 参与诱导效应CTL的形成

E. 参与诱导MLR

57. 关于HLA的描述，错误的是

A. 通过分析亲代与子代的HLA表型，可以获知该家庭成员的HLA基因型

B. HLAⅡ类抗原是由α链与β链缔成的

C. 编码HLAⅠ类抗原a链和β2－微球蛋白的基因位于不同的染色体上

D. HLA完全相同的纯合子细胞罕见一般可在近亲婚配的家庭中检出

E. 血小板表面不表达HLA抗原

58. MHC限制性表现于

A. NK细胞杀伤作用

B. ADCC作用

C. T细胞对抗原的识别过程

D. B细胞对T抗原的识别

E. 补体依赖的细胞毒作用

59. 人类MHC的染色体定位于

A. 第17号染色体

B. 第6号染色体

C. 第 2 号染色体
D. 第 22 号染色体
E. 第 9 号染色体

60. 对人而言，HLA 抗原属于
A. 异种抗原
B. 改变的自身抗原
C. 隐蔽抗原
D. 同种异型抗原
E. 肿瘤相关抗原

61. 关于表皮细胞间的联系下列叙述错误的是
A. 角质形成细胞是表皮的主要细胞
B. 在分化过程中产生角蛋白
C. 桥粒使细胞间的连接更为牢固
D. 桥粒由桥粒跨膜蛋白和桥粒胞浆蛋白两类蛋白构成
E. 桥粒跨膜蛋白与类天疱疮的发病密切相关

62. 关于非角质形成细胞下列叙述错误的是
A. 包括黑素细胞、朗格汉斯细胞和 Merkel 细胞
B. 黑素细胞中可见特征性的黑素小体
C. 朗格汉斯细胞胞质中有特征性的 Bitbeck 颗粒
D. 朗格汉斯细胞含有黑素小体
E. Birbeck 颗粒是一种消化细胞外物质的吞噬体或抗原贮存形式

63. 关于基底膜带下列叙述错误的是
A. 胞膜层可见桥粒
B. 透明层和致密层都含有板层素
C. 致密层的物质主要是Ⅳ型胶原
D. 致密层是稳定基底膜带最重要的一层
E. 致密下层也称网板

64. 与小汗腺的分布特点不符的是
A. 掌跖分布最多
B. 屈侧比伸侧多
C. 口唇、龟头丰富
D. 可因人种、年龄差异而不同
E. 成人皮肤小汗腺密度可达 200 万 ~500 万个

65. 汗液的成分特点错误的是
A. 液体成分占 99% ~99.5%
B. 有机物以尿素和乳酸居多
C. 无机物以氯化钠居多
D. 汗液比重为 1.001 ~1.006
E. pH 常为 7.0

66. 与顶泌汗腺的分泌特点不符的是
A. 呈脉冲式分泌
B. 受情绪影响明显
C. 可分泌荧光物质
D. 是排泄铁的主要方式
E. 肾上腺素类药物能抑制分泌

67. 与皮肤的压觉有关的结构是
A. Pacinian 小体
B. Meissner 小体
C. Pinkus 小体
D. Merkel 细胞
E. Ruffini 小体

68. 皮肤的主要色素是
A. 黑素和胡萝卜素
B. 黑素和含铁血黄素
C. 黑素和氧合血红素
D. 氧合血红蛋白和胡萝卜素
E. 脱氧血红蛋白和胡萝卜素

69. 皮肤表面散在触点以感受触觉，其中触点最丰富的区域是
A. 头皮　B. 指端腹面
C. 腹壁　D. 大腿外侧
E. 前臂外侧

70. 头发的生长周期平均为
A. 2 ~7 年　B. 1 年
C. 10 年　D. 20 年
E. 半年

71. 头发的休止期约为
A. 3 个月　B. 3 周
C. 半年　D. 1 年
E. 2 年

72. 黄种人的头发的特点是
A. 横断面呈圆形
B. 横断面呈卵圆形
C. 横断面呈扁平
D. 横断面呈椭圆形
E. 可形成胡椒粒样发结

73. 皮肤组织中经紫外线照射后可合成维生素 D 的物质是
A. 磷脂
B. 三酰甘油
C. 7 - 脱氢胆固醇
D. 鞘脂
E. 饱和脂肪酸

74. 皮肤的含水量可占人体水分的
A. 18% ~20%
B. 10% ~12%

C. 12% ~15%
D. 20% ~25%
E. 7% ~8%

75. 皮肤对油脂的吸收能力是
A. 羊毛脂 > 凡士林 > 液状石蜡 > 植物油
B. 羊毛脂 > 液状石蜡 > 植物油 > 凡士林
C. 羊毛脂 > 凡士林 > 植物油 > 液状石蜡
D. 液状石蜡 > 植物油 > 凡士林 > 羊毛脂
E. 植物油 > 凡士林 > 羊毛脂 > 液状石蜡

76. 促进表皮细胞生长的生长因子，除了
A. 表皮生长因子
B. 转化生长因子
C. 白介素 -1
D. 白介素 -6
E. 干扰素 -α

77. 与Ⅰ型角蛋白的特点不符的是
A. 等电点为酸性
B. 分子量为 40 ~56.5kD
C. 包括 K10 ~ K20
D. 等电点为中性
E. 常与Ⅱ型角蛋白配对表达

78. 与表皮角质形成细胞终末分化的标记分子是
A. K1/K10　B. K5/K14
C. K6/K16　D. K15
E. K19

79. 与套膜蛋白的特点不符的是
A. 分子量为 68kD
B. 是一种棒状蛋白
C. 合成于基底层上方
D. 表达于基底层
E. 常与转谷氨酰胺酶交联

80. 结缔组织中合成原胶原分子的细胞主要为
A. 成纤维细胞　B. 肥大细胞
C. 黑素细胞　D. 骨细胞
E. T 细胞

81. 皮肤黏多糖的组成主要为
A. 透明质酸和糖醛酸
B. 硫酸角质素和氨基己糖
C. 胶原分子和胶原酶
D. 板层素和连接蛋白
E. 氨基己糖和糖醛酸

82. 基底膜在电镜下的结构区域不包括
A. 胞膜层　B. 透明层
C. 致密层　D. 致密下层
E. 角质层

83. Ⅱ型胶原主要分布于
A. 真皮　B. 肌腱
C. 基底膜　D. 透明软骨
E. 肌肉

84. 胶原酶主要分布在
A. 基底层
B. 颗粒层
C. 角质层
D. 棘层
E. 真皮乳头层

85. 有关免疫监视的描述正确的是
A. 是针对外来病原体的抗感染功能，正常可防御病原体的感染
B. 是机体免疫系统识别和清除体内突变、畸变细胞以及被病毒感染细胞的生理性保护作用
C. 正常情况下，对自身组织成分不产生免疫应答，处于自身免疫耐受状态
D. 参与机体整体功能的调节
E. 具有杀灭病原体的作用

86. 补体不具备的生物学功能是
A. 免疫黏附　B. 溶解细胞
C. ADCC 作用　D. 炎症反应
E. 调理作用

87. 成人标准体表面积是
A. 1.73m^2　B. 2.01m^2
C. 4.5m^2　D. 1.70m^2
E. 2.22m^2

88. 既可以是角质促成剂又可以是角质剥脱剂的外用药是
A. 水杨酸　B. 白降汞（氯化氨基汞）
C. 蒽林　D. 维 A 酸
E. 皮质类固醇激素

89. 以下药物属于免疫抑制剂的是
A. 8 - 甲氧补骨脂素
B. 氯喹
C. 环磷酰胺
D. 氨苯砜
E. 维 A 酸

90. 以下部位不能外用糊剂治疗的是
A. 面部　B. 头皮
C. 皱褶部　D. 四肢
E. 躯干

91. 抗组胺药物的主要作用是

A. 破坏组织胺

B. 在体内与组胺争夺受体

C. 干扰酶系统

D. 免疫抑制作用

E. 抗氧化作用

92. 儿童口服苯海拉明，剂量按照每次每公斤体重

A. 0. 25mg　　B. 1mg

C. 1. 5mg　　D. 2mg

E. 2. 5mg

93. 以下外用药处方正确的是

A. 龙胆紫（甲紫）　　B. 氧化锌

C. 水杨酸　　D. 硫磺

E. 10% 硫磺软膏

94. 维 A 酸的绝对禁忌证包括

A. 妊娠期

B. 糖尿病

C. 严重的骨质疏松

D. 高脂血症

E. 儿童

95. 静脉封闭疗法的作用是

A. 皮肤创面收敛作用

B. 阻断神经传导的恶性刺激

C. 抗组胺作用

D. 促进血液循环

E. 促进炎症消退

96. 下列药物在低浓度有止痒作用而高浓度有腐蚀作用的是

A. 达克罗宁　　B. 苯唑卡因

C. 酚　　D. 炉甘石

E. 凡士林

97. 糖皮质激素冲击疗法适用于

A. 药疹和接触性皮炎

B. 病期较长及病情反复者

C. 慢性复发性多系统类疾病

D. 慢性过敏反应

E. 严重病例

98. 以下外用药物剂型错误的是

A. 溶液：水 + 水溶性药物

B. 洗剂：水 +40% 粉剂 + 药物

C. 糊剂：粉剂 + 药物 + 软膏

D. 软膏：凡士林 + 药物

E. 粉剂：10% 氧化锌 +70% 淀粉 +10% 滑石粉

99. 下列不符合单基因遗传病特点的是

A. 符合孟德尔遗传规律

B. 有常染色体显性遗传、常染色体隐性遗传和性连锁遗传三种方式

C. 遗传病的特征不一定是特异性的

D. 多个基因作用引起的疾病

E. 单一基因作用引起的疾病

100. 患者女，45 岁，右手皮肤干燥脱屑 2 年，同时有大拇指指甲增厚、变脆。最合适的实验室检查是

A. 斑贴试验　　B. 真菌镜检

C. Wood 灯检查　　D. 皮内试验

E. 组织病理

101. 可深达真皮，造成光老化的光线的波长是

A. 短波紫外线（180～290nm）

B. 中波紫外线（290～320nm）

C. 长波紫外线（320～400nm）

D. 可见光（400～760nm）

E. 红外线（>760nm）

102. 下列哪一种波长的光线在皮肤上主要产生热效应

A. 短波紫外线　　B. 中波紫外线

C. 长波紫外线　　D. 可见光

E. 红外线

103. 皮肤含有光敏物质时皮肤表面出现的急性损伤反应称

A. 日晒伤　　B. 光毒反应

C. 光变态反应　　D. 多形性日光疹

E. 日光性皮炎

104. 慢性湿疹组织病理学改变与银屑病的关键区别为

A. 前者有海绵形成，而后者往往没有

B. 前者可见朗格汉斯细胞，后者则常见 Munro 微脓肿

C. 前者多有浆细胞，后者多有肥大细胞

D. 前者多有坏死角朊细胞，后者多有原体和谷粒细胞

E. 前者多有基底细胞液化，后者多有表皮下水疱形成

105. CREST 综合征的特异性抗体是

A. 抗心磷脂抗体

B. 抗着丝点抗体

C. 抗 Scl－70 抗体

D. ANA

E. 抗 Jo－1 抗体

106. 汗孔角化症的特征性病理表现是

A. 角化不全柱下异常表皮细胞，角化不良细胞

B. 角层增厚
C. 粒层正常或消失
D. 真皮浅层淋巴细胞浸润
E. 角化过度

107. 嗜酸性粒细胞在速发型超敏反应中的作用是
A. 清除杀伤变应原
B. 合成组胺
C. 合成 IgE
D. 释放 IL－4
E. 释放血小板活化因子

108. 高亲和性的可结合到肥大细胞上的 IgE 分子部位是
A. Fab 段　　B. CH2 功能区
C. H 链恒定区　　D. HVR 区
E. Fc 段

109. 防止对某种食物再次过敏的最好方法是
A. 脱敏
B. 食用后，服用抗过敏药
C. 进行过敏反应试验
D. 避免吃这种食物
E. 食用烹调好的这种食物

110. 扑尔敏抗过敏的原理是
A. 稳定肥大细胞
B. 松弛平滑肌
C. 促 IgE 合成转变为 IgG 合成
D. 灭活组胺
E. 拮抗组胺

111. Ⅱ型超敏反应组织损伤的机制是
A. 细胞毒性抗体直接引起靶细胞溶解
B. TC 细胞参与反应而导致细胞被杀伤
C. 组胺的释放在早期起重要作用
D. 补体活化导致细胞或组织损伤的机制
E. 中性粒细胞杀伤作用导致组织损伤

112. 与 DTIH 皮肤试验阳性有关的物质包括
A. 抗体、补体和 CK
B. 抗原、抗原致敏的 T 淋巴细胞和巨噬细胞
C. 抗原抗体复合物、补体和中性粒细胞
D. IgG 抗体、抗原和肥大细胞
E. 抗原、Ⅱ型巨噬细胞和补体

113. 桥粒的特征性标志是
A. DP　　B. Dsc
C. Dsg　　D. PG
E. PKP

114. 抗组胺物质可以
A. 使平滑肌收缩
B. 阻止肥大细胞脱颗粒
C. 抑制白三烯作用
D. 稳定嗜碱性粒细胞
E. 拮抗组胺

115. 引起支气管哮喘持续状态的物质是
A. 组胺　　B. 白三烯
C. S－羟色胺　　D. 前列腺素
E. 激肽原酶

116. 与Ⅱ型超敏反应无关的成分是
A. IgM/IgG　　B. 补体
C. NK 细胞　　D. 吞噬细胞
E. T 细胞

117. 不属于Ⅰ型超敏反应的疾病是
A. 荨麻疹
B. 支气管哮喘
C. 血清过敏性休克
D. 过敏性鼻炎
E. 链球菌感染后的肾小球肾炎

118. Ⅲ型超敏反应性疾病中引起组织损伤作用最强的细胞是
A. T 细胞　　B. 中性粒细胞
C. 血小板　　D. 淋巴细胞
E. 单核细胞

119. 皮内注射 DNP 引起的 DTH 反应明显降低是由于哪项所致
A. 接受抗组胺的治疗
B. 接受大量 X 线照射
C. 接受抗中性粒细胞血清治疗
D. 脾脏切除
E. 补体水平下降

120. 对金属镍的皮肤过敏反应，下列叙述正确的是
A. 是由 IgE 介导的
B. 有嗜碱性粒细胞的浸润
C. 可用 P－K 试验诊断
D. 是由对镍和蛋白复合物致敏的 T 细胞引起的
E. 可用组胺拮抗药进行有效治疗

121. 速发型超敏反应中引起皮肤奇痒的物质是
A. 白三烯　　B. 前列腺素
C. 组胺　　D. 激肽
E. ECF－A

122. 检测可溶性抗原不能用
A. ELISA
B. 单向琼脂扩散

C. 直接凝集反应
D. 反向间接凝集反应
E. 协同凝集试验

123. 适于检测抗体的方法是
A. 直接荧光法
B. ELISA 间接法
C. ELISA 双抗体夹心法
D. 间接凝集抑制试验
E. 反向间接凝集试验

124. 扁平苔藓的组织病理变化是
A. 色素增多　　B. 色素减少
C. 色素失禁　　D. 表皮萎缩
E. 疣状增生

125. 颗粒层厚度增加，胞质内透明角质颗粒粗大色深
A. 乳头瘤样增生　　B. 角化过度
C. 颗粒层增厚　　D. 棘层肥厚
E. 角质栓

126. 真皮纤维基质出现透明的无结构的黏蛋白沉积，HE 染色呈淡蓝色，PAS 反应呈红色是
A. 弹力纤维变性　　B. 胶原均质化
C. 嗜碱性变　　D. 嗜酸性变
E. 黏液变性

127. 淀粉样变性中的淀粉样蛋白指
A. 玻璃样物质　　B. 纤维样物质
C. 胶样物质　　D. 变性弹性蛋白
E. 糖蛋白

128. 血管管腔闭塞及血栓不常见于
A. 闭塞性血栓性静脉炎
B. 动脉硬化性内膜炎
C. 硬皮病
D. 烧伤
E. 慢性放射性皮炎

129. 属于皮肤的原发性损害的是
A. 风团　　B. 瘢痕
C. 苔藓样变　　D. 糜烂
E. 溃疡

130. 各型脂溢性角化病具有的共同组织病理学特点为
A. 角化过度，棘层无明显增生肥厚
B. 棘层增生肥厚，瘤细胞在表皮呈团块状分布
C. 棘层增生肥厚，黑素细胞增多，呈巢状分布
D. 增生的瘤细胞出现异形性和并见角化不良细胞
E. 角化过度，棘层肥厚，呈乳头瘤样增生

131. 日光性角化病的组织病理学特点不包括
A. 广泛角化过度伴境界清楚的角化不全
B. 表皮明显增生肥厚，皮突规则延长，伴基底层色素增加有诊断价值
C. 异常表皮与邻近正常表皮相互交替存在，界限清楚
D. 基底层细胞可呈芽状增生
E. 真皮层明显弹力纤维变性

132. 鲍温病的组织病理学图像中真皮乳头层的变化特点为
A. 乳头层上抬，其上表皮变薄
B. 乳头层高度水肿
C. 乳头层大量黏蛋白沉积
D. 乳头层发生均质变性
E. 乳头层被压缩成细带状

133. 关于乳房外湿疹样癌的组织病理变化，正确的是
A. 特征性的改变为表皮内 Paget 细胞，不侵犯表皮附属器
B. 癌细胞对流涎黏蛋白染色为阴性
C. 癌细胞对 PAS、阿辛蓝、胶性铁与黏液卡红染色可能均为阳性
D. 继发性乳房外湿疹样癌 PAS 和阿辛蓝染色常为阴性
E. 继发性乳房外湿疹样癌耐淀粉酶和透明质酸酶

134. 以下疾病的组织病理改变为 Pautrier 微脓肿的是
A. 基底细胞癌　　B. 鲍温病
C. 蕈样肉芽肿　　D. 黏膜白斑
E. 湿疹样癌

135. 下列有关皮肤黏膜的描述，不正确的是
A. 黏膜无毛发和汗腺，正常黏膜也没有皮脂腺
B. 黏膜表面仅是一层扁平鳞状上皮细胞而无角化层，易受损伤
C. 黏膜的皮损排列与分布无明显规律，易出现浸渍、糜烂和溃破
D. 凡是黏膜的病变均易出现癌变
E. 黏膜的病变不仅与局部因素有关，而且与全身性因素也相关

136. 下列有关皱襞舌的说法，错误的是
A. 本病分为先天性和后天性两种
B. 为舌的发育缺陷所造成
C. 临床表现为舌体较大，表面有纵横交错的裂沟，似脑纹或阴囊的纹理
D. 本病常造成舌的味觉及运动功能障碍
E. 该病不仅是舌的发育上的畸形，也可能是全身或系统疾病的口腔表现

137. 下列关于地图舌的说法，不正确的是
A. 是一种浅表的、地图状的、慢性丝状乳头剥脱性

炎症
B. 本病多见于成人，以男性为多
C. 发病与感染、神经营养障碍和遗传等相关，好发于身体虚弱者
D. 好发于舌尖与舌的边缘、舌背，多无明显自觉症状，少部分患者可有刺痛烧灼感
E. 皮损常连续不断出现，每次发作约持续3～4天，病程可持续数月至数年，有时可自然缓解

138. 下列有关黑毛舌的描述，错误的是
A. 分为真性和假性两种，前者是一种发育异常，后者可能是由于微生物的作用所致
B. 常发生于丝状乳头最稠密的人字沟前方，表现为丝状乳头增生和角化过度，局部色素增加
C. 病程长短不一，经1～2周或数月后，患处逐渐脱屑，颜色变淡，愈后可能复发
D. 该病皮损愈合后常留有凹陷性瘢痕或增生性瘢痕
E. 抗生素的滥用可扰乱口腔内微生菌群，导致引起该病的某些真菌或细菌繁殖、感染

139. 下列关于黑毛舌的临床特征，描述不正确的是
A. 黑毛舌常发生在丝状乳头最稠密的人字沟前方
B. 早期在舌中央的两侧出现两条长形的病灶，逐渐向前后蔓延，但不累及舌缘
C. 多半发生于舌背的中央，愈近边缘时其染色愈深，愈近中央时染色愈浅
D. 有时可见舌面变黑不长毛的情况，常见于长期使用抗生素而继发真菌生长者
E. 舌面变黑不长毛的患者，除口苦或口干外，一般无自觉症状

140. 在组织病理图像上须与皮肤纤维瘤鉴别的疾病不包括
A. 纤维肉瘤　　B. 瘢痕疙瘩
C. 结节性黄瘤　　D. 黑素瘤
E. 幼年黄色肉芽肿

141. 下列关于多形红斑的表皮组织病理学改变特征，正确的是
A. 表皮角化过度
B. 表皮角化不全
C. 表皮角质形成细胞坏死
D. 表皮角质形成细胞增生
E. 表皮角质形成细胞萎缩

142. 不符合银屑病的组织病理特征的是
A. 角化不全
B. 真皮乳头向上延伸，其上方表皮变薄
C. Munro 微脓肿
D. Kogoj 海绵状微脓肿
E. Pautrier 微脓肿

143. 不支持扁平苔藓的组织病理表现是
A. 角化过度
B. 基底细胞水肿
C. 真皮全层致密组织细胞增生
D. 真皮浅层带状淋巴细胞浸润
E. 表皮真皮分界不清

144. 有关烟酸的叙述，错误的是
A. 烟酸是辅酶Ⅰ的重要组成部分
B. 烟酸是辅酶Ⅱ的重要组成部分
C. 烟酸参与细胞代谢过程中的氧化还原反应
D. 烟酸是一种水溶性维生素
E. 谷类、豆类、瘦肉中烟酸含量丰富

145. 有关黄瘤病的病理，描述正确的是
A. 病变主要在真皮，可见散在幼稚纤维细胞呈条索状排列
B. 真皮，皮下血管周围有淋巴细胞，嗜酸性粒细胞浸润
C. 真皮可见泡沫细胞，多核的 Touton 细胞
D. 真皮深层和皮下组织可有钙质沉积
E. 角化过度，颗粒性呈局灶性楔形增厚

146. 原发性皮肤淀粉样变的免疫病理表现为
A. IgG，IgA，IgM 在真皮乳头和真皮上部呈线状沉积
B. IgG，IgA，IgM 在真皮乳头和真皮上部呈颗粒状沉积
C. IgG，IgA，IgM 在真皮乳头和真皮上部呈灶状沉积
D. IgG，IgA，C3 在真皮乳头和真皮上部呈带状沉积
E. IgG，IgA，C3 在真皮乳头和真皮上部呈灶状沉积

147. 可形成淀粉样蛋白的物质不包括
A. 角蛋白
B. 胰岛素
C. 皮肤中的糖类
D. 免疫球蛋白
E. 降钙素

148. 人体内可转化为烟酸的氨基酸是
A. 亮氨酸　　B. 赖氨酸
C. 丝氨酸　　D. 胱氨酸
E. 色氨酸

149. 下列不是结缔组织病的共同组织病理改变的是
A. 黏液水肿
B. 坏死性血管炎

C. 纤维蛋白变性
D. 颗粒层楔形增生
E. 淋巴细胞浸润

150. 雷诺现象或雷诺病发病的病理生理机制为
A. 手指、足趾小动脉阵发性痉挛
B. 末梢细小动脉对寒冷反应性痉挛
C. 淋巴水肿
D. 静脉痉挛导致淤血
E. 小动脉扩张

151. 口腔、眼、生殖器、皮肤为好发部位，以血管炎为病理基础的多系统疾病是
A. 过敏性紫癜
B. 变应性皮肤血管炎
C. 结节性红斑
D. 白塞病
E. 色素性紫癜性皮病

152. 对重要脏器受损的白塞病患者应该选用
A. 氨苯砜　B. 环磷酰胺
C. 左旋咪唑　D. 大剂量维生素 E
E. γ－干扰素

153. 下列不是血管炎共同的组织病理改变的是
A. 血管内皮细胞坏死
B. 血管壁及其周围有炎症细胞浸润
C. 玻璃样变性
D. 纤维素沉积
E. 血管肌细胞坏死

154. 下列因素与黑素形成无关的是
A. 甲状腺素
B. 铜
C. 精神因素
D. 维生素 B 族
E. 酪氨酸酶

155. 弹力过度性皮肤的发病机制主要是
A. 网状纤维量的缺陷及形态上的异常
B. 胶原纤维量的缺陷及形态上的异常
C. 弹力纤维量的缺陷及形态上的异常
D. 真皮含水量的增加，真皮基质黏性增加
E. 血清中弹性硬蛋白酶抑制剂水平低

156. 鱼鳞病病理特点不包括
A. 表皮通过时间缩短
B. 角质形成细胞间的黏合异常
C. 表皮角质形成细胞增生
D. 表皮角化过度
E. 角质层内可见 Munro 微脓肿

157. 有关天疱疮的组织病理特征的描述，不正确的是
A. 基本病理变化是棘层松解、表皮内裂隙和水疱
B. 疱腔内可见核大而深染的 Tzanck 细胞
C. 寻常型天疱疮的裂隙或水疱位于基底层上方
D. 落叶型或红斑型天疱疮的裂隙或水疱位于棘层上部或颗粒层
E. 增殖型天疱疮的棘层松解部位与寻常型不同，后期可有棘层肥厚

158. 哪一型是青霉素引起的过敏反应类型
A. Ⅰ型变态反应　B. Ⅱ型变态反应
C. Ⅲ型变态反应　D. Ⅳ型变态反应
E. 非变态反应

159. 药物激发超敏反应能力由多种因素决定，不包括
A. 药物的分子特性
B. 免疫遗传背景
C. 接受药物时的个体状况
D. 参与药物代谢的酶缺陷
E. 药物代谢的个体差异

160. 下列属于药物的变态反应机制的是
A. 阿司匹林所致荨麻疹
B. 长期服用激素至口腔念珠菌感染
C. 长期服用碘化物至痤疮样皮损
D. 长期服用砷剂所引起的皮炎
E. 服用卡马西平至皮肤出现大疱性表皮松解坏死

161. 下列哪项不是多形红斑的组织病理学表现
A. 基底细胞液化变性
B. 角质形成细胞坏死
C. 真皮上部血管收缩
D. 血管周围淋巴细胞浸润
E. 表皮下水疱形成

162. 盘状红斑狼疮的组织病理不包括下列哪项
A. 表皮角化过度
B. 密集的白细胞浸润
C. 基底细胞液化变性
D. 表皮萎缩
E. 毛囊口角质栓

163. 抗 dsDNA 抗体滴度可用于
A. 提示预后情况
B. 提示疾病活动性
C. 确诊 SLE
D. 提示病情程度
E. 确诊皮肌炎

164. SLE 的组织病理变化不包括
A. 基底细胞液化变性

B. 有纤维蛋白样变性
C. 管壁常有血管炎性变化
D. 真皮上部有嗜色素细胞增加
E. 表皮扩张

165. 皮肌炎肌肉基本病理变化不包括下列哪项
A. 肌纤维变性
B. 间质血管周围炎性病变
C. 肌肉纤维化
D. 胶原纤维间黏蛋白沉积
E. 肌肉萎缩

166. 下列关于硬皮病组织病理学检查中内脏损害的主要表现，不包括
A. 间质纤维化
B. 血管壁变薄
C. 管腔变窄
D. 管腔闭塞
E. 血管壁增厚

167. 成人皮肤总面积约为
A. 0.5m^2　B. 1.0m^2
C. 1.5m^2　D. 2.0m^2
E. 2.5m^2

168. 不包括皮下组织，皮肤的厚度为
A. 1.5～2.0mm　B. 1.0～1.5mm
C. 0.5～4.0mm　D. 0.5～3.5mm
E. 0.5～2.5mm

169. 下列皮肤部位厚度最薄的部位是
A. 胸部　B. 背部
C. 眼睑　D. 臀部
E. 四肢

170. 皮肤总重量约占人体体重的
A. 16%　B. 17%
C. 18%　D. 15%
E. 14%

171. 下列皮肤除何处外均为无毛皮肤
A. 唇红　B. 包皮内侧
C. 阴唇内侧　D. 龟头
E. 面部

172. 角质形成细胞由内到外的正确顺序是
A. 基底层、棘层、颗粒层、透明层、角质层
B. 棘层、基底层、颗粒层、透明层、角质层
C. 基底层、颗粒层、透明层、棘层、角质层
D. 基底层、透明层、颗粒层、棘层、角质层
E. 颗粒层、基底层、透明层、棘层、角质层

173. 基底膜带位于
A. 表皮内
B. 真皮内
C. 表皮与真皮之间
D. 真皮与皮下组织之间
E. 皮下组织层

174. 基底膜带结构异常时可引起
A. 真皮萎缩　B. 表皮脱落
C. 基底肥厚　D. 颗粒层消失
E. 表皮下水疱或大疱

175. 真皮结缔组织中主要的常驻细胞为
A. 巨噬细胞
B. 淋巴细胞和白细胞
C. 真皮树枝状细胞
D. 朗格汉斯细胞
E. 成纤维细胞和肥大细胞

176. 关于胶原纤维，下列叙述错误的是
A. 在真皮中含量最丰富
B. 真皮内胶原纤维主要成分为Ⅰ型胶原
C. HE 染色呈浅红色
D. 胶原纤维的直径一般为70～140nm
E. 胶原纤维韧性大，抗拉力强，具有弹性

177. 关于网状纤维，下列叙述错误的是
A. 网状纤维的主要成分为Ⅲ型胶原
B. 网状纤维主要分布在网状层
C. 网状纤维又称嗜银纤维
D. 网状纤维是未成熟的胶原纤维
E. 网状原纤维的直径为40～65nm

178. 关于真皮的说法，不正确的是
A. 由中胚层分化而来
B. 属于规则的致密结缔组织
C. 含有皮肤附属器
D. 血管丰富
E. 可分为两层

179. 关于皮肤附属器，下列叙述错误的是
A. 皮肤附属器包括毛发、毛囊汗腺、皮脂腺及指甲等
B. 皮脂腺属于泡状腺体
C. 顶泌汗腺属于大管状腺体
D. 小汗腺属于单曲管状腺
E. 毛发由同心圆状排列的角化上皮细胞构成，由内向外可分为四层

180. 关于毛发的生长周期，下列叙述错误的是
A. 可分为生长期、退行期及休止期

B. 约80%的毛发同时处于生长期
C. 头发的生长速度为每天0.27～0.4mm
D. 正常人每天可脱落700～1000根头发
E. 毛发的生长受遗传、健康、营养和激素水平等多种因素的影响

181. 皮脂腺的分泌增加受下列哪项控制
A. 神经因素
B. 精神因素
C. 雄激素水平
D. 雌激素水平
E. 机体代谢状态

182. 下列关于皮脂腺，叙述正确的是
A. 皮脂腺由腺泡和导管构成
B. 腺体呈泡状，有腺腔
C. 皮脂腺也无生长周期
D. 导管由单层柱状上皮构成
E. 头面及胸背上部等处皮脂腺较少

183. 关于顶泌汗腺，下列叙述错误的是
A. 属大管状腺体
B. 由分泌部和导管构成
C. 顶泌汗腺的分泌主要受神经介质的影响
D. 顶泌汗腺主要分布在腋窝、乳晕、肛周和脐周
E. 顶泌汗腺的分泌部位于真皮深层和皮下脂肪层

184. 下列关于小汗腺的叙述，错误的是
A. 功能亢进时可引起多汗症
B. 由分泌部和导管部构成
C. 甲床、口唇、乳头、龟头丰富
D. 受交感神经支配
E. 其分泌细胞有明细胞和暗细胞两种

185. 下列叙述错误的是
A. 皮肤的感觉神经可分为神经小体和游离神经
B. 皮肤淋巴管的盲端起始于真皮网状层的毛细淋巴管
C. 皮肤的运动神经来自交感神经节后纤维
D. 皮肤的血管具有营养代谢和调节体温的作用
E. 肿瘤细胞可通过淋巴管转移到皮肤

186. 立毛肌收缩可促进下列哪个腺体的排泄
A. 皮脂腺　　B. 小汗腺
C. 顶泌汗腺　　D. 唾液腺
E. 甲状腺

187. 下列哪个部分是为毛发提供营养的
A. 毛根　　B. 毛干
C. 毛乳头　　D. 毛基质
E. 毛球

188. 皮肤肌肉中属于横纹肌的是
A. 立毛肌　　B. 颈阔肌
C. 阴囊肌肉　　D. 乳晕部肌肉
E. 血管肌肉

189. 皮肤不具有以下哪种功能
A. 屏障功能　　B. 吸收功能
C. 感觉功能　　D. 分泌、排泄功能
E. 呼吸功能

190. 以下关于皮肤的屏障功能，正确的描述是
A. 棘层是皮肤防护化学性刺激的主要结构
B. 正常皮肤角质层具有半透膜性质，可防止营养物质丢失
C. 皮肤的屏障功能具有单向性
D. 角质层主要吸收长波紫外线
E. 皮肤对电损伤的防护作用主要由基底层完成

191. 对外力具有缓冲作用的是
A. 表皮　　B. 真皮浅层
C. 真皮深层　　D. 皮下脂肪层
E. 角质层

192. 皮肤的不显性出汗每天可丢失水分为
A. 120～240ml　　B. 240～400ml
C. 300～440ml　　D. 240～480ml
E. 480～600ml

193. 药物经皮吸收最主要的途径是
A. 毛发　　B. 皮脂腺
C. 角质层　　D. 基底层
E. 真皮

194. 药物很难经皮吸收的是剂型是
A. 霜剂　　B. 软膏
C. 硬膏　　D. 酊剂
E. 粉剂

195. 局部用药后密闭封包，药物吸收可增加
A. 10倍　　B. 50倍
C. 40倍　　D. 100倍
E. 200倍

196. 皮肤对脂溶性物质吸收的主要途径是
A. 角质层　　B. 毛囊和皮脂腺
C. 汗管　　D. 棘层
E. 基底层

197. 确诊环状肉芽肿的辅助检查是
A. 直接免疫荧光检查
B. 组织病理检查
C. Kveim试验

D. ANA 检查
E. 血管紧张素转换酶测定

198. 下列不是皮肤复合感觉的是
A. 湿　B. 软
C. 痛　D. 硬
E. 滑

199. 皮肤的分泌和排泄主要通过下列哪项进行
A. 毛囊　B. 小汗腺
C. 大汗腺　D. 皮脂腺和汗腺
E. 顶泌汗腺

200. 大量分泌汗液的主要作用为
A. 保持皮肤湿度
B. 保持皮肤酸碱度
C. 调节体温
D. 抑制细菌
E. 排毒

201. 环境温度过高时主要的散热途径是
A. 对流散热　B. 辐射散热
C. 传导散热　D. 汗液蒸发
E. 直接散热

202. 对Ⅰ型超敏反应起决定性作用的细胞是
A. 粒细胞　B. 淋巴细胞
C. 肥大细胞　D. 单核细胞
E. 内皮细胞

203. 细胞膜结构的主要成分是
A. 脂肪　B. 蛋白
C. 脂肪酸　D. 类脂质
E. 皮脂

204. 从基底层到角质层含量逐渐减少的是
A. 胆固醇　B. 脂肪酸
C. 磷脂　D. 神经酰胺
E. 花生四烯酸

205. 花生四烯酸在日光作用下可合成
A. 维生素 C　B. 维生素 D
C. 维生素 B　D. 维生素 E
E. 维生素 B_{12}

206. 皮肤中的水分主要存在于
A. 表皮　B. 真皮
C. 皮下组织　D. 基底膜带
E. 角质层

207. 表皮内的淋巴细胞主要是
A. $CD3^+T$　B. $CD4^+T$
C. $CD5^+T$　D. $CD8^+T$
E. B 细胞

208. 介导细胞与细胞间或细胞与基质间相互接触或结合的分子是
A. 降钙素基因相关肽
B. P 物质
C. 神经激酶 A
D. 补体
E. 黏附分子

209. 以下关于浸渍的描述，正确的是
A. 与角质层含水量增多无关
B. 皮肤强度增大
C. 多见于皮肤皱褶部位
D. 不容易继发感染
E. 摩擦后表皮不易脱落

210. 以下部位不容易发生裂隙的是
A. 口角　B. 手掌边缘
C. 背部　D. 足底及边缘
E. 掌跖

211. 下列关于萎缩的描述，正确的是
A. 只能发生于皮下组织
B. 因表皮厚度变薄或真皮和皮下结缔组织增生所致
C. 累及真皮不会损及毛发
D. 不属于皮肤退行性变化
E. 累及皮下组织则表现为明显凹陷

212. H_2 受体主要分布在
A. 皮肤　B. 黏膜
C. 血管　D. 脑组织
E. 消化道

213. H_1 受体阻断剂的作用机制是
A. 降低机体对组胺的反应
B. 阻止和减少组胺的释放
C. 促进组胺在体内分解、排泄
D. 与组胺竞争结合受体
E. 阻断细菌内核糖体蛋白的合成

214. 下列哪种药物不属于 H_1 受体阻断剂
A. 氯苯那敏　B. 赛庚啶
C. 苯海拉明　D. 西咪替丁
E. 西替利嗪

215. 以下关于第二代 H_1 受体阻断剂的描述，错误的是
A. 不易透过血－脑屏障
B. 中枢镇静作用强
C. 作用时间较长
D. 不良反应较少

E. 亲脂性低

216. 以下关于两性霉素 B 的描述，错误的是

A. 对深部真菌抑制作用较强
B. 主要口服给药
C. 最高剂量不超过 1mg/（kg·d）
D. 主要通过改变细胞膜的通透性来杀菌
E. 不良反应可见寒战、发热、恶心、呕吐

217. 以下抗真菌药物不属于唑类的是

A. 联苯苄唑　B. 伊曲康唑
C. 氟康唑　D. 特比萘芬
E. 咪康唑

218. 以下免疫抑制剂中属于烷化剂类的是

A. 环磷酰胺　B. 硫唑嘌呤
C. 甲氨蝶呤　D. 环孢素
E. 他克莫司

219. 哪种剂型渗透性最好

A. 软膏　B. 霜剂
C. 粉剂　D. 油剂
E. 溶液

220. 窄谱 UVB 的峰值是

A. 532nm　B. 380nm
C. 311nm　D. 180nm
E. 370nm

221. 光化学疗法采用的光源是

A. 红外线　B. UVA
C. UVB　D. UVC
E. UVA1

222. 组织病理学上，一般位于真皮上部的痣细胞多属于

A. 透明痣细胞
B. 上皮样痣细胞
C. 淋巴细胞样痣细胞
D. 纤维样痣细胞
E. 复合痣痣细胞

223. Paget 病特征性的病理变化是

A. 表皮内见较多的角化不良细胞
B. 表皮内见腺上皮细胞
C. 表皮内见小而淡染的异常细胞
D. 表皮内见单个或呈巢状排列的 Paget 细胞
E. 表皮内见透亮的、大而不规则的色素细胞

224. 采取皮肤标本时下列哪种方法最为常用

A. 环钻法　B. 手术切取法
C. 削切法　D. 皮面剥离法
E. 针吸法

225. 下列哪种疾病必须通过组织病理学检查才能确定诊断

A. 大疱性皮肤病
B. 皮肤肿瘤
C. 肉芽肿性皮肤病
D. 代谢性皮肤病
E. 结缔组织病

226. 下列组织病理学改变中不属于表皮病变的是

A. 基层细胞液化变性
B. 棘层松解
C. 乳头瘤样增生
D. 细胞间水肿
E. 嗜碱性变性

227. 下列关于颗粒层增厚的叙述，不正确的是

A. 可因细胞增生所致
B. 可因细胞肥大所致
C. 表皮突增宽
D. 可见于慢性单纯性苔藓
E. 可见于扁平苔藓

228. 下列哪种疾病主要病理表现为假上皮瘤样增生

A. 慢性皮炎
B. 寻常疣
C. 黑棘皮病
D. 慢性肉芽肿性疾病
E. 扁平苔藓

229. 细胞内水肿主要发生于

A. 角质层　B. 颗粒层
C. 棘层　D. 基底层
E. 透明层

230. 下列除哪项外均属于疣状增生时的病理变化

A. 表皮角化过度　B. 表皮突延长
C. 颗粒层肥厚　D. 棘层肥厚
E. 乳头瘤样增生

231. 下列组织病理学改变可见于日光性角化病的有

A. 乳头瘤样增生
B. 嗜碱性改变
C. 嗜酸性改变
D. 黏液变性
E. 纤维蛋白样变性

232. 下列说法错误的是

A. UVC 可全部被大气臭氧层吸收
B. UVB 只能达到皮肤表皮基底层
C. UVB 和 UVA 是引起光敏性皮肤病的主要作用光谱

D. UV 光波长越长，穿透力越强，能量越大

E. UVA 可造成皮肤老化

233. 光超敏反应是

A. 非免疫反应

B. 任何个体都会发生

C. 由淋巴细胞介导的迟发性超敏反应

D. 发病急，病程短

E. 被动转移试验阴性

234. 小汗腺的分泌受哪项因素的影响

A. 雄激素　　B. 雌激素

C. 交感神经　　D. 温度

E. 精神

235. 层板状出汗不良主要累及

A. 基底层　　B. 棘层

C. 颗粒层　　D. 角质层

E. 透明层

236. 对于落叶型天疱疮而言，具有诊断价值的病理特点是

A. 表皮内有嗜酸性粒细胞小脓肿

B. 颗粒层细胞棘层松解及角化不良细胞

C. 表皮嵴下伸特别明显

D. 棘层下方裂隙、水疱

E. 疱液中有中性粒细胞

237. 急性发热性嗜中性皮病的组织病理特征为

A. 棘层松解

B. 毛囊角栓

C. Munro 微脓肿

D. 真皮密集中性粒细胞浸润

E. 真皮纤维蛋白样变性

238. Wegener 肉芽肿病的组织病理特征为

A. T 细胞淋巴瘤

B. B 细胞淋巴瘤

C. 白细胞碎裂性动脉炎

D. 坏死性血管炎

E. 脂膜炎

239. 白癜风的组织病理可见

A. 基底层黑素细胞多巴染色阳性

B. 真皮黑素颗粒缺乏

C. 棘层黑素细胞减少

D. 基底层黑素细胞减少

E. 表皮黑素颗粒增加

240. 变应性皮肤血管炎病理变化主要在皮肤哪层

A. 表皮

B. 真皮乳头下和网状层

C. 皮肤全层

D. 皮下组织

E. 表皮棘细胞层

241. 家族性良性慢性天疱疮的病理特点为

A. 角化不全　　B. 海绵形成

C. 空泡变性　　D. 棘层松解

E. 颗粒层消失

242. 在日光性角化病的组织病理表现中，一般没有

A. 大量角珠

B. 表皮突呈花蕾状向真皮内增生

C. 基底细胞排列紧密

D. 基底细胞有非典型性

E. 角化亢进

243. 黑素是决定人体肤色的一个重要因素，下列有关黑素的描述，正确的是

A. 黑素形成及代谢只与黑素细胞有关

B. 人种肤色差异是由黑素细胞多少决定的

C. 黑素是唯一决定人体肤色的因素

D. 紫外线照射，可使黑素细胞增加

E. 表皮内的黑素不能减少 UVB 的透射

244. 有关环孢素 A 的说法，正确的是

A. 属于抗生素类免疫抑制剂

B. 针对细胞周期特异性药物

C. 针对 B 细胞的药物，影响其向浆细胞转化

D. 主要针对辅助性 T 细胞和细胞毒性 T 细胞

E. 无肝肾毒性

245. 疱疹样皮炎的免疫病理特征是

A. 在皮肤真皮乳头处有 IgG 颗粒状沉积

B. 在皮损周围有 IgM 颗粒状沉积

C. 皮损周围和正常皮肤的真皮乳头层顶端有 IgA 和 C3 颗粒状沉积

D. 在皮肤真皮乳头处有 IgM 线状沉积

E. 在皮肤表皮细胞间有 IgG 沉积

246. 直接免疫荧光检测 ANA 常提示肾脏受累的是

A. 均质型　　B. 核仁型

C. 周边型　　D. 斑点型

E. 大斑点型

247. 患者女，25 岁，近日换用几种新的化妆品后面部出现红斑，为明确原因应行哪项检查

A. 皮肤病理　　B. 血清 IgE 检测

C. 斑贴试验　　D. 血常规

E. 全身查体

248. 皲裂的损害可达到皮肤最深的位置是

A. 角质层　　B. 棘层

C. 基底层　D. 表皮
E. 皮下组织

249. 下列哪一项与疣状表皮发育不良无关
A. HPV 感染　B. 多幼年发病
C. 皮疹形态多样　D. 常有家族史
E. 多发生于女性

250. 下列哪项病理表现提示黏膜白斑恶变
A. 角化过度
B. 角化不全
C. 核大深染，核分裂增加
D. 表皮不典型增生
E. 真皮淋巴细胞浸润

251. 下列关于甲氨蝶呤（MTX）的不良反应，不常见的是
A. 肝损害　B. 胃肠道反应
C. 出血性膀胱炎　D. 骨髓抑制
E. 肺部病变

252. 有关脓疱型银屑病的病理改变，不正确的描述是
A. 角化不全
B. 角化过度
C. Kogoj 海绵状微脓肿
D. 颗粒层变薄或消失
E. 形成水疱

253. 真皮中不含有的细胞是
A. 噬色素细胞　B. 角质形成细胞
C. 淋巴细胞　D. 肥大细胞
E. 成纤维细胞

254. 硬肿病皮肤病理特点是
A. 真皮增厚
B. 表皮萎缩、真皮增厚
C. 皮肤附属器萎缩
D. 表皮正常、真皮增厚
E. 表皮、真皮萎缩

255. 不是鲍温样丘疹病的典型病理改变为
A. 无明显异型性
B. 高度分化的鳞状上皮内瘤样变
C. 表皮细胞排列混乱
D. 细胞核大、深染
E. 可有角化不良细胞

256. 淋球菌的实验室检查中，直接镜检是最常用、最简便的方法，其阳性判断标准为
A. 发现 G^+ 双球菌（多形核白细胞内）
B. 发现 G^+ 双球菌（多形核白细胞外）
C. 发现 G^- 双球菌（多形核白细胞外）
D. 发现 G^- 双球菌（多形核白细胞内）
E. 发现 G^- 杆菌（多形核白细胞内）

257. 病理活栓示脂肪小叶间淋巴细胞浸润应考虑
A. 硬红斑　B. SLE
C. DLE　D. 结节性红斑
E. 结节病

258. 下列有关光变态反应的特点，错误的是
A. 少数过敏体质的人发生
B. 皮疹多形，可以有皮肤红肿、风团、水疱等
C. 病程长久，可持续数月
D. 无潜伏期，首次接触日光照射即可发生
E. 皮疹有时扩展到未被光照的皮肤上

259. 关于过敏性紫癜患者的病理表现，下列哪一项是正确的
A. 主要在表皮
B. 是真皮细胞破碎性血管炎
C. 是皮下组织肉芽肿性血管炎
D. 主要在皮下组织
E. 皮肤全层

260. 有关两性霉素 B 的说法，下列正确的是
A. 两性霉素 B 可口服用于治疗系统性念珠菌病
B. 作用原理为与真菌细胞膜的固醇结合，改变其渗透性
C. 长期大量应用可引起高钾血症
D. 本品对肝功影响较大，对肾功无明显影响
E. 静脉注射给药时，主要经胆汁排出

261. 在应用阿昔洛韦过程中，最应注意的不良反应为
A. 恶心、呕吐等肠道症状
B. 头痛、头晕等症状
C. 氨基转移酶增高
D. 防止注射过快导致阻塞性肾病
E. 心脏毒性

262. 关于皮肤厚度，下列叙述错误的是
A. 全层皮肤厚度为 0.5 ~ 4.0mm
B. 眼睑、外阴、乳房等部位皮肤最薄，约为 0.5mm
C. 掌跖部位皮肤最厚，可达 3 ~ 4mm
D. 四肢及躯干的屈侧皮肤比伸侧皮肤厚
E. 儿童皮肤较成人薄得多

263. 关于角蛋白，下列叙述错误的是
A. 角蛋白纤维聚集不形成张力丝
B. 角蛋白是表皮及毛发角质形成细胞内的主要结构蛋白
C. 角蛋白分为Ⅰ型和Ⅱ型

D. 角蛋白的缺陷可导致许多皮肤病的发生
E. 多个角蛋白聚集在一起可形成角蛋白纤维

264. 下列关于黑素细胞的描述，错误的是
A. 黑素细胞在胚胎期3个月左右移至基底层细胞间
B. 约占基底层细胞的10%
C. 毛囊和黏膜处也有黑素细胞
D. 黑素细胞起源于外胚层
E. HE染色后，胞质透明，胞核较大

265. 关于表皮角质层，下列描述错误的是
A. 位于表皮最外层
B. 由完全分化的、无核、多层堆叠的扁平角质细胞构成
C. 通常为5～20层，掌跖部位厚度可达40～50层
D. 电镜下细胞质内无细胞器，含大量角蛋白丝
E. 角质层上部细胞间仍有桥粒连接

266. 表皮蛋白质可分为纤维性蛋白质和非纤维性蛋白质，下列不属于纤维性蛋白质的是
A. 核蛋白　B. Ⅰ胶原蛋白
C. 弹力蛋白　D. Ⅱ型胶原蛋白
E. 角蛋白

267. 表皮干细胞约占表皮基底细胞的
A. 5%　B. 10%
C. 20%　D. 25%
E. 30%

268. 下列物质具有抑制黑素合成的作用，但下列哪项除外
A. 壬二酸　B. 氢醌
C. 二甲苯　D. 维甲酸
E. 维生素C

269. 下列属于毳毛的是
A. 头发　B. 阴毛
C. 外耳道毛　D. 面部毛发
E. 胎儿体表毛发

270. 下列不属于短毛的是
A. 眉毛　B. 阴毛
C. 鼻毛　D. 睫毛
E. 外耳道毛

271. 关于毛发，下列描述错误的是
A. 皮质是毛发的主要组成部分，由密集的角质细胞构成
B. 毛发的中心部分为髓质，整根毛发均有髓质
C. 毛囊位于真皮和皮下组织中，由上皮细胞和结缔组织形成
D. 毛囊从内到外分为内毛根鞘、外毛根鞘和结缔组织鞘
E. 毛乳头包含结缔组织、神经末梢和毛细血管，为毛球提供营养

272. 皮脂腺导管直接开口于皮肤表面的解剖部位是
A. 掌跖　B. 指/趾屈侧
C. 头面部　D. 乳晕
E. 胸部

273. 关于皮脂腺，下列描述错误的是
A. 皮脂腺的分泌方式是全浆分泌
B. 皮脂腺在头皮、面部、胸部及背部数量丰富
C. 皮脂腺导管由单层柱状上皮构成
D. 皮脂腺分泌受雄激素水平控制
E. 在掌跖和指/趾屈侧无皮脂腺

274. 下列关于外泌汗腺的描述，错误的是
A. 掌跖分布较多
B. 外耳道、唇红、乳头无外泌汗腺分布
C. 由明细胞和暗细胞构成，前者分泌黏蛋白和回收钠离子，后者分泌汗液
D. 外泌汗腺导管由两层小立方形细胞组成，呈螺旋状穿过表皮并开口于汗孔
E. 外泌汗腺受交感神经系统支配，参与体温调控

275. 下列关于斑贴试验注意事项的描述，不正确的是
A. 受试前3天避免使用抗组胺类药物
B. 受试期间避免使用糖皮质激素
C. 受试期间避免沐浴
D. 可疑反应可重复试验
E. 皮肤病急性发作期也可进行试验

276. 下列关于点刺试验的注意事项，不正确的是
A. 应设生理盐水及组胺液做阴性及阳性对照
B. 应在疾病临床表现明显时进行
C. 准备肾上腺素注射液，以抢救可能发生的过敏性休克
D. 妊娠期避免检查
E. 有过敏性休克史者禁用

277. 与白癣青春期后自愈相关的皮肤屏障功能是
A. 对机械性损伤的防护
B. 对物理性损伤的防护
C. 对化学性损害的防护
D. 对微生物损害的防护
E. 防止体液过度丢失

278. 下列关于瘙痒的描述，错误的是
A. 人体内有专门的瘙痒感受器
B. 外界刺激可引起瘙痒
C. 焦虑或烦躁可加剧瘙痒

D. 瘙痒是皮肤黏膜的一种特有的感觉
E. 精神舒缓可减轻瘙痒

279. 补体经典途径的激活顺序为
A. C1 - C4 - C5 - C2 - C3 - C6 ~ C9
B. C1 ~ C9
C. C1 - C2 - C4 - C3 - C5 ~ C9
D. C1 - C2 - C4 - C5 - C3 - C6 ~ C9
E. C1 - C4 - C2 - C3 - C5 ~ C9

280. 下列关于补体的描述，错误的是
A. 烧伤患者血清中补体含量升高
B. 补体对某些病毒具有溶解作用
C. 重症肝病患者血清中补体含量降低
D. 补体含量相对稳定，不因免疫接种而有所升高
E. 补体的两条激活途径均有 C3 的参与

281. 下列物质中最容易被皮肤吸收的是
A. 葡萄糖　B. 滑石粉
C. 氨气　D. 汞
E. 苯酚

282. 细胞因子的作用特点不包括
A. 多效性　B. 重叠性
C. 高效性　D. 网络性
E. 单向性

283. 不表达 HLA Ⅰ类抗原的细胞为
A. 血小板　B. 成熟红细胞
C. 网织红细胞　D. 淋巴细胞
E. 粒细胞

284. 下列关于真皮乳头层叙述错误的是
A. 乳头层为凸向表皮底部的乳头状隆起
B. 皮肤基底膜带结构的异常可导致真皮与表皮的分离
C. 乳头层内含有游离的神经末梢和神经小体
D. 皮肤基底膜带位于表皮与真皮之间
E. 乳头层内含有较少的毛细血管和毛细淋巴管

285. 皮脂腺分布缺乏的部位是
A. 乳晕　B. 外阴部
C. 掌跖　D. 头皮
E. 包皮

286. 当环境温度高于皮肤温度时的主要散热方式是
A. 辐射　B. 传导
C. 对流　D. 可感蒸发
E. 不感蒸发

287. 脂质分解的最主要激素是
A. 胰岛素　B. 儿茶酚胺
C. 前列腺素　D. 神经肽
E. 腺苷

288. 下列属于原发性皮损的是
A. 浸渍　B. 糜烂
C. 皲裂　D. 鳞屑
E. 囊肿

289. 皮下组织萎缩的特征是
A. 表皮菲薄呈淡红色，透明，表面有细皱纹，呈羊皮纸样，正常皮沟变浅或消失
B. 皮肤轻微凹陷，表皮纹理正常，毛发可能变细或消失
C. 皮肤明显凹陷
D. 皮肤轻微凹陷，表皮变薄，局部毛细血管扩张
E. 条索状或形状不规则的暗红色略硬斑块

290. 观察皮损时需要首先观察的项目是
A. 皮损颜色　B. 皮损部位
C. 皮损大小和数目　D. 皮损性质
E. 皮损形状

291. 下列病史中属于既往史的是
A. 生活习惯　B. 性接触史
C. 饮食习惯　D. 药物过敏史
E. 嗜好

292. 下列关于斑贴试验阳性结果的描述，正确的是
A.（+）：红斑反应在 24 小时内消失
B.（++）：只有红斑
C.（+++）：出现红斑与水肿
D.（++++）：出现红斑、水肿、簇集水疱或大疱，甚至溃疡
E.（++++）：出现红斑、水肿、丘疹及少数水疱

293. 下列属于皮肤继发性损害的是
A. 溃疡　B. 水疱
C. 结节　D. 丘疹
E. 风团

294. 皮损按压后可褪色的疾病是
A. 鲜红斑痣　B. 黄褐斑
C. 白癜风　D. 雀斑
E. 过敏性紫癜

295. 下列可导致继发糜烂的皮损是
A. 水疱　B. 结节
C. 苔藓样变　D. 风团
E. 硬化

296. 导致皮肤病发展或加重的因素不包括
A. 热水烫　B. 搔抓

C. 代谢障碍　　D. 日晒
E. 用药不当

297. 下列关于痂的描述，错误的是
A. 成分中有浆液或脓液、脱落的表皮碎屑、细菌
B. 痂都比较厚
C. 血清形成的痂呈黄色
D. 脓性渗出物形成的痂呈绿色或黄绿色
E. 血液形成的痂呈棕色或暗红色

298. 下列可以导致表皮内水疱形成的病理学变化是
A. 乳头瘤样增生
B. 角化不全
C. 棘层松解
D. 基底细胞液化变性
E. 真皮乳头层毛细血管扩张

299. 组织病理出现基底细胞液化变性的疾病是
A. 银屑病　　B. 湿疹
C. 玫瑰糠疹　　D. 扁平苔藓
E. 神经性皮炎

300. 组织病理出现角化不全的疾病是
A. 银屑病　　B. 鱼鳞病
C. 白癜风　　D. 扁平苔藓
E. 线状苔藓

301. 点刺试验中观察结果的时间为
A. 点刺后 1 小时
B. 点刺后 2 小时
C. 点刺后 20～30 分钟
D. 点刺后 15 分钟之内
E. 点刺后 24 小时内

302. 皮肤组织液涂片做麻风杆菌检查的取材部位不包括
A. 皮损　　B. 眶上
C. 耳垂　　D. 颧部和下颌部
E. 双手部鱼际肌

303. 狼疮细胞形成的必要条件不包括
A. 存在狼疮细胞因子
B. 有正常的细胞核作为核抗原
C. 有受损伤或细胞核作为核抗原
D. 有中性粒细胞参与
E. 有补体参与

304. 下列关于淋病奈瑟菌检查取材的描述，错误的是
A. 男性尿道取材时，用无菌棉拭子伸入尿道 2～4cm，轻轻转动取出分泌物
B. 男性患者最好在清晨首次排尿前或排尿数小时后取材
C. 女性患者检查时，取阴道内脓性分泌物
D. 淋菌性结膜炎的患者检查时，取眼结膜分泌物
E. 淋菌性前列腺炎患者检查时，取前列腺液

305. 梅毒螺旋体特异性抗原血清学试验不包括
A. TPPA
B. FTA－ABS
C. TPHA
D. TRUST
E. TP－ELISA

306. 醋酸白试验呈现阳性的疾病是
A. 假性湿疣
B. 外阴汗管瘤
C. 珍珠状阴茎丘疹
D. 尖锐湿疣
E. 皮脂腺异位症

307. 免疫组化检查的适应证不包括
A. 自身免疫性大疱病
B. 结缔组织病
C. 皮肤血管炎
D. 皮肤肿瘤
E. 湿疹

308. 直接免疫荧光检查主要检测的成分是
A. 血清中的自身抗体
B. 病变组织或细胞中存在的抗体或补体
C. 病变组织的某种抗原
D. 病变细胞的某种抗原
E. 血清中的补体

309. 下列关于组胺的作用，不正确的是
A. 局部组织水肿
B. 血管通透性增加
C. 血压下降
D. 平滑肌收缩
E. 淋巴细胞浸润

310. 皮肤来源于
A. 外胚叶和内胚叶
B. 外胚叶和中胚叶
C. 中胚叶和内胚叶
D. 外胚叶
E. 中胚叶

311. 基底膜中最主要的胶原成分是
A. Ⅰ型胶原　　B. Ⅱ型胶原
C. Ⅲ型胶原　　D. Ⅵ型胶原
E. Ⅳ型胶原

312. 下列不属于抗生素的是
A. 甲硝唑　B. 两性霉素 B
C. 四环素　D. 利福平
E. 螺旋霉素

313. 阿昔洛韦的前体药物是
A. 伐昔洛韦　B. 泛昔洛韦
C. 更昔洛韦　D. 利巴韦林
E. 阿糖腺苷

314. 酊剂是
A. 非挥发性药物的乙醇溶液
B. 植物油溶解药物或与药物混合
C. 粉剂与水的混合物
D. 挥发性药物的乙醇溶液
E. 药物的水溶液

315. 适用于间擦部位急性皮炎（不伴有糜烂）的外用药物剂型是
A. 粉剂　B. 油剂
C. 软膏　D. 凝胶
E. 糊剂

316. 光敏剂分布浓度最高的器官组织是
A. 脾　B. 膀胱
C. 肾　D. 皮肤
E. 肝

317. 下列适合于紫外线照射治疗的疾病是
A. 红斑狼疮　B. 毛囊炎
C. 皮肌炎　D. 卟啉病
E. 布卢姆综合征

318. 伊曲康唑的适应证不包括
A. 真菌性角膜炎　B. 念珠菌感染
C. 婴幼儿血管瘤　D. 部分肿瘤
E. 脓疱疮

319. 很少引起光敏反应性药疹的药物是
A. 青霉素类　B. 喹诺酮类
C. 四环素类　D. 大环内酯类
E. 磺胺类

320. 308nm 准分子激光属于
A. UVA1　B. UVB
C. UVC　D. UVA2
E. 红外线

321. 能够调节毛囊角化过程的药物是
A. 抗生素类　B. 糖皮质激素类
C. 雌激素类　D. 维 A 酸类
E. 雄激素类

322. 下列不适合应用糖皮质激素冲击疗法的疾病是
A. 重症多形红斑
B. 寻常型银屑病
C. 结节性多动脉炎
D. 坏疽性脓皮病
E. 中毒性表皮坏死松解症

323. 皮肤的健康指标不包括
A. 色泽（肤色）和光洁度
B. 纹理
C. 湿润度
D. 弹性
E. 皮肤油光发亮

324. 决定肤色的主要因素是
A. 黑素
B. 氧合血红蛋白
C. 胡萝卜素
D. 含铁血黄素
E. 脱氧血红蛋白

325. 皮肤细腻度的主要决定因素是
A. 皮肤纹理
B. 毛孔大小
C. 皮脂腺的密度
D. 皮下脂肪层的厚度
E. 皮肤纹理和毛孔大小

326. 对中国人而言，健康的皮肤主要表现为
A. 纹理细腻　B. 毛孔细小
C. 皮肤油腻　D. 毛孔粗大
E. 纹理细腻和毛孔细小

327. 与皮肤的弹性度无关的因素是
A. 皮下脂肪厚度
B. 皮肤的液体含量
C. 神经组织的紧张度
D. 弹力纤维质量与功能
E. 网状纤维质量与功能

328. 皮肤的润泽度是指
A. 皮肤的湿润
B. 光泽程度
C. 皮肤的湿润和光泽程度
D. 皮肤的含水量
E. 皮肤光亮

329. 健康皮肤的表皮含水量是
A. 1% ~5%　B. 5% ~10%
C. 10% ~20%　D. 2% ~3%
E. 20% ~30%

330. 与健康皮肤有关的因素是
A. 皮肤结构和生理功能正常
B. 皮肤干燥
C. 皮肤清洁
D. 皮肤潮红
E. 皮肤黑素含量少

331. 由光辐射引起的皮肤外源性老化占皮肤老化的百分比是
A. 10%　B. 30%
C. 40%　D. 50%
E. 80%

332. 与皮肤内源性老化无关的因素是
A. 遗传　B. 内分泌
C. 营养　D. 卫生状况
E. 光辐射

333. 皮肤照射 UVA 和 UVB 后出现的变化不包括
A. 皮肤松弛、皱纹增多
B. 皮肤增厚、粗糙
C. 色素沉着
D. 皮肤肿瘤
E. 光洁水润

334. 吸烟引起的皮肤变化不包括
A. 手指皮肤黄染　B. 皮肤皱纹加深
C. 皮肤外观灰白　D. 头发灰白
E. 面色红润鲜亮

335. 影响皮肤性状的环境因素不包括
A. 季节气候　B. 温度
C. 风、湿度　D. 环境污染
E. 精神状态

336. 将皮肤分为 5 种类型的依据不包括
A. 皮肤含水量
B. 皮脂分泌状况
C. 皮肤 pH
D. 皮肤对外界刺激反应性
E. 皮肤的颜色

337. 油性皮肤容易发生的皮肤疾病是
A. 痤疮　B. 单纯糠疹
C. 体癣　D. 单纯疱疹
E. 银屑病

338. 不属于敏感性皮肤特性的是
A. 多见于过敏体质者
B. 皮肤对外界刺激的反应性强
C. 对冷、热、风吹、紫外线、化妆品等均较敏感
D. 易出现红斑、丘疹和瘙痒等表现
E. 皮肤粗糙

339. 中国人皮肤的光生物分型主要为
A. Ⅰ型　B. Ⅱ型
C. Ⅲ型和Ⅳ型　D. Ⅴ型
E. Ⅵ型

340. 通常皮肤基底细胞代谢最旺盛的时间处于
A. 上午 8 点至上午 10 点
B. 上午 10 点至上午 12 点
C. 上午 10 点至下午 2 点
D. 晚上 10 点至晚上 12 点
E. 晚上 10 点至凌晨 2 点

341. 成人每天的睡眠时间应为
A. 6～8 小时　B. 3～5 小时
C. 4～6 小时　D. 8 小时
E. 12 小时

342. 皮肤干燥的患者平时应注意
A. 少吃蔬菜　B. 勤洗澡
C. 避免阳光　D. 多进食辣椒
E. 经常使用保湿剂

343. 关于皮肤病患者的心理因素，下列描述正确的是
A. 解决患者的皮肤疾病即可，可忽略其心理因素
B. 不仅要解决患者的皮肤疾病也要及时对其进行心理疏导
C. 心理因素对皮肤疾病影响极小
D. 心理疏导是患者自身的事情
E. 心理疏导是患者家属的事情

344. 超敏反应性皮肤病的特点是
A. 具有遗传易感性
B. 发病率低
C. 多见于儿童
D. 多见于成人
E. 老年人少见

345. 对于过敏性疾病理想的处理措施是
A. 确定及避免再次接触过敏原
B. 长期口服抗组胺药物
C. 长期口服糖皮质激素
D. 静脉滴注葡萄糖酸钙
E. 外用糖皮质激素

346. 药疹患者预防再次过敏的合理措施为
A. 调整致敏药物使用的剂量
B. 更换致敏药物使用的方法
C. 避免再次使用化学结构相同或类似的药物

D. 避免使用任何药物
E. 联合使用抗过敏药物

347. 预防职业性皮肤病的合理措施不包括
A. 改善工作环境
B. 注意通风换气
C. 注意个人防护
D. 注意戴帽子口罩
E. 勤换工作

348. 与摩擦密切相关的皮肤病是
A. 带状疱疹　　B. 跖疣
C. 鸡眼　　D. 褥疮
E. 湿疹

349. 预防皮肤肿瘤的措施不包括
A. 避免过度日晒
B. 避免接触可能致癌的放射线
C. 避免接触某些易致癌的化学物质
D. 应早期治疗皮肤的癌前或可疑病变
E. 儿童、青少年不会发生皮肤肿瘤，无需预防

350. 性病的预防措施不包括
A. 固定性伴侣
B. 减少性伴
C. 使用安全套
D. 避免与性病患者的性接触
E. 性接触前口服抗生素

351. 下列不产生同形反应的疾病是
A. 银屑病　　B. 白癜风
C. 扁平苔藓　　D. 多形红斑
E. 坏疽性脓皮病

352. 下列关于真菌叙述，不正确的是
A. 是真核类微生物
B. 部分真菌具有双相性
C. 真菌喜温暖潮湿
D. 基本结构为菌丝
E. 不耐热，在低温下不能长期存活

353. 发病机制与迟发型变态反应无关的疾病是
A. 湿疹
B. 接触性皮炎
C. 药物变态反应综合征
D. 荨麻疹
E. 荨麻疹性血管炎

354. 外胚叶发育不良最可能累及的组织、器官或系统是
A. 毛发、甲、牙齿
B. 毛发、甲、血液系统
C. 唇、牙齿、甲状腺
D. 汗腺、毛发、骨骼
E. 泌尿系统、生殖系统、皮肤

355. 下列属于受体–抗体融合蛋白的生物制剂是
A. 英夫利西单抗
B. 杜普利尤单抗
C. 益赛普
D. 乌司奴单抗
E. 司库奇尤（苏金）单抗

356. 肉毒素注射治疗的适应证不包括
A. 肥厚性瘢痕　　B. 局部多汗症
C. 口周皱纹　　D. 瘦脸
E. 腋下臭汗症

357. 容易导致低钾血症的药物是
A. 特比萘芬　　B. 西替利嗪
C. 四环素　　D. 两性霉素 B
E. 阿昔洛韦

358. 出现针刺反应的疾病是
A. 扁平疣　　B. 湿疹
C. 多形红斑　　D. 白塞病
E. 结节性痒疹

359. 下列关于皮角的描述，不正确的是
A. 是一种癌前病变
B. 最常发于面部和头皮
C. 病程缓慢，无自觉症状，部分可癌变
D. 多在其他皮肤病的基础上发生，如脂溢性角化病、倒置性毛囊角化病等
E. 女性多于男性

二、多选题：每道试题由 1 个题干和 5 个备选答案组成，题干在前，选项在后。选项 A、B、C、D、E 中至少有 2 个正确答案。

360. 以下哪几种疾病血清中可查到特异性自身抗体
A. 寻常型天疱疮
B. 大疱性类天疱疮
C. 系统性红斑狼疮
D. 系统性硬皮病
E. 变应性血管炎

361. 维 A 酸类药外用不良反应有
A. 皮肤刺激　　B. 毛细血管扩张
C. 一过性皮损加重　　D. 光敏感
E. 皮肤萎缩

362. 下列药物试验不易发生过敏性休克的是
A. 内服试验　　B. 斑贴试验

C. 皮内试验　　D. 划痕试验
E. 黏膜试验

363. 检查皮肤时，规范操作的是
A. 光线明亮，用日光灯
B. 皮疹广泛分布的要全身检查
C. 检查周围淋巴结及感觉
D. 在温度适当的室内进行
E. 检查毛发、甲及浅表淋巴结

364. 下列属于脱色剂的是
A. 白降汞　　B. 壬二酸
C. 对氨基苯甲酸　　D. 氢醌
E. 过氧化氢

365. 口服氯喹须定期查眼底和视力，是因为药物可引起
A. 青光眼　　B. 白内障
C. 角膜色素沉着　　D. 色素膜炎（葡萄膜炎）
E. 视网膜黄斑区损害

366. 有关内毛根鞘的说法，下列正确的是
A. 起源于表皮
B. 由内而外包括鞘小皮、亨勒层和赫胥黎层
C. 起源于真皮
D. 相当于表皮的基底层和棘层
E. 与毛小皮紧密相连

367. 关于变态反应，正确的是
A. 青霉素皮试阳性为Ⅱ型变态反应
B. 青霉素皮试阳性为Ⅰ型变态反应
C. PPD 皮试阳性为Ⅳ型变态反应
D. 青霉素皮试阳性为Ⅲ型变态反应
E. 链球菌感染后肾小球肾炎为Ⅲ型变态反应

368. 表皮的树枝状细胞包括
A. 黑素细胞
B. 朗格汉斯细胞
C. 棘细胞
D. 基底细胞
E. Merkel 细胞

369. 日晒伤的特点是
A. 有日晒史
B. 暴露部位出现皮疹
C. 可发生于任何季节
D. 自觉烧灼感
E. 常伴有消化系统和神经、精神症状

370. 在诊断尖锐湿疣时，须注意鉴别的疾病有
A. 扁平湿疣
B. 鲍温样丘疹病
C. 假性湿疣
D. 珍珠状阴茎丘疹
E. 生殖器鳞状细胞癌

371. 在下列描述中，符合表皮特征的是
A. 表皮属于复层鳞状上皮
B. 表皮主要由角质形成细胞和树枝状细胞两大类细胞组成
C. 角质形成细胞用苏木精－伊红染色即可着色
D. 表皮内两大类细胞均有细胞间桥
E. 树枝状细胞需用特殊染色或组织化学方法，甚至在电镜下才能识别

372. 胶原纤维的特点是
A. HE 染色呈浅红色
B. 在真皮中含量最丰富，占真皮干重的 70%
C. 真皮内胶原纤维的主要成分为Ⅰ型胶原，少数为Ⅲ型胶原
D. 胶原纤维由直径为 70～140nm 的胶原原纤维聚合而成
E. 胶原纤维韧性大、抗拉力强，但缺乏弹性

373. 下列关于甲的叙述中，正确的是
A. 甲由多层紧密的角质细胞构成
B. 甲母质是甲板的生发结构
C. 甲母质的远端部分通过透明的甲板可见，呈白色半月形，称为甲半月
D. 正常情况下，趾甲的厚度约为 2.5mm，指甲的厚度约为 0.5mm
E. 指甲的生长速度约为每 3 个月生长 1cm，趾甲的生长速度约为指甲的 1/3

374. 下列属于原发性皮损的有
A. 溃疡　　B. 结节
C. 糜烂　　D. 斑疹
E. 风团

375. 长期外用糖皮质激素局部可见哪些副作用
A. 毛细血管扩张
B. 皮肤萎缩
C. 色素沉着
D. 表皮角化
E. 痤疮样皮炎

376. 影响皮肤吸收的因素包括
A. 皮肤的机械性损伤
B. 外界环境因素
C. 皮肤的结构
D. 皮肤的部位
E. 皮肤角质层的水合程度

377. 皮肤划痕试验常出现

A. 红色线条　B. 大片风团
C. 水疱　D. 红晕
E. 局部渗出

378. 以下哪几种组织对寒冷最敏感

A. 神经　B. 皮肤
C. 结缔组织　D. 血管
E. 肌肉

379. 关于皮肤黏膜检查的描述，正确的是

A. 使用日光灯
B. 皮疹广泛分布者需要全身检查
C. 同时检查皮肤的感觉
D. 室温适宜
E. 同时检查毛发、甲及浅表淋巴结

380. 下列属于非炎症性皮肤病变的是

A. 雀斑　B. 鲜红斑痣
C. 文身　D. 老年性紫癜
E. 过敏性紫癜

381. 下列疾病可引起淋巴结肿大的是

A. 一期梅毒
B. 传染性单核细胞增多症
C. 网状青斑
D. 结节病
E. 红皮病

382. 有关经典 H_1 受体阻断剂的说法，正确的是

A. 最突出的不良反应是镇静作用
B. 受体选择性差
C. 多数 H_1 受体阻断剂与受体结合是不可逆的
D. 半衰期短，需每天多次服药
E. 对 H_1 和 H_2 受体均具有高度选择性

383. 顶泌汗腺和小汗腺的区别是

A. 小汗腺和毛囊无关，而顶泌汗腺则有关
B. 小汗腺分泌物为水样，而顶泌汗腺分泌物为乳样
C. 小汗腺由胆碱能神经支配，顶泌汗腺由肾上腺素能神经支配
D. 小汗腺开口于皮肤表面，而顶泌汗腺通常开口于毛囊的皮脂腺入口上方
E. 小汗腺在全身皮肤均匀分布，顶泌汗腺分布于腋、脐、乳晕、生殖器等部位

384. 冷冻疗法适用于下列哪些疾病

A. 寻常疣　B. 鲜红斑痣
C. 硬皮病　D. 瘢痕疙瘩
E. 梅毒

385. 皱褶有糜烂时可选用

A. 扑粉　B. 油剂
C. 溶液　D. 软膏
E. 酊剂

386. 梅毒螺旋体暗视野检查采集的标本包括

A. 皮肤、黏膜损害
B. 羊水
C. 淋巴结
D. 宫颈或阴道损害
E. 血液

387. 关于皮肤组织病理学检查的取材，描述正确的是

A. 通常应选择未经治疗的成熟皮损
B. 水疱、脓疱宜取早期皮损
C. 环状损害应取活动性边缘
D. 取材时不应切取正常组织
E. 取材时应包含一小部分正常组织

388. 肉毒毒素注射在皮肤科广泛应用于除皱和治疗局部多汗症、腋下臭汗症。肉毒毒素分多种不同的抗原型，下列属于嗜神经毒素型包括

A. C1　B. C2
C. D　D. E
E. F

389. 皮脂腺分布于

A. 面部　B. 肩部
C. 掌跖部　D. 臀部
E. 指（趾）屈侧

390. 临床上使用的抗组胺药物拮抗组胺受体的类型包括

A. H_1　B. H_2
C. H_3　D. H_4
E. H_5

391. 关于青霉素类使用的注意事项，描述正确的是

A. 与丙磺舒联合应用可使青霉素类血药浓度上升
B. 青霉素类药物都可能导致过敏反应
C. 普鲁卡因青霉素偶可致一种特异反应
D. 低剂量青霉素可引起毒性反应
E. 青霉素钾盐需快速静脉注射

392. 下面哪些药物为 H_1 受体阻断剂

A. 咪唑斯汀　B. 雷尼替丁
C. 法莫替丁　D. 阿司咪唑
E. 西咪替丁

393. H_2 受体阻断剂的作用包括

A. 增强抑制性 T 细胞活性
B. 免疫调节

C. 增强机体免疫力
D. 抑制肥大细胞和嗜酸性粒细胞释放炎症介质
E. 抗组胺作用

394. 同时使用时依诺沙星可引起其血药浓度升高的药物是
A. 咖啡因　B. 丙磺舒
C. 茶碱类　D. 华法林
E. 环孢素

395. 第一代 H_1 受体阻断剂的适应证包括
A. 慢性荨麻疹　B. 过敏性鼻炎
C. 晕动症　D. 支气管哮喘
E. 催吐

396. 重症药疹的治疗措施为
A. 及早使用足量糖皮质激素
B. 防治继发感染
C. 加强支持疗法
D. 加强护理和外用药物治疗
E. 注意酸碱平衡

397. 关于克林霉素类药物使用的注意事项，描述错误的是
A. 应注意抗生素相关腹泻和假膜性肠炎的发生
B. 应避免与其他神经肌肉阻滞剂合用
C. 可以用于新生儿
D. 哺乳期患者用药期间可以正常哺乳
E. 对感染严重患者，应快速滴注或静脉推注

398. 常用的皮肤保护剂包括
A. 滑石粉　B. 炉甘石
C. 淀粉　D. 植物油
E. 氧化锌粉

399. 羟氯喹具有抗炎、免疫调节及光滤作用，能够减少红细胞沉积及抑制血小板聚集和黏附。下列关于羟氯喹的描述，错误的是
A. 羟氯喹不能与牛奶一起服用，因为会降低胃肠道的耐受性
B. 推荐本药的安全剂量为13mg/（kg·d），低于此安全剂量时极少见眼部不良反应
C. 视网膜黄斑区出现任何异常现象，且不能用调节困难或角膜浑浊完全解释时，应立即停药
D. 用药过量时，出现头痛、视力障碍、心力衰竭、惊厥，甚至心跳和呼吸停止
E. 药物过量处理可口服氯化铵

400. 下列属于中效糖皮质激素的是
A. 泼尼松龙　B. 泼尼松
C. 倍他米松　D. 甲泼尼龙
E. 地塞米松

401. 不适合化学换肤术的患者包括
A. 痤疮后瘢痕者
B. 严重光损伤和皱纹者
C. 湿疹，特别是异位性皮炎患者
D. 眼黄瘤患者
E. 接受过放射线治疗者

402. 常用的角质促成剂包括
A. 5%～10%水杨酸
B. 3%～5%硫磺
C. 5%～10%黑豆馏油
D. 5%～10%乳酸
E. 0.01%～0.1%维A酸

403. 皮肤类型包括
A. 干性皮肤　B. 中性皮肤
C. 油性皮肤　D. 混合性皮肤
E. 敏感性皮肤

404. 普通型皮肤的判定标准是
A. 角质层含水量为20%左右
B. pH为4.5～6.5
C. 皮脂分泌量适中
D. 皮肤表面光滑细嫩，不干燥，不油腻，有弹性
E. 对外界刺激适应性较强

405. 油性皮肤的判定标准是
A. 角质层含水量为20%左右
B. pH＜4.5
C. 皮脂分泌旺盛
D. 皮肤外观油腻发亮，毛孔粗大，易黏附灰尘，肤色往往较深，但弹性好，不易起皱
E. 对外界刺激一般不敏感

406. 引起油性皮肤的主要因素是
A. 雄激素分泌旺盛
B. 偏食高脂食物
C. 香浓调味品
D. 过多甜食
E. 运动过多

407. 目前最常使用的 Fitzpatrick 皮肤光型系统的分型依据是
A. 日晒红斑　B. 日晒黑化
C. 未曝光区肤色　D. 光敏度
E. 曝光区肤色

408. Ⅲ型皮肤的表现是
A. 日晒后曝光区有时发生红斑

B. 日晒后曝光区有些晒黑
C. 未曝光区肤色呈白色
D. 很少发生红斑
E. 容易晒黑

409. 避免皮肤及黏膜直接暴露于可能致病因素的措施包括
A. 使用防护口罩　B. 戴帽子
C. 涂隔离霜　D. 穿防护服
E. 戴手套

410. 可能引起瘙痒的疾病包括
A. 真菌性皮肤病
B. 超敏反应性疾病
C. 病毒性皮肤病
D. 肿瘤性疾病
E. 代谢性疾病

411. 需要避免日晒的疾病包括
A. 着色性干皮病
B. 多形性日光疹
C. 日光性皮炎
D. 系统性红斑狼疮
E. 白化病

412. 需要避免高温的疾病包括
A. 痱　B. 疖
C. 足癣　D. 体癣
E. 多汗症

413. 需要避免寒冷的疾病包括
A. 冻疮
B. 寒冷性荨麻疹
C. 肢体动脉痉挛症
D. 血管神经性水肿
E. 类风湿关节炎

414. 临床用于治疗带状疱疹的一线抗病毒药物是
A. 阿昔洛韦　B. 伐昔洛韦
C. 更昔洛韦　D. 泛昔洛韦
E. 溴夫定

415. 副黏病毒性皮肤病包括
A. 疱疹病毒 4 型感染
B. 麻疹
C. 风疹
D. 幼儿急疹
E. 呼吸道合胞病毒感染

416. 小核糖核酸病毒所致的皮肤病包括
A. 传染性水疱病
B. 手足口病
C. 柯萨奇病毒疹
D. B 病毒病
E. 埃可病毒疹

417. 虫媒和出血热病毒所致的皮肤病包括
A. 登革热
B. 病毒性出血热
C. 肠病毒性发疹热（波士顿皮疹热）
D. 绿猴病
E. 口蹄病

418. 下列通常可以口服使用的抗病毒药物是
A. 膦甲酸　B. 伐昔洛韦
C. 喷昔洛韦　D. 泛昔洛韦
E. 阿昔洛韦

419. 可出现尼氏征阳性的疾病包括
A. 葡萄球菌性烫伤样皮肤综合征
B. 新生儿脓疱疮
C. 家族性良性慢性天疱疮
D. 大疱性类天疱疮
E. 疱疹样天疱疮

420. 日晒伤的发病机制包括
A. 真皮血管扩张
B. 组织水肿
C. 皮肤发生光生物化学反应
D. 组织萎缩
E. 黑色素合成加快

421. 直接免疫荧光显示变应性皮肤血管炎的早期皮损处血管壁有何种沉积
A. IgM　B. IgA
C. IgG　D. C3
E. IgD

422. 关于回状颅皮的描述，正确的是
A. 又名褶皱性厚皮病
B. 分原发性回状颅皮和继发性回状颅皮两种类型
C. 原发性回状颅皮好发于男性
D. 头皮增厚
E. 可并发毛囊炎、皮脂腺囊肿

423. 下列关于疾病与其致病基因对应的描述，正确的是
A. CHILD 综合征——PTPN11 基因突变
B. 多发性黑子综合征——NSDHL 基因突变
C. 先天性毛细血管扩张性大理石样皮肤——ARL61P6 基因突变
D. 先天性皮肤异色病——RECQL4 突变
E. 痣样基底细胞癌综合征——KRT14 基因突变

424. 下列疾病适合于光动力治疗的是

A. 血管瘤　B. 日光性角化病
C. 银屑病　D. 痤疮
E. 扁平疣

425. 下列关于真皮的描述，不正确的是

A. 真皮由外胚层分化而来
B. 真皮在全身不同部位厚薄相同
C. 真皮由浅至深可分为乳头层和网状层
D. 真皮属于致密结缔组织，由纤维、基质和细胞成分组成，以细胞成分为主
E. 真皮中胶原纤维含量最丰富

答案和精选解析

一、单选题

1. C ①初起为黏膜上细小点状、光滑的白色斑点或条纹，后融合成白色斑片，单发或多发，境界不清；②临床上，口腔黏膜白斑主要以观察为主，如局部的黏膜白斑出现破溃、疼痛、皱褶样、表面粗糙或者黏膜白斑快速扩散等不好的征兆时，需提醒病人及时就诊，尽快行手术切除。

2. E 表皮通过时间是指细胞从基底层到达皮肤表面的时间，包括表皮细胞由基底层增殖、分化过渡到棘细胞层以及进一步分化为无活性的角质层的时间。正常皮肤的通过时间为28天。

3. C 皮肤分泌和排泄是指皮肤分泌汗液和排泄皮脂的功能，主要是通过汗腺和皮脂腺来完成。汗腺（主要为外泌汗腺）可分泌汗液，皮脂腺可分泌皮脂。皮脂在皮肤表面与汗液混合，形成乳化皮脂膜，具有滋润和保护皮肤、毛发的功能。皮肤的屏障功能具有双向性，一方面保护体内各种器官和组织免受外界有害因素的损伤，阻挡有害物质；另一方面可以防止体内水分、电解质及营养物质的丢失。皮肤主要通过三个途径吸收外界物质，即角质层、毛囊皮脂腺及汗管口。角质层是皮肤的主要吸收途径。皮肤是一个具有独特免疫功能的器官，与机体免疫系统密切相关。皮肤在保持机体内环境的稳定方面起重要作用。

4. E 许多皮肤病的诊断需要皮肤组织病理学检查。皮肤是人体的重要组成部分，其病理变化除了与皮肤自身的组织结构有关系以外，还具有某些特殊的组织变化，可反映皮肤乃至其他器官的活动情况，为诊疗皮肤病提供了依据，也在一定程度上提示疾病预后，是皮肤科最重要的检查手段。每个皮肤科医师均需要学习皮肤组织病理学，皮肤病的诊断应以皮肤组织病理学作为金标准。

5. C 基底膜带位于表皮与真皮之间，光镜下，PAS染色为一条0.5～1.0μm的紫红色均质带，银浸染法可染成黑色。皮肤附属器与真皮之间、血管周围也存在基底膜带。电镜下基底膜带由胞膜层、透明层、致密层和致密下层4层结构组成。

6. E 皮肤的吸收能力主要由角质层厚度决定。皮肤的吸收能力按部位排序一般为：阴囊＞前额＞大腿屈侧＞上臂屈侧＞前臂＞掌跖＞黏膜。婴儿的皮肤吸收能力高于成人。

7. D 紫外线照射可以治疗皮肤科疾病：瘙痒症、毛囊炎、玫瑰糠疹、带状疱疹、寻常痤疮、脱发、慢性湿疹、花斑癣、白癜风、银屑病等。基底细胞癌与日光照晒有密切关系，所以它好发于日光照晒的头、面、颈部或手背等处，紫外线照射会加重病情。

8. A 毛发是由毛球下部毛母质细胞分化而来，分为硬毛和毳毛。硬毛粗硬，色泽浓，含髓质，又分为长毛和短毛，长毛如头发、胡须、腋毛等；短毛如眉毛、鼻毛等；毳毛细软，色泽淡，没有髓质，多见于躯干。通常毛发分为毛干、毛根及毛球，毛发是皮肤的附属器，为一种长圆形柱状角质结构。其露出皮面的部分称为“毛干”；埋在皮肤内的部分称为“毛根”；毛根末端膨大呈葱头状，称为“毛球”。人体大部分都覆盖毛发，而手掌、脚底、口唇、乳头和部分外生殖器部位没有毛发。毛的粗细、长短、疏密与颜色随部位、年龄、性别、生理状态、种族等而有差异，正常人有6万～10万根头发。

9. E 外泌汗腺（eccrine sweat gland）又名局泌汗腺，即通常所称的汗腺。它们遍布于全身的皮肤中，但不同部位皮肤内的汗腺数目有明显差别。汗腺是单曲管状腺，分泌部为较粗的管，汗液分泌（出汗）是身体散热的主要方式，对调节体温起重要作用。外界湿度高时汗腺分泌旺盛，可散发身体大量的热。汗液中水分占绝大部分，在99%以上，其余为固体成分，主要是氯化钠和钾、镁、钙、乳酸、尿素氮等。发汗是调节体温、蒸发散热的一种功能，也是情绪的一种反应。汗液从汗腺排出。汗液和皮脂分泌正常，在皮肤上混合后形成皮脂膜。

10. A 表皮属于复层鳞状上皮。

11. A 正常情况下，基底细胞不断地增殖产生新的角质形成细胞，故称生发层。棘层一般有4～10层多角形细胞。颗粒层的特征是细胞内可见形态不规则的透明角质颗粒。透明层仅见于掌跖部位。角质层由5～20层扁平、无核细胞组成，胞内细胞器结构消失。

12. C 由基底层移行至颗粒层最上层约需14天，再移至角质层表面而脱落又需14天。

13. A Merkel细胞（merkel cell）是树枝状细胞的一种，短指状突的细胞，位于光滑皮肤的基底细胞层及有毛皮肤的毛盘，数量很少，多数位于神经末梢，如见于掌跖、指（趾）、生殖器等部位，在电镜下观察到Merkel细胞内含神经内分泌颗粒，呈分叶状，组织化学和免疫

组化观察到其含有与神经组织有关的酶如特异性乙酰胆碱酯酶、三磷酸核苷酶、神经特异性烯醇化酶（NSE）等。Merkel 细胞的基底部与脱髓的神经末梢之间有非桥粒型的连接，形成 Merkel 细胞 - 轴索复合体（Merkel cell - neurite complex），它是一种突触结构，能感受触觉。

14. C　真皮突起无数乳头，嵌入表皮深面，真皮深面借结缔组织纤维束与浅筋膜相连，真皮可分为乳头层和网状层，二层之间无明确的界限。全身部位的真皮厚度不一，真皮一般厚 1 ~ 3mm。真皮主要由成纤维细胞及其产生的纤维、基质构成，并有血管、淋巴管、神经、皮肤附属器及其他细胞成分。真皮内含有毛囊、皮脂腺及汗腺等皮肤附属器。

15. C　网状纤维（reticular fibers）并非独立的纤维成分，仅是幼稚的、纤细的未成熟胶原纤维。HE 染色难以显示，银染呈黑色，故又称嗜银纤维。主要分布在乳头层及皮肤附属器、血管和神经周围。网状纤维由直径 40 ~ 65nm 的网状原纤维（reticular fibril）聚合而成，主要成分为Ⅲ型胶原。弹力纤维由弹力蛋白（elasticin）和微原纤维（microfibril）构成。正常真皮内弹力纤维的数量较少，占 2% ~ 4%。弹力纤维具有较强的弹性。

16. C　真皮层主要由成纤维细胞、纤维细胞、胶原和弹性蛋白组成，其中胶原和弹性蛋白一起嵌入到细胞外基质中。在真皮层，主要的细胞为成纤维细胞、肥大细胞、巨噬细胞、真皮树枝状细胞，朗格汉斯细胞和噬色素细胞，还有少量的淋巴和其他白细胞。其中成纤维细胞是真皮结缔组织中的最重要的细胞。肥大细胞在真皮中占有一席之地，它的最主要的作用就是引发过敏。基质是一种无定形的、均匀的胶样物质，蛋白多糖为主要成分，充塞于纤维束间及细胞间，为皮肤各种成分提供物质支持，基质形成的微空隙有利于水、电解质、营养物质和代谢产物自由通过。

17. E　正常人每日可脱落 70 ~ 100 根头发。

18. A　毛囊位于真皮和皮下组织中。

19. E　甲由多层紧密的角化细胞构成。外露部分称甲板（nail plate）；覆盖甲板周围的皮肤称甲廓（nafi wall）；伸入近端皮肤中的部分称甲根（nail root）；甲板下的皮肤称甲床（nafi bed）；甲根下的甲床称甲母质（nafi matrix），是甲的生长区；近甲根处新月状淡色区称甲半月（nafi lunula）。甲各部位的上皮下面的真皮中富有血管，乳头层中尤其丰富。甲床没有汗腺和皮脂腺。指甲生长速度约每 3 月长 lcm，趾甲生长速度约每 9 月长 lcm。正常甲有光泽呈淡红色，疾病营养状况、环境和生活习惯的改变可影响甲的颜色、形态和生长速度。

20. B　皮肤的淋巴管网与几个主要的血管丛平行，皮肤毛细淋巴管盲端起始于真皮乳头层，逐渐汇合为管壁较厚的具有瓣膜的淋巴管，形成乳头下浅淋巴网和真皮淋巴网，再通连到皮肤深层和皮下组织的更大淋巴管。

21. E　皮肤生理功能是指机体正常生理活动过程中皮肤发挥的作用。主要包括保护功能、感觉功能、吸收功能、分泌和排泄功能、调节体温功能、代谢功能、免疫功能等，这对机体的健康非常重要。皮肤可看作是一个具有免疫功能并与全身免疫系统密切相关的外周淋巴器官。皮肤内免疫活性细胞主要有朗格汉斯细胞、淋巴细胞、巨噬细胞、肥大细胞等，细胞分布在真皮浅层毛细血管的周围并相互作用，具有免疫监视的功能，通过其合成的细胞因子相互调节，对免疫细胞的活化、游走、增殖分化、免疫应答的诱导、炎症损伤及创伤修复均有重要的作用。临床上检测变应原的点刺试验、斑贴试验、结核菌素试验、麻风菌素试验，以及预防某些传染病的疫苗注射，均需通过皮肤进行。

22. E　皮肤正常的 pH 为 5.5 ~ 7.0，偏酸性。

23. B　黑素细胞对紫外线的吸收作用最强，受紫外线照射后可产生更多的黑素。

24. E　皮肤有吸收外界物质的能力，称为经皮吸收。皮肤的主要吸收途径是渗透入角质层细胞，再经表皮其他各层到达真皮而被吸收；还可通过角质层细胞间隙、毛囊、皮脂腺和汗腺导管而被吸收。皮肤被水浸软后吸收功能较强，水溶性物质不易被吸收，脂溶性物质则较易被吸收。皮肤吸收功能对维护身体健康不可缺少，并且是现代皮肤科外用药物治疗皮肤病的理论基础。如全表皮丧失，则通过真皮吸收，吸收系数增加。

25. D　有机溶剂可增加皮肤的吸收功能，药物剂型对皮肤吸收功能的影响为：软膏及硬膏 > 霜剂 > 粉剂及水剂。

26. B　影响皮肤吸收的一般因素：①年龄及性别，通常婴儿和老人皮肤的吸收能力比成人强。性别对吸收影响不大；②部位，由于角质层厚薄不一，不同部位的皮肤吸收能力有很大差异。一般吸收能力强弱依次是阴囊 > 前额 > 大腿屈侧 > 上臂屈侧 > 前臂 > 掌跖。黏膜无角质层，吸收能力较强；③皮肤的结构，角质层的通透性在很大程度上取决于角质细胞膜的脂蛋白结构，如果改变这种结构，则角质细胞的通透性将会改变；④脂质和水分的溶解度，多数物质浓度愈高，皮肤吸收越多。一般能离解的物质比不能离解的物质易于透入皮肤，如皮肤吸收水杨酸钠比水杨酸好；⑤皮面脂膜，对皮肤吸收功能的影响不大；⑥透入物质分子量，其大小与通透率之间无明显的关系。

27. B　当皮损破坏了角质层屏障作用，可使皮肤的吸收能力明显提高。

28. D　指（趾）甲处于一直不断的生长期，指甲生长速度平均每日 0.1mm，当甲受伤脱落或手术拔除后，新甲从甲根部生长到完全恢复正常形态约需 100 天。指甲的生长在各指间也有差异，一般是指头愈长，指甲长得愈快，因此从快到慢依次为中指、示指、环指、拇指和小指，右手的比左手快些，青壮年人比幼儿和老年人长得快，夏季比冬季长得快。趾甲的生长速度为指甲的 1/3，约为每天 0.035mm，一个趾甲从基底长到游离缘需要 6～9 个月。

29. D 皮肤中的糖类物质主要为糖原、葡萄糖和黏多糖等，葡萄糖浓度约为血糖的 2/3，表皮中的含量高于真皮和皮下组织，有氧条件下，表皮中 50%～75% 的葡萄糖通过糖酵解途径分解提供能量，而缺氧时则有 70%～80% 通过无氧酵解途径分解提供能量。人体皮肤糖原含量在胎儿期最高，至成人期时含量明显降低；糖原的合成主要由表皮细胞的滑面内质网完成。在创伤、某些病理状态（如银屑病）下，皮肤组织中的糖利用率更高。

30. A 有氧条件下，表皮中 50%～75% 的葡萄糖通过糖酵解途径分解提供能量，而缺氧时则有 70%～80% 通过无氧酵解途径分解提供能量。

31. C 兜甲蛋白是最终分化的角质细胞的角质化被膜的主要组分，是转谷氨酰胺酶的底物，以二硫键和 N－(γ－谷氨酰胺）赖氨酸异肽键双重交联的形式存在，角质形成细胞分化后期的标志。人兜甲蛋白由 316 个氨基酸残基组成，分子量为 25.8 kD，其氨基酸组成与从包皮表皮纯化得到的角质包膜接近，含有丰富的甘氨酸、丝氨酸及半胱氨酸。

32. C 一个成年人的身体内约有 3kg 胶原蛋白，主要存在于人体皮肤、骨骼、眼睛、牙齿、肌腱、内脏（包括心、胃、肠、血管）等部位，其功能是维持皮肤和组织器官的形态和结构，也是修复各损伤组织的重要原料物质。在人体皮肤成分中，有 75% 是由胶原蛋白所组成。

33. A 胶原纤维由直径 70～140nm 的胶原原纤维聚合而成，主要成分为Ⅰ型胶原，少数为Ⅲ型胶原。

34. A 基底膜带致密下层的主要成分是Ⅶ型胶原，仅由角质形成细胞合成。

35. D 黑素细胞来源于胚胎神经嵴，主要位于表皮的基底层，与基底细胞约按 1∶10 的比例分布。

36. E 基底层中散在分布小而圆的黑素细胞（melanocyte），黑素细胞与周围细胞无桥粒连接，约占基底层细胞的 10%。黑素细胞含有黑素小体，可以吸收紫外线，保护细胞核免受损伤。

37. E 1 个黑素细胞可通过其树枝状突起向周围10～36 个角质形成细胞运送黑素，形成 1 个表皮黑素单元（epidermalmelaninunit）。

38. B 黑素细胞来源于胚胎神经嵴的黑素前体细胞。在正常人体表皮中，一个黑素细胞有 10～36 个角质形成细胞，称为黑色素形成单位。黑素细胞在形态上呈树枝状，与树突细胞有许多共同特征，但它们来源于两种不同的细胞谱系。黑素细胞是一种皮肤里的特殊的细胞，它产生黑色素，传递给周围的角质形成细胞，电镜下观察黑素细胞内无张力细丝、角蛋白和桥粒，可见有特征性的黑素小体（melano－some），为含酪氨酸酶的细胞器。

39. D 在外周组织，5－羟色胺是一种强血管收缩剂和平滑肌收缩刺激剂。

40. D 5－羟色胺来源于脑干神经元和胃肠道的肠嗜铬细胞，作为自体活性物质，约 90% 合成和分布于肠嗜铬细胞。

41. E 血小板激活因子（platelet activating factor，PAF）是另一种磷脂起源的炎症介质，乃由 IgE 致敏的嗜碱性粒细胞在结合抗原后产生。除了能激活血小板外，PAF 可增加血管的通透性、促进白细胞聚焦和粘着，以及趋化作用。此外还具有影响全身血流动力学的功能。嗜碱性粒细胞、中性粒细胞、单核细胞和内皮细胞均能释放 PAF。

42. C 肥大细胞（mast cell）为一种粒细胞，存在于血液，含有肝素、组胺、5－羟色胺，由细胞崩解释放出颗粒以及颗粒中的物质，可在组织内引起速发型过敏反应（炎症），释放组胺。组胺有强烈的舒血管作用，并能使毛细血管和微静脉的管壁通透性增加，血浆漏入组织，导致局部组织水肿。

43. D 特异性免疫又称获得性免疫或适应性免疫，这种免疫只针对一种病原体，有多种细胞参与，针对抗原刺激的应答主要是 T 淋巴细胞和 B 淋巴细胞，在一般情况下，产生特异性抗体或（和）致敏淋巴细胞以发挥免疫功能。

44. C 免疫细胞是靠抗原决定簇来识别抗原。抗原决定簇是由连续序列（蛋白质一级结构）组成或由不连续的蛋白质三维结构组成，决定抗原性的特殊化学基团，又称抗原表位。

45. B 抗体是一种蛋白质，是由浆细胞产生的球蛋白。

46. B 抗体是一种蛋白质，是由浆细胞产生的。浆细胞又叫效应 B 细胞。

47. C T 细胞在受到抗原刺激时分化成效应 T 细胞和记忆 T 细胞，效应 T 细胞就是专门识别被病毒侵染的细胞的，并且能与被侵染的细胞进行特异性结合后起杀伤作用，之后使其分解，让被感染细胞内的病毒无法繁殖或是暴露出来。

48. C B 细胞在受到抗原直接或是间接的刺激分化成效应 B 细胞（即浆细胞）和记忆 B 细胞，效应 B 细胞会产生抗体，抗体会与病毒或病菌进行特异性结合，使之失去毒性。

49. B　抗体从效应B细胞分泌出来后就不再进入宿主细胞。主要存在于机体的血液、组织液以及B淋巴细胞表面。

50. B　抗体是由于病原体侵入人体后，即抗原在人体内出现后刺激淋巴器官而产生的，用以对抗特殊的抗原物质，因此抗体参加的免疫活动都属于特异性免疫。而溶菌酶、白细胞和消化液等虽然也能杀死侵入人体的病菌，但不是针对某一种特殊的病原体，几乎对各种病原体都有抵抗作用，因此属于非特异性免疫。

51. C　抗体是一种能抵抗病原体（抗原）的特殊蛋白质，它的产生是由于抗原物质的刺激引发淋巴细胞活动产生的，一种抗体只能消灭一种抗原物质，不能消灭多种抗原，属于特异性免疫。

52. C　人体的免疫器官能产生淋巴细胞。脾是人体内最大的淋巴器官，能产生淋巴细胞，提高人体的免疫功能。

53. E　IL－2沿种系向上具有约束性，向下无约束性。

54. E　HLA抗原生物学功能：①参与内源性抗原的递呈（诱导对病毒感染细胞和肿瘤细胞的杀伤和溶解）；②作为$CD8^+$T细胞的识别分子（CD8的配体）；③参与胸腺内T细胞的分化，发育；④参与NK细胞的活化或抑制；⑤诱导同种移植排斥反应；⑥参与自身免疫耐受的形成。

55. D　MHCⅠ类分子分布于几乎所有有核细胞表面，但不同组织细胞的表达水平差异很大，淋巴细胞表面Ⅰ类抗原的密度最高，肾、肝、肺、心及皮肤次之。

56. D

57. E　HLA是具有高度多态性的同种异体抗原，其化学本质为一类糖蛋白，由一条α重链（被糖基化的）和一条β轻链非共价结合而成，编码HLAⅠ类抗原a链和$β_2$－微球蛋白的基因位于不同的染色体上。其肽链的氨基端向外（约占整个分子的3/4），羧基端穿入细胞质，中间疏水部分在胞膜中。HLA按其分布和功能分为Ⅰ类抗原和Ⅱ类抗原。HLA因其高度多态性而成为最能代表个体特异性并伴随个体终身的稳定的遗传标志，在无关个体之间HLA型别完全相同的几率级低。HLA完全相同的纯合子细胞罕见一般可在近亲婚配的家庭中检出，通过分析亲代与子代的HLA表型，可以获知该家庭成员的HLA基因型。除同卵双生子以外几乎无HLA相同者的遗传基础，从而HLA可视作个体的“身份证”。HLA是组织细胞上受遗传控制的个体特异性抗原，最早是在白细胞和血小板上发现的。

58. C　在免疫应答识别阶段T细胞与APC之间的作用和免疫效应阶段T细胞与靶细胞之间的作用都涉及TCR对自身MHC分子的识别，即只有当相互作用细胞双方的MHC分子一致时，免疫应答才能发生，这一现象称为MHC限制性。

59. B　人类MHC称为HLA复合体，位于人第6号染色体短臂6p21.31。

60. D　HLA是人白细胞抗原，对人而言是同种异型抗原。

61. E　角质形成细胞是表皮的主要构成细胞，数量占表皮细胞的80%以上，在分化过程中可产生角蛋白。桥粒是角质形成细胞间连接的主要结构，由相邻的细胞膜发生卵圆形致密增厚而共同构成，使细胞间的连接更为牢固。桥粒由两类蛋白质构成：一类是跨膜蛋白，位于桥粒芯，主要由桥粒芯糖蛋白（Dsg）和桥粒芯胶蛋白（Dsc）构成，它们形成桥粒的电子透明细胞间隙和细胞间接触层；另一类为胞质内的桥粒斑蛋白和斑菲素蛋白，是盘状附着板的组成部分。桥粒斑主要成分为桥粒斑蛋白（DP）和桥粒斑珠蛋白（PG）。天疱疮是一种因自身免疫异常、导致桥粒结构破坏而发生的疾病，患者上皮细胞松解，组织液通过细胞间隙渗出表皮而形成水疱。半桥粒与类天疱疮的发病密切相关。

62. D　电镜下朗格汉斯细胞细胞质中含有网球拍样的Birbeck颗粒，不含角蛋白丝和黑素小体，无桥粒结构。朗格汉斯细胞的主要功能是识别并提呈抗原，参与皮肤的免疫反应。

63. A　基底膜带由胞膜层、透明层、致密层和致密下层四层组成。①胞膜层：基底层细胞包括基底细胞、黑素细胞、梅克尔细胞。半桥粒为位于基底细胞基底胞膜内及外侧的间断性致密斑。内侧部分为高密度的附着斑，基底细胞的角蛋白张力丝附着于其上，细胞浆膜外侧部分称为亚基底致密斑。两侧的致密斑与中央的基底细胞胞膜呈夹心饼样构成半桥粒；②透明层：位于胞膜层之下，电子密度低而显透明，宽20～40nm。其内有基底细胞膜来的锚丝穿过并附着于其下的致密板。透明板中的主要成分是板层素及其异构体；③致密层：位于透明板下，是稳定基底膜带最重要的一层，电子密度高，宽35～45nm，主要成分是Ⅳ型胶原。Ⅳ型胶原通过分子间的联系形成连续的三维网络，透明板的锚丝及致密板下的锚纤维均附着于致密板，含有板层素。锚纤维的另一端附于真皮乳头层中不规则的电子致密物锚斑上，再反折将两个末端均附于致密板；④致密下层：也称网板，主要由锚纤维及真皮微原纤维束构成。锚纤维粗20～60nm，有周期性横纹，在附着于致密层及锚斑处呈扇状散开，真皮胶原纤维穿于锚原纤维反折的环状结构中，从而使致密层与真皮乳头紧密联在一起。锚纤维的主要成分是Ⅶ型胶原，由角朊细胞和纤维母细胞合成。真皮微原纤维束一端与致密板相连，另一端向下伸到乳头层深部。这种微原纤维束为一种类似弹性纤维的原纤维组成，为平行集合的管状原纤维，与弹性纤维的微原纤维相似。

64. C 小汗腺遍布全身，成人皮肤小汗腺密度可达200万～500万个，只有少数部位没有，如唇红区、包皮内侧、龟头、小阴后、阴蒂，而在掌跖、额部、腋部等处最为丰富，屈侧比伸侧多，可因人种、年龄差异而不同。

65. E 汗液pH常为4.5～5.5。

66. E 顶泌汗腺的分泌在青春期后增强，呈脉冲式分泌，并受情绪影响，感情冲动时其分泌和排泄增加。局部或系统应用肾上腺素能类药物也可使顶泌汗腺的分泌和排泄增加。顶泌汗腺是排泄铁的主要地方。顶泌汗腺有三种分泌方式。顶浆分泌：分泌细胞的帽状顶部胞质脱落到管腔中去；裂殖分泌：在分泌细胞胞质的顶部形成许多小泡状分泌颗粒，这些颗粒不断地改变体积，最后被分泌到管腔中去；全浆分泌：分泌细胞整个从细胞层中分离到管腔内。各处顶泌汗腺的活动是不一致的，也是不规则的。早晨顶泌汗腺有一阵分泌活动高潮，晚上则活动减少。分泌的物质可溶于丙酮，用紫外线照射后产生荧光。

67. A 神经小体分囊状小体和非囊状小体（如梅克尔细胞－轴突复合体），囊状小体由结缔组织被囊包裹神经末梢构成，包括Pacinian小体、Meissner小体、Ruffini小体、Krause小体等，主要分布在无毛皮肤，过去认为这些小体可分别感受压觉、触觉、热觉和冷觉，但目前发现仅有游离神经末梢而无神经小体的部位也能区分这些不同刺激，说明皮肤的感觉神经极为复杂。

68. A 内源性黑素和外源性胡萝卜素是皮肤的主要色素，血液中的氧合血红蛋白和脱氧血红蛋白也是影响皮肤颜色的主要因素之一。

69. B 触觉是皮肤基本感觉之一。皮肤表面散布触点，触点的大小是不同的，有的直径可以大到0.5mm，其分布也不规则，一般指腹处最多，其次是头部，而小腿及背部最少。所以指腹的触觉最为敏感，而小腿及背部最为迟钝。

70. A 头发的生长周期为2～7年，平均为4年，有极少数人的头发生长周期达15～20年，最长可达25年。

71. A 毛发生长周期可分为生长期（anagen）、退行期（catagen）和休止期（telogen），时间分别约为3年、3周和3个月。

72. A 毛发的形态因种族不同而又一定的差异，最明显的是头发，黄种人头发直而粗，黑种人头发极易卷曲，甚至有时形成胡椒粒样发结，白种人头发介于两者之间。横截面越圆头发越直，横截面越扁头发越卷。而横断面的大小代表着头发的力学特性，而这些特性也决定了头发是否容易成型；通常来讲，横截面越圆头发越直，横截面越扁头发越卷。

73. C 表皮中最丰富的必需脂肪酸为亚油酸和花生四烯酸，后者在日光作用下合成维生素D。皮肤内的7－脱氢胆固醇经紫外线照射后也合成维生素D，可防治软骨病。

74. A 皮肤是人体软组织单位重量中含水量最少的组织之一，整个皮肤的含水量占整个人体含水量的18%～20%。

75. C 不同部位皮肤的角质层厚薄不同，因而吸收能力存在差异，同时皮肤只能吸收少量水分和微量气体，水溶性物质不易被吸收，而脂溶性物质吸收良好，油脂类物质也吸收良好，主要吸收途径为毛囊和皮脂腺，吸收强弱顺序为羊毛脂＞凡士林＞植物油＞液状石蜡。

76. E 表皮生长因子、转化生长因子、白介素－1、白介素－6具有促进表皮细胞生长的特性。

77. D Ⅰ型角蛋白的等电点为酸性，又称为酸性角蛋白。

78. A 角质形成细胞一进入到棘层就表达特异性K1/K10，它是表达终末分化和角化的标记，K1或K10基因缺陷可导致一系列以皮肤屏障结构损害为主要临床特征的皮肤疾病。

79. D 套膜蛋白是一种角质化的表皮包膜的蛋白质前体，是一种棒状蛋白，分子量为68kD。套膜蛋白在分化的角质形成细胞中表达，然后合并到角质化的包膜中，并在颗粒细胞和移行细胞中积累。套膜蛋白是表皮角质形成细胞早期终末分化的标志，合成于基底层上方。该蛋白主要通过表皮转谷氨酰胺酶交联到角质层细胞的角质层，形成层化上皮的角膜层。

80. A 结缔组织中的原胶原分子主要由成纤维细胞合成，软骨中胶原由软骨细胞合成，骨胶原来自成骨细胞，基底膜中胶原则由上皮或内皮细胞合成。

81. E 黏多糖是带阴性电荷的多聚物，由乙酰己糖胺（氨基己糖）和糖醛酸组成。

82. E 基底膜在电镜下的结构区域为胞膜层、透明层、致密层、致密下层，不包括角质层。

83. D Ⅰ、Ⅲ型主要存在于皮肤血管等结缔组织中；Ⅱ型主要由软骨细胞产生，主要分布于透明软骨，多存在于骨骼、关节、肌腱等组织；Ⅶ型主要存在于子宫胎盘中。

84. E 成纤维细胞的主要功能包括合成各种胶原、弹性蛋白以及细胞外基质的成分，同时还产生分解这些成分的酶类（如胶原酶和明胶酶等）维持代谢的平衡。成纤维细胞存在于真皮乳头层，因此胶原酶主要分布在真皮乳头层。

85. B 免疫系统具有识别、杀伤并及时清除体内突变细胞，防止肿瘤发生的功能，称为免疫监视。免疫监视是免疫系统最基本的功能之一。免疫监视功能过低会形成肿瘤。

86. C　补体生物学作用：溶解细胞、细菌和病毒，调理作用，引起炎症，维护内环境稳定，参与适应性免疫，与其他酶系统相互作用。

87. A　成人标准体表面积是 $1.73m^2$，体表面积 S = 0.0061 × 身高 + 0.0124 × 体重 − 0.0099。

88. A　3% 水杨酸为角质促成剂，5% ~ 10% 水杨酸为角质剥脱剂。

89. C　免疫抑制剂常用的有环磷酰胺、硫唑嘌呤、甲氨蝶呤、环孢素。

90. B　糊剂有消炎、保护、干燥等作用，适用亚急性皮炎略有少量渗液，毛发部位不宜用。

91. B　临床上使用的抗组胺药主要是 H_1 受体和 H_2 受体阻断剂两大类，H_1 受体在皮肤、黏膜、血管及脑组织分布较多，而 H_2 受体则主要分布于消化道黏膜。皮肤微小血管有 H_1 和 H_2 两种受体存在。H_1 受体阻断剂大都有与组胺相同的乙基胺结构，能与组胺争夺受体，消除组胺引起的毛细血管扩张、血管通透性增高、平滑肌收缩、呼吸道分泌增加、血压下降等作用。H_2 受体阻断剂与 H_2 受体有较强的亲和力，通过可逆性抑制位于消化道和皮肤等组织中的 H_2 受体而发挥抗组胺作用，亦能抑制肥大细胞和嗜碱性粒细胞释放炎症介质等，而起到抗变应性作用。另外，H_2 受体阻断剂尚具有免疫调节作用。

92. B　一般情况下口服使用，成人 1 次 25mg，1 日 2 ~ 3 次，儿童每次 1mg/kg，1 日 3 次。

93. E　外用药的浓度不同，作用不同。

94. A　维 A 酸绝对禁忌证：妊娠期，哺乳期，严重的肝、肾功能损害。相对禁忌证：高脂血症、糖尿病、严重的骨质疏松。

95. B　封闭疗法可阻断神经传导的恶性刺激，恢复正常的防御和调节功能。

96. C　1% 酚有止痒作用，纯酚有腐蚀作用。

97. E　冲击疗法的目的是在短时间内迅速控制疾病，然后很快恢复至常规剂量，以减少长期常规应用糖皮质激素的不良反应。冲击疗法主要适用于糖皮质激素每天剂量已较大，但疾病仍未控制者，如系统性红斑狼疮并发弥漫性增殖性肾小球肾炎、病情严重不能控制的皮肌炎、结节性多动脉炎、坏疽性脓皮病、严重天疱疮、重症多形红斑及中毒性表皮坏死松解症等。

98. E　粉剂［扑粉（单纯粉剂）］：①氧化锌 50.0%，滑石粉 50.0%；②硼酸粉 10.0%，氧化锌 20.0%，滑石粉 70.0%。

99. D　单基因遗传病是一对等位基因突变引起的疾病，主要包括常染色体显性遗传、常染色体隐性遗传、X 连锁显性遗传、X 连锁隐性遗传、Y 连锁遗传等遗传方式。单基因遗传特点是：符合孟德尔遗传规律，显性遗传是世代遗传，染色体隐性遗传是隔代遗传，发病情况是男女相等的。如果是 X 连锁显性遗传，是世代遗传，男性发病率小于女性。如果 X 连锁隐性遗传是隔代遗传，男性发病大于女性。Y 连锁遗传是传男不传女。同一等位基因可引起不同症状，遗传病的特征不一定是特异性的。

100. B　手部皮肤干燥脱屑，同时有大拇指指甲增厚，变脆。最合适的实验室检查是真菌镜检。

101. C　紫外线波长为 180 ~ 400nm。根据生物学特性不同可分为长波紫外线（UVA），波长为 320 ~ 400nm；中波紫外线（UVB），波长为 290 ~ 320nm；短波紫外线（UVC），波长为 180 ~ 290nm。紫外线对皮肤的穿透深度是波长依赖性的，即波长越长，穿透深度越深。因此，UVA 可轻易达到皮肤真皮深层，大部分 UVB 被表皮吸收，仅有少部分能够达到真皮上层。极少量的 UVC 达到地球表面后，主要在角质层和表皮上层被反射和吸收。

102. E　红外线是太阳光线中众多不可见光线中的一种，又称为红外热辐射，热作用强。

103. C　光变态反应是光能在抗原的形成上可能起一定作用的免疫应答反应。一般见于少数敏感体质的患者。其发病机理尚不清楚，可能是光感物质在光能作用下，使前半抗原变成半抗原，后者与皮肤蛋白结合形成全抗原后刺激机体产抗体或细胞免疫反应。需经一定的潜伏期才发病，皮损可扩展到未被光照的部位。主要是 UVA 起作用。光毒反应属于非免疫性反应，其发病机制尚不完全清楚，可能与光感物质发生能量传递、与 DNA 结合有关；也有作者认为细胞膜的过氧化作用也参与了发病。

104. A　慢性湿疹组织学改变与银屑病的关键区别为前者有海绵形成，而后者往往没有。

105. B　抗着丝点抗体为 CREST 综合征的标记抗体，而抗 Scl − 70 抗体是系统性硬皮病的标志抗体。

106. A　汗孔角化症的病理表现：在角质层内有一楔形的鸡眼样板，它是一个由角化不全细胞所组成的细胞柱（角化不全柱下异常表皮细胞，角化不良细胞），在鸡眼样板下方的颗粒层减少或消失，棘细胞层内有胞浆嗜酸性染、核深染的角化不良细胞。

107. E　嗜酸性粒细胞释放致炎因子如白三烯、血小板活化因子，还能释放组胺酶灭活组胺。

108. E　肥大细胞和嗜碱性粒细胞表面具有高亲和性 IgE Fc 受体，可与 IgE 的 Fc 段结合。

109. D　食物过敏的治疗方法：①要停止食用该种食物是最有效的方法；②要禁食海鲜和辛辣的食物；③注意避免热刺激，比如不要热水洗澡，居住的环境也不能太热；④要根据皮损的严重程度使用药物。例：如果皮损比较轻，可以仅外涂炉甘石洗剂；如果皮疹多一些，不能控制住搔抓，可以口服氯雷他定或者西替利嗪；如果皮损全身都有，可以静脉注射葡萄糖酸钙和维生素C；如果皮疹全身泛发并且有胸闷，就要静脉注射糖皮质激素，并且最好住院治疗，以免延误病情。

110. E 本药能阻断组胺与变态反应靶细胞上的H_1受体结合，有较好的抗过敏作用。其中枢抑制和抗胆碱作用较轻，用药后困倦感、口干等症状较轻。

111. D Ⅱ型超敏反应组织损伤的机制是激活补体，吸引中性粒细胞和巨噬细胞，引起组织细胞损伤。

112. B

113. A 桥粒斑蛋白（DP）仅存在于桥粒斑块中，因此是桥粒的特征性标志。

114. E 抗组胺物质均能选择性地阻断组胺H_1受体、拮抗组胺而产生抗组胺效应。

115. B 白三烯是引起晚期反应的主要介质，主要作用是使支气管平滑肌强烈而持久的收缩，也可以使毛细血管扩张，通透性增加和促进黏膜腺体分泌增加。

116. E Ⅱ型超敏反应是由IgM/IgG类抗体与靶细胞表面相应抗原结合后，在补体、吞噬细胞和NK细胞参与下，引起的以细胞溶解或组织损伤为主的病理性免疫反应。

117. E Ⅰ型超敏反应是指机体受到某些抗原刺激时，引起的由特异性IgE抗体介导产生的一种发生快、消退亦快的免疫应答，表现为局部或全身的生理功能紊乱。Ⅰ型超敏反应有关的疾病包括特应性疾病、过敏性鼻炎、过敏性结膜炎、特应性皮炎和过敏性哮喘（外源性）和一些荨麻疹、胃肠道食物反应和全身性过敏反应、过敏性休克等。

118. B Ⅲ型超敏反应引起的损害是以中性粒细胞浸润为主的炎症。

119. B DTH发生与抗体和补体无关，由T细胞介导，接受大量X线照射可杀伤T细胞导致免疫应答下降。

120. D 接触性迟发型超敏反应属于Ⅳ型超敏反应，介导Ⅳ型超敏反应的是T细胞。

121. C 速发型超敏反应中引起皮肤奇痒的物质是组胺，速发型超敏反应主要是接触过敏原以后，局部皮肤会出现炎症反应，主要是细胞脱颗粒释放出来的组胺活性介质。

122. C 可溶性抗原与相应抗体直接反应不出现凝集现象。将可溶性抗原包被在一种与免疫无关的颗粒状载体表面形成致敏颗粒，再与相应抗体反应，则出现凝集称间接凝集反应。

123. B

124. C 色素增多见于固定型药疹，色素减少见于白癜风。色素失禁见于扁平苔藓，表皮萎缩见于红斑狼疮，疣状增生见于寻常疣。

125. C 颗粒层增厚是指颗粒层的厚度增加，胞质内透明角质颗粒粗大色深，嗜碱性明显，常伴有角化过度。

126. E 黏液变性指真皮纤维基质出现透明的无结构的黏蛋白沉积，HE染色呈淡蓝色，PAS反应呈红色，阿辛蓝染色呈蓝色，见于皮肤黏液水肿或皮肤神经纤维瘤。

127. E 淀粉样蛋白是一种糖蛋白，其反应类似于淀粉，即遇碘呈棕色，再滴以10%硫酸液则呈蓝色。

128. D 血管管腔闭塞及血栓常见于闭塞性血栓性静脉炎、动脉硬化性内膜炎、硬皮病、慢性放射性皮炎及变应性血管炎。

129. A 皮肤原发性损害包括斑疹、丘疹、斑块、结节、水疱/大疱、脓疱、风团、囊肿。

130. E 脂溢性角化病基本特点为向外生长，角化过度，棘层肥厚，呈乳头瘤样增生，有假性角囊肿。有的损害在增生的角质形成细胞中有多数黑色颗粒。

131. B 日光性角化病的组织病理特点：表皮广泛性角化过度伴境界明显的角化不全，基底层非典型细胞常呈芽状增生，伸向真皮上部；真皮层明显的弹力纤维变性，并有较多的淋巴细胞浸润；异常表皮与邻近正常表皮相互交替存在，界限清楚。

132. E 鲍温病的病理表现较有特征性：皮损部位表皮明显增生，棘层肥厚，可见角化亢进和角化不全。全层表皮细胞具有异型性，主要表现为核大小不一、染色深、有丝分裂象多见。还可见角化不良细胞，表现为细胞大又圆，胞浆均一红染，核固缩或消失，真皮浅层有中等密度的淋巴细胞浸润，乳头层被压缩成细带状。

133. E 乳房外湿疹样癌病理见表皮内不等量的Paget细胞，在表皮附属器，特别是毛囊或小汗腺导管的上皮内也能见到，并能侵犯真皮。癌细胞对流涎黏蛋白染色均为阳性，而对PAS、阿辛蓝、胶性铁与黏液卡红染色可能均为阴性。继发性乳房外湿疹样癌PAS染色阳性，耐淀粉酶，对阿辛蓝染色呈阳性，并耐透明质酸酶。

134. C Pautrier微脓肿指表皮内或外毛根鞘淋巴样细胞聚集形成的细胞集。见于原发性皮肤T细胞淋巴瘤、蕈样肉芽肿等。

135. D 黏膜是口腔、器官、胃、肠、尿道等器官里面的一层薄膜，内有血管和神经，能分泌黏液。黏膜表面仅由一层扁平鳞状上皮细胞而无角化层，易受损伤，无毛发、汗腺和皮脂腺。黏膜的皮损排列与分布无明显规律，易出现浸渍、糜烂和溃破，黏膜的病变不仅与局部因素有关，而且与全身性因素也相关。

136. D 皱襞舌又称阴囊舌，本病为发育上的缺陷，常发生于婴儿，某些家族病例显示呈常染色体显性遗传。但亦可发生于成人，特别是红皮病、严重的银屑病及B族维生素缺乏等患者。本病的临床表现为舌背有许多放射状或不规则的沟，使舌面形成脑回状或不规则状，外形有如阴囊的皱襞，因而称为阴囊舌。当伴有慢性炎症时，沟底的乳头则不明显。多数无自觉症状，不会影响舌的活动及味觉。

137. B 地图舌可以在任意年龄发病，多发于儿童，成年人中女性多于男性。

138. D 黑毛舌是由于舌背部丝状乳头过度伸长和延缓脱落形成的毛发状损害，病因一般与口腔卫生不良、过量吸烟及抗生素的长期应用、进食含色素的食物等有关；病因未明；可分为真性和假性两种，前者为发育异常，后者有人认为与真菌感染有关。此外，亦可与梅毒、消化不良伴发。吸烟后烟草分解物长期吸收或口服青霉素，外涂有色物质及化学药品，如鞣酸、硝酸银等均可使丝状乳头变黑。也可与抗生素的广泛使用有关。多发于舌背中央，愈近中央色素越深。整个病变由绒毛状的丝状乳头所布满，乳头长约数毫米，呈灰褐色、棕色以致黑色。损害逐渐扩大，数周至数月后颜色逐渐变淡，脱屑，以至消失，消失后不留痕迹。

139. C 黑毛舌多半发生于舌背的中央，愈近中央时其染色愈深，愈近边缘时染色愈浅。

140. D 皮肤纤维瘤是成纤维细胞或组织细胞灶性增生引致的一种真皮内的良性肿瘤。可见纤维细胞增生性的病理可与之鉴别，黑素瘤以表真皮内痣细胞增多为特征性表现，无纤维增生表现，无需鉴别，其他选项均有纤维增生表现。

141. C 多形红斑组织病理：有各种各样的组织象变化，主要有三种类型改变：①表皮型。表皮角质形成细胞出现不同程度的坏死，严重者基底细胞液化变性，真表皮分离，其上方表面大片坏死。本型见于靶形损害和重症多形红斑；②真皮型。真皮乳头水肿，表皮下水疱形成，真皮上部血管周围浸润，以单一核细胞为主，杂有嗜酸性粒细胞。本型见于斑疹、丘疹性损害；③真皮表皮混合型。此类型常见，沿真皮表皮边缘及表浅血管的周围有一单核细胞浸润，伴基底细胞液化变性，形成表皮下水疱，部分表皮角质形成细胞坏死，细胞内水肿及海绵形成，真皮上部常有红细胞外渗。

142. E 寻常型银屑病的病理特点为角化不全或角化过度，颗粒层减少或消失，基层肥厚，表皮突规则下延，真皮乳头向上延伸，乳头上方表皮层变薄，白细胞在角化不全的角质层内聚集形成 Munro 微脓肿。脓疱型银屑病在棘层上部出现 Kogoj 海绵状微脓肿。

143. C 扁平苔藓组织病理检查表现为表皮角化过度，颗粒层增厚（常呈楔形），棘层不规则性增殖，表皮突呈锯齿形，表皮、真皮交界处基底细胞液化变性，偶有表皮下裂隙，在表面或真皮乳头层有角化不良细胞，致密的淋巴细胞在真皮上部呈带状浸润；真皮乳头层可见红染的胶样小体及噬黑素细胞。

144. E 谷类中烟酸和色氨酸含量均较低，肝、瘦肉、豆类的烟酸含量丰富。

145. C 黄瘤病主要是在真皮内聚集了吞噬脂质的组织细胞（泡沫细胞），又名黄瘤细胞。早期常伴有炎症细胞、退行期则有成纤维细胞增生。有时可见到核呈环状排列的多核巨细胞（Touton 细胞）。

146. E 原发性皮肤淀粉样变组织病理检查：淀粉样蛋白主要沉积在真皮乳头层，HE 染色为淡红色不均匀不定形物质。免疫病理表现为 IgG、IgA、C3 在真皮乳头和真皮上部呈灶状沉积。

147. C

148. E 色氨酸经氧化可转变为烟酸，它是合成 NAD 和 NADP 的前体，NAD 和 NADP 是不需氧的脱氢酶的辅酶，参与体内氧化还原反应。

149. D 结缔组织共同组织病理改变为黏液水肿、纤维蛋白变性、坏死性血管炎及淋巴细胞浸润。

150. A 雷诺病又称肢端动脉痉挛症，是由于支配周围血管的交感神经功能紊乱引起肢端小动脉阵发性痉挛，导致局部缺血。表现为手指、足趾等部位皮肤出现苍白、发绀和潮红三项改变的疾病。

151. D 白塞病又称贝赫切特综合征、口－眼－生殖器三联征，是一种全身性免疫系统疾病，属于血管炎的一种，其可侵害人体多个器官，主要表现为反复口腔和会阴部溃疡、皮疹、下肢结节红斑、眼部虹膜炎、食管溃疡、小肠或结肠溃疡及关节肿痛等。

152. B 对重要脏器受损的白塞病患者选用苯丁酸氮芥、环磷酰胺、硫唑嘌呤和环孢素等免疫抑制剂。

153. C 血管炎是血管壁及血管周围有炎症细胞浸润，并伴有血管损伤，包括纤维素沉积、胶原纤维变性、内皮细胞及肌细胞坏死。

154. D

155. B 皮肤弹性过度综合征系遗传性疾病，一般认为是由中胚层细胞发育不全致胶原蛋白转录和翻译过程缺陷或翻译后各种酶缺陷使其合成障碍导致的。

156. E 寻常型鱼鳞病的病理表现为表皮变薄，角质层轻度、中度增厚，颗粒层减少或缺乏，毛囊孔和汗腺可以有角质栓塞，皮脂腺数量减少，患者表皮的皮脂分泌减少，因此容易干燥粗糙。性连锁隐性鱼鳞病的病理表现为患者表皮的角层、颗粒层增厚，钉突显著，表皮周围的血管四周被均匀分布的淋巴细胞浸润，汗腺数量略有减少，从而导致患者的汗液分泌障碍，废物不能及时排出来，不利皮肤表皮的代谢循环。大疱性先天性鱼鳞病样红皮病的病理表现为患者的皮肤表皮角化过度和棘层肥厚，颗粒层内含有粗大颗粒，颗粒层及棘层上部有网状空泡化，表皮内可见水疱，真皮浅层少许炎症细胞浸润，所以鱼鳞病患者的皮肤有炎症的表现。板层状鱼鳞病的病理表现为患者的皮肤表皮中度角化过度，部分呈局灶性角化不全，颗粒层变薄或稍增厚，棘层中度肥厚，真皮上层有炎症细胞浸润。角质层内可见 Munro 微脓肿主要见于银屑病。

157. E 天疱疮组织病理变化为表皮棘细胞的棘层松解，形成表皮内裂隙和大疱，疱液中有棘层松解细胞。①寻常型天疱疮：水疱、裂隙发生于棘层下方或基底层上方，疱底排列一层基底细胞，形成绒毛状；疱液中有棘层松解细胞，细胞体积大，核浓缩居中，胞质均一；②增殖型天疱疮：早期水疱或裂隙的发生与寻常型相同，但绒毛形成、表皮突下伸更明显，晚期有表皮角化过度、棘层肥厚呈乳头瘤样增生；③落叶型天疱疮：水疱、裂隙位于棘层上部或颗粒层，陈旧的皮损有角化过度、角化不全、角栓形成和棘层肥厚，颗粒层内可见形态类似的角化不良细胞，有诊断价值，真皮内中等量炎症细胞浸润，嗜酸性粒细胞增多。

158. A 青霉素引起的过敏反应为Ⅰ型，称为速发型反应，表现为荨麻疹、血管性水肿、皮肤瘙痒、过敏性鼻炎、哮喘及喉头水肿等，其中过敏性休克为最常见的严重不良反应，有时患者接触少量皮试液即可以迅速发生反应，在临床中病死率达到10%～20%。

159. D 药疹的特点：①变态反应性药疹一般只发生在少数过敏体质的患者身上（免疫遗传背景），大多数人一般不会出现变态反应性药疹；②变态反应性药疹所引起的皮疹的轻重程度，主要和患者所服用的药物的毒理以及药理有关系（药物的分子特性），和服药的剂量一般不存在直接的关联；③该病具有一定的潜伏期，大多数患者一般用药之后4～20天才会在皮肤上出现变态反应性药疹。已经导致过敏的患者，一般在用药之后数分钟或者几个小时之内便会出现变态反应性药疹；④变态反应性药疹所形成的皮疹形态各异，形成的皮疹不具有特异性；⑤变态反应性药疹具有交叉过敏的特性。所谓的交叉过敏是指的某一些患者，因为服用某些药物出现的变态反应性药疹，以后再次使用与前一次所使用的某一类药物的化学结构相似的情况下，比如这些化学，药物的某一些分子集团相似，使用这些相似化学结构的药物时，也有可能出现过敏的情况。超敏反应的临床表现多种多样，可因变应原的性质、进入机体的途径、参与因素、发生机制和个体反应性的差异而不同。

160. E 药物的变态反应机制是迟发性变态反应（Ⅳ型变态反应）。服用卡马西平至皮肤出现大疱性表皮松解坏死是迟发性变态反应，是药物的变态反应机制。阿司匹林所致荨麻疹是Ⅰ型变态反应。长期服用激素至口腔念珠菌感染、长期服用碘化物至痤疮样皮损、长期服用砷剂所引起的皮炎是药物本身的不良反应，不是变态反应。

161. C 多形红斑的组织病理学：角化不全，细胞内或细胞外水肿，上皮层可见炎细胞，个别角质形成细胞坏死，主要为单核细胞和多形核细胞；上皮内或上皮下水疱形成；基底细胞液化变性；真皮血管扩张、充血明显，血管周围淋巴细胞浸润，血管内皮细胞肿胀，有红细胞渗出。

162. B 盘状红斑狼疮：表皮角化过度，毛囊口角质栓，颗粒层增厚，棘层萎缩，表皮突变平，基底细胞液化变性，有时可见基底膜增厚，表皮下层或真皮浅层见胶样小体，真皮血管及皮肤附属器周围见较致密的灶状淋巴细胞浸润。

163. B 抗双链 DNA（dsDNA）抗体对 SLE 有高度特异性，抗体滴度与疾病活动性相关，阳性者常伴有肾脏受累。

164. E SLE 组织病理变化为表皮萎缩，基底细胞液化变性，真皮上部有嗜色素细胞增加，胶原纤维水肿，并有纤维蛋白样变性，血管和皮肤附属器周围有成片淋巴细胞，少数浆细胞和组织细胞浸润，管壁常有血管炎性变化。

165. D 皮肌炎肌肉基本病理变化：是肌细胞受损、坏死和炎症，以及由此而继发的肌细胞萎缩、再生、肥大，肌肉组织被纤维化和脂肪所代替，间质血管周围炎性病变。90%的肌炎患者可有肌活检异常，表现为肌纤维受损，甚至坏死，同时有不同程度的再生现象，肌纤维粗细不一。

166. B 硬皮病组织病理学检查中内脏损害可表现为间质纤维化或血管内膜纤维化，平滑肌增生造成血管壁变厚，管腔变窄、闭塞。

167. C 皮肤是人体最大的器官，成人皮肤的面积约为 $1.5m^2$，新生儿约为 $0.21m^2$。

168. C 全层皮肤厚度为0.5～4.0mm，其厚度随年龄与部位的不同而变化，眼睑、外阴、乳房处的皮肤最薄，约为0.5mm，掌跖部位最厚，可达3.0～4.0mm。

169. C

170. A 皮肤是人体最大的器官，总重量约占个体体重的16%。

171. E 毛发在人体分布很广，几乎遍及全身，只有掌跖、指趾屈面、指趾末节伸面、唇红区、龟头、包皮内面、小阴唇、大阴唇内侧及阴蒂无毛发分布。因此面部为有毛皮肤。

172. A 角质形成细胞是表皮的主要构成细胞，数量占表皮细胞的80%以上，在分化过程中产生角蛋白。根据分化阶段和特点可分为五层，由内至外分别为基底层、棘层、颗粒层、透明层和角质层。

173. C 基底膜带，由表皮基底层的角质形成细胞与真皮共同参与构成，位于表皮与真皮之间。

174. E 基底膜带的4层结构除保证真皮与表皮的紧密连接外，还具有渗透和屏障作用。真、表皮之间通过基底膜带进行营养物质、氧气、抗体、补体等成分的交换，其结构的异常可导致真皮与表皮的分离，形成表皮下水疱或大疱，如营养不良型大疱性表皮松解症和获得性大疱性表皮松解症，但是前者是由Ⅶ型胶原蛋白基因突变而造成表皮下大疱形成，后者则是与Ⅶ型胶原蛋白的自身免疫有关。

175. E　在真皮层，主要的细胞为成纤维细胞、肥大细胞、巨噬细胞、真皮树枝状细胞，朗格汉斯细胞和噬色素细胞，还有少量的淋巴细胞。其中成纤维细胞和肥大细胞是真皮结缔组织中主要的常驻细胞。

176. E　胶原纤维（collagenous fiber）在疏松结缔组织中排列成束，彼此交织吻合，纤维束常有分支，在真皮中含量最丰富，真皮内胶原纤维主要成分为Ⅰ型胶原。纤维具有韧性，抗牵引力强，无弹性。胶原纤维：HE 染色呈浅红色，束状，其中的原纤维大多看不清，胶原纤维的直径一般为 70～140nm。

177. B　网状纤维（reticular fiber）在疏松结缔组织中含量较少，纤维较细，有分支，彼此交织成网状，主要成分为Ⅲ型胶原。用浸银法可将纤维染成黑色，故又称嗜银纤维（argyrophilic fiber），是幼稚、纤细的未成熟胶原纤维，直径 0.2～1.0μm，网状原纤维的直径为 40～65nm，仅见于表皮下、皮脂腺、毛细血管、毛囊及汗腺周围。

178. B　真皮由中胚层分化而来，分乳头层和网状层两层，两者之间无明显界限，是疏松结缔组织。真皮突起无数乳头，嵌入表皮深面，真皮深面借结缔组织纤维束与浅筋膜相连。真皮一般厚 1～2mm。真皮主要由成纤维细胞及其产生的纤维、基质构成，并有丰富血管、淋巴管、神经、皮肤附属器及其他细胞成分。

179. E　毛发由角化的、呈同心圆状排列的角质形成细胞所构成，从外到内分为 3 层：毛小皮、皮质和髓质。

180. D　毛发生长周期可分为生长期（anagen）、退行期（catagen）和休止期（telogen），时间分别约为 3 年、3 周和 3 个月。每个毛囊都是独立的功能单位，周期性生长，不同时脱落。85%～90% 的毛发处于生长期，但随年龄增长生长期毛发比率逐渐下降。10%～15% 的毛发处于休止期，而＜1% 的毛发处于退行期。妊娠、营养不良以及其他的应激可改变头发毛囊的生长周期，导致大量头发异常地同一时间进入休止期，造成休止期脱发。正常人每天可脱落 70～100 根毛发，同时也有等量的毛发再生。毛发的生长速度为每天 0.27～0.4mm。

181. C　皮脂分泌旺盛的原因，与遗传、内分泌紊乱、维生素缺乏以及某些疾病有关，具体情况如下：①遗传因素，如果先天皮脂腺发达，皮脂分泌功能就会旺盛，所以遗传因素导致的皮脂分泌旺盛往往有家族史，特别是男性为多；②内分泌紊乱，主要是雄性激素分泌增加，在雄性激素的作用下皮脂腺分泌皮脂会增多。皮脂腺也有生长周期，但与毛囊生长周期无关，一般一生只发生两次，主要受雄激素水平控制；③维生素缺乏，脂溢性皮炎的患者使用 B 族维生素治疗有效，所以认为 B 族维生素的缺乏也是皮脂分泌过度旺盛的原因之一；④某些疾病的影响，例如帕金森综合征，在疾病的进展期皮脂分泌水平可以高于正常的两倍，动脉硬化以及癫痫患者也有皮脂分泌旺盛的现象。

182. A　皮脂腺是由腺泡与短的导管构成的全浆分泌腺，皮脂腺导管开口于毛囊。前额、鼻、背上部的皮脂腺最多，称为皮脂溢出部位。其余的部位比较少。皮脂腺大多位于毛囊及立毛肌之间，由一个或几个囊状的腺泡与一个共同的短导管构成。分泌部呈囊泡状，无腺腔，由多层腺细胞构成。腺泡周边紧贴基膜的细胞较小，呈扁平或立方形，称为基细胞。皮脂腺也有生长周期，但与毛囊生长周期无关，一般一生只发生两次，主要受雄激素水平控制。

183. C　顶泌汗腺来源于表皮，属大管状腺体，主要分布于腋窝、乳晕、脐周、肛周、包皮、阴阜和小阴唇，偶见于面部、头皮和躯干。此外，外耳道的耵聍腺、眼睑的睫腺以及乳晕的乳轮腺也属于变形的顶泌汗腺。顶泌汗腺的分泌部位于真皮深层和皮下脂肪层，导管大多开口于毛囊上部，也有少部分腺体直接开口于皮肤表面。分泌部是由单层上皮细胞组成的卷曲导管构成，导管由双层立方形细胞和肌上皮细胞组成。顶泌汗腺的分泌主要受性激素影响，青春期分泌旺盛；也受交感神经系统支配，但神经介质为去甲肾上腺素。

184. C　小汗腺来源于表皮，除外耳道、唇红、乳头、龟头、包皮内侧、阴蒂、小阴唇外，小汗腺遍布全身，在掌跖、腋窝、额部较多。其分泌部位于真皮深层和皮下组织，由明细胞和暗细胞构成，前者主要分泌汗液，后者主要分泌黏蛋白和回收钠离子，当汗液潴留在皮肤不同层次时可引起痱。小汗腺导管由两层小立方形细胞组成，管径较细，导管上行于真皮，最后呈螺旋状穿过表皮并开口于汗孔。小汗腺受交感神经系统支配，参与体温调控。当其功能亢进时可引起多汗症。

185. B　皮肤的毛细淋巴管以盲端起源于真皮乳头层的结缔组织间隙，毛细淋巴管在乳头下层和真皮深部汇合成浅、深淋巴管网，经皮下组织流向淋巴结，肿瘤细胞可通过淋巴管转移到皮肤。皮肤的神经是指分布在皮肤中的感觉神经和运动神经，感觉神经来自脑脊神经，可分为神经小体和游离神经，为传入神经；运动神经来自交感神经的节后纤维，为传出神经。皮肤血管有多种功能。和身体其他部位的血管一样，皮肤血管对周围组织有重要的营养功能。它们还是免疫系统的导管，对皮肤的免疫有至关重要的作用。另外，血管通过扩张和收缩，改变血流速度起到调节温度的作用。内皮细胞在皮肤伤口愈合、调控炎症和止血中也发挥着重要的作用。作为促炎细胞介质的起源地以及目的地，内皮细胞影响皮肤对炎症的反应。

186. A 立毛肌收缩时，皮脂腺就会分泌弱酸性的皮脂，皮脂腺位于立毛肌和毛囊的夹角之间。

187. C 毛乳头是毛囊的最下端，连有毛细血管和神经末梢，给毛发提供营养。

188. B 皮肤的肌肉有平滑肌和横纹肌。平滑肌主要分布于皮肤的立毛肌、阴囊肌膜和乳晕，还可见于真皮和皮下血管壁，汗腺周围的肌上皮细胞也具有某些平滑肌功能。立毛肌是皮肤内最常见的平滑肌，其一端起自真皮乳头层，另一端插入毛囊中部的结缔组织鞘内，当精神紧张及寒冷时，立毛肌收缩可引起毛发直立。横纹肌主要分布在颈部和面部，在颈部皮肤上形成颈阔肌，在面部皮肤上形成面部表情肌。

189. E 皮肤的功能：①有保护作用，对外界的刺激有抵御能力；②有感觉作用，感受冷暖疼痛；③调节作用，可以调节体温，皮肤可以通过血管和汗液蒸发调节体温；④分泌和排泄作用，汗腺可以分泌汗液，皮脂腺可以分泌皮脂，排泄主要通过汗排泄体内代谢的这些废物；⑤吸收作用，用任何护肤品都要有吸收；⑥代谢作用，皮肤细胞他有分裂和繁殖的功能，他有更新代谢的过程；⑦免疫功能；⑧美学功能。

190. B 皮肤的屏障功能：①物理性损伤的防护，皮肤对机械性损伤（如摩擦、挤压、牵拉以及冲撞等）有较好的防护作用。角质层致密而柔韧，是主要防护结构，在经常受摩擦和压迫部位，角质层可增厚进而增强对机械性损伤的耐受力；真皮内的胶原纤维、弹力纤维和网状纤维交织成网状，使皮肤具有一定的抗挤压，牵拉以及对抗冲撞的能力。皮肤对电损伤的防护作用主要由角质层完成，角质层含水量增多时，皮肤电阻减小，导电性增加，易发生电击伤。皮肤对光线的防护主要通过吸收作用实现，皮肤各层对光线的吸收有选择性，如角质层主要吸收短波紫外线（波长 180 ~ 280nm），而棘层和基底层主要吸收长波紫外线（波长 320 ~ 400nm）。黑素细胞在紫外线照射后可产生更多的黑素，使皮肤对紫外线的屏障作用显著增强；②化学性刺激的防护：角质层是皮肤防护化学性刺激的主要结构。角质层细胞具有完整的脂质膜、丰富的胞质角蛋白及细胞间的酸性胺聚糖，有抗弱酸和抗弱碱作用；③微生物的防御作用：角质层细胞排列致密，其他层角质形成细胞间也通过桥粒结构相互镶嵌排列，能机械性防御微生物的侵入；角质层含水量较少以及皮肤表面弱酸性环境，均不利于某些微生物生长繁殖；角质层生理性脱落，可清除一些寄居于体表的微生物；一些正常皮肤表面寄居菌（如痤疮杆菌和马拉色菌等）产生的脂酶，可将皮脂中的三酰甘油分解成游离脂肪酸，后者对葡萄球菌、链球菌和白色念珠菌等有一定的抑制作用；④防止营养物质的丢失：正常皮肤的角质层具有半透膜性质，可防止体内营养物质、电解质的丢失，皮肤表面的皮脂膜也可大大减少水分丢失。正常情况下，成人经皮丢失的水分每天为 240 ~ 480ml，但如果角质层全部丧失，每天经皮丢失的水分将增加 10 倍以上。

191. D 皮下脂肪层具有保温、防寒、缓冲外力、保护皮肤的作用。

192. D 蒸发又分为不显性出汗和显性出汗二种途径。正常情况下，24 小时分泌 240 ~ 480ml 汗液，称为不显性出汗。

193. C 透过角质层和表皮进入真皮，扩散进入毛细血管，转移至体循环，这是药物经皮吸收的主要途径。毛囊、汗腺和皮脂腺总面积小于皮肤总表面积的 1%，在大多数情况下不是药物的主要吸收途径。

194. E 影响药物经皮吸收的因素：药物性质的影响，药物的溶解性与油/水分配系数（K）：药物穿透皮肤的能力为：油溶性药物 > 水溶性药物。粉剂含水量及含油量比软膏、霜剂、硬膏、酊剂均低，因此在皮肤吸收最差，很难经皮吸收的是剂型。对油脂类吸收的强弱顺序：羊毛脂 > 凡士林 > 植物油 > 液状石蜡。药物的剂型影响皮肤的吸收，软膏和硬膏可促进吸收，霜剂可被少量吸收，粉剂和水溶液中的药物很难吸收。

195. D 封包疗法指将涂搽药物的皮损处先用塑料袋保鲜膜等封包材料贴封，再用绷带包裹。封包后局部皮损被软化，药物吸收更完全，封包部位因温度上升，一定程度上加快了血液流通的速度，从而使药物功效被充分发挥，涂抹药物的皮损在封包处会促进水合微系统的构建，使得被蒸发的汗随之减少，皮肤会更加湿润，药物吸收可增加 100 倍。局部用药后用塑料薄膜封包后，吸收系数会增高 100 倍。此法可提高局部用药的疗效，但是会增加中毒的可能。

196. B 水溶性物质不易被吸收，而脂溶性物质则较易被吸收，皮肤对脂溶性物质吸收的主要途径是毛囊和皮脂腺。

197. B 确诊环状肉芽肿的辅助检查是组织病理检查，其组织病理学特征为胶原纤维和弹性纤维的局灶变性、炎症反应和纤维化、黏蛋白沉积，真皮浅、中层血管周围和间质有淋巴组织细胞浸润。

198. C 皮肤的感觉可以分为单一感觉和复合感觉两类。具体如下：①单一感觉，皮肤内感觉神经末梢和特殊感受器感受体内外单一性刺激，转换成一定的动作电位，并沿相应的神经纤维传入中枢，产生不同性质的感觉，如触觉、痛觉、压觉、冷觉和温觉等；②复合感觉，皮肤中不同类型的感觉神经末梢或感受器共同感受的刺激，传入中枢后，由大脑综合分析形成的感觉，如湿、糙、硬、软、光滑等。

199. D　皮肤分泌排泄是指皮肤分泌汗液和排泄皮脂的功能，主要是通过汗腺和皮脂腺来完成。

200. C　汗的作用是调节体温，大量分泌汗液有利于保持人体内的温度，散发热量，作用同被动出汗相同，同时能带走少量人体因运动而产生的体内垃圾。

201. D　环境温度低于皮肤温时，可借辐射、传导、对流和不显性蒸发散热；当环境温度过高，人体出汗增多，带走的热量也多，因此散热主要靠汗液蒸发进行。

202. C　Ⅰ型超敏反应是指已致敏的机体再次接触相同抗原后在数分钟内所发生的超敏反应 。其主要特点是：①发生快，消退也快；②通常只导致机体生理功能紊乱，极少引起组织损伤；③IgE 介导肥大细胞，嗜碱性粒细胞释放活性介质引起局部或全身反应；④主要病理改变是平滑肌收缩，腺体分泌增加，毛细血管扩张；⑤有明显个体差异和遗传倾向。

203. D　类脂质是细胞膜的主要成分以及某些生物活性物质的合成原料。磷脂双分子层结构（类脂质）构成了细胞膜的基本骨架，在磷脂双分子层结构中，还有部分的糖蛋白，所以细胞膜的主要成分就是磷脂和糖蛋白。

204. C　类脂质是细胞膜的主要成分以及某些生物活性物质的合成原料。表皮细胞在分化的各阶段，类脂质的组成有明显差异，由基底层到角质层，胆固醇、脂肪酸、神经酰胺含量逐渐升高，而磷脂则逐渐下降。

205. B　表皮中丰富的必需脂肪酸为亚油酸和花生四烯酸，后者在日光作用下可合成维生素 D，有利于预防维生素 D 缺乏症。

206. B　皮肤是人体的一个储水库，水分大部分位于真皮。当机体脱水时，皮肤可提供5% ~7% 的水分。

207. D　皮肤内的淋巴细胞主要为 T 淋巴细胞，其中表皮内淋巴细胞以 $CD8^+$ T 为主，占皮肤淋巴细胞总数的2% 。

208. E　黏附分子（CAM）是众多介导细胞间或细胞与细胞外基质（ECM）间相互接触和结合分子的统称。

209. C　皮损浸渍发白，与角质层含水量增多有关，多见于皮肤皱褶及出汗部位，易继发感染，摩擦后表面松软易剥脱，皮肤强度减小，露出潮红糜烂面甚至皲裂。

210. C　裂隙容易发生于皮肤角层厚或经常摩擦的部位，如指屈面、手掌、足跟、足趾外侧等。口角炎容易引起口角皲裂。背部皮脂腺较旺盛，不易发生皲裂。

211. E　皮肤萎缩是指表皮、真皮或皮下组织一种或几种组织减少变薄的病理变化，其临床表现因皮肤萎缩发生的部位不同而异，属于皮肤退行性变化，累及真皮会损及毛发，累及皮下组织则表现为明显凹陷。

212. E　H_2 受体主要分布在消化道，H_2 受体阻断剂选择性地竞争结合壁细胞膜上的 H_2 受体，使壁细胞内 cAMP 产生，胃酸分泌减少 .

213. D　H_1 受体阻断剂与组胺竞争结合受体，可以阻断产生Ⅰ型变态反应，从而可以发挥抗组胺的作用。

214. D　西咪替丁，也称甲氰咪胍，是一种 H_2受体阻断剂。

215. B　第二代 H_1受体阻断剂亲脂性低，很少通过血脑屏障，非竞争性地优先与外周 H_1受体结合，不易被组胺取代，分解缓慢，作用时间长。其临床适应证与第一代 H_1受体阻断剂大致相同。有些第二代 H_1受体阻断剂除拮抗组胺作用外，还具有抗炎作用，即对超敏反应性炎症中的速发相和迟发相具有双重作用。

216. B　两性霉素 B（Amphotericin B）：为多烯类抗真菌药物，主要通过改变细胞膜的通透性来杀菌，对深部真菌抑制作用较强，对本品敏感的真菌有新型隐球菌、皮炎芽生菌、组织胞浆菌、球孢子菌属、孢子丝菌属、念珠菌属等，部分曲菌属对本品耐药；皮肤和毛发癣菌则大多耐药。本品对细菌、立克次体、病毒等无抗微生物活性，主要静脉给药。常用治疗量所达到的药物浓度对真菌仅具抑菌作用。静滴：从小剂量开始，一般按 1mg、3mg、5mg、10mg 递增，逐渐增加剂量到 0.7mg/（kg · d），最高剂量不超过 1mg/（kg · d）。不良反应：毒性较大，可有发热、寒战、头痛、食欲不振、恶心、呕吐等反应，静脉用药可引起血栓性静脉炎，鞘内注射可引起背部及下肢疼痛。对肾脏有损害作用，可致蛋白尿、管型尿，定期检查发现尿素氮 > 20mg/dl 或肌酐 > 3mg/dl 时，应采取措施，停药或降低剂量。尚有白细胞下降、贫血、血压下降或升高、肝损害、复视、周围神经炎、皮疹等反应。试用期间可出现心率加快，甚至心室颤动，多与注入药液浓度过高、速度过快、用量过大，以及患者低血钾有关。

217. D　特比萘芬是丙烯胺类抗真菌药，它可抑制真菌的角鲨烯环氧化酶，该酶是真菌细胞膜中麦角固醇合成中的关键酶之一，故本药可干扰麦角固醇的生物合成，使真菌细胞内角鲨烯的过度堆积和麦角固醇的合成受阻，从而起到杀菌或抑菌的作用。联苯苄唑、伊曲康唑、咪康唑、氟康唑属于唑类抗真菌药。

218. A　烷化剂常具突变源性（mutagenic），因为它能改变脱氧核糖核酸（DNA）中的核苷酸（nucleotides），是最早问世的细胞毒类药物，主要用于恶性淋巴瘤和慢性淋巴细胞白血病 ，也可用于恶性肿瘤特别是小细胞肺癌所致的上腔静脉综合征，常用的烷化剂有环磷酰胺 、氮芥 、噻替哌 、环己亚硝脲、马利兰（白消安）、氮烯米胺、甲基苄肼等，其中环磷酰胺是临床中应用最多的烷化剂，在各类抗肿瘤化学药物中，烷化剂是应用最早、最广泛和最大家族之一的抗肿瘤药。硫唑嘌呤是巯嘌呤的咪唑衍生物，在体内分解为巯嘌呤而起作用，它的免疫作用机制与巯嘌呤相同，也就是具有嘌呤拮抗作用。甲氨蝶呤为抗叶酸类抗肿瘤药，主要通过对二氢叶酸还原酶的抑制而达到阻碍肿瘤细胞的合成，而抑制肿瘤细胞的生长与繁殖。环孢素（又称环孢素A）是含有11个氨基酸的环状多肽，它是一种强力的免疫抑制剂。他克莫司（Tacrolimus），又名FK506，是从链霉菌属中分离出的发酵产物，是一种大环内酯类抗生素，为一种强力的新型免疫抑制剂，主要通过抑制白介素-2（IL-2）的释放，全面抑制T淋巴细胞的作用，较环孢素（CsA）强100倍。

219. A 药物穿透皮肤的能力为：油溶性药物>水溶性药物。皮肤对油脂类吸收的强弱顺序：羊毛脂>凡士林>植物油>液状石蜡。软膏是羊毛脂+凡士林+药物，霜剂是植物油+水乳化，因此渗透性顺序软膏>油剂>霜剂>溶液>粉剂。

220. C 窄谱UVB（narrowband UVB TL01，NB-UVB）：波长范围：310~315nm，峰值：311nm。

221. B 光化学疗法就是利用光致敏剂效应来加强紫外线治疗皮肤病效果的方法，是用长波紫外线（UVA，光线波长为320~400nm）照射，亦称为黑光。

222. B 痣细胞倾向于巢状排列，大致分为：①透明痣细胞：类似正常黑素细胞，但稍大，一般位于表皮-真皮交界处；②上皮样痣细胞：一般位于真皮上部，可含少量色素；③淋巴细胞样痣细胞：一般位于真皮中部，较小，浅表处痣细胞可含色素；④纤维样痣细胞：位于真皮下部，呈长梭形，一般含有黑素。交界痣痣细胞位于表皮-真皮交界处，皮内痣痣细胞位于真皮内，复合痣痣细胞位于表皮内和真皮内。

223. D Paget病组织病理学：表皮内单个或呈巢状排列的Paget细胞，胞体大，圆形或椭圆形，无细胞间桥，细胞内含一个大的胞核，胞质丰富而淡染，甚至空泡状，PAS反应阳性，耐淀粉酶；Paget细胞增多时可将周围细胞挤压成网状，还可将表皮基底膜带挤压成细线状；真皮内伴慢性炎症细胞浸润。

224. B 皮肤活检常用的方法有手术切除、环钻、刮除法或者刮削法等方法，手术切除是最常用的一种方法，可以用于各种大小或者深度不同的皮损，一般是在麻醉以后对取材部位进行切除，切除以后需要缝合。

225. B 皮肤肿瘤某些仅具有皮损表现，实验室检测缺乏特异性，必须通过组织病理学检查才能确定诊断。大疱性皮肤病、肉芽肿性皮肤病、代谢性皮肤病、结缔组织病均可通过特殊的皮损表现，实验室检测如血尿常规、天疱疮抗体、ANA谱等，病史均可有助于诊断。

226. E 嗜碱性变性指真皮上部结缔组织失去正常的嗜伊红性，呈无结构、颗粒状或小片状嗜碱性变化，明显时可表现为不规则排列的嗜碱性卷曲纤维，与表皮之间隔以境界带。见于皮肤 光老化及慢性光线性皮肤病等。基层细胞液化变性、棘层松解、细胞间水肿、乳头瘤样增生均是发生于表皮的病变。

227. C 颗粒层增厚可因细胞增生、肥大所致，可见于扁平苔藓、慢性单纯性苔藓、结节性痒疹、神经性皮炎、毛发红糠疹以及其他慢性增生性的皮肤病。表皮突增宽主要与棘层增厚有关。

228. D 假上皮瘤样增生是棘层高度不规则增生，细胞分化良好，主要见于慢性肉芽肿性疾病、慢性溃疡边缘。慢性皮炎、寻常疣、黑棘皮病、扁平苔藓表现为棘层肥厚。

229. C 细胞内水肿主要表现为棘层细胞内水肿，细胞体积增大。

230. B 疣状增生：指表皮角化过度、颗粒层增厚、棘层增厚、乳头瘤样增生四种病变同时存在。

231. B 日光性角化病的组织病理：①为癌前病变，可见细胞排列紊乱，少数细胞有异型性；②分为三型：肥厚型、萎缩型及表皮内癌样型；③真皮上部胶原嗜碱性变，以稠密的淋巴细胞为主的炎性浸润。

232. D 紫外线（Ultraviolet，UV）是电磁波谱中频率为750PHz~30EHz，对应真空中波长为10~400nm辐射的总称，是频率比蓝紫光高的不可见光，UV光波长越长，穿透力越强，能量越小。紫外线根据波长分为4种：近紫外线UVA（波长320~400nm，低频、长波）；远紫外线UVB（波长280~320nm，中频、中波）；超短紫外线UVC（波长100~280nm，高频、短波）；极紫外线EUV（10~100nm，超高频）；UVB和UVA是引起光敏性皮肤病的主要作用光谱。①紫外线A：UVA，又被称为长波黑斑效应紫外线。可见，UVA对我们的皮肤有很大影响。我们的皮肤被晒黑就是因为UVA可以直达肌肤的真皮层，破坏弹性纤维和胶原蛋白纤维，造成皮肤老化。它有很强的穿透力，可以穿透大部分透明的玻璃以及塑料。②紫外线B：UVB，波段穿透力中等。日光中的UVB紫外线大部分会被臭氧层吸收，仅有2%能到达地球表面。中午、午后最为强烈。UVB紫外线能促进人体矿物质代谢、维生素D的形成，但长期或过量照射也会晒黑皮肤，甚至使皮肤脱皮。③紫外线C：UVC，它的穿透能力最弱。几乎完全被臭氧层吸收，不能到达地球表面。对人体的伤害很大，短时间照射即可灼伤皮肤，长期或高强度照射还会引发皮肤癌。

233. C 光超敏反应是由免疫细胞（淋巴细胞）介导的变态反应，发病迟，病程较长，只发生在少数具有光过敏素质的个体。

234. C 小汗腺的分泌活动主要受交感神经支配，主要是乙酰胆碱能纤维。实验证明，局部注射乙酰胆碱可引起小汗腺大量分泌和排泄汗液。

235. D 层板状出汗不良主要累及掌跖部，对称分布，皮损初起为针头大小白点，由表皮角质层与下方松离形成，无炎症变化，逐渐向四周扩大，类似疱液干涸的疱膜，容易自然破裂或经撕剥成为薄纸样鳞屑，其下方皮肤正常。易在暖热季节复发，往往合并局部多汗，病程常有自限性。

236. B 落叶型天疱疮：水疱、裂隙位于棘层上部或颗粒层，陈旧的皮损有角化过度、角化不全、角栓形成和棘层肥厚，颗粒层内可见形态类似的角化不良细胞，有诊断价值，真皮内中等量炎症细胞浸润，嗜酸性粒细胞增多。

237. D 急性发热性嗜中性皮病是由于中性粒细胞增多，广泛浸润真皮浅、中层引起的皮肤疼痛性隆起性红斑，同时伴有发热及其他器官损害，又名 Sweet 综合征。

238. D Wegener 肉芽肿主要的病理表现是坏死性肉芽肿性血管炎，以血管壁的炎症为主要特征。

239. D 白癜风组织病理皮损内黑素细胞密度降低，周围黑素细胞异常增大。

240. B 变应性皮肤血管炎典型表现为真皮乳头下和网状层以小血管为中心的节段性分布的白细胞碎裂性血管炎。表现为小血管内皮肿胀，血管闭塞，血管壁纤维蛋白渗出、变性及坏死，红细胞外溢，血管壁及周围中性粒细胞的浸润伴有核碎裂。

241. D 家族性良性慢性天疱疮的水疱位于表皮内，病理特点是棘层松解。

242. A 大量角珠见于鳞状细胞癌。

243. D 黑素是决定人体肤色的一个重要因素，紫外线照射，可使黑素细胞增加。

244. D 环孢素 A 为强效免疫抑制剂，主要通过抑制 T 淋巴细胞而发挥作用，尤其在其激活阶段，能抑制钙调磷酸酶活性，抑制 Th 细胞和 Ts 细胞增殖，并能选择性抑制 Th 细胞释放 IL-2 和阻碍细胞毒性 T 细胞表达 IL-2 受体等，从而减少淋巴细胞浸润等炎症反应。环孢素 A 有肝肾毒性。

245. C 疱疹样皮炎的组织病理检查：早期皮损和水疱周围皮肤的组织病理学改变常具有特征性。真皮乳头顶端见中性粒细胞聚集并形成微脓肿。乳头顶端与其上方表皮分离，形成表皮下水疱。疱液中有中性粒细胞和少量嗜酸性粒细胞及纤维蛋白。真皮上、中部血管周围有淋巴细胞、中性粒细胞和少量嗜酸性粒细胞浸润，亦可见核尘。直接免疫荧光检查：皮损周围和正常皮肤的真皮乳头层顶端有 IgA 和 C3 颗粒状沉积，此为本病的特征，偶见 IgM 和 IgG 沉积。

246. C ANA 各型的意义：①均质型：多是由抗 DNP 抗体所引起。也可由核小体抗体和抗双链 DNA 抗体引起。主要见于 SLE，药物性狼疮；②斑点型：是由抗 ENA 抗体所引起。主要见于 SLE、MCTD、PSS、SS 等。高滴度的斑点型常见于 MCTD；③周边型（又称核膜型）：主要由抗 dsDNA 的抗体所引起，主要见于 SLE。特别是活动期及累及肾脏的患者；④核仁型：主要见于硬皮病；⑤着丝点型：主要见于局限性硬皮病及 CREST 综合征。主要的靶抗原是着丝点 B 抗原。

247. C 根据病史，青年女性 + 近日换用几种新的化妆品后面部出现红斑，考虑接触性皮炎，斑贴试验一般指皮肤斑贴试验，斑贴试验在临床上用于检测潜在的过敏原或刺激物，多用于临床诊断变态反应性疾病，如接触性皮炎、湿疹等。

248. E 根据皲裂深浅程度可分为三度，Ⅰ度：皮肤干燥、有皲裂，仅达表皮；Ⅱ度：皮肤干燥，裂口深达真皮，轻度刺痛；Ⅲ度：皮肤干燥，裂口深达真皮及皮下组织，常引起出血，有触痛或灼痛。

249. E 疣状表皮发育不良的特点：全身发生泛发性扁平疣样皮损，以往认为是一种遗传性疾病，HPV 感染，多幼年发病，皮疹形态多样，皮损有恶变倾向。

250. C 黏膜白斑组织病理检查显示早期黏膜上皮角化过度或角化不全，棘层肥厚，真皮浅层有以淋巴细胞为主的浸润。癌变期表皮细胞呈异形性增生，可见细胞角化不良，胞核深染，可见核分裂象。

251. C 关于甲氨蝶呤（MTX）的不良反应，不常见的是出血性膀胱炎。

252. E ①脓疱型银屑病，棘层上部可见由嗜中性粒细胞构成的海绵状脓肿，即 Kogoj 脓肿；真皮层炎症浸润较重，主要为淋巴细胞和中性粒细胞。其余变化同寻常型银屑病；②寻常型银屑病，角化过度伴角化不全，角质不全区可见 Munro 微脓肿；颗粒层变薄或消失；棘层肥厚，表皮嵴延长；真皮乳头层的毛细血管迂曲、扩张，轻度增厚，乳头上方表皮变薄，浅层血管周围可见淋巴细胞及中性粒细胞浸润；③红皮病型银屑病，除具有寻常型银屑病的病理特征外，可见明显的细胞内和细胞间水肿，但不形成水疱；真皮上部水肿，血管扩张充血更明显，血管周围早期有嗜中性粒细胞和淋巴细胞浸润，晚期为淋巴细胞、组织细胞及浆细胞等。

253. B 真皮是位于基底膜与皮下组织之间的结缔组织，厚度一般为 1~5mm，胶原纤维和弹性纤维交织成网状结构，其间填充有细胞成分和丰富的细胞外基质。细胞成分包括成纤维细胞、肥大细胞、组织细胞（巨噬细胞）、淋巴细胞、真皮树突细胞（如郎格汉斯细胞）、噬色素细胞等。真皮层内有毛囊、皮脂腺、汗腺等皮肤附属器结构及血管、淋巴管、神经及肌肉等组织结构。

254. D 硬肿病病理示表皮正常，真皮明显增厚，胶原束肿胀、粗大，束间有黏液样物质沉积。

255. A 鲍温样丘疹病组织病理：典型病理改变为高度分化的鳞状上皮内瘤样变，表皮细胞排列混乱，细胞核大、深染，有明显异型性，可有角化不良细胞。极少数患者同时或同一损害中见有鲍温样丘疹及尖锐湿疣两种病理改变共存的现象。

256. D 淋球菌实验室检查：涂片染色镜检可见大量多形核白细胞，细胞内可找到成双排列、呈肾形的革兰阴性双球菌。直接涂片镜检阳性者可初步诊断，但阴性不能排除诊断，培养阳性可确诊。

257. D 结节性红斑为急性发生于双侧小腿伸侧的皮下结节，少数亦可发生于臀部及臂部，3～6 周可消退。可能为过敏反应引起的脉管炎和脂膜炎。病理表现为真皮深层血管周围有慢性炎症、浸润，脂肪小叶间隔里的中小血管（动脉或静脉）内膜增生，有淋巴细胞及中性粒细胞浸润，管壁可增厚，管腔可有栓塞。慢性者血管周围除上述损害外，尚可有多核巨细胞。

258. D 光变态反应是一种迟发型变态反应，其特征是受接触者体质影响大，仅少数人发病，潜伏期较长，数天至数月，经第二次接触光照才发病等。

259. B 过敏性紫癜的组织病理：真皮浅层毛细血管和细小血管的内皮细胞肿胀，管腔闭塞，管壁有纤维蛋白沉积、变性和坏死。血管及其周围有中性粒细胞浸润，有核破碎（核尘）、水肿及红细胞外渗。

260. B 两性霉素 B 所致的肾功能损害常见，少数患者可发生肝毒性。哺乳期患者用药期间应暂停哺乳。长期大量应用可引起低血钾，没有口服制剂。作用机制是多烯类药物能与真菌细胞膜上的麦角固醇结合，使膜上形成微孔，改变细胞膜的通透性，引起细胞内物质外渗，导致真菌死亡。

261. D 阿昔洛韦的副作用之一是短暂性肾功能不全，通常由于化合物在肾脏实质内形成结晶所致，故建议静脉滴注宜缓慢进行。

262. D 四肢及躯干的屈侧皮肤比伸侧皮肤薄。

263. A 角蛋白是纤维结构蛋白家族之一，它是构成头发、角、爪和人体皮肤外层的主要蛋白质，角蛋白可保护上皮组织细胞免受损伤或压力，多个角蛋白聚集在一起可形成角蛋白纤维。角蛋白单体组成束以形成中间纤维蛋白，由中间纤维结合蛋白（intermediate filament－associated protein，IFAPs）将中间纤维相互交联成束状的结构称作张力丝。角蛋白分为Ⅰ型（酸性）角蛋白、Ⅱ型（中性和碱性）角蛋白。角蛋白的缺陷可导致许多皮肤病的发生，如大疱表皮松解症。

264. E 黑素细胞起源于外胚层神经嵴，在胚胎期 3 个月左右移至基底层细胞间，约占基底层细胞的 10%。毛囊和黏膜处也有黑素细胞。HE 染色可见黑素细胞位于基底层角质形成细胞之间，胞质透明，胞核较小。

265. E 角质层上部细胞间桥粒消失或形成残体，故易于脱落。

266. A

267. B 干细胞与短暂增殖细胞在表皮基底层呈片状分布，在没有毛发的部位如手掌、脚掌，表皮干细胞位于皮肤的基底层，表皮基底层中有 10% 的基底细胞为干细胞；而在有毛发的部位表皮干细胞则位于毛囊隆突部。

268. C

269. D 成人面部、颈部、躯干及四肢的毛发短而细软、色淡，为毫毛或毳毛。

270. B 阴毛属于长毛。

271. B 毛发的中心部分为髓质，毛发末端通常无髓质。

272. D 少部分皮脂腺在无毛皮肤，如颊黏膜、唇红、女性乳晕、阴唇、眼睑、包皮内侧等区域，导管直接开口于皮肤表面。

273. C 皮脂通过导管排至皮肤表面或毛囊内，导管由复层鳞状上皮构成。

274. C 明细胞分泌汗液，暗细胞分泌黏蛋白和回收钠离子。

275. E ①斑贴期间，嘱患者忌剧烈活动，勿洗澡，避免搔抓，减少出汗，并避免日光照射；②在皮炎急性期最好不要进行斑贴试验；③多种因素可影响斑贴试验结果的准确性和可重复性，如斑试物剂量和体积、测试部位及皮肤状况、斑试物与皮肤贴的紧密程度、观察时间、抗原浓度和斑试器等。

276. B 点刺试验的注意事项：（1）不适宜人群，如有过敏性休克史者禁止行此类试验，妊娠期尽量避免检查。（2）检查时要求：①宜在基本无临床症状时进行；②应设生理盐水及组胺液作阴性及阳性对照；③结果为阴性时，应继续观察 3～4 日，必要时，3～4 周后重复试验；④应准备肾上腺素注射液，以抢救可能发生的过敏性休克。

277. D

278. A 至今尚未发现人体存在特殊的痒觉感受器。

279. E

280. A 烧伤患者血清中补体含量减低。补体具有增强吞噬作用，增强吞噬细胞的趋化性；增加血管的通透性；中和病毒；细胞溶解作用；免疫反应的调节作用。C3 降低常见于：免疫复合物引起的增殖性慢性肾小球肾炎（MPGN）、急性链球菌感染后肾小球肾炎（AGN）、狼疮肾炎、反复性感染、皮疹、肝炎、肝硬化等严重肝脏疾病和关节疼痛等。补体的两条激活途径均有 C3 的参与。补体含量相对稳定，不因免疫接种而有所升高。

281. C

282. E

283. B　HLA Ⅰ类抗原表达于几乎所有的有核细胞表面，少数表达于无核细胞如血小板和网织红细胞。成熟红细胞不表达 HLA Ⅰ类抗原。

284. E　乳头层为紧邻表皮的薄层结缔组织。胶原纤维和弹性纤维较细密，含细胞较多。此层的结缔组织向表皮底部突出，形成许多嵴状或乳状的凸起，称真皮乳头，使表皮与真皮的连接面扩大，有利于两者牢固连接，并便于表皮从真皮的血管获得营养，皮肤基底膜带位于表皮与真皮之间，皮肤基底膜带结构的异常可导致真皮与表皮的分离。乳头层毛细血管丰富，有许多游离神经末梢，在手指等触觉灵敏的部位常有触觉小体。

285. C　皮脂腺是由腺泡与短的导管构成的全浆分泌腺，皮脂腺导管开口于毛囊。除手外的其余部位皮肤中均有皮脂腺，前额、鼻、背上部的皮脂腺最多，称为皮脂溢出部位。其余的部位比较少，掌、足趾及足背没有皮脂腺。

286. D

287. B

288. E　原发性皮损包括斑疹、斑片、丘疹、斑块、结节、风团、水疱、脓疱、肿块、囊肿；继发性皮损包括鳞屑、表皮剥脱、抓痕、浸渍、糜烂、皲裂、苔藓化、硬化、痂、溃疡、萎缩、瘢痕。

289. C　萎缩为皮肤的退行性变，因表皮、真皮或皮下结缔组织减少所致。表皮萎缩常表现为表皮菲薄呈淡红色、透明，表面有细皱纹，呈羊皮纸样，正常皮沟变浅或消失；真皮萎缩表现为皮肤轻微凹陷，表皮纹理可正常，毛发可能变细或消失；皮下组织萎缩则表现为明显凹陷。皮肤萎缩常继发于炎症或外伤之后。

290. D　观察皮损时首先要注意皮损的性质，是原发性皮损还是继发性皮损，是单一皮损还是多形性皮损。

291. D　既往史是指既往的患病史、诊疗经过及预后，有无类似病史及药物过敏史等。个人史包括患者的生活习惯、嗜好、月经、婚育、职业、生活环境、营养状况、旅游外出史、性接触史等。

292. D　斑贴试验常用来检测迟发型的接触过敏反应。主要用于接触性皮炎、职业性皮肤病的诊断，一般在 48 ~ 72 小时观察结果。试验需在标准条件下进行，并设立阴性对照。阳性结果分为 4 级。（ + ）：只有红斑；（ + + ）：出现红斑与水肿；（ + + + ）：出现红斑、水肿、丘疹及少数水疱：（ + + + + ）：出现红斑、水肿、簇集水疱或大疱，甚至溃疡。如果红斑反应在 24 小时内消失，此种红斑可能是原发刺激，而不是超敏反应所致。

293. A　继发性的皮肤损害是指的由原发性的皮肤损害自然演变而来的，会因搔抓、治疗不当所引起。继发性的皮肤损害主要有糜烂、溃疡、鳞屑、浸渍、裂隙、瘢痕、萎缩以及痂、抓痕、苔藓样变等。

294. A　鲜红斑痣是由先天性毛细血管畸形导致。管腔内充满红细胞，而管腔外无红细胞外溢，故压之可褪色。黄褐斑、白癜风、雀斑属色素异常性疾病。过敏性紫癜为白细胞碎裂性血管炎，红细胞外溢，故压之不褪色。

295. A　糜烂是由于水疱、脓疱或浸渍后表皮的脱落，或丘疹、小结节表皮的破损（抓、擦或其他损害）而露出潮湿面。

296. C　临床上引起皮肤病发展或加重的常见因素，包括热水烫、搔抓、日晒、用药不当、肥皂水等。代谢障碍是皮肤病发病的内因。

297. B　痂为创面上浆液或脓液与脱落的表皮碎屑及细菌等混合干涸而成的物质。痂可薄可厚，柔软或脆，并且与皮肤粘连。由血清形成的痂呈黄色，由脓性渗出物形成的痂呈绿色或黄绿色，由血液形成的痂呈棕色或暗红色。

298. C

299. D　基底细胞液化变性（liquefaction of basal cells）指基底细胞空泡化和崩解，重者基底层消失，使棘细胞直接与真皮接触，常伴真皮内噬黑素细胞浸润。见于扁平苔藓、红斑狼疮等。

300. A

301. C

302. E

303. B

304. C　女性患者做淋病奈瑟菌检查时，应取宫颈分泌物检查，取材时先擦去阴道内分泌物，然后用无菌棉拭子插入宫颈内 1 ~ 2cm 处旋转取出分泌物。

305. D　梅毒螺旋体抗原血清试验：本类试验是采用活的或死的梅毒螺旋体或其成分作抗原，测定抗梅毒螺旋体抗体。常用的有梅毒螺旋体血球凝集试验（treponemapallidumhemagglutinationassay，TPHA）、梅毒螺旋体明胶颗粒凝集试验（treponemapallidumparticleagglutinationtest，TPPA）、荧光梅毒螺旋体抗体吸收试验（fluorescenttreponemalantibody - absorptiontest，FTA - ABS）和梅毒螺旋体酶联免疫吸附试验（trepone - mapallidumenzyme - linkedimmunosorbentassay，TP - ELISA）。这类试验敏感性和特异性均较高，用作确认试验。

306. D　醋酸白试验是一种在临床上主要用于人类乳头瘤病毒（HPV）潜伏感染或尖锐湿疣、尖锐湿疣亚临床表现的试验方法。因为 HPV 潜伏感染或尖锐湿疣、尖锐湿疣亚临床表现在临床上不十分典型或不能用肉眼见到，故通过涂醋酸后使其变白，可能使得病变明显易见，目的在于对尖锐湿疣或 HPV 潜伏感染的诊断与鉴别诊断。

307. E　免疫组化技术的实验原理是基于抗原 - 抗体反

应，利用标记的特异性抗体检测组织或细胞中的抗原成分，用于自身免疫性大疱病、结缔组织病、血管炎、某些感染性皮肤病和皮肤肿瘤的诊断和鉴别诊断。

308. B 直接免疫荧光法：用以检查病人的皮肤组织中有无免疫球蛋白或补体沉积，用特异荧光抗体直接滴加于待检的标本上，由荧光标记的抗体与抗原发生特异结合。

309. E 当组织受到损伤或发生炎症和过敏反应时，都可释放组胺，组胺有强烈的舒血管作用，并能使毛细血管和微静脉的管壁通透性增加，血浆漏入组织，导致局部组织水肿、血压下降、平滑肌收缩、中性粒细胞浸润等。

310. B 皮肤分表皮和真皮两层，表皮在皮肤表面，又可分成角质层和生发层两部分。已经角质化的细胞组成角质层，脱落后就成为皮屑。生发层细胞不断分裂，能补充脱落的角质层。生发层有黑色素细胞，产生的黑素可以防止紫外线损伤内部组织。表皮属复层扁平上皮，真皮则是致密结缔组织，有许多弹力纤维和胶原纤维，故有弹性和韧性。真皮比表皮厚，有丰富的血管和神经。皮肤下面有皮下组织，属疏松结缔组织，有大量脂肪细胞。皮肤还有毛发、汗腺、皮脂腺、指（趾）甲等许多附属物。表皮起源于外胚叶，真皮起源于中胚叶。

311. E

312. B 两性霉素 B 为多烯类抗真菌药。

313. A

314. D 酊剂是非挥发性药物的乙醇溶液；醑剂是挥发性药物的乙醇溶液；洗剂也称振荡剂，是粉剂（30% ~ 50%）与水的混合物；油剕用植物油溶解药物或与药物混合；溶液是药物的水溶液。

315. A 粉剂有干燥、凉爽和减少摩擦的作用，适用于急性皮炎没有糜烂和渗出的皮损，特别适用于间擦部位。

316. E 光敏试剂静脉注射后，组织内分布最高的部位是肝，其后依次为脾、肾上腺、膀胱和肾以及皮肤。从体内排出的主要途径是肠道，从尿排出量仅占 4%。

317. B 紫外线治疗的禁忌证有着色性干皮病、卟啉病、皮肌炎、红斑狼疮、布卢姆综合征、恶性黑素瘤、牛痘样水疱病等。对年幼者（<10 岁）、妊娠期妇女、甲状腺功能亢进患者、活动性肺结核患者等也不主张使用紫外线照射。

318. E 伊曲康唑的适应证：①全身性真菌感染，如念珠菌病、隐球菌病（包括隐球菌性脑膜炎）、组织胞浆菌病、孢子丝菌病、巴西副球孢子菌病、芽生菌病，以及不能耐受两性霉素 B 或经两性霉素 B 治疗无效的曲霉病和其他少见的全身性或热带真菌病；②口腔、外阴阴道念珠菌感染；③真菌性角膜炎、结膜炎；④皮肤癣菌和（或）酵母菌所致甲真菌病；⑤花斑糠疹、手足癣、皮肤真菌病。近期研究发现伊曲康唑对多种实体瘤的生长、侵袭、转移有抑制作用。其抑瘤效应在非小细胞肺癌、基底细胞癌及前列腺癌Ⅱ期临床试验中均得到证实，最近有报道伊曲康唑可能治疗婴儿血管瘤。

319. A

320. B 308nm 准分子激光属于中波紫外线（290 ~ 320nm）。

321. D

322. B 冲击疗法主要适用于糖皮质激素每天剂量已较大，但疾病仍未控制者，如系统性红斑狼疮并发弥漫性增殖性肾小球肾炎、病情严重不能控制的皮肌炎、结节性多动脉炎、坏疽性脓皮病、严重天疱疮、重症多形红斑及中毒性表皮坏死松解症等。

323. E

324. A 胡萝卜素、氧合血红蛋白和脱氧血红蛋白以及含铁血黄素都是影响皮肤颜色的主要因素，但决定肤色的主要因素还是黑素。

325. E

326. E 健康的皮肤应表现为纹理细腻、毛孔细小，这主要是对中国人而言，外国人纹理、毛孔粗大也可能是健康的，跟遗传也有很大关系。

327. E 皮肤的液体含量（血液、淋巴液）、皮下脂肪厚度、弹力纤维和肌纤维的特性及神经组织的紧张度是决定皮肤弹性高低的重要因素。

328. C

329. C 当表皮含水量维持在 10% ~20%，且皮肤表面皮脂膜正常时，皮肤才有良好的润泽度，否则太干燥或潮湿都会不舒服。

330. A 健康的皮肤有赖于皮肤各种生理功能的完整与正常，否则会出现皮肤疾病。

331. E 约 80% 的外源性老化是由光辐射造成的，即所谓的光老化。

332. E 内源性老化是指随年龄增长而发生的皮肤生理性衰老，老化程度受遗传、内分泌、营养、免疫、卫生状况等因素的影响。

333. E 由 UVA、UVB 照射引起皮肤基质金属蛋白酶表达异常，氧自由基产生过多，胶原纤维、弹力纤维变性、断裂和减少，黑素合成增加，从而使皮肤松弛、皱纹增多、皮肤增厚粗糙、色素沉着、毛细血管扩张，并易发生皮肤肿瘤。近年来发现，红外线辐射也能导致皮肤光老化。

334. E 吸烟可以造成手指皮肤的黄染。此外研究表明，吸烟还可促进皮肤皱纹的产生（特别是女性），还与皮肤外观灰白、头发灰白等密切相关。

335. E

336. E

337. A

338. E

339. C　中国人皮肤的光生物分型多数是Ⅲ型和Ⅳ型，Ⅰ型、Ⅱ型常见于白色人种，Ⅴ型、Ⅵ型常见于黑色人种。

340. E　基底细胞代谢最旺盛的时间一般在晚上10点至凌晨2点。所以，良好的睡眠习惯和充足睡眠对于维持皮肤更新和功能非常重要。

341. A　成人应保持每天6～8小时的睡眠，过劳或失眠者往往因皮肤不能正常更新而肤色黯淡。

342. E

343. B　心理因素对皮肤保健十分重要。医师不仅要解决患者的疾病，还需对其进行心理疏导，良好的心理有助于皮肤预防。

344. A

345. A

346. C

347. E　对于职业性皮肤病，预防胜于治疗，如改善工作环境，建立良好的通风、排水体系等。此外，避免皮肤及黏膜直接暴露于可能致病的物质，如提供防护口罩、帽子、隔离霜等。

348. C

349. E　对于皮肤肿瘤的原则是：预防为主，防治结合。避免过度日晒，避免接触可能致癌的放射线、化学物质等，对皮肤的癌前或可疑病变应早期治疗。

350. E

351. D

352. E　①真菌具有真正的细胞核；真核类微生物；②没有叶绿素，以吸收为营养方式的异养生物；具有单相性和双相性；③一般都能通过无性繁殖和有性繁殖的方式产生孢子，延续种群；④其典型的营养体为丝状体；⑤喜温暖潮湿，耐热，在低温下不能长期存活。

353. E　荨麻疹性血管炎的发病机制为Ⅲ型变态反应。

354. A　外胚叶发育不良是一组外胚层组织发育不良的先天性疾病，基本特征是在胚胎发育中有一个或多个皮肤附属器或口腔黏膜的发育异常、缺如、不完善和迟缓发育，无汗性外胚叶发育不良常累及毛发、汗腺、牙齿等外胚层来源的器官，有汗性外胚叶发育不良以甲营养不良、毛发缺陷和掌跖角化（或牙齿发育不良）三联征为特征。

355. C　益赛普为重组TNF－α受体，受体－抗体融合蛋白。英夫利西单抗是一种针对TNF－α的人－鼠嵌合单克隆抗体。杜普利尤单抗是一种完全人源化的IgG4抗体。乌司奴单抗是作用于白介素－12/白介素－23的全人源化单克隆抗体。司库奇尤（苏金）单抗是一种全人源IL－17A抑制剂。

356. A

357. D　两性霉素B使用期间可出现低钾血症，应高度重视，及时补钾。

358. D

359. E　皮角是一种临床病名，多发生在某些皮肤病的基础上，由于病损处角质物异常增多而形成突起状角化性皮损，形似动物的角。多发生于40岁以上，男性多于女性。好发于面部、头皮、颈、前臂和手背等曝光处。

二、多选题

360. ABCD　变应性血管炎：皮肤白细胞碎裂性血管炎，是一种病因不明的主要引起皮肤小血管，特别是毛细血管后微静脉的坏死性血管炎，女性多见。寻常型天疱疮可查dsg1、dsg3特异性自身抗体。大疱性类天疱疮特异性自身抗体：BP180。系统性红斑狼疮特异性自身抗体：抗Sm抗体。系统性硬皮病特异性自身抗体：抗Scl－70抗体。

361. ACD　维A酸类药外用的不良反应：可能会引起皮肤刺激症状，如灼感、红斑及脱屑，可能使皮损更明显，一过性皮损加重，日光可加重维A酸对皮肤的刺激导致维A酸分解导致光敏感等不良反应。

362. ABDE　过敏性休克是指特异性过敏原作用于致敏个体而产生的IgE介导的严重的，以急性周围循环灌注不足及呼吸功能障碍为主的全身性速发变态反应。临床分型包括：①急发型过敏性休克，约半小时内出现休克，此类型比较常见；②晚发型过敏性休克，此类型一般半小时到24小时内发病。病因一般常见于应用青霉素、头孢菌素、造影剂、血液制品或昆虫叮咬等。皮内试验（intracutaneous1test）主要用于测试速发型变态反应。原理同划破试验，反应结果较划破试验阳性率高，较准确，但偶可发生过敏性休克。若出现过敏性休克，应立即皮下注射0.1%肾上腺素0.5ml，立即吸氧，静脉滴注皮质类固醇，并根据情况采取其他急救措施。皮肤斑贴、划痕试验、黏膜试验均是局部反应，通常不易引起过敏性休克。内服试验有一定概率发生过敏性休克，但几率较小。

363. BCDE　最好是自然光，其次为日光灯。

364. ABDE

365. CE　氯喹对角膜和视网膜有损害。

366. AE

367. BCE　超敏反应又称变态反应。临床常见的Ⅰ型超敏反应性疾病：①药物过敏性休克 以青霉素最为常见，重者可发生过敏性休克甚至死亡。为防止青霉素过敏性休克，注射青霉素前必须做过敏试验；②呼吸道过敏反应；③消化道过敏反应；皮肤过敏反应。临床常见的Ⅱ型超敏反应性疾病包括：输血反应；新生儿溶血症；自身免疫性溶血性贫血；药物过敏性血细胞减少症；肺出血、肾炎综合征；甲状腺功能亢进。临床常见的Ⅲ型超敏反应性疾病包括：局部免疫复合物反应；链球菌感染后肾小球肾炎。临床常见的Ⅳ型超敏反应现象包括：结核菌素反应，结核菌素试验即通过将 PPD 注射（来自结核分枝杆菌细胞壁的纯蛋白衍生物）于被检者皮内，观察局部迟发型超敏反应的强度，用以判定卡介苗（BCG）接种诱导的免疫效果或某个体是否患有结核病；接触性皮炎。

368. ABE 树枝状细胞在表皮占极少部分，包括黑素细胞、朗格汉斯细胞和梅克尔细胞。

369. ABD 日晒伤临床特点：多见于春夏季节，暴露日光的局部皮肤于日晒后数分钟到 2 ~ 6 小时开始出现弥漫性红斑，自觉有烧灼感。

370. ABCDE 诊断尖锐湿疣时需要与生殖器鳞状细胞癌、扁平湿疣、假性湿疣、珍珠状阴茎丘疹、鲍温样丘疹病、阴茎系带旁腺增、皮脂腺异位症、脂溢性角化、汗管瘤、顶泌汗腺痒疹、光泽苔藓、传染性软疣等疾病相鉴别。

371. ABCE 表皮（epidermis）是皮肤的最外层结构，属于复层鳞状上皮，厚度可以达 0.4 ~ 1.5mm。表皮无血管，主要由角质形成细胞、树枝状细胞等构成。角质形成细胞具有细胞间桥，而树枝状细胞没有。

372. ABCDE 胶原纤维（collagen fibers）在真皮结缔组织中含量最丰富，占真皮干重的 70%。HE 染色切片中呈浅红色。真皮乳头层、表皮附属器和血管附近的胶原纤维较纤细，且无一定走向。在真皮中下部，胶原纤维聚成走向几乎与皮面平行的粗大纤维束，相互交织成网，在一个水平面上向各个方向延伸。而在真皮下部，胶原束最粗。电镜下，胶原纤维由直径为 70 ~ 140nm 的胶原原纤维聚合而成。真皮内胶原纤维大部分为Ⅰ型胶原，少数为Ⅲ型胶原。胶原纤维韧性大，抗拉力强，但缺乏弹性。

373. ABCE 甲（nail）是覆盖在指（趾）末端伸面的坚硬角质，由多层紧密的角化细胞构成。甲根下方的皮肤称为甲母质（nail matrix），是甲板的生发结构。甲母质的远端部分通过透明的甲板可见，呈白色半月形，称为甲半月或甲弧影（nail lunula）。正常情况下，趾甲比指甲厚，趾甲的厚度约为 1.35mm，指甲的厚度约为 0.5mm。指甲的生长速度约为每 3 个月生长 1cm，趾甲的生长速度约为每 9 个月生长 1cm。

374. BDE 原发性皮损分为：①斑疹；②丘疹；③斑块；④风团；⑤水疱和大疱；⑥脓疱；⑦结节；⑧囊肿。

375. ABCE 外用糖皮质激素，能起到一定抗过敏、抗炎的功效，可能会用于湿疹、皮炎患者，但长期外用糖皮质激素，可能会有副作用，具体如下：①患者出现皮肤萎缩、色素沉着、毛细血管扩张；②患者长期使用激素类药物时，容易诱发二重感染；③患者出现激素依赖性皮炎，即使用激素时，症状会有所改善，如果停用激素类药物，皮炎症状会反复发生，变成难治性皮肤疾病；④长期应用激素可出现痤疮样皮炎。

376. ABCDE

377. AD 皮肤划痕试验（dermatographictest）：用钝器在前臂屈侧皮肤上划动，被划处皮肤出现三联反应，称为皮肤划痕试验阳性。三联反应包括：①划后 3 ~ 15 秒，在划过处出现红色线条；②15 ~ 45 秒后，在红色线条两侧出现红晕；③划后 1 ~ 3 分钟，划过处出现隆起、苍白色、风团样线条。

378. ADE 在寒冷环境中，冷觉感受器通过神经传导温度到下丘脑体温调节中枢增加产热（骨骼肌战栗、立毛肌收缩、甲状腺激素分泌增加），减少散热（毛细血管收缩、汗腺分泌减少），体温维持相对恒定。

379. BCDE 皮肤黏膜视诊时以肉眼观察皮肤病变，检查皮肤时光线要明亮，最好是自然光，其次是日光灯。在温度适宜的环境中检查，对皮损广泛者对全身进行检查，可同时检查患者的感觉，同时检查毛发、甲及浅表淋巴结等。

380. ABCD

381. ABDE 一期梅毒和传染性单核细胞增多症属于感染性疾病；结节病属全身性疾病，几乎可侵犯全身任何器官或组织，其中以肺、淋巴结最易受累；红皮病为一种严重的炎症性皮肤病，炎症性红斑面积达到体表面积的 90% 以上，皮肤潮红肿胀、脱屑，有发热等全身症状。故以上疾病均可引起淋巴结肿大。而网状青斑由于皮肤小动脉血管痉挛、内腔狭小或闭塞引起小静脉扩张淤血或血液黏稠度增加，浅表毛细血管血流缓慢致皮肤出现网状或树枝状青斑，因此不会引起淋巴结肿大。

382. ABCD 经典 H_1 受体阻断剂指第一代 H_1 受体阻断剂，第一代 H_1 受体阻断剂受体选择性差，大部分均易透过血 - 脑屏障，影响中枢神经系统，故最突出的不良反应是镇静作用，多数 H_1 受体阻断剂与受体结合是不可逆的，半衰期短，需每天多次服药。H_1 受体阻断剂只对 H_1 受体有阻断作用，对 H_1 受体无选择性。

383. ABCD 顶泌汗腺是由位于深层真皮下脂肪组织的分泌部，以及开口于毛囊上部的导管构成。小汗腺与毛囊无关，直接开口于皮肤表面，顶泌汗腺的腺体分泌受性激素的影响，在即将进入青春期的时候顶泌汗腺才增生，并开始分泌。分泌物为较黏稠的乳状液，含有蛋白质、碳水化合物和脂类，而小汗腺分泌物为水样汗液，为无色透明，水分占 99.0% ~ 99.5%，其他为无机盐如氯化钠、氯化钾、乳酸和尿素等，与肾排泄物部分相似。

小汗腺的活动受交感神经主要是胆碱能纤维的支配。顶泌汗腺处主要有肾上腺素能神经纤维分布。主要分布在人体的腋窝、乳晕、脐窝等处。小汗腺遍布全身，只有少数部位没有，呈不均匀分布，如唇红区、包皮内侧、龟头、小阴后、阴蒂。而在掌跖额部、腋部等处最为丰富。

384. AD　冷冻疗法适应证：寻常疣、跖疣、尖锐湿疣、化脓性肉芽肿、结节性痒疹、瘢痕疙瘩、浅表性良性肿瘤等。

385. BC　①油剂组成：植物油（或矿物油、动物油）+药物。作用：软化痂皮、消炎、清洁、保护及滋润创面。适应证：亚急性皮炎伴有厚痂或褶皱部位有糜烂。②溶液组成：水+水溶性药物。作用：散热、消炎及清洁。适应证：急性皮炎伴大量渗出的糜烂面。

386. ABCD

387. ABCE　①皮损选择，一般选择充分发育的典型皮损，取原发病变。水疱、脓疱宜取早期皮损。有多种病变同时存在时，应分别取材。必要时从皮损边缘取材，一半病损皮肤，一半正常皮肤，以便对比观察。如考虑肿瘤和结节性皮肤病，取材应尽量包括皮下脂肪组织；②麻醉尽可能在病变周围进行，避免在拟取皮损内直接注入麻醉药；③取材要根据实际情况，皮下结节包括皮肤及皮下组织。较小皮损沿其边缘全部取下即可；较大斑块，环状皮损应取活动性边缘；溃疡性病变应取活动性边缘。色素痣切口应稍宽，切口至皮损边缘的距离根据部位不同而定，最好在0.5cm以上。要防止水疱、脓疱破损。活检组织应避免挤压；④固定一般用4%甲醛溶液（或10%福尔马林溶液）立即固定。

388. ACDE　肉毒毒素分A、B、C1、C2、D、E、F、G8种不同的抗原型。除C2是细胞毒素外，其余均为嗜神经毒素。

389. ABD　皮脂腺是由腺泡与短的导管构成的全浆分泌腺，皮脂腺导管开口于毛囊，皮脂腺分布于面部、肩部、臀部。除手外的其余部位皮肤中均有皮脂腺，前额、鼻、背上部的皮脂腺最多，称为皮脂溢出部位。其余的部位比较少，掌、足趾及足背没有皮脂腺。

390. AB

391. ABC　丙磺舒可阻滞青霉素类药物的排泄，联合应用可使青霉素类血药浓度上升。青霉素类药物都可能导致过敏反应，无论采用何种给药途径，用青霉素类抗菌药物前必须详细询问患者有无青霉素类过敏史、其他药物过敏史及过敏性疾病史，并必须先做青霉素皮肤试验。普鲁卡因青霉素偶可致一种特异反应。低剂量青霉素不引起毒性反应。大剂量应用时可出现神经－精神症状。青霉素钾盐不可快速静脉注射。

392. AD　①第一代H_1受体阻断剂主要有苯海拉明、异丙嗪、氯苯那敏、赛庚啶、去氯羟嗪、羟嗪等；②第二代新型H_1受体阻断剂主要有氯雷他定、西替利嗪、特非那丁、阿司咪唑、艾巴斯丁、非索那丁、阿化斯丁、甲喹吩嗪、咪唑斯汀、依巴斯丁等。雷尼替丁、法莫替丁、西咪替丁为H_2受体阻断剂。

393. BCE　H_2受体阻断剂与H_2受体有较强的亲和力，通过可逆性抑制位于消化道和皮肤等组织中的H_2受体而发挥抗组胺作用，亦能抑制肥大细胞和嗜碱性粒细胞释放炎症介质等，而起到抗变应性作用。另外，H_2受体阻断剂具有免疫调节、增强机体免疫力及降低抑制性T细胞活性等作用。

394. ABCDE　依诺沙星、培氟沙星等与咖啡因、丙磺舒、茶碱类、华法林和环孢素同用可减少后者药物的清除，使其血药浓度升高。

395. ABCD　第一代H_1受体阻断剂可拮抗组胺引起的血管扩张和通透性增加，减少皮肤红斑水肿，主要治疗荨麻疹等变态反应性疾病。部分药物兼有抗5－羟色胺和其他炎症介质作用，尚具有解除支气管平滑肌痉挛的作用，常用于治疗过敏性鼻炎和支气管哮喘。部分药物还具有抗胆碱作用，抑制前庭反应，常用来抗晕动症和镇吐。

396. ABCDE　重症药疹原则上停用一切可疑致病药物，包括一些和可疑致病药物结构类似的药物。加强支持疗法，注意酸碱平衡。早期全身应用糖皮质激素治疗以控制过敏反应造成的皮肤黏膜及其他脏器损伤。因此在发病的早期应根据皮损特点与严重程度选择方案，对重症药疹一定要早期、足量、分次使用皮质激素。加强护理，局部疗法以消炎、止痒、安抚、保护皮肤黏膜和防止继发感染为原则。尽可能保护未受损或继发感染的皮肤与黏膜。

397. CDE　克林霉素的注意事项：不推荐用于新生儿；妊娠期患者确有指征时应慎用；哺乳期患者用药期间应暂停哺乳；静脉制剂应缓慢滴注，不可静脉推注。

398. ABCDE

399. AB　进食食物或牛奶时服用本药，可增加胃肠道的耐受性。推荐本药安全剂量为6.5mg/（kg·d），低于此安全剂量时极少见眼部不良反应。药物过量的处理是给予氯化铵口服，成人8g/d，分次使用，每周3～4天，在停止本药治疗后继续使用数月。

400. ABD　弱效糖皮质激素：氢化可的松；中效糖皮质激素：泼尼松、泼尼松龙、甲泼尼龙、曲安奈德；强效糖皮质激素：地塞米松、倍他米松。

401. CE　化学换肤术（剥脱术）的适应证：痤疮、痤疮后瘢痕、毛周角化病、日光性角化病、脂溢性角化病、黄褐斑、雀斑、日光性色素斑、眼黄瘤、炎症后色素沉着、严重光损伤和皱纹等。禁忌证：①妊娠期、哺乳期；②剥脱术后不能坚持避光；③6个月以内局部实行过外科手术；④单纯疱疹等病毒感染；⑤免疫功能不全；⑥接受过放射线治疗；⑦2 周以内局部实行过化学剥脱术；⑧湿疹，尤其是异位性皮炎；⑨精神、情绪紊乱；⑩敏感性皮肤。

402. BC 常见的角质促成剂：2% ~5% 煤焦油或糠馏油、5% ~10% 黑豆馏油、3% 水杨酸、3% ~5% 硫磺、1% ~0.5% 蒽林、卡泊三醇软膏（50μg/g）等。角质剥脱剂常用 5% ~10% 水杨酸、10% 间苯二酚、10% 硫磺、20% ~40% 尿素、5% ~10% 乳酸、10% ~30% 冰醋酸、0.01% ~0.1% 维 A 酸等。

403. ABCDE

404. ABCDE 中性皮肤，也称普通型皮肤，为理想的皮肤类型。其角质层含水量为 20% 左右，pH 为 4.5 ~6.5，皮脂分泌量适中，皮肤表面光滑细嫩，不干燥，不油腻，有弹性，对外界刺激适应性较强。

405. ABCDE 油性皮肤，也称多脂型皮肤，多见于中青年及肥胖者。其角质层含水量为 20% 左右，pH < 4.5，皮脂分泌旺盛，皮肤外观油腻发亮，毛孔粗大，易黏附灰尘，肤色往往较深，但弹性好，不易起皱，对外界刺激一般不敏感。

406. ABC 油性皮肤多与雄激素分泌旺盛、偏食高脂食物及香浓调味品有关，易患痤疮、脂溢性皮炎等皮肤病。

407. ABC

408. ABC Ⅲ型皮肤日晒时曝光区有时会发生红斑，也会轻微晒黑，未曝光区肤色呈白色：Ⅳ型皮肤日晒时曝光区很少会发生红斑，会中度晒黑，未曝光区肤色亦呈白色表现。

409. ABCDE

410. ABCDE

411. ABCDE

412. ABCDE

413. ABCDE

414. ABDE 更昔洛韦是治疗巨细胞病毒感染的一线药物。

415. BCE 疱疹病毒 4 型感染和幼儿急疹均属于疱疹病毒性皮肤病。

416. ABCE B 病毒病属于疱疹病毒性皮肤病。

417. ABD 口蹄病和波士顿皮疹热属于小核糖核酸病毒所致的皮肤病。

418. BDE 膦甲酸是唯一被批准治疗耐阿昔洛韦的 HSV 感染药物，胃肠道耐受差，因此不用于口服，主要是静脉滴注。喷昔洛韦口服吸收率低，常用于局部给药。

419. ABC Nikolsky 征又称棘层细胞松解现象检查法，是皮肤科常用的体格检查方法之一，用于检查水疱和大疱在表皮内还是在表皮下。临床上尼氏征阳性的皮肤病有大疱性表皮松解萎缩型药疹、新生儿脓疱疮、葡萄球菌性烫伤样皮肤综合征、大疱性表皮松解症、家族性慢性良性天疱疮等。疱疹样天疱疮的早期皮损为单发或者多发环形或多环形红斑，表面有针头至绿豆大小的水疱，或呈丘疱疹，偶可出现大疱，疱壁紧张，尼氏征阴性。大疱性类天疱疮全身泛发张力性厚壁水疱、大疱、血疱、糜烂和结痂，发生于水肿性红斑或正常皮肤基础上，尼氏征阴性，瘙痒剧烈。

420. ABCE 日晒伤紫外线的辐射使人体真皮内多种细胞释放炎症介质，引起真皮内的血管扩张、渗透性增加，组织水肿，该反应在接受强烈紫外线辐射的同时就可发生，患者可出现即时性红斑，之后还会有神经 - 血管 - 体液多因素共同参与的机制复杂的反应（光生物化学反应），导致延迟性红斑的发生，露出部位皮肤红肿或出现水疱，或呈黑色素沉着晒斑，即黑色素合成加快。

421. ACD 皮肤小血管炎是由Ⅲ型变态反应引起的，又称白细胞碎裂性血管炎，或超敏感性血管炎。组织病理主要为真皮乳头下和网状层的毛细血管炎和小血管炎。典型的变化有血管扩张，内皮细胞肿胀，管腔变狭窄、闭塞，血栓形成，管壁有纤维蛋白样变性或坏死。血管壁及其周围有中性粒细胞浸润，可见白细胞破碎及核尘和红细胞外渗等。新出现的皮损真皮乳头血管周围常有 IgM、IgG、C3 和纤维蛋白沉积。

422. ABCDE

423. CDE CHILD 综合征的发病机制是 NSDHL 基因突变：80% KID 综合征患者是因为 GJB2 基因突变；多发性黑子综合征（豹纹综合征）是由编码 11 型非受体蛋白酪氨酸磷酸酶的 PTPN11 基因突变引起的，是努南综合征的一个等位基因；先天性毛细血管扩张性大理石样皮肤的发病可能与 ARL61P6 基因纯合子缩短性突变有关；先天性皮肤异色病属于常染色体隐性遗传，RECQL4 的突变是大多数先天性皮肤异色病的原因；痣样基底细胞癌综合征是一种常染色体显性遗传疾病，由 KRT14 基因突变引起。

424. ABCDE

425. ABD 真皮（dermis）由中胚层分化而来。全身各部位厚薄不一，一般为 0.6 ~ 3mm，眼睑最薄，为 0.6mm。真皮内不但有毛囊、皮脂腺及汗腺等皮肤附属器，而且含有丰富的血管、淋巴管、神经和肌肉。真皮从上至下分为乳头层和网状层，但两层之间并无明确界限。网状层较厚，位于乳头层下方，有较大的血管、淋巴管、神经、皮肤附属器及较粗纤维。真皮属于不规则的致密结缔组织，由纤维、基质和细胞成分组成，以纤维成分为主，胶原纤维和弹力纤维互相交织在一起，丰富的粗大胶原纤维相互交织形成致密的板层结构，纤维之间有少量基质和细胞成分。

第二章　皮肤病各论

一、单选题：每道试题由1个题干和5个备选答案组成，题干在前，选项在后。选项A、B、C、D、E中只有1个为正确答案，其余均为干扰选项。

1. 慢性单纯性苔藓的主要诱因是
A. 局部刺激　B. 妊娠
C. 胃肠道功能障碍　D. 搔抓及慢性摩擦
E. 饮食不当

2. 急性痒疹的皮损特点是
A. 红色融合成片
B. 红色风团样丘疹
C. 多角形扁平丘疹
D. 红色弥漫点状
E. 苔藓化扁平丘疹

3. 症状性痒疹好发人群为
A. 青少年　B. 老年人
C. 妊娠妇女　D. 婴幼儿
E. 中年男性

4. 白癜风的病程正确的是
A. 静止期、进展期、退行期
B. 进展期、静止期、退行期
C. 进展期、退行期、静止期
D. 退行期、进展期、静止期
E. 退行期、静止期、进展期

5. 下列哪项不是跖疣与鸡眼及胼胝的鉴别要点
A. 病因及好发部位
B. 病程
C. 皮损
D. 数目
E. 疼痛与压痛

6. 汗疱疹的组织学改变为
A. 与湿疹类似
B. 为汗腺功能障碍有关
C. 与湿疹完全不同的皮肤病
D. 与汗腺的结构上的缺陷有关
E. 其炎症的浸润可侵犯皮下脂肪层

7. 下列哪项不是扁平苔藓的病因
A. 精神因素　B. 遗传
C. 感染　D. 药物
E. 接触化学药物

8. 汗疱疹现在认为是
A. 手足多汗、汗液潴留于皮内所致
B. 水疱型手癣
C. 汗疱疹型癣菌疹
D. 皮肤湿疹样反应
E. 接触性皮炎的一型

9. 下列哪项不是葡萄球菌性烫伤样皮肤综合征（SSSS）的特点
A. 由金葡菌引起
B. 可出现表皮浅层坏死
C. 伴有严重的全身症状
D. 皮损呈现表皮松解
E. 表皮下水疱

10. 除皮肤外，经典型Kaposi肉瘤最常受累的部位是
A. 胃肠道
B. 腹部淋巴结
C. 肺
D. 心
E. 皮下淋巴结

11. 组织病理学：纤维组织间有结节状瘤细胞团，中央坏死，坏死周边的瘤细胞呈栅栏状排列；瘤细胞团由上皮样细胞和梭形细胞组成，细胞核异型性明显，但罕见双核或奇形核细胞；免疫组织化学染色：波形蛋白、CD34和角蛋白（+）。最可能的诊断是
A. 上皮样肉瘤
B. 恶性纤维组织细胞瘤
C. 上皮样血管内皮瘤
D. 血管肉瘤
E. 深部环状肉芽肿

12. 皮样肉瘤和恶性纤维组织细胞瘤的主要鉴别要点是
A. 前者瘤细胞由似上皮样细胞和似梭形细胞组成，后者无
B. 前者常见泡沫细胞，后者无
C. 前者常见奇形核细胞，后者无
D. 前者罕见泡沫细胞和奇形多核巨细胞，后者常见
E. 前者瘤细胞波形蛋白、CD34和角蛋白均阴性，后者瘤细胞均阳性

13. 恶性黑素瘤的浸润深度通常采用 Clark 分级法，那么下列叙述错误的是

A. Ⅰ级：原位黑素瘤，黑素瘤细胞局限于表皮基底膜以上

B. Ⅱ级：侵入真皮乳头层，单个或少数黑素瘤细胞聚集成巢

C. Ⅲ级：侵入真皮深层，瘤细胞常呈扩大结节状

D. Ⅳ级：瘤细胞侵入真皮网状层

E. Ⅴ级：瘤细胞侵入皮下脂肪层

14. 成人 T 细胞淋巴瘤与病毒感染有关，目前普遍认可的感染病毒是

A. 人类疱疹病毒 8 型

B. EB 病毒

C. HIV

D. 人类亲 T 淋巴细胞反转录病毒（HTLV－1）

E. 巨细胞病毒

15. 川崎病皮疹特点为

A. 热退后出现皮疹

B. 皮疹痒剧

C. 面部和四肢较多

D. 皮疹持续 3 d 后自行消退

E. 消退后留下色素沉着和细小鳞屑

16. 结节病的特异性皮肤损害不包括

A. 结节性红斑

B. 冻疮样狼疮

C. 毛细血管扩张性狼疮疹样结节病

D. 斑疹或丘疹性结节病

E. 瘢痕结节病

17. Lfgren 综合征的临床特点不包括

A. 为结节性红斑伴有单/双侧肺门和（或）右侧气管旁淋巴结病、前葡萄膜炎和（或）多关节炎

B. 常为急性过程

C. 可伴发热、关节痛

D. 预后不良

E. 属于结节病的一种超敏反应

18. 关于结节病的实验室检查，叙述错误的是

A. Kveim 试验是诊断结节病的特异性试验

B. 特异性组织学改变是上皮样细胞肉芽肿

C. 结核菌素皮肤试验大多数呈强阳性反应

D. 支气管肺泡灌洗液 $CD4^+/CD8^+>3.5$，对结节病具有极高的特异性

E. 胸部 X 线片可用于肺结节病的分级

19. 关于环状肉芽肿，叙述错误的是

A. 是一种良性自愈性炎症性疾病

B. 局限型是主要临床类型，多见于儿童和青年

C. 局限型皮损好发于躯干

D. 组织学可见特征性的淋巴组织细胞肉芽肿伴不同程度的结缔组织变性和黏蛋白沉积

E. 大多数局限型皮损经数周至 2 年内可自行消退

20. 色素性荨麻疹的特征除外

A. 是皮肤肥大细胞增生病最常见的临床类型

B. 皮损以风团为主

C. 婴儿可发生水疱性皮损

D. Darier 征（＋）

E. 大多数预后较好

21. 关于朗格汉斯细胞组织细胞增生症的临床特点，叙述错误的是

A. 皮疹呈多形性

B. 紫癜是预后不良的标志

C. 黏膜损害常表现为溃疡性结节

D. 先天自愈性朗格汉斯细胞组织细胞增生症常伴黏膜损害

E. 嗜酸性肉芽肿为局限性良性型

22. 关于选择性 IgA 缺陷病，叙述错误的是

A. 好发于男性

B. 通常无临床症状

C. 本病患者多数存在第 18 对染色体的畸变

D. 血清中免疫球蛋白总量可正常

E. 为性染色体遗传

23. 下列各疾病中的皮肤损害，不属于斑疹的是

A. 紫癜　　B. 瘀斑

C. 白癜风　　D. 太田痣

E. 青斑样血管炎

24. 下列关于长期外用糖皮质激素的不良反应，应除外的选项是

A. 毛细血管扩张　　B. 表皮角化过度

C. 色素沉着　　D. 皮肤萎缩

E. 痤疮样皮炎

25. 对阿昔洛韦耐药株引起的单纯疱疹可选用的药物是

A. 泛昔洛韦　　B. 喷昔洛韦

C. 膦甲酸钠　　D. 阿糖胞苷

E. 更昔洛韦

26. 治疗儿童及孕妇乌疫可选用

A. 诺氟沙星　　B. 四环素

C. 庆大霉素　　D. 红霉素

E. 伊维菌素

27. 引起皮肤游走性幼虫病的主要病原体是

A. 裂头蚴　B. 棘球蚴
C. 囊尾蚴　D. 钩虫蚴
E. 弓形体

28. 关于血管性水肿，叙述正确的是
A. 是真皮浅层的一过性水肿
B. 剧烈瘙痒
C. 一般在24小时内消退
D. 发病机制为速发型变态反应
E. ACEI引起者多在用药1周内发病

29. 不属于混合型结缔组织病（MCTD）特征的是
A. 手部肿胀　B. 关节畸形
C. 肢端硬化　D. 雷诺现象
E. 肺动脉高压

30. 过敏性紫癜最常见的病因是
A. 遗传　B. 药物刺激
C. 食物过敏　D. 上呼吸道感染
E. 机械刺激

31. 疱疹样天疱疮最有特征性的组织病理学特点是
A. 表皮内水疱　B. 表皮下水疱
C. 棘层松解　D. 表皮内裂隙
E. 嗜酸性粒细胞海绵形成

32. 胡萝卜素血症是一种因血内胡萝卜素含量过高引起的肤色黄染症。皮肤颜色变黄最明显的部位是
A. 掌跖　B. 鼻唇沟
C. 额　D. 颏、耳后
E. 指关节

33. 关于雀斑，叙述错误的是
A. 常染色体显性遗传
B. 出生后即有，青春期数目增多
C. 常对称分布于曝光部位
D. 皮损边缘清楚但不规则
E. 基底层细胞黑素轻至中度增多

34. 复发性阿弗他口腔炎的临床特征不包括
A. 好发于中青年
B. 反复发作的溃疡为圆形或椭圆形，表面有黄色伪膜，周围红晕
C. 多见于唇、颊、舌等非角化黏膜
D. 病变可影响到口周皮肤
E. 病程7～14天，有自限性

35. 鉴别Paget样鲍温病与其他表皮内有Paget样细胞疾病（日光性角化病肥厚型、浅表性播散性恶性黑素瘤和Paget病）的最好方法是
A. 阿新蓝染色　B. PAS染色
C. 抗酸染色　D. 结晶紫法染色
E. 吉姆萨染色

36. 与水痘患者接触过的易感儿童需隔离观察的时间是
A. 5天　B. 10天
C. 14天　D. 21天
E. 30天

37. Reiter综合征眼部病变的特征性改变为
A. 结膜炎
B. 睑结膜紫癜和呈绒毛样改变
C. 虹膜炎
D. 虹膜睫状体炎
E. 角膜溃疡

38. 关于冷球蛋白血症、冷纤维蛋白原血症和冷凝集素综合征的发病机制，叙述错误的是
A. 冷球蛋白血症的缺血与免疫球蛋白的沉积或诱发的免疫反应造成血管损伤有关
B. 冷纤维蛋白原血症发病的核心是多种原因造成的凝血或纤溶系统异常，引起血栓
C. 冷凝集素综合征是低温造成IgM与红细胞表面抗原结合引起红细胞凝集，凝集后引起补体参与Ⅳ型超敏反应
D. 3种疾病都可能继发于自身免疫性疾病
E. 冷球蛋白血症与HCV感染关系密切，冷纤维蛋白原血症和冷凝集素综合征也可继发于感染性疾病

39. 在特应性皮炎的Williams诊断标准中，必要条件是
A. 屈侧皮炎
B. 血嗜酸性粒细胞升高
C. 瘙痒
D. 皮肤干燥
E. 特应性体质

40. 嗜酸性筋膜炎的组织病理学改变不包括
A. 基底层液化变性
B. 血管周围嗜酸性粒细胞浸润
C. 筋膜炎症
D. 筋膜纤维化
E. 附近组织可有纤维素样坏死

41. 妊娠疱疹的组织病理学为
A. 表皮内水疱　B. 表皮下水疱
C. 真皮内水疱　D. 真皮下水疱
E. 表皮上水疱

42. 核黄素（维生素B_2）缺乏症的临床表现不包括
A. 阴囊炎　B. 舌炎
C. 唇炎　D. 口角炎
E. 外阴炎

43. 关于黄褐斑，叙述正确的是

A. 好发于中老年女性
B. 容易影响Ⅱ或Ⅲ型皮肤
C. 组织病理学可分为表皮和真皮型
D. 妊娠妇女不会产生黄褐斑
E. 是罕见的获得性、对称性斑片状色素沉着病

44. 脂溢性皮炎是指

A. 皮脂溢出增多
B. 皮脂溢出减少
C. 汗腺分泌增多
D. 汗腺分泌减少
E. 细菌感染性皮肤病

45. 基底细胞癌临床上常用的分型不包括

A. 结节型
B. 表浅型
C. 肥厚型
D. 硬斑型
E. 纤维上皮瘤型

46. 坏疽性脓皮病的典型临床特点不包括

A. 皮损疼痛
B. 典型皮损为深在的潜行性溃疡
C. 好发于下肢
D. 易伴发系统性疾病
E. 抗生素治疗敏感

47. 关于单纯疱疹Ⅱ型（HSV－2），叙述错误的是

A. HSV－2 主要存在于皮肤、黏膜损害的渗出液、精液、前列腺液、宫颈及阴道分泌液中
B. 主要通过性接触传播
C. 人类是疱疹病毒的唯一宿主
D. 病毒离开人体可生存 2～3 周
E. 紫外线、乙醚及一般消毒剂均可使之灭活

48. 常染色体隐性遗传性营养不良型大疱性表皮松解症的缺陷是

A. Ⅰ型胶原异常　　B. Ⅱ型胶原异常
C. Ⅲ型胶原异常　　D. Ⅳ型胶原异常
E. Ⅶ型胶原异常

49. 关于引起瘙痒的介质，不正确的是

A. 组胺　　B. 蛋白酶
C. 激肽　　D. 电刺激
E. 氧气

50. 下列疾病与脂质代谢有关的是

A. 白塞病　　B. 斑驳病
C. 黄褐斑　　D. 黑变病
E. 黄瘤病

51. 下列疾病出现的水疱常发生于角质层下的是

A. 类天疱疮
B. 天疱疮
C. 线状 IgA 大疱病
D. 大疱性表皮松解症
E. 白痱

52. 诊断变态反应性接触性皮炎最可靠的方法是

A. 斑贴试验
B. 血清 IgE 测定
C. 血清 IgG 测定
D. 血清免疫复合物测定
E. 血清 IgM 测定

53. 神经痛见于

A. 单纯疱疹　　B. 带状疱疹
C. 麻风　　D. 结节性红斑
E. 生殖性疱疹

54. 滤过紫外灯（Wood 灯）检查时，黄癣菌呈

A. 暗绿色　　B. 亮绿色
C. 粉红色　　D. 红色
E. 黑褐色

55. 滤过紫外灯（Wood 灯）检查时，白癣菌呈

A. 暗绿色　　B. 亮绿色
C. 黑褐色　　D. 黄色
E. 红色

56. 红癣在 Wood 灯下呈现

A. 蓝白色　　B. 亮绿色
C. 珊瑚红色　　D. 黄白色
E. 绿色

57. 花斑癣在 Wood 灯下呈现

A. 无色　　B. 亮绿色
C. 暗绿色　　D. 棕色
E. 黄白色

58. 目前已发现的单纯疱疹病毒（HSV）的天然宿主是

A. 猿　　B. 猴
C. 人　　D. 大白鼠
E. 小白鼠

59. 下列皮肤病不会发生自身接种传染的是

A. 老年疣　　B. 扁平疣
C. 寻常疣　　D. 传染性软疣
E. 尖锐湿疣

60. 下列疾病可引起面瘫、耳痛及外耳道疱疹三联征的是

A. 麻疹　　B. 风疹
C. 猩红热　　D. 带状疱疹

E. 单纯疱疹

61. 引起手足口病的病毒是

A. 柯萨奇病毒
B. 埃可病毒
C. 痘病毒
D. 水痘－带状疱疹病毒
E. 口蹄疫病毒

62. Ramsay－Hunt 综合征的相关疾病是

A. 单纯疱疹　　B. 带状疱疹
C. 妊娠疱疹　　D. 天疱疮
E. 类天疱疮

63. 与乳头多瘤空泡病毒颗粒有关的是

A. 单纯疱疹
B. 寻常疣
C. 疣状表皮发育不良
D. 麻疹
E. 猩红热

64. 高热后口周出现成簇的水疱，可能是

A. 带状疱疹　　B. 扁平疣
C. 单纯疱疹　　D. 寻常疣
E. 幼儿急疹

65. 患儿女，1 岁，突然发热，几个小时之内体温上升到 40℃，精神状态尚好，持续 5 天后，体温突然下降，24 小时内退到正常。家长发现躯体及颈部出现玫瑰色斑丘疹。24 小时内皮疹出满，2 天后退完。以下最可能的诊断是

A. 荨麻疹　　B. 麻疹
C. 风疹　　D. 幼儿急疹
E. 猩红热

66. 麻风杆菌进入体内的主要途径是

A. 皮肤接触和飞沫　　B. 消化道传播
C. 蚊虫叮咬　　D. 性传播
E. 创伤

67. 皮肤结核的致病菌多为

A. 人型　　B. 牛型
C. 混合型　　D. 猴型
E. 狗型

68. 治疗皮肤结核常用三联疗法，下列属于三联疗法用药的是

A. 异烟肼、利福平、乙胺丁醇
B. 异烟肼、利福平、对氨基水杨酸
C. 异烟肼、乙胺丁醇、链霉素
D. 异烟肼、对氨基水杨酸、链霉素
E. 异烟肼、利福平、链霉素

69. 寻常狼疮少发于

A. 面部　　B. 颈部
C. 背部　　D. 四肢
E. 臀部

70. 异烟肼治疗皮肤结核的用量是

A. 每日 3～6mg/kg
B. 每日 6～8mg/kg
C. 每日 1～2mg/kg
D. 每日 8～10mg/kg
E. 每日 4～5mg/kg

71. 下列关于丘疹坏死性结核病，正确的是

A. 结核菌素试验强阳性，查菌阴性
B. 结核菌素试验强阳性，查菌阳性
C. 结核菌素试验强阴性，查菌阴性
D. 结核菌素试验强阴性，查菌阳性
E. 结核菌素试验弱阳性，查菌阴性

72. 下列关于丘疹坏死性结核病的叙述，错误的是

A. 好发于青年人
B. 好发于四肢屈侧，肘膝关节处
C. 慢性病程，反复发作
D. 预后留有凹陷性萎缩性瘢痕
E. 春秋季节多见

73. 治疗红癣首选

A. 氯霉素　　B. 青霉素
C. 红霉素　　D. 四环素
E. 庆大霉素

74. 匐行疹的最常受累部位是

A. 臂部　　B. 大腿
C. 颈部　　D. 足部
E. 背部

75. 匐行疹的线虫幼体每天移行

A. 0～1cm　　B. 1～2cm
C. 2～3cm　　D. 3～4cm
E. 4～5cm

76. 阴虱病的传播途径是

A. 直接传播　　B. 间接传播
C. 性传播　　D. 血液传播
E. 呼吸道传播

77. 尾蚴皮炎感染的是血吸虫的哪个阶段

A. 尾蚴　　B. 成虫
C. 虫卵　　D. 童虫
E. 毛蚴

78. 下列关于头虱，说法错误的是
A. 多见于妇女，儿童
B. 虱咬处可见红斑，丘疹
C. 瘙痒不剧烈
D. 抓破后有血痂
E. 常伴臭味

79. 对成人而言，疥螨最容易寄生的部位是
A. 肘窝　B. 手指间
C. 腋窝　D. 腹股沟
E. 腘窝

80. 疥疮治疗首选的药物是
A. 硫磺膏　B. 维A酸
C. 联苯苄唑凝胶　D. 维生素
E. 激素

81. 免疫抑制剂通常可用于治疗
A. 多形红斑
B. 寻常痤疮
C. 皮肌炎
D. 泛发性神经性皮炎
E. 鹅口疮

82. 粉剂适用于
A. 脓疱病
B. 脓癣
C. 寻常型银屑病
D. 无渗出的褶烂
E. 有渗出的急性皮炎

83. 以下制剂用于治疗皲裂性湿疹的是
A. 酊剂　B. 水溶液
C. 洗剂　D. 粉剂
E. 软膏

84. 急性皮炎、糜烂结痂时宜选用的外用药是
A. 振荡剂　B. 粉剂
C. 软膏　D. 糊剂
E. 溶液

85. 皮肤苔藓样变，宜选用的外用药是
A. 乳剂　B. 酯剂
C. 软膏　D. 硬膏
E. 溶液

86. 皮炎有红斑、丘疹、丘疱疹，无糜烂、渗出时，宜选用
A. 酊剂　B. 硬膏
C. 振荡剂　D. 酯剂
E. 软膏

87. 不属于抗真菌药物的是
A. 灰黄霉素　B. 伊曲康唑
C. 特比萘芬　D. 西替利嗪
E. 咪康唑

88. 不宜全身使用糖皮质类固醇治疗的是
A. 重症药疹
B. 系统性红斑狼疮
C. 天疱疮
D. 寻常型银屑病
E. 皮肌炎

89. 下列疾病会有Pastia线的是
A. 麻疹　B. 风疹
C. 猩红热　D. 手足口病
E. 单纯疱疹

90. 引起脓疱疮最常见的病原菌是
A. 痤疮棒状杆菌
B. 大肠埃希菌
C. 表皮葡萄球菌
D. 金黄色葡萄球菌和溶血性链球菌
E. 奈瑟淋球菌

91. 葡萄球菌可正常存在于下列各部位，除了
A. 毛囊口　B. 外耳道
C. 口腔　D. 甲床
E. 鼻前庭

92. 猩红热的病原菌是
A. 乙型溶血性链球菌
B. 金黄色葡萄球菌
C. 甲型溶血性链球菌
D. 表皮葡萄球菌
E. 肉毒杆菌

93. 引起SSSS综合征的病原菌为
A. 表皮葡萄球菌
B. 痤疮棒状杆菌
C. 金黄色葡萄球菌
D. 溶血性链球菌
E. 白色念珠菌

94. 急性甲沟炎的常见致病菌为
A. A群溶血性链球菌
B. 草绿色溶血性链球菌
C. 金黄色葡萄球菌
D. 产气荚膜杆菌
E. 白色念珠菌

95. 以下关于猩红热临床主要特点的描述，不正确的是

A. 发热 1～2 天后出疹
B. 皮肤皱褶处有 Pastia 线
C. 皮疹为高度可凹性水肿
D. 皮疹多分布于躯体部
E. 有口周苍白圈

96. 患者男，70 岁，因右面部红肿伴发热 2 天就诊。查体：右面部可见局限性约 10cm 直径大小的水肿性红斑，局部皮温高，有压痛，表面可见水疱，颈部以及耳前淋巴结肿大。最可能的诊断是
A. 蜂窝织炎　　B. 接触性皮炎
C. 带状疱疹　　D. 丹毒
E. SLE

97. 口服伊曲康唑治疗甲真菌病，不正确的描述是
A. 作用于真菌 P450 酶，干扰其细胞膜合成
B. 抗菌谱较广
C. 具有后效应
D. 手指甲与足趾甲疗程相同
E. 需饭中或饭后服药

98. 关于花斑癣，正确的描述是
A. 剧烈瘙痒
B. 多发于手足
C. 皮损为红斑、斑块
D. 冬季易发
E. 愈后有色素减退

99. 花斑癣致病菌主要侵犯
A. 角质层　　B. 棘细胞层
C. 基底细胞层　　D. 真皮层
E. 皮肤全层

100. 关于着色芽生菌病的诊断，以下最有意义的是
A. 组织或分泌物中找到硬细胞（Scle－roticcell）
B. 组织病理示疣状增生或感染性肉芽肿
C. 真菌镜检找到棕色菌丝
D. 临床肉芽肿性增生
E. 象皮肿

101. 以下菌既可引起浅部真菌感染，又可引起深部真菌病的是
A. 球孢子菌　　B. 组织胞浆菌
C. 念珠菌　　D. 隐球菌
E. 马尔菲尼青霉菌

102. 治疗儿童头癣的首选药物是
A. 伊曲康唑　　B. 灰黄霉素
C. 制霉菌素　　D. 酮康唑
E. 氟康唑

103. 血液系统恶性肿瘤患者预防深部真菌感染的首选用药为
A. 两性霉素 B　　B. 氟康唑
C. 特比萘芬　　D. 酮康唑
E. 伊曲康唑

104. 下列关于花斑癣致病菌培养，正确的描述是
A. 人工不能体外培养
B. 一般接种在沙氏培养基
C. 需用含油的培养基
D. 需用皮肤癣菌选择培养基
E. 需用玉米吐温培养基

105. 下列关于抗真菌药物适应证的叙述，不正确的是
A. 灰黄霉素口服治疗甲癣
B. 制霉菌素口服治疗消化道念珠菌感染
C. 两性霉素 B 治疗隐球菌病
D. 联苯苄唑外用治疗足癣
E. 伊曲康唑口服治疗曲霉病

106. 下列属于深部真菌病的是
A. 甲真菌病　　B. 黄癣
C. 念珠菌病　　D. 花斑癣
E. 股癣

107. 下列关于口服特比萘芬治疗甲真菌病的叙述，不正确的是
A. 具有杀真菌作用
B. 对皮肤癣菌尤佳
C. 必须在饭后服药
D. 抑制角鲨烯环氧化酶，双重阻断细胞膜合成
E. 复发率低

108. 下列念珠菌对氟康唑天然耐药的是
A. 近平滑念珠菌
B. 热带念珠菌
C. 白色念珠菌
D. 克柔念珠菌
E. 都柏林念珠菌

109. 我国头部白癣常见的致病菌是
A. 许兰毛癣菌　　B. 紫色癣菌
C. 白色念珠菌　　D. 红色毛癣菌
E. 犬小孢子菌

110. 不符合寻常型银屑病的临床表现是
A. 银白色鳞屑
B. 束状发
C. 甲板“顶针状”凹陷
D. 消退期常见 Koebner 现象
E. 多数患者病情冬重夏轻

111. 银屑病的表皮更替时间是

A. 14～18 天　B. 3～4 天

C. 36～42 天　D. 8～12 天

E. 37.5 小时

112. 对不宜应用大剂量糖皮质激素治疗的重症 SLE 患者而言，应首先考虑

A. 氯喹或羟氯喹

B. 非类固醇抗炎药

C. 免疫抑制剂

D. 免疫调节剂

E. 蛋白同化剂

113. Gottron 征是下列哪种自身免疫性结缔组织病的特征皮损

A. 红斑狼疮

B. 皮肌炎

C. 系统性硬皮病

D. 结节性多动脉炎

E. 类风湿关节炎

114. 关于儿童皮肌炎，哪项是错误的

A. 在皮肤、皮下组织、关节附近及病变肌肉处易见钙质沉积

B. 合并恶性肿瘤者较少

C. 预后较成人差

D. 60% 的儿童皮肌炎患者可有低滴度的 ANA

E. 雷诺现象少

115. 我国皮肌炎患者并发肿瘤最常见为

A. 肺癌　B. 乳腺癌

C. 鼻咽癌　D. 胃癌

E. 宫颈癌

116. 在皮肌炎患者的血清肌酶谱中，最具临床价值的是

A. CK　B. AST

C. LDH　D. GOT

E. AKP

117. 恶性红斑见于

A. SLE

B. 皮肌炎

C. 系统性硬皮病

D. 混合性结缔组织病

E. 干燥综合征

118. 不属于多基因遗传病的是

A. 痤疮　B. 银屑病

C. 白癜风　D. 鱼鳞病

E. 斑秃

119. 色素失禁症的遗传模式为

A. X 连锁隐性遗传

B. X 连锁显性遗传

C. 常染色体显性遗传

D. 常染色体隐性遗传

E. 多基因遗传

120. 色素失禁症的致病基因是

A. ABCA12 基因

B. TGM1 基因

C. NEMO 基因

D. STS 基因

E. K5 基因

121. 下列哪项不是常染色体显性遗传性皮肤病具有的特点

A. 患者双亲中至少有 1 个是患者

B. 患者子女中至少有一半患病

C. 遗传特征直接由患者传递给子代并代代相传

D. 疾病的出现与性别无关

E. 疾病的出现与性别有关

122. 风团的病变组织部位是

A. 表皮　B. 真皮深层

C. 真皮浅层　D. 皮下组织

E. 角质层

123. 局限性、实质性、高出皮肤表面的浅表损害，直径小于 1cm，病变限于表皮或真皮上部，这种皮损称为

A. 结节　B. 斑疹

C. 丘疹　D. 风团

E. 斑丘疹

124. 花斑癣与下列哪种感染有关

A. 小孢子菌

B. 马拉色菌

C. 红色毛癣菌

D. 毛囊虫

E. 纤细棒状杆菌

125. 引起黄癣的真菌为

A. 石膏样小孢子菌

B. 犬小孢子菌

C. 断发毛癣菌

D. 许兰毛癣菌

E. 铁锈色小孢子菌

126. 马拉色菌毛囊炎属于

A. 细菌性皮肤病

B. 微小棒状杆菌皮肤病

C. 病毒性皮肤病
D. 真菌性皮肤病
E. 非感染性皮肤病

127. 马拉色菌毛囊炎主要的皮损形态为
A. 毛囊性圆形小红斑
B. 毛囊性半球形小丘疹
C. 毛囊性小脓疱
D. 粉刺
E. 瘢痕

128. 服用或接触含有某些光敏感性物质的蔬菜后，并经受日晒引起的急性光毒性炎症反应称为
A. 慢性光化性皮炎
B. 日晒伤
C. 植物－日光性皮炎
D. 多形性日光疹
E. 夏季皮炎

129. 下列不是慢性光化性皮炎诊断依据的是
A. 持久性皮炎或湿疹性皮损
B. 可伴有浸润性丘疹或斑块，主要累积曝光区
C. 光激发试验或光斑试验可呈阳性
D. 皮肤划痕试验阳性
E. 组织病理为慢性湿疹或假性淋巴瘤改变

130. 下列不属于痱的临床分型是
A. 红色粟丘疹
B. 晶形粟丘疹
C. 脓疱性粟丘疹
D. 浅部粟丘疹
E. 深部粟丘疹

131. 由于长期寒冷引起局部血管收缩、静脉淤血使末梢血液循环不好所致的疾病称
A. 冻疮
B. 皮炎
C. 湿疹
D. 日光疹
E. 糜烂

132. 放射性皮炎的皮疹发生时间及程度与下列哪项无关
A. 放射线的性质
B. 照射面积
C. 照射时间长短
D. 个体差异
E. 年龄

133. 下列关于冻疮的治疗方法，正确的是
A. 口服血管收缩剂
B. 口服血管扩张剂
C. 口服激素
D. 外用激素
E. 口服组胺药

134. 患者女，35 岁，烈日下无防晒工作几小时后，曝光部位出现红斑、水肿，自觉灼热感。应考虑
A. 夏季皮炎　　B. 日晒伤
C. 皮肌炎　　D. 接触性皮炎
E. 放射性皮炎

135. 晶形粟粒疹又称
A. 白痱　　B. 红痱
C. 脓痱　　D. 深在性痱
E. 汗疹

136. 瘙痒症的皮损不可能有
A. 抓痕　　B. 苔藓样变
C. 色素沉着　　D. 丘疱疹
E. 脱屑

137. 关于妊娠性瘙痒，下列说法错误的一项是
A. 首次妊娠孕妇的发病率比再次妊娠时发病率高
B. 大部分患者由于雌激素增多引起肝内胆汁淤积引起
C. 本病常发生于妊娠末期
D. 本病一般不引起孕妇死亡
E. 实验室检查可见氨基转移酶正常

138. 对于瘙痒症，以下叙述不恰当的为
A. 某些物理、化学刺激及药物也可引起该病的发生
B. 病因繁多，常与某些系统性疾病有关
C. 临床上仅有瘙痒症状而无原发性皮肤损害的皮肤病
D. 临床上很少见到继发皮损
E. 积极寻找原发病因并进行相应的治疗，是预防该病的关键

139. 下列关于全身性皮肤瘙痒症，说法恰当的是
A. 甲状腺功能减退者一般不会出现皮肤瘙痒
B. 急性肾炎皮肤瘙痒剧烈
C. 霍奇金淋巴瘤的瘙痒可能是发病的最初症状
D. 糖尿病性瘙痒常与空腹血糖成正比
E. 黄疸引起皮肤瘙痒者与皮肤中的胆盐浓度不平行

140. 瘙痒症与慢性湿疹的主要区别是
A. 瘙痒明显
B. 苔藓样变
C. 无原发性皮损
D. 病程长
E. 抗组胺治疗有效

141. 典型的神经性皮炎的皮疹为

A. 边缘清楚的红斑鳞屑性皮疹
B. 浸润性斑块，基底较硬
C. 片状苔藓样变
D. 边缘清楚的红斑丘疹
E. 边缘不清浸润和色素脱失

142. 结节性痒疹的皮损好发部位是

A. 四肢屈侧　B. 四肢伸侧
C. 头面部　D. 躯干
E. 腰骶部

143. 关于慢性游走性红斑，下列说法错误的是

A. 多数患者系蜱叮咬后，由螺旋体感染而发病
B. 本病可为 Lyme 病早期皮肤表现病早期皮肤表现
C. 好发于上肢
D. 环形、进行性、扩张性红斑是本病的特征性皮疹
E. 经数周至数月，皮疹可自然消退

144. 离心性环状红斑的好发部位是

A. 躯干　B. 手足
C. 小腿　D. 上肢
E. 躯干和四肢近端

145. 关于老年性瘙痒病的预防，下列叙述正确的是

A. 尽量避免搔抓
B. 老年患者洗澡宜过勤
C. 尽量用热水洗烫患部
D. 用碱性过强的肥皂
E. 刺激性饮食

146. 关于剥脱性角质松解症，正确的是

A. 瘙痒明显
B. 合并局部多汗
C. 有渗出
D. 有过敏史
E. 好发于脸部

147. 乳房湿疹的特点是

A. 多见于老年人
B. 皮损呈棕红色
C. 以苔藓化的皮损为主
D. 瘙痒不明显
E. 停止哺乳后皮损加重

148. 下列有关湿疹的治疗，叙述错误的是

A. 内服药的目的主要是抗炎、止痒
B. 合并感染者，加用抗生素
C. 慢性湿疹迁延不愈者，需口服糖皮质激素
D. 根据皮疹形态特点，选用适当的剂型和药物
E. 消除体内慢性病灶及其他全身性疾病

149. 胆碱能荨麻疹最不可能的诱发因素是

A. 运动　B. 受热
C. 受冷　D. 情绪紧张
E. 进食热饮或酒精饮料

150. 接触过敏性皮炎致敏的抗原呈递细胞是

A. 角质形成细胞　B. 棘细胞
C. 颗粒细胞　D. 基底细胞
E. 朗格汉斯细胞

151. 以下哪项不是过敏性皮炎的病因

A. 强碱　B. 化妆品
C. 青霉素　D. 荨麻
E. 洗涤剂

152. 荨麻疹的发病机制主要有免疫性和非免疫性两类，下列荨麻疹属非免疫性的是

A. 蛋白胨性荨麻疹
B. 皮肤划痕症
C. 延迟性皮肤划痕症
D. 延迟性压力性荨麻疹
E. 血清病型荨麻疹

153. 慢性荨麻疹的治疗应

A. 给药时间固定
B. 风团控制后即可停药
C. 不宜同时使用几种抗组胺药
D. 以抗组胺药物为主
E. 使用皮质类固醇激素

154. 药疹与下列哪项关系正确

A. 皮疹与药理作用无关，与服药量无一定相关性
B. 皮疹与药理作用有关，与服药量有一定相关性
C. 剂量大才能发生皮疹
D. 与季节有关，春夏季易发
E. 与服药时间有关

155. 下列对固定型药疹的说法，不正确的是

A. 是特定药物引起的药疹
B. 边界清楚的红斑
C. 停服致敏药物后可以痊愈
D. 经常发作可使病变数增加
E. 可有水疱发生

156. 诊断急性湿疹的依据不包括

A. 皮损特点　B. 皮损境界
C. 自觉表现　D. 病程
E. 斑贴试验

157. 婴幼儿面颊、额部出现密集红斑、丘疱疹、水疱时应考虑

A. 接触性皮炎　　B. 过敏
C. 脓疱疮　　D. 婴儿湿疹
E. 荨麻疹

158. 下列关于湿疹的一般治疗，错误的是
A. 保持清洁
B. 避免刺激
C. 避免辛辣食物
D. 反复用肥皂洗
E. 尽量找出病因

159. 接触性皮炎的急性期有水疱而无渗液时选用
A. 高锰酸钾溶液
B. 炉甘石洗剂
C. 氧化锌油
D. 糖皮质激素糊剂
E. 硼酸氧化锌

160. 患者成年，手足背、四肢伸侧有边缘清楚的红斑，表面群集小水疱、鳞屑和痂，可能性最大的诊断是
A. 药疹　　B. 钱币状湿疹
C. 体癣　　D. 神经性皮炎
E. 玫瑰糠疹

161. 患者女，30岁，再次染发几小时后，面部出现红斑，肿胀明显，应考虑
A. 变态反应性接触性皮炎
B. 原发刺激性接触性皮炎
C. 过敏
D. 特应性皮炎
E. 急性湿疹

162. 胆碱能荨麻疹的典型皮损是
A. 风团直径大小不等
B. 风团直径8～10mm，周围无红晕
C. 风团直径8～10mm，周围有一较小红晕
D. 风团直径2～3mm，周围无红晕
E. 风团直径2～3mm，周围有程度不一的红晕

163. 胆碱能荨麻疹最可能发生的部位是
A. 躯干下部、下肢
B. 躯干上部、上肢
C. 头面
D. 眼睑、唇
E. 手足

164. 湿疹症状的特点是
A. 多形性皮疹，有渗出倾向，对称分布，瘙痒明显，易复发
B. 皮疹为风团，发生及消退迅速，消退后不留痕迹
C. 四肢伸侧为主，轻痒，伴银白色脱屑
D. 以脱屑为主，开始即有苔藓化表现，痒明显
E. 皮损局限于某一部位，边界清楚，痒不明显，自限性

165. 急性湿疹的特点是
A. 病变周围较重
B. 皮损不融合
C. 以丘疱疹为主
D. 以瘙痒为主
E. 久治不愈

166. 引起湿疹的主要因素有
A. 外界刺激　　B. 过敏体质
C. 气候条件　　D. 精神紧张
E. 内分泌失调

167. 血管性水肿最常发生的部位是
A. 四肢
B. 眼睑、口唇、外生殖器
C. 手、足
D. 躯干
E. 头皮

168. 关于接触性皮炎正确的是
A. 具有自限性
B. 愈后不留色素沉着
C. 无再发
D. 均在较高浓度时才致病
E. 无水疱形成

169. 变态反应性接触性皮炎的发病机制是
A. 速发型变态反应
B. 免疫复合物反应
C. 迟发型变态反应
D. 细胞毒反应
E. 超敏型反应

170. 慢性接触性唇炎不包括下列哪项特征
A. 干燥　　B. 水疱
C. 脱屑　　D. 变厚
E. 皲裂

171. 急性接触性唇炎的临床表现是
A. 唇红边缘持续性脱屑
B. 唇黏膜及口唇皮肤红肿、水疱、糜烂
C. 口唇干燥、皲裂、结痂
D. 下唇黏膜呈半透明象牙色表面有光泽
E. 唇红边缘浸润，中央萎缩有鳞屑附着

172. 固定型药疹的特征是
A. 斑贴试验可证实致敏药物

B. 由光敏感所致
C. 常对称发生
D. 在同一部位可反复发生
E. 剧烈瘙痒

173. 下列关于药疹的变态反应，正确的是
A. 药物都是大分子物质，可有完全抗原作用
B. 大多药物为低分子量化合物，也有抗原性
C. 低分子量药物需在体内和蛋白质、多糖、多肽等载体结合，才能成为完全抗原
D. 药疹无交叉过敏
E. 药疹无多价过敏

174. 引起药疹最多的药物是
A. 抗组胺类
B. 抗生素
C. 糖皮质激素
D. 性激素
E. 抗肿瘤药

175. 对于急性期伴有渗出的湿疹类损害，首选的治疗是
A. 软膏制剂
B. 煤焦油制剂
C. 封包治疗
D. 湿敷
E. 粉剂

176. 慢性荨麻疹不宜使用
A. 酮替酚
B. 糖皮质激素
C. 抗组胺药
D. 胎盘组织液
E. 氨茶碱

177. 慢性湿疹最需与下列哪种疾病鉴别
A. 荨麻疹
B. 慢性单纯性苔藓
C. 急性湿疹
D. 特应性皮炎
E. 药疹

178. 下列有关人工荨麻疹的描述，正确的是
A. 皮肤划痕试验阳性
B. 以小冰块置患者前臂屈面作激发试验阳性
C. 被动转移试验阳性
D. 运动后发生
E. 接触热水后

179. 日光性荨麻疹患者对下列哪项波长的紫外线最为敏感
A. 波长 350nm 左右
B. 波长 250nm 左右
C. 波长 300nm 左右
D. 波长 200nm 左右
E. 波长 400nm 左右

180. 引起汗疱疹的原因一般认为是
A. 手足多汗，汗液潴留引起
B. 为皮肤的一种湿疹样反应
C. 为汗腺的炎症反应
D. 为真菌性皮肤病之一
E. 季节诱发的皮肤病

181. 输血引起的荨麻疹属于
A. Ⅰ型变态反应
B. Ⅱ型变态反应
C. Ⅲ型变态反应
D. 迟发过敏反应
E. 与变态反无关

182. 与接触性皮炎有关的试验是
A. 划痕试验
B. 皮内试验
C. 结核菌素试验
D. 被动转移皮肤试验
E. 斑贴试验

183. 可引起荨麻疹型药疹的药物是
A. 阿司咪唑
B. 西咪替丁
C. 破伤风抗毒素
D. 泼尼松
E. 阿塞松

184. 可引起固定型药疹的常见药物是
A. 维生素 E
B. 氟康唑
C. 环孢素 A
D. 磺胺类
E. 氯雷他啶

185. 手部湿疹发病率高是因为
A. 与角质层较厚有关
B. 与手部汗腺较多有关
C. 与手部生理和病理有关
D. 接触外界因子机会较多
E. 因该部位有透明层

186. 下列关于接触性皮炎说法错误的是
A. 不会发展到全身
B. 病因包括刺激性的和过敏性的
C. 为Ⅳ型表态反应
D. 皮肤斑贴试验阳性
E. 有个体差异性

187. 下列与传染性湿疹样皮炎无关的是
A. 局部细菌感染
B. 局部皮肤外伤
C. 摩擦刺激
D. 局部皮肤糜烂渗液
E. 致病微生物特异性感染

188. 下列关于淤积性湿疹的说法错误的是
A. 下肢静脉功能障碍有关的皮肤炎症性皮肤病
B. 一般发生于伴下肢静脉曲张的老年人
C. 组织病理具有特异性
D. 皮损处可有色素沉着
E. 避免长期站立或坐位

189. 下列与特应性皮炎无明显相关性的是
A. 免疫学机制
B. 遗传因素
C. Atopic 现象
D. 病毒、细菌感染
E. 异位性皮炎

190. 患者女，40 岁，手指背和掌面出现境界不清的皮损，角化明显，有浸润、增厚，伴有皲裂，指甲变厚，冬重夏轻，考虑为
A. 手癣　B. 慢性湿疹
C. 银屑病　D. 接触性皮炎
E. 手足口病

191. 患者女，因感冒发热口服阿莫西林后全身出现大小不等的风团，瘙痒。该药疹的类型为
A. 猩红热样红斑型
B. 多形红斑型
C. 荨麻疹型
D. 固定型
E. 血管炎型

192. 患者女，因发热口服先锋霉素后全身发生散在的红斑，其上发生松弛水疱，如烫伤样表现，黏膜也有大片坏死伴高热，最可能的诊断是
A. 大疱性表皮松解型药疹
B. 剥脱性皮炎型药疹
C. 麻疹样红斑型药疹
D. 固定型药疹
E. 湿疹型药疹

193. 患者女，32 岁，口唇红肿伴痒 3 天，发疹前曾外用芦荟唇膏。查体：口唇红肿，边界清楚，表面有小水疱、糜烂。诊断首先考虑
A. 荨麻疹
B. 湿疹
C. 接触性唇炎
D. 药疹
E. 多形红斑

194. 患者男，55 岁，小腿下 1/3 轻度水肿，胫前及踝部附近有暗褐色色素沉着，其上可见丘疹、丘疱疹、渗出和糜烂。在小腿可见明显的静脉曲张，痒病史 1 个月。临床应诊断
A. 传染性湿疹样皮炎
B. 淤积性皮炎
C. 遗传过敏性皮炎
D. 自身敏感性皮炎
E. 脂溢性皮炎

195. 患儿男，3 个月，面颊和额部红斑、丘疹、丘疱疹，有明显渗出和小的糜烂面与结痂。临床应诊断为
A. 裂纹性湿疹
B. 婴儿湿疹
C. 遗传过敏性皮炎
D. 自身敏感性皮炎
E. 脂溢性皮炎

196. 患儿，3 个月大，臀部、外阴、大腿部出现密集分布的粟粒大小的丘疹，伴有小水疱，并逐渐出现渗出和糜烂，边界不清，最可能的诊断是
A. 急性湿疹　B. 亚急性湿疹
C. 摩擦红斑　D. 尿布皮炎
E. 念珠菌皮炎

197. 诊断混合性结缔组织病的最有诊断价值的抗体是
A. 抗 U1RNP 抗体
B. 抗 Ro/SSA 或 La/SSB 抗体
C. 抗 Sm 抗体
D. 抗 Jo－1 抗体
E. 抗 PM－1 抗体

198. 下列哪项不属于 CREST 综合征的症状
A. 钙质沉积
B. 雷诺现象
C. 指硬皮病
D. 肺纤维化
E. 毛细血管扩张

199. 患者男，20 岁，面部、上肢出现大小不等的棕色、略突出皮肤的圆圈，病理可见角化不全柱，其下角质形成细胞变性。可能的诊断为
A. 点状掌跖角皮症
B. 弥漫性掌跖角皮症
C. 汗孔角化症
D. 性连锁鱼鳞病
E. 寻常型鱼鳞病

200. 下列疾病属性传播疾病的是
A. 阴茎结核疹
B. 阴部疱疹
C. 口腔皮肤结核
D. 假性湿疣

E. 鲍温样丘疹病

201. 性传播疾病的主要传播方式是

A. 性接触　　B. 医源性感染
C. 血液传播　　D. 间接接触
E. 垂直传播

202. 患者女，妊娠38周，发现肛门赘生物2天，稍有瘙痒。自诉2个月前有外阴溃疡史，无痛，无痒，未诊治，自愈。配偶有婚外性生活史。查体：肛周可见数个暗红色、直径1～3cm的扁平疣状损害，基底宽，无蒂，表面少量渗液。最可能的诊断是

A. 软下疳
B. 扁平疣
C. 扁平湿疣
D. 尖锐湿疣
E. 假性湿疣

203. 无明显临床症状的女性淋球菌感染者为

A. 10%　　B. 20%
C. 40%　　D. 60%
E. 80%

204. 有关淋球菌，说法错误的是

A. 奈瑟淋球菌是一种革兰阴性双球菌
B. 人是淋球菌是一种自然宿主
C. 淋球菌主要寄居于黏膜表面的柱状上皮细胞内
D. 淋球菌不耐热，干燥环境存活1～2小时
E. 淋球菌适宜的生长温度是32℃～36℃

205. 下列有关女性非淋菌性泌尿生殖道炎的临床表现，错误的是

A. 尿道炎症状不明显，仅有轻度的尿道刺激症状或完全无症状
B. 宫颈支原体感染与宫颈癌前期或恶性期改变之间有关系
C. 宫颈是感染的主要部位
D. 围生期感染能引起新生儿衣原体性结膜炎
E. 宫颈水肿，表面肥大性滤泡是宫颈炎特殊的外观

206. 草莓状血管瘤开始自然消退的时间为

A. 半岁以后　　B. 1岁以后
C. 1.5岁以后　　D. 2岁以后
E. 3岁以后

207. 下列关于银屑病治疗的注意事项，不恰当的为

A. 对于进行期皮损，禁用刺激性强的药物
B. 追求彻底治愈，可全身使用糖皮质激素
C. 避免诱发因素
D. 应针对不同病因、类型、病期给药
E. 局限性皮损，以局部外用药为主

208. 下列疾病单纯由环境因素决定发病的是

A. 毛周角化病　　B. 雀斑
C. 痤疮　　D. 接触性皮炎
E. 花斑癣

209. 下列哪项不属于目前遗传性皮肤病的研究策略

A. 统计分析　　B. 分离分析
C. 连锁分析　　D. 突变筛查
E. 遗传流行病学研究

210. 下列关于色素失禁，说法不正确的是

A. 见于色素失禁症
B. 见于扁平苔藓
C. 见于红斑狼疮
D. 见于黑变病
E. 见于老年疣

211. 表皮松解型角化过度鱼鳞病的遗传类型是

A. 性连锁隐性遗传
B. 常染色体隐性遗传
C. 常染色体显性遗传
D. 性连锁显性遗传
E. 多基因遗传

212. 显性遗传营养不良型大疱性表皮松解水疱的原始裂隙发生于

A. 基底膜之上　　B. 基底膜之下
C. 马尔匹基层　　D. 颗粒层
E. 不确定

213. 单纯型大疱性表皮松解症是

A. 常染色体显性遗传性疾病
B. 常染色体隐性遗传性疾病
C. 性连锁显性遗传性疾病
D. 性连锁隐性遗传性疾病
E. 多基因遗传性疾病

214. 大疱性表皮松解症的病因是

A. 皮肤结构蛋白的先天缺陷，使皮肤容易发生松解而出现大疱
B. 基底膜带由于免疫复合物的沉积发生真表皮分离或水疱
C. 由于致病菌的外毒素对桥粒、半桥粒张力微丝的溶解作用
D. 基底细胞对机械性刺激反应性增强，发生细胞内水肿及变性
E. 病因尚不清楚

215. 下列不属于显性遗传性皮肤病的是

A. 色素失禁症
B. 寻常型鱼鳞病

C. 毛囊角化病

D. 板层状鱼鳞病

E. 营养性大疱性表皮松解症

216. 在组织学中，家族性良性慢性天疱疮的水疱位于

A. 表皮基底层　　B. 表皮下

C. 角质层　　D. 真皮内

E. 真皮乳头

217. 下列哪种疾病提示鱼鳞病的病情不随年龄增长而减轻

A. 寻常型鱼鳞病

B. 板层状鱼鳞病

C. 性连锁隐性鱼鳞病

D. 先天性非大疱性鱼鳞病样红皮病

E. 先天性大疱性鱼鳞病样红皮病

218. 在有关获得性鱼鳞病易伴发的疾病中，应除外的是

A. 淋巴肉瘤　　B. 皮肌炎

C. 结节病　　D. 麻风

E. 脂溢性皮炎

219. 下列关于着色性干皮病的特征，应除外的是

A. 光敏感　　B. 皮肤萎缩

C. 皮肤过早老化　　D. 癌变

E. 汗斑

220. 着色性干皮病最早期的表现为

A. 面部和手等暴露部位的雀斑样皮疹和干燥

B. 基底细胞癌

C. 皮肤萎缩

D. 皮肤溃疡

E. 鳞状细胞癌

221. 对淤积性溃疡处理错误的是

A. 抬高患肢

B. 急性炎症期 1∶5000 高锰酸钾湿敷

C. 不可用含抗生素的糊膏外敷

D. 长期小溃疡不愈合时，可考虑手术切除

E. 新发溃疡避免刺激

222. 关于药疹的治疗，错误的是

A. 可用钙剂

B. 给抗阻胺药

C. 所有药疹都必须内用糖皮质激素

D. 重症药疹加用糖皮质激素

E. 可给维生素

223. 适用于亚急性湿疹的外用药是

A. 酊剂　　B. 溶液

C. 霜　　D. 粉剂

E. 糊剂

224. 婴儿湿疹亚急性期可用

A. 2% 硼酸溶液

B. 氧化锌糊剂

C. 15% 氧化锌软膏

D. 红霉素软膏

E. 炉甘石洗剂

225. 慢性湿疹发生的部位最确切的是

A. 手足　　B. 小腿

C. 肘窝　　D. 外阴

E. 任何部位

226. 除皮肤外，蕈样肉芽肿最易累及的组织器官为

A. 肝脏　　B. 脾脏

C. 淋巴结　　D. 骨髓

E. 肺部

227. 急性湿疹的好发部位是

A. 耳后　　B. 颈部

C. 胸部　　D. 背部

E. 四肢近端

228. 治疗重症药疹的首选药物是

A. 大量抗生素

B. 抗过敏药物

C. 内用糖皮质激素

D. 钙剂

E. 维生素针

229. 因Ⅱ型超敏反应引起的疾病是

A. 急性荨麻疹

B. 接触性皮炎

C. 类风湿关节炎

D. 新生儿溶血症

E. 支气管哮喘

230. 免疫复合物性肾小球肾炎的病灶

A. 依赖于红细胞和补体

B. 致尿量增多

C. 既需要补体，又需要中性粒细胞

D. 依赖于巨噬细胞

E. 需要抗体和补体的全部 9 种组分

231. 皮肤迟发型超敏反应患者的皮损部位的活体组织学检查特点为

A. 动脉壁有 Ig 和补体沉积

B. 表皮坏死

C. 水肿

D. 中性粒细胞浸润

E. 小血管周围有单个核细胞浸润

232. 系统性红斑狼疮（SLE）致病机制属于

A. Ⅰ型超敏反应
B. Ⅱ型超敏反应
C. Ⅲ型超敏反应
D. Ⅳ型超敏反应
E. 自身免疫病

233. 深达皮肤真皮网状层或更深的皮肤缺损称为

A. 皲裂　B. 糜烂
C. 溃疡　D. 表皮剥脱
E. 褶烂

234. 天疱疮患者皮损中可见表皮细胞间失去粘连而呈松解状态，出现表皮内裂隙或水疱，这种皮肤组织病理学变化称为

A. 棘层肥厚　B. 表皮水肿
C. 微脓肿　D. 棘层松解
E. 基底细胞液化变性

235. 可出现于结核、梅毒、麻风、异物反应等疾病的组织病理变化为

A. 表皮水肿
B. 微脓肿
C. 基底细胞液化变性
D. 肉芽肿
E. 棘层松解

236. 炎症局部形成以巨噬细胞增生为主的境界清楚的结节状病灶称为

A. Munro 微脓肿
B. Kogoj 微脓肿
C. Pautrier 微脓肿
D. 肉芽肿
E. 表皮水肿

237. 下列哪项表现为在角化不全的角质层内及角质层下的中性粒细胞集聚，多见于寻常型银屑病、脂溢性皮炎等

A. Munro 微脓肿　B. Kogoj 微脓肿
C. Pautrier 微脓肿　D. 肉芽肿
E. 表皮水肿

238. 在颗粒层或棘层上部海绵形成的基础上有中性粒细胞聚集，形成脓疱，多见于脓疱型银屑病、连续性肢端皮炎等疾病的是

A. Kogoj 微脓肿　B. 表皮水肿
C. 肉芽肿　D. Pautrier 微脓肿
E. Munro 微脓肿

239. 角化不良不见于

A. 毛囊角化病　B. 日光性角化病
C. 鳞状细胞癌　D. Bowen 病
E. 湿疹

240. Russell 小体（鲁塞尔小体）可见于

A. 纤维素样变性　B. 胶样变性
C. 弹力纤维变性　D. 黏液变性
E. 透明变性

241. 以下哪种不是特异性肉芽肿性炎症

A. 结核　B. 麻风
C. 梅毒　D. 湿疹
E. 深部真菌病

242. 一般不出现在慢性炎症中的是

A. 以淋巴细胞为主
B. 以中性粒细胞为主
C. 以组织细胞为主
D. 成纤维细胞增生
E. 成纤维细胞纤维化

243. 不会出现渐进性坏死的是

A. 环状肉芽肿
B. 类风湿结节
C. 皮肤结核
D. 类脂质渐进性坏死
E. 肉芽肿

244. Kogoj 海绵状微脓肿常见于

A. 寻常型银屑病
B. 关节病型银屑病
C. 脓疱型银屑病
D. 红皮病型银屑病
E. 红皮病

245. 痤疮时下列哪种激素产生增加

A. 雄激素
B. 雌激素
C. 生长激素
D. 甲状腺素
E. 肾上腺皮质激素

246. 下列不符合白头粉刺的是

A. 又叫封闭性粉刺
B. 毛囊开口不明显
C. 毛囊口明显扩张
D. 不易挤出脂酸
E. 愈后不留瘢痕

247. 不符合结节性或囊肿性痤疮的是

A. 多见于男性
B. 不易消退
C. 暗红色，半球形
D. 愈后易留瘢痕
E. 随月经周期而变化

248. 下列愈后不留瘢痕的是
A. 聚合性痤疮　B. 结节性痤疮
C. 囊肿性痤疮　D. 坏死性痤疮
E. 玫瑰痤疮

249. 下列疾病不须与痤疮鉴别的是
A. 脂溢性皮炎
B. 皮肌炎
C. 颜面播散性粟粒狼疮
D. 玫瑰痤疮
E. 马拉色菌性毛囊炎

250. 下列不适于痤疮治疗的是
A. 温水洗涤患处
B. 用手挤捏皮损
C. 用硫磺药皂清洗
D. 少吃刺激性食物
E. 避免长期服用碘化物

251. 患者男，22 岁，前额、胸背部起皮疹 2 年，丘疹中央为明显扩大的毛囊口，可挤出黄白色内容物，最可能的诊断是
A. 酒渣鼻　B. 玫瑰糠疹
C. 痤疮　D. 花斑癣
E. 痤疮样药疹

252. 患者女，16 岁，前额、双颊、颏部起皮色丘疹 3 个月，偶尔丘疹中央可见扩大毛孔，并可挤出黄白色内容物，若诊断为痤疮，以下治疗方法不合适的是
A. 少吃刺激性食物
B. 用硫磺药皂洗脸
C. 肌内注射黄体酮
D. 外用红霉素酒精
E. 外用过氧化苯甲酰

253. 患者男，28 岁，前额、双颊、胸背肩部起皮疹 10 年，皮疹为半球形，暗红色，触之有波动感，愈后有瘢痕，诊断首先考虑为
A. 寻常狼疮　B. 囊肿性痤疮
C. 寻常性痤疮　D. 痤疮样药疹
E. 职业性痤疮

254. 酒渣鼻多发于
A. 10～20 岁　B. 30～50 岁
C. 10～40 岁　D. 20～30 岁
E. 50～60 岁

255. 酒渣鼻最常见的发病部位
A. 面部　B. 下颌
C. 两颊　D. 颏部
E. 鼻尖部及两侧鼻翼

256. 酒渣鼻的红斑期可出现
A. 皮色丘疹，毛囊开口不明显
B. 鼻、两颊部对称性分布的红斑
C. 鼻尖部紫红色结节状突起
D. 面颊部丘疹、脓疱，毛囊口扩大
E. 暗红色结节

257. 痤疮最好发的年龄段为
A. 10～15 岁　B. 10～20 岁
C. 15～20 岁　D. 15～30 岁
E. 30 岁以上

258. 假性斑秃好发于
A. 婴幼　B. 青年男性
C. 青年女性　D. 中年男性
E. 老年男性

259. 痤疮的好发部位为
A. 面部　B. 颈部
C. 胸部　D. 背部
E. 肩部

260. 痤疮发生时最早出现的损害为
A. 粉刺　B. 丘疱疹
C. 脓疱　D. 结节
E. 囊肿

261. 囊肿性痤疮多见于
A. 青年男性　B. 中年男性
C. 青年女性　D. 中年女性
E. 老年男性

262. 在痤疮的治疗中，可口服糖皮质激素的痤疮类型为
A. 寻常性痤疮　B. 玫瑰痤疮
C. 药物性痤疮　D. 月经前痤疮
E. 聚合性痤疮

263. 以下与痤疮发病无关的是
A. 皮脂产生增多
B. 毛囊口上皮角化亢进
C. 痤疮丙酸杆菌增殖
D. 真菌感染
E. 遗传因素

264. 痤疮时下列腺体分泌增加的是
A. 唾液腺　B. 汗腺

C. 皮脂腺　　D. 肾上腺
E. 甲状腺

265. 婴儿脂溢性皮炎一般发生于
A. 出生后 12 周
B. 出生后的 10 周内
C. 出生后 2 个月
D. 出生后 4 个月
E. 出生后半年

266. 酒渣鼻加服甲硝唑的指征为
A. 毛细血管扩张明显
B. 皮疹为丘疹、脓疱
C. 鼻尖部肥大
D. 毛囊口扩张明显
E. 镜检有多数毛囊虫

267. 治疗痤疮下列抗生素首选
A. 先锋霉素 4 号　　B. 先锋霉素 6 号
C. 庆大霉素　　D. 四环素
E. 链霉素

268. 斑秃的病程可分为
A. 红斑期和静止期
B. 静止期和恢复期
C. 进展期和静止期
D. 红斑期、进展期和恢复期
E. 进展期、静止期和恢复期

269. 与男性型秃发的发生可能有关的因素是
A. 雄激素的作用
B. 雌激素的作用
C. 甲状腺功能亢进
D. 甲状腺功能减退
E. 皮脂腺分泌过多

270. 维 A 酸类药物治疗痤疮的机制不包括
A. 调节毛囊的角化
B. 杀灭痤疮丙酸杆菌
C. 抗炎作用
D. 抑制角质形成细胞的增殖
E. 调节上皮细胞的生长和分化

271. 与斑秃发生可能无关的因素为
A. 遗传因素　　B. 情绪应激
C. 饮食习惯　　D. 内分泌失调
E. 自身免疫

272. 斑秃脱发区的特点不包括
A. 境界清楚
B. 进展期拉发试验多为阳性
C. 无鳞屑
D. 呈炎性红斑
E. 无瘢痕

273. 引起假性斑秃的疾病不包括
A. 头皮红斑狼疮　　B. 头皮扁平苔藓
C. 脓癣　　D. 银屑病
E. 皮脂腺痣

274. 局部多汗症的临床特点不包括
A. 手足皮肤湿冷
B. 多汗部位常见皮肤浸渍发白
C. 多伴有足臭
D. 局部皮肤易过敏
E. 易患冻疮

275. 表皮痣是表皮的一种增生性疾病，需与以下疾病鉴别，除外
A. 线状苔藓　　B. 线状扁平苔藓
C. 线状银屑病　　D. 线状汗孔角化病
E. 痣细胞痣

276. 下列肿瘤的早期损害与鳞癌不易鉴别的是
A. 基底细胞癌　　B. 表皮囊肿
C. 脂溢性角化病　　D. 角化棘皮瘤
E. 无黑素恶性黑素瘤

277. 日光性角化病的主要临床特点是
A. 好发于皱褶部位
B. 皮疹表现为不规则皮色肥厚性斑块
C. 皮疹表面易破溃
D. 多伴有明显的疼痛和瘙痒
E. 若皮损迅速扩大呈疣状或结节状，甚至破溃则提示有恶化鳞癌的可能

278. 日光性角化病的好发部位为
A. 头顶毛发区
B. 躯体的皱褶部位
C. 躯干部
D. 掌跖部
E. 面部

279. 关于鲍温病的叙述正确的是
A. 是一种皮肤原位癌，好发于 40 岁以上患者，男性多于女性
B. 接触砷与发病无关
C. 鲍温病不会发展为鳞状细胞癌
D. 本病癌变局限于表皮，一般不发生转移，治疗后无须长期随访
E. 损害比较局限，治疗上一般用冷冻、电烧灼和激光等，无须手术治疗

280. 鲍温病演变为侵袭性鳞癌的百分率约为

A. 1%　　B. 5%
C. 10%　　D. 15%
E. 20%

281. 鲍温病出现侵袭性生长的临床指征为

A. 皮损相互融合
B. 表皮出现鳞屑、结痂和渗出
C. 皮损呈不规则隆起或结节
D. 皮损迅速扩大，甚至破溃
E. 鳞屑下出现暗红色颗粒状湿润面

282. 鲍温病不易累及的部位为

A. 颜面部　　B. 躯干部
C. 四肢远端　　D. 掌跖部
E. 口腔黏膜

283. 下列关于鳞状细胞癌的说法不正确的是

A. 发病与病毒感染尤其是人类乳头瘤病毒有关
B. 红斑狼疮可诱发或继发鳞状细胞癌
C. 好发于曝光部位
D. 鳞癌应早期治疗，可采用手术治切除、激光疗法、冷冻疗法、放射治疗等
E. 光动力疗法不可应用于本病

284. 易继发鳞状细胞癌的遗传性皮肤病为

A. 鱼鳞病
B. 毛周角化病
C. 掌跖角化病
D. 遗传性大疱性表皮松解症
E. 着色性干皮病

285. 下列关于毛发上皮瘤说法，正确的是

A. 临床上可分为多发性和孤立性两种，多发性毛发上皮瘤是一种常染色体显性遗传性疾病
B. 好发于面部，男女患病率大致相等
C. 自幼发病，青春期不会出现新皮疹
D. 多发性毛发上皮瘤常伴发顶泌汗腺腺瘤
E. 孤立性毛发上皮瘤常伴发圆柱瘤

286. 下列疾病常与多发性毛发上皮瘤伴发的是

A. 圆柱瘤　　B. 毛母质瘤
C. 顶泌汗腺腺瘤　　D. 汗管瘤
E. 神经纤维瘤

287. 下列关于汗管瘤的说法，正确的是

A. 是一种向汗管分化的小汗腺肿瘤，以常染色体隐性遗传方式遗传
B. 本病可分为 3 型，即眼睑型、发疹型、局限型
C. 眼睑型最为常见，多发生于男性青少年
D. 发疹型多发生于女性
E. 可伴发 Gardner 综合征和肌张力营养不良

288. 与咽部链球菌感染关系最密切的是

A. 蛎壳状银屑病
B. 红皮病型银屑病
C. 脓疱型银屑病
D. 头皮部银屑病
E. 急性点滴状银屑病

289. 汗管瘤的好发部位为

A. 额头　　B. 双上眼睑
C. 双下眼睑　　D. 双面颊
E. 胸背部

290. 与汗管瘤鉴别的疾病不包括

A. 毛发上皮瘤
B. 扁平疣
C. 硬化性基底细胞上皮瘤
D. 颜面播散性粟粒狼疮
E. 睑黄瘤

291. 关于 Paget 病的发病机制，目前的观点为

A. 起源于角质形成细胞的恶变
B. 起源于小汗腺导管开口的原位癌
C. 来源于乳腺大导管内
D. 起源于乳腺小叶的腺癌
E. 起源于乳房部毛囊上皮

292. 下列关于乳房 Paget 病的说法，不正确的是

A. 多见于女性
B. 男性大多在应用雌性激素治疗前列腺癌后发病
C. 好发于单侧乳房和乳晕部
D. 常伴发乳腺癌和腋窝淋巴结转移
E. 预后比乳房外湿疹样癌好

293. 下列关于基底细胞上皮瘤，错误的是

A. 大多数病例多发于面部
B. 常发生溃疡
C. 常发生转移
D. 可外科手术切除
E. 可接受 X 线放疗

294. 基底细胞上皮瘤临床表型最常见的是

A. 结节型
B. 表浅型
C. 硬斑病型
D. 囊肿型
E. 纤维上皮瘤型

295. 在基底细胞上皮瘤的组织病理学图像中，最具有诊断意义的特点为

A. 瘤细胞为基底细胞群，大小、形态较一致
B. 瘤细胞团位于真皮内，与表皮相连
C. 瘤细胞团周边细胞呈栅栏状
D. 瘤细胞团周围结缔组织增生，围绕瘤细胞团排列成平行束
E. 瘤细胞团周边细胞呈栅栏状排列，与周围组织之间有收缩间隙

296. 下列不符合粟丘疹的是
A. 可见于迟发性皮肤卟啉病
B. 可见于大疱性表皮松解症
C. 多见于女性
D. 各种年龄均可发病
E. 原发型好发于耳郭

297. 粟丘疹的临床特点为
A. 皮损好发于眼睑周围，为黄白色坚实性丘疹
B. 原发性皮损和继发性皮损临床上可以区分
C. 原发性皮损好发于双下眼睑
D. 继发性皮损好发于双下眼睑
E. 继发性皮损好发于胫前

298. 下列不符合皮样囊肿的是
A. 是一种先天性疾病，起源于外胚叶
B. 一般在出生时或5岁以内发生
C. 可发生癌变
D. 通常为单发，囊肿位于真皮内，囊壁与表皮样囊肿的囊壁相同
E. 病理表现与粟丘疹不同

299. 下列疾病常与多发性脂囊瘤伴发的是
A. 先天性厚甲病
B. 表皮囊肿
C. 表皮样囊肿
D. 皮肤纤维瘤
E. 神经纤维瘤

300. 下列关于皮肤肿瘤的叙述，错误的是
A. 基底细胞瘤极不容易转移
B. 基底细胞瘤好发于面部
C. 鳞癌不会在烧伤等瘢痕上发病
D. 砷剂为皮肤原位癌的发病原因之一
E. 着色性干皮病容易发生皮肤肿瘤

301. 幼年发病，在鼻唇沟处对称出现正常皮色的坚固丘疹，病理见许多毛乳头样结构和角囊肿，周边结缔组织纤维化。根据病例可能性最大的诊断应该是
A. 痤疮　　B. 颜面粟粒性狼疮
C. 毛发上皮瘤　　D. 汗管瘤
E. 酒渣鼻

302. 中年男性，面中部见一呈正常皮肤颜色的丘疹，中央有一充满角质的凹陷，病理见表皮凹陷如火山口，其中充满角质。底部表皮增生，表皮突不规则向真皮内延伸，可含有不典型细胞、核分裂以及角珠，真皮内慢性炎症细胞浸润。根据病例最可能的诊断是
A. 基底细胞癌　　B. 鲍温病
C. 湿疹样癌　　D. 蕈样肉芽肿
E. 角化棘皮瘤

303. 青年女性，下眼睑处见密集而不融合的呈皮肤色、淡黄色或褐黄色半球形或扁平丘疹，病理显示真皮浅层可见双层上皮细胞形成的囊腔样结构，似蝌蚪。根据病例最可能的疾病是
A. 圆柱瘤　　B. 毛母质瘤
C. 顶泌汗腺囊腺瘤　　D. 汗管瘤
E. 毛发上皮瘤

304. 中年女性，乳头、乳晕部红斑、脱屑或糜烂、渗液3年，瘙痒不明显，皮损渐向周围扩展，病理显示表皮内有Paget细胞。该患者的诊断最可能是
A. 乳房湿疹　　B. 乳房Paget病
C. 蕈样肉芽肿　　D. 鲍温病
E. 基底细胞癌

305. 老年男性，面部一溃疡6个月，边缘较宽，高起呈菜花状，性质坚硬，伴恶臭，组织病理显示典型的角化珠改变。该患者最可能的诊断是
A. 鳞状细胞癌　　B. 组织细胞病
C. 蕈样肉芽肿　　D. 基底细胞瘤
E. 黑素瘤

306. 瘢痕疙瘩最好发于
A. 胸前　　B. 肩部
C. 面部　　D. 颈部
E. 耳部

307. 肥厚性瘢痕与瘢痕疙瘩的鉴别要点是
A. 好发于胸前
B. 胶原纤维致密增生
C. 有色人种易发病
D. 无蟹足状伸展，皮损经1年或数年后可变平
E. 与皮肤损伤有关

308. 下列符合神经纤维瘤病的是
A. 有家族遗传史
B. 无家族遗传史
C. 肿瘤是单发的
D. 多伴有厚甲
E. 无咖啡斑

309. 患者女，30 岁，主诉双小腿反复出现硬结半年余，伴低热、乏力。皮损数周可破溃，愈后遗留瘢痕。查体：双小腿曲侧对称散在分布豌豆至蚕豆大小的暗红色皮下结节，与皮肤粘连，个别皮损表面破溃有淡黄色脓液，可见瘢痕和色素沉着。该患者最可能的诊断是

A. 结节性红斑　　B. 硬红斑
C. 变应性血管炎　　D. 孢子丝菌病
E. 皮肤结核

310. 患者男，阴囊部出现针头大的丘疹，随年龄增多而逐渐增多，呈暗红色，病理可见真皮乳头层内毛细血管扩张，部分扩张的毛细血管由向下伸长的表皮突包绕，血管周围有轻度炎症细胞浸润，弹力纤维断裂，表皮棘层不规则肥厚，角化过度。该患者最可能的诊断是

A. 鲍温样丘疹病
B. 血管角皮瘤
C. 草莓状血管瘤
D. 乳房外 Paget 病
E. 阴囊湿疹

311. 最常见的黏膜疾病是

A. 阿弗他口腔炎　　B. 黏膜白斑
C. 腺性唇炎　　D. 坏疽性龟头炎
E. 鲍温样丘疹病

312. 下列有关光化性唇炎的描述，不正确的是

A. 病因多为日光照射，慢性刺激和吸烟亦可能起重要作用
B. 可能是由于体内卟啉代谢障碍而引起光敏感，从而导致唇黏膜的炎症性反应
C. 发病无明显的季节性
D. 临床上可分为急性和慢性，长期不愈者可癌变
E. 需与唇部的盘状红斑狼疮和扁平苔藓相鉴别

313. 下列关于接触性唇炎的说法，错误的是

A. 是因接触外界物质而发生的局部刺激性或变态性反应疾病
B. 通常在接触刺激物后数小时至数日内发病
C. 再次接触刺激物后症状多无首次严重
D. 可分为急性期和慢性期，慢性期可出现白斑和疣状结节
E. 慢性接触性唇炎的癌变率较高

314. 下列有关剥脱性唇炎的说法，不正确的是

A. 该病多见于年轻女性，尤神经质者
B. 常伴有脂溢性皮炎、皮脂腺异位症、齿槽脓肿，或有舔唇、咬指甲等习惯
C. 多表现为唇红干燥、脱屑或结痂，反复发作
D. 多发生于上唇部
E. 局部应用皮质激素制剂有效

315. 下列有关肉芽肿性唇炎说法，正确的是

A. 一旦发病，上、下唇均同时受累
B. 好发于儿童及青少年
C. 患者通常伴有红斑狼疮、类风湿关节炎、甲亢等免疫性疾病
D. 组织病理主要表现为表皮和真皮的嗜酸性粒细胞的浸润
E. 治疗上需寻找及去除慢性病灶，如扁桃体炎、龋齿、齿槽脓肿等，注意口腔清洁卫生

316. 下列关于腺性唇炎的说法，错误的是

A. 是一种主要累及唇部小涎腺的炎症性疾病
B. 可能与日光照射、吸烟、感染、过敏有关
C. 主要表现为唇部黏膜增厚、外翻并伴有唇部黏液腺体增生
D. 肿大的腺体多出现脓性分泌物
E. 组织病理表现为非特异性腺体增生、肿大、导管扩大与炎症细胞浸润

317. 下列关于阿弗他口腔炎的临床表现，描述错误的是

A. 溃疡最常发生于颊黏膜，亦见于唇内侧、舌部、软腭等部位
B. 本病为单发性疾病，无家族性发病现象
C. 其自然演变可分为前兆期、疱疹期、溃疡期和愈合期等四期
D. 女性患者多与月经周期相关，在经前期复发或病情加重
E. 本病具有自限性，可自然缓解

318. 下列关于黏膜白斑的说法，不正确的是

A. 所有的黏膜白斑均是癌前病变
B. 白斑的恶性程度与发生部位有关
C. 黏膜白斑的发生不仅与局部慢性刺激相关，而且可能与全身性因素（如糖尿病、内分泌紊乱、维生素缺乏等）相关
D. 该病的确诊要靠组织病理学依据，及上皮细胞不典型增生为主的病理改变
E. 该病多累及中年和以上人群

319. 下列有关口腔黏膜白斑的说法，错误的是

A. 本病主要是因局部慢性刺激如不良长期大量吸烟以及过冷过热饮食的刺激所致
B. 多见于中年以上男性，主要发生于颊、唇和舌黏膜
C. 初起为黏膜上细小点状、光滑的白色斑点或条

纹，后融合成白色斑片，单发或多发，境界不清
D. 通常无自觉症状，也可引起针刺感或轻微疼痛
E. 若皮损表面有白色膜状物时即可排除诊断

320. 下列有关龟头包皮炎治疗的描述，不正确的是
A. 保持局部清洁，防治继发感染
B. 较轻的患者可仅仅使用高锰酸钾或硼酸溶液冷湿敷，然后外用抗生素霜剂
C. 对念珠菌、滴虫、阿米巴等引起的感染要采取针对性治疗
D. 包皮环切不一定能彻底治愈浆细胞性龟头炎
E. 对其他顽固性的龟头炎患者也可采用包皮环切进行治疗

321. 下列有关女阴干枯症临床表现的描述，不正确的是
A. 该病好发于闭经的老年妇女，或是不能生育或卵巢被切除的年轻妇女
B. 病变初期表现为女阴部轻度红肿伴痒及灼热感
C. 炎症时可出现阴蒂及小阴唇消失，大阴唇变平，阴道口狭窄
D. 可继发黏膜白斑病，但不会转变成恶性肿瘤
E. 常伴剧痒，在大阴唇外侧、股内侧或肛门周围发生苔藓样变

322. 剥脱性唇炎多见于
A. 老年女性　　B. 老年男性
C. 青年女性　　D. 青年男性
E. 儿童

323. 下列有关急性光化性唇炎和慢性光化性唇炎区别的描述，错误的是
A. 急性光化性唇炎多在发作前有暴晒史，急性起病，以下唇为主
B. 急性光化性唇炎先表现为轻重不等的肿胀，继而发生成群密集的小水疱
C. 慢性光化性唇炎皮损易破裂，糜烂，表面可见黄棕色血痂或形成溃疡
D. 慢性光化性唇炎早期为唇部干燥，伴细小脱屑
E. 病程较长，长期不愈者可见唇黏膜变粗糙，角化过度，最终可演变为鳞状细胞癌

324. 下列有关光化性唇炎与其他疾病的鉴别诊断，描述错误的是
A. 唇部红斑狼疮境界清楚，边缘显一狭窄的炎症带，中央区可见萎缩与毛细血管扩张
B. 唇部红斑狼疮通常在唇以外部位亦可见类似病变
C. 扁平苔藓皮损的排列常成网状，花纹状或环状，其周围可见散在性紫红色、多角形的扁平丘疹
D. 扁平苔藓有特征的病理表现，组织病理检查可协助鉴别
E. 唇部红斑狼疮的发病与光线无关，故可鉴别

325. 下列关于腺性唇炎临床表现，说法错误的是
A. 该病以唇部异位唾液腺的增大和继发性炎症性改变为其特征，好发于下唇
B. 多数患者自觉唇部肿胀，绷紧感，有时有触痛和感觉过敏
C. 单纯型腺性唇炎为后天性，病情较轻，多数无自觉症状
D. 化脓型腺性唇炎炎症反应较明显，被认为是癌前期病变
E. 化脓型腺性唇炎多为后天性，如用致敏的牙膏，漱口水或外伤所致

326. 下列关于肉芽肿性唇炎，描述错误的是
A. 好发于唇部，以上唇为多
B. 初为唇黏膜突然发生的弥漫性肿胀，或仅为局部的肿胀感
C. 呈周期性发作，肿胀期和缓解期交替出现，缓解期肿胀可完全消退
D. 皮损边界清楚，呈正常肤色或稍红，柔软或有弹性感
E. 发作时局部可有麻木感或发干，一般无全身症状

327. 下列有关坏疽性龟头炎的描述，不正确的是
A. 病变始于龟头和包皮，逐渐向阴茎蔓延
B. 基本损害为溃疡，其边缘隆起，质地稍硬，易出血
C. 皮损周围的皮肤呈暗红色，伴有水肿，附近淋巴结肿大
D. 重症患者可伴发阴茎溃疡，坏死和脱落
E. 患者一般不伴有严重的全身症状，故不会致死

328. 下列关于急性和慢性包皮龟头炎的描述，错误的是
A. 急性包皮龟头炎通常自冠状沟起病，然后扩展到龟头及包皮内侧
B. 急性包皮龟头炎的皮损表现为红斑、水肿，常伴有黏液性渗出
C. 慢性包皮龟头炎包括糖尿病性包皮龟头炎，念珠菌性龟头炎，环状糜烂性龟头炎等
D. 念珠菌性龟头炎患者有烧灼，疼痛感，伴剧烈瘙痒
E. 对严重的持续性念珠菌性龟头炎患者，应做血糖、尿糖和糖耐量试验，检查是否患有糖尿病

329. 下列有关地图舌与扁平苔藓的鉴别，说法错误的是
A. 地图舌多限于舌部，而扁平苔藓则不局限于舌，还可见于颊，唇等部位

B. 地图舌以儿童、妇女多见，而扁平苔藓以中年妇女居多
C. 地图舌的病变表现为斑丘疹，且病区常变动，而扁平苔藓则以丘疹常见，位置较固定
D. 地图舌的病变较持久，可复发，而后者的病期呈间歇发作
E. 地图舌的皮损形态中央呈红色剥脱及灰白色活动性边缘，后者呈扁平丘疹，相互融合成网状或线条状

330. 下列有关女阴假性湿疣的说法，错误的是
A. 好发于青年女性
B. 多对称分布于小阴唇内侧，也可累及尿道口、处女膜、阴道口等部位
C. 呈绒毛状或鱼子样外观，有时可见息肉状小丘疹
D. 部分患者皮疹可癌变
E. 多无自觉症状，有时可伴有微痒感

331. 毛发上皮瘤的好发部位是
A. 鼻唇沟　　B. 眼睑部位
C. 腋下　　D. 外阴部位
E. 手足部位

332. 针对婴儿颈部乒乓球大小的海绵状血管瘤，应选择的治疗方法是
A. 手术切除
B. 放射治疗
C. 观察，暂不予治疗
D. 冷冻治疗
E. 注射硬化剂治疗

333. 下列皮肤病通常可自行消退的是
A. 蓝痣　　B. 太田痣
C. 伊藤痣　　D. 蒙古斑
E. 皮内痣

334. 下列关于 Kogoj 海绵状脓疱，说法不正确的是
A. 常见于脓疱型银屑病
B. 常见于疱疹样脓疱病
C. 常见于连续性肢端皮炎
D. 常见于带状疱疹
E. 不见于蕈样肉芽肿

335. 以下疾病容易发生皮肤癌的是
A. 先天性皮肤异色症
B. 色素痣
C. 毛周角化病
D. 着色性干皮病
E. 毛囊角化病

336. 皮肤咖啡斑见于
A. 玫瑰糠疹　　B. 神经纤维瘤病
C. 恶性黑素瘤　　D. 太田痣
E. 皮内痣

337. 蕈样肉芽肿是一种
A. 异物肉芽肿
B. 真菌性肉芽肿
C. 低度恶性的组织细胞瘤
D. B 细胞淋巴瘤
E. T 细胞淋巴瘤

338. 下列关于激光的治疗，说法正确的是
A. 草莓状血管瘤应尽早用红宝石激光治疗
B. 鲜红斑痣早期治疗效果好
C. 鲜红斑痣应首选 755nm 脉冲激光治疗
D. 鲜红斑痣应首选 CO 激光治疗
E. 鲜红斑痣应首选氦氖激光治疗

339. 下列有关鲜红斑痣的说法，正确的是
A. 本病又叫杨梅状痣
B. 本病又叫毛细血管扩张痣
C. 本病不叫葡萄酒色痣
D. 本病不属先天性疾病
E. 本病与饮酒过多有关

340. 结缔组织痣患者可合并下列症状，其中不包括
A. 脱发　　B. 白癜风样痣
C. 色素痣　　D. 疣状痣样皮损
E. 血管瘤

341. 下列关于脂肪瘤的说法，错误的是
A. 脂肪瘤很少恶变，手术易切除
B. 单个或多发
C. 多位于皮下，能推动
D. 易癌变
E. 由成熟脂肪细胞组成

342. 下列关于痣细胞痣的叙述，正确的是
A. 皮内痣细胞巢位于表皮内
B. 交界痣细胞巢位于真皮浅层
C. 皮内痣细胞巢位于真皮内
D. 交界痣细胞巢位于真皮深层
E. 混合痣位于真皮与表皮交界处

343. Sezary 综合征的 Sezary 细胞为多少时有诊断意义
A. >5%　　B. >15%
C. >25%　　D. >10%
E. >0.5%

344. 痣细胞可分为下列几种，错误的是
A. 透明痣细胞

B. 上皮样痣细胞
C. 淋巴细胞样痣细胞
D. 泡沫样痣细胞
E. 纤维样痣细胞

345. 下列不属于痣细胞痣的恶变体征的是
A. 体积突然变大　B. 颜色变黑
C. 自觉疼痛　D. 瘙痒
E. 表面有毛发

346. 人类最常见的良性皮肤肿瘤是
A. 先天性血管瘤　B. 皮肤纤维瘤
C. 皮脂腺痣　D. 汗管瘤
E. 痣细胞痣

347. 下列关于老年性角化病，正确的是
A. 与脂溢性角化病是同一种疾病
B. 是老年人的生理性变化
C. 好发于掌跖部
D. 与日光性角化病并非同一种疾病
E. 是鳞癌的癌前期

348. 交界痣多表现为
A. 扁平损害
B. 损害略高出皮面
C. 乳头瘤样损害
D. 半球状损害
E. 带蒂损害

349. 在一般情况下，草莓状血管瘤可完全自行消退的时间为
A. 1~2 岁　B. 1~3 岁
C. 2~6 岁　D. 3~5 岁
E. 5~7 岁

350. 皮肤纤维瘤的主要临床特点为
A. 好发于躯干
B. 皮疹为棕红、黄褐至黑褐色的圆形、卵圆形坚实丘疹
C. 皮疹易于破溃
D. 泛发性皮肤纤维瘤好发于儿童
E. 皮损多伴有轻度疼痛或瘙痒

351. 下列与蕈样肉芽肿发生无关的因素可能为
A. 遗传　B. 感染
C. 日晒　D. 化学制剂
E. 药物

352. 患者女，40 岁，右足趾部色素斑 35 年，糜烂、渗出 2 个月。患者 5 岁时即发现其右足趾部有一针尖大小的黑点，随年龄逐渐长大至直径为 5mm 的色素斑。2 个月前，患者干农活时不慎扎破脚，正好为色素斑处，外用抗生素软膏，创面不愈合，且见色素斑扩大。无其他系统性疾病史。查体：右足趾前部有一直径 2cm 大小的圆形糜烂面，表面少量渗液，中央有一大致呈圆形、直径约 1cm 的黑色斑；未触及浅表淋巴结肿大。本病例应首先考虑的诊断为
A. 色素痣继发感染
B. 色素型基底细胞上皮瘤
C. 鳞状细胞癌合并色素痣
D. 创伤性湿疹合并色素痣
E. 色素痣恶变

353. 在下列与脂溢性角化病相鉴别的疾病中，不包括的是
A. 扁平疣
B. 日光性角化病
C. 色素痣
D. 基底细胞上皮瘤
E. 血管瘤

354. 色素痣多发生于
A. 出生后半年
B. 出生后 1 年
C. 出生后 1.5 年
D. 出生后 2 年
E. 出生后 2.5 年

355. 多形红斑的特征性皮损是
A. 风团样红斑　B. 虹膜样红斑
C. 鳞屑性红斑　D. 环状红斑
E. 地图状红斑

356. 多形红斑好发的季节是
A. 冬季　B. 夏季
C. 冬春季　D. 春秋季
E. 夏秋季

357. 下列对于红斑 – 丘疹型多形红斑的叙述，不正确的是
A. 全身症状轻微
B. 可遗留色素沉着
C. 好发于四肢远端
D. 皮疹红斑表面可有大量厚积鳞屑
E. 皮疹呈多形性

358. 下面对于重症多形红斑的治疗错误的是
A. 注意水、电解质平衡
B. 加强营养
C. 防止眼部并发症
D. 合并感染时给予抗生素

E. 病情控制后立即停用激素

359. 对重症多形红斑的治疗应首选

A. 10% 小片糖酸皂
B. 维生素 C
C. 糖皮质激素
D. 抗组胺剂
E. 硫代硫化钠针剂

360. 下列关于重症多形红斑（Steven – Johnson 综合征）的特点，不正确的是

A. 全身症状严重
B. 有严重黏膜损害
C. 肾受损出现蛋白尿、血尿
D. 肝功能异常
E. 不会并发坏死性胰腺炎

361. 当红皮病见到红斑、丘疹、银白色鳞屑皮损时最可能的原发性皮肤病是

A. 银屑病　B. 扁平苔藓
C. 玫瑰糠疹　D. 单纯糠疹
E. 多形红斑

362. 与关节病型银屑病有关的 HLA 抗原是

A. HLA – B17　B. HLA – B13
C. HLA – B27　D. HLA – CW6
E. HLA – BWl6

363. 可防止银屑病复发的药物是

A. 糖皮质激素　B. 维 A 酸
C. 免疫抑制剂　D. 蒽林软膏
E. 目前尚无

364. 银屑病皮损好发于

A. 四肢伸侧　B. 面部
C. 四肢屈侧　D. 掌跖部
E. 阴囊

365. 下列关于寻常型银屑病皮疹的好发部位，应当除外的是

A. 头皮　B. 四肢伸侧
C. 腰骶部　D. 面部
E. 龟头

366. 下列对于银屑病的叙述，不恰当的为

A. 肘膝对称发生
B. 好发于四肢伸侧
C. 皮疹特点：银白色鳞屑、薄膜现象、点状出血
D. 病程慢性
E. 多为冬轻夏重

367. 下列关于银屑病的描述，正确的是

A. 常染色体显性遗传病
B. 常染色体隐性遗传病
C. 多基因遗传病
D. 性连锁遗传病
E. 与遗传无关的免疫介导性疾病

368. 下列关于泛发性脓疱型银屑病的叙述，不正确的是

A. 多伴高热等全身症状
B. 脓疱液的细菌培养主要为金黄色葡萄球菌
C. 常有沟纹舌
D. 脓疱消退后常转变成红皮病型
E. 脓疱常周期性复发

369. 下列关于关节病型银屑病，说法正确的是

A. 任何关节均可受累
B. 关节损害为非对称性外周小关节炎
C. 损害不累及大关节
D. 不发生关节畸形
E. 类风湿因子阳性

370. 下列关于点滴状副银屑病，说法正确的是

A. 自觉剧烈瘙痒
B. 常于幼儿发病
C. 起病急、发展快
D. 皮疹为淡红色斑疹、斑丘疹、表面薄鳞屑
E. 影响健康

371. 斑片状副银屑病最常见于

A. 幼儿　B. 少年
C. 青年　D. 中年
E. 老年

372. 下列关于急性痘疮样苔藓样糠疹的叙述，正确的是

A. 皮疹泛发，主要分布于躯体、上臂，偶有口腔及外生殖器黏膜损害
B. 皮疹分布于头皮
C. 皮疹分布于掌
D. 皮疹分布于颜面
E. 皮疹分布于会阴区

373. 急性痘疮样苔藓样糠疹的皮损特点是

A. 皮疹为多形性，有丘疹、丘疱疹、坏死及结痂鳞屑
B. 皮疹为水疱
C. 皮疹为淡红斑鳞屑
D. 皮疹为脓疱
E. 皮疹为单侧分布的红斑水疱群

374. 下列关于表皮萎缩的描述，正确的是

A. 表皮突延伸
B. 见于慢性皮炎

C. 见于银屑病
D. 见于硬化性苔藓
E. 见于急性皮炎

375. 下列关于基底细胞液化变性的说法，正确的是
A. 常见于老年疣
B. 常见于寻常疣
C. 常见于 Bowen 病
D. 常见于扁平苔藓
E. 常见于急性湿疹

376. 白色糠疹的好发部位是
A. 躯体及四肢近端
B. 颜面部
C. 头皮躯体及四肢伸侧
D. 小腿
E. 头颈部

377. 白色糠疹与体癣的鉴别要点是
A. 白色糠疹见于儿童
B. 白色糠疹不痒
C. 体癣呈环形，皮屑查真菌阳性
D. 体癣皮疹不能自愈
E. 体癣炎症较明显

378. 确诊扁平苔藓的首选检查是
A. 真菌镜检　B. 斑点试验
C. 血常规检查　D. 组织病理检查
E. 胸片

379. 扁平苔藓患者指甲的特征性损害是
A. 甲顶针样改变　B. 匙状甲
C. 甲胬肉样改变　D. 黑甲
E. 脆甲

380. 光泽苔藓的典型临床表现是
A. 皮疹粟粒大小，表面有光泽
B. 平顶或圆顶，中央有脐点
C. 皮疹常呈线性分布
D. 可见 Wickham 纹
E. 青壮年多见

381. 小棘苔藓的好发部位不包括
A. 颈　B. 躯体
C. 上臂伸侧　D. 腋窝及臀部
E. 头皮

382. 红皮病见到无菌小脓疱时，最可能的原发性皮肤病是
A. 脓疱疮　B. 掌跖脓疱病
C. 疱疹样皮炎　D. 汗疱疹
E. 脓疱型银屑病

383. 下列有关玫瑰糠疹治疗的说法，不正确的是
A. 抗组胺剂口服
B. 硫代硫酸钠静推
C. 氢化可的松外用
D. 中波紫外线照射
E. 皮质类固醇激素口服

384. 下列关于鳞状毛囊角化病的治疗，说法不正确的是
A. 维生素 A、维生素 E、维生素 D 口服
B. 紫外线照射
C. 角质促成剂
D. 养血润肤饮
E. 0.1% 维 A 软膏

385. 以下疾病可以发生同形反应，除了
A. 青年扁平疣　B. 扁平苔藓
C. 银屑病　D. 多形红斑
E. 白癜风

386. 下列关于多形红斑的说法，正确的是
A. 发病突然，常有前驱症状
B. 好发于成人
C. 冬季多见
D. 好发于四肢远端和面部
E. 无自限性倾向

387. 下列关于急性痘疮样苔藓样糠疹的皮损特点，说法不正确的是
A. 皮疹为多形性　B. 有丘疹
C. 脓疱疹　D. 坏死
E. 结痂鳞屑

388. 下列关于寻常型银屑病，说法正确的是
A. 好发于四肢屈侧
B. 头皮不出现
C. 不易复发
D. 不引起脱发
E. 皮疹为多形性

389. 下列关于重症多形红斑，说法正确的是
A. 低热
B. 无黏膜损害
C. 出现水肿性红斑
D. 无肝功能异常
E. 心电图异常

390. 患者男，45 岁，因上呼吸道感染口服阿莫西林 3 天，3 天后颜面及四肢出现水肿性红斑及水疱，呈虹膜状，口服扑尔敏无效，皮疹加重，躯体广泛水肿性

暗红斑及水疱，眼结膜充血、口腔黏膜糜烂，伴高热、关节痛。此患者最可能的诊断是

A. 天疱疮
B. 大疱性类天疱疮
C. 重症多形红斑
D. 荨麻疹
E. 离心性环形红斑

391. 患者女，31 岁，躯体、四肢出现红色丘疹、斑丘疹及银白色鳞屑，伴瘙痒。口服泼尼松治疗 2 周停药后，全身皮肤突然出现急性炎性红斑，表面为针头大小密集的脓疱，以四肢屈侧及腹股沟较重，伴全身不适、发热及关节疼痛，化验血常规示白细胞升高。此患者最可能的诊断是

A. 天疱疮　　B. 荨麻疹
C. 脓疱型银屑病　　D. 寻常型银屑病
E. 关节病型银屑病

392. 患者男，25 岁，上感发热 1 周后，躯体四肢出现广泛散在的红色丘疹、斑丘疹，表面有银白色鳞屑，刮去鳞屑呈半透明薄膜，再刮去薄膜出现小血点，自觉瘙痒，其母亲有同类病史。此患者首先应考虑的诊断是

A. 湿疹　　B. 玫瑰糠疹
C. 寻常型银屑病　　D. 毛发红糠疹
E. 白色糠疹

393. 患者女，40 岁，双前臂屈侧出现皮疹半年，伴瘙痒，体检：双前臂屈侧可见散在红色、紫红色、多角形扁平丘疹，表面覆白色角质薄膜，有蜡样光泽，口腔里黏膜可见乳白色网状白纹。最可能的诊断是

A. 银屑病　　B. 副银屑病
C. 扁平苔藓　　D. 麻疹
E. 光泽苔藓

394. 蟾皮病是由于缺乏

A. 维生素 A　　B. 维生素 B
C. 维生素 C　　D. 维生素 D
E. 维生素 E

395. 下列关于维生素 A 缺乏症临床表现的叙述，错误的是

A. 甲板变薄，有纵沟
B. Bitotspot
C. 维生素 A 低于 0.45μmol/L
D. 毛囊角化性丘疹
E. 夜盲症

396. 下列关于维生素 B_2 缺乏症治疗的叙述，错误的是

A. 纠正病因，给予富含维生素 B_2 的饮食
B. 维生素 B_2 20～30mg/d，每天分 3 次口服
C. 口角炎用外用激素制剂治疗
D. 阴囊炎可外用激素制剂治疗
E. 口角炎可外用 1% 硝酸银

397. 烟酸缺乏病的皮损表现应与下列疾病鉴别，除外的是

A. 药疹
B. 接触性皮炎
C. 多形性日光疹
D. 迟发性皮肤卟啉病
E. 神经性皮炎

398. 红细胞生成性原卟啉病治疗首选

A. 考来烯胺　　B. β-胡萝卜素
C. 氯喹　　D. 静脉放血疗法
E. 口服激素

399. 下列关于迟发性皮肤卟啉病（PCT）的实验室检查，正确的是

A. 红细胞中原卟啉增加
B. 血浆中原卟啉增加
C. 粪便中原卟啉减少
D. 尿液中原卟啉明显增加
E. 血浆中原卟啉增加比尿液中明显

400. 皮肤黄瘤病的发病机制为

A. 糖代谢低
B. 脂质代谢紊乱
C. 蛋白分解代谢低
D. 皮脂腺增生，分泌代谢旺盛
E. 顶泌汗腺萎缩，分泌困难

401. 在维生素 A 缺乏症中，眼部损害的症状包括以下内容，但应除外

A. 双眼暗适应能力差，出现夜盲症
B. 角膜失去光泽，视力下降
C. 巩膜出现毕脱斑
D. 是维生素 A 缺乏症中最早出现的症状
E. 严重时可出现角膜溃疡，穿孔，导致失明

402. 下列关于肠病性肢端皮炎的描述，正确的是

A. 该病是一种常染色体显性遗传性病
B. 早期皮损为红斑基础上的群集水疱或大疱，尼氏征阳性
C. 腹泻发生率 100%，表现为水样便或泡沫样便，恶臭
D. 与铁缺乏有关
E. 可有弥漫性或片状脱发

403. 肠病性肢端皮炎的腹泻不包括

A. 90%的患者出现腹泻
B. 表现为水样便或泡沫样便，恶臭
C. 脓血便
D. 伴恶臭
E. 腹泻的发生常表现为加剧和缓解交替

404. 下列关于肠病性肢端皮炎的主要临床表现，不正确的是
A. 肢端和腔口周围的皮炎
B. 脱发
C. 腹泻
D. 骨骼发育迟缓
E. 表情淡漠

405. 下列关于肠病性肢端皮炎口服硫酸锌的表述，错误的是
A. 一般24小时后显效，腹泻减轻
B. 一般48小时后显效，腹泻减轻
C. 2～3周皮疹改善
D. 3～4周后可取得满意疗效
E. 3～4周后，患者脱发可控制

406. 下列关于硬肿病与硬皮病的鉴别，错误的是
A. 前者初发部位颈部，躯干；后者以面部及四肢远端为多
B. 前者皮肤色泽正常或棕黄或带苍白；后者增生或杂以色素减退斑
C. 前者无毛细血管扩张性红斑；后者则较多见
D. 前者表皮正常；后者萎缩
E. 前者皮损炎细胞浸润较多见；而后者较少见

407. 下列有关痛风的叙述，正确的是
A. 原发性的具有隐性遗传特征
B. 男女发病率比约为10∶1
C. 患者尿酸浓度一般在214μmol/L以上
D. 当肾功能受损时一般血肌酐首先升高，继而尿素氮增高
E. X线检查关节面附近骨损不明显

408. 在治疗烟酸缺乏病时，应给予的药物是
A. 烟酸或烟酰胺　B. 白蛋白
C. B族维生素　D. 抗生素类
E. 铁制剂

409. 下列关于播散性黄瘤的临床特点，说法错误的是
A. 多见于25岁以前发病
B. 女性多见
C. 约1/3患者黏膜受累
D. 约1/3患者出现尿崩症
E. 可以自发缓解，预后好

410. 下列关于类脂质渐进性坏死的治疗方案，不包括的是
A. 避免外伤，低脂饮食
B. 皮损处照射X线或紫外线
C. 口服大量维生素E
D. 口服大量维生素C
E. 口服胰岛素

411. 下列关于类脂质渐进性坏死的描述，错误的是
A. 病变主要在真皮
B. 多见于妇女，部分患者伴有糖尿病
C. 伴有糖尿病者多为肉芽肿型
D. 可有毛细血管扩张
E. 主要损害在小腿伸面

412. 皮肤钙沉着症的临床类型不包括
A. 营养不良性钙沉着症
B. 转移性钙沉着症
C. 医源性钙沉着症
D. 特发性皮肤钙沉着症
E. 原发性皮肤钙沉着症

413. 下列关于皮肤钙沉着症的临床表现，描述错误的是
A. 表现为结节或斑块
B. 结节可不与皮肤粘连可自由活动
C. 后期可穿破，溃烂流出石灰样或脓样物质
D. 创口经久不愈，但只有继发明显感染时才会留有瘘管
E. 皮损可以有触痛感

414. 淀粉样蛋白沉积于下列哪种组织可引起原发性皮肤淀粉样变
A. 正常组织皮肤
B. 病毒感染的皮肤
C. 细菌感染的皮肤
D. 瘢痕样皮肤
E. 黏膜组织

415. 由维生素B_2缺乏而引起的阴囊炎，其形态不包括
A. 单纯阴囊炎
B. 白色丘疹鳞屑性阴囊炎
C. 结痂性阴囊炎
D. 丘疹性阴囊炎
E. 疱疹性阴囊炎

416. 肠病性肢端皮炎的发病年龄为
A. 出生后4～6周
B. 断奶后4～6周
C. 出生后4～6个月
D. 断奶后4～6个月

E. 1岁以后

417. 痛风惯发于

A. 第一跖趾关节　B. 第二跖趾关节

C. 第三跖趾关节　D. 第一掌指关节

E. 踝关节

418. 痛风急性发作治疗首选

A. 别嘌呤醇　B. 丙磺舒

C. 辛可芬　D. 秋水仙碱

E. 皮质激素

419. 掌跖脓疱病与肠病性肢端皮炎的鉴别要点不包括

A. 只有掌跖脓疱病累及四肢末端

B. 掌跖脓疱病的皮疹为无菌性小脓疱

C. 掌跖脓疱病不累及腔口周围皮肤

D. 掌跖脓疱病无胃肠道症状

E. 掌跖脓疱病的组织病理为棘细胞层内单房性水疱，脓疱

420. 毛囊角化病与维生素A缺乏症的鉴别要点不包括

A. 只有毛囊角化病的皮疹为毛囊角化性丘疹

B. 毛囊角化病多有家族史

C. 毛囊角化病的皮疹主要分布在皮脂溢出区

D. 毛囊角化病的皮疹可融合成疣状斑块

E. 毛囊角化病的组织病理学检查具有特异性

421. 下列关于有助于黄瘤病诊断的辅助检查，不包括的是

A. 冷冻切片猩红或苏丹红染色

B. 血脂检查

C. 脂蛋白电泳

D. 免疫球蛋白测定

E. 血液涂片查泡沫细胞

422. 患者男，41岁，于上背部及双臂外侧出现褐色苔藓样皮疹伴痒1年。1年前患者上背部开始出现褐色针头大小的丘疹，瘙痒明显，用抗过敏药治疗能缓解症状，但皮疹继续增多，密集成片，丘疹顶端出现苔藓样改变。皮损组织病理：角化过度，棘层增生肥厚，皮突延长增宽，乳头和真皮上部见嗜红性团块状物质，并见色素失禁现象。该患者最可能诊断为

A. 神经性皮炎

B. 血管萎缩性皮肤异色症

C. 融合性网状乳头瘤病

D. 皮肤淀粉样变

E. 黑变病

423. 患者男，40岁，领前V字区，双手足掌面出现境界清楚的褐红至褐黑色的斑疹，表皮部分脱屑。3个月前初起为水肿型鲜红色斑，类似晒斑，自觉瘙痒、灼热。患者常出现食欲减退，恶心、呕吐等消化道症状。有长期饮酒史，无服药史。患者精神不振，失眠。该患者考虑诊断为

A. 接触性皮炎　B. 光敏性药物皮炎

C. 晒斑　D. 烟酸缺乏病

E. 肠病性肢端皮炎

424. 患者女，24岁，精神遭受打击后开始厌食3个月，双臂、面颈部出现暗红斑2个月，口腔溃疡、腹泻半个月。实验室检查结果显示贫血、低蛋白血症。给予复合维生素B、烟酰胺、富马酸亚铁治疗2周，症状明显缓解。最可能诊断为

A. 光敏性药物皮炎

B. 接触性皮炎

C. 晒斑

D. 肠病性肢端皮炎

E. 烟酸缺乏病

425. 下列关于脂膜炎，说法不正确的是

A. 有间隔性脂膜炎

B. 有小叶性脂膜炎

C. 可有中性粒细胞浸润

D. 可有淋巴细胞浸润

E. 无脂肪细胞坏死

426. 在以结节为主要损害的皮肤病中，下列应除外

A. 结节痒疹　B. 黄瘤

C. 寻常狼疮　D. 结节病

E. 传染性软疣

427. 下列关于环境因素对红斑狼疮发病的影响，错误的是

A. 寒冷可促使病情发展

B. 外伤不会影响病情的发展

C. 精神创伤可使病情恶化

D. 日晒可使病情加剧

E. 某些药物可诱发药物性红斑狼疮综合征

428. 红斑狼疮的发病由Ⅱ型变态反应所致的是

A. 浆膜炎　B. 狼疮性肾炎

C. 坏死性血管炎　D. 白细胞减少

E. 关节炎

429. 下列为盘状红斑狼疮多发人群的是

A. 20岁以下的女性　B. 20～40岁的女性

C. 20～40岁的男性　D. 40岁以上的女性

E. 40岁以上的男性

430. 播散型DLE发展为SLE的概率为

A. 5%左右　B. 10%

C. 15%　　D. 25%
E. 30%

431. SLE 最常见的致死原因是
A. 间质性肺炎　　B. 狼疮性脑病
C. 严重继发感染　　D. 肾衰竭
E. 心律失常

432. 下列有关 SLE 心血管的损害，最常见的是
A. 心律失常　　B. 心肌炎
C. 静脉炎　　D. 心内膜炎
E. 心包炎

433. 在 SLE 中与活动性肾脏损害密切相关的抗体是
A. ANA　　B. 抗 SSA/SSB 抗体
C. 抗 dsDNA 抗体　　D. 抗心磷脂抗体
E. 抗 RNP 抗体

434. SLE 患者具有诊断意义的 ANA 滴度为
A. >1∶50　　B. >1∶60
C. >1∶70　　D. >1∶80
E. >1∶90

435. SLE 患者出现抗 Sm 抗体阳性，提示伴有
A. 心脏损害　　B. 肝脏损害
C. 肾脏损害　　D. 关节损害
E. 呼吸系统损害

436. 治疗盘状红斑狼疮的首选药物是
A. 糖皮质激素　　B. 氯喹
C. 反应停　　D. 硫唑嘌呤
E. 维 A 酸

437. SCLE 患者占 LE 患者总数的百分比为
A. 5%　　B. 8%
C. 10%　　D. 30%
E. 40%

438. 在 1982 年 ARA 修订的 SLE11 项诊断标准中同时或相继出现几项时可诊断为 SLE
A. 3 项　　B. 4 项
C. 5 项　　D. 6 项
E. 7 项

439. 狼疮带实验中免疫球蛋白和补体沉积的部位是
A. 角质形成细胞
B. 真皮浅层
C. 表皮底层
D. 真皮与表皮交界处
E. 真皮深层

440. 治疗 SLE 的首选药物为
A. 环磷酰胺　　B. 糖皮质激素
C. 环孢素　　D. 硫唑嘌呤
E. 氯喹

441. 下列关于大疱性红斑狼疮的描述，错误的是
A. 为急性皮肤红斑狼疮的一种新亚型
B. 皮损好发于曝光部位
C. 组织病理是表皮下水疱
D. 免疫电镜是免疫球蛋白沉积在透明板
E. 患者对氨苯砜治疗非常敏感

442. 新生儿 SLE 的血清学标志抗体是
A. 抗 Sm 抗体
B. 抗 RNP 抗体
C. 抗 Scl－70 抗体
D. 抗 PCNA 抗体
E. 抗 Ro/SSA 抗体

443. 新生儿 SLE 除皮损外最易出现的临床表现是
A. 先天性心脏房室传导阻滞
B. 溶血性贫血
C. 肝炎
D. 血小板减少
E. 肾炎

444. 当 SLE 患者出现抗 RNP 抗体阳性时，临床上常伴有
A. 雷诺现象　　B. 光敏感皮损
C. 血管炎皮损　　D. 脱发
E. 黏膜损害

445. 最常见的银屑病类型是
A. 红皮病型　　B. 脓疱型
C. 关节病型　　D. 泛发型
E. 寻常型

446. 下列不是系统性硬皮病的皮肤症状的是
A. 色素脱失　　B. 指尖皮肤溃疡
C. Gottron 征　　D. 毛细血管扩张
E. 色素沉着

447. 下列有关硬皮病的治疗，错误的是
A. 给予高蛋白、高维生素饮食
B. 口服大剂量维生素 E
C. 大剂量糖皮质激素
D. 中药治疗
E. 秋水仙碱

448. 对药物性狼疮具有诊断意义的抗体是
A. 抗核抗体
B. 抗单链 DNA 抗体
C. 抗组蛋白抗体
D. 抗 Sm 抗体

E. 抗 RNP 抗体

449. 正常非曝光处皮肤的狼疮带试验阳性见于

A. DLE　　B. SCLE
C. SLE　　D. 药物性狼疮
E. 狼疮性脂膜炎

450. SLE 患者伴有 DLE 样皮损的概率为

A. 5%　　B. 10%
C. 5% ~15%　　D. 20%
E. 30%

451. 下列哪项脑脊液实验室检查有助于判断 SLE 有无中枢神经系统侵犯

A. 免疫复合物测定
B. 补体测定
C. 氯化物测定
D. 糖蛋白测定
E. ANA 测定

452. 下列与 SLE 患者血小板减少有关的抗体是

A. ANA　　B. 抗心磷脂抗体
C. 抗 dsDNA 抗体　　D. 抗 Sm 抗体
E. 抗 RNP 抗体

453. SLE 患者神经系统损害的主要表现为

A. 偏头痛　　B. 癫痫样发作
C. 周围神经炎　　D. 失明
E. 偏瘫

454. SLE 患者最常见的早期症状之一为

A. 发热　　B. 关节症状
C. 光敏感　　D. 雷诺现象
E. 浆膜炎

455. 药物引起的红斑狼疮，其皮损主要表现为

A. 蝶形红斑　　B. 慢性荨麻疹
C. 光敏感　　D. 血管炎
E. 盘状红斑狼疮皮损

456. 患者女，50 岁，因面部出现水肿性紫红色斑伴四肢肌肉酸痛无力半年，吞咽困难 10 余天就诊。查体发现双手指伸侧对称分布扁平紫红色鳞屑性丘疹，甲周可见毛细血管扩张及瘀点。最可能的诊断为

A. SLE　　B. 皮肌炎
C. 系统性硬皮病　　D. 重症肌无力
E. 混合性结缔组织病

457. 患者女，28 岁，面颊部、指末端及甲周出现暗红色斑 1 个月，四肢关节痛伴持续性发热 10 天。实验室检查：WBC 3.5×10^9/L，Hb 8.7g/L，ESR 54mm/L，尿蛋白（++）。本病可能的诊断为

A. 风湿热　　B. 皮肌炎
C. SLE　　D. 慢性肾炎
E. 盘状红斑狼疮

458. 下列可出现继发性毛细血管扩张的是

A. 血管瘤
B. 酒渣鼻鼻部毛细血管扩张
C. 蜘蛛状毛细血管扩张
D. 匍行性血管瘤
E. 血管性母斑

459. 肢端青紫症的发病因素不包括

A. 衰弱　　B. 免疫
C. 内分泌疾病　　D. 寒冷
E. 焦虑

460. 雷诺病的诊断不包括

A. 寒冷诱发　　B. 情绪诱发
C. 对称发病　　D. 感染诱发
E. 可出现皮肤坏死

461. 下列不是雷诺病实验室检查的是

A. 激发试验
B. 指动脉压力测定
C. 指动脉造影
D. 血常规
E. 免疫学检查

462. 雷诺现象的皮肤颜色的变化顺序为

A. 红→白→紫　　B. 紫→红→白
C. 紫→白→红　　D. 红→紫→白
E. 白→紫→红

463. SLE 最典型的皮肤损害是

A. 对称性皮疹　　B. 面颊部蝶形红斑
C. 网状青斑　　D. 雷诺现象
E. 口腔溃疡

464. 下列关于化脓性肉芽肿的临床表现，描述错误的是

A. 可发生于任何年龄，但以青少年多见
B. 轻度穿通性皮肤损伤是常见的诱因
C. 直径一般为 5 ~10mm，质地柔软，压之变白
D. 初发皮损为鲜红色或棕红色丘疹
E. 轻度外伤即可引起皮损出血

465. 下列关于化脓性肉芽肿的治疗方案选择，错误的是

A. 口服异维 A 酸　　B. 激光
C. 冷冻　　D. 手术切除
E. 电凝

466. 下列关于先天性网状青斑的叙述，正确的是

A. 多见于男性

B. 皮肤呈毛细血管扩张和持久性浅静脉扩张、大理石样表现
C. 常对称发生
D. 一般不伴有皮肤萎缩
E. 此病不可恢复

467. 不易发生瘢痕疙瘩的部位是
A. 胸骨区　B. 肩部
C. 面部　D. 颈部
E. 小腿伸侧

468. 一位农民夏季在菜园种菜时，下肢、前臂出现点状、条索状红斑、水肿，伴发痒，逐渐有灼热、疼痛感，约12小时后皮损处出现水疱，逐渐发展为脓疱或灰黑色坏死，皮损出现灼痛。对该患者而言，最可能的诊断是
A. 疥疮　B. 毛虫皮炎
C. 隐翅虫皮炎　D. 接触性皮炎
E. 螨虫皮炎

469. 下列关于雷诺现象的诊断依据，错误的是
A. 多发生于中青年女性
B. 单侧发病，特别限于1~2指
C. 发病后迅速发展成组织坏死、溃疡
D. 动脉搏动减弱或消失
E. 有发热、系统性症状、贫血、红细胞沉降率增快和抗核抗体阳性等实验室检查异常

470. 患者男，18岁，1个月前右手中指轻度外伤恢复期，在伤处出现鲜红色绿豆大小丘疹，早期发展迅速，现基本停止增长，质地柔软，无自觉症状。轻微外伤及引起出血。无其他疾病史，无冶游史。考虑诊断为
A. Kaposi肉瘤
B. 息肉状突起的肉芽组织
C. 毛细血管瘤
D. 化脓性肉芽肿
E. 蕈样肉芽肿

471. 变应性血管炎主要侵犯
A. 表皮　B. 真皮深层
C. 真皮浅层　D. 皮下脂肪
E. 皮肤附件

472. 变应性血管炎是哪一型变态反应
A. 速发型
B. 细胞毒型
C. 免疫复合物型
D. 迟发型
E. 细胞毒型与免疫复合物型

473. 下列哪项是错误的
A. 系统性红斑狼疮会出现血小板减少
B. 过敏性紫癜出现出血时间延长
C. 银屑病的鳞屑剥去后，出现点状出血
D. 血栓性静脉炎多合并于白塞病
E. 化脓性肉芽肿易出血

474. 过敏性紫癜的特征为
A. 发热、乏力
B. 蛋白尿、血尿
C. 可累及其他系统如关节、肾脏、肺等
D. 非血小板减少性紫癜
E. 发病前常有上呼吸道感染、低热、全身不适等前驱症状

475. 变应性皮肤血管炎的发病与下列哪一型免疫反应关系密切
A. Ⅰ型免疫反应　B. Ⅱ型免疫反应
C. Ⅲ型免疫反应　D. Ⅳ型免疫反应
E. Ⅴ型免疫反应

476. 下列关于结节性红斑正确的是
A. 主要累及真皮浅层小血管及毛细血管
B. 皮损多形性
C. 可伴发内脏损害
D. 发生于皮下脂肪的炎症性疾病
E. 皮损不对称

477. 诊断为白塞病时，口腔溃疡每年至少发作
A. 1次　B. 2次
C. 3次　D. 4次
E. 5次

478. 紫癜的主要皮损是
A. 丘疹　B. 风团
C. 红斑　D. 色素沉着
E. 瘀点、瘀斑

479. 主要累及真皮浅层小血管及毛细血管的过敏性、炎症性皮肤病，皮损多形性的是
A. 过敏性紫癜　B. 变应性皮肤血管炎
C. 结节性红斑　D. 白塞病
E. 色素性紫癜性皮病

480. 下列不是白塞病的好发部位的是
A. 口腔　B. 眼
C. 生殖器　D. 皮肤
E. 肺

481. 下列不属于白细胞破碎性血管炎的是
A. 变应性皮肤血管炎

B. 过敏性紫癜
C. 荨麻疹性血管炎
D. 结节性多动脉炎
E. 白塞病

482. 下列关于过敏性紫癜的实验室检查，错误的是
A. 毛细血管脆性试验阳性
B. 血小板功能正常
C. 血小板计数正常
D. 出凝血时间缩短
E. 凝血因子在正常范围

483. 变应性皮肤血管炎的发病机制是
A. 免疫复合物沉淀于小血管壁
B. IgE 介导的速发型变态反应
C. 血流动力学改变
D. 抗体介导的细胞毒作用
E. 淋巴细胞释放细胞因子

484. 发生于皮下脂肪，基本损害为红色结节和斑块的炎症性疾病是
A. 过敏性紫癜　B. 变应性皮肤血管炎
C. 结节性红斑　D. 白塞病
E. 色素性紫癜性皮病

485. 下列不是变应性皮肤血管炎特征的是
A. 紫癜　B. 出血
C. 结节　D. 坏死
E. 溃疡

486. 下列关于结节性红斑的临床表现，描述错误的是
A. 疼痛性结节
B. 可伴有发热、关节酸痛等
C. 中青年女性好发
D. 结节易发生破溃
E. 皮损常多发

487. 下列关于荨麻疹性血管炎，描述错误的是
A. 可并发肾脏损害
B. 抗组胺药效果好
C. 可伴有关节疼痛
D. 风团持续时间在 24 小时以上
E. 皮损消退后遗留色素沉着

488. 变应性皮肤－系统性血管炎见于
A. 白塞病
B. 变应性皮肤血管炎
C. 皮肤结节性血管炎
D. 变应性肉芽肿
E. 血清病

489. 下列实验室检查与白塞病不相关的是
A. 红细胞沉降率加快
B. C－反应蛋白降低
C. 可检出对口腔黏膜自身抗体
D. 血清黏蛋白增加
E. 铜蓝蛋白增加

490. 结节性多动脉炎的首选药物是
A. 免疫抑制剂　B. 糖皮质激素
C. 抗生素　D. 非类固醇抗炎药
E. 氨苯砜

491. 下列因素与过敏性紫癜无关的是
A. 感染　B. 食物
C. 药物　D. 理化因素
E. 恶性肿瘤

492. 荨麻疹性血管炎具有特征性的实验室检查为
A. 红细胞沉降率加快
B. 血清补体降低
C. 血清免疫复合物增高
D. 蛋白尿
E. 白细胞计数增高

493. 下列有关色素性紫癜性苔藓样皮炎的叙述，正确的是
A. 与Ⅲ型变态反应密切相关
B. 血清补体降低
C. 血管迟发性过敏反应
D. 以血管炎为基础的多系统疾病
E. 由淋巴细胞介导的红细胞外渗导致的一种疾病

494. 有助于立克次体病诊断的实验室检查是
A. 肥达试验
B. 外斐试验
C. 嗜异性凝集试验
D. 血培养
E. 冷凝集试验

495. 过敏性紫癜的组织学改变是
A. 白细胞破碎性大血管炎
B. 白细胞破碎性小血管炎
C. 淋巴细胞性小血管炎
D. 肉芽肿性大血管炎
E. 肉芽肿性小血管炎

496. 白塞病皮肤损害的典型表现是
A. 结节样红斑、毛囊炎、针刺反应阳性
B. 结节样红斑、毛囊炎、针刺反应阴性
C. 变应性皮肤血管炎、毛囊炎、针刺反应阳性
D. 变应性皮肤血管炎、毛囊炎、针刺反应阴性

E. 多形红斑、毛囊炎、针刺反应阳性

497. 患者男，40 岁，下肢静脉曲张多年。右小腿下三分之一处皮肤反复发生红斑、丘疱疹、糜烂、渗液、痒，已数年。考虑诊断为

A. 干燥性湿疹
B. 钱币形湿疹
C. 外伤性湿疹
D. 淤积性皮炎
E. 接触性皮炎

498. 有一种疾病的皮疹，其表面皮肤发红，主要是分布在小腿伸侧面的结节，不破溃，压之疼痛，应考虑是

A. 变应性皮肤血管炎
B. 结节性红斑
C. 皮肤结节性血管炎
D. 硬结性红斑
E. 过敏性紫癜

499. 患者男，15 岁，因四肢皮肤出现紫红色红斑丘疹和瘀点 2 周，小腿水肿 5 天就诊。血常规正常，尿蛋白（++），并出现细胞管型。该患者最可能的诊断为

A. 单纯型过敏性紫癜
B. 进行性色素性紫癜性皮病
C. 血小板减少性紫癜
D. 肾型过敏性紫癜
E. 单纯型紫癜

500. 患者女，35 岁，因双胫前反复疼痛性红斑结节 2 月余就诊。患者有慢性扁桃体炎病史 20 余年。实验室检查未见异常。组织病理提示真皮深层血管周围呈慢性炎症浸润。该患者最可能的诊断是

A. 变应性皮肤血管炎
B. 结节性红斑
C. 皮肤结节性血管炎
D. 结节性多动脉炎
E. 变应性肉芽肿

501. 患者男，45 岁，双下肢棕褐斑疹，无明显自觉症状。查体发现皮损位于胫前区，皮损周围散在针尖大小的瘀点。该患者最可能的诊断是

A. 单纯性紫癜
B. 进行性色素性紫癜性皮肤病
C. 色素性紫癜性苔藓样皮炎
D. 淤积性皮炎
E. 过敏性紫癜

502. 黄褐斑为一常见色素沉着性皮肤病，下列不正确的是

A. 多见于面部暴露部位
B. 化妆品与发病无关
C. 冬轻夏重
D. 一部分妊娠期发病者，分娩后可消退
E. 常分布于面颊

503. 对无色素痣，下述正确的是

A. 泛发性多见
B. 多呈带状分布
C. 四肢伸侧区的可伴发精神症状
D. 在 Dopa 反应强阳性
E. 可见嗜色素细胞

504. 患者男，43 岁，鼻部皮疹 5 年，初为鼻尖部红斑，逐渐出现丘疹、脓疱和结节。可能的诊断为

A. 酒渣鼻红斑期
B. 结节性痤疮
C. 脂溢性皮炎
D. 酒渣鼻丘疹脓疱期
E. 酒渣鼻鼻赘期

505. 下列关于酒渣鼻的丘疹脓疱期，正确的是

A. 皮色丘疹，毛囊开口不明显
B. 鼻、两颊部对称性分布的红斑
C. 鼻尖部紫红色结节状突起
D. 面颊部丘疹、脓疱，毛囊口扩大
E. 暗红色结节

506. 下列关于色素增加，正确的是

A. 常见于白癜风　B. 常见于白化病
C. 常见于黄褐斑　D. 常见于无色素痣
E. 常见于花斑癣

507. 下列疾病需与雀斑鉴别，但除外

A. 着色性干皮病　B. 咖啡斑
C. 雀斑样痣　D. 蒙古斑
E. 黄褐斑

508. 黏膜处白癜风与黏膜白斑的区别，在于后者

A. 为角化性损害
B. 无明显自觉症状
C. 表皮萎缩、多薄
D. 同形反应
E. 伴周围皮肤病变

509. 黄褐斑常表现为一些全身性疾病的表现，但不包括

A. 月经失调，痛经　B. 慢性肝病
C. 卵巢肿瘤　D. 糖尿病
E. 结核

510. 痤疮发生可能与下列哪种微量元素缺乏有关

A. 钙 B. 铜
C. 锌 D. 钾
E. 铁

511. 下列不支持白癜风发病与免疫有关的是

A. 血中可找到抗黑素抗体
B. 常伴发晕痣
C. 皮损 Langerhan's 细胞增加
D. 皮质类固醇激素治疗有效
E. 精神创伤可加重疾病

512. 对于白化病，下述错误的是

A. 全身皮肤色素缺乏
B. 对紫外线高度敏感
C. 有昼盲状态
D. 常染色体显性遗传
E. 可外用5%对氨苯甲酸乙醇溶液

513. 关于无色素痣的发病部位，下述正确的是

A. 好发于面部
B. 好发于四肢
C. 好发于躯体
D. 好发于头部
E. 好发于手足

514. 有关无色素性痣的叙述，下述不正确的是

A. 是一种非痣细胞痣
B. 是一种发生学上的畸形
C. 是一种持续不退的疾病
D. 是一种易发癌变的疾病
E. 是一种不完全性色素脱失性疾病

515. 皮肤色素痣不应进行手术的情况是

A. 破溃及出血
B. 颜色加深，痣增大
C. 易受摩擦或外伤部位的痣
D. 区域淋巴结增大
E. 位于表皮－真皮交界处

516. 白癜风的可能遗传方式是

A. 多基因遗传
B. 常染色体显性遗传
C. 常染色体隐性遗传
D. 性连锁遗传
E. 常染色体显性遗传伴不完全外显

517. 黑变病的好发人群是

A. 青年女性 B. 青年男性
C. 中年女性 D. 中年男性
E. 老年女性

518. 黄褐斑的药物治疗疗程至少为

A. 2周 B. 4周
C. 6周 D. 8周
E. 10周

519. PUVA 疗法对下列白癜风疗效最好的是

A. 面部皮损
B. 四肢末节皮损
C. 生殖器部位皮损
D. 白斑处伴有白毛
E. 病情进展较快者

520. 儿童白癜风最好用

A. PUVA
B. 外用糖皮质激素
C. 表皮移植
D. 纹色
E. 内服糖皮质激素

521. 下列关于白癜风的发病机制，错误的学说是

A. 自身免疫学说 B. 遗传学说
C. 神经学说 D. 感染学说
E. 黑素细胞自毁学说

522. 不属于黄褐斑常见部位的是

A. 额部 B. 颧部
C. 鼻 D. 口周
E. 口腔黏膜

523. 下列不是雀斑的临床特点的是

A. 多初发于5岁
B. 女性多于男性
C. 青春期色斑最重
D. 中老年色斑最重
E. 老年后色斑减轻

524. 下列治疗黄褐斑的措施，错误的是

A. 尽量寻找并去除诱因
B. 避免日光照射
C. 外用遮光剂
D. 外用脱色剂
E. 外用强效糖皮质激素

525. 下列不是黑变病的诱发因素的是

A. 遗传 B. 接触沥青
C. 化妆品 D. 营养不良
E. 内分泌紊乱

526. 寻常型天疱疮的病因是

A. 细菌感染、病毒感染、真菌感染
B. 细菌感染

C. 病毒感染

D. 真菌感染

E. 自身免疫病

527. 以下大疱性皮肤病的水疱位于表皮内的是

A. 单纯型大疱性表皮松解症

B. 大疱性类天疱疮

C. 妊娠疱疹

D. 疱疹样皮炎

E. 线状 IgA 大疱性皮病

528. 天疱疮患者血循环中存在的自身抗体主要是

A. IgA　　B. IgG

C. IgM　　D. IgE

E. IgD

529. 天疱疮的 IIF 抗体滴度与病情的相关性为

A. 平行　　B. 无明显相关

C. 相反　　D. 正比例

E. 反比例

530. 天疱疮患者的大疱疱壁是

A. 饱胀的　　B. 不易破裂的

C. 多房性　　D. 松弛的

E. 呈脐凹状

531. 寻常型天疱疮的特点有

A. 壁为厚壁、张力性大疱

B. 壁易破裂，不易渗出，糜烂

C. 尼氏征阴性

D. 口腔黏膜不受累

E. 首选糖皮质激素治疗

532. 下列不属于银屑病临床分型的是

A. 寻常型　　B. 脓疱型

C. 关节病型　　D. 斑块型

E. 红皮病型

533. 银屑病转为泛发性脓疱型银屑病的最常见诱因是

A. 应用皮质类固醇或免疫抑制剂过程中突然停药

B. 外用抗生素

C. 内服抗组胺药

D. 继发细菌感染

E. 继发真菌感染

534. 目前认为银屑病（俗称牛皮癣）是一种

A. 细菌感染，抗生素可治疗的皮肤病

B. 病毒感染，抗病毒药可治疗的皮肤病

C. 内分泌失调，调节内分泌可治愈的皮肤病

D. 原因不明，尚无特效治疗药物的皮肤病

E. 原因不明，有各种西药或中药能根治的皮肤病

535. 大疱性表皮松解症的皮损好发部位是

A. 皮肤黏膜交界处

B. 腹股沟及臀沟等部位

C. 肢端及四肢关节伸面等易受到摩擦处

D. 四肢及躯体屈曲等皮肤较薄处

E. 头皮及躯体等部位

536. 与营养不良型大疱性表皮松解症相关的是

A. 编码 K5 和 K14 的基因突变

B. 编码板层素 5 和 XⅦ型胶原基因突变

C. 编码Ⅶ型胶原基因突变

D. 角化细胞黏附障碍

E. 类固醇硫酸酯基因缺陷

537. 家族性良性慢性天疱疮的好发部位是

A. 头皮　　B. 面部

C. 掌跖部　　D. 皱褶部位

E. 四肢

538. 大疱性表皮松解症的临床表现特点是

A. 皮肤感染后容易引起大疱或水疱

B. 皮肤在受到轻微摩擦后容易引起大疱或水疱

C. 机体免疫功能紊乱，皮肤容易引起大疱或水疱

D. 皮肤对过敏原反应增强，容易引起大疱或水疱

E. 皮肤脆性增强，受伤后容易出现皮肤缺失或裂痕

539. 下列关于鳞状毛囊角化病，说法不正确的是

A. 好发于青壮年

B. 可能与鱼鳞屑属同类病

C. 为角化性皮肤病

D. 在少数病例中家族中有相同患者

E. 为常染色体显性遗传

540. 下列关于鳞状毛囊角化病，说法不正确的是

A. 冬季加重，夏季减轻

B. 一般无自觉症状

C. 好发于青壮年

D. 有时有家族史

E. 鳞屑消失后均有暂时性色素沉着

541. 鳞状毛囊角化病无须与以下哪种疾病鉴别

A. 鱼鳞病　　B. 花斑癣

C. 副银屑病　　D. 连圈状秕糠疹

E. 红皮病

542. 在汗孔角化症中，最可能癌变的是

A. 浅表播散型汗孔角化症

B. 斑片型汗孔角化症

C. 单侧线状汗孔角化症

D. 播散性浅表性光线性汗孔角化症

E. 点状汗孔角化症

543. 交界型大疱性表皮松解症与下列哪项相关
A. 编码 K5 和 K14 的基因突变
B. 编码板层素 5 和 BPAG2 等物质的基因突变
C. 编码Ⅶ型胶原基因突变
D. 角化细胞黏附障碍
E. 类固醇硫酸酯基因缺陷

544. 下列不符合寻常型鱼鳞病的是
A. 又称干皮症
B. 冬重夏轻
C. 小腿伸侧分布深褐色菱形鳞屑
D. 掌跖常见线状皲裂
E. 自觉症状重

545. 下列不是结节性硬化症皮损的特征性损害的是
A. 面部血管纤维瘤
B. 甲床下纤维瘤
C. 多发性脂囊瘤
D. 鲛鱼皮斑
E. 卵圆形或叶状白斑

546. 相对而言，下列哪个基因突变导致的表皮松解性掌跖角化病的临床表现较轻
A. 连接蛋白 26　　B. 兜甲蛋白
C. 角蛋白 1　　D. 角蛋白 9
E. 角蛋白 14

547. 相对而言，下列哪个基因突变导致的残毁性掌跖角化病的表型常伴耳聋
A. 连接蛋白 26　　B. 兜甲蛋白
C. 角蛋白 1　　D. 角蛋白 9
E. 角蛋白 14

548. 相对而言，下列哪个基因突变导致的残毁性掌跖角化病的表型多伴发鱼鳞病
A. 连接蛋白 26　　B. 兜甲蛋白
C. 角蛋白 1　　D. 角蛋白 9
E. 角蛋白 14

549. 下列对寻常型鱼鳞病的描述，正确的是
A. 常染色体隐性遗传
B. 易累及皱褶部位
C. 鳞屑呈黏着性
D. 青春期后停止发展
E. 颗粒层明显增厚

550. 患儿男，15 岁，2 年前两臂出现针尖至粟粒大小的与毛孔一致的坚硬丘疹，不融合，顶端有褐色角质栓，内含卷曲的毛发，皮损冬重夏轻。曾服用维生素 A 治疗，症状无改善。其父年轻时有同样病史，现已减轻。该患儿应诊断为
A. 维生素 A 缺乏症　　B. 毛周角化病
C. 小棘苔藓　　D. 鱼鳞病
E. 痒疹

551. 患儿男，4 岁，出生后即发现躯体和四肢伸侧出现褐色多角形鳞屑，血清硫酸胆固醇升高，脂蛋白电泳异常。该患儿可能的诊断为
A. 点状掌跖角皮症
B. 弥漫性掌跖角皮症
C. 汗孔角化症
D. 性连锁寻常型鱼鳞病
E. 寻常型鱼鳞病

552. 掌跖点状角化病的特征是
A. 掌跖增厚
B. 常染色体隐性遗传
C. 掌跖部散发角化性丘疹
D. 甲营养不良
E. 角层增厚

553. 下列疾病不伴有掌跖角化的是
A. 角化型足癣　　B. 板层状鱼鳞病
C. 毛发红糠疹　　D. 掌跖慢性湿疹
E. 毛周角化病

554. 毛周角化病与下列哪项相关
A. 编码 K5 和 K14 的基因突变
B. 编码板层素 5 和 XⅦ型胶原基因突变
C. 编码Ⅶ型胶原基因突变
D. 角化细胞黏附障碍
E. 类固醇硫酸酯基因缺陷

555. 下列属于获得性掌跖角化病的是
A. 残毁性掌跖角化病
B. 围绝经期掌跖角化病
C. 掌跖点状角化病
D. 表皮松解性掌跖角化病
E. 转移性掌跖角化病

556. 长期接触可导致掌跖部出现多发性不规则的疣状角质增厚的金属是
A. 铜　　B. 铁
C. 砷　　D. 银
E. 硒

557. 符合性连锁鱼鳞病特点的是
A. 角膜有点状浑浊
B. 掌跖角化过度
C. 只发生于女性
D. 随年龄增长症状减轻
E. 皮损局限于胫前

558. Peutz－Jeghers 综合征的胃肠道息肉最多见的部位是

A. 胃　B. 直肠
C. 小肠　D. 结肠
E. 回肠

559. 不符合板层状鱼鳞病临床特点的是

A. 出生时即发病
B. 黄棕色四方形鳞屑
C. 松弛性大疱
D. 口唇外翻
E. 体表呈铠甲样

560. Peutz－Jeghers 综合征的息肉常为

A. 肉瘤　B. 腺瘤
C. 纤维瘤　D. 淋巴瘤
E. 平滑肌瘤

561. 毛周角化病与小棘苔藓的不同处是前者

A. 为毛囊性丘疹
B. 无自觉症状或瘙痒
C. 分布对称
D. 毛囊口有角栓，内含卷曲的毛发
E. 预后好

562. 毛囊角化病的皮损好发于

A. 皱褶部位　B. 皮脂溢出部位
C. 暴露部位　D. 四肢伸侧
E. 躯干部

563. 毛囊角化病的致病基因为

A. ATP2A2 基因　B. ATP2C1 基因
C. ABCA12 基因　D. STS 基因
E. K5 基因

564. 下列关于鱼鳞病的治疗措施，不正确的是

A. 做产前诊断
B. 外用维 A 酸可改善角化程度
C. 口服维 A 酸可根治此病
D. 局部用药以温和、保湿、轻度剥脱为原则
E. 有感染者外用抗菌药物

565. 下列不符合 Hailey－Hailey 病的是

A. 出现颈、腋、腹股沟反复出现水疱、糜烂
B. 好在青春期发病
C. 表皮内水疱形成
D. 不遗留瘢痕
E. 直接免疫荧光阳性

566. 毛囊角化病最早皮损的常见部位是

A. 头皮　B. 鼻唇沟
C. 耳后　D. 前胸
E. 腋下

567. 下列与毛周角化病不符的是

A. 常见于青少年
B. 冬重夏轻
C. 与毛孔一致的坚硬的角化性丘疹
D. 维生素 A 不可用于治疗毛周角化病
E. 好发于上臂、股外侧和臀部

568. 红斑肢痛症好发于

A. 双手　B. 双足
C. 双上肢　D. 双侧小腿
E. 双侧大腿

569. 大疱性表皮松解症的共性不包括

A. 摩擦、碰撞不引起皮损
B. 与遗传有关
C. 皮肤、黏膜出现水疱、大疱
D. 病变位于表皮内、表皮下
E. 好发于四肢伸侧

570. 下列有关红斑肢痛症的特征，不正确的是

A. 疼痛为阵发性　B. 皮肤潮红
C. 局部温度升高　D. 皮肤灼痛
E. 脉跳无力

571. 下列有关红斑肢痛症的叙述，不正确的是

A. 是一种少见的阵发性血管扩张性疾病
B. 分为原发性和继发性两种
C. 多发生于 40 岁以后
D. 具有遗传现象
E. 口服小剂量阿司匹林可使发作减轻

572. X 连锁鱼鳞病与下列哪项相关

A. 编码 K5 和 K14 的基因突变
B. 编码板层素 5 和 BPAG2 等物质的基因突变
C. 编码Ⅶ型胶原基因突变
D. 类固醇硫酸酯基因缺陷
E. 角化细胞黏附障碍

573. 下列不属于原发性皮肤松弛症的是

A. 眼睑皮肤松弛
B. 神经纤维瘤病
C. 弹性纤维假黄瘤
D. 斑状皮肤萎缩
E. 全身性皮肤松弛症

574. 目前认为，皮肤松弛症与下列哪项有关

A. 铜离子代谢异常
B. 铁离子代谢异常

C. 锌离子代谢异常
D. 硒离子代谢异常
E. 铅离子代谢异常

575. 不符合弥漫性掌跖角化病的是
A. 掌跖角化性斑块
B. 多伴有掌跖多汗
C. 成年期发病
D. 角层增厚、颗粒层和棘层增厚
E. 常染色体显性遗传

576. 下列不属于掌跖角化病的共性的有
A. 主要累及掌跖
B. 无特效口服药物治疗
C. 局部治疗为主
D. 大多为先天性，有家族史
E. 皮损容易在情绪压力下被诱发

577. 下列鱼鳞病不伴有掌跖角化过度的是
A. 寻常型鱼鳞病
B. 板层状鱼鳞病
C. 性连锁隐性鱼鳞病
D. 先天性鱼鳞病样红皮病
E. 先天性大疱性鱼鳞病样红皮病

578. 下列不符合大疱性先天性鱼鳞病样红皮病的临床特点的是
A. 出生时即发病
B. 轻微创伤和摩擦可引起发病
C. 松弛性大疱易破溃形成糜烂面
D. 随年龄增长，红斑、水疱症状减轻
E. 随年龄增长，红斑、水疱症状加重

579. 下列对遗传性大疱性表皮松解症的描述，不正确的是
A. 好发于四肢的伸侧
B. 皮肤在受到摩擦后出现水疱、大疱
C. 营养不良性 EB 愈后遗留瘢痕
D. 单纯性 EB 愈后遗留瘢痕
E. 有家族史

580. 下列关于家族性慢性良性天疱疮的治疗措施，不恰当的是
A. 抗生素、抗真菌制剂及糖皮质激素外用有一定疗效
B. 严重者可内服泼尼松
C. 严禁系统应用抗生素
D. 氨苯砜对部分患者有效
E. 顽固及皮损肥厚者可用局部放射治疗

581. 患儿男，3 岁，自婴儿期开始，肢端及摩擦部位反复起水疱。有时为血疱，愈合缓慢。体检：四肢伸侧见片状色素沉着、萎缩性瘢痕及粟丘疹，可见尼氏征阳性，血疱、水疱及糜烂。可能的诊断是
A. 隐性遗传性营养不良型大疱性表皮松解症
B. 显性遗传性营养不良型大疱性表皮松解症
C. 单纯型大疱性表皮松解症
D. 获得性大疱性表皮松解症
E. 皮肤迟发型卟啉病

582. 寻常型天疱疮的皮损很少发生在
A. 口腔　B. 胸背部
C. 头颈部　D. 四肢屈侧
E. 腋下

583. 在天疱疮的临床类型中，病情最轻的是
A. 寻常型天疱疮　B. 增殖型天疱疮
C. 落叶型天疱疮　D. 红斑型天疱疮
E. 疱疹样型天疱疮

584. 增殖型天疱疮是以下哪种类型的天疱疮的良性型
A. 红斑型天疱疮　B. 大疱性类天疱疮
C. 落叶型天疱疮　D. 寻常型天疱疮
E. 疱疹样型天疱疮

585. 增殖型天疱疮的好发部位为
A. 皱褶部位　B. 躯干
C. 四肢远端　D. 头面部
E. 胸部

586. 寻常型天疱疮最早出现病损的部位是
A. 皮肤　B. 口腔
C. 鼻腔　D. 外生殖器
E. 肛门

587. 天疱疮的治疗首选
A. 糖皮质激素　B. 氨苯砜
C. 免疫抵制剂　D. 伊曲康唑
E. 少量多次输血

588. 寻常型天疱疮抗体的靶抗原成分位于
A. 桥粒复合体　B. 半桥粒
C. 透明层　D. 致密层
E. 锚斑

589. 天疱疮患者的水疱位于
A. 表皮内　B. 表皮下
C. 真皮浅层　D. 真皮深层
E. 皮下

590. 大疱性类天疱疮患者的水疱位于
A. 表皮内　B. 表皮下
C. 真皮浅层　D. 真皮深层

E. 皮下

591. 大疱性类天疱疮的好发人群为

A. 儿童　　B. 年轻人
C. 成年人　　D. 妊娠妇女
E. 60 岁以上老年人

592. 线性 IgA 大疱性皮病的水疱位于

A. 表皮内　　B. 表皮下
C. 真皮浅层　　D. 真皮深层
E. 皮下

593. 疱疹样皮炎的治疗首选

A. 皮质类固醇激素
B. 氨苯砜
C. 免疫抑制剂
D. 伊曲康唑
E. 少量多次输血

594. 天疱疮的传统分型不包括

A. 寻常型　　B. 增殖型
C. 落叶型　　D. 红斑型
E. 大疱性类天疱疮

595. 以下大疱病中具有显著瘙痒的是

A. 寻常型天疱疮
B. 大疱性类天疱疮
C. 家族性慢性良性天疱疮
D. 药物诱导型天疱疮
E. 疱疹样天疱疮

596. 下列有关天疱疮的糖质激素治疗的描述，不正确的是

A. 糖皮质激素是治疗天疱疮的首选药物
B. 应及早应用，初始量要足够，以尽快控制病情
C. 剂量可根据天疱疮类型、皮损范围及黏膜有无损害而定
D. 天疱疮抗体的滴度不是判断疗效的指标
E. 为避免或减少大剂量激素的副作用，可合用免疫抑制剂

597. 下列有关天疱疮的诊断依据的描述，不正确的是

A. 松弛性大疱、易破裂且不易愈合
B. 组织病理显示表皮下水疱及棘层松解
C. 网状沉积
D. 间接免疫荧光可检出血清中的天疱疮抗体
E. 尼氏征阳性

598. 下列有关大疱性类天疱疮的描述，不正确的是

A. 组织病理变化为表皮下大疱病
B. 表现为疱壁较厚、紧张不易破的大疱
C. 免疫病理示基底膜带 IgG 和（或）C3 沉积
D. 尼氏征阴性
E. 不发生黏膜损害

599. 下列有关天疱疮的临床特征的描述，不正确的是

A. 自身免疫性表皮内大疱病
B. 壁易破裂，易渗出，糜烂
C. 免疫病理示棘细胞间 IgG 和（或）C3 沉积
D. 尼氏征阳性
E. 表现为疱壁较厚、紧张不易破的大疱

600. 下列关于大疱性类天疱疮的水疱特点的描述，错误的是

A. 好发于 50 岁以上的中老年
B. 正常皮肤或红斑基础上起紧张性大疱
C. 疱壁较厚、不易破裂
D. 糜烂面常覆以痂皮或血痂，可有不同程度的瘙痒
E. 尼氏征阳性

601. 下列有关大疱性类天疱疮治疗的描述，不正确的是

A. 与天疱疮的治疗相似，首选药物也是糖皮质激素，但用量略少
B. 对少数症状严重的病例可应用大剂量激素
C. 单独应用免疫抑制剂无效
D. 局部以清洁干燥、止痛为主
E. 合并感染时应及时选用抗生素

602. 下列有关疱疹样皮炎的临床特征的描述，不正确的是

A. 多发于青年人
B. 表现为疱壁薄、易破的大疱
C. 好发于四肢伸侧
D. 尼氏征阴性
E. 口腔黏膜损害少

603. 疱疹样皮炎的实验室检查的特点是

A. 无明显的嗜酸性粒细胞增高
B. 有明显的嗜酸性粒细胞增高
C. 有明显的嗜酸性粒细胞减少
D. 无明显的嗜酸性粒细胞减少
E. 血常规中仅有嗜酸性粒细胞增高

604. 红斑型天疱疮是以下哪种类型天疱疮的良性型

A. 红斑型天疱疮
B. 大疱性类天疱疮
C. 落叶型天疱疮
D. 寻常型天疱疮
E. 疱疹样型天疱疮

605. 下列有关线性 IgA 大疱性皮病的临床特征的描述，不正确的是

A. 多在外观正常或红斑上发生大小不等水疱
B. 表现为疱壁厚、不易破的大疱
C. 好发于四肢伸侧，分布对称
D. 尼氏征阴性
E. 可自行缓解

606. 线性 IgA 大疱性皮病的治疗首选
A. 皮质类固醇激素
B. 氨苯砜
C. 免疫抑制剂
D. 伊曲康唑
E. 少量多次输血

607. 下列关于妊娠疱疹的临床特征的描述，不正确的是
A. 水疱类似大疱性天疱疮
B. 表现为多行性、红斑、水疱，呈环状排列，类似疱疹样皮炎
C. 好发于四肢，腹部及头面部
D. 尼氏征阴性
E. 持续加重

608. 妊娠疱疹的治疗首选
A. 皮质类固醇激素
B. 氨苯砜
C. 免疫抑制剂
D. 少量多次输血
E. 抗组胺类药物或小剂量的镇静剂

609. 下列关于疱疹样脓疱病的临床特征的描述，不正确的是
A. 多见于中年孕妇妊娠期
B. 开始表现为红斑，后可见针头至绿豆大小的密集脓疱
C. 皮疹可泛发全身
D. 一般无瘙痒
E. 多伴有高热、畏寒、呕吐等全身症状

610. 下列关于掌跖脓疱病的临床特征的描述，不正确的是
A. 多见于中年女性
B. 开始表现为角质层增厚、后可见针头大小的水疱或脓疱
C. 皮疹多可泛发全身
D. 一般伴有瘙痒
E. 呈周期性发作

611. 下列关于持续性肢端皮炎的临床特征的描述，不正确的是
A. 多见于中年人
B. 早期可表现为密集小脓疱
C. 常一指（趾）端发病
D. 及少累及全身
E. 皮损可破溃，出现糜烂、渗出

612. 下列关于角层下脓疱病的临床特征的描述，不正确的是
A. 多见于中年女性
B. 皮疹为针头至绿豆大小的表浅脓疱
C. 发作与缓解交替出现
D. 一般无瘙痒
E. 口腔黏膜多受累

613. 下列关于获得性大疱性表皮松解症的临床特征，描述不正确的是
A. 多见于成年人
B. 无炎症反应的皮肤上形成水疱、大疱、糜烂等损害
C. 皮疹好发于手指、足、肘膝关节侧面
D. 愈后不留瘢痕
E. 多伴有高热、畏寒、呕吐等全身症状

614. 下列关于瘢痕类天疱疮的临床特征，描述不正确的是
A. 多见于鼻腔，眼结膜、咽喉、尿道口等处黏膜的慢性炎症
B. 皮疹处红斑糜烂，预后留有瘢痕
C. 部分患者的皮疹可类似天疱疮
D. 预后不反复发作
E. 发生在眼睑处的损害可引起失明

615. 单纯疱疹的好发部位是
A. 躯干　　B. 四肢
C. 生殖器部位　　D. 头皮
E. 皮肤、黏膜交界处

616. 单纯疱疹的诊断要点是
A. 沿单侧周围神经分布的簇集性小水疱，一般不会复发
B. 好发于皮肤黏膜交界处簇集性水疱，易复发
C. 红斑基础上发生的簇集性小脓疱
D. 沿单侧周围神经分布的簇集性小水疱
E. 周围绕以红晕的小水疱

617. 带状疱疹的传染途径是
A. 粪－口途径传播　　B. 呼吸道
C. 消化道　　D. 性接触
E. 血液传播

618. 下列哪项不是带状疱疹的临床特点
A. 易复发
B. 神经痛

C. 沿单侧神经分布
D. 红斑基础上簇集性的小水疱
E. 一般不会复发

619. 带状疱疹后遗神经痛是指
A. 皮损消退后 2 周，疼痛持续存在者
B. 皮损消退后 6 周，疼痛持续存在者
C. 皮损消退后 8 周，疼痛持续存在者
D. 皮损消退后 12 周，疼痛持续存在者
E. 皮损消退后 4 周，疼痛持续存在者

620. 关于 HPV 的描述，不正确的是
A. 不通过性传播
B. 直接或间接接触传播
C. 人群普遍易感
D. 免疫功能低下者易患
E. 外伤患者易患

621. 下列哪项不属于 HPV 感染皮肤黏膜所致的疾病
A. 寻常疣　B. 扁平疣
C. 传染性软疣　D. 跖疣
E. 尖锐湿疣

622. 传染性软疣的典型皮损是
A. 细小发亮的丘疹
B. 黄豆大小或更大的灰褐色、棕色或皮色丘疹
C. 半球形丘疹，表面蜡样光泽，中央有脐凹，内含乳白色干酪样物质
D. 淡黄或褐黄色斑块或扁平丘疹
E. 米粒至黄豆大小的扁平隆起性丘疹

623. 手足口病的多发人群是
A. 16 ~ 30 岁为主
B. 2 ~ 10 岁儿童
C. 青少年
D. 老人
E. 免疫功能低下者

624. 在天疱疮各型中，最严重的类型是
A. 增殖型天疱疮
B. 落叶型天疱疮
C. 寻常型天疱疮
D. 红斑型天疱疮
E. 药物性天疱疮

625. 下列不属于寻常型天疱疮的临床表现的是
A. 口腔损害多为首发表现
B. 多累及中年人
C. 尼氏征阳性
D. 多见红斑鳞屑性损害
E. 好发于口腔、胸、背、头部

626. 下列说法正确的是
A. 增殖型天疱疮：皮损表面干燥，呈乳头瘤状
B. 红斑型天疱疮不会发展为落叶型
C. 落叶型天疱疮与寻常型相比，病情较重
D. 寻常型天疱疮应用糖皮质激素后死亡率基本为零
E. 寻常型天疱疮的尼氏征阴性

627. 天疱疮治疗的目的在于
A. 延长患者寿命
B. 控制瘙痒
C. 控制新皮损的发生，防治继发感染
D. 去除病根
E. 防治并发症

628. 天疱疮治疗的关键在于
A. 合理应用糖皮质激素等
B. 大剂量静脉丙种球蛋白
C. 给予抗生素
D. 预防和纠正低蛋白血症
E. 血浆置换

629. 天疱疮治疗的首选药物是
A. 丙种球蛋白　B. 糖皮质激素
C. 环磷酰胺　D. 血浆置换
E. 免疫吸附

630. 尼氏征阴性的是
A. 寻常型天疱疮　B. 增殖型天疱疮
C. 落叶型天疱疮　D. 大疱性类天疱疮
E. 副肿瘤性天疱疮

631. 瘙痒明显的天疱疮是
A. 副肿瘤性天疱疮
B. 药物性天疱疮
C. 疱疹样天疱疮
D. 落叶型天疱疮
E. 寻常型天疱疮

632. 下列不属于大疱性类天疱疮的主要特征的是
A. 疱壁较厚、疱不易破
B. 表皮下水疱
C. 基底膜带 IgG 和 C3 沉积
D. 好发于老年人
E. 皮损仅累及躯干、四肢某一部位

633. 下列关于大疱性类天疱疮的临床表现，描述不正确的是
A. 好发于胸腹部和四肢近端
B. 如不治疗可自发性消退
C. 尼氏征阳性
D. 可因多脏器功能衰竭而死亡

E. 好发于老年人

634. 疥疮易侵入什么部位

A. 头皮　　B. 颈部

C. 背部　　D. 皮肤薄嫩处

E. 四肢伸侧

635. 下列关于疥疮的临床特点，叙述错误的是

A. 易侵入皮肤薄嫩处

B. 皮疹表现为丘疹、丘疱疹及隧道

C. 阴囊、阴茎、龟头可有结节

D. 剧烈瘙痒，夜间为甚

E. 可有局部淋巴结肿大

636. 疥疮的传播途径是

A. 接触传播　　B. 飞沫传播

C. 血液传播　　D. 消化道传播

E. 呼吸道传播

637. 下列关于疥疮的防治，不正确的是

A. 一旦确诊应立即隔离，并煮沸消毒衣物和寝具

B. 家庭成员及集体生活者同时治疗

C. 瘙痒严重者可口服镇静止痒药，继发感染者应用抗生素

D. 不分年龄段，都用10%硫磺软膏

E. 以外用药物为主

638. 下列哪项不是隐翅虫皮炎的典型皮损特点

A. 条状、片状或点簇状水肿性红斑

B. 红斑上可见密集丘疹、水疱及脓疱

C. 损害中心脓疱可融合成片

D. 好发于皮肤薄嫩处

E. 有瘙痒、灼热、灼痛感

639. 下列哪种药物不能用于隐翅虫皮炎的治疗

A. 炉甘石洗剂

B. 硫磺软膏

C. 糖皮质激素霜剂

D. 马齿苋

E. 0.1%雷夫奴尔溶液

640. 下面哪一项属于工业职业性皮肤病的物理致病因素

A. 接触紫外线　　B. 强酸、强碱

C. 沥青　　D. 植物花粉

E. 微生物

641. 接触性皮炎与湿疹的严重程度主要取决于

A. 患者年龄

B. 发病部位

C. 接触物性质及机体免疫状态

D. 接触时间长短

E. 患者的工作状况

642. 痤疮、毛囊炎主要见于

A. 教师

B. 长期接触石油、焦油类、矿物类的工人

C. 奶牛畜牧场工人

D. 饮食业工人

E. 机械工

643. 浸渍擦烂型皮炎多见于

A. 从事洗脚服务者

B. 长期接触石油、焦油类工人

C. 造纸厂工人

D. 接触砷、汞的工人

E. 水田劳动者

644. 尾蚴皮炎的治疗原则为

A. 激素治疗

B. 消炎、止痒、防止继发感染

C. 外用药物治疗为主

D. 足量抗生素

E. 抗过敏治疗

645. 下列描述变态反应性接触性皮炎错误的是

A. 有一定潜伏期

B. 易反复发作

C. 任何人均可发病

D. 斑贴试验阳性

E. 皮损分布广泛

646. 线状硬皮病的皮损分布特点为

A. 沿躯干线状分布

B. 沿发际分布

C. 沿双侧肢体分布

D. 沿单侧肢体或肋间神经分布

E. 多见于面部

647. 下述所列疾病不是好发于暴露部位的是

A. 日光性皮炎

B. 漆性皮炎

C. 空气源性接触性皮炎

D. 日光性荨麻疹

E. 湿疹

648. 集体敷药后，个别人于敷药处出现红斑、丘疱疹，此时可诊断为

A. 药物性皮炎

B. 自身敏感性皮炎

C. 变态反应性接触性皮炎

D. 湿疹

E. 刺激性接触性皮炎

649. 某人接触油漆后，于面部、手指出现红肿、水疱及渗液，首选外用药是

A. 氢化可的松霜　B. 炉甘石洗剂
C. 3% 硼酸溶液　D. 氧化锌粉剂
E. 黄连扑粉

650. 接触致敏反应的诱导期约需

A. 24～48 小时　B. 3 日
C. 4～20 日　D. 1 周
E. 2 周

651. 诊断接触性皮炎最可靠的方法是

A. 血中查致敏原
B. 斑贴试验
C. 病理活检
D. 淋巴细胞转化试验
E. 点刺试验

652. 与湿疹发病有关的是哪型变态反应

A. Ⅰ型变态反应　B. Ⅱ型变态反应
C. Ⅲ型变态反应　D. Ⅳ型变态反应
E. Ⅴ型变态反应

653. 下列关于急性湿疹，说法正确的是

A. 致病因素易查清
B. 皮疹局限
C. 皮疹单一
D. 渗出明显时用溶液湿敷
E. 皮损肥厚时用洗剂外用

654. 下列关于慢性湿疹，说法错误的是

A. 皮疹肥厚苔藓化
B. 易有急性发作
C. 易有瘢痕形成
D. 激素软膏治疗有效
E. 瘙痒甚

655. 患儿，5 岁，从小发病，四肢屈侧红斑、丘疹，呈片状苔藓化，剧痒，反复发作加重，时有少量渗出，其父有哮喘史。该患儿可诊断为

A. 亚急性湿疹
B. 慢性湿疹
C. 自身敏感性皮炎
D. 慢性单纯性苔藓
E. 特应性皮炎

656. 汗疱疹可归属于

A. 手足癣　B. 接触性皮炎
C. 汗腺病变引起　D. 湿疹
E. 剥脱性角质松解症

657. 下列描述错误的是

A. 慢性湿疹由急性湿疹迁延而来，病人不能直接患慢性湿疹
B. 急性湿疹失治后可转换为亚急性湿疹或慢性湿疹
C. 亚急性湿疹受新的刺激后可呈急性发作
D. 慢性湿疹可以出现不同程度的苔藓样变
E. 亚急性湿疹的皮损以渗出为主

658. 表现为局部浸润肥厚，常于冬季引起裂隙的湿疹是

A. 乳房湿疹　B. 手部湿疹
C. 阴囊湿疹　D. 钱币状湿疹
E. 异位性皮炎

659. 特应性皮炎在临床上可分为

A. 婴儿期、儿童期和青年成人期
B. 婴儿期和儿童期
C. 儿童期和青年成人期
D. 新生儿期、儿童期和青年成人期
E. 新生儿期、青年成人期

660. 下列关于特应性皮炎的特点，说法正确的是

A. 血清 IgG 升高，血嗜酸性粒细胞增多
B. 血清 IgE 正常，血嗜酸性粒细胞减少
C. 血清 IgE 降低，血嗜酸性粒细胞减少
D. 血清 IgG 升高，血嗜酸性粒细胞正常
E. 血清 IgE 升高，血嗜酸性粒细胞增多

661. 引起接触致敏反应的致敏因子是

A. 低毒性物质　B. 弱刺激性物质
C. 半抗原　D. 完全抗原
E. 抗原复合物

662. 患者局部外伤感染后于全身出现红斑、丘疹、水疱，糜烂，伴有瘙痒，局部淋巴结肿大，要考虑

A. 湿疹
B. 脓疱疮
C. 异位性皮炎
D. 淤积性皮炎
E. 自身敏感性皮炎

663. 患者左下肢有一钱币大小的红斑渗出，曾按湿疹治疗，疗效不佳，近来患者的原皮损处有较多脓性分泌物，并伴有轻度疼痛，继而于躯干处出现红斑丘疹，散在水疱，伴有剧烈瘙痒，此时治疗宜首先使用

A. 糖皮质激素　B. 抗组胺药物
C. 抗生素　D. 维生素
E. 钙剂

664. 患者男，39 岁，多年来双小腿出现类圆形的密集小丘疹和丘疱疹，形成斑片，境界清楚，有时渗出，

剧痒。可能的诊断是

A. 汗疱疹　　B. 瘙痒症
C. 钱币状湿疹　　D. 异位性皮炎
E. 神经性皮炎

665. 下列关于淤积性皮炎，描述错误的是

A. 好发于上肢
B. 可伴有不同程度静脉曲张
C. 可形成溃疡，并遗留色素沉着
D. 处理可采用抬高患肢并用弹力绷带等方法
E. 反复发作者可采用曲张静脉根治术

666. 荨麻疹的主要表现是

A. 红斑　　B. 水肿
C. 风团　　D. 丘疹
E. 渗出

667. 下列关于风团特点，描述正确的是

A. 持续 24 小时不消
B. 皮损伴有灼热疼痛
C. 消退后留有色素沉着
D. 形态不规则或呈圆形
E. 可形成溃疡

668. 下列哪项不是慢性荨麻疹的临床表现

A. 常伴有腹痛
B. 风团时多时少
C. 反复发生达数月之久
D. 伴有瘙痒
E. 病程超过 6 周

669. 当荨麻疹患者伴有高热、脉速和全身中毒症状时应注意

A. 急腹症　　B. 过敏性休克
C. 败血症　　D. 荨麻疹性血管炎
E. 心脏变态反应

670. 下列哪项不是荨麻疹伴过敏性休克的表现

A. 风团消退　　B. 心慌
C. 四肢冰冷　　D. 血压降低
E. 烦躁

671. 患者饮食热汤后数分钟即出现风团，直径为 2 ~ 3mm，周围有红晕，1 ~ 2cm。散发于躯干上部和上肢，不互相融合，半小时至 1 小时内消退，考虑

A. 寒冷性荨麻疹
B. 胆碱能性荨麻疹
C. 日光性荨麻疹
D. 压迫性荨麻疹
E. 接触性荨麻疹

672. 下列哪项可缓解急性荨麻疹患者的腹痛症状

A. 马来酸氯苯那敏
B. 钙剂
C. 654 - 2 针
D. 肾上腺素
E. 维生素 C

673. 急性荨麻疹的皮损持续时间一般不超过

A. 12 小时　　B. 24 小时
C. 36 小时　　D. 48 小时
E. 6 周

674. 急性荨麻疹的病程不超过

A. 1 天　　B. 2 周
C. 4 周　　D. 6 周
E. 12 周

675. 血管性水肿累及

A. 表皮
B. 真皮
C. 皮下疏松组织及黏膜
D. 附属器
E. 血管

676. 皮肤接触水后出现荨麻疹，此时首先考虑

A. 胆碱能性荨麻疹
B. 接触性荨麻疹
C. 水源性荨麻疹
D. 寒冷性荨麻疹
E. 热性荨麻疹

677. 日光性荨麻疹最敏感的波长是

A. 300nm　　B. 311nm
C. 532nm　　D. 755nm
E. 1064nm

678. 疣的治疗主要采用下列哪种方法

A. 中药
B. 口服核苷类抗病毒药
C. 免疫调节剂
D. 外用药物和物理治疗
E. 系统药物治疗

679. 慢性肥厚炎症性皮损的外用药可选择

A. 软膏、硬膏
B. 水剂、酊剂
C. 粉剂、水剂
D. 水剂、振荡剂、油剂
E. 乳剂、振荡剂

680. 药疹初次使用致敏药物的潜伏期是

A. 1~7天　B. 2~3天
C. 4~16天　D. 4~20天
E. 7~20天

681. 以下药疹皮损不常累及黏膜的是
A. 多形红斑型药疹
B. 固定型药疹
C. 大疱性表皮松解坏死型药疹
D. 紫癜型药疹
E. 剥脱性皮炎型药疹

682. 下列关于固定型药疹的叙述，正确的是
A. 皮损单发
B. 复发时皮损不增多
C. 皮损可见到水疱
D. 发作次数越多，皮损越红
E. 皮损发于口腔和生殖器皮肤黏膜交界处，不发于身体其他地方

683. 以下药疹中尼氏征阳性的是
A. 大疱性表皮松解坏死型药疹
B. 多形红斑型药疹
C. 荨麻疹型药疹
D. 麻疹型药疹
E. 湿疹型药疹

684. 皮损表现为全身红斑肿胀，似有渗出结痂，继而大片脱屑者属于
A. 大疱性表皮松解坏死型药疹
B. 多形红斑型药疹
C. 剥脱性皮炎型药疹
D. 麻疹型药疹
E. 湿疹型药疹

685. 下列关于药疹处理，错误的是
A. 促进药物排出
B. 积极抗过敏治疗
C. 不使用抗生素预防感染
D. 停用可疑致敏药物
E. 尽快消除药物反应

686. 首先接触或外用药物导致接触性皮炎，后再次使用相同或相似药物导致的药疹是
A. 固定型药疹　B. 紫癜型药疹
C. 湿疹型药疹　D. 多形红斑型药疹
E. 麻疹型药疹

687. 以下关于玫瑰糠疹的临床表现，描述错误的是
A. 病程一般为1~2个月，有自限性
B. 皮损长轴与皮纹垂直
C. 一般首先出新母斑，再出现子斑
D. 典型皮损为玫瑰色淡红斑，表面覆有细薄鳞屑
E. 病因不明，现认为与病毒感染有关

688. 临床上除哪项外均可出现尼氏征阳性
A. 大疱性类天疱疮
B. 天疱疮
C. 重症多形红斑
D. 家族性慢性良性天疱疮
E. 大疱性表皮松解症

689. 以下不是红皮病临床特点的是
A. 全身弥漫性潮红
B. 皮损处水肿
C. 甲脱落
D. 同形反应
E. 伴发热等全身症状

690. 多形红斑不会出现的皮损类型有
A. 红斑　B. 斑丘疹
C. 水疱　D. 紫癜
E. 糜烂

691. 关节病型银屑病可累及的关节不包括
A. 肘关节　B. 指关节
C. 膝关节　D. 下颌关节
E. 趾关节

692. 多形红斑外用药物的治疗原则不包括
A. 消炎　B. 止痒
C. 预防感染　D. 干燥
E. 收敛

693. 以下关于离心性环状红斑的临床表现，描述正确的是
A. 皮损好发于四肢末端，特别是手足
B. 无自觉症状
C. 红斑虽可扩展，但不会反复发作
D. 病程慢性，预后欠佳
E. 典型皮损为呈环形、弓形红斑，上覆糠秕样鳞屑

694. 以下关于银屑病的流行病学特点，描述正确的是
A. 本病发病率无地域和人群差异
B. 患者多为老年
C. 女性患者明显多于男性
D. 多数患者冬季病情明显加重，夏季缓解
E. 没有遗传因素

695. 以下关于寻常型银屑病特殊部位的皮损，描述正确的是
A. 颊黏膜损害表现为灰白色环状斑
B. 头皮损害不会引起束状发

C. 甲受累最多见甲横嵴和甲纵嵴
D. 腋下皮损鳞屑明显增厚
E. 没有自觉症状

696. 局限性脓疱型银屑病的皮损分布于
A. 头皮　B. 掌跖
C. 躯干　D. 四肢
E. 腋下

697. 寻常型银屑病的系统药物治疗一般不宜使用
A. 糖皮质激素　B. 抗生素
C. 免疫调节剂　D. 中草药
E. 中成药

698. 白色糠疹的好发部位为
A. 四肢伸侧　B. 头皮
C. 四肢屈侧　D. 躯干伸侧
E. 颜面部

699. 系统性红斑狼疮多见于
A. 中青年男性
B. 育龄期女性
C. 3～15 岁女性
D. 50 岁以上老年女性
E. 儿童

700. 紫外线对 LE 的影响是
A. 无变化　B. 减轻
C. 加重　D. 变形
E. 无密切关系

701. 长期服用氯喹应注意定期进行
A. 心脏检查　B. 尿常规检查
C. 心电图检测　D. 肝功能检查
E. 眼科检查

702. 下列关于亚急性皮肤型红斑狼疮，说法不正确的是
A. 皮损呈光敏性
B. 愈后不留瘢痕
C. 可见毛细血管扩张
D. 一般病情急重而不稳定
E. 多累及躯干上部的暴露部位

703. 亚急性皮肤型红斑狼疮（SCLE）患者较少见
A. 发热
B. 光敏感
C. 环形红斑或丘疹鳞屑性皮疹
D. 关节痛
E. 中枢神经系统受累

704. SLE 累及关节肌肉时，下列哪个说法是正确的
A. 可有肌痛，肌无力明显
B. 受累关节常发生畸形
C. 可出现缺血性骨坏死，以股骨头受累最常见
D. 5% 患者有关节疼痛
E. 血清酶升高

705. SLE 皮损的好发部位是
A. 额头　B. 唇周
C. 面颊和鼻梁部　D. 双耳后及发迹
E. 躯干部

706. SLE 出现心血管症状时，最常见的是
A. 心包炎　B. 静脉曲张
C. 心肌炎　D. 冠心病
E. 心肌梗死

707. 治疗 SLE 的主要药物是
A. 免疫抑制剂　B. 血浆置换
C. 免疫球蛋白　D. 泼尼松
E. 青霉素

708. 狼疮性肾炎病情活动的重要指标是
A. 尿检红细胞个数
B. 24 小时尿蛋白定量
C. ANA 滴度
D. 水肿轻重程度
E. 高血压

709. 深在性红斑狼疮的治疗首选
A. 氯喹　B. 氨苯砜
C. 糖皮质激素　D. 甲氨蝶呤
E. 沙利度胺

710. 下列关于 Gottron 丘疹的说法，正确的是
A. 多见于硬皮病
B. 多见于皮肌炎
C. 多发生在眶周
D. 单侧分布
E. 多见于红斑狼疮

711. 皮肌炎患者合并恶性肿瘤的几率约为
A. 20%　B. 40%
C. 60%　D. 80%
E. 50%

712. 皮肌炎做肌电图时，应选取何处进行检查
A. 疼痛和压痛最明显的肌肉
B. 正常肌肉
C. 肌力中等减弱的肌肉
D. 肿胀肌肉
E. 四肢肌肉

713. 关于皮肌炎的一般治疗，下列哪项说法不正确的是

A. 急性期要加强功能锻炼
B. 避免日晒
C. 积极排查恶性肿瘤
D. 加强营养
E. 慢性期加强功能锻炼

714. 硬皮病多发于
A. 儿童　B. 青少年
C. 中青年　D. 老年人
E. 男性

715. 系统性硬皮病的标志性损害是
A. 骨关节损害　B. 内脏损害
C. 血管损害　D. 皮肤损害
E. 雷诺现象

716. 系统性硬皮病患者引起胃肠道受累时不会出现下列哪个症状
A. 反流性食道炎　B. 腹泻
C. 食道癌　D. 吸收不良
E. 便秘

717. 系统性硬皮病的最常见的首发症状是
A. 皮肤肿胀　B. 肌肉萎缩
C. 假面具脸　D. 皮肤硬化
E. 雷诺现象

718. 下列关于斑块状硬皮病，说法错误的是
A. 皮损多发时称泛发型硬斑病
B. 好发于成人
C. 无内脏损害
D. 久之毳毛增多
E. 久之毳毛消失

719. 下列哪项不符合系统性硬皮病的治疗
A. 保暖
B. 糖皮质激素主要用于疾病晚期，长期维持
C. 阿司匹林改善血小板功能
D. 避免手部外伤
E. 口服硝苯地平片

720. 下列关于朗格汉斯细胞的描述，错误的是
A. 光镜下细胞呈多角形，胞质透明
B. HE 染色阴性
C. 具有抗原呈递能力
D. 占表皮细胞总数的3% ~5%
E. HE 染色阳性

721. 下列关于桥粒的叙述，不正确的是
A. 是角质形成细胞间连接的主要结构
B. 由跨膜蛋白和桥粒斑蛋白构成
C. 桥粒及连续结构网使细胞间的连接更为牢固
D. 在角质形成细胞分化过程中，桥粒可以分离，也可重新形成
E. 桥粒结构的破坏不会引起角质形成细胞的相互分离

722. 下列关于瘙痒的叙述，错误的是
A. 瘙痒是皮肤黏膜的一种特有感觉
B. 产生机制尚不清楚
C. 可能与中枢神经系统的功能有关
D. 瘙痒有时和情绪有关
E. 人体内有专门的痒觉感受器

723. 下列哪种电解质的缺乏可引起肠病性肢端皮炎
A. Na^+　B. Ca^{2+}
C. Mg^{2+}　D. Zn^{2+}
E. K^+

724. 下列引起痤疮的病因中不包括
A. 雄激素和皮脂分泌增加
B. 毛囊皮脂腺开口处过度角化和痤疮丙酸杆菌感染
C. 遗传、免疫、内分泌障碍
D. 马拉色菌的定植与感染
E. 继发炎症反应

725. 痤疮的好发人群是
A. 婴幼儿　B. 老年人
C. 中年人　D. 妊娠妇女
E. 青少年

726. 痤疮一般不发生在以下哪个部位
A. 面颊、额部　B. 背部
C. 小腿内侧　D. 胸部
E. 肩部

727. 痤疮皮损表现多样，以下原发皮损中一般不见于痤疮的是
A. 丘疹　B. 囊肿
C. 粉刺　D. 脓疱
E. 风团

728. 以下关于痤疮的临床表现，描述错误的是
A. 皮损多为对称分布
B. 严重者可形成结节和囊肿
C. 可出现白头粉刺及黑头粉刺
D. 痤疮一定不会形成瘢痕
E. 痤疮病情缓解后，可遗留色素沉着、瘢痕等

729. 寻常型痤疮最开始出现的皮损是
A. 结节　B. 瘢痕
C. 囊肿　D. 脓疱

E. 粉刺

730. 按照痤疮的 Pillsbury 分类法，如上半身出现结节、囊肿伴瘢痕形成应为

A. Ⅰ度　B. Ⅱ度
C. Ⅲ度　D. Ⅳ度
E. Ⅴ度

731. 痤疮患者病情突然加重，并出现发热、关节痛、贫血等全身症状，应命名为

A. 暴发性痤疮　B. 聚合性痤疮
C. 迟发性痤疮　D. 泛发性痤疮
E. 药物性痤疮

732. 以下关于痤疮的治疗原则，错误的是

A. 去脂、溶解角质　B. 抗真菌
C. 杀菌　D. 调节激素水平
E. 消炎

733. 以下具有杀灭痤疮丙酸杆菌和溶解粉刺及收敛作用的外用药物是

A. 0.1%阿达帕林凝胶
B. 5%过氧苯甲酰
C. 0.05%维A酸霜
D. 1%盐酸氯林可霉素溶液
E. 壬二酸

734. 在痤疮的治疗中，糖皮质激素药物主要用于

A. 严重患者　B. 女性患者
C. 中年患者　D. 婴儿患者
E. 男性患者

735. 脂溢性皮炎的发生与下列哪种微生物的感染有关

A. 马拉色菌
B. 溶血性链球菌
C. 犬小孢子菌
D. 白色念珠菌
E. 结核分枝杆菌

736. 脂溢性皮炎好发于

A. 头面、四肢　B. 黏膜、后背
C. 全身　D. 掌跖部位
E. 皮脂溢出部位

737. 发生在头皮的脂溢性皮炎主要有以下哪两种类型

A. 鳞屑型和肥厚型
B. 油腻型和结痂型
C. 鳞屑型和结痂型
D. 红斑型和鳞屑型
E. 寻常型和脓疱型

738. 酒渣鼻红斑期，毛细血管扩张最明显的部位是

A. 鼻翼、鼻尖　B. 面颊部
C. 额部　D. 唇周
E. 唇红

739. 以下有关酒渣鼻丘疹脓疱期的临床表现，描述错误的是

A. 中年女性患者皮损常在经前加重
B. 形成紫红色结节状隆起
C. 毛细血管扩张较红斑期更明显
D. 针头至绿豆大小的丘疹、脓疱、结节
E. 皮损可持续数年

740. 酒渣鼻患者表现为鼻尖部肥大，形成大小不等的紫红色结节状隆起，属于

A. 红斑期　B. 丘疹脓疱期
C. 鼻赘期　D. 肿瘤期
E. 斑疹期

741. 以下关于斑秃典型皮损的描述，正确的是

A. 脱发区皮肤萎缩
B. 静止期脱发区边缘头发松动易拔出
C. 愈后无瘢痕
D. 恢复期新生毛发始终细软色浅
E. 患处皮肤常有鳞屑、瘢痕

742. 眉毛、睫毛、腋毛、阴毛和全身毳毛全部脱落，称为

A. 斑秃
B. 普秃
C. 全秃
D. 假性斑秃
E. 头癣

743. 斑秃恢复期是在患者发病后多长时间

A. 1～2个月
B. 2～3个月
C. 3～4个月
D. 4～6个月
E. 6～9个月

744. 下列关于雄激素性秃发的临床表现，描述正确的是

A. 脱发突然出现
B. 患处皮肤光滑无毳毛
C. 头发呈斑状脱发
D. 表现为进行性头发密度减少
E. 女性症状较重

745. 局限性多汗症的好发部位是

A. 面颊部　B. 腋下
C. 掌跖　D. 腹股沟
E. 会阴部

746. 以下哪个部位不会发生臭汗症

A. 足部　　B. 腋窝部

C. 乳晕　　D. 手掌

E. 肛门

747. 下列哪种皮肤病的常见症状为疼痛

A. 慢性单纯性苔藓

B. 湿疹

C. 荨麻疹

D. 接触性皮炎

E. 带状疱疹

748. 下列哪项疾病常见麻木感及感觉异常

A. 糖尿病　　B. 麻风

C. 湿疹　　D. 恶性淋巴瘤

E. 荨麻疹

749. 以下原发性皮损中不高于皮面的是

A. 斑块　　B. 丘疹

C. 风团　　D. 瘀点

E. 脓疱

750. 出血斑直径小于多少时称瘀点

A. 1cm　　B. 2mm

C. 3mm　　D. 4cm

E. 5mm

751. 下列疾病中以风团为主要损害的是

A. 扁平疣　　B. 扁平苔藓

C. 黄色瘤　　D. 湿疹

E. 荨麻疹

752. 以下斑疹属于炎症性的是

A. 丹毒　　B. 鲜红斑痣

C. 黄褐斑　　D. 花斑糠疹

E. 白癜风

753. 斑块的直径一般大于

A. 1cm　　B. 2cm

C. 3cm　　D. 4cm

E. 5cm

754. 具有局限性、实质性的特点，且直径小于1cm的表浅隆起的皮损是

A. 斑疹　　B. 斑块

C. 丘疹　　D. 结节

E. 水疱

755. 以下皮肤病中由表皮或真皮浅层细胞增殖而形成的丘疹的是

A. 银屑病　　B. 色素痣

C. 花斑糠疹　　D. 黄褐斑

E. 皮肤淀粉样变

756. 水疱的直径一般应小于

A. 1cm　　B. 2cm

C. 3cm　　D. 4cm

E. 5cm

757. 以下疾病的水疱具有疱壁薄，易干涸、脱屑特点的是

A. 水痘

B. 带状疱疹

C. 大疱性类天疱疮

D. 疱疹样皮炎

E. 红斑型天疱疮

758. 带状疱疹的水疱位于

A. 角质层下　　B. 棘层

C. 颗粒层　　D. 真皮层

E. 表皮下

759. 以下脓疱由非感染性炎症引起的是

A. 脓疱疮　　B. 脓疱型银屑病

C. 毛囊炎　　D. 单纯疱疹

E. 天疱疮

760. 以下皮肤病结节的形成由真皮或皮下组织的炎性浸润导致的是

A. 结节性红斑　　B. 结节性黄色瘤

C. 疥疮结节　　D. 痤疮结节

E. 脓疱疮

761. 囊肿的位置一般在

A. 角质层下　　B. 颗粒层

C. 棘层　　D. 表皮

E. 真皮或更深位置

762. 溃疡愈合后形成瘢痕是因为破坏了

A. 棘层细胞　　B. 颗粒层细胞

C. 透明层细胞　　D. 基底层细胞

E. 角质层细胞

763. 皮损内注射糖皮质激素适用于治疗

A. 增生性瘢痕　　B. 扁平苔藓

C. 斑秃　　D. 瘢痕疙瘩

E. 荨麻疹

764. 以下哪种疾病需要使用糖皮质激素冲击治疗

A. 接触性皮炎

B. 急性荨麻疹

C. 寻常型天疱疮

D. 狼疮性脑病

E. 接触性皮炎

765. 以下属于第一代维A酸的是
A. 全反式维A酸
B. 阿维A酯
C. 阿维A酸
D. 芳香维A酸乙酯
E. 阿达帕林

766. 下列哪一种良性皮肤肿瘤易自行消退
A. 鲜红斑痣 B. 草莓状血管瘤
C. 海绵状血管瘤 D. 汗管瘤
E. 痣细胞痣

767. 下列哪一项不属于草莓状血管瘤的治疗
A. 等待自行消退
B. YAG：585nm激光治疗
C. 冷冻治疗
D. 放射性核素治疗
E. 糖皮质激素

768. 下列关于脂溢性角化病，说法错误的是
A. 为老年人最常见的良性增生性肿瘤
B. 通常难以自然消退
C. 好发于颜面、手背等处
D. 为浅褐色的扁平丘疹
E. 容易恶变

769. Bowen病出现何种情况提示侵袭性生长的可能
A. 皮疹色素变深
B. 皮疹逐渐扩大
C. 皮疹出血倾向
D. 皮疹呈不规则隆起性损害
E. 皮疹出现溃疡

770. Bowen病最有效的治疗手段是
A. 全身化疗
B. 局部放疗
C. 局部外用抗肿瘤药
D. 手术切除
E. 口服糖皮质激素

771. Paget病起源于
A. 顶泌汗腺导管 B. 皮脂腺
C. 上皮细胞 D. 基底层细胞
E. 树枝状细胞

772. 乳房Paget病最有效的治疗方法是
A. 乳房切除术或乳房根治术
B. 局部放疗
C. 外用5%的氟尿嘧啶软膏
D. 外用维A酸软膏
E. 外用皮质激素软膏

773. 基底细胞上皮瘤的特点是
A. 生长缓慢，分化较好，无局部破坏性，很少转移
B. 生长缓慢，分化较好，有局部破坏性，很少转移
C. 外生性生长，分化较差，无局部破坏性，很少转移
D. 外生性生长，分化较差，有局部破坏性，常发生转移
E. 生长迅速，分化较好，局部破坏性大，常发生转移

774. 鳞状细胞癌的典型的皮损经过是
A. 红斑→溃疡→边缘隆起→附近淋巴结转移
B. 红斑→溃疡→卫星状小结节→易出血
C. 红色小结节→乳头瘤状肿块→中央溃疡→易坏死、出血
D. 红色小结节→大的表面粗糙结节→压痛→附近淋巴结转移
E. 红斑→红色斑块→颗粒状或肉芽状湿润面→很少出血

775. 原发性皮肤T细胞淋巴瘤用哪一种抗体标记对诊断最有意义
A. 抗白细胞共同抗原抗体
B. 抗淋巴细胞抗体
C. 抗T细胞单克隆抗体
D. 抗B淋巴细胞抗体
E. 抗组织细胞抗体

776. 下列哪种皮肤病可见基底细胞液化变性
A. 银屑病 B. 荨麻疹
C. 湿疹 D. 接触性皮炎
E. 扁平苔藓

777. 下列关于肉芽肿错误的是
A. 属于急性炎症
B. 属于慢性增殖性改变
C. 病变局部以组织细胞为主
D. 病变中可见到淋巴细胞
E. 可见于结核病

778. 以下关于白癜风的描述，正确的是
A. 是一种先天性色素脱失性皮肤病
B. 肤色深的人群发病率较高
C. 是一种后天性色素沉着性皮肤病
D. 我国人群患病率约5%
E. 肤色浅的人群发病率较高

779. 白癜风皮损处的特点是
A. 真皮浅层无淋巴细胞浸润
B. 多巴染色阳性

C. 黑素小体运输障碍
D. 酪氨酸酶系统亢进
E. 黑素细胞破坏致黑素细胞减少甚至消失

780. 以下属于局限型白癜风类型的是
A. 寻常型　B. 泛发型
C. 面肢端型　D. 混合型
E. 节段型

781. 以下哪种情况的白癜风不建议系统运用糖皮质激素治疗
A. 泛发型进展期损害
B. 应激状态下皮损迅速发展
C. 伴有自身免疫疾病
D. 局限性、早期损害
E. 泛发型退行期损害

782. 自体表皮移植术适用于哪种类型的白癜风
A. 泛发型进展期　B. 泛发型静止期
C. 局限型静止期　D. 局限型进展期
E. 节段型进展期

783. 以下关于黄褐斑的描述，错误的是
A. 好发于中青年女性
B. 常在春夏季加重
C. 无自觉症状
D. 皮损不会累及前额
E. 男性也可发生

784. 黄褐斑损害处的表现是
A. 黑素减少
B. 无黑素细胞的增殖
C. 真皮上部可见炎症浸润
D. 黑素无增加
E. 黑素形成抑制

785. 以下关于雀斑的描述，正确的是
A. 无家族聚集现象
B. 常见于日晒部位皮肤
C. 男性居多
D. 皮损常互相融合
E. 秋冬季加重

786. 以下关于黑变病的描述，错误的是
A. 多累及成年人
B. 网状排列的色素沉着斑
C. 皮损境界清楚
D. 自觉症状不明显
E. 女性较男性多

787. 以下属于黑变病典型皮损发展期的是
A. 进展期　B. 色素沉着期
C. 静止期　D. 退行期
E. 红斑期

788. 全身性瘙痒症最常见的病因是
A. 气候改变　B. 皮肤干燥
C. 衣物刺激　D. 局部多汗
E. 摩擦

789. 以下仅有继发改变而无原发性皮损的是
A. 夏季皮炎　B. 慢性单纯性苔藓
C. 湿疹　D. 痒疹
E. 瘙痒症

790. 慢性单纯性苔藓的好发部位是
A. 躯干及四肢伸侧
B. 腰骶部
C. 颈部
D. 头面部
E. 头顶部

791. 慢性单纯性苔藓的基本皮损为
A. 大而圆扁平丘疹
B. 风团样丘疹
C. 圆形丘疱疹
D. 对称性斑丘疹
E. 苔藓化扁平丘疹

792. 妊娠性瘙痒症的特点是
A. 局限性
B. 弥漫性
C. 可引起孕妇死亡
D. 对胎儿无影响
E. 氨基转移酶异常

793. 急性单纯性痒疹好发于
A. 头面部
B. 躯干及四肢
C. 颈项及上眼睑处
D. 腰背和四肢伸侧
E. 腋下、腹股沟等

794. 日光依据波长可分为不同的光谱区，其中引起皮肤病的主要是
A. 紫外线和可见光
B. 紫外线和红外线
C. 红外线和可见光
D. 紫外线
E. 红外线

795. 在以下治疗多形性日光疹的药物中，确定无效的有

A. 烟酰胺　　B. 糖皮质激素
C. β-胡萝卜素　　D. 维生素 A
E. 硫唑嘌呤

796. 以下关于夏季皮炎，说法错误的是
A. 易出现糜烂和渗出
B. 常累及四肢屈侧和躯干部
C. 呈对称分布
D. 以通风降温为治疗原则
E. 天气凉爽后皮损很快消退

797. 下列类型中可出现全身症状的是
A. 晶形粟粒疹　　B. 红色粟粒疹
C. 脓疱性粟粒疹　　D. 深部粟粒疹
E. 急性湿疹

798. 与寒冷相关的皮肤病是
A. 湿疹　　B. 日光疹
C. 脂溢性皮炎　　D. 冻疮
E. 鸡眼

799. 以下哪项不是冻疮的临床表现
A. 易发于初冬、早春季节
B. 皮损呈局限性
C. 紫红斑块或结节
D. 瘙痒感
E. 好发于躯干部

800. 下列与冻疮发病关系最为密切的机体因素是
A. 末梢血液循环差　　B. 缺乏运动
C. 营养不良　　D. 鞋袜过紧
E. 贫血

801. 与鸡眼、胼胝的发病有直接关系的是
A. 真菌感染　　B. 细菌感染
C. 压迫与摩擦　　D. 外伤
E. 汗多

802. 鸡眼的皮损为
A. 角质栓　　B. 丘疹
C. 红斑　　D. 疱疹
E. 水疱

803. 胼胝的临床表现是
A. 针头大小密集丘疹
B. 角质性斑块，扁平或稍隆起
C. 质地柔软
D. 自觉瘙痒
E. 局部汗多

804. 与手足皲裂的发病机制无关的是
A. 掌跖部位皮肤角质层较厚且无皮脂腺
B. 长期摩擦
C. 局部皮肤过度牵拉
D. 外伤
E. 夏季多发

805. 手足皲裂深度可达皮下组织的是
A. Ⅰ度　　B. Ⅱ度
C. Ⅲ度　　D. Ⅳ度
E. Ⅴ度

806. 下列不符合摩擦性苔藓样疹的临床表现的是
A. 表现为红斑、水肿
B. 常累及手背、前臂、肘、膝等部位
C. 皮损为直径 1~3mm
D. 多角形或圆形苔藓化小丘疹
E. 多发生于夏秋季

807. 不是由电离辐射引起的有
A. 皮肤肿瘤　　B. 放射性皮炎
C. 日光性皮肤病　　D. 放射性烧伤
E. 白细胞减少

808. 易发生癌变的急性放射性皮炎是
A. Ⅰ度　　B. Ⅱ度
C. Ⅲ度　　D. Ⅳ度
E. Ⅴ度

809. 慢性放射性皮炎一般不会出现的症状是
A. 毛发脱落
B. 皮肤干燥
C. 甲出现条纹、变脆、脱落
D. 色素沉着
E. 色素脱失

810. 脓疱疮最主要的致病菌是
A. 金黄色葡萄球菌
B. 乙型溶血性链球菌
C. 结核分枝杆菌
D. 麻风杆菌
E. 大肠埃希菌

811. 脓疱疮的主要传播途径是
A. 直接接触或自身接种传播
B. 飞沫传播
C. 血液传播
D. 消化道传播
E. 呼吸道传播

812. 葡萄球菌性烫伤样皮肤综合征的多发年龄段是
A. 以 16~30 岁为主
B. 5 岁内婴幼儿

C. 青少年
D. 老人
E. 免疫功能低下者

813. 下列有关新生儿脓疱疮的描述，错误的是
A. 是发生于新生儿的大疱性脓疱疮
B. 起病急，传染性强
C. 尼氏征阴性
D. 可伴有全身中毒症状
E. 易并发败血症、肺炎、脑膜炎而危及生命

814. 下列有关痈的描述，错误的是
A. 是皮肤深部感染
B. 好发于颈、背、臀和大腿等处
C. 可见深在性溃疡，外观如蜂窝状
D. 可形成象皮肿
E. 可并发败血症

815. 下列不属于丹毒典型皮损的是
A. 水肿性红斑　B. 界限清楚
C. 表面紧张发亮　D. 界限不清
E. 迅速向四周扩大

816. 丹毒不需要与下列哪一种疾病相鉴别
A. 接触性皮炎　B. 类丹毒
C. 癣菌疹　D. 银屑病
E. 蜂窝织炎

817. 丹毒治疗的首选抗生素是
A. 红霉素　B. 庆大霉素
C. 磺胺类　D. 氧氟沙星
E. 青霉素

818. 探针贯通现象可见于下列哪一种疾病
A. 疣状皮肤结核　B. 寻常狼疮
C. 麻风病　D. 蜂窝织炎
E. 痈

819. 苹果酱现象可见于下列哪一种疾病
A. 疣状皮肤结核　B. 寻常狼疮
C. 麻风病　D. 蜂窝织炎
E. 痈

820. 寻常狼疮的好发部位是
A. 面部　B. 颈部
C. 臀部　D. 四肢
E. 躯干

821. 麻风的致病菌是
A. 金黄色葡萄球菌
B. 乙型溶血性链球菌
C. 结核分枝杆菌
D. 麻风杆菌
E. 大肠埃希菌

822. 麻风的传播途径是
A. 直接接触或自身接种传播
B. 飞沫传播
C. 血液传播
D. 消化道传播
E. 性传播

823. 麻风的主要传染源是
A. 老鼠　B. 牛
C. 麻风患者　D. 猪
E. 鸡

824. 狮面见于下列哪一种麻风
A. 结核样型麻风　B. 瘤型麻风早期
C. 瘤型麻风中期　D. 瘤型麻风晚期
E. 麻风反应

825. 人乳头瘤病毒主要感染哪个部位
A. 血液　B. 上皮
C. 真皮　D. 结缔组织
E. 淋巴

826. 如为明确某种遗传性皮肤病的人群分布规律及评估遗传因素的作用，常需应用
A. 遗传流行病学研究
B. 分离分析
C. 连锁分析
D. 突变筛查
E. 全基因组外显子测序

827. 寻常型鱼鳞病的主要特征是
A. 颗粒层增厚
B. 系常染色体隐性遗传
C. 皮损好发于四肢屈侧
D. 瘙痒剧烈
E. 表皮中丝聚合蛋白减少

828. 以下属于单基因遗传性皮肤病的是
A. 斑秃　B. 白癜风
C. 鱼鳞病　D. 银屑病
E. 系统性红斑狼疮

829. 以下关于性连锁鱼鳞病的描述，错误的是
A. 系性连锁隐性遗传
B. 此病仅见于女性
C. 皮损以四肢伸侧、躯干下部为重
D. 不随年龄而改善
E. 本病的基因在性染色体上

830. 鱼鳞病不会出现的皮损表现是
A. 全身覆有一层火棉胶样膜
B. 薄壁松弛性水疱
C. 淡黄色坚硬角化斑块
D. 薄膜现象
E. 皮肤潮红、湿润和表皮剥脱

831. 染色体 14q11.2 的 TGM1 基因突变、缺失、插入可引起下列哪种类型的鱼鳞病
A. 寻常型鱼鳞病
B. 性连锁鱼鳞病
C. 板层状鱼鳞病
D. 先天性非大疱性鱼鳞病样红皮病
E. 先天性大疱性鱼鳞病样红皮病

832. 性连锁鱼鳞病的病因是
A. 染色体 14q11.2 的 TGM1 基因突变
B. 类固醇硫酸酯酶基因的缺陷
C. 12－R 脂氧合酶突变
D. 角蛋白 10 基因突变
E. 角蛋白 1 基因突变

833. 以下关于板层状鱼鳞病的描述，正确的是
A. 系常染色体显性遗传
B. 皮损以肢体伸侧为重
C. 常伴掌跖角化
D. 面部皮肤正常
E. 外阴无受累

834. 毛周角化病又称为
A. 扁平苔藓　B. 瘰疬性苔藓
C. 小棘苔藓　D. 毛发角化病
E. 毛发红糠疹

835. 下列关于毛周角化病的临床表现，描述错误的是
A. 好发于上臂及大腿伸侧
B. 一定不会伴有瘙痒
C. 毛囊性丘疹
D. 冬重夏轻
E. 有时轻度瘙痒

836. 与毛周角化病的发病无关的是
A. 常染色体显性遗传
B. 维生素 A 缺乏
C. 代谢障碍
D. 内分泌异常
E. X 染色体显性遗传

837. 遗传性掌跖角化病与获得性掌跖角化病的鉴别要点是
A. 皮损特点
B. 指甲的改变
C. 发病年龄及家族史
D. 组织病理学检查
E. 是否伴有掌跖多汗

838. 以下哪项不属于各型大疱性表皮松解症的共同特点
A. 皮肤受到碰撞后出现水疱
B. 愈合后无瘢痕
C. 四肢伸侧容易发生
D. 可见粟丘疹
E. 可使指（趾）甲萎缩或甲缺如

839. 水疱位于透明层内的是
A. 单纯型大疱性表皮松解症
B. 交界型大疱性表皮松解症
C. 营养不良型大疱性表皮松解症
D. 寻常型天疱疮
E. 大疱性类天疱疮

840. 单纯型大疱性表皮松解症的特点是
A. 是最重型
B. 水疱发生在表皮基底细胞层
C. 尼氏征阳性
D. 水疱位置较深
E. 愈合后遗留瘢痕

841. 以下与编码Ⅶ型胶原基因突变有关的是
A. 单纯型大疱性表皮松解症
B. 交界型大疱性表皮松解症
C. 大疱性类天疱疮
D. 获得性大疱性表皮松解症
E. 营养不良型大疱性表皮松解症

842. 血清中存在针对Ⅶ型胶原抗体的是
A. 单纯型大疱性表皮松解症
B. 交界型大疱性表皮松解症
C. 营养不良型大疱性表皮松解症
D. 获得性大疱性表皮松解症
E. 大疱性类天疱疮

843. 家族性良性慢性天疱疮的临床表现为
A. 尼氏征阴性
B. 自觉瘙痒
C. 无黏膜受累
D. 常有全身症状
E. 愈后遗留瘢痕

844. 维生素 A 缺乏症最早出现的症状通常是
A. 眼干燥、夜盲
B. 皮肤干燥
C. 毛囊角化性丘疹

D. 脱发
E. 反复上呼吸道感染

845. 下列关于原发性皮肤淀粉样变的描述，错误的是
A. 苔藓状——最好发于胫前皮肤
B. 苔藓状——瘙痒剧烈
C. 斑状——最常见于背部肩胛间区
D. 斑状——皮疹为褐色、蓝色色素沉着斑，呈网状或波纹状
E. 为淀粉样蛋白沉积于正常皮肤并累及其他脏器所致

846. 下列哪一种疾病常有神经系统症状
A. 维生素 A 缺乏症
B. 烟酸缺乏病
C. 维生素 B_2 缺乏病
D. 苔藓状皮肤淀粉样变
E. 结节性黄色瘤

847. 下述哪一项是错误的
A. 维生素 A 缺乏症——多食牛奶、动物肝脏、蛋黄
B. 烟酸缺乏病——多食绿叶蔬菜、黄豆、鸡蛋、牛奶、动物肝脏
C. 维生素 B_2 缺乏病——多食绿叶蔬菜、黄豆、鸡蛋、牛奶、动物肝脏
D. 肠病性肢端皮炎——补充锌
E. 苔藓状淀粉样变——服用糖皮质激素

848. 下列关于头癣的描述，不正确的是
A. 头癣分为黄癣、白癣、黑点癣、脓癣四型
B. 白癣不会引起永久性脱发
C. 母子斑出现在黑点癣
D. 脓癣可伴耳后、颈、枕部淋巴结肿大
E. 黄癣皮损处可散发鼠臭味

849. 下列哪种癣有自愈倾向
A. 黄癣　　B. 白癣
C. 黑点癣　　D. 脓癣
E. 足癣

850. 下列哪些不是体癣的皮损特点
A. 鳞屑性的红斑
B. 境界清楚
C. 边缘不断向外扩展，中央趋于消退
D. 边缘可见丘疱疹，中央可有色素沉着
E. 瘙痒不明显

851. 体癣的传染途径是
A. 直接或间接接触　　B. 飞沫传播
C. 血液传播　　D. 消化道传播
E. 呼吸道传播

852. 对于我国当前而言，手足癣的主要致病菌是
A. 红色毛癣菌　　B. 须癣毛癣菌
C. 石膏样毛癣菌　　D. 絮状表皮癣菌
E. 疣状毛癣菌

853. 最常见的浅部真菌病是
A. 花斑癣　　B. 手足癣
C. 头癣　　D. 体癣
E. 股癣

854. 下列关于手足癣的治疗剂型的选择，不正确的是
A. 水疱鳞屑型应选择刺激性小的霜剂或水剂
B. 浸渍糜烂型首选湿敷，干燥后可用霜剂、膏剂
C. 浸渍糜烂型首选霜剂，干燥后可用湿敷、膏剂
D. 角化过度型无皲裂时可用剥脱性较强的膏剂
E. 角化过度型可选用封包疗法

855. 下列哪项不是甲真菌病的诊断依据
A. 甲变色　　B. 甲凹陷
C. 增厚破损　　D. 真菌镜检阳性
E. 无光泽

856. 癣菌疹的治疗应首先给予
A. 抗真菌治疗　　B. 抗过敏治疗
C. 抗病毒治疗　　D. 外用治疗
E. 隔离

857. 下列哪种疾病不属于真菌病
A. 脓癣　　B. 汗斑
C. 牛皮癣　　D. 体癣
E. 马拉色菌型毛囊炎

858. 花斑癣的致病菌是
A. 马拉色菌　　B. 红色毛癣菌
C. 絮状表皮癣菌　　D. 犬小孢子菌
E. 白色念珠菌

859. 在下列皮肤病的自觉症状中，最常见的是
A. 疼痛　　B. 瘙痒
C. 麻木　　D. 烧灼感
E. 闷胀感

860. 毛囊炎、疖和痈的主要致病菌是
A. 溶血性链球菌　　B. 表皮葡萄球菌
C. 大肠埃希菌　　D. 变形杆菌
E. 金黄色葡萄球菌

861. 参与荨麻疹发病机制的最主要的抗体是
A. IgA　　B. IgG
C. IgE　　D. IgD
E. IgM

862. 以下不属于各型鱼鳞病共同特点的是

A. 皮肤干燥
B. 表皮角化过度
C. 片状鱼鳞样固着性鳞屑
D. 伴有掌跖角化
E. 单基因遗传病

863. 下列皮肤病属于癌前期皮肤病的是
A. 脂溢性角化病
B. Bowen 病
C. 日光性角化病
D. 皮肤纤维瘤
E. 汗管瘤

864. 下列关于肠病性肢端皮炎的描述，错误的是
A. 是一种常染色体显性遗传病
B. 多数在婴儿期发病
C. 皮疹好发于腔口周围和骨突起部位
D. 患儿常伴进行性营养不良
E. 血清锌降低，补锌治疗有效

865. 孢子丝菌病的病原菌腐生于下列物质中，但应除外
A. 芦苇　B. 土壤
C. 腐烂木材　D. 动物粪便
E. 麦秸

866. 皮肌炎的特征性表现为
A. 面部蝶形红斑
B. Gottron 丘疹
C. Raynaud 现象
D. 手指尖小红斑与紫癜
E. 皮肤瘙痒

867. 与系统性红斑狼疮发病有关的激素是
A. 雄激素　B. 雌激素
C. 甲状旁腺素　D. 胰岛素
E. 糖皮质激素

868. 麻风菌素实验（＋＋）是指浸润红斑的大小为
A. ＜5mm　B. 5～10mm
C. 10～15mm　D. 15～20mm
E. 20mm 以上

869. 下列关于血吸虫的尾蚴钻入皮肤后的说法，错误的是
A. 死亡
B. 脱去尾部及体部的皮质发育成童虫
C. 可进入肝肠循环
D. 虫卵主要沉积在肝和结肠
E. 在局部引起皮炎样损害

870. 白癜风按皮损部位分类，不包括下列哪一型
A. 局限型　B. 散发型
C. 节段型　D. 黏膜型
E. 泛发型

871. 遗传过敏性湿疹的实验室检查一般可以发现
A. 血清 IgE 增高，外周血嗜酸性粒细胞减少
B. 血清 IgE 增高，外周血嗜酸性粒细胞增多
C. 血清 IgE 降低，外周血嗜酸性粒细胞减少
D. 血清 IgE 降低，外周血嗜酸性粒细胞增多
E. 血清 Ig 外周血嗜酸性粒细胞无明显变化

872. 下列有关斑秃的说法，不正确的是
A. 斑秃发生可能与自身免疫有关
B. 有些有家族史，表现为常染色体显性遗传
C. 全秃表现为头发、眉毛、胡须甚至毳毛都脱落
D. 全秃发生于儿童患者，很难恢复
E. 斑秃患者的指甲也可能受累

873. 下列哪一项最符合恶性黑色素瘤的临床特点
A. 常有转移
B. 和皮肤纤维瘤同发
C. 病损有珍珠样边缘
D. 转移较少
E. 常由昆虫咬后发生

874. 猩红热是因为致病菌能产生
A. 表皮剥脱毒素
B. 热休克综合征毒素
C. 红疹毒素
D. 肉毒毒素
E. 原因不明

875. 湿疹的组织学改变在急性期主要表现为
A. 海绵水肿性皮炎
B. 银屑病样单纯苔藓样皮炎
C. 其炎症的浸润可侵犯下脂肪层
D. 海绵水肿性银屑病样改变
E. 细胞浸润以肥大细胞为主

876. 下列关于带状疱疹的描述，错误的是
A. 由水痘－带状疱疹病毒引起
B. 患病后产生终生免疫
C. 皮损表现为呈带状分布的红斑、水疱
D. 疼痛为本病特征之一
E. 皮损分布以肋间神经分布区最多见

877. 头癣发内型的致病菌为
A. 断发毛癣菌
B. 铁锈色小孢子菌
C. 石膏样毛癣菌
D. 须癣毛癣菌

E. 犬小孢子菌

878. 孢子丝菌病的最常见的类型为

A. 皮肤黏膜孢子丝菌病
B. 固定型皮肤孢子丝菌病
C. 皮肤淋巴管型孢子丝菌病
D. 皮外孢子丝菌病
E. 播散性孢子丝菌病

879. 红癣的致病菌为

A. 红色毛癣菌　B. 糠秕孢子菌
C. 微细棒状杆菌　D. 短小棒状杆菌
E. 紫色毛癣菌

880. 下列有关鲍温样丘疹病的说法，正确的是

A. 好发于老年人
B. 多位于暴露部位
C. 病理表现为原位癌
D. 采用核酸杂交技术可检出 HPV－16 型的相关序列
E. 皮损容易破溃，如菜花状

881. 冻疮应与以下哪种疾病相鉴别

A. 接触性皮炎　B. 湿疹
C. 多形红斑　D. 脂溢性皮炎
E. 银屑病

882. 下列关于皮肤肿瘤的说法，错误的是

A. 基底细胞癌极少发生转移
B. 基底细胞癌好发于面部
C. 着色性干皮病容易发生恶性皮肤肿瘤
D. 砷剂为皮肤原位癌的发病原因之一
E. 肉芽肿性皮肤松弛症是一种肉芽肿性疾病

883. 带状疱疹的好发部位为

A. 坐骨神经　B. 肋间神经
C. 面神经　D. 迷走神经
E. 动眼神经

884. 可发生皮肤萎缩的疾病是

A. 慢性放射性皮炎　B. 神经性皮炎
C. 光化性痒疹　D. 夏季皮炎
E. 脂溢性皮炎

885. 患者女，23 岁，因面颊部皮肤红斑、发热，伴全身关节痛 1 个月就诊。下述哪项检查对诊断的帮助最大

A. ANA 1∶320 阳性
B. 外周血 WBC 12×10^9/L
C. ALT 45U/dl
D. 抗 Ro 抗体阴性
E. 皮损区 LBT 阳性

886. 用 Wood 灯检测皮损时不能见到荧光的是

A. 许兰毛癣菌引起的黄癣
B. 断发毛癣菌引起的黑点癣
C. 犬小孢子菌引起的白癣
D. 铁锈色毛癣菌引起的白癣
E. 奥杜盎小孢子菌引起的白癣

887. 引起日光性皮炎的中波紫外线可以达到皮肤的哪一层

A. 表皮的角质层　B. 表皮的基底层
C. 真皮的乳头层　D. 真皮的网状层
E. 皮下组织层

888. 念珠菌病最常见的致病菌种为

A. 近平滑念珠菌　B. 光滑念珠菌
C. 白色念珠菌　D. 克柔念珠菌
E. 热带念珠菌

889. 下列有关持久性隆起红斑，说法错误的是

A. 多见于成年人，肢体伸侧出现持久性斑块结节
B. 病理有血管炎表现
C. 病理表现为小叶间隔性脂膜炎
D. 发病机理为免疫复合物沉积所致
E. 对氨苯砜治疗有效

890. 大疱性类天疱疮主要发生于

A. 新生儿　B. 青年男性
C. 青年女性　D. 60 岁以上老人
E. 儿童

891. 引起带状疱疹的病毒是

A. HSV－1　B. HSV－2
C. HPV　D. VZV
E. 痘病毒

892. 疱疹样脓疱病常存在

A. 低血钙　B. 低血钾
C. 低血钠　D. 低血氯
E. 低血糖

893. 引起化脓性甲沟炎的最常见的致病菌是

A. 变形杆菌　B. 念珠菌
C. 绿脓杆菌　D. 链球菌
E. 葡萄球菌

894. 患者男，61 岁，因全身红斑、水疱 2 个月就诊。为明确诊断，组织病理活检的最佳位置是

A. 正常皮肤　B. 糜烂面
C. 皮肤红斑　D. 结痂皮损
E. 小水疱

895. 引起植物－日光性皮炎的最常见的植物为

A. 灰菜　B. 黄瓜
C. 茄子　D. 辣椒
E. 西红柿

896. 下列关于斑片状副银屑病的预后，说法正确的是
A. 可转化为银屑病
B. 可转化为扁平苔藓
C. 可转化为脂溢性皮炎
D. 可发展为蕈样肉芽肿
E. 可转化为玫瑰糠疹

897. 体癣的常见的致病菌是
A. 红色毛癣菌
B. 须癣毛癣菌
C. 紫色毛癣菌
D. 絮状表皮癣菌
E. 铁锈色小孢子菌

898. 传染性湿疹在发病前，先在患处附近有
A. 急性细菌感染
B. 慢性化脓性感染
C. 急性真菌感染
D. 慢性真菌感染
E. 病毒感染

899. 白癜风患者的血清中可存在多种自身抗体，以下哪一项抗体不常出现
A. 抗胃壁细胞抗体
B. 抗甲状腺抗体
C. 抗肾上腺抗体
D. 抗 Sm 抗体
E. 抗胰岛细胞抗体

900. 变应性接触性皮炎属于
A. 局部刺激反应
B. Ⅳ型变态反应
C. Ⅲ型变态反应
D. Ⅱ型变态反应
E. Ⅰ型变态反应

901. 下列关于进行性对称性红斑角化症，说法不正确的是
A. 常染色体隐性遗传
B. 出生后不久发病
C. 双掌跖弥漫性红斑及角化过度性损害
D. 指、趾甲增厚
E. 可累及面部

902. 色素性紫癜性苔藓样皮炎的临床特征为下列哪一项
A. 铁锈色苔藓样紫癜性丘疹
B. 境界鲜明的褐黄色斑，压之褪色
C. 好发于小腿部的苔藓样丘疹
D. 环状色素斑
E. 可触及的出血性丘疹样色素沉着

903. 引起疖最常见的致病菌为
A. 痤疮棒状杆菌
B. 金黄色葡萄球菌
C. 溶血性链球菌
D. 大肠埃希菌
E. 绿脓杆菌

904. 口服阿维 A 治疗银屑病时最严重的副作用是
A. 血糖升高　B. 引起胎儿畸形
C. 影响骨骼发育　D. 出血性膀胱炎
E. 血白细胞下降

905. 蕈样肉芽肿与下列哪种疾病密切相关
A. 斑块型银屑病
B. 斑块型副银屑病
C. 泛发型神经性皮炎
D. 寻常型鱼鳞病
E. 足菌肿

906. 痒疹性横痃是指
A. 腋窝淋巴结肿大
B. 颈部淋巴结肿大
C. 腹股沟淋巴结肿大
D. 滑车淋巴结肿大
E. 枕后淋巴结肿大

907. 念珠菌病最常见的类型为
A. 口腔黏膜念珠菌病
B. 念珠菌性甲沟炎
C. 慢性皮肤黏膜念珠菌病
D. 消化道念珠菌病
E. 支气管及肺念珠菌病

908. 下列有关白色糠疹的说法，正确的是
A. 是一种非特异性皮炎
B. 是一种先天性疾病
C. 是体癣的一种特殊类型
D. 是花斑癣的皮肤表现
E. 是白癜风的早期表现

909. 以下关于花斑癣的描述，正确的是
A. 是表皮全层的慢性炎症
B. 是角质层的轻度慢性炎症
C. 由嗜角质酵母 - 糠秕马拉色菌所致
D. 应用糖皮质激素的人不易患该病
E. 有明显的自觉症状

910. 皮肤松弛症的发病机制是

A. 皮下脂肪组织明显减少
B. 肌肉组织明显减少
C. 皮肤弹力纤维明显减少
D. 真皮胶原纤维明显减少
E. 表皮细胞明显减少

911. 亚急性皮肤型红斑狼疮的实验室检查特征是

A. ESR 加快　B. 抗 dsDNA 抗体阳性
C. 抗 SSA 抗体阳性　D. 血白细胞下降
E. ANA 阳性

912. 慢性红皮病可能发生下列哪一种情况

A. 高血压　B. 高蛋白血症
C. 高脂血症　D. 低血压
E. 低蛋白血症

913. 在雀斑与雀斑样痣的鉴别中，下列哪项符合雀斑

A. 颜色较深
B. 日晒后增多
C. 任何部位均可发病
D. 病理为黑素细胞数目增多
E. 与日晒无关

914. 下列哪种疾病是 T 淋巴细胞肿瘤

A. 淋巴管肉瘤　B. 湿疹样癌
C. 黑素瘤　D. 黄色瘤
E. 蕈样肉芽肿

915. 有助于诊断关节病型银屑病的实验室检查是

A. 血钙升高
B. 类风湿因子常阴性
C. γ 和 α_2 - 球蛋白降低
D. X 线检查关节正常
E. 骨关节一般不发生畸变

916. 甲癣最常见的致病菌是

A. 红色毛癣菌　B. 须癣毛癣菌
C. 黄癣菌　D. 青霉菌
E. 絮状表皮癣菌

917. 引起口唇单纯疱疹的病毒主要是

A. HSV - 1
B. HSV - 2
C. HSV - 3
D. HSV - 1 和 HSV - 2
E. HPV - 1

918. 玫瑰糠疹的一般自然病程为

A. 1 ~ 2 周　B. 2 ~ 4 周
C. 4 ~ 6 周　D. 8 ~ 12 个月
E. 12 ~ 14 个月

919. 遗传性血管性水肿的主要发病机制是

A. 局限性肥大细胞聚集
B. 高免疫球蛋白 E
C. 嗜酸性细胞增生
D. C1 - 酯酶抑制物降低
E. 血管脆性增加

920. 下列关于口服氟康唑的说法，正确的是

A. 仅对酵母菌有效
B. 为水溶性，在体液中浓度较高
C. 对皮肤癣菌无效
D. 对念珠菌属均有效
E. 大部分经肝脏代谢

921. 引起麻疹的病毒是

A. 风疹病毒　B. 麻疹病毒
C. 痘病毒　D. 腺病毒
E. 埃可病毒

922. 下列有关肠病性肢端皮炎的说法，错误的是

A. 患者血清锌水平低下
B. 多数患者有消化道症状
C. 皮炎常发生在口腔附近或肢端
D. 组织病理可确定诊断
E. 患者情感淡漠

923. 下列有关毛发红糠疹的说法，错误的是

A. 可有家族史，可能为常染色体显性遗传
B. 可能与维生素 A 缺乏有关
C. 表皮角质形成细胞的过度增殖明显快于银屑病
D. 部分患者可能有甲状腺功能低下
E. 可能出现肝功能障碍或伴肝脏疾病

924. 在大疱性类天疱疮中，DIF 检查阳性检出率最高的是

A. IgG　B. C3
C. IgM　D. IgA
E. IgE

925. 下列有关淤积性皮炎的说法，正确的是

A. 是一种动脉炎症
B. 多见于青年女性
C. 下肢水肿在清晨加重
D. 是静脉功能不全的一种表现
E. 是一种变态反应性疾病

926. 进行疱疹样脓疱病的脓疱细菌培养时，可见到

A. 葡萄球菌　B. 链球菌
C. 大肠埃希菌　D. 表皮葡萄球菌

E. 无菌落生长

927. 银屑病关节炎最常累及的关节是

A. 髋关节　B. 膝关节
C. 指（趾）关节　D. 腕关节
E. 脊柱关节

928. 多形性日光疹是一种

A. 速发型光变态反应
B. 迟发型光变态反应
C. 急性光毒性反应
D. 慢性光毒性反应
E. Ⅱ型变态反应

929. 下列哪项可反应天疱疮是自身免疫性疾病

A. 患者血液循环中存在抗棘细胞间抗体
B. 患者血液循环中存在抗核抗体
C. 患者血液循环中存在抗基底膜带抗体
D. 患者血液循环中存在抗角蛋白抗体
E. 患者血液循环中存在抗磷脂抗体

930. 结核菌素试验（++）是指红晕及硬结直径为

A. 5cm
B. 0.9~5cm
C. 1.0~1.9cm
D. <0.5cm
E. 除有红晕硬结外，还有疱疹或坏死

931. 银屑病性关节病与类风湿关节炎的主要区别有

A. 两者关节 X 线表现不同
B. 两者累及关节部位不同
C. 两者对 MTX 治疗反应不同
D. 前者好发于中年男性
E. 前者类风湿因子阴性

932. 扁平疣的致病病原体是一种

A. 副黏病毒　B. DNA 病毒
C. RNA 病毒　D. 立克次体
E. 病原体不明

933. 服用灰黄霉素最容易诱发下列哪种疾病

A. 系统性红斑狼疮
B. 寻常型天疱疮
C. 白塞病
D. 皮肌炎
E. 盘状红斑狼疮

934. 下列关于脓疱型银屑病的说法，不正确的是

A. 血白细胞总数升高
B. 低钙血症
C. 红细胞沉降率增快
D. 皮损脓疱液细菌培养阳性
E. 可发生低蛋白血症

935. Bowen 样丘疹病好发于

A. 外生殖器部位　B. 手足
C. 面部　D. 躯干
E. 头部

936. 泛发性脓疱型银屑病最常见的诱发原因是

A. 银屑病患者继发细菌感染
B. 银屑病患者继发真菌感染
C. 银屑病患者内服抗生素，骤然停药
D. 银屑病患者继发病毒感染
E. 银屑病患者内服皮质类固醇激素或免疫抑制剂，骤然停药

937. 天疱疮的黏膜糜烂最常见于

A. 外阴　B. 肛门
C. 咽喉　D. 口腔
E. 食管

938. 麻风菌素试验注射后 48 小时的判定结果示中等阳性（++），则红斑直径在

A. 5mm 以下　B. 5~10mm
C. 15~20mm　D. 25~35mm
E. 40mm 以上

939. 慢性湿疹的特点是

A. 以丘疹为主，有渗出倾向
B. 常以苔藓样改变为主，易反复
C. 以瘙痒为主伴有糜烂
D. 以颈部及摩擦部为主，常有抓痕
E. 口腔常出现网状细纹

940. 直接免疫荧光检查显示寻常型天疱疮的抗体沉积于

A. 表皮棘细胞间
B. 表皮基底膜带
C. 表皮角质层
D. 真皮内
E. 表皮细胞核

941. 重叠综合征与混合结缔组织病的鉴别要点为

A. RNP 阳性
B. 对皮质激素反应良好
C. 手指肿胀
D. 重叠综合征是同一病例满足两个以上结缔组织病的诊断
E. 类风湿因子阳性

942. 以下关于孢子丝菌病的说法，错误的是

A. 病原体通过外伤致病

B. 常规镜检可确诊
C. 碘化钾治疗有效
D. 固定型最常见
E. 可以侵犯深部器官

943. 头癣多见于儿童，其原因是
A. 成人皮脂腺中脂肪酸含量高
B. 成人毛发结构与儿童不同
C. 儿童头部出汗多
D. 成人与儿童感染的菌种不同
E. 儿童毛发生长速度慢

944. 存在于患有红斑狼疮的孕妇体内，可进入胎儿引起新生儿房室传导阻滞的是
A. 抗核抗体　B. 抗 Jo-1 抗体
C. 抗心磷脂抗体　D. 抗 SSA 抗体
E. 抗 SSB 抗体

945. 下列有关血管性水肿的描述，正确的是
A. 病变发生于表皮及真皮浅层
B. 病变发生于皮下疏松组织或黏膜
C. 皮疹消退后常留色素沉着
D. 部分患者皮疹为凹陷性水肿
E. 皮损境界明显

946. 白化病患者容易并发下列哪种疾病
A. 白癜风　B. 基底细胞癌
C. 扁平苔藓　D. 基底细胞上皮瘤
E. 花斑癣

947. 下列有关黄褐斑的说法，不正确的是
A. 与内分泌有关
B. 与药物有关
C. 与日晒有关
D. 与某些慢性病有关
E. 只发生在女性

948. 下列关于小棘苔藓的说法，不正确的是
A. 本病与维生素 A 缺乏有关
B. 可能是毛周角化病的变异型
C. 为隐性遗传
D. 主要见于儿童
E. 皮损可自然消退，预后良好

949. 以下组织中均可能含有大量的麻风杆菌，除了
A. 人皮肤、结膜　B. 人周围神经
C. 人唾液　D. 小鼠的血液
E. 人淋巴结

950. 人类感染类丹毒主要通过接触
A. 鱼肉　B. 猪肉
C. 鸽子　D. 生菜
E. 鸡

951. 类丹毒的病原体是
A. 李斯特杆菌
B. 白喉棒状杆菌
C. 猪红斑丹毒丝菌
D. 微细棒状杆菌
E. 纤细棒状杆菌

952. 下列关于皮肤淀粉样变性的说法，正确的是
A. 不痒
B. 结晶紫染色或刚果红染色呈阴性
C. 后背上多为苔藓样丘疹
D. 小腿前多发点状色素斑
E. 真皮乳头层有团块样淀粉样物质沉积

953. 人类皮肤结核最常见的致病菌为
A. 鼠型结核杆菌　B. 牛型结核杆菌
C. 人型结核杆菌　D. 鸟型结核杆菌
E. 非洲型结核杆菌

954. 由于放射引起皮肤黏膜损害的疾病为
A. 光化性痒疹　B. 多形红斑
C. 放射性皮炎　D. 火激红斑
E. 神经性皮炎

955. 培养菌落达多少时可确诊念珠菌性急性泌尿系统感染
A. 1 个/ml 以上　B. 10 个/ml 以上
C. 100 个/ml 以上　D. 1 000 个/ml 以上
E. 10 000 个/ml 以上

956. 下列有关白塞病的说法，正确的是
A. 只累及小动脉
B. 只累及大静脉
C. 可引起血栓形成
D. 血管病变常表现为肉芽肿性血管炎
E. 血管炎常引起肢端坏死

957. 引起肌肉疼痛的寄生虫病是
A. 蛔虫病　B. 猪囊虫病
C. 蛲虫病　D. 旋毛虫病
E. 钩虫病

958. 乳房湿疹的皮损特点是
A. 哺乳期乳头、乳晕及乳房下有丘疹、丘疱疹、糜烂、渗出
B. 多在育龄妇女发生，以丘疹和斑块为主
C. 乳房部红斑，常有萎缩，并见黏着性鳞屑
D. 以苔藓样皮疹为主

E. 中老年单侧乳房境界清楚，基底有浸润的斑块，病史较长

959. 包虫病是人感染了

A. 棘球绦虫　　B. 猪绦虫
C. 蛔虫　　D. 猪囊虫
E. 钩虫

960. 大疱性类天疱疮是一种

A. 病毒性皮肤病
B. 自身免疫病
C. 遗传性皮肤病
D. 细菌性皮肤病
E. 代谢性皮肤病

961. 患者女，40 岁，因皮肤红斑、四肢酸痛无力 1 个月就诊。检查发现患者上肢上举不能过头顶。以下哪项检查最具有临床意义

A. 抗 dsDNA 抗体 1∶10
B. ALT 60U
C. γ－球蛋白升高
D. CK 升高
E. ANA 1∶40

962. 多形红斑的发生与下列常见诱因有关，但除外

A. 细菌和病毒的感染
B. 真菌和原虫的感染
C. 抗生素类药物
D. 激素类药物
E. 血清和疫苗类制剂

963. 以下哪项不是杆菌性皮肤病的常见致病菌

A. 分枝杆菌　　B. 非结核分枝杆菌
C. 猪丹毒杆菌　　D. 大肠埃希菌
E. 鼻硬结杆菌

964. 摩擦性苔藓样疹好发于

A. 颜面　　B. 胸部
C. 背部　　D. 手腕
E. 外生殖器

965. 下列关于硬肿病的说法，不正确的是

A. 发病与感染有关
B. 发病与糖尿病有关
C. 好发于身体上部
D. 皮损多首发于腰部
E. 多见于成年女性

966. 下列哪类皮肤病常有遗传性

A. 腋部臭汗症　　B. 口周皮炎
C. 足部臭汗症　　D. 血汗症
E. 多汗症

967. 与 HLA－B_{27} 相关的是

A. 关节病型银屑病
B. 红皮病银屑病
C. 斑块型银屑病
D. 寻常型银屑病
E. 脓疱型银屑病

968. 腋毛癣的致病菌为

A. 红癣菌　　B. 红色毛癣菌
C. 须癣毛癣菌　　D. 糠秕孢子菌
E. 微小棒状杆菌

969. 与谷胶过敏相关的疾病是

A. 天疱疮
B. 类天疱疮
C. 疱疹样皮炎
D. 线状 IgA 大疱性皮病
E. 角层下脓疱病

970. 下列有关银屑病的发生机制，说法错误的是

A. 该病是遗传因素与环境因素等多种因素相互作用的多基因遗传病
B. 精神紧张和应激事件，神经免疫调节异常
C. 上呼吸道感染后，超抗原的作用
D. 与内分泌有关
E. 常因内脏肿瘤而诱发

971. 亚急性湿疹有渗出时最适合的剂型是

A. 粉剂　　B. 糊剂
C. 硬膏　　D. 震荡剂
E. 酊剂

972. 播散性浅表性光线性汗孔角化症属于

A. 常染色体显性遗传
B. 常染色体隐性遗传
C. 性连锁遗传
D. 多基因遗传
E. 非遗传性疾病

973. 下列属于浅部真菌标本的是

A. 痰液　　B. 脑脊液
C. 粪便　　D. 血液
E. 甲屑

974. 红皮病型银屑病的发生最常见于下列哪种情况

A. 急性点滴状银屑病外用强刺激性药物
B. 急性点滴状银屑病使用抗生素
C. 急性点滴状银屑病外用皮质类固醇激素霜
D. 急性点滴状银屑病外用凡士林

E. 急性点滴状银屑病外用5%焦油制剂

975. 角层下脓疱病的疱中以什么细胞为主

A. 中性粒细胞
B. 嗜酸性粒细胞
C. 嗜碱性粒细胞
D. 淋巴细胞
E. 组织细胞

976. 以下不是副银屑病类型的是

A. 点滴型　B. 斑块型
C. 苔藓样型　D. 脂溢性皮炎样型
E. 急性痘疮样苔藓样糠疹

977. Pautrier 微脓肿主要见于

A. 角质层内　B. 棘细胞层内
C. 表皮基底细胞层下　D. 真皮乳头层
E. 皮下组织层

978. 巴西天疱疮和哪种昆虫叮咬有关

A. 白蛉　B. 库蚊
C. 黑蝇　D. 蚤
E. 蜱

979. 下列关于 Munro 微脓肿，正确的是

A. 内含有淋巴细胞
B. 内含有组织细胞
C. 内含有中性粒细胞
D. 内含有嗜酸性粒细胞
E. 内含有嗜碱性粒细胞

980. 在大疱性类天疱疮组织学中，真皮细胞浸润多为

A. 淋巴细胞　B. 嗜酸性粒细胞
C. 上皮样细胞　D. 中性粒细胞
E. 浆细胞

981. 手癣最常见的致病菌为

A. 白色念珠菌　B. 须癣毛癣菌
C. 红色毛癣菌　D. 絮状表皮癣菌
E. 酵母样菌

982. 患者男，66 岁，因皮肤红斑、水疱 1 个月就诊。查体发现全身散在红斑、水疱。为明确诊断，以下哪项发现对诊断原发病最有意义

A. 血常规化验异常
B. 肝功化验异常
C. 尼氏征检查阳性
D. 糜烂面培养有金黄色葡萄球菌生长
E. 低蛋白血症

983. 小棘苔藓的皮损特点是

A. 针头大的毛囊性丘疹，中央有一根丝状干燥性角质小棘突出
B. 皮疹呈红色
C. 形成直径 <1cm 的斑片
D. 可达数毫米，触之柔软
E. 丘疹可融合成片

984. 单纯型大疱性表皮松解症的水疱的原始裂隙部位发生在

A. 基底膜之上　B. 马尔匹基层
C. 不确定　D. 基底膜之下
E. 颗粒层

985. 下列关于显性遗传的寻常型鱼鳞病，说法正确的是

A. 皮损好发于小腿屈侧
B. 出生时症状显著
C. 皮损冬季加重
D. 皮损表面有银白色云母状厚鳞屑
E. 皮损常在成年后加重

986. 下列哪项可作为肠病性肢端皮炎的确诊依据

A. 临床表现
B. 口服锌制剂后皮损消退
C. 排除皮肤念珠菌病
D. 皮肤组织病理
E. 粪便检查

987. 白化病是由于

A. 谷胱甘肽代谢异常　B. 丝氨酸代谢异常
C. 脂肪酸代谢异常　D. 酪氨酸代谢异常
E. 胱氨酸代谢异常

988. 发生表皮内水疱的是

A. 天疱疮　B. 疱疹样皮炎
C. 线状 IgA 皮病　D. 大疱性多形红斑
E. 妊娠疱疹

989. 在我国引起血吸虫尾蚴性皮炎的病原体是

A. 埃及血吸虫　B. 湄公血吸虫
C. 曼氏血吸虫　D. 日本血吸虫
E. 间接血吸虫

990. 与红皮症最相关的恶性肿瘤是

A. 鳞状细胞癌　B. 恶性黑素瘤
C. Sézary 综合征　D. 皮肤白血病
E. 基底细胞癌

991. 深在性红斑狼疮指的是

A. 疣状狼疮　B. 冻疮样狼疮
C. 红斑狼疮性脂膜炎　D. 寻常狼疮
E. 红斑狼疮内脏损害

992. 色素失禁症不常见哪种症状

A. 发热　　B. 骨骼异常
C. 牙齿异常　　D. 癫痫
E. 皮肤大疱

993. 目前颜面播散粟粒性狼疮在治疗上宜选用
A. 异烟肼　　B. 利福平
C. 环磷酰胺　　D. 氯喹
E. 庆大霉素

994. 急性放射性皮炎的潜伏期一般是
A. 24 小时之内　　B. 1～3 周
C. 3 周以上　　D. 4 周
E. 8 周

995. 下列关于脓疱病，不正确的是
A. 由金葡萄引起
B. 皮损部分呈现半月状
C. 好发于面部、四肢
D. 表皮下水疱
E. 一般无严重的全身症状

996. 侵袭性真菌感染的首选治疗药物为
A. 制霉菌素　　B. 两性霉素 B
C. 克霉唑　　D. 伊曲康唑
E. 酮康唑

997. 下列对于红皮病的治疗，说法不正确的是
A. 注意防止继发感染
B. 可提蛋白质
C. 口服抗组胺药物
D. 全身外擦皮质激素制剂
E. 外用液状石蜡

998. 丹毒的治疗应首选
A. 青霉素
B. 红霉素
C. 丁胺卡那霉素（阿米卡星）
D. 利福平
E. 头孢三嗪

999. 仅有瘙痒症状而无原发性皮肤损害的为
A. 湿疹　　B. 痒疹
C. 瘙痒　　D. 结节性痒疹
E. 妊娠痒疹

1000. 下列有关粟丘疹的说法，错误的是
A. 可发生于任何年龄
B. 粟丘疹分为原发性和继发性两型
C. 继发性粟丘疹多见于结核病患者
D. 原发性好发于眼睑、颊部
E. 一般不需治疗，可挑除囊肿

1001. 硬肿病的常见初发部位是
A. 下肢　　B. 四肢远端
C. 颈部　　D. 腹部
E. 臀部、股部臀部、股部

1002. 下列有关海绵状血管瘤的说法，正确的是
A. 青春期后发病，不能自行消退
B. 好发于头颈部，表现为暗红色斑片，压之易褪色
C. 一般不累及内脏
D. 蓝色橡皮球样痣是一种少见的海绵状血管瘤
E. 病理表现为增生的毛细血管，内皮细胞增生

1003. 下列有关干燥综合征的预后，描述不正确的是
A. 本病病程慢性
B. 继发性者取决于伴发的结缔组织病
C. 发生恶性淋巴瘤者预后差
D. 预后取决于是否使用皮质类固醇激素
E. 预后取决于病变的累及范围以及严重程度

1004. 下列有关珍珠状阴茎丘疹的描述，错误的是
A. 本病可能是生理发育变异
B. 青春期后发病
C. 沿冠状沟排列成数行丘疹，呈半透明状
D. 病理表现为表皮增生性改变，细胞空泡化变性
E. 本病一般不需治疗

1005. 在急性荨麻疹中，单个风团消失的时间应在
A. 12 小时之内　　B. 24 小时之内
C. 48 小时之内　　D. 72 小时之内
E. 1 周之内

1006. 下列哪项描述不符合丘疹性荨麻疹
A. 春秋季好发
B. 好发于躯干、四肢伸侧
C. 与昆虫叮咬有关
D. Darier 征阳性
E. 可有丘疱疹、水疱或大疱

1007. 下列有关蕈样肉芽肿的说法，正确的是
A. 一种高度恶性的 T 细胞淋巴瘤
B. 一种低度恶性的 T 细胞淋巴瘤
C. 一种高度恶性的 B 细胞淋巴瘤
D. 一种低度恶性的 B 细胞淋巴瘤
E. 非感染性肉芽肿病变

1008. 下列哪种疾病不属于细菌感染性疾病
A. 臁疮　　B. 丹毒
C. 蜂窝织炎　　D. 毛囊炎
E. 脓癣

1009. 关于皮肤结核的感染途径，以下哪项是错误的

A. 血液传播　B. 接触患者的粪便
C. 与患者共用餐具　D. 邻近病灶传播
E. 室内传播

1010. 急性光化性唇炎发病时有

A. 进食光化植物史　B. 接触刺激物史
C. 日光照射史　D. 上感病史
E. 家族史

1011. 患者女，35岁，正值哺乳期。在两侧乳晕及乳房下有丘疹、丘疱疹、糜烂和瘙痒2个月。临床应考虑

A. 天疱疮　B. 角层下脓疱病
C. 湿疹样癌　D. 皮肤结核
E. 乳房湿疹

1012. 毛发红糠疹的皮损好发于

A. 手指　B. 躯干
C. 颈旁　D. 臀部
E. 四肢伸侧

1013. 弥漫性掌跖角皮症常发生于何时

A. 婴儿期　B. 生后1岁
C. 儿童期　D. 青春期
E. 成人

1014. 水痘的潜伏期一般为

A. 3天　B. 4～7天
C. 10～21天　D. 18～28天
E. 1个月

1015. 过敏性紫癜的皮疹最好发的部位是

A. 头面部　B. 手足部位
C. 四肢伸侧　D. 四肢屈侧
E. 躯干部位

1016. 红斑狼疮一般不出现哪项异常

A. RPR阳性　B. RF阳性
C. 抗SSA抗体阳性　D. LE细胞阳性
E. 抗棘细胞间抗体阳性

1017. 结节性痒疹好发于

A. 小腿伸侧　B. 大腿内侧
C. 颈部　D. 头皮
E. 背部

1018. 下列哪种疾病最不易发生转移

A. 蕈样肉芽肿　B. Paget病
C. 基底细胞癌　D. 鳞癌
E. 恶性黑色素瘤

1019. 唾液腺受损最常见于下列哪种疾病

A. 系统性红斑狼疮　B. 干燥综合征
C. 皮肌炎　D. MCTD
E. 疱疹样皮炎

1020. 下列有关连续性肢端皮炎的特点，不正确的是

A. 多在外伤后起病
B. 反复起水疱、脓疱，有灼痛、灼热，轻度瘙痒
C. 一般侵及指（趾）、手背、足背
D. 慢性经过，对治疗抵抗
E. 患者常有银屑病史

1021. 以下哪种是临床最常见的皮肤结核

A. 硬红斑　B. 疣状皮肤结核
C. 瘰疬性皮肤结核　D. 丘疹坏死性结核疹
E. 寻常狼疮

1022. 下列哪型属于重症药疹

A. 固定型药疹
B. 光感性药疹
C. 大疱表皮坏死松解型药疹
D. 湿疹样型药疹
E. 荨麻疹型药疹

1023. 白塞病首选下列哪项药物进行治疗

A. 中药　B. 抗组胺药
C. 维生素　D. 抗生素
E. 免疫抑制剂

1024. 荨麻疹是

A. 由于皮肤、黏膜小血管反应性扩张及渗透性增加而产生局限性水肿反应
B. 由于炎性渗出或增生引起的局限、充实的实质性损害
C. 由于毛细血管扩张或充血所致
D. 由于血液外溢至周围组织所致
E. 由于脓液积聚所致

1025. 下列关于多形性日光疹的描述，正确的是

A. 愈后遗留瘢疤痕
B. 男性多见
C. 大多数患者的斑贴试验阳性
D. 部分患者有光敏家族史
E. 日光照射后可在几天内发病，但不会在几小时内即发病

1026. 下列哪项不属于肿瘤

A. 鲍温样丘疹病　B. Bowen病
C. Paget病　D. 霍奇金淋巴瘤
E. 脂溢性角化病

1027. 下列哪项不符合黏膜白斑的临床表现

A. 白斑大小不等

B. 白斑形状不规则
C. 多见于中年以上男性
D. 常可累及附近皮肤
E. 边界不清楚，边缘稍隆起

1028. 镜检麻风杆菌时，至少在多少个油镜视野中观察到无抗酸杆菌方可报阴性
A. 10 个　B. 20 个
C. 50 个　D. 100 个
E. 200 个

1029. 下列最有帮助诊断痛风的是
A. 血尿酸　B. 红细胞沉降率
C. 尿素氮　D. 血清补体
E. 电解质

1030. 尼氏征阳性的发生机理是
A. 表皮细胞内结构损害
B. 表皮细胞间结构损害
C. 表皮－基底膜带连接结构损害
D. 外伤
E. 真皮内嗜酸性细胞浸润

1031. 下列有关口腔黏膜白斑和口腔扁平苔藓的说法，错误的是
A. 两者均有恶变可能
B. 两者发病机制不同
C. 两者病理表现相同
D. 两者均可用激光和冷冻治疗
E. 两者累及黏膜部位相似

1032. 尼氏征阳性是指
A. 皮肤上形成大疱
B. 大疱易破溃
C. 有糜烂面
D. 用力挤压水疱后疱液向周边皮肤扩散
E. 用力挤压水疱使之破裂

1033. 下列关于关节病型银屑病的说法，不正确的是
A. 累及小关节多见
B. 受累关节红肿疼痛
C. X 线阳性发现
D. 血清类风湿因子阳性
E. 病程慢性，不易治愈

1034. 下列关于剥脱性皮炎型药疹的临床表现，叙述不正确的是
A. 多因长期用药引起
B. 尼氏征阳性
C. 有红肿、渗出
D. 伴黏膜损害
E. 初次用药导致时，潜伏期多较长

1035. 尿布皮炎也属于一种接触性皮炎，其主要原因是
A. 尿布布料中的颜料为致敏原
B. 尿布洗不干净，残留洗涤剂
C. 尿布更换不勤，细菌分解尿液，产生较多的氨刺激皮肤引起皮炎
D. 尿布布料纤维本身致敏
E. 尿布由于长期温热潮湿，产生白色念珠菌而引起皮炎

1036. 基底细胞癌的临床分型是
A. 红斑丘疹型、结节溃疡型、斑块型、肿瘤型
B. 结节溃疡型、硬斑病样型、色素型、浅表型、纤维上皮瘤型
C. 丘疹结节型、纤维化型、色素型、斑块型
D. 结节溃疡型、浅表型、丘疹脓疱型、色素型
E. 结节型、红斑型、斑块型、肿瘤型

1037. 下列有关癣菌疹的说法，错误的是
A. 可伴有剧烈瘙痒
B. 患者癣菌素试验阳性
C. 原发部位可检出真菌
D. 可伴有全身症状
E. 癣菌疹部位的真菌检查呈阳性

1038. 关于丹毒的抗感染治疗，一般应采取
A. 3～5 天
B. 1 个月左右
C. 一次性大剂量冲击疗法
D. 10～14 天
E. 2 个月左右

1039. 下列哪项与猩红热无关
A. 杨梅舌　B. Pastia 线
C. 口周苍白圈　D. Koplik 斑
E. 扁桃体肿大

1040. 摩擦性苔藓样疹的临床特征一般不包括
A. 皮疹形态单一
B. 好发于手背、手腕或前臂
C. 丘疹表面附着糠状鳞屑
D. 皮疹开始在个别部位出现，逐渐向其他部位扩展
E. 自觉剧烈瘙痒

1041. 下列关于寻常型银屑病的常见的皮损分布的说法，错误的是
A. 头皮　B. 四肢伸侧
C. 腰骶部　D. 腋下
E. 肘膝伸侧

1042. 有虫咬伤史，伤处发生两个瘀点，继之周围皮肤出现肿胀，有灼热、剧痛和刺痒感，所属淋巴管和淋巴结发炎，有时伴有全身症状，儿童甚至危及生命，以上表现见于哪种虫媒性疾病

A. 蜂蜇伤　B. 蚰蜒皮炎
C. 蜈蚣蜇伤　D. 蜘蛛咬伤
E. 蝎蜇伤

1043. 以下哪项不属于异位性皮炎的特征

A. 掌纹症　B. 干皮症
C. 易出现药物过敏　D. 易出现食物过敏
E. 皮肤感染倾向

1044. 硬肿病的确诊依靠的是

A. 临床表现
B. 实验室检查
C. 临床表现和组织病理
D. 鉴别诊断
E. 预后

1045. 患者男，20 岁，幼年于全身起广泛、褐色、大片的鳞屑斑，颈后更明显，腋窝受累，无掌跖角化。其母亲四肢伸侧有细碎鳞屑。该患者最可能的诊断为

A. 显性遗传寻常性鱼鳞病
B. 隐性遗传寻常性鱼鳞病
C. 板层状鱼鳞病
D. 性连锁隐性遗传鱼鳞病
E. 先天性非大疱性鱼鳞病样红皮病

1046. 关于重叠结缔组织病的预后，说法正确的是

A. 较硬皮病的好
B. 较单发结缔组织病的差
C. 没有明显不同
D. 较皮肌炎的好
E. 较 SLE 的好

1047. 下列关于 Kaposi 水痘样疹的说法，错误的是

A. 多见于婴儿或儿童
B. 感染的病毒为水痘 – 带状疱疹病毒
C. 感染的病毒为单纯疱疹或牛痘病毒
D. 局部淋巴结可肿大
E. 预后一般良好

1048. 下列有关雀斑的说法，不正确的是

A. 常染色体显性遗传
B. 病理上基底层黑素细胞数目增加
C. 以暴露部位较多
D. 症状随季节变化
E. 可与其他色素痣同时发生

1049. 病情与血液循环中自身抗体滴度相关的疾病是

A. 家族性慢性良性天疱疮
B. 寻常型天疱疮
C. 掌跖脓疱病
D. 疱疹样皮炎
E. 瘢痕性类天疱疮

1050. 常用抗麻风杆菌的药物有

A. 烟酰胺　B. 链霉素
C. 乙胺丁醇　D. 氨苯砜
E. 磺胺类

1051. 女阴假性湿疣好发于

A. 大阴唇外侧　B. 大阴唇内侧
C. 小阴唇外侧　D. 小阴唇内侧
E. 宫颈

1052. 扁平苔藓中最常见的临床类型是

A. 急性泛发型　B. 慢性局限型
C. 肥厚型　D. 线状
E. 点滴状

1053. 下列有关弥漫性掌跖角皮症的说法，不正确的是

A. 常有家族史
B. 可合并先天性鱼鳞病
C. 可伴多汗
D. 只单侧发生
E. 发病早

1054. 下列哪项不适合肢端青紫症的治疗

A. 衣着温暖
B. 有规律锻炼
C. 戒烟、避免饮茶和咖啡
D. 防寒、防潮湿
E. 采用快速复温法

1055. 以下哪些是丹毒的好发部位

A. 胸腹部　B. 背部
C. 腹股部　D. 颜面部
E. 肩部

1056. 下列哪项不是毛发红糠疹的好发部位

A. 头皮　B. 第 1、2 指节背面
C. 躯干　D. 四肢伸侧
E. 口腔黏膜

1057. Kobner 现象最常见于银屑病的

A. 进行期　B. 加速期
C. 静止期　D. 退行期
E. 缓解期

1058. 下列有关种痘样水疱病的描述，错误的是

A. 初发于儿童，男性多于女性

B. 皮疹表现为红斑、丘疹、结节、水疱
C. 水疱中央可见脐窝
D. 愈后留有点状凹陷性瘢痕
E. 病程长者面部多毛、口唇放射状皮肤萎缩

1059. 维生素 A 缺乏症的典型皮损表现为
A. 针头大小的丘疹，暗红或暗棕色，中央有棘刺状角质栓
B. 风团
C. 结节
D. 溃疡
E. 水疱

1060. Wegener 肉芽肿常见的全身症状不包括
A. 发热
B. 心肌病变
C. 关节痛
D. 多发性神经根病变
E. 中枢神经系统病变

1061. 下列有关角化棘皮瘤和鳞癌的不同点，正确的是
A. 鳞癌发展较角化棘皮瘤快
B. 角化棘皮瘤一般不发生溃疡
C. 鳞癌组织病理可见角珠
D. 角化棘皮瘤的肿瘤位于表皮，鳞癌位于真皮
E. 角化棘皮瘤病理无异形细胞

1062. 下列有关颜面播散性粟粒性狼疮的说法，不正确的是
A. 多见于面部
B. 可遗留瘢痕
C. 病理变化有助于诊断
D. 慢性病程
E. 抗结核药治疗常有效

1063. 长期接触砷剂可引起
A. 黏膜白斑　B. 日光性角化病
C. 接触性皮炎　D. 结节性硬化症
E. 鲍温病

1064. 硬皮病最常见的内脏症状是
A. 吸收障碍综合征
B. 食管远端运动障碍
C. 肺间质纤维化
D. 房室传导阻滞
E. 胸膜炎

1065. 麻风的临床分类主要依靠以下几点，除了
A. 麻风杆菌检查　B. 麻风菌素试验
C. 组织病理　D. 结核菌素试验
E. 临床表现

1066. 下列关于白癜风分型，不正确的是
A. 局限型　B. 泛发型
C. 节段型　D. 点滴型
E. 散发型

1067. 湿疹的临床特点为
A. 皮损分布对称、形态单一，以伸侧为主
B. 皮损为红斑、丘疹、水疱，以肢端分布为主，可见虹膜样红斑
C. 皮损单发、不痒、持续不变
D. 皮损分布对称，泛发、剧痒，病程迁延
E. 皮损形态单一，泛发、剧痒

1068. 与红斑狼疮发病无关的是
A. 遗传因素
B. 病毒感染
C. 雄性激素水平升高
D. 精神忧郁、地区人种、环境污染
E. 药物

1069. 下列关于多形性日光疹的说法，错误的是
A. 好发于春夏季节
B. 皮疹为多形性损害
C. 皮疹分布于曝光部位
D. 病变程度与日光照射密切相关
E. 是一种光毒反应性皮肤病

1070. 疥疮患者夜间剧痒的原因是
A. 夜间自主神经兴奋
B. 雌性疥虫夜间掘隧道引起的机械性刺激
C. 雄虫夜间掘隧道所致
D. 夜间迷走神经兴奋
E. 人的感觉夜间更敏感

1071. 不符合维生素 A 缺乏症的临床表现的是
A. 皮肤干燥、粗糙
B. 阴囊炎
C. 毛囊角化性丘疹
D. 夜盲
E. 角膜软化

1072. 患者女，35 岁，近 1 个月以来经常不规则发热，以四肢为主出现多数风团样皮疹，单一皮疹几天不消退。并伴关节疼痛。皮疹痒痛。实验室检查示白细胞正常，红细胞沉降率为 34mm/h。发疹前无服药史。临床诊断首先考虑
A. 荨麻疹
B. 荨麻疹性血管炎
C. 持久性隆起性红斑
D. 多形红斑

E. 玫瑰糠疹

1073. 传染性软疣挤出的白色物质是

A. 水分　　B. 皮脂
C. 脓液　　D. 病毒及其代谢产物
E. 疥虫

1074. 下列有关离心性环状红斑的描述，错误的是

A. 可发生于任何年龄，以青壮年多见
B. 皮疹环状或半环状，淡红色
C. 皮疹消退后不留痕迹
D. 皮疹常分布于四肢和躯干
E. 常不引起自觉症状

1075. 以下哪项不属于典型的皮肤结核的组织病理变化

A. 聚集成群的上皮样细胞
B. 多少不等的多核巨细胞
C. 发生于真皮浅层的结核样肉芽肿
D. 外围密集淋巴细胞浸润
E. 基底细胞液化

1076. 疱疹样脓疱病患者血中常出现

A. 钾升高　　B. 钠升高
C. 钾降低　　D. 钠降低
E. 钙降低

1077. 硬红斑的皮损特征是好发于

A. 小腿屈侧的硬结，可破溃
B. 小腿伸侧的硬结，不破溃
C. 小腿屈侧的硬结，不破溃
D. 小腿伸侧的硬结，可破溃
E. 全身散在的硬结，可破溃

1078. 以下哪项不属于血管角化瘤的类型

A. 色素血管角化瘤
B. 阴囊血管角化瘤
C. 肢端血管角化瘤
D. 局限血管角化瘤
E. 丘疹血管角化瘤

1079. 下列有关色汗症的说法，正确的是

A. 只发生于大汗腺分布部位
B. 只发生于小汗腺分布部位
C. 色素常由产生色素的细菌引起
D. 色素多为血液随汗液排出变性而致
E. 常发生于胸背部

1080. 特应性皮炎与下列哪种病为同一病名

A. 接触性皮炎　　B. 神经性皮炎
C. 异位性皮炎　　D. 脂溢性皮炎
E. 淤积性皮炎

1081. 疱疹样皮炎的免疫荧光检查示

A. 棘细胞间 IgA 沉着
B. 基底膜带线状 IgA 沉着
C. 真皮乳头线状 IgA 沉着
D. 真皮乳头颗粒状 IgA 沉着
E. 基底膜带颗粒状 IgA 沉着

1082. 莱姆病的病原体是

A. 钩端螺旋体
B. 伯氏疏螺旋体
C. 苍白密螺旋体
D. 回归热疏螺旋体
E. 品他密螺旋体

1083. 下列常有肠道病变的疾病是

A. 天疱疮
B. 大疱性类天疱疮
C. 疱疹样天疱疮
D. 疱疹样皮炎
E. 成人线状 IgA 大疱性皮病

1084. 冻疮的临床表现一般不出现

A. 虹膜状红斑
B. 淤血性暗紫红水肿性红斑
C. 严重病例可发生水疱、糜烂、溃疡
D. 部分病例愈后留色素沉着或萎缩性瘢痕
E. 痒感明显，受热后加剧

1085. 变应性亚败血症的最常见热型为

A. 回归热　　B. 弛张热
C. 波状热　　D. 稽留热
E. 不规则热

1086. 红皮病可继发于哪一种皮肤病

A. 银屑病　　B. 麻疹
C. 过敏性紫癜　　D. 硬皮病
E. SLE

1087. 多形红斑出现水疱主要发生在哪一层

A. 表皮体细胞上层水疱
B. 表皮体细胞中层水疱
C. 表皮体细胞下层水疱
D. 表皮下水疱
E. 基层细胞上水疱

1088. 维生素 B_2 缺乏症的典型表现有

A. 面中央、胸部、乳下脂状黄色糠状鳞屑
B. 皮下结节增生
C. 角膜充血和血管增生
D. 阴囊炎、舌炎
E. 暗适应能力下降，视物不清

1089. 以下关于挪威疥的说法，错误的是

A. 是一种由挪威种疥虫引起的严重疥疮
B. 又名角化性疥疮
C. 好发于身体虚弱或免疫功能低下的病人
D. 患者多为营养不良、智力不全、个人卫生很差者
E. 皮损表现为广泛、大片污黄或污灰色鳞屑、角化性痂皮性损害

1090. 哪项不是龟头炎的病因

A. 外伤　B. 包皮过长
C. 包皮垢刺激　D. 感染
E. 遗传因素

1091. 好发于老年人的疾病是

A. 天疱疮
B. 类天疱疮
C. 疱疹样皮炎
D. 线状 IgA 大疱性皮病
E. 大疱性红斑狼疮

1092. 下列哪一项是混合结缔组织病的最常见 ANA 高滴度型

A. 均质型　B. 周边型
C. 斑点型　D. 核仁型
E. 落叶型

1093. 混合结缔组织病最常见的症状是

A. 多发性关节痛或关节炎
B. 手部弥漫性浮肿
C. 雷诺现象
D. 炎症性肌肉病变
E. 胸膜炎

1094. 过敏性紫癜患者突然出现腹痛及血压下降，应首先考虑

A. 肠套叠　B. 肠梗阻
C. 肠溃疡　D. 胃肠功能紊乱
E. 消化道出血

1095. 以下关于疾病的病因，说法不正确的是

A. 火激红斑是局部皮肤长期受温热作用引起
B. 冻疮是因长期寒冷作用于皮肤使小动脉收缩，血管麻痹、静脉淤血，局部循环不良导致
C. 光毒性反应是光能参与抗原形成引起的免疫应答反应
D. 种痘样水疱病是先天代谢异常，对光敏感性增高导致
E. 放射性皮炎是因放射线（χ、β、γ 射线）长时间大剂量照射引起

1096. 雷诺病在初期病情发作时的常见诱因是

A. 运动　B. 日晒
C. 精神紧张　D. 天气炎热
E. 服用烟酸

1097. 一般来说，重症多形红斑型药疹患者的皮肤黏膜受损的面积达到多少以上时考虑中毒性表皮坏死松解症

A. 10%　B. 20%
C. 30%　D. 40%
E. 50%

1098. 疣状表皮发育不良恶变的主要原因是

A. 合并其他感染　B. 慢性炎症刺激
C. 日光损伤　D. 外用药应用不当
E. 与个体差异有关

1099. 下列哪种皮肤病与 MF 关系最密切

A. 孢子丝菌病
B. 结节性红斑
C. 斑块型副银屑病
D. 药物性皮炎
E. 红斑狼疮

1100. 下列关于猫抓病的描述，错误的是

A. 大部分患者有接触猫的病史
B. 常发生一侧淋巴结肿大
C. 可形成 Parinaud 眼腺综合征
D. 猫抓病抗原皮试阳性
E. 抗真菌治疗有效

1101. 药物性 SLE 的系统表现很少出现

A. 肝肿大　B. 肾炎
C. 肺部浸润　D. 淋巴结肿大
E. 多发性关节炎

1102. 下列有关慢性单纯性苔藓的说法，错误的是

A. 病程缓慢
B. 皮损为扁平丘疹及苔藓样变
C. 双小腿胫前密集棕褐色多角形丘疹，坚实，呈念珠状排列
D. 阵发性剧烈瘙痒
E. 好发于颈侧、腰骶部

1103. 痱子不包括以下哪种类型

A. 晶形粟粒疹　B. 红色粟粒疹
C. 脓疱性粟粒疹　D. 深部粟粒疹
E. 弥漫粟粒疹

1104. 色素失禁症的水疱位于

A. 表皮内　B. 表皮下真皮乳头

C. 基底膜下　D. 真皮
E. 皮下组织

1105. 下列关于寻常型银屑病的皮损，描述正确的是
A. 皮损为红色斑片、鳞屑，边界清楚
B. 皮损为红色斑片、鳞屑，边界不清楚
C. 皮损为红色点疱疹、磷屑，边界清楚
D. 皮损为红斑水疱，边界清楚
E. 皮损为红色斑块、鳞屑，表面渗出

1106. 下列关于红斑性肢痛症的临床表现，描述错误的是
A. 疼痛剧烈
B. 遇热缓解
C. 局部发热，脉跳有力
D. 抬高患肢可缓解
E. 水杨酸制剂可缓解

1107. 患儿男，2 岁，出生后全身皮肤白色，毛发白色，双眼瞳孔红色，虹膜淡蓝色，有畏光及眼球震颤。该患儿考虑诊断为
A. 白癜风
B. 斑驳病
C. 白化病
D. 离心性后天性白斑
E. 无色素痣

1108. 白痱的临床表现不包括
A. 皮损为针尖大小透明水疱
B. 常成批出现
C. 好发于颈、躯干部
D. 瘙痒剧烈
E. 大量出汗者

1109. 在特殊类型的荨麻疹中，不包括
A. 皮肤划痕症
B. 寒冷性荨麻疹
C. 胆碱能性荨麻疹
D. 荨麻疹性血管炎
E. 血管性水肿

1110. 无色素痣的临床表现不包括
A. 出生后不久发病
B. 无性别差异
C. 主要见于躯干上部和双上肢
D. 呈散发性色素减退斑
E. 色素减退斑周围一般无色素沉着

1111. 下列有关汗孔角化症的临床表现，描述错误的是
A. 具有遗传性
B. 皮损表现为边缘堤状隆起，中央轻度萎缩
C. 有恶变可能
D. 部位不同皮损的临床表现不同
E. 毛囊孔扩大，毛囊角栓形成

1112. 患者男，68 岁，因全身皮肤起水疱 1 个月就诊。查体发现患者四肢、躯干散在红斑、水疱和紧张性大疱，部分疱液为血性。该患者最可能的诊断是
A. 寻常型天疱疮　B. 落叶型天疱疮
C. 疱疹样皮炎　D. 妊娠疱疹
E. 大疱性类天疱疮

1113. 下列有关臭汗症的说法，错误的是
A. 常初发于青春期，终生病情不变化
B. 大小汗腺分布的部位均可受累
C. 腋臭是臭汗症的一种，具有遗传性
D. 足部臭汗症常有真菌感染
E. 臭汗症常与多汗症并发

1114. 下列关于硬化性萎缩性苔藓的临床表现，错误的是
A. 好发于男女生殖器部位
B. 皮疹为群集瓷白色丘疹和斑块，以及硬化萎缩性损害
C. 本病可累及口腔黏膜
D. 部分可继发鳞状细胞癌
E. 常发生指甲病变

1115. 某患者因化脓性扁桃体炎初次口服阿莫西林治疗，如果发生过敏，一般多在用药后多长时间发生药疹
A. 即刻　B. 24 小时以内
C. 2 天以内　D. 7 ~ 8 天
E. 20 天以后

1116. 以下哪项不是遗传性过敏性湿疹的 Williams 诊断标准
A. 2 岁以前发病
B. 个人哮喘或枯草热史
C. 全身皮肤干燥
D. 身体屈侧有湿疹
E. 血清 IgE 增高

1117. Weber - Christian 综合征又称为
A. 急性结节性脂膜炎
B. 急性非化脓性脂膜炎
C. 结节性非化脓性脂膜炎
D. 结节性发热性脂膜炎
E. 结节性发热性非化脓性脂膜炎

1118. 下列关于红皮病的说法，不正确的是
A. 体表散热快
B. 易继发感染
C. 体表水分丢失易干燥
D. 易出现高蛋白血症

E. 浅表淋巴结可肿大

1119. 患者女，48 岁，1 年前妇检时发现大阴唇内侧白斑，1 年内无明显变化，白斑病理见角化过度，颗粒层增厚，棘细胞不规则增生，上皮角延长，真皮结缔组织水肿。此时应考虑诊断为

A. 白癜风　　B. 硬化性萎缩性苔藓
C. 外阴湿疹　　D. 外阴黏膜白斑
E. 神经性皮炎

1120. 化脓性肉芽肿是一种

A. 细菌感染性疾病
B. 是结节病的一种类型
C. 是环状肉芽肿的一种表现
D. 是一种血管反应性增生性疾病
E. 是一种自身免疫病

1121. 以下哪项不属于黑棘皮病的分型

A. 肥胖性黑棘皮病
B. 真性黑棘皮病
C. 黑素棘皮瘤
D. 混合性黑棘皮病
E. 药物性黑棘皮病

1122. 患儿男，10 岁，全身出现皮疹 1 天，2 天前有轻微头痛、倦怠、咽痛伴低热。皮疹先由面部逐渐发展至躯干及四肢。枕后淋巴结大。经治疗后 2～3 天皮疹消退。他的同学也有同样发病者。该患儿可能性最大的诊断是

A. 湿疹　　B. 传染性软疣
C. 风疹　　D. 麻疹
E. 荨麻疹

1123. 关于 PUVA 治疗银屑病的说法，错误的是

A. 稍高于最小红斑量
B. 疗程不宜过长
C. 对有砷剂治疗史者不适用
D. 可选用 MTX 联合治疗
E. 一般不作巩固治疗

1124. 混合结缔组织病最相关的抗体为

A. 抗 SSA 抗体　　B. 抗 RNP 抗体
C. 抗 dsDNA 抗体　　D. 抗 Sm 抗体
E. 抗 SSB 抗体

1125. 在下列 Sweet 综合征的全身表现中，不包括的是

A. 发热　　B. 关节痛
C. 肾脏损害　　D. 外阴溃疡
E. 结膜炎

1126. Sweet 综合征内脏受损最常见的是

A. 心　　B. 肺
C. 肝　　D. 脾
E. 肾

1127. 碘化钾摄入可使病情加重的疾病是

A. 坏疽性脓皮病
B. 急性发热性嗜中性皮病
C. 色素性紫癜性皮病
D. 过敏性紫癜
E. 多形红斑

1128. 结节性红斑好发于

A. 上肢屈侧　　B. 躯干
C. 上肢伸侧　　D. 下肢伸侧
E. 下肢屈侧

1129. 临床上常易引起药疹的药物不包括

A. 抗生素
B. 解热镇痛类
C. 镇静催眠药及抗癫痫药
D. 异种血清制品及疫苗
E. 抗组胺药

1130. 关于蜂窝织炎的实验室检查，正确的有

A. 外周血白细胞总数增高，中性粒细胞升高
B. 外周血红细胞总数增高
C. 外周血白细胞总数增高，嗜酸性粒细胞增高
D. 外周血白细胞总数增高，淋巴细胞升高
E. 外周血白细胞总数减少

1131. Auspitz 征常见于

A. 扁平苔藓　　B. 毛发红糠疹
C. 寻常型银屑病　　D. 小棘苔藓
E. 玫瑰糠疹

1132. 下列有关酒渣鼻的描述，错误的是

A. 发病年龄以中年女性较多
B. 病程缓慢
C. 皮损仅局限于鼻部
D. 一般无自觉症状
E. 与情绪有关

1133. 下列哪项不是接触性皮炎的特征

A. 皮损局限于接触部位
B. 境界清楚
C. 皮疹为红斑、丘疹、小水疱、糜烂
D. 不痛、不痒
E. 去除接触物，皮炎可自愈

1134. 线状苔藓最常见的发病部位是

A. 面部　　B. 颈部

C. 躯干　　D. 上肢
E. 下肢

1135. 舌舔皮炎是一种
A. 瘙痒症
B. 神经性皮炎
C. 皮肤行为症
D. 神经官能症性表皮剥脱
E. 口周皮炎

1136. 可能通过非变态反应机制引起荨麻疹的药物为
A. 青霉素　　B. 痢特灵（呋喃唑酮）
C. 阿司匹林　　D. 四环素
E. 破伤风抗毒素

1137. 持久性隆起性红斑的临床特点不包括下列哪项
A. 皮疹多双侧对称
B. 皮疹多发于关节附近
C. 皮疹为红色结节或斑块，可有鳞屑或结痂
D. 皮疹消退后可遗留萎缩
E. 皮疹有假性水疱形成

1138. 患者女，45岁，双小腿胫前对称分布扁平丘疹2个月，剧痒，丘疹直径2mm左右，呈半球形或多角形，质硬褐色，呈念珠状排列。根据临床表现最可能的诊断为
A. 神经性皮炎　　B. 湿疹
C. 皮肤淀粉样变　　D. 毛发红糠疹
E. 黏液性水肿

1139. 在尿布皮炎发病的相关因素中，最主要的是
A. 肛门、外阴附近皮肤白色念珠菌感染所致
B. 肛门、外阴附近皮肤长期潮湿、不通风所致
C. 粪便中氨生成菌在湿尿布上分解尿而产生氨，氨刺激皮肤所致
D. 过度用肥皂水清洗局部
E. 使用含化纤成分的尿垫

1140. 下列关于白塞病的血清学检查，错误的是
A. 白细胞总数增多及核左移
B. 类风湿因子阴性
C. 红细胞沉降率加快
D. C－反应蛋白升高
E. 抗核抗体阳性

1141. 头部黄癣引起的脱发是
A. 虫蚀状　　B. 暂时性
C. 永久性　　D. 男性型
E. 经治疗可再生

1142. 引起汗疱疹的发病机制为
A. 内源性皮肤湿疹样反应
B. 汗液潴留
C. 真菌感染
D. 洗涤用品刺激
E. 食物过敏

1143. 瘰疬性皮肤结核又称为
A. 结核性下疳
B. 液化性皮肤结核
C. 苔藓样皮肤结核
D. 瘰疬性苔藓
E. 坏死性皮肤结核

1144. 以下关于着色芽生菌病，说法错误的是
A. 是一种慢性传染病
B. 由着色真菌侵犯表皮所引起的疾病
C. 患者以农民为主
D. 可侵犯脑组织及其他脏器
E. 发病与外伤有关

1145. 下列关于Sweet综合征的描述，正确的是
A. 好发于关节伸侧，特别是指、腕、肘、膝、踝
B. 皮损是疼痛性的红色丘疹、结节，继而形成斑块
C. 消退后局部遗留瘢痕
D. 以紫癜性斑丘疹为特征性的皮损
E. 首选KI治疗

1146. 有关种痘样水疱病，说法不正确的是
A. 90%初发于儿童
B. 常由病毒感染引起
C. 愈后留有点状凹陷性瘢痕
D. 1/3患者青春期后可自愈
E. 表现为暴露部位红斑、水疱、糜烂、结痂

1147. 不属于特殊类型湿疹的是
A. 手部湿疹　　B. 乳房湿疹
C. 钱币状湿疹　　D. 阴囊湿疹
E. 疱疹性湿疹

1148. Wood灯下尿呈粉红色者见于
A. 卟啉病
B. 痛风
C. 原发性皮肤淀粉样变
D. 黄瘤病
E. 黏液性水肿

1149. 下列关于假性斑秃的说法，错误的是
A. 脱发区头皮萎缩
B. 好发于中年男性
C. 病程慢性经过

D. 经过治疗头发常可长出
E. 组织病理学发现毛囊和皮脂腺消失

1150. 以下哪种疾病为遗传性皮肤病
A. 获得性大疱性表皮松解症
B. 寻常型天疱疮
C. 家族性慢性良性天疱疮
D. 大疱性类天疱疮
E. 连续性肢端皮炎

1151. 下列有关乳房外 Paget 病的描述，正确的是
A. 大多数发生于女性，男性少见
B. 是一种皮肤原位癌
C. 是一种来源于腺体上皮的恶性肿瘤
D. 是一种良性病变
E. 多发生于面部等暴露部位，与日晒有关

1152. Kaposi 水痘样疹最常见的基础皮肤病是
A. 疥疮　　B. 鱼鳞病
C. Darier 病　　D. 脓疱疮
E. 特发性皮炎

1153. 下列有关雀斑的说法，正确的是
A. 常染色体隐性遗传
B. 多在青春期出现，随年龄增长而增多
C. 其症状随季节无明显变化
D. 表皮基底层黑素含量增多，但黑素细胞数目并不增加
E. 与日晒无关

1154. 患者女，26 岁，“上感”后下肢起皮疹 2 周就诊，查体：双下肢散在红斑、丘疹、风团损害，大部分皮损为紫癜，中间有血疱、溃疡和结痂形成。最可能的临床诊断是
A. 急性荨麻疹　　B. 风疹
C. 猩红热　　D. 血小板减少性紫癜
E. 变应性皮肤血管炎

1155. 患者男，38 岁，双侧小腿胫前皮肤瘙痒，2 个月后出现多数褐黄色圆锥形丘疹，绿豆大小，质硬孤立，散在或密集成片，自觉剧痒。病理切片，对甲紫呈异染性。该患者可诊断为
A. 原发性皮肤淀粉样变性
B. 局限性神经性皮炎
C. 疣状扁平苔藓
D. 丘疹性荨麻疹
E. 结节性痒疹

1156. 下列哪项与恶性肿瘤关系最密切
A. 火激红斑　　B. 匍行性回状红斑
C. 鲜红斑痣　　D. 玫瑰糠疹
E. 单纯糠疹

1157. 患者女，16 岁，反复发生下肢紫癜 3 年就诊，起疹时伴轻度乏力、不适。查体：双下肢较多散在紫癜斑点，无破溃。为了解患者预后，最需要做哪项检查
A. 过敏原皮试检查
B. 血清 IgE 水平测定
C. 红细胞沉降率检查
D. 血常规检查
E. 尿常规检查

1158. 患者女，35 岁，患右侧中耳炎 3 个月，近 5 天右外耳道、右耳郭及附近面颊出现皮肤潮红、丘疹、水疱、糜烂，瘙痒剧烈，无发热、局部淋巴结肿大。诊断可能是
A. 脓疱疮
B. 感染性湿疹样皮炎
C. 癣菌疹
D. 异位性湿疹
E. 接触性皮炎

1159. Hailey－Hailey 病的基因定位于
A. 1q21　　B. 2q33－q35
C. 3q21－q22　　D. 1q25－1q32
E. Xq22. 3

1160. 刺激毛囊引起炎症反应的重要原因是
A. 雄激素　　B. 痤疮丙酸杆菌
C. 表皮葡萄球菌　　D. 游离脂肪酸
E. 雌激素

1161. 离心性环状红斑的临床特征是
A. 发病常见于冬季
B. 常伴剧烈瘙痒
C. 边缘隆起性环状或半环状红斑
D. 常伴感觉减退
E. 消退后极少复发

1162. 干燥综合征的肾脏损害主要侵犯
A. 肾小球　　B. 肾小管
C. 肾小囊　　D. 肾动脉
E. 肾静脉

1163. 下列关于红皮症的治疗，说法错误的是
A. 寻找病因，去除诱发因素
B. 加强局部护理，选用温和制剂
C. 全身外用 10% 水杨酸软膏
D. 注意水、电解质平衡
E. 补充高蛋白及维生素

1164. 下列关于水痘的说法，哪一项是错误的

A. 由水痘－带状疱疹病毒引起
B. 伴有严重的神经痛
C. 有传染性
D. 禁服激素
E. 儿童多见

1165. 以下哪项不属于细菌性甲沟炎的治疗原则

A. 服用有效的抗生素
B. 局部切开引流
C. 物理治疗
D. 局部外用鱼石脂软膏
E. 口服抗真菌药

1166. 下列哪种疾病的发生与血管炎无关

A. 白塞病　B. 红斑狼疮
C. 化脓性肉芽肿　D. Sweet 综合征
E. 结节性红斑

1167. 下列关于红斑丘疹型多形红斑的临床表现，描述不正确的是

A. 好发于四肢远端
B. 皮疹为圆形水肿性红斑及虹膜状损害
C. 少数有口腔黏膜损害
D. 全身症状严重
E. 皮疹消退留有暂时性色素沉着

1168. Wegner 肉芽肿的治疗首选下列哪一项

A. 扑尔敏　B. 维生素 E
C. 氨苯砜　D. 环磷酰胺
E. 胆碱注射液

1169. 下列关于跖疣的特征，哪一项是错误的

A. 发生于足趾背部
B. 皮疹可一个或多个
C. 皮疹表面粗糙不平，质地硬
D. 自觉触压痛
E. 病程慢性，可自然消退

1170. 瘢痕性类天疱疮的皮损特点是

A. 尼氏征阳性
B. 不侵犯皮肤
C. 易侵犯四肢、上胸背部
D. 易侵犯口、眼等处黏膜
E. 常见张力性大疱

1171. 红斑狼疮易发生在

A. 儿童　B. 老年妇女
C. 青年男性　D. 青年女性
E. 中年男性

1172. 治疗头癣的正确方法是

A. 剪发、洗发、搽药、服药（灰黄霉素等）、消毒
B. 口服斯皮仁诺（伊曲康唑）
C. 搽药、剪 发、洗发、隔离
D. 服药、搽药、营养、洗发
E. 口服斯皮仁诺＋特比萘芬

1173. 患者男，35 岁，双下肢多发紫癜、血疱、溃疡 4 天，伴发热、关节痛入院。根据临床表现，考虑诊断为

A. 蕈样肉芽肿
B. 扁平苔藓
C. 变应性皮肤血管炎
D. 结节性红斑
E. 急性发热性嗜中性皮病

1174. 患者女，20 岁，下肢皮疹伴瘙痒 2 周就诊。患者起病前 1 周有“上感”史。查体：双下肢较多红斑、丘疹、风团，较多紫癜，中间有小血疱，部分破溃形成溃疡与结痂。最可能的临床诊断是

A. 急性荨麻疹
B. 荨麻疹性血管炎
C. 过敏性紫癜
D. 变应性皮肤血管炎
E. 结节性红斑

1175. 天疱疮激素治疗的疗效判定指标不包括

A. 皮质类固醇激素的总剂量
B. 糜烂愈合速度
C. 新起水疱速度
D. 尼氏征转阴性
E. 天疱疮抗体滴度

1176. 患儿，7 岁，生后不久双侧掌跖出现弥漫性斑块状角质增厚，手足活动困难，其父有类似表现。该患儿考虑诊断为

A. 胼胝
B. 胼胝性湿疹
C. 疣状肢端角化症
D. 弥漫性掌跖角皮症
E. 剥脱性角质松解症

1177. 下列关于外用药治疗甲真菌病，说法不正确的是

A. 可与内用药结合治疗
B. 最好结合剥甲或拔甲治疗
C. 副作用小
D. 可外用 30% 冰醋酸
E. 显效快、疗程短

1178. 患者女，40 岁，主诉足趾间瘙痒流水 1 周，外用过

雷夫诺尔溶液未控制。2 天来手指侧出现皮疹伴瘙痒。查体：足趾间浸渍糜烂，渗出较重，双手指侧对称密集分布粟粒大小之红色丘疹、丘疱疹、小水疱，轻度融合。最可能的诊断是

A. 足癣合并细菌感染
B. 足癣合并接触性皮炎
C. 足癣合并癣菌疹
D. 足癣湿疹化
E. 掌跖脓疱病

1179. 患者男，27 岁，面部皮疹 2 个月余，无自觉症状，皮疹为米粒至绿豆大小的扁平隆起的丘疹，表面光滑，质硬，浅褐色，呈圆形、椭圆形或多角形，有的呈串珠状排列。可能的诊断为

A. 寻常疣　　B. 湿疹
C. 丝状疣　　D. 扁平疣
E. 老年疣

1180. 某医学院学生做试验时不慎将盐酸溅在手上，皮肤上出现红斑、水疱、坏死和溃疡，应诊断为

A. 亚急性接触性皮炎
B. 变态反应性接触性皮炎
C. 原发刺激性接触性皮炎
D. 系统性接触性皮炎
E. 自身敏感性皮炎

1181. 麻风联合化疗方案中规定的少菌型麻风的疗程至少应为

A. 3 个月　　B. 6 个月
C. 12 个月　　D. 24 个月
E. 36 个月

1182. 关于猩红热与麻疹的鉴别，以下哪项是错误的

A. 猩红热外周血白细胞多升高，中性粒细胞升高
B. 麻疹常伴发肾炎
C. 猩红热有杨梅舌和 Pastia 线
D. 麻疹有口腔黏膜斑
E. 皮肤损害不同

1183. 患儿女，7 岁，生后发现左大腿白色皮疹，长期不消退，无不适感。皮疹随肢体发育而逐渐发展，外形基本无变化。查体：左大腿内侧有一约 15cm × 3cm 大小的色素减退斑片，边界清楚，形状不规则。摩擦后患处及周围皮肤即刻发生红斑。首先考虑

A. 无色素痣　　B. 线状苔藓
C. 线状皮炎　　D. 白癜风
E. 贫血痣

1184. 斑贴试验去除斑贴的时间是

A. 12 小时　　B. 24 小时
C. 36 小时　　D. 48 小时
E. 72 小时

1185. 下列关于盘状红斑狼疮的皮肤损害，说法错误的是

A. 浸润性红斑　　B. 脱发
C. 萎缩　　D. 色素减退
E. 愈后无瘢痕

1186. 在下列临床表现中，最具有接触性皮炎特征的是

A. 剧烈瘙痒
B. 多形损害的皮损
C. 出现水疱
D. 出现糜烂面
E. 皮损边界整齐与接触范围一致

1187. 患者男，50 岁，主因右足趾间水疱伴瘙痒 1 周，疼痛、流脓 2 天就诊。查体右足趾间散在粟粒至高粱粒大的水疱、脓疱，破溃，有糜烂，足背红肿。首选的治疗措施是

A. 系统应用抗生素
B. 系统应用抗病毒药物
C. 系统应用抗过敏药物
D. 局部外用抗真菌药物
E. 局部外用抗细菌药物

1188. 进行性系统性硬化症的初始症状通常是

A. 肢体近端肌肉无力和压痛
B. 面部肿胀、绷紧
C. 混合性呼吸困难
D. 遇冷时手指出现发作性苍白、发绀、潮红
E. 手指关节痛并晨僵

1189. 下列有关急性痘疮样苔藓样糠疹的说法，错误的是

A. 自觉症状轻微
B. 可呈急性、亚急性或慢性经过
C. 可自然消退
D. 皮损为淡红色针头到豌豆大丘疹及疱疹
E. 是点滴状银屑病的一种特殊表现

1190. 治疗大疱表皮坏死松解型药疹首选

A. 甲基泼尼松龙每日 20mg 口服
B. 氢化可的松 300 ~ 400mg/d，分次静脉滴注
C. 泼尼松 30mg，每日 1 次口服
D. 抗组胺药
E. 消炎痛（吲哚美辛）

1191. 关于慢性生物性假阳性反应的梅毒血清试验，发生最高的是

A. 系统性红斑狼疮
B. 麻疹

C. 麻风
D. 猩红热
E. 慢性风湿性关节炎

1192. 患者女，30 岁，面、手背皮疹反复 3 年，每年 5 月左右患者于面部、手背和双前臂出现皮疹。皮疹以浮肿性红斑和小丘疹为主，0.3～1.0cm 大小，伴瘙痒。秋季以后缓解。患者无服药史和慢性病史。最可能的诊断是
A. 荨麻疹　B. 类天疱疮
C. 多形性日光疹　D. 多形红斑
E. 红斑狼疮

1193. 对痤疮瘢痕治疗无效的是
A. 激光
B. 磨削术
C. 糖皮质激素局部封闭
D. 口服抗生素
E. 美容手术

1194. 下列关于急性痘疮样苔藓样糠疹的表现，描述不正确的是
A. 病程呈急性、亚急性或慢性
B. 经过半年左右可自然消退
C. Auspitz 征阳性
D. 皮损为针头至豌豆大小丘疹及疱疹
E. 多见于中青年

1195. 多形红斑最特征性的皮损是
A. 淡红斑鳞屑
B. 水疱或大疱
C. 黏膜糜烂
D. 有常见靶形或虹膜样皮损
E. 肉团

1196. 患者女，青年，右肩部单发淡白色椭圆形疝样斑，压之下陷，抬起复原。可能性最大的诊断为
A. 软纤维瘤　B. 斑状萎缩
C. 白点病　D. 寻常疣
E. 神经纤维瘤病

1197. 抗酸染色一般查不到麻风杆菌的是
A. 瘤型麻风　B. 界线类偏结核样型
C. 界线类偏瘤型　D. 结核样型
E. 中间界线类

1198. 艾迪生病的临床表现不包括
A. 皮肤表现为色素沉着过度，于日光暴露部位和反复损伤与受压部位最明显
B. 腋毛和阴毛减少主要见于男性
C. 系统性体征如体重下降、恶心、呕吐、腹泻、乏力、疲劳
D. 皮肤和黏膜色素过度沉着通常在其他症状发生之前出现
E. 瘢痕部位色素沉着

1199. 下列哪种药物不宜用于治疗花斑癣
A. 口服伊曲康唑
B. 口服氟康唑
C. 25% 硫代硫酸钠 +2% 的盐酸外用
D. 口服特比萘芬
E. 外用联苯苄唑乳膏

1200. 弥散性瘢痕疙瘩应避免以下哪种治疗方法
A. 外用药物　B. 激光
C. 冷冻　D. 手术切除
E. 压迫治疗

1201. 患者女，30 岁，主因双小腿反复发作结节、疼痛、破溃半年就诊，查体：小腿皮下可触及鸡蛋大小的结节，与皮肤粘连，有的损害呈暗红色，质硬，有压痛。周围呈红褐色，小腿屈侧可见萎缩性瘢痕形成。哪种病的可能性最大
A. 结节性红斑
B. 结节性结核性静脉炎
C. 硬红斑
D. 丘疹坏死性结核疹
E. 孢子丝菌病

1202. 带状疱疹发病初期的首选治疗方案是
A. 抗组胺药口服
B. 维生素 B_{12} 肌内注射
C. 板蓝根冲剂口服
D. 无环鸟苷口服
E. 青霉素注射

1203. 下列哪项不是固定型药疹的常见部位
A. 口唇　B. 口周
C. 龟头　D. 手足背
E. 头皮

1204. 患儿，5 岁，主诉因面部皮损 2 天伴痒就诊，查体口周、鼻孔附近密集分布粟粒至黄豆大小的薄壁脓疱，周围有红晕，疱液浑浊，呈袋状坠积现象，呈半月形积脓，有的表面已破溃糜烂，有黄痂。最可能的诊断是
A. 寻常型脓疱疮　B. 大疱性脓疱疮
C. 深脓疱疮　D. 脓癣
E. 儿童型线状 IgA 大疱性皮病

1205. 患者女，35 岁，7 月初去海滨旅游归来后，面、颈、手背等暴露部位出现小丘疹及丘疱疹，伴剧烈

瘙痒，既往曾有类似病史。诊断首先考虑
A. 痒疹　B. 接触性皮炎
C. 脂溢性皮炎　D. 药疹
E. 多形性日光疹

1206. 患者女，29 岁，口周红斑 1 周，见口周淡红色斑片，界清，沿口唇周围可见一狭窄正常皮肤带，唇黏膜正常。可考虑诊断为
A. 舌舔皮炎　B. 脂溢性皮炎
C. 湿疹　D. 单纯疱疹
E. 口周皮炎

1207. 治疗寻常型天疱疮时，开始所用的泼尼松剂量一般为
A. 5mg/（kg·d）
B. 大剂量（约 1mg/（kg·d））
C. 冲击剂量
D. 超大剂量（100～150mg/d）
E. 由小剂量开始逐渐加量

1208. 治疗新生儿面部蚕豆大小的草莓状血管瘤时应选择的处理方法是
A. 硬化剂局部注射　B. 激光
C. 冷冻治疗　D. 观察暂不予治疗
E. 手术切除

1209. 头部黑点癣的毛发损害特点是
A. 约 0.5cm 左右断发
B. 头发有发鞘包绕
C. 出头皮即断发
D. 有蝶形黄痂
E. 脱发

1210. 着色性干皮病患者发生肿瘤最常见的是
A. 基底细胞癌和鳞状细胞癌
B. 黑色素瘤
C. 血管肉瘤
D. 纤维肉瘤
E. 血管角皮瘤

1211. 患者女，30 岁，妊娠 6 个月，乏力，头痛，发热，皮肤瘙痒，四肢、腹部、脐周红斑，丘疹、水疱呈环状排列，水疱绿豆或蚕豆大小，部分融合成大疱。首先拟诊为
A. 妊娠瘙痒　B. 疱疹样皮炎
C. 疱疹样脓疱疮　D. 妊娠疱疹
E. 类天疱疮

1212. 患儿男，10 岁，下肢皮肤红斑、紫癜伴不适 3 天就诊。患者在起病前有感冒史，起疹伴腹痛、腹泻，关节酸痛不适。最可能的临床诊断是
A. 过敏性紫癜　B. 急性荨麻疹
C. 结节性红斑　D. 急性湿疹
E. Still 病

1213. 下列关于急性浅表性包皮龟头炎的治疗，说法不正确的是
A. 保持局部清洁
B. 避免刺激
C. 局部外用药物治疗
D. 伴发热和淋巴结肿大者全身应用抗生素
E. 包皮过长者立即行包皮切除

1214. 下列关于糠秕孢子菌性毛囊炎的说法，错误的是
A. 糠秕马拉色菌是致病菌
B. 是毛囊性皮肤真菌病
C. 糠秕马拉色菌是人体正常菌群
D. 糠秕马拉色菌可将毛囊内的三酰甘油分解为游离脂肪酸
E. 治疗首选口服广谱抗真菌药物

1215. 患者男，19 岁，自婴儿期于皮肤上出现多数鳞屑斑，患者的一个哥哥和一个妹妹有类似疾病，可能的诊断是
A. 性连锁遗传性寻常鱼鳞病
B. 层板状鱼鳞病
C. 毛发红糠疹
D. 表皮松解性角化过度鱼鳞病
E. 寻常型鱼鳞病

1216. 下列关于老年性白斑的描述，正确的是
A. 常见于暴露部位
B. 常伴瘙痒
C. 可自行消退
D. 日晒后数目增多
E. 为米粒大圆形白点，略凹陷

1217. 呈乳头瘤样损害的痣细胞痣多属于
A. 交界痣　B. 混合痣
C. 皮内痣　D. 黑素痣
E. 先天性痣细胞痣

1218. 以下哪项为少菌型麻风的治疗药物
A. 利福平＋氨苯砜
B. 氨苯砜＋氯苯吩嗪（氯法齐明）
C. 利福平＋雷米封（异烟肼）
D. 利福平＋磺胺
E. 氨苯砜＋乙胺丁醇

1219. 红皮病型银屑病的最佳治疗方法是
A. 外用去炎松软膏　B. 口服抗组胺药
C. 口服依曲替酯　D. 口服维生素 C
E. 口服消炎痛

1220. 患儿男，12 岁，从 2 岁起面部反复出皮疹，每年夏季发病，皮疹以小红丘疹、水疱为主，数日后出现坏死、结痂。愈后留有凹陷性瘢痕。皮疹反复分批出现，好发于鼻背、面颊 处。秋天后缓解。近 1 年来皮疹明显减轻。最可能的诊断为

A. 植物日光皮炎　B. 多形红斑
C. 血管炎　D. 多形性日光疹
E. 种痘样水疱病

1221. 着色性干皮病常出现

A. 基底细胞癌　B. 血管肉瘤
C. 纤维肉瘤　D. 汗管瘤
E. 钙化上皮瘤

1222. 患儿女，出生后 1 周于躯干处出现风团、水疱、疣状病变，继发喷泉样色素沉着斑，可能性最大的诊断为

A. 色素失禁症
B. 大疱性表皮松解
C. 儿童期大疱性类天疱疮
D. 卟啉病
E. 着色性干皮病

1223. 杨梅舌见于下列哪种皮肤病

A. 麻疹　B. 猩红热
C. 风疹　D. 手足口病
E. 幼儿急疹

1224. 下列哪项与恶性肿瘤无关

A. 皮肌炎　B. 假性黑棘皮病
C. 疣状表皮发育不良　D. 巨大型兽皮痣
E. 着色性干皮病

1225. 对于慢性荨麻疹，宜采用的是

A. 维生素类　B. 抗生素类
C. 抗组胺药　D. 长期服用地塞米松
E. 必要时服用抗生素

1226. 着色性干皮病首选治疗为

A. 避光　B. 羟氯喹
C. β－胡萝卜素　D. 烟酰胺
E. PUVA

1227. 患者女，15 岁，受惊吓后左颞部出现色素减退斑，1 个月后面积扩大，其上部分毛发变白，无脱屑，无自觉症状。诊断应首先考虑

A. 白癜风　B. 贫血痣
C. 盘状红斑狼疮　D. 无色素痣
E. 花斑癣

1228. 急性渗出期湿疹，不宜使用

A. 3% 硼酸溶液　B. 氧化锌油
C. 止痒粉剂　D. 皮质激素乳剂
E. 口服抗组胺药

1229. 系统性红斑狼疮可出现的表现是

A. Auspitz 征　B. Raynaud 征
C. Gottron 疹　D. Nikolsky 征
E. Wickham 纹

1230. 下列关于急性蜂窝织炎的临床表现，说法不正确的有

A. 初为弥漫、浸润性斑块
B. 局部红肿疼痛
C. 斑块边界不清
D. 局部皮温低
E. 可有高热和全身不适症状

1231. 结核样型麻风的治愈标准为

A. 临床症状和体征消失
B. 皮肤细菌检查结果转阴
C. 无麻风反应
D. 组织病理检查无麻风病理改变特征
E. 临床症状和体征消失，皮肤细菌检查结果转阴，无麻风反应，组织病理检查无麻风病理改变特征

1232. 典型着色真菌病的表现为

A. 囊肿　B. 脑脓肿综合征
C. 疣状皮炎　D. 淋巴管型
E. 浅表播散型

1233. 以下关于腋毛癣的描述，错误的是

A. 在有腋臭和腋部多汗的青年人中多见
B. 老年人多发
C. 毛干上有黄色结节
D. 患部皮肤正常，但常多汗
E. 部分表现为红色或黑色结节

1234. 关于红皮病的处理，下列哪项是不正确的

A. 红肿明显可用甘油洗剂
B. 1% 雷佛奴尔液湿敷
C. 有脱屑可用少量糖皮质激素霜
D. 外用硅霜
E. 外用 20% 水杨酸软膏

1235. 下列有关狼疮带试验（LBT）的描述，错误的是

A. 表皮棘细胞间有免疫球蛋白和补体沉积
B. 正常皮肤 LBT 阳性高度提示 SLE
C. DLE 正常，皮肤常为阴性
D. 多形性日光疹的皮损处可出现 LBT 假阳性
E. 脂溢性皮炎的皮损处可出现 LBT 假阳性

1236. 患者女，34 岁，右小腿皮疹 2 年，无不适症状。查体：右小腿胫前有一个约 7mm×7mm 大小的结节，褐色，质地坚韧。境界较清楚。临床诊断最可能为
A. 皮肤纤维瘤　　B. 瘢痕疙瘩
C. 肥大性瘢痕　　D. 皮赘
E. 色素痣

1237. 患儿男，8 岁，自 1 岁起右侧身体（面部、躯干、上下肢）皮肤出现淡棕黑色疣状丘疹，皮损渐增多，排列成涡纹状及弧形条纹，无自觉症状。该表现支持哪项诊断
A. 色素失禁症　　B. 色素性荨麻疹
C. 表皮痣　　D. 色素性扁平苔藓
E. 着色性干皮病

1238. 亚急性皮肤型红斑狼疮的特征性实验检查示
A. 抗 ANA 抗体阳性
B. ESR 加快
C. 抗 dsDNA 抗体阳性
D. 抗 SSA/Ro 抗体阳性
E. 血红蛋白下降

1239. 患者女，16 岁，前额、双颊、颏部起皮色丘疹 3 个月，偶尔丘疹中央可见扩大毛孔，并可挤出黄白色内容物。最可能的诊断是
A. 酒渣鼻　　B. 玫瑰糠疹
C. 痤疮　　D. 单纯糠疹
E. 颜面播散性粟粒狼疮

1240. 下列关于扁平苔藓的临床表现，说法不正确的是
A. 多见于成年人
B. Auspitz 征阳性
C. 皮疹为紫红色多角形扁平丘疹
D. 皮损表面可见 Wickham 纹
E. 口腔黏膜常见白色斑点或细纹

1241. 下列哪项是错误的
A. 皮肌炎可合并内脏恶性肿瘤
B. 大疱性类天疱疮可合并内脏恶性肿瘤
C. 假性黑棘皮病多合并内脏恶性肿瘤
D. 巨大型兽皮痣可能发生癌变
E. 着色性干皮病易发生恶性肿瘤

1242. 易发生恶变的汗孔角化症常见于
A. 经典斑块型
B. 线型
C. 播散性浅表性光线型
D. 掌跖播散型
E. 点状型

1243. 下列与变应性皮肤血管炎的实验室检查不相符的是
A. 嗜酸性粒细胞增多
B. 血红蛋白减少
C. 红细胞沉降率加快
D. 类风湿因子效价阳性
E. 血小板减少、补体水平升高

1244. 下列关于基底细胞癌的说法，错误的是
A. 50 岁以上多见
B. 大多发生于面部
C. 常发生溃疡
D. 常发生转移
E. 可外科手术或放射治疗

1245. 大斑块型副银屑病可演变为
A. 基底细胞癌
B. 鳞状细胞癌
C. 蕈样肉芽肿型皮肤 T 细胞淋巴瘤
D. Bowen 病
E. Paget 病

1246. 下列关于猩红热的实验室检查，说法不正确的是
A. 外周的白细胞总数升高
B. 中性粒细胞升高
C. 咽拭子可分离出乙型溶血性链球菌
D. 急性期红细胞沉降率可加快
E. 外周血中异型淋巴细胞占 20%

1247. 掌跖脓疱病的皮损特点是
A. 脓疱细菌培养阳性
B. 好发生在 60 岁以上男性
C. 局限于手掌及足跖
D. 眼黏膜
E. 水疱位于表皮下

1248. 目前临床常用的变应原检测试验不包括
A. 点刺试验　　B. 免疫酶标法
C. 皮内试验　　D. 斑贴试验
E. 划破试验

1249. 下列哪种疾病与遗传无关
A. 结节性硬化症　　B. 汗管瘤
C. 寻常疣　　D. 痤疮
E. 毛发上皮瘤

1250. 药疹最严重的是下列哪一型
A. 荨麻疹型　　B. 猩红热型
C. 固定性皮炎　　D. 剥脱性皮炎型
E. 大疱性表皮坏死松解型

1251. 患者女，40 岁，颜面有红斑皮损，手指肿胀、关节痛，有轻度肌无力，部分肌酶升高，ANA 1∶40 阳

性，RNP 1∶640 阳性。最可能的诊断是
A. 皮肌炎　B. 红斑狼疮
C. 干燥综合征　D. 混合结缔组织病
E. 重叠综合征

1252. 足癣的并发症不包括
A. 丹毒　B. 足菌肿
C. 急性淋巴管炎　D. 淋巴结炎
E. 蜂窝织炎

1253. 下列哪种皮肤病与乙肝病毒感染有关
A. 连续性肢端皮炎
B. 白色糠疹
C. 玫瑰糠疹
D. 小儿丘疹性肢端皮炎
E. 手足口病

1254. 下列关于白色糠疹的临床表现，说法不正确的是
A. 好发于老年人
B. 多发于春季
C. 皮损常见于面部
D. 皮疹为境界清楚的圆形淡白色斑，表面细屑
E. 多无自觉症状

1255. 患者男，55 岁，鼻尖部皮疹 20 年，鼻尖部紫红色肿瘤状突起，表面凸凹不平，毛细血管扩张。最可能的诊断是
A. 酒渣鼻红斑期　B. 酒渣鼻丘疹脓疱期
C. 脂溢性皮炎　D. 酒渣鼻鼻赘期
E. 痤疮

1256. 以下哪项为多菌型麻风的联合化疗方案
A. 利福平 + 雷米封 + 乙胺丁醇
B. 利福平 + 链霉素 + 雷米封
C. 利福平 + 氯苯吩嗪 + 磺胺类
D. 利福平 + 氨苯砜 + 氯法齐明
E. 利福平 + 氯苯吩嗪 + 氟哌酸

1257. 中年女性，右乳晕出现红斑，表面糜烂、脱屑、结痂，浸润明显，患侧腋下淋巴结肿大。诊断首先考虑
A. 银屑病　B. Paget 病
C. 基底细胞癌　D. 乳房湿疹
E. 鲍温病

1258. 患者女，45 岁，面部反复发生红斑、结节、萎缩皮损 12 年。体检发现左额部一淡红色斑，红斑表面少许鳞屑，红斑下可触及蚕豆大小的结节。红斑结节消退处遗留萎缩斑。可能的诊断为
A. 痤疮　B. 脂溢性皮炎
C. 酒渣鼻　D. 深在性红斑狼疮
E. 结节性痒疹

1259. 下列关于颜面播散性粟粒性狼疮的描述，错误的是
A. 常规用抗结核治疗
B. 常发生于面部，能自然痊愈
C. 玻片压诊可呈苹果酱色
D. 表现为半球形、质柔软、淡红或淡褐色的结节
E. 可用氯喹、氨苯砜及维甲酸类药物治疗

1260. 治疗疥疮的正确方法是
A. 口服杀虫药
B. 全身外涂硫磺软膏，连续 3 ~ 4 天
C. 皮损处外涂硫磺软膏，连续 3 ~ 4 天
D. 全身外涂硫磺软膏，至全部皮疹消退
E. 皮损处外涂硫磺软膏，至全部皮疹消退

1261. 下列关于过敏性紫癜患者的实验室检查，描述正确的是
A. 血小板及凝血因子正常，毛细血管脆性试验阴性
B. 血小板及凝血因子正常，毛细血管脆性试验阳性
C. 血小板及凝血因子异常，毛细血管脆性试验阴性
D. 血小板及凝血因子异常，毛细血管脆性试验阳性
E. 血小板及凝血因子可正常也可异常，毛细血管脆性试验既可阴性也可阳性

1262. 未经治疗的银屑病皮损表皮基底层角蛋白的表达异常为
A. K_6表达减弱
B. K_1表达无变化
C. K_1表达减弱
D. K_6表达无变化
E. K_1表达增强

1263. 皮肤黄色瘤病为吞噬脂质的组织细胞呈局限性集聚在皮肤
A. 表皮层　B. 真皮层
C. 表皮真皮交界处　D. 皮肤附属器
E. 皮下组织

1264. 头面部的带状疱疹可引起面瘫、耳痛、外耳道疱疹三联征，称为
A. Auspitz 征
B. 哈钦森三联征
C. Gottron 征
D. Ramsay - Hunt 综合征
E. Stevens - Johnson 征

1265. 下列关于变态反应性接触性皮炎的说法，错误的是
A. 刺激物多具有抗原性
B. 患者在首次接触刺激物后不发病
C. 刺激物本身无毒性
D. 皮炎的轻重与个体易感性有关
E. 分子量较低的刺激物即可致病

1266. 促发或加重银屑病的主要因素是
A. 外伤　　B. 感染
C. 遗传　　D. 免疫
E. 内分泌

1267. 与色素性荨麻疹关系密切的是
A. 嗜碱性粒细胞　　B. 食物过敏
C. 肥大细胞　　D. 寒冷性刺激
E. 淋巴细胞

1268. 诊断接触性皮炎最常做的皮肤试验是
A. 皮肤划痕试验　　B. 被动转移试验
C. 皮内试验　　D. 皮肤斑贴试验
E. 食物排除试验

1269. 湿疹的水疱位于
A. 真皮下　　B. 表皮下
C. 真皮内　　D. 表皮内
E. 皮下组织

1270. 患者女，25 岁，全身红色皮疹 1 周，且皮疹逐渐增多、扩大。发疹前 2～3 天有头痛、低热和乏力病史。查体：T 38℃，BP 110/75mmHg，躯干、四肢散在分布水肿性红斑，边界清楚，部分皮疹呈虹膜样损害，口腔及眼部未见受累。该病的表皮组织病理学改变特征是
A. 表皮角化过度
B. 表皮角化不全
C. 表皮角质形成细胞坏死
D. 表皮角质形成细胞增生
E. 表皮角质形成细胞萎缩

1271. 患者女，18 岁，患面部皮疹 10 余年，皮疹无瘙痒和疼痛，日晒后加重。查体：面部散在米粒大小的淡褐色斑疹。符合该病组织病理改变的是
A. 表皮基底层黑素含量增加
B. 表皮角化过度
C. 表皮基底层黑素细胞增多
D. 真皮上部血管周围嗜黑素细胞增多
E. 真皮血管周围淋巴细胞浸润

1272. 下列关于银屑病的临床分期的说法，正确的是
A. 脱屑期　　B. 浸润期
C. 皮损形成期　　D. 进行期
E. 坏死期

1273. 常见的 RNA 病毒是
A. 单纯疱疹病毒
B. KB 病毒
C. 风疹病毒
D. 传染性软疣病毒
E. 水痘－带状疱疹病毒

1274. 患者男，40 岁，四肢反复起水疱伴瘙痒 2 年。水疱主要发生于身体易受摩擦的部位。查体：四肢末端、肘膝关节伸侧见绿豆大小的水疱，基底不红，疱壁厚，尼氏征（－），皮损愈合处见瘢痕。皮肤组织病理示：表皮下水疱，疱内见中性粒细胞浸润。该患者血液循环中存在的自身抗体是
A. 抗Ⅲ型胶原抗体
B. 抗Ⅶ型胶原抗体
C. 抗Ⅳ型胶原抗体
D. 抗Ⅵ型胶原抗体
E. 抗Ⅻ型胶原抗体

1275. 患者男，65 岁，鼻梁左侧见黑色结节，边缘呈珍珠样，中央有溃疡，病程慢性，长期不愈合。该患者的组织病理学特点不包括
A. 真皮内可见基底样细胞团块
B. 瘤细胞的核质比增大
C. 瘤细胞边界不清
D. 瘤细胞之间的细胞间桥发达
E. 瘤块周围可见结缔组织间质增生、黏液变性

1276. 以下叙述错误的是
A. 不同浓度，药物的作用亦不同，应先用低浓度，以后根据需要逐步提高
B. 一旦发现过敏或有刺激应立即停用，改用其他药物
C. 患者的年龄、性别、皮损部位和季节等在选药时也应注意
D. 癣菌病继发细菌感染时应先控制真菌感染，然后再控制细菌感染
E. 一种药物用久后，可更换另一种相同或不同性质的药物

1277. 患儿女，2 岁，确诊为 Siemens 大疱性鱼鳞病。该患儿皮损的特征性组织病理改变位于
A. 基底层
B. 棘层
C. 棘层上部和颗粒层
D. 透明层
E. 角质层

1278. 静脉曲张综合征中常见的皮肤表现是

A. 淤积性湿疹　　B. 自身敏感性湿疹
C. 特应性皮炎　　D. 传染性湿疹样皮炎
E. 匍行疹

1279. 皮肌炎患者最先受累的肌群是

A. 膈肌　　B. 肋间肌
C. 眼肌　　D. 心肌
E. 四肢近端肌群

1280. 寻常型银屑病出现 Auspitz 征的原因是

A. 银屑病表皮角化不全
B. 银屑病表皮棘细胞增生
C. 银屑病真皮乳头顶部小血管被刮破
D. 银屑病真皮浅层淋巴细胞浸润
E. 银屑病表皮突增厚

1281. 与皮肤糖代谢异常相关的疾病是

A. 肠病性肢端皮炎
B. 皮肤黄瘤
C. 胫前黏液性水肿
D. 皮肤淀粉样变
E. 痛风

1282. 引起药物性皮炎最常见的药物种类是

A. 非甾体抗炎药
B. 安眠镇静药与抗癫痫药
C. 抗生素
D. 血液制品及疫苗
E. 某些中药制剂

1283. 狼疮带试验是检测

A. 表皮真皮结合处免疫球蛋白和补体 C3 沉积
B. 表皮下免疫蛋白和补体 C3 沉积
C. 表皮内免疫蛋白和补体 C3 沉积
D. 表皮真皮结合处 IgA 沉积
E. 真皮内血管壁免疫球蛋白和补体 C3 沉积

1284. 组织病理表现为真皮肉芽肿性改变的疾病是

A. 寻常狼疮　　B. 扁平苔藓
C. 角层下脓疱病　　D. 荨麻疹
E. 多形红斑

1285. 线性隧道为哪种皮损的特征性临床表现

A. 虫咬皮炎　　B. 痒疹
C. 疥疮　　D. 脓疱疮
E. 蜂蜇伤

1286. 以下不适用于斑贴试验的疾病是

A. 职业性皮炎
B. 药疹
C. 湿疹
D. 接触性皮炎
E. 化妆品皮炎

1287. 下列属 DNA 病毒的是

A. 麻疹病毒　　B. 人类乳头瘤病毒
C. 风疹病毒　　D. 埃可病毒
E. 柯萨奇病毒

1288. 下列不是脓疱疮典型皮损的是

A. 风团　　B. 脓疱
C. 蜜黄色结痂　　D. 水疱
E. 糜烂

1289. 下列哪项不是结核样型麻风的表现

A. 皮肤损害有斑疹和斑块
B. 麻风菌素试验呈强阳性
C. 周围神经损害出现早期明显
D. 患者的免疫力弱，麻风杆菌出现扩散
E. 少数患者不经治疗可自愈

1290. 患儿男，8 岁，躯干、四肢出现皮疹 5 天。10 天前有咽痛史。查体：T 37.6℃，躯干散在分布少数红斑、丘疹，四肢密集红色斑丘疹，表面附着厚层鳞屑，以双下肢为重。扁桃体Ⅰ度肿大。下列最为简便有效的诊断方法是

A. 皮肤划痕试验　　B. 点刺试验
C. 斑贴试验　　D. Auspitz 征试验
E. 组织病理

1291. 毛发红糠疹的特征性皮疹是

A. 伴眼干燥、夜盲、角膜软化
B. 刮除鳞屑可见薄膜现象及点状出血
C. 毛囊角化性丘疹和散在鳞屑性淡红色斑片
D. 不形成厚积鳞屑斑片
E. 角质栓易剥除

1292. 患者男，43 岁，双手阵发性苍白、麻木伴疼痛 2 年。病程中无吞咽困难和胸闷。查体：双手、前臂及面部皮肤紧张，不能捏起，表面有光泽；手指变细，张口受限，鼻变尖，呈面具脸，四肢活动障碍。实验室检查：红细胞沉降率 43mm/h；血清抗核抗体（+），斑点型。肺部 CT 显示无间质性病变。腹部 B 超未见异常。最有助于该患者确诊的辅助检查是

A. 肌肉活检组织病理学检查
B. 血抗核抗体全套及滴度
C. 24 小时尿蛋白定量
D. 血抗 U1RNP 抗体
E. 皮肤活检组织病理学检查

1293. 患者女，65 岁，右乳房红斑、糜烂多年，皮损无明显自觉症状。查体：右侧乳房浸润性红色斑片，表面轻度糜烂和结痂。组织病理学发现较多 Paget 细胞。对该患者应首先考虑的疾病是

A. 乳房湿疹
B. 鲍恩样丘疹病
C. 接触性皮炎
D. 乳房乳晕湿疹样癌
E. 皮肤 T 淋巴细胞瘤

1294. 下列关于黑点癣，说法不正确的是

A. 少见，儿童及成人均可发病
B. 头皮损害类似白癣
C. 损害小而数目多，常伴不同程度炎症
D. 患区头发一般距头皮 2～4mm 处折断
E. 病发刚出头皮即折断

1295. 患者女，30 岁，右侧前臂伸侧散在分布多个环状结节，直径为 0.5～3cm。皮损呈淡红色，表面光滑，质地坚韧，边界清楚，无明显自觉症状。对该患者的诊断应首先考虑

A. 结节病　　B. 汗管角化症
C. 多形红斑　　D. 银屑病
E. 环状肉芽肿

1296. 最常见的念珠菌感染是

A. 近平滑念珠菌　　B. 白色念珠菌
C. 热带念珠菌　　D. 克柔念珠菌
E. 乳酒念珠菌

1297. 下列疾病属于经典性病的是

A. 急性外阴溃疡　　B. 雅司病
C. 腹股沟肉芽肿　　D. 梅毒
E. 尖锐湿疣

1298. 患者女，30 岁，双手反复皮疹多年。皮疹伴有瘙痒及烧灼感，多于春末夏初发病，夏季加重，伴有多汗现象。查体：双手掌及双手指侧缘、指端散在分布针尖至粟粒大小的深在性水疱，伴有领圈样结构脱屑。皮损真菌镜检阴性。该病可能的发病原因不包括

A. 精神因素　　B. 胃肠功能紊乱
C. 接触刺激物品　　D. 汗液潴留
E. 镍、铬等金属的系统性过敏

1299. 患者女，21 岁，全身皮疹 1 周。皮疹逐渐增多、扩大，发疹前 2～3 天有头痛、低热和乏力病史。查体：T 38.6℃，BP 120/70mmHg；躯干、四肢散在分布红色水肿性斑疹和斑片，伴有虹膜样损害。采集该患者病史时，下列因素与患者发病相关性最小的是

A. 发病前的饮食情况
B. 发病前的感染情况
C. 婚姻状况
D. 既往疾病情况
E. 发病前的用药情况

1300. 下列皮肤黏膜疹有传染性的是

A. 扁平苔藓　　B. 滤泡性溃疡
C. 树胶样肿　　D. 扁平湿疣
E. 多形红斑

1301. 寻常型天疱疮的抗原是

A. Dsg3　　B. Dsg1
C. Ⅶ型胶原　　D. BP230
E. BP180

1302. 患者女，23 岁，肛周有新生物 1 个月。发病 3 个月前有不洁性交史。查体：肛周有 2 个红色斑块，大小分别为 1.5cm×1.5cm 和 2cm×2cm，表面有少量脓性黏液分泌物。该患者应该首先选择的检查是

A. 醋酸白试验　　B. 组织病理检查
C. 梅毒血清学试验　　D. HPV 检测
E. 创面分泌物细菌培养

1303. 患者女，50 岁，口腔溃烂 2 年，躯干水疱 5 个月。查体：躯干泛发较多薄壁水疱、大疱、糜烂和结痂，尼氏征阳性；口腔黏膜多处糜烂。该患者应该首先选择的辅助检查是

A. 取新发水疱做组织病理检查，取新发水疱周围外观正常的皮肤做直接免疫荧光检查
B. 取新发水疱做直接免疫荧光检查
C. 取新发水疱做盐裂皮肤直接免疫荧光检查
D. 取疱液涂片做革兰染色镜检
E. 取外周血做盐裂皮肤间接免疫荧光检查

1304. 下列属于第一代 H_1 受体阻断剂的是

A. 阿司咪唑　　B. 氯苯那敏
C. 咪唑斯汀　　D. 非索非那定
E. 西替利嗪

1305. 患者女，56 岁，全身隆起性皮损 6 个月。10 年前开始出现皮肤瘙痒，曾诊断为瘙痒症、湿疹样皮炎，进行多次治疗，病情无缓解。查体：躯干、四肢泛发暗红色浸润性斑片，部分表面有斑块和结节。皮损组织病理示表皮基底层界面皮炎，部分单核细胞亲表皮，有轻度异形性，真皮浅层至中层有以大量单核细胞为主的浸润，伴有明显异形。该患者的临床诊断是

A. 瘙痒症

B. 嗜酸性粒细胞增多性皮炎
C. 皮肤T细胞淋巴瘤
D. 湿疹样皮炎
E. 扁平苔藓

1306. 下列不适合用糖皮质激素治疗的疾病是
A. 疱疹样脓疱病
B. 蕈样肉芽肿
C. 成人Still病
D. 肾上腺皮质功能亢进症
E. 坏死性肉芽肿性血管炎

1307. 治疗皮肤型孢子丝菌病时，首选的药物是
A. 灰黄霉素　B. 四环素
C. 碘化钾　D. 利福平
E. 更昔洛韦

1308. 下列哪项不是皮肤病的发生内因
A. 内分泌紊乱　B. 胎传
C. 代谢障碍　D. 热水烫洗
E. 血液循环障碍

1309. 腋毛癣与下列哪种感染有关
A. 纤细棒状杆菌　B. 糠秕孢子菌
C. 红色毛癣菌　D. 毛囊虫
E. 花斑癣菌

1310. 以下哪种念珠菌病患者常伴有先天性胸腺瘤
A. 鹅口疮
B. 慢性黏膜皮肤念珠菌病
C. 念珠菌性甲沟炎
D. 间擦疹
E. 念珠菌阴道炎

1311. 治疗红斑狼疮性脂膜炎的首选药物是
A. 氯喹　B. 皮质类固醇激素
C. 环孢素　D. 氨苯砜
E. 硫唑嘌呤

1312. 在糖皮质激素长期应用过程中，处于抑制状态的下丘脑－垂体－肾上腺轴功能恢复正常通常需要的时间为
A. 1～3个月　B. 4～6个月
C. 7～9个月　D. 9～12个月
E. 1～2年

1313. 肾型过敏性紫癜除应用糖皮质激素治疗外，最好选用哪种药物治疗
A. 抗组胺药
B. 免疫抑制剂
C. 抗生素
D. 降低毛细血管通透性药物
E. 氨苯砜

1314. 患者女，42岁，接触不明成分化妆品后，面部、双手出现红肿、水疱及渗出。该患者首选的外用药物是
A. 氢化可的松乳膏　B. 氧化锌糊
C. 炉甘石洗剂　D. 痱子粉
E. 3%的硼酸溶液

1315. 患者男，37岁，面部皮疹1年余。查体：患者鼻部、双颊可见红斑、毛细血管扩张、炎性丘疹、丘疱疹及脓疱。该患者不宜采取的处理措施是
A. 口服甲硝唑
B. 口服罗红霉素
C. 外用5%硫磺制剂
D. 口服B族维生素
E. 静脉注射环磷酰胺

1316. 狼疮带试验阳性表示免疫球蛋白及补体沉积在
A. 表皮　B. 真皮浅层
C. 皮下脂肪层　D. 真皮深层
E. 基底膜带

1317. 患者女，56岁，全身红色皮疹伴痒20年余，半年前外用偏方后皮疹加重。查体：全身潮红、脱屑，伴有多处群集及散在针尖大小的脓疱。该患者不宜采用的处理措施是
A. 血常规、生化检查
B. 外用保湿剂
C. 静脉注射英夫利西单抗
D. 支持治疗
E. 大剂量激素冲击治疗

1318. 患者男，51岁，全身红肿、脓疱伴发热、关节疼痛5天。患寻常型银屑病10余年，半个月前开始静脉注射地塞米松治疗，治疗约1周。查体：体温39℃，全身弥漫性红肿，泛发针尖大小密集的脓疱。该患者首选的治疗方法是
A. 紫外线照射
B. 系统使用免疫抑制剂（环孢素、甲氨蝶呤等）
C. 口服中药
D. 口服抗组胺药物
E. 口服泼尼松

1319. 患者男，30岁，半年来阴囊局限性浸润肥厚，阴囊皱褶加深，有渗液，皲裂，结痂。伴有唇炎，舌炎，口角炎，面部有皮炎表现。给予激素外用制剂半个月余，效果不显著。该患者最可能的诊断是
A. 慢性阴囊湿疹
B. 脂溢性皮炎

C. 维生素 B_2 缺乏症
D. 特应性皮炎
E. 白塞病

1320. 患者男，24 岁，口腔糜烂伴四肢红斑 2 天。四肢皮疹轻度瘙痒。近日出现咽痛、干咳，体温最高达 38.6℃。查体：口腔黏膜多处糜烂，四肢远端散在多个 0.5～1cm 大小的水肿性红斑，伴有靶形损害。该患者首选的治疗方法是
A. 外用糖皮质激素
B. 外用抗生素
C. 口服抗组胺药物
D. 静脉使用糖皮质激素
E. 系统使用免疫抑制剂

1321. 患者男，56 岁，近 2 年发现颈部出现多发细长状突起疣体，如米粒大小，数目渐多，与皮肤颜色一致。该患者最可能的诊断是
A. 丝状疣　　B. 老年疣
C. 扁平疣　　D. 皮角
E. 瘢痕疙瘩

1322. 患者男，41 岁，因面部出现淡红斑丘疹伴瘙痒 3 天来诊。下列药物中建议选用的是
A. 0.1% 氯氟舒松霜（哈西奈德）
B. 0.1% 糠酸莫米松霜
C. 3% 氢化可的松霜
D. 0.1% 糠酸莫米松软膏
E. 醋酸氟轻松软膏

1323. 下列关于带状疱疹临床表现的描述，不正确的是
A. 典型症状发生之前常有轻度全身症状
B. 神经痛是本病的特征之一，皮疹消退后神经痛即消失
C. 皮疹沿神经走向呈带状排列
D. 在出现水疱之前数天可先有局部皮肤疼痛不适
E. 多见于胸背部、腰腹部，也可见于四肢、面部

1324. 目前疣的主要治疗方法是
A. 中药治疗
B. 口服核苷类抗病毒药物
C. 使用免疫调节剂
D. 局部用药和物理治疗
E. 手术治疗

1325. 下列关于疾病组织病理表现的描述，错误的是
A. 尖锐湿疣：可见乳头瘤样增生和空泡细胞
B. 黑素细胞痣：在基底部或真皮表皮交界处及真皮上层可见形态均一的黑素痣细胞
C. 脂溢性角化病：可见假性角囊肿、棘层肥厚，无细胞异形性
D. Bowen 病：细胞异形，胞核小而淡染，可形成瘤巨细胞，核仁常消失，胞质在核周可呈空泡状
E. 扁平苔藓：基底细胞液化变性及真皮上部以淋巴细胞为主的带状浸润

1326. 疣状表皮发育不良通常伴发的异常表现不包括
A. 掌跖角化　　B. 无汗
C. 指甲改变　　D. 智力发育迟缓
E. 瘙痒

1327. 急性乙型病毒性肝炎最常见的皮损表现是
A. 荨麻疹和血管性水肿
B. 过敏性紫癜
C. 丹毒和淋巴管炎
D. 红斑狼疮
E. 带状疱疹

1328. 下列不属于疣状增生的病理变化的是
A. 角化不良　　B. 角化过度
C. 颗粒层增厚　　D. 棘层肥厚
E. 乳头瘤样增生

1329. 患儿男，10 岁，发热伴头痛 2 天，全身皮疹 1 天，皮疹轻度瘙痒。查体：体温 37.7℃，全身泛发淡红色、红色斑疹，软腭、颊黏膜、腭垂等处散在暗红色斑疹，颈、枕部可触及明显肿大淋巴结。该患儿最可能的诊断是
A. 风疹
B. 手足口病
C. 麻疹
D. 传染性单核细胞增多症
E. 传染性红斑

1330. 患者男，23 岁，右小腿皮疹 1 周。2 周前在户外曾被猫抓伤右侧小腿，大约 1 周后，抓痕上出现红色小丘疹，逐渐转变成水疱、脓疱。查体：右侧小腿见数条抓痕，表面结痂，散在的脓疱，周围有红晕及水肿。该患者最可能的诊断是
A. 猫痘　　B. 牛痘
C. 羊痘　　D. 传染性软疣
E. 接触性皮炎

1331. 患者女，21 岁，兽医。右手皮损 1 个月余。1 个月前曾前往牧羊场行医，大约 1 周后，右手出现 1 个暗红色丘疹，逐渐转变为脓疱、结黑色痂，痂脱落后，逐渐形成结节。查体：右手掌侧见 1 个乳头瘤样结节，周围呈灰白色晕。该患者最可能的诊断是
A. 羊痘　　B. 挤奶人结节
C. 牛痘　　D. 皮角

E. 传染性软疣

1332. 患者女，20 岁，发热伴咽痛 4 天。查体：体温 39.0℃，两侧扁桃体红肿，表面见白色斑块，腭部见多个瘀点。全身浅表淋巴结肿大。躯干、双下肢泛发较多红色斑丘疹。该患者发病最可能的病因是

A. 链球菌感染

B. 巨细胞病毒感染

C. 风疹病毒感染

D. 呼吸道合胞病毒感染

E. EB 病毒感染

1333. 下列由金黄色葡萄球菌感染导致的一组疾病是

A. 脓疱疮、丹毒、毛囊炎

B. 脓疱疮、毛囊炎、猩红热

C. 脓疱疮、毛囊炎、下疳样脓皮病

D. 脓疱疮、猩红热、蜂窝织炎

E. 丹毒、猩红热、下疳样脓皮病

1334. 下列关于急性甲沟炎的描述，错误的是

A. 急性甲沟炎通常是由感染引起，细菌是最常见的病原体

B. 创伤后发生急性甲沟炎时应及时排除是否可能发生骨折

C. 急性甲沟炎最常见的诱发因素是拇指吮吸和咬指甲的习惯

D. 急性甲沟炎表现为患指/趾的患侧红、肿、热、痛

E. 急性甲沟炎早期应该切开

1335. 下列关于麻风病理组织特征的描述，错误的是

A. 未定类麻风：表皮无改变，真皮有散在的非特异性炎症浸润

B. 结核样型麻风：表皮常有炎症细胞浸润，真皮上部缺乏"无浸润带"，神经、血管和皮肤附件见上皮样细胞肉芽肿

C. 瘤型麻风：表皮萎缩，无炎症细胞浸润，基底细胞层完整，真皮上部缺乏"无浸润带"

D. 界限类偏结核样型麻风：表皮内无炎症细胞浸润，真皮上部"无浸润带"比较窄

E. 中间界限类麻风：表皮内无炎症细胞浸润，真皮上部见明显的"无浸润带"

1336. 炭疽芽孢杆菌侵入人体的途径不包括

A. 经皮　　B. 吸入

C. 经口　　D. 性接触

E. 静脉注射

1337. 患者男，29 岁，臀部结节伴痛 4 天。查体：生命体征无异常，臀部见一黄豆大小的淡红色结节，顶部见淡黄色脓栓，触之质硬，皮温高，表面无溃疡。该患者最可能的诊断是

A. 表皮囊肿　　B. 痈

C. 疖　　D. 化脓性汗腺炎

E. 痤疮

1338. 关于衣原体发育周期形成的 2 种结构体，描述正确的是

A. 感染型——细胞外生存，原体——细胞内生存

B. 感染型——细胞外生存，复制型——细胞内生存

C. 原体——细胞内生存，始体——细胞外生存

D. 始体——细胞外生存，复制型——细胞内生存

E. 感染型——细胞内生存，复制型——细胞外生存

1339. 关于巴通体感染，描述不正确的是

A. 巴通体感染所致的猫抓病多为自限性疾病

B. 杆状巴通体是猫抓病的主要病原体

C. 五日热巴通体是战壕热的主要病原体

D. 巴通体主要侵犯人的上皮细胞和红细胞

E. 猫抓病是一种亚急性局部肉芽肿性淋巴结炎

1340. 传播莱姆病的媒介是

A. 软蜱　　B. 硬蜱

C. 体虱　　D. 鼠蚤

E. 鼠虱

1341. 下列易发生类似于白癜风样色素减退性皮疹的疾病是

A. 莱姆病　　B. 雅司病

C. 品他病　　D. 梅毒

E. 猫抓病

1342. 莱姆病的典型皮疹为

A. 游走性环形红斑

B. 散在分布的淡红色斑疹

C. 鲜红色或紫红色丘疹、结节

D. 红色斑块、厚鳞屑

E. 瘀斑、紫癜

1343. 下列以虱为传播媒介的疾病是

A. 莱姆病　　B. 流行性斑疹伤寒

C. 落基山斑点热　　D. 地中海斑疹热

E. 立克次体痘

1344. 患者男，40 岁，30 天前被鼠咬伤，6 天前突然发热，体温 38℃以上，伴右手拇指咬伤处肿痛，右上肢有线状肿胀性红斑，伴有全身无力、畏寒、食欲缺乏、恶心、呕吐。查体：T 37.5℃，神志清楚，语言流利，全身浅表淋巴结未触及肿大。右手拇指

大鱼际咬伤处见 3cm×3cm 大小的暗紫色斑块，表面结痂，向右上肢放射至肘窝线状红斑，轻压痛。引起该患者发病的最可能的病原体是

A. 小螺菌　　B. 念珠状链杆菌
C. 回归热螺旋体　　D. 立氏立克次体
E. 鹦鹉热衣原体

1345. 患者男，15 岁，右踝肿痛伴反复发热 9 个月，四肢红斑、鳞屑伴瘙痒 3 个月。起病前有腹泻史，口服抗生素后好转。否认既往不洁性行为。查体：双眼结膜充血水肿，睑缘黄色分泌物，右侧踝关节肿胀、皮温升高、有压痛。左侧膝关节无明显肿胀，有压痛，浮髌试验阳性。全身散在大小不等的暗红色斑、丘疹，上覆黄色鳞屑，呈蛎壳状。尿道口红肿。该患者最不可能出现的实验室检查结果为

A. HLA－B27（＋）
B. RF（－）
C. 尿细菌培养见大肠埃希菌生长
D. 检查尿道口分泌物示衣原体阳性
E. 皮损组织病理提示表皮角化不全，表皮突延长，表皮内白细胞浸润形成海绵状脓疱，真皮内有中性粒细胞、淋巴细胞、组织细胞浸润

1346. 患者男，19 岁，2 个月前该患者被猫咬伤左手，给予清创对症治疗并注射狂犬病疫苗，于 1 周前无明显诱因出现左腋窝肿物伴疼痛来我院就诊，行肿物针吸活检示“见大量中性粒细胞”。查体：体温 36.8℃，左手虎口部位有一不规则瘢痕，左腋窝部可触及 5cm×5cm×4cm 大小的肿物，质韧，无囊性感，有压痛，可活动。血常规：WBC 8.4×10^9/L，ESR 29mm/h，CRP 33mg/L。腹部 CT 检查：肝右叶多发低密度病灶，考虑炎性病变。入院后完善相关检查，手术切除，组织病理结果显示坏死性肉芽样微脓肿形成。引起该患者发病的病原体最可能为

A. 五日热巴通体　　B. 杆状巴通体
C. 汉塞巴通体　　D. 普氏立克次体
E. 小螺菌

1347. 皮肤结核的特点不包括

A. 狼疮结节　　B. 溃疡
C. 脓疱、丘疹　　D. 瘢痕
E. 瘙痒

1348. 脓癣的发病机制是

A. 化脓性真菌感染
B. 皮肤癣菌引起的超敏反应
C. 真菌感染继发细菌感染
D. 用药不当所致局部湿疹样改变
E. 病毒感染

1349. 下列可嗅及鼠尿味的疾病是

A. 黄癣　　B. 白癣
C. 黑点癣　　D. 股癣
E. 足癣

1350. 下列关于足癣的治疗，描述不正确的是

A. 单用外用药效果不好时，可联合口服抗真菌药物
B. 对严重型可给予口服抗真菌药物的治疗
C. 糜烂浸渍者可用依沙吖啶或甲紫糊剂
D. 渗液明显者先进行湿敷收敛
E. 浸渍糜烂型可外用咪康唑溶液或 10% 水杨酸酯剂

1351. 下列不属于脓皮病的是

A. 脓癣　　B. 脓疱疮
C. 疖　　D. 毛囊炎
E. 丹毒

1352. 关于马拉色菌毛囊炎和花斑糠疹的叙述，不正确的是

A. 马拉色菌是皮肤上的正常菌群
B. 从花斑糠疹患者皮损处分离的菌种主要为合轴马拉色菌和球形马拉色菌
C. 马拉色菌直接镜检可见到成簇的圆形和卵圆形芽生孢子及短菌丝
D. 马拉色菌毛囊炎皮损处可见丘疹、脓疱和粉刺
E. 灰黄霉素治疗无效

1353. 念珠菌病的好发人群不包括

A. 新生儿　　B. HIV 感染者
C. 正常人　　D. 孕妇
E. 器官移植患者

1354. 口腔念珠菌病的临床分型不包括

A. 假膜型　　B. 红斑型
C. 水疱型　　D. 增生型
E. 义齿性口炎

1355. 侵袭性曲霉病最常见的致病菌是

A. 构巢曲霉　　B. 土曲霉
C. 烟曲霉　　D. 黄曲霉
E. 黑曲霉

1356. 下列关于诺卡菌病的描述，不正确的是

A. 诺卡菌广泛存在于土壤和家畜中
B. 播散性感染与机体的抵抗力有密切关系
C. 基本病理变化是化脓性炎症

D. 诺卡菌病大多为内源性感染
E. 星状诺卡菌是引起人类诺卡菌病最常见的病原菌

1357. 患者男，50 岁，右侧腰部皮肤出现不规则带状损害伴瘙痒 5 天。查体：右侧腰部不规则带状红斑，界限清楚，边缘有丘疹、丘疱疹、脓疱、鳞屑，中心消退。该患者最可能的诊断是
A. 玫瑰糠疹　B. 体癣
C. 脂溢性皮炎　D. 麻风
E. 带状疱疹

1358. 患者男，35 岁，颜面、头皮红斑、脱屑伴瘙痒 3 年。查体：颜面部见片状暗红斑，上有散在丘疹、被覆油腻鳞屑及痂，皮损主要分布在鼻翼旁、口周、下颌等处；头发油腻，头屑较多。该患者最可能的诊断是
A. 银屑病　B. 湿疹
C. 脂溢性皮炎　D. 玫瑰糠疹
E. 玫瑰痤疮

1359. 患者男，26 岁，阴茎包皮、龟头红斑、白色分泌物伴疼痛 3 天。查体：阴茎包皮、龟头见弥漫性红斑，边界不清，表面见乳酪样白色分泌物，未见水疱和溃疡；尿道口未见红肿和脓性分泌物。该患者最可能的诊断是
A. 接触性皮炎　B. 固定型药疹
C. 尿道炎　D. 生殖器疱疹
E. 念珠菌性包皮龟头炎

1360. 患者女，69 岁，左前臂结节 9 个月。取结节边缘组织进行病理学检查，可见组织细胞肉芽肿及透明的真菌孢子和菌丝。该患者最可能的诊断是
A. 暗色丝孢霉病　B. 透明丝孢霉病
C. 着色芽生菌病　D. 孢子丝菌病
E. 隐球菌病

1361. 患者男，49 岁，农民。左腹部无痛性包块 3 个月。组织病理检查显示慢性肉芽肿性改变。PAS 染色见大量淡红色的带荚膜的圆形、卵圆形的孢子。阿新蓝染色见大量天蓝色带荚膜的圆形、卵圆形孢子。该患者最可能的诊断是
A. 隐球菌病　B. 透明丝孢霉病
C. 着色芽生菌病　D. 孢子丝菌病
E. 放线菌病

1362. 患者男，50 岁，农民。右小腿红斑、破溃伴疼痛 1 年余。1 年前劳作发生外伤后右侧小腿出现红斑，后破溃、流脓，自行外用多种药物治疗无效。经组织病理及病原菌检查诊断为诺卡菌病。该患者首选的治疗药物是
A. 两性霉素 B　B. 伊曲康唑
C. 伏立康唑　D. 磺胺类药物
E. 红霉素

1363. 下列关于寄生虫对宿主的作用，描述不正确的是
A. 夺取营养　B. 机械性损伤
C. 侵袭作用　D. 毒性作用
E. 免疫损伤

1364. 日本血吸虫在人体内的致病阶段包括
A. 成虫、毛蚴、尾蚴、虫卵
B. 成虫、毛蚴、尾蚴、童虫
C. 成虫、尾蚴、虫卵、童虫
D. 毛蚴、尾蚴、虫卵、童虫
E. 虫卵、微丝蚴、尾蚴、成虫

1365. 诊断班氏丝虫病时，采血检出率最高的时段是
A. 晚 9 点至次晨 2 点　B. 晚 8 点至次晨 4 点
C. 晚 6 点至晚 10 点　D. 清晨空腹采血
E. 白天任何时候

1366. 匐行疹最常见的部位是
A. 躯干　B. 头部
C. 大腿　D. 颈部
E. 足部

1367. 与溶组织内阿米巴致病性相关的结构是
A. 原虫　B. 包囊
C. 滋养体　D. 鞭毛
E. 包囊和鞭毛

1368. 皮肤囊虫病的血常规检查表现为
A. 白细胞减少
B. 嗜酸性粒细胞减少
C. 嗜酸性粒细胞增多
D. 血小板减少
E. 红细胞减少

1369. 确诊为蚤病的依据是发现
A. 虫卵　B. 蚤
C. 若虫　D. 蛹
E. 成虫

1370. 毛虫皮炎的好发季节是
A. 5 ~ 10 月　B. 7 ~ 8 月
C. 3 ~ 4 月　D. 1 ~ 2 月
E. 11 ~ 12 月

1371. 下列关于螨虫皮炎的描述，不正确的是
A. 常见于夏秋温暖、潮湿的季节
B. 好发于颈部、躯干及上、下肢屈侧

C. 表现为水肿性红斑、丘疹、丘疱疹、风团，可见被虫咬的瘀点
D. 一般不出现全身表现
E. 我国最常见的为粉螨

1372. 蜂蜇伤早期的典型表现是
A. 瘙痒、灼痛、红斑、风团、中央有一瘀点
B. 鲜红色、水肿性红斑或斑丘疹、丘疱疹
C. 点状、条索状红斑、水肿，伴瘙痒和灼痛
D. 丘疹、皮下出血
E. 水肿性红斑上有密集水疱、脓疱

1373. 蜈蚣蜇伤初期常见的临床表现是
A. 指间丘疹、丘疱疹和隧道
B. 晨起突然出现条索状红斑、丘疹或水疱
C. 局限性瘙痒，皮肤上有血痂、瘢痕
D. 伤处有一对毒牙的咬痕
E. 伤处有 2 个瘀点

1374. 水母蜇伤的典型皮损表现是
A. 鞭痕状，伴疼痛、瘙痒、烧灼感
B. 伤处有 2 个瘀点，周围皮肤水肿、出现红斑，伴疼痛
C. 伤处中央有 1 个瘀点，严重时出现水疱、大疱坏死
D. 伤处呈点状、条索状红斑，伴痒
E. 手指指缝及其两侧、腕屈侧、下腹部有红丘疹、抓痕

1375. 患者男，45 岁，渔民。出现畏寒、发热、肝大、周围血液嗜酸性粒细胞增多，伴有肝区压痛、脾大、腹胀、腹泻及脓血便等症状。发病前 5 周至 8 周有疫水接触史。粪便检查获血吸虫卵并孵化出尾蚴。该患者最可能的诊断是
A. 急性血吸虫病
B. 进展期血吸虫病
C. 慢性血吸虫病
D. 晚期血吸虫病
E. 异位血吸虫病

1376. 患者女，55 岁，农民。咳嗽、胸痛、气促 1 个月。查体：T 37.3℃，P 88 次/分，R 24 次/分，BP 140/90mmHg，双侧颌下淋巴结、左锁骨上淋巴结、左腹股沟淋巴结肿大、压痛。外周血检查见马来微丝蚴。该患者最可能的诊断是
A. 绦虫病　　B. 囊虫病
C. 血吸虫病　　D. 阿米巴
E. 丝虫病

1377. 患者男，63 岁，腹部皮损 2 年。皮疹缓慢增大，无自觉症状。查体：腹部可触及 10 余个绿豆至黄豆大小的皮下结节，结节呈圆形或椭圆形，表面光滑，质地坚硬，有弹性，活动度良好，无触痛。该患者最可能的诊断是
A. 脂肪瘤　　B. 皮肤纤维瘤
C. 疥疮　　D. 丘疹性荨麻疹
E. 绦虫病

1378. 患者男，63 岁，双小腿皮疹 3 天。既往有阿米巴肝脓肿 6 年。查体：双侧小腿泛发红斑、丘疹、脱屑，表面轻度渗液。该患者最可能的诊断是
A. 阿米巴肝脓肿　　B. 肠阿米巴病
C. 阿米巴皮炎　　D. 阿米巴过敏症
E. 阿米巴肉芽肿

1379. 患者男，36 岁，面部皮疹伴不规则发热 1 个月。既往有白蛉叮咬史。查体：体温 39.5℃，面部有较多红色结节。该患者最可能的诊断是
A. 白血病　　B. 疟疾
C. 布氏杆菌病　　D. 伤寒
E. 皮肤型黑热病

1380. 患者男，63 岁，右小腿皮疹伴剧烈瘙痒 1 天。查体：右腿散在多个红色丘疹、风团和抓痕。对该患者诊断考虑的疾病是
A. 接触性皮炎　　B. 皮肤蚤病
C. 结节性红斑　　D. 变应性皮肤血管炎
E. 急性丹毒

1381. 一位学生夏季在桑树下读书学习，不久后于颈部、肩部等处出现红色斑丘疹、风团，中央有针头大小深红点，瘙痒剧烈。对该患者诊断考虑的疾病是
A. 隐翅虫皮炎　　B. 桑毛虫皮炎
C. 接触性皮炎　　D. 荨麻疹
E. 螨虫皮炎

1382. 一位农民在收割水稻后，于双前臂和小腿处出现散在的水肿性丘疹、瘀斑和水疱，瘙痒剧烈。对该患者诊断考虑的疾病是
A. 疥疮　　B. 毛虫皮炎
C. 接触性皮炎　　D. 隐翅虫皮炎
E. 螨虫皮炎

1383. 患者男，33 岁，花农。突发右踝部灼痛、瘙痒 1 天。查体：右踝外侧可见片状、红色风团，中央有一直径 2mm 大小的瘀点，触痛明显。对该患者诊断考虑的疾病是
A. 隐翅虫皮炎　　B. 蜂蜇伤
C. 螨虫皮炎　　D. 蜈蚣咬伤
E. 丘疹性荨麻疹

1384. 患者男，30岁，右前臂红肿伴疼痛、刺痒感1天。查体：右前臂局部红斑、水肿，表面可见2个瘀点，患处皮温稍高。对该患者诊断考虑的疾病是

A. 隐翅虫皮炎　B. 疥疮
C. 虱病　D. 蜈蚣蜇伤
E. 丹毒

1385. 患者男，63岁，渔民。右小腿红肿、疼痛伴畏寒、发热1天。发病数小时前海中捕鱼时自觉右小腿被某种生物蜇伤。查体：体温38.8℃，右小腿有呈带状分布的鲜红色斑疹、丘疹，皮温高，触痛。对该患者诊断考虑的疾病是

A. 接触性皮炎　B. 带状疱疹
C. 结节性红斑　D. 变应性皮肤血管炎
E. 水母蜇伤

1386. 患者男，52岁，主诉左手及前臂皮损8个月，伴瘙痒。查体：左手手指、手腕及前臂伸侧散在成串分布紫红色圆形皮下结节5个，表面有结痂，少许脓性分泌物。该患者最可能的诊断是

A. 皮肤着色芽生菌病　B. 花斑癣
C. 血管炎　D. 孢子丝菌病
E. 放线菌病

1387. 成人面部胶样粟丘疹的病理改变为

A. 真皮纤维变性　B. 皮脂腺增生
C. 顶泌汗腺变性　D. 外泌汗腺增生
E. 毛囊增生

1388. 青少年春季疹是指早春季节发生在男性青少年耳部的丘疹和丘疱疹，其发病原因为

A. 遇热刺激　B. 腺病毒感染
C. 副黏病毒感染　D. 紫外线照射
E. 不良生活习惯

1389. 种痘样水疱病是一种好发于儿童面部的慢性皮肤病，其病因为

A. 紫外线照射　B. 自身免疫
C. 神经因素　D. 内分泌因素
E. 心理因素

1390. 摩擦性苔藓样疹又名儿童丘疹性皮炎，最常见的受累部位是

A. 前臂　B. 手背
C. 肘　D. 膝
E. 大腿

1391. 与痱子发病相关的因素是

A. 顶泌汗腺闭塞　B. 皮脂腺闭塞
C. 外泌汗腺闭塞　D. 毛囊口闭塞
E. 毛囊漏斗闭塞

1392. 下列关于冻疮的治疗，说法不正确的是

A. 受冻后立即用热水浸泡、复温
B. 口服烟酰胺
C. 扩血管治疗
D. 理疗
E. 外用保护性药膏

1393. 下列关于冻伤的处理，不正确的措施是

A. 受冻后立即用温水浸泡、复温
B. 受冻后缓慢复温
C. 出现组织坏死时，可待坏死组织边界清楚后，行清创术或植皮术
D. 应用抗凝剂
E. 应用血管扩张剂

1394. 黑踵病病灶部位的自觉症状是

A. 疼痛　B. 瘙痒
C. 无症状　D. 麻木感
E. 烧灼感

1395. 患者男，43岁，左颈部皮疹1天，自觉灼痛、瘙痒。患者1周前因鼻咽癌行局部X线照射治疗，每次照射以后均自行外涂莫匹罗星软膏。查体：左颈部有手掌大水的水肿性红斑、表面水疱，边界清楚，伴烧灼感。对该患者最可能的诊断是

A. 接触性皮炎　B. 急性放射性皮炎
C. 热灼伤　D. 光感性皮炎
E. 热激红斑

1396. 神经性皮炎与瘙痒症均可发生的皮损是

A. 苔藓样变　B. 红斑
C. 丘疱疹　D. 水疱
E. 丘疹

1397. 关于神经性皮炎的描述，错误的是

A. 好发于眼睑、颈、肘及骶尾等
B. 老年人多发
C. 皮疹以苔藓样变为特征
D. 阵发性剧痒
E. 局部皮下封闭治疗有效

1398. 拔毛癖最常受累的毛发是

A. 头发　B. 眉毛
C. 睫毛　D. 阴毛
E. 毳毛

1399. 患儿男，6岁，指缝、少腹部皮肤可见红色小丘疹、丘疱疹，夜间剧痒。阴囊处可见暗红色结节。初步诊断为

A. 热疮　B. 疥疮
C. 蛇串疮　D. 脓疱疮

E. 湿疹

1400. 下列关于疾病恐怖症的描述，错误的是

A. 患者对某种疾病有强烈的恐惧感
B. 患者常要求医务人员给做不必要的检查和治疗
C. 根据不同病症，给予不同的心理行为疗法、支持性心理疗法等
D. 多数患者伴有全身剧烈的瘙痒
E. 属自身强迫性神经官能症

1401. 皮痛症的特征是

A. 皮肤局限性疼痛而无皮损
B. 皮痛与感觉过敏类似，两者常合并存在
C. 疼痛多为持续性
D. 暗示疗法无效
E. 好发于中老年男性

1402. 股外侧皮神经炎的特征不包括

A. 多见于 20 ~ 50 岁较肥胖的男性
B. 患处组胺试验及毛果芸香碱出汗试验皆正常
C. 又称为 Bernhardt 病或 Roth 病
D. 主要症状为股前外侧（尤其是股外侧下 2/3）出现皮肤感觉障碍，以麻木最为多见，并常为最初出现的症状
E. 常双侧对称发生

1403. 患者女，56 岁，左上眼睑皮疹伴瘙痒反复发作半年余。查体：左侧上眼睑淡红色苔藓化斑块，表面脱屑。对该患者诊断可能性大的疾病是

A. 睑黄疣　　B. 特应性皮炎
C. 扁平苔藓　　D. 神经性皮炎
E. 慢性湿疹

1404. 患者男，78 岁，糖尿病病史 1 年，全身皮肤干燥、瘙痒 1 个月余。专科查体：躯干、四肢皮肤松弛、干燥、脱屑，可见许多纵横交错的皮肤抓痕和血痂。对该患者诊断考虑的疾病是

A. 荨麻疹　　B. 疥疮
C. 虫咬皮炎　　D. 湿疹
E. 全身性瘙痒症

1405. 患者女，38 岁，双下肢皮肤丘疹、结节伴剧烈瘙痒反复发作 2 ~ 3 年。无糖尿病、甲状腺功能亢进等其他系统性疾病。查体：双大腿伸侧、胫前见皮肤抓痕，散在角化性丘疹及大小不一的暗褐色结节，皮疹表面粗糙，不融合、触之有坚实感。对该患者诊断考虑的疾病是

A. 丘疹性荨麻疹　　B. 结节性痒疹
C. 寻常疣　　D. 疣状扁平苔藓
E. 原发性皮肤淀粉样变

1406. 患者男，45 岁，右侧大腿麻木及烧灼感 10 余天。查体：体型肥胖，行走正常。右大腿皮色正常，略干燥，无萎缩，未见明显皮疹。股前外侧皮肤痛觉迟钝，但温觉、触觉基本正常，左侧大腿无类似感觉。对该患者诊断考虑的疾病是

A. 麻风　　B. 股外侧皮神经炎
C. 皮痛症　　D. 股神经病变
E. L_2神经根病变

1407. 患儿男，8 岁，双手多个指甲变形半年余，右手大拇指指甲外侧甲沟红肿 3 天。专科查体：双手拇指、中指、右手小指的指甲甲板缩短，甲表面常无光泽，有横沟，其中双手拇指的指甲游离缘呈锯齿状。右手大拇指的指甲外侧甲沟发红肿胀、触痛明显。追问病史，患儿母亲述其有啃咬指甲的不良习惯。对该患儿诊断考虑的疾病是

A. 甲营养不良　　B. 指甲扁平苔藓
C. 咬甲癖　　D. 甲真菌病
E. 甲沟炎

1408. 下列关于丘疹性荨麻疹的描述，正确的是

A. 与节肢类昆虫叮咬有关，是一种速发型变态反应性疾病
B. 需与荨麻疹、Hebra 痒疹、水痘、急性苔藓痘疮样糠疹等进行鉴别
C. 好发于婴幼儿及儿童，其他年龄段基本不发病
D. 表现为群集或散在，略呈纺锤形的风团，顶端常有小水疱，伴瘙痒
E. 治疗以口服抗组胺药及类固醇激素为主，辅以炉甘石洗剂等外用，并进行患者教育

1409. 下列关于自身敏感性皮炎的描述，正确的是

A. 指在某种皮肤疾病的基础上处理不当，导致机体对外来物质敏感性增高而产生的更为广泛的损害
B. 表现为在原有皮损附近或远隔部位的丘疹、丘疱疹、小水疱，分布以躯干为主，其次为面部
C. 诊断的主要依据是实验室检查及组织病理结果，组织病理多呈湿疹样改变
D. 治疗方案应个体化，目的是控制现有皮损
E. 系统治疗常采用抗组胺类药物，继发感染者需使用抗生素。病情严重者可用糖皮质激素

1410. 麻疹型药疹与麻疹的主要鉴别要点是

A. 皮疹瘙痒程度　　B. 皮疹出现顺序
C. 有无 Koplik 斑　　D. 皮疹颜色
E. 皮疹分布

1411. 下列各项说法不正确的是

A. 少数人在外用药物处出现边界清楚的红斑、丘疱疹，应考虑变应性接触性皮炎
B. 常用于杀虫剂中的接触性致敏物质为除虫菊酯
C. 接触致敏原所致的接触性皮炎，首次发生的潜伏期通常为24~48小时
D. 变应性接触性皮炎的接触物分子量较低，大多数人接触后不致病
E. 接触性皮炎的皮损呈多形性，为红斑、丘疹、结节、水疱，呈对称分布，边界不清

1412. 关于淤积性皮炎的临床表现，描述正确的是
A. 好发于下肢静脉高压、静脉曲张者
B. 小腿中上1/3处水肿、红斑、色素沉着、湿疹样改变甚至溃疡
C. 急性发作表现为患肢红、肿、热、痛及溃疡
D. 患者踝关节等处不易形成溃疡
E. 临床表现与患者微血管病变及急性炎症有关

1413. 口周皮炎的不典型表现是
A. 距离口周边缘5mm处散在分布红斑、丘疹、脓疱
B. 口唇红斑、皲裂、鳞屑、结痂
C. 口周、眶周及鼻周有红斑、丘疹，也可累及颈部及胸背部，病理可见肉瘤样肉芽肿改变
D. 口唇红斑、肿胀，边界不清，表面光亮触之有弹性感
E. 在口周、面部及下颌红斑基础上出现针尖大小的丘疹、丘疱疹、水疱，可有明显浆液性渗出

1414. 下列关于特应性皮炎AD的描述，错误的是
A. AD是多基因与环境因素共同致病的遗传异质性疾病
B. FLG基因与AD发病高度相关
C. AD患者的免疫系统中的Th1功能相对强势，Th2功能发育障碍
D. 皮肤屏障受损是AD免疫失常的启动因素
E. AD的发生与金黄色葡萄球菌的定植有关

1415. 患者男，44岁，因发热及咳嗽口服头孢克肟和氨酚麻美，2天后出现高热，伴全身散在浸润性红斑，红斑基础上出现松弛性水疱、大疱，尼氏征（+），口唇、眼睑及外阴黏膜出现糜烂及黑色结痂。对该患者最可能的诊断是
A. 葡萄球菌性烫伤样皮肤综合征
B. 天疱疮
C. 副肿瘤性天疱疮
D. 大疱性表皮松解型药疹
E. 固定型药疹

1416. 患者男，42岁，高热伴全身红斑，水疱、大疱，表皮剥脱3天。病前因呼吸道感染口服解热镇痛类药物，入院诊断大疱性表皮松解型药疹。其SCORTEN评分的内容不包括
A. 年龄　B. 血压
C. 血糖浓度　D. 受累皮损面积
E. 血清尿素氮水平

1417. 患者女，40岁，右小腿湿疹多年。近期因剧烈瘙痒，搔抓后糜烂渗出，在当地医院外敷中药，3天后糜烂加重，在双下肢迅速出现泛发的丘疹、小水疱，伴剧烈瘙痒。对该患者双下肢新发皮疹考虑为
A. 接触性皮炎　B. 湿疹
C. 自身敏感性皮炎　D. 药疹
E. 系统性接触性皮炎

1418. 多形红斑最常见的病因是
A. 药物　B. 感染
C. 自身免疫　D. 内脏恶性肿瘤
E. 妊娠

1419. 小棘苔藓较少累及的部位是
A. 颈部　B. 项部
C. 臀部　D. 面部
E. 四肢伸侧

1420. 银屑病患者黏膜受累者约占
A. 5%　B. 10%
C. 15%　D. 20%
E. 25%

1421. 患者女，15岁，5个月前患者面部出现无明显诱因的白色斑疹，不伴瘙痒。查体：双颊部可见几处散在分布的类圆形斑片，直径为1~1.5cm，表面有细薄的糠状鳞屑。该患者最可能的诊断是
A. 炎症后色素减退斑　B. 白癜风
C. 花斑癣　D. 贫血症
E. 单纯糠疹

1422. 在皮肤型红斑狼疮中，占50%~85%的临床类型是
A. SLE　B. BSLE
C. CCLE　D. DLE
E. ACLE

1423. 系统性红斑狼疮最常出现的系统性损害是
A. 关节痛与关节炎　B. 心包炎
C. 中枢神经系统损伤　D. 肾脏损害
E. 血液系统损害

1424. 患者女，35岁，双手遇冷变色，手指肿胀、硬化5年，肌无力3年，气短1年。实验室检查：肺动脉

压力 75mmHg，抗 ENA 抗体 1∶10000，抗 U1RNP 抗体阳性，抗 Sm 抗体阴性。对该患者的诊断是

A. 系统性硬皮病　B. 重叠综合征
C. 混合性结缔组织病　D. 系统性红斑狼疮
E. 皮肌炎

1425. 患者女，双眼睑紫红色水肿斑 2 个月余，四肢肌无力 2 个月，近 1 个月伴有咳嗽及吞咽困难。该患者合并肿瘤的概率为

A. 5% ~30%　B. 30% ~55%
C. 55% ~70%　D. 70% ~85%
E. <1%

1426. 下列有关 IgA 血管炎的描述，错误的是

A. 可有肾脏损害　B. 可出现腹痛
C. 可有关节疼痛　D. 主要为大血管炎症
E. 主要表现为瘀点、瘀斑

1427. 结节性红斑的组织病理特点为

A. 脂肪间隔增宽，可见淋巴细胞、浆细胞和组织细胞浸润，可见多核巨细胞，脂肪小叶无异常
B. 真皮乳头层显著水肿，真皮致密中性粒细胞浸润，可伴有少量淋巴细胞、嗜酸性粒细胞和组织细胞浸润
C. 真皮毛细血管及小血管内皮细胞肿胀、闭塞，红细胞外溢，直接免疫病理可见血管壁有 IgG、IgM 和 C3 沉积
D. 真皮乳头层小血管白细胞碎裂性血管炎，直接免疫荧光可见真皮血管壁 IgA 沉积
E. 真皮与皮下交界处组织中的中、小动脉的节段性坏死性血管炎，直接免疫荧光显示血管壁或血管周围有 C3、IgM 和纤维素沉积

1428. 下列关于皮肤血管炎的临床诊断，描述错误的是

A. 应确定患者是否存在药物暴露、感染、肿瘤及相关炎症性疾病
B. 应评估患者皮肤外的症状和体征
C. 应对新鲜和成熟的皮损进行环钻活检
D. 应对患者进行基础实验室检查
E. 对于 ANCA 相关性血管炎均应进行胸部影像学、肌电图和神经传导功能等检查

1429. 急性荨麻疹病情严重出现休克、喉头水肿及呼吸困难，下列采用的抢救方法错误的是

A. 皮下注射或肌内注射 0.1% 肾上腺素 0.5 ~1ml
B. 地塞米松 5 ~10mg 肌内注射或静脉注射
C. 支气管痉挛时，可静脉注射氨茶碱
D. 喉头水肿呼吸受阻时行气管切开术
E. 静脉注射免疫球蛋白（IVIG）

1430. 患儿男，9 岁，1 周前出现咽痛、咳嗽，自认为感冒，口服小儿感冒灵、板蓝根颗粒等药物，2 天前出现双下肢出血性斑丘疹，对称性分布，皮疹压之不褪色。下列关于该病的描述不正确的是

A. 该病是累及真皮毛细血管及毛细血管后静脉的超敏反应性疾病
B. 可累及肾脏，出现血尿、蛋白尿、管型尿
C. 毛细血管脆性试验阳性
D. 可导致肠穿孔、肠套叠
E. 急性期多伴随补体及 IgA 型免疫复合物升高

1431. 患者男，40 岁，2 个月前患者四肢伸侧出现绿豆大小的红蓝色丘疹，丘疹逐渐增大并变成紫红色，部分较大皮疹中央可见溃疡，溃疡底部可见坏死组织及脓性分泌物渗出；既往有胃肠炎病史 2 年。完善相关检查后诊断为坏疽性脓皮病，该病的分型不包括

A. 脓疱型　B. 大疱型
C. 造口周围型　D. 剥脱性皮炎型
E. 浅表肉芽肿型

1432. 皮肤小血管炎的治疗不包括

A. 去除诱因，包括感染、药物等
B. 支持治疗，药物包括抗组胺药、非甾体抗炎药
C. 出现溃疡性皮损或累及系统时，选用糖皮质激素
D. 病情进展较快或难治性病例，可选用甲氨蝶呤、吗替麦考酚酯、硫唑嘌呤
E. 碘化钾可用于慢性复发性病例

1433. 持久性隆起性红斑的一线治疗药物是

A. 氨苯砜　B. 秋水仙碱
C. 糖皮质激素　D. 氯喹
E. 烟酰胺

1434. 患者女，60 岁，头痛 2 个月余，颞部皮肤发红，动脉搏动减弱，1 周前出现肩、颈、四肢肌肉酸痛。辅助检查：ESR 65mm/h，CRP 35mg/L。该患者治疗首选的药物是

A. 阿司匹林　B. 糖皮质激素
C. 氨苯砜　D. 来氟米特
E. TNF-α 抑制剂

1435. 恶性萎缩性丘疹病的临床表现不包括

A. 躯干、四肢半球形丘疹，可发生坏死，中央凹陷，最终形成瓷白色瘢痕
B. 急腹症表现，如肠穿孔、暴发性腹膜炎
C. 脑血管意外
D. 常见急性肾功能损伤，出现血尿、蛋白尿、管

型尿

E. 皮肤损害常为首发症状

1436. 我国副肿瘤性天疱疮伴发肿瘤最常见的是

A. 乳腺癌

B. 肺癌

C. 宫颈癌

D. 巨大淋巴结增生症

E. 甲状腺癌

1437. 下列关于黏膜类天疱疮的临床特征，描述不正确的是

A. 多累及鼻、眼、咽喉、尿道口等处黏膜

B. 皮疹处红斑、糜烂，愈合留有瘢痕

C. 好发于中老年人

D. 皮损类似天疱疮

E. 累及眼部可引起失明

1438. 类天疱疮患者外周血中抗 BP230 抗体滴度与病情的关系是

A. 无关　　B. 显著相关

C. 呈正相关　　D. 呈负相关

E. 轻度相关

1439. 副肿瘤性天疱疮的临床特点不包括

A. 黏膜损害轻

B. 皮损呈多形性

C. 伴发肿瘤多来源于淋巴系统的肿瘤

D. 病情重

E. 对糖皮质激素反应较差

1440. IgA 型天疱疮的特点不包括

A. 多见于中老年女性

B. 四肢伸侧好发

C. 伴瘙痒

D. 尼氏征阴性

E. 棘细胞间沉积的免疫球蛋白为 IgA 型

1441. 对氨苯砜治疗效果不好的疾病是

A. 疱疹样天疱疮

B. IgA 型天疱疮

C. 副肿瘤性天疱疮

D. 大疱性类天疱疮

E. 麻风

1442. 天疱疮可能引起的并发症通常不包括

A. 进食困难

B. 皮肤感染

C. 眼部瘢痕形成，导致失明

D. 脓毒血症

E. 器官衰竭

1443. 下列哪种天疱疮的首发症状是口腔糜烂

A. 红斑型　　B. 落叶型

C. 增殖型　　D. 寻常型

E. IgA 型

1444. 下列关于疱疹样天疱疮的描述，错误的是

A. 皮肤损害类似疱疹样皮炎

B. 组织病理表现为嗜碱性粒细胞浸润和海绵形成

C. 免疫病理学检查符合天疱疮的改变

D. 氨苯砜有较好的疗效

E. 预后较好

1445. 哪项疾病的水疱位于表皮内

A. 获得性大疱性表皮松解症

B. 疱疹样皮炎

C. 大疱性类天疱疮

D. 营养不良型大疱性表皮松解症

E. 增殖型天疱疮

1446. 家族性慢性良性天疱疮与自身免疫性大疱病的主要区别在于

A. 组织病理示表皮内水疱

B. 尼氏征阳性

C. 间接免疫荧光检查呈阳性

D. 直接免疫荧光检查呈阴性

E. 皮损为松弛性水疱

1447. 下列通常表现为丘疱疹和小水疱伴显著瘙痒的疾病是

A. 寻常型天疱疮

B. 大疱性类天疱疮

C. 家族性慢性良性天疱疮

D. 疱疹样天疱疮

E. 药物性天疱疮

1448. 下列关于暂时性棘层松解性皮病的描述，不正确的是

A. 临床表现为水肿性红斑、丘疹、丘疱疹和水疱

B. 日晒对皮疹无影响

C. 直接和间接免疫荧光试验多为阴性

D. 同一患者皮损的组织病理表现可以同时有多种类型

E. 可自行缓解

1449. 通常尼氏征呈阴性的疾病是

A. 寻常型天疱疮

B. 大疱性类天疱疮

C. 落叶型天疱疮

D. 增殖型天疱疮

E. 副肿瘤性天疱疮

1450. 患者男，35 岁，腋下及腹股沟皮疹 2 年，皮疹反复发作。查体：腋窝及腹股沟处散在红斑，部分糜烂渗液，红斑边缘可见绿豆大小的水疱，壁松弛，疱液浑浊，尼氏征阳性。家族中父亲和姑姑有类似疾病史。组织病理提示基底层上水疱形成，棘层松解呈砖墙样外观。对该患者最可能的诊断为
A. 家族性慢性良性天疱疮
B. 体股癣
C. 湿疹
D. 增殖型天疱疮
E. 寻常型天疱疮

1451. 患者女，53 岁，双腋下和腹股沟反复皮疹 5 年。查体：腋窝和腹股沟处出现乳头状肉芽增殖，边缘有水疱，有臭味。否认家族史。皮肤直接免疫病理示表皮棘细胞间 IgG 和 C3 网状沉积。对该患者最可能的诊断为
A. 家族性慢性良性天疱疮
B. 红斑型天疱疮
C. 增殖型天疱疮
D. 疱疹样皮炎
E. 寻常型天疱疮

1452. 患儿女，10 岁，躯干、上肢水疱伴瘙痒 2 个月。查体：躯干、手及前臂屈侧在红斑基础上出现环状排列的、米粒至绿豆大小的张力性水疱，尼氏征阴性，口腔黏膜无损害。皮肤直接免疫荧光检查显示基底膜带处 IgA 呈线状沉积。对该患儿最可能的诊断是
A. 先天性大疱性表皮坏死松解症
B. IgA 型天疱疮
C. 疱疹样皮炎
D. 儿童线状 IgA 大疱性皮病
E. 儿童类天疱疮

1453. 患者女，43 岁，四肢反复起水疱伴瘙痒 2 年。体格检查：四肢末端、肘关节、膝关节伸侧见绿豆大小的水疱，基底不红，疱壁厚，尼氏征阴性，皮损愈合处见瘢痕。皮损组织病理示：表皮下水疱，疱内可见中性粒细胞浸润。对该患者最可能的诊断为
A. 疱疹样天疱疮
B. 获得性大疱性表皮松解症
C. 大疱性类天疱疮
D. 疱疹样皮炎
E. 寻常型天疱疮

1454. 患者女，52 岁，皮肤红斑、水疱 2 个月。查体：躯干、四肢散在红斑、水疱，尼氏征阳性。组织病理检查发现表皮内基底层上方水疱形成。对该患者最可能的临床诊断为
A. 大疱性类大疱疮
B. 寻常型天疱疮
C. 重症多形红斑
D. 疱疹样皮炎
E. 成人线状 IgA 大疱性皮病

1455. 患者女，27 岁，半年前反复出现口腔溃疡，有灼痛且不易愈合；近 2 个月来在头、面、颈、胸、背、腋下及腹股沟部起红斑，1 周后陆续在红斑基础上出现黄豆至蚕豆大小的水疱，部分融合成大疱，疱壁薄且松弛，尼氏征阳性，水疱破裂后所形成的糜烂不易愈合。该患者确诊所需的最佳辅助检查为
A. 电镜检查
B. 盐裂皮肤直接免疫荧光试验
C. 盐裂皮肤间接免疫荧光试验
D. 细胞学涂片
E. 组织病理和直接免疫荧光试验

1456. 患者女，68 岁，手足红斑、脓疱反复发作 2 年，加重 1 周，伴有瘙痒。查体：双手掌、双跖部在红斑基础上可见深在性小脓疱，表面脱屑。组织病理显示：表皮内单房脓疱，脓液内有许多中性粒细胞，少数单核细胞，脓疱周围表皮轻度棘层肥厚。对该患者最可能的诊断是
A. 掌跖脓疱病
B. 湿疹
C. 接触性皮炎
D. 局限型连续性肢端皮炎
E. 手足癣

1457. 患者男，27 岁，躯干毛囊性丘疹、脓疱伴瘙痒反复发作 2 年余。查体：躯干部匐行性斑块，散在毛囊性丘疹和脓疱，皮损向四周扩展而中心消退。实验室检查：白细胞轻度增多，嗜酸性粒细胞升高，脓液细菌培养为阴性。对该患者诊断考虑的疾病是
A. 体癣
B. 疱疹样脓疱病
C. 脓疱型银屑病
D. 疱疹样皮炎
E. 嗜酸性脓疱性毛囊炎

1458. 患者男，62 岁，全身结节伴瘙痒 2 年余，水疱 5 个月。查体：躯干、四肢散在红斑、丘疹和结节，部分红斑、结节表面可见水疱，疱壁厚，尼氏征阴性。实验室检查：白细胞正常，嗜酸性粒细胞升高。组织病理显示：水疱及结节处均可见表皮下裂隙或水疱，真皮浅层非特异性炎细胞浸润。常规直接免疫荧光试验：皮肤基底膜带处 C3 和（或）

IgG 呈线状均匀沉积。盐裂皮肤直接免疫荧光试验：C3 和（或）IgG 线状沉积于盐裂皮肤的表皮侧。对该患者诊断考虑的疾病是

A. 结节性痒疹　B. 黏膜类天疱疮
C. 疱疹样脓疱病　D. 湿疹
E. 结节性类天疱疮

1459. 患者女，33 岁，全身红斑、脓疱伴瘙痒 3 天。患者 3 天前被外院诊断为扁桃体炎，给予阿莫西林口服，每次 0.5g，t. i. d.；第 3 次服药 4 小时后背部起红斑伴瘙痒，停用阿莫西林，予地塞米松 10mg 静脉滴注；第 3 天患者出现发热，红斑扩散至全身。查体：体温 37.8℃，呼吸 20 次/分，血压 100/60mmHg，咽部轻度充血，扁桃体 I 度肿大，面部、躯干及四肢可见弥漫性红斑，压之褪色，躯干及双上肢可见针尖至粟米大小的密集性脓疱。实验室检查示：外周血白细胞计数为 16.1×10^9/L，中性粒细胞计数为 13.1×10^9/L，抗链球菌溶血素 O 259U/ml。组织病理提示表皮内和角质层下可见大量中性粒细胞聚集的脓疱。对该患者诊断考虑的疾病是

A. 疱疹样脓疱病
B. 急性泛发性发疹性脓疱病
C. 角层下脓疱病
D. 葡萄球菌烫伤样皮肤综合征
E. 脓疱型银屑病

1460. 进行性斑状色素减退症在 Wood 灯下检查时显示

A. 灰白色荧光　B. 红色荧光
C. 蓝白色荧光　D. 亮绿色荧光
E. 无荧光

1461. 关于文身的治疗应选择

A. 手术切除　B. 液氮冷冻
C. 激光治疗　D. 光子治疗
E. 黄金微针

1462. 关于遗传性对称性色素异常症的描述，错误的是

A. 为常染色体隐性遗传病
B. 致病基因为 DSRAD
C. 皮损具有对称性
D. 双手背、双足背有雀斑样色素沉着斑，间杂色素减退斑
E. 可有家族史

1463. 下列所述的色素性疾病中皮损可自然消退的是

A. 太田痣　B. 咖啡斑
C. 蒙古斑　D. 伊藤痣
E. 颧部褐青色痣

1464. 摩擦黑变病的组织病理改变为

A. 角化不全
B. 颗粒层增厚
C. 基底细胞液化变性
D. 真皮乳头层内较多噬色素细胞浸润
E. 真皮浅层带状致密淋巴细胞浸润

1465. 下列关于色素性化妆品皮炎的描述，错误的是

A. 变应原主要是化妆品中的香料、防腐剂和乳化剂
B. 主要累及妇女面部，以白种人居多
C. 属于Ⅳ型变态反应
D. 停用可疑化妆品后皮损可明显好转或消退
E. 化妆品斑贴试验和光斑贴试验有助于诊断

1466. 关于色素性口周红斑的描述，错误的是

A. 口周褐红色斑片
B. 伴色素沉着
C. 好发于女性
D. 常累及面中部
E. 容易治愈

1467. 患者男，38 岁，耳前、颈部起红棕色斑片 20 余年，可有微痒。查体：双侧耳前、颈前、上颌区红棕色斑片，毛细血管扩张，伴斑点状色素沉着、毛囊性丘疹及角栓，毛囊角栓周围见红斑形成的边缘，玻片压诊皮损可呈苍白色，而红棕色色素沉着仍存在，可见糠秕样鳞屑。对该患者诊断考虑的疾病是

A. 毛周角化病
B. 颜面毛细血管扩张症
C. 面颈部毛囊性红斑黑变病
D. 瑞尔黑变病
E. 黄褐斑

1468. 患者男，25 岁，全身多处皮肤出现泛发性色素沉着或色素减退斑 20 年。查体：头、颈、躯干、四肢可见泛发性色素沉着或色素减退斑，为边界清楚、深浅不一的棕色斑点，间杂大小不一的浅色斑点。未见黏膜累及。对该患者诊断考虑的疾病是

A. 雀斑样痣
B. 遗传性泛发性色素异常症
C. 遗传性对称性色素异常症
D. 特发性多发性斑状色素沉着症
E. 神经纤维瘤

1469. 营养不良型遗传性大疱性表皮松解症的皮肤水疱裂隙位于

A. 皮肤基底细胞以上
B. 基底细胞层胞浆内，在半桥粒结构上方
C. 基底膜带的透明层中，即半桥粒下及致密层

上面
D. 基底膜带致密层下面
E. 不同层次，位置不固定

1470. 下列不属于遗传性大疱性表皮松解症（EB）的诊断依据的是
A. 皮肤脆性增加
B. 水疱及大疱多发生在摩擦部位
C. 伴有基底皮肤的红斑或炎症
D. 出现食道狭窄、营养不良
E. 有阳性家族史

1471. 火棉胶样婴儿的疾病本质是
A. 寻常性鱼鳞病
B. 遗传性大疱性表皮松解症
C. 大疱性鱼鳞病样红皮病
D. 红皮病型银屑病
E. 猩红热型药疹

1472. 下列关于鱼鳞病的描述，错误的是
A. 寻常性鱼鳞病由于病情较轻，而且受环境、护肤习惯等影响较大，且面临着堕胎的伦理学问题，因此不宜开展产前诊断
B. 大多数表皮松解型鱼鳞病是 KRT10 突变所致
C. 对于所有类型的鱼鳞病，维 A 酸是主要治疗措施
D. 家庭中出现比较严重的鱼鳞病患者时，开展遗传咨询，进行产前诊断是降低该病发病率的最有效手段
E. 对于表皮松解型鱼鳞病，水疱明显时，治疗重点是使伤口愈合和预防感染

1473. 下列基因中与掌跖角化病相关的是
A. COL7A1 基因　　B. COL17A1 基因
C. TRPV3 基因　　D. P53 基因
E. NEMO 基因

1474. 临床表现为上胸部和颈部网状色素沉着、甲营养不良及口腔白斑的疾病是
A. 先天性角化不良
B. 色素失禁症
C. Kindler 综合征
D. 白塞病
E. 先天性厚甲

1475. 色素失禁症的临床表现分期不包括
A. 红斑水疱期　　B. 疣状增生期
C. 色素沉着期　　D. 色素减退期
E. 继发感染期

1476. 下列属于成人早老症的临床特点的是
A. 为常染色体显性遗传病
B. 有硬皮病样皮肤表现
C. 有显著肌营养不良与肌强直外貌
D. 有特征性的胃肠道、呼吸、肾和心脏异常表现
E. 婴儿时期即可发生进行性老年性变化

1477. 下列检查中对厚皮性骨膜病的骨膜病变诊断价值不大的是
A. X 线　　B. MRI
C. 超声　　D. 核素骨显像
E. 病理检查

1478. 发病机制与 DNA 损伤修复缺陷相关的疾病是
A. 着色性干皮病
B. 掌跖角化病
C. 神经纤维瘤病
D. 先天性角化不良
E. 遗传性大疱性表皮松解症

1479. 下列一般不会导致肿瘤发生的疾病是
A. 着色性干皮病
B. 神经纤维瘤病
C. Howell - Evans 综合征（掌跖角化病）
D. 寻常性鱼鳞病
E. 结节性硬化症

1480. 着色性干皮病的防治措施不包括
A. 避免日晒
B. 使用遮光剂保护皮肤
C. 使用润肤剂
D. 早发现、早切除肿瘤
E. 应用咪喹莫特软膏

1481. 下列关于 1 型神经纤维瘤病的诊断标准（NIH 诊断标准），描述错误的是
A. 6 个或以上的牛奶咖啡斑，青春期前直径 > 5mm，青春期后直径 > 15mm
B. 2 个或以上任何类型的神经纤维瘤，或 1 个丛状神经纤维瘤
C. 面部有雀斑
D. 患视神经胶质瘤
E. 2 个或以上的利氏结节

1482. 在神经纤维瘤病中一般不出现利氏结节（虹膜色素错构瘤）的临床类型是
A. NF1　　B. NF2
C. NF3　　D. NF4
E. NF5

1483. 在下列疾病中，一般不累及神经系统的是
A. 外胚叶发育不良　　B. 儿童早老症

C. 神经纤维瘤病　　D. 着色性干皮病
E. 结节性硬化症

1484. 下列不属于结节性硬化症皮肤损害的是
A. 色素减退斑
B. 血管纤维瘤或额部纤维斑块
C. 鲨革斑
D. 甲周丘疹或结节（Koenen 瘤）
E. 网状色素沉着

1485. 下列疾病中好发于光敏感部位的是
A. 特应性皮炎　　B. 银屑病
C. 掌跖角化病　　D. 着色性干皮病
E. 毛周角化病

1486. 毛周角化病的病情高峰期是
A. 婴幼儿期　　B. 儿童期
C. 青少年期　　D. 成年期
E. 老年期

1487. 下列疾病在组织病理检查时很少出现棘层松解的是
A. 汗孔角化症
B. 家族性慢性良性天疱疮
C. 毛囊角化病
D. 单纯型遗传性大疱性表皮松解症
E. 寻常型天疱疮

1488. 进行性对称性红斑角化症与可变性红斑角化症的共同点不包括
A. 多数为常染色体显性遗传
B. 表现为红斑和角化过度，边界清楚
C. 常在出生后不久发病
D. 患者的健康状况一般不受影响
E. 组织病理检查有特异性变化

1489. 弹性纤维假黄瘤的病理改变是
A. 真皮弹性纤维明显减少，甚至缺乏，尤以真皮中部明显
B. 真皮乳头层弹性纤维网消失，钙染色未见钙化
C. 真皮上 1/3 处弹性纤维变性增多，钙染色为阴性
D. 真皮弹性纤维变性、肿胀、数量增多并发生钙化
E. 真皮弹性纤维变短、增粗、粗细不一致

1490. 下列有关毛囊角化病的描述，正确的是
A. 是一种毛囊性疾病
B. 棘层松解形成基底层上裂隙和隐窝是该病的特征性病理表现之一
C. 维生素 A 是治疗该病的理想药物
D. 男性多于女性
E. 与日光照射无关

1491. 患者男，22 岁，患者出生时即发现手掌、足底弥漫性红斑，呈对称性分布，轻微角化过度，后皮损逐渐加重，扩展至手背、手腕、足背、足踝以上，边界清楚，手掌、足底角化明显，伴有潮湿多汗，尤其足部伴有明显异味。其父亲的手掌、足底也有类似表现。对该患者诊断可能性最大的疾病是
A. 可变性红斑角化症
B. 进行性对称性红斑角化症
C. 毛发红糠疹
D. 遗传性掌跖角化病
E. 剥脱性角质松解症

1492. 患儿女，2 岁，出生时即发现双侧手掌、足底出现红斑，对称分布。后逐渐加重，表现为角化性红斑伴有脱屑，出汗时候伴有异味。通过基因检测，明确该患儿的致病基因为 SERPINB7，其诊断是
A. 表皮松解型掌跖角化症
B. 点状掌跖角化症
C. Bothnia 型掌跖角化症
D. 长岛型掌跖角化症
E. 条纹状掌跖角皮症

1493. 患者男，29 岁，出生后不久就发现双下肢、前臂等部位有褐色菱形斑片，中央附着，边缘游离，并伴有脱屑，冬重夏轻。随着年龄的增长，皮损范围逐渐增多。有家族史，其舅舅有相似临床表现，其女儿表型正常，其兄弟姐妹均正常。患者的致病基因为 STS，下列描述不正确的是
A. 该病仅见于男性，女性仅为携带者
B. 该病皮损往往遍布全身，面、颈部亦常受累
C. 该病无掌跖角化过度
D. 该病夏季症状可缓解
E. 该病可治愈

1494. 患者男，63 岁，皮肤科检查：面部、颈部、躯干、四肢弥漫黄豆大小的红斑、丘疹，周边呈棕褐色的堤状隆起，覆盖少量黏着性鳞屑，部分丘疹中央可见脐凹，散在环形色素沉着斑。头皮、甲、腋下无皮疹。父亲及哥哥均有类似皮疹。患者诊断考虑为汗孔角化症，目前该病的致病基因不包括
A. XPC　　B. MVD
C. PMVK　　D. FDPS
E. MVK

1495. 患儿男，5 岁，患儿出生后即发现面颊部出现数个咖啡色斑点，未予重视，后皮疹逐渐增多，部分为雀斑样损害，不能消退，可见灰黄色疣状角化，仅见于面部，两臂可见密集色素减退斑。基因检测明

确患儿的诊断为着色性干皮病。下列关于该病的描述不正确的是

A. 应避免日晒，可使用遮光剂
B. 可正常上室外体育课
C. 早期发现肿瘤，应尽早切除
D. 患儿父母二胎前需行遗传咨询
E. 该病无特效治疗方法

1496. 患者男，28 岁，躯干四肢散在咖啡斑，大小不一，腋窝处密集咖啡斑。有家族史，患者父亲面、颈部及躯干部有泛发的神经纤维瘤，颈部及躯干部散在咖啡斑。患者的致病基因为 NF1，此次就医的目的是进行遗传咨询。按照该疾病的遗传模式，其子女中正常个体的概率为

A. 0　　B. 1/2
C. 1/4　　D. 1/8
E. 1

1497. 剥脱性唇炎常见的初发部位是

A. 下唇中部　　B. 上唇中部
C. 口角　　D. 整个下唇
E. 双唇

1498. 光线性唇炎的临床特点不包括

A. 由光线照射诱发或加重
B. 多见于农民、渔民及户外工作者
C. 患者以女性为主
D. 可分为急性和慢性
E. 可发生癌变

1499. 肉芽肿性唇炎的特点不包括

A. 又称肉芽肿性巨唇炎
B. 与自主神经系统调节的血管舒缩紊乱和遗传因素等有关
C. 上唇发病最为常见
D. 最主要的病理改变为真皮内或皮下慢性肉芽肿性炎症细胞浸润
E. 一旦发生，肿胀不会消退

1500. 黏膜白斑和硬化萎缩性苔藓的特点不包括

A. 均可发生在生殖器部位
B. 均可发生在口腔黏膜
C. 黏膜白斑伴有角化过度和上皮增生为特征的组织病理学变化
D. 硬化萎缩性苔藓为瓷白色、象牙色的扁平丘疹，质地较硬，表面有毛囊性角质栓
E. 硬化萎缩性苔藓有特殊的病理改变

1501. 接触性唇炎最常见的致敏因素是

A. 口唇化妆品　　B. 金属
C. 义齿　　D. 刺激性食物
E. 日晒

1502. 单纯性腺性唇炎的临床特点不包括

A. 病情较轻，以黏液腺的增生和导管、排泄孔的扩大为特征
B. 可见唇部有数个到数十个 2～4mm 的黄色小结节
C. 从两侧挤压唇部时，有稀薄的、无色透明的黏液样物质排出
D. 又叫 Balz－Unna 型
E. 若伴有继发感染，可发展成化脓性病变

1503. Melkersson－Rosenthal 综合征的临床表现不包括

A. 肉芽肿性唇炎　　B. 面神经麻痹
C. 皱襞舌　　D. 大理石样皮肤
E. 多形性日光疹

1504. Fordyce's 病累及的组织是

A. 皮脂腺　　B. 汗腺
C. 甲　　D. 毛发
E. 毛囊

1505. 下列关于口角唇炎的描述，不正确的是

A. 口角部位的皮肤及邻近黏膜的急性或慢性炎症
B. 通常并发细菌感染
C. 损伤通常对称分布，张口时疼痛
D. 慢性期受损皮肤粗糙、浸润、皲裂、脱屑，可见从口角向外向下的辐射状皱纹
E. 有铁、维生素缺乏症者应给予补充

1506. 患者女，50 岁，外阴有片状白斑伴瘙痒半年。查体：右侧小阴唇及其外侧淡白色斑片，表面光滑，轻度萎缩。为明确诊断，该患者需要完善的检查是

A. Wood 灯检查　　B. 真菌检查
C. 组织病理检查　　D. 皮肤镜
E. 皮肤 CT

1507. 患者男，33 岁，下唇肿胀 1 年，其父亲有类似病史。查体：下唇稍肿胀，唇红处可见边界清楚的、多发的小孔，挤压有少许黏液流出。对该患者首先考虑的诊断是

A. 单纯性腺性唇炎
B. 接触性唇炎
C. 剥脱性唇炎
D. 光线性唇炎
E. 肉芽肿性唇炎

1508. 下列关于痤疮的描述，正确的是

A. 常规培养可以培养出痤疮丙酸杆菌
B. 四环素类是目前治疗痤疮的首选外用抗生素
C. 大环内酯类作为中重度痤疮的一线治疗选择

D. 需要与神经性皮炎进行鉴别
E. 痤疮丙酸杆菌大量繁殖可直接破坏毛囊壁进入真皮引起毛囊周围炎症

1509. 脂溢性皮炎的可能发生机制不包括
A. 某些真菌（如糠秕马拉色菌）多量繁殖
B. 某些细菌（如痤疮丙酸杆菌）感染引起的超敏反应
C. 精神紧张导致皮脂分泌增加
D. 遗传因素导致的汗腺发育异常
E. 长期饮食不规律导致的肠道功能紊乱

1510. 治疗痤疮的常见化学剥脱剂不包括
A. 20% 水杨酸　　B. 20% 甘醇酸
C. 20% 曲酸　　D. 20% 乙醇酸
E. 20% 三氯乙酸

1511. 发病与毛囊无关的疾病是
A. Fox－Fordyce 病
B. 寻常型痤疮
C. 嗜酸性脓疱性毛囊炎
D. 毛囊角化病
E. 酒渣鼻

1512. 患者女，35 岁，颜面有浮肿性紫红斑皮损，掌指关节和近端指关节伸侧有萎缩性鳞屑斑，无肌无力，肌酶正常，肌电图正常，血、尿常规正常，病程 3 年。最可能的诊断是
A. 皮肌炎
B. 红斑狼疮
C. 无肌病性皮肌炎
D. 混合结缔组织病
E. 重叠综合征

1513. 患者女，45 岁，鼻部皮疹 5 年，初为鼻尖部红斑，逐渐出现丘疹、脓疱和结节，伴毛细血管明显扩张。为缓解红斑症状，该患者可使用的药物是
A. 抗微生物制剂　　B. 血管活性抑制剂
C. 异维 A 酸　　D. 甲硝唑
E. 过氧化苯甲酰

1514. 患者女，17 岁，头部厚层鳞屑 3 年。患者曾因头白癣外用复方酮康唑洗剂、曲安奈德益康唑乳膏治疗后无明显好转。查体：头部可见厚层鳞屑堆积，头顶部白色厚痂紧附于毛发近端及头皮，前额发际线处可见湿性结痂，表面少许渗出。行真菌荧光检查未在发内外发现孢子及菌丝；皮肤镜检查提示毛干包绕纯白色鞘状物，可上下移动。对该患者诊断考虑的疾病是
A. 脂溢性皮炎　　B. 头皮银屑病
C. 毛发苔藓　　D. 石棉状糠疹
E. 毛发红糠疹

1515. 患者女，28 岁，面部、颈部粉刺、丘疹、结节、囊肿反复发作 6 年，脱发 3 年。6 年前曾诊断为痤疮，曾先后口服罗红霉素胶囊、多西环素、维胺脂，外用甲硝唑乳膏、过氧化苯甲酰凝胶、阿达帕林凝胶等治疗，病情反复。3 年前出现脱发，自行口服复合维生素 B，外涂育发液治疗，无显效。患者父亲有头顶部脱发病史。查体：面部、颈部可见密集分布米粒至黄豆大小的粉刺、丘疹、结节、囊肿。头顶部毛发稀疏，发质细软，拉发试验阳性。该患者目前有生育需求，其首选的治疗药物是
A. 达英－35　　B. 非那雄胺
C. 螺内酯　　D. 西咪替丁
E. 异维 A 酸

1516. 患者男，18 岁，毛发稀疏 10 余年，伴有少汗。患者平时挑食，近 2 年由于双向情感障碍开始服用拉莫三嗪至今。患者祖母及姑母有干燥综合征。查体：患者身材矮小，前额隆起，头发干燥、稀疏且纤细，眉毛处可见细小绒毛。四肢远端可见褐色萎形斑片，伸侧尤重。导致该患者少汗最有可能的原因是
A. 服用抗抑郁药
B. 鱼鳞病
C. 少汗性外胚层发育不良
D. 干燥综合征
E. 营养不良

1517. 表皮痣极少发生癌变，如发生癌变，主要是
A. 鳞状细胞癌　　B. 基底细胞癌
C. 黑素瘤　　D. 汗孔癌
E. 淋巴瘤

1518. 下列可以自行消退的良性皮肤肿瘤是
A. 鲜红斑痣　　B. 草莓状血管瘤
C. 海绵状血管瘤　　D. 汗管瘤
E. 血管角化瘤

1519. 变应性皮肤血管炎主要与下列哪项有关
A. Ⅰ型变态反应　　B. 非变态反应
C. Ⅳ型变态反应　　D. Ⅲ型变态反应
E. 细胞免疫

1520. 砷剂角化病皮肤损害的好发部位是
A. 掌跖部　　B. 躯干
C. 头皮　　D. 面部
E. 四肢

1521. 患者女，78 岁，面部角化性丘疹 3 年，无明显瘙痒

及疼痛，表面鳞屑及结痂，不易剥离。对该患者最可能的诊断是

A. 脂溢性角化病　B. 日光性角化病
C. 色素痣　D. 黑素瘤
E. 皮肤纤维瘤

1522. 患者男，25 岁，鼻翼两侧散在分布乳白色针头大小的坚实丘疹，表面光滑，无自觉症状，患者自行挤出白色物质。对该患者诊断考虑的疾病是

A. 脂溢性皮炎　B. 日光性角化病
C. 粟丘疹　D. 毛囊角化病
E. 汗管瘤

1523. 患者男，14 岁，左侧耳后一处约 1cm × 3cm 大小，呈线状分布的斑块，其上密集分布皮色至淡褐色的疣状丘疹。自幼发病，面积逐渐缓慢扩大，伴增生，无明显自觉症状。对该患者的诊断是

A. 寻常疣　B. 脂溢性角化病
C. 皮脂腺痣　D. 毛囊角化病
E. 表皮痣

1524. 患者女，34 岁，右手食指出现红色丘疹 2 个月，易出血，无明显疼痛，逐渐增大。追问病史，2 个月前曾有牙签刺伤史。对该患者可能的诊断是

A. 寻常疣　B. 血管球瘤
C. 皮脂腺痣　D. 化脓性肉芽肿
E. 表皮痣

1525. 在皮肤血管炎的各种病因中，属特发性的比例为

A. 30% ~50%　B. 15% ~20%
C. 10% ~20%　D. 5% ~10%
E. 45% ~55%

1526. 患者男，32 岁，鼻旁见一个圆顶状丘疹，直径约 0.5cm，中央有一个小开口，并见多根白色毳毛。组织病理检查显示：真皮内囊性扩张的毛囊漏斗部与表皮相连，开口于皮肤表面，囊内充斥大量角化物质或毳毛。从囊壁向周围放射状伸出很多上皮细胞条索以及小的、不同发育阶段的次级毛囊，瘤体周围有丰富的纤维组织包绕。对该患者诊断考虑的疾病是

A. 表皮囊肿　B. 毛囊瘤
C. 毛发上皮瘤　D. 毛囊痣
E. 外毛根鞘瘤

1527. 皮样囊肿的好发部位是

A. 下肢　B. 耳郭
C. 面部中线区域　D. 躯干单侧发病
E. 手、足

1528. 下列关于毛母细胞瘤的描述，不正确的是

A. 好发于中老年人
B. 皮损为质地坚实、边界清楚的孤立性结节，皮色或有少量色素
C. 病理上需要与基底细胞癌鉴别
D. 好发于肢端
E. 属于向毛囊分化的良性肿瘤

1529. 下列关于小汗腺汗孔瘤的描述，不正确的是

A. 起源于末端汗管和真皮上部的小汗腺导管
B. 典型皮损为孤立、无蒂、正常肤色或肉红色结节，无压痛或自发痛
C. 好发于足跖，尤其是足的侧缘
D. 病理学检查中，正常表皮与肿瘤之间的界限清晰
E. 肿瘤细胞较棘细胞大，呈柱状，排列密，有圆形、强嗜碱性的细胞核

1530. 最有助于基底细胞癌与其他肿瘤进行鉴别的病理学特征是

A. 瘤细胞成团位于真皮内，与表皮相连
B. 瘤细胞的核大小、形态及染色均一致，无间变
C. 瘤细胞似表皮基底细胞，周边细胞呈栅栏状排列，边界清楚
D. 瘤团周围出现裂隙
E. 肿瘤细胞为基底样细胞

1531. 增殖性红斑好发于

A. 口腔　B. 尿道口
C. 肛门　D. 龟头
E. 女阴

1532. 下列疾病中患者可检出抗口腔黏膜抗体的是

A. 过敏性紫癜
B. 结节性红斑
C. 变应性皮肤血管炎
D. 贝赫切特综合征
E. 口腔扁平苔藓

1533. 下列有关增殖性红斑的描述，不正确的是

A. 婴儿期做包皮环切术者可预防该病
B. 较 Bowen 病更易发展成鳞状细胞癌，更具侵袭性和更易发生早期转移
C. 首选手术切除
D. 该病发展缓慢，无须尽早治疗
E. 可行光动力治疗

1534. 与隆突性皮肤纤维肉瘤发病相关的原因是

A. COL1A1 基因突变
B. PDGFB 基因突变
C. COL1A1 - PDGFB 融合基因

D. COL1A2 – PDGFB 融合基因
E. COL1A2 基因突变

1535. 经典型隆突性皮肤纤维肉瘤占总数的
A. 10%　　B. 30%
C. 50%　　D. 70%
E. 90%

1536. Kaposi 肉瘤中预后最差的临床类型是
A. 经典型　　B. 非洲型
C. 同种异质移植型　　D. AIDS 相关性
E. 非流行性

1537. 淋巴管肉瘤来源于
A. 淋巴管内皮　　B. 血管内皮细胞
C. 角质形成细胞　　D. 成纤维细胞
E. 脂肪细胞

1538. 淋巴管肉瘤最常见于
A. 头、面部　　B. 上肢
C. 下肢　　D. 躯干
E. 外阴

1539. 脂肪肉瘤来源于
A. 成脂肪细胞　　B. 脂肪细胞
C. 成纤维细胞　　D. 间质细胞
E. 角质形成细胞

1540. 属于恶性黑素瘤临床特点的是
A. 罕见转移
B. 常有转移
C. 常有疼痛
D. 病损周边有珍珠样边缘
E. 常继发于昆虫叮咬

1541. 易被误诊为恶性黑素瘤的基底细胞癌的类型是
A. 结节型
B. 表浅型
C. 硬皮病样型或硬化型
D. 纤维上皮瘤型
E. 色素型

1542. 对筛查早期儿童 LCH 患者的新发损害具有极高的敏感性和特异性，可用于最初疾病活动度的评估和治疗反应监测的检查方法是
A. MRI　　B. FDG – PET – CT
C. DSA　　D. 二代测序分析
E. 头颅 CT

1543. 多中心网状组织细胞增生症的特征性皮损表现是
A. 狮面　　B. 领圈样脱屑
C. 珊瑚珠样改变　　D. 珍珠样改变
E. Gottron 征

1544. 多中心网状组织细胞增生症具有自限性，预后不良的患者需要排除可能的合并疾病是
A. 病毒感染　　B. 免疫功能缺陷
C. 恶性肿瘤　　D. HIV 感染
E. HPV 感染

1545. 下列与 Sézary 综合征发病可能无关的是
A. 1 型或 2 型人类嗜 T 细胞病毒感染相关
B. TNFRSF1B 重复点突变
C. 表达皮肤淋巴细胞抗原和趋化因子受体 CCR4、CCR7
D. HIV 感染
E. 免疫抑制

1546. 结外 NK/T 细胞淋巴瘤鼻型属于外周 T 细胞淋巴瘤，除鼻部（80%）外最常见的受累部位是
A. 淋巴结　　B. 皮肤
C. 关节　　D. 骨髓
E. 脾

1547. 结外 NK/T 细胞淋巴瘤鼻型预后差，5 年生存率为
A. 16%　　B. 46%
C. 6%　　D. 50%
E. 30%

1548. 结外 NK/T 细胞淋巴瘤鼻型独特的分子标记是
A. EBV DNA
B. TP53 基因突变
C. EBV 编码的小核 RNA
D. 14q11.2 缺失
E. PRDM1 基因缺失

1549. 皮下脂膜炎样 T 细胞淋巴瘤来源于
A. $CD4^+$ T 细胞
B. 非成熟 T 细胞
C. 抑制性 T 细胞
D. 成熟细胞毒性 T 细胞
E. NKT 细胞

1550. 淋巴瘤样丘疹病的组织病理学特征是皮肤出现
A. $CD4^+$ T 细胞　　B. 非成熟 T 细胞
C. 抑制性 T 细胞　　D. 成熟细胞毒性 T 细胞
E. $CD30^+$ T 细胞

1551. 原发性皮肤间变性大细胞淋巴瘤患者的 5 ~ 10 年生存率为
A. 15%　　B. 35%
C. 55%　　D. 75%
E. 95%

1552. 最常累及皮肤的白血病是
A. 急性淋巴细胞白血病
B. 慢性髓细胞白血病
C. 急性髓细胞白血病
D. 先天性白血病
E. 成人T细胞白血病/淋巴瘤

1553. 患者男，56岁，龟头处出现红斑2年余。查体：龟头处可见一略高于皮面的鲜红色斑片，边界鲜明，呈卵圆形，上覆以稍发亮、具有韧性、薄的不易剥离的灰白色鳞屑，Auspitz征（－），患者无明显不适。病理示表皮棘细胞肥厚，形成细长的表皮突，真皮内有血管扩张，淋巴细胞和浆细胞呈带状浸润，在增生的上皮中可见许多异形上皮细胞，核深染，或为多核。该患者最可能的诊断是
A. 银屑病　B. 扁平苔藓
C. 念珠菌病　D. 增殖型红斑
E. 湿疹

1554. 患者女，52岁，大腿内侧出现皮下结节半年余。查体：左侧大腿可见一直径约7cm的圆顶状斑块，质地接近正常皮肤，有明显压痛。组织病理示：组织内可见数量不等的成脂肪细胞的成熟脂肪和具有浓染细胞核的细胞。该患者最可能的诊断是
A. 圆形细胞脂肪肉瘤　B. 脂肪瘤
C. 脂肪血管瘤　D. 高分化脂肪肉瘤
E. 黏液样脂肪肉瘤

1555. 患者男，60岁，上半身出现红色丘疹4年余，无明显主观症状。查体：头部、颈部、上肢和躯干可见群集的2～5cm大小的粉红至深红色的坚实丘疹、结节，部分融合成斑块。组织病理示：真皮全层结节或弥漫性中等大小的淋巴细胞浸润，无亲表皮性，可见不完整的滤泡样结构，边缘带减少或消失。该患者最可能的诊断是
A. 原发皮肤弥漫大B细胞淋巴瘤
B. 原发皮肤边缘带B细胞淋巴瘤
C. 原发皮肤滤泡中心型淋巴瘤
D. 皮肤白血病
E. 皮肤CD30阳性间变性大细胞淋巴瘤

1556. 患者男，45岁，因多发性肌炎3年，左下肢局部带状红斑，并逐渐硬化、凹陷1年来诊。查体：左下肢10cm×20cm带状红斑。红斑皮损组织病理学：真皮大量胶原增生，皮肤附属器减少。应考虑的诊断有
A. 多发性肌炎伴深在性狼疮的重叠综合征
B. 多发性肌炎伴局限性硬皮病的重叠综合征
C. 混合性结缔组织病
D. 嗜酸性筋膜炎
E. 复发性多软骨炎

1557. 结节病最常累及的组织器官是
A. 肝　B. 骨骼
C. 皮肤　D. 肺
E. 脾

1558. 结节病的可能病因不包括
A. 感染因素　B. 微量元素缺乏
C. 遗传因素　D. 免疫因素
E. 某些化学物质

1559. 结节病最常见的临床类型是
A. 丘疹型　B. 结节性红斑型
C. 斑块型　D. 皮下结节型
E. 瘢痕型

1560. 结节病最典型的组织病理变化是
A. 表皮萎缩变薄，基底细胞液化变性
B. 真皮内上皮样细胞肉芽肿，无干酪样坏死，周围少量淋巴细胞浸润
C. 真皮内栅栏状肉芽肿损害，中央伴黏蛋白沉积
D. 真皮内上皮样细胞肉芽肿，伴干酪样坏死
E. 真皮内上皮样细胞肉芽肿，无干酪样坏死，周围大量淋巴细胞浸润

1561. 环状肉芽肿可能的诱因不包括
A. 创伤　B. 昆虫叮咬
C. 疫苗接种　D. 某些药物刺激
E. 紫外线照射

1562. 转移性克罗恩病的诊断依据不包括
A. 有克罗恩病史
B. 表现为非干酪性肉芽肿的多形性皮损
C. 结肠镜下黏膜的炎症性改变、溃疡和鹅卵石样外观
D. 表现为干酪性肉芽肿的多形性皮损
E. 小肠镜下黏膜的炎症性改变、溃疡和鹅卵石样外观

1563. 黄色肉芽肿典型的病理表现是
A. 大量的淋巴细胞浸润
B. Touton多核巨细胞
C. 上皮样细胞肉芽肿
D. 栅栏状肉芽肿
E. 感染性肉芽肿

1564. 皮肤淋巴细胞浸润症典型的临床表现是
A. 多见于儿童

B. 好发于四肢，呈多发性丘疹、结节
C. 好发于面部，呈单发或多发性浸润性斑块
D. 不会自然消退
E. 多见于老年女性

1565. 下列治疗方法不适合于皮肤淋巴细胞浸润症的是
A. 口服糖皮质激素
B. 口服沙利度胺
C. 外用他克莫司软膏
D. 口服羟氯喹
E. 化疗

1566. 下列关于面部偏侧萎缩的描述，错误的是
A. 一侧颜面皮肤、皮下组织、肌肉，甚至骨骼出现进行性萎缩
B. 常沿着三叉神经分布，也可累及一侧颜面躯体或对侧躯体
C. 常于20岁左右发病
D. 不合并其他系统损害
E. 尚无有效治疗方法

1567. 斑状萎缩不包括
A. Jadassohn – Pellizari 型皮肤松弛症
B. Schweninger – Buzzi 型皮肤松弛症
C. 皮肤痘疮样斑状萎缩
D. 继发性斑状萎缩
E. 进行性特发性皮肤萎缩

1568. 先天性皮肤松弛症的临床表现不包括
A. 皮肤松弛　　B. 皮肤硬化
C. 多发性疝　　D. 肺气肿
E. 憩室

1569. 多重自身免疫综合征常见的皮肤病变不包括
A. 白癜风　　B. 斑秃
C. 天疱疮　　D. 特应性皮炎
E. 大疱性类天疱疮

1570. 下列关于多重自身免疫综合征的描述，错误的是
A. 与免疫耐受失衡有关
B. 指同一患者至少同时出现2种或2种以上自身免疫性疾病的临床综合征
C. 皮肤自身免疫性疾病分为器官特异性和器官非特异性两类疾病
D. 器官特异性皮肤自身免疫性疾病是指仅累及皮肤和黏膜
E. 器官非特异性皮肤自身免疫性疾病是指累及皮肤和内脏

1571. 患者女，30岁，躯干、四肢出现萎缩斑10年。开始为水肿性红斑，渐演变为灰棕色萎缩斑，逐渐累及四肢，无其他症状。查体：左上肢、腹部、右大腿片状、不规则形的淡褐色至灰棕色斑片，表面略凹陷，边界清楚，其下可见静脉纹理。组织病理：表皮萎缩，真皮结缔组织变薄，胶原呈均匀玻璃样变性，皮下脂肪层正常。该患者最可能的诊断是
A. 斑状萎缩
B. 进行性特发性皮肤萎缩
C. 系统性硬皮病
D. 硬化萎缩性苔藓
E. 血管萎缩性皮肤异色症

1572. 患儿女，2岁，躯干、四肢出现皮疹1年。查体：躯干、四肢弥漫分布圆形或卵圆形暗褐色斑疹和斑丘疹，皮损摩擦后表面出现风团。该患儿最可能的诊断是
A. 湿疹　　B. 丘疹性荨麻疹
C. 色素性荨麻疹　　D. 玫瑰糠疹
E. 多形红斑

1573. 患者男，18岁，右下肢红斑17年，静脉曲张伴沉重感10年。查体：右下肢自大腿至胫前有37cm×18cm不规则暗红色斑片，压之褪色，局部呈瘤样暗红色结节；右下肢浅表静脉曲张；右下肢较左下肢明显粗大。血常规正常，右下肢彩色血管多普勒显示深、浅静脉发育畸形。该患者的诊断是
A. Sturge – Weber 综合征
B. Klippel – Trenaunay 综合征
C. Kasabach – Merritt 综合征
D. Cobb 综合征
E. Marshall – White 综合征

1574. 患者男，28岁，头部脱发斑2个月。2个月前有失恋史。查体：头顶及枕部见多发大小不一、界清脱发斑，脱发斑边缘毛发松动易拔出，头皮正常。该患者最可能的诊断是
A. 斑秃　　B. 男性型秃发
C. 假性斑秃　　D. 全秃
E. 普秃

1575. 患者男，50岁，额部脱发12年。有家族史。查体：额部发际后退，毛发稀疏、变细、颜色变浅，皮肤光滑。该患者最可能的诊断是
A. 白癣　　B. 斑秃
C. 假性斑秃　　D. 全秃
E. 男性型秃发

1576. 儿童丘疹性肢端皮炎的常见病因不包括
A. 乙型肝炎病毒感染
B. EB 病毒感染

C. 分枝杆菌感染
D. 接种麻疹疫苗
E. 药物过敏

1577. **患儿女，3 岁，发热 4 天，全身皮疹 2 天。皮疹自面部开始逐渐蔓延全身。伴有咳嗽、流涕和咽痛。查体：体温 39.8℃，全身弥漫分布红色斑疹、斑丘疹；两侧球结膜充血，两侧近第一磨牙对应颊黏膜多个灰白色小点；耳后、颈后可触及肿大淋巴结。该患儿最可能的诊断是**
A. 风疹
B. 手足口病
C. 麻疹
D. 传染性单核细胞增多症
E. 水痘

1578. **麻风杆菌侵入的黏膜部位主要是**
A. 鼻黏膜　　B. 口腔黏膜
C. 颊黏膜　　D. 咽部
E. 睑结膜

1579. **流行性斑疹伤寒的病原体是**
A. 普氏立克次体
B. 斑疹伤寒立克次体
C. 恙虫立克次体
D. Rickettsii 立克次体
E. Conorii 立克次

1580. **下列对于毛霉病的诊断最有意义的依据是**
A. 病变部位表现为红斑、疼痛，局部可见坏死、结痂
B. 病变部位检出菌丝
C. 血培养
D. 组织病理可以见到血栓形成和坏死
E. 抗生素治疗有效

1581. **患者男，25 岁，发现腋毛出现黄色结节 5 天。查体：双侧腋下的腋毛上可见黄色结节颗粒，呈鞘状包被毛干，粘连较紧，毛干无光泽，易折断。患处皮肤外观正常。在滤过紫外线下可显荧光。对该患者诊断可能性最大的疾病是**
A. 毛发管型　　B. 体虱
C. 毛结节病　　D. 腋毛癣
E. 狐臭

1582. **下列关于隐翅虫皮炎的描述，错误的是**
A. 由隐翅虫叮咬皮肤所致
B. 好发于夏、秋季
C. 好发于暴露部位
D. 典型皮损为水肿性红斑上有密集水疱、脓疱
E. 严重者可出现发热、头痛

1583. **患儿男，13 岁，学生。全身皮疹伴剧烈瘙痒 1 周。查体：手指缝及两侧、腋窝、脐周、腰围、下腹部、生殖器、腹股沟处散在较多红色小丘疹及抓痕，阴囊多个黄豆大小的暗红色结节。对该患者诊断可能性大的疾病是**
A. 疥疮　　B. 丘疹性荨麻疹
C. 湿疹　　D. 寻常痒疹
E. 银屑病

1584. **患者女，75 岁，因发热 3 天伴咳嗽、咳痰诊断为坠积性肺炎，静脉滴注莫西沙星 3 天，伴有大汗，体温渐下降，随后发现躯干部较多小水疱，无症状。查体：躯干泛发粟粒大小的薄壁水疱，基底无红肿。对该患者最可能的诊断是**
A. 寻常型天疱疮　　B. 白痱
C. 脓痱　　D. 马拉色菌毛囊炎
E. 脓疱型银屑病

1585. **拔毛癖最常见的皮肤镜特点是**
A. 脱发斑光滑，少残留毛发
B. 感叹号发
C. 黑点征和断发
D. 表皮正常，无外伤、感染的痕迹
E. 黄点征

1586. **患者女，20 岁，农民。面部黑色油性鳞屑伴头皮痒、脱发 2 年。皮肤科情况：面部表情呆板，除鼻唇沟、唇红线外，整个面部有污垢样黏着的油性黑褐色结痂。对该患者诊断考虑的疾病是**
A. 脂溢性皮炎　　B. 皮肤垢着病
C. 接触性皮炎　　D. 皮肤黑变病
E. 局限性硬皮病

1587. **患者女，40 岁，右小腿胫前及踝关节红斑、肿胀、色素沉着伴瘙痒、鳞屑 4 个月，外伤后外踝关节溃疡 1 个月，患者有右下肢静脉曲张病史 18 年。对该患者最可能的诊断是**
A. 自身敏感性皮炎
B. 接触性皮炎
C. 慢性湿疹
D. 变应性皮肤血管炎
E. 淤积性皮炎

1588. **不符合寻常型银屑病的组织病理特征的是**
A. 角化过度
B. 角化不全
C. 颗粒层减少或消失
D. 颗粒层增厚

E. 真皮乳头层毛细血管扩张，迂曲

1589. 患儿女，6 岁，3 个月前发现患儿胸、腹部有密集的肤色丘疹，逐渐增多，不伴瘙痒。查体：胸、腹部可见密集针头大小到粟粒大小的圆形、肤色丘疹，表面光滑有光泽。对该患儿最可能的诊断是

A. 小棘苔藓　　B. 摩擦性苔藓样疹
C. 扁平苔藓　　D. 点状硬皮病
E. 光泽苔藓

1590. 患者女，35 岁，1 年前自面、手部出现皮疹，轻痒，日晒后加重，不伴有其他症状。查体：颧、鼻、外耳、手背部见暗红色斑块，表面附黏着性鳞屑，皮损中央萎缩，毛细血管扩张，边界清楚。实验室检查：血常规、尿常规正常；肝功能正常；血 ANA 阳性，效价为 1∶100。对该患者最可能的诊断是

A. 扁平苔藓　　B. 冻疮
C. 盘状红斑狼疮　　D. 系统性红斑狼疮
E. 银屑病

1591. 荨麻疹样血管炎与荨麻疹的主要区别不包括

A. 风团内可见紫癜性损害
B. 关节痛或关节炎
C. 腹痛
D. 风团持续时间可达 1～3 天甚至更长
E. 白细胞碎裂性血管炎

1592. 以上、下呼吸道肉芽肿性炎症、系统性坏死性小血管炎和微免疫性肾小球肾炎的三联征为特征性表现的疾病是

A. 坏死性肉芽肿性血管炎
B. 环状肉芽肿
C. 间质肉芽肿性皮炎
D. 多形性肉芽肿
E. 类脂质渐进性坏死

1593. 伴有剧烈瘙痒的紫癜性皮肤病为

A. 老年性紫癜　　B. 湿疹样紫癜
C. 皮质激素性紫癜　　D. 过敏性紫癜
E. 暴发性紫癜

1594. 匐行性回状红斑最常见合并的肿瘤是

A. 食管癌　　B. 乳腺癌
C. 肺癌　　D. 膀胱癌
E. 胃癌

1595. 下列不属于库欣综合征临床表现的是

A. 满月脸　　B. 水牛背
C. 球状腹　　D. 食欲减退
E. 性欲减退

1596. 与坏死松解性游走性红斑发生相关的肿瘤是

A. 胰高血糖素瘤　　B. 胰岛 β 细胞瘤
C. 肝癌　　D. 胃癌
E. 食管癌

1597. 下列不属于黑棘皮病临床表现的是

A. 皮损为皮肤颜色加深及乳头瘤样或天鹅绒样增厚
B. 好发于皮肤皱褶部位
C. 掌跖常发生角化过度
D. 黏膜不受累
E. 甲板可有增厚、变脆

1598. 下列与高三酰甘油血症有关的黄瘤是

A. 睑黄瘤　　B. 腱黄瘤
C. 结节性黄瘤　　D. 发疹性黄瘤
E. 扁平黄瘤

1599. 下列通常与糖尿病有关的疾病是

A. 苯丙酮尿症　　B. 类脂质渐进性坏死
C. 卟啉病　　D. 黄瘤病
E. 痛风

1600. 关于类脂质蛋白沉积症的描述，错误的是

A. 属于常染色体显性遗传
B. 由位于染色体 1q21 的细胞外基质蛋白 1（ECM1）基因突变所致
C. 最早出现的症状是声音嘶哑
D. 首先出现的皮肤表现是在面部和四肢远端的暴露部位反复发生脓疱和大疱
E. 皮肤病变可出现蜡黄色或象牙色丘疹、结节及疣状斑块

1601. 关于胡萝卜素血症的描述，错误的是

A. 因血液中胡萝卜素含量过多所致
B. 以皮肤黄染为特征
C. 以手掌和足底为好发部位
D. 常出现黏膜和巩膜黄染
E. 治疗主要在于纠正病因

1602. 下列关于卟啉病产生光毒性反应的机制，描述错误的是

A. 卟啉分子中的电子能被波长较长的紫外光激发到高能量态
B. 卟啉分子的主要光吸收峰在 408nm 处的 Soret 波
C. Soret 波中的光子能量可以改变卟啉分子的结构
D. 处于激发态的卟啉分子可与分子氧发生反应，产生激发的单态氧能直接损伤组织
E. 可通过启动补体、肥大细胞脱颗粒等间接地使

组织损伤

1603. 下列关于维生素缺乏症的描述，错误的是

A. 维生素 D 缺乏可出现颈和枕部头发稀疏或完全脱落
B. 婴儿维生素 E 缺乏可出现皮肤红疹和脱发
C. 维生素 K 缺乏仅出现紫癜
D. 维生素 B_1 缺乏可出现对称性周围神经炎
E. 维生素 B_2 缺乏可发生阴囊炎、舌炎、唇炎和口角炎

1604. 患者男，60 岁，面部、四肢、腹股沟及阴囊反复红斑 8 个月。查体：面部、双侧小腿、踝部及双足有红色斑片，中央可见水疱、脓疱、糜烂、渗出及坏死，周围为褐色色素沉着，边缘为环状浸润性红斑；颈部、阴囊及双手可见褐色色素沉着斑；毛发及指、趾甲未见异常；口腔黏膜、舌部及外阴黏膜未见糜烂。右小腿皮损组织病理检查：表皮上 1/2 坏死，有裂隙和水疱形成，周围可见坏死的角质形成细胞和细胞碎屑，真皮浅层水肿，血管周围可见少量淋巴细胞和组织细胞浸润。腹部磁共振成像提示：胰尾部偏下存一类圆形稍长 T1、稍长 T2 信号影，边界欠清，大小约 3.42cm×2.07cm×3.22cm，DW1 上呈稍高信号。对该患者诊断可能性最大的疾病是

A. 色素失禁症
B. 中毒性表皮坏死松解症
C. 坏死松解性游走性红斑
D. 慢性家族性良性天疱疮
E. 大疱性类天疱疮

1605. 患者女，48 岁，双下肢黄褐色斑块、萎缩伴瘙痒 10 余年。查体：系统检查未见异常。皮肤科检查：双下肢胫前黄褐色斑块，中央轻度萎缩，可见毛细血管扩张。实验室及辅助检查：空腹血糖 10.7mmol/L，餐后随机血糖 13.1mmol/L。右小腿组织病理检查：表皮萎缩，真皮全层血管周围以组织细胞为主的炎性细胞浸润，胶原纤维变性，真皮全层可见肉芽肿性改变，胶原束间组织细胞呈栅栏状排列，周围可见纤维化。对该患者诊断可能性最大的疾病是

A. 硬皮病　　B. 硬红斑
C. 脂膜炎　　D. 黄瘤病
E. 类脂质渐进性坏死

1606. 患儿女，8 月龄，头、面、四肢丘疹、结节 4 个月。查体：系统检查未见异常。皮肤科检查：头、面、四肢不规则分布的圆形或类圆形、黄红色的丘疹、结节，高出皮肤表面，直径 1～20mm。口腔黏膜及眼部未见明显异常。右上肢皮损病理检查示：真皮内肉芽肿形成，有大量的组织细胞、泡沫细胞和 Touton 多核巨细胞浸润。对该患儿最可能的诊断是

A. 幼年型黄色肉芽肿
B. 色素性荨麻疹
C. 先天性自愈性网状组织细胞增生症
D. Hashimoto－Pritzker 病
E. 进行性结节性组织细胞瘤

1607. 患者男，30 岁，颈、背部斑块伴瘙痒 6 个月。查体：各系统检查无异常。皮肤科检查：颈、背部皮肤弥漫性暗红色斑块，皮损边界不清，触之皮肤呈木板样僵硬，不凹陷。颈部皮损行组织病理检查示：表皮和附属器基本正常，真皮显著增厚，胶原纤维束增粗，且被清晰间隙所分离，血管周围散在淋巴细胞浸润。阿新蓝染色示：真皮胶原束间隙有大量黏液样物质沉积。根据上述病史及检查，对该患者最可能的诊断是

A. 硬斑病　　B. 硬肿病
C. 硬化性黏液水肿　　D. 硬化萎缩性苔藓
E. 系统性硬皮病

1608. 板层状鱼鳞病的基因定位于

A. 3q21－q22　　B. Xq22.3
C. 1q21　　D. 1q25－1q32
E. 2q33q35

1609. 下列不属于黏膜性疾病的是

A. 肉芽肿性唇炎
B. 珍珠状阴茎丘疹病
C. 鲍温样丘疹病
D. 脂溢性角化病
E. 黑毛舌

1610. 下列关于角化棘皮瘤的描述，不正确的是

A. 多发型最常见，可发生于全身各处，常发生于青年，男性较多见
B. 临床上可分为三型：单发型、多发型、特殊型
C. 单发型主要发生于暴露部位
D. 是一种可以自愈的皮肤肿瘤
E. 该病可能与某些皮肤病如着色性干皮病、银屑病、药疹等并发

1611. 下列有关瘢痕疙瘩的治疗方法，不正确的是

A. 放射治疗
B. 手术切除
C. 糖皮质激素皮损内注射
D. 外用糖皮质激素

E. 外用维 A 酸霜

1612. 变应性皮肤血管炎的好发部位是

A. 腹部　B. 胸背部
C. 下肢及臀部　D. 双上肢
E. 面部

1613. 毛囊角化病的基因定位于

A. 3q21 - q22　B. 12q3 - 12q24.1
C. 1q21　D. 2q33 - q35
E. Xq22.3

1614. 多形红斑的典型皮损为

A. 淡红斑鳞屑　B. 水疱或大疱
C. 黏膜糜烂　D. 风团
E. 有靶形或虹膜样皮疹

1615. 患者男，42 岁，头皮及四肢伸侧覆有银白色鳞屑的丘疹，手、腕、足等小关节红肿疼痛，呈梭形肿胀，X 线示受累关节边缘被侵蚀，红细胞沉降率增快，类风湿因子阴性。该患者最有可能的诊断是

A. 泛发型银屑病　B. 局限型银屑病
C. 寻常型银屑病　D. 斑块型副银屑病
E. 关节病型银屑病

1616. 能够刺激肥大细胞脱颗粒释放生物活性介质的补体成分是

A. C1q　B. C3a
C. C2a　D. C4b
E. C5a

二、多选题：每道试题由 1 个题干和 5 个备选答案组成，题干在前，选项在后。选项 A、B、C、D、E 中至少有 2 个正确答案。

1617. 脓疱疮一般以外用药治疗为主，常用药有

A. 高锰酸钾溶液　B. 复方咪康唑软膏
C. 1% 红霉素软膏　D. 莫匹罗星软膏
E. 新霉素软膏

1618. 寻常狼疮的临床表现有

A. 青少年或儿童期发病
B. 呈红褐色或棕红色结节，融合成斑块，玻片压之有苹果酱颜色
C. 质地坚硬
D. 破溃后留疤
E. 多见于面部

1619. 关于麻风病传染，以下说法正确的是

A. 未经治疗的多菌型麻风是主要传染源
B. 麻风病患者自呼吸道和破溃的皮损向体外排菌
C. 与麻风病患者长期密切接触或飞沫吸入是主要的传染方式
D. 麻风病发病及临床表现与个体对麻风杆菌的免疫力有关
E. 麻风病也有亚临床感染

1620. 扁平疣的治疗可选择

A. 维 A 酸　B. 肽丁胺软膏或搽剂
C. 三氯醋酸　D. 左旋咪唑
E. 氟尿嘧啶软膏

1621. 急性湿疹可表现为

A. 红斑　B. 大疱
C. 丘疹　D. 丘疱疹
E. 刺痛

1622. 以下需与慢性单纯性苔藓进行鉴别诊断的疾病有

A. 慢性湿疹　B. 扁平苔藓
C. 特应性皮炎　D. 银屑病
E. 瘙痒症

1623. 脓癣的治疗是

A. 口服抗真菌药物
B. 可配合小剂量糖皮质激素口服
C. 脓肿切开引流
D. 剪除病发
E. 温和杀菌的外用药治疗

1624. 关于体股癣，以下哪些是正确的

A. 基本损害是丘疹、鳞屑和水疱，呈环状扩大
B. 外用激素或不规则治疗可使皮损不典型
C. 治疗以外用药为主
D. 难以确定或炎症反应明显的皮损可先选用糖皮质激素和抗真菌剂的复方制剂治疗
E. 泛发的或炎症较重的皮损或口服抗真菌剂

1625. 花斑癣或马拉色菌毛囊炎可选用以下哪些外用药治疗

A. 5% ~10% 硫磺软膏
B. 特比萘芬霜剂
C. 联苯苄唑霜剂
D. 益康唑霜剂
E. 酮康唑霜剂

1626. 关于念珠菌病，以下哪些说法是正确的

A. 念珠菌是人体正常菌群之一，当机体免疫力下降或局部环境发生改变时，共生状态破坏导致发病。
B. 念珠菌病多属外源性感染，少数是内源性
C. 念珠菌可感染皮肤、黏膜及全身多个系统
D. 白色念珠菌是最常见的致病菌种
E. 直接镜检见到假菌丝存在，说明处于致病状态

1627. 下面哪种疾病不属于真菌性皮肤病

A. 头癣　　B. 体癣
C. 马拉色菌毛囊炎　　D. 扁平苔藓
E. 牛皮癣

1628. 成人的疥疮皮疹常见于以下哪些部位

A. 指缝　　B. 腕屈部
C. 面部　　D. 脐周
E. 阴部

1629. 神经性皮炎有以下哪些特点时区别于慢性湿疹

A. 先痒，后呈苔藓样变
B. 皮损呈正常肤色苔藓化斑片，外周有正常肤色扁平丘疹
C. 皮损呈紫红色苔藓化斑片，外周有紫红色扁平丘疹
D. 好发于颈项、骶尾、四肢伸面
E. 慢性病程，反复发作，无渗出史

1630. 关于特应性皮炎，以下哪项是正确的

A. 分婴儿期、儿童期、青年及成人期，不同年龄阶段的皮疹有不同表现
B. 皮损伴剧烈瘙痒
C. 本人或亲属中有其他过敏性疾病史
D. 血清 IgE 水平升高，血中嗜酸性粒细胞升高
E. 对多种变应原过敏

1631. 重症药疹包括

A. 猩红热或麻疹样型
B. 重症多形红斑型
C. 固定型药疹型
D. 剥脱性皮炎型
E. 大疱性表皮松解坏死型

1632. 下面哪些疾病属光变态反应性疾病

A. 日光性荨麻疹　　B. 多形性日光疹
C. 胶样粟丘疹　　D. 光线性药疹
E. 种痘样水疱病

1633. 在诊断多形性日光疹时，下列哪几项检查有异常

A. 光敏试验　　B. 光斑贴试验
C. 血卟啉　　D. 斑贴试验
E. 光激发试验

1634. 以下哪些是光毒反应的特征

A. 反应与日光照射强度有关
B. 皮损局限在日晒部位，表现为日晒伤症状
C. 发病急，病程短，脱离环境可自愈
D. 任何人均可发生
E. 属免疫性反应

1635. 关于夏季皮炎的防治可采用以下哪些措施

A. 注意环境通风，衣着宽大透气
B. 温水沐浴，浴后使用扑粉
C. 外用薄荷炉甘石洗剂，重者可外搽糖皮质激素制剂
D. 痒剧可建议外用花露水、风油精
E. 口服抗组胺药

1636. 鸡眼的临床表现包括

A. 圆锥形角质栓，界限清楚
B. 扁平状角质斑块，边界不清
C. 多个针尖大的角质性丘疹，表面粗糙不平
D. 行走时压痛
E. 无明显自觉症状

1637. 银屑病根据病期和皮损部位可选用以下哪些外用药治疗

A. 焦油制剂　　B. 维 A 酸类
C. 糖皮质激素　　D. 蒽林
E. 卡泊三醇

1638. 寻常型银屑病的病理特征有

A. 角化不全
B. 颗粒层增生
C. 棘层增厚，表皮嵴延长
D. 见 Munro 微脓肿
E. 乳头部毛细血管扩张扭曲

1639. 关于玫瑰糠疹，以下哪些选项是正确的

A. 初起损害有前驱斑
B. 皮损分布于躯干和四肢近端
C. 斑片大小不一，常呈椭圆形，表面有细碎鳞屑
D. 皮屑查菌显示菌丝或卵圆形芽生孢子阳性
E. 需要与二期梅毒疹鉴别

1640. 关于红皮病的原因，以下哪些说法是正确的

A. 常见由银屑病、湿疹、脂溢性皮炎、毛发红糠疹等炎症性疾病继发演变而来
B. 治疗不当常是继发转变的原因
C. 药物过敏占较大比例
D. 可为恶性肿瘤的皮肤表现
E. 原因不明

1641. 盘状红斑狼疮的皮损特点是

A. 好发于面部
B. 盘状红斑，表面有毛细血管扩张，附有黏着性鳞屑
C. 中心可发生萎缩
D. 玻片压后出现苹果酱颜色
E. 剥去鳞屑有薄膜现象及点状出血

1642. 关于系统性红斑狼疮的实验室检查，以下哪项是正确的
A. ANA 阳性率高，可作为诊断的标准之一，也可作为疗效观察
B. 活动期抗 dsDNA 抗体阳性率高，其滴度变化与疾病活动相关
C. 抗 Sm 抗体是标记性抗体与疾病活动无关
D. 抗 Scl－70 抗体是标记性抗体之一
E. 血清补体下降程度和病情活动性一致

1643. 皮肌炎的特征性皮损是
A. 面部蝶形红斑
B. 双上眼睑水肿性紫红色斑
C. 虹膜状红斑
D. 固定性红斑
E. Gottron 丘疹

1644. 红斑型天疱疮常表现为头面部局限性有脂性结痂的皮损，水疱不明显，应与以下哪些疾病鉴别
A. 脂溢性皮炎　B. 玫瑰糠疹
C. 红斑狼疮　D. 扁平苔藓
E. 银屑病

1645. 白塞病系统治疗可选择
A. 泼尼松　B. 秋水仙碱
C. 沙利度胺　D. 氨苯砜
E. 吲哚美辛

1646. 同形反应可发生在以下哪些疾病中
A. 银屑病　B. 白癜风
C. 白塞病　D. 扁平疣
E. 盘状红斑狼疮

1647. 痣细胞痣又称黑素细胞痣，以下哪些说法是正确的
A. 是良性肿瘤，一般可不治疗
B. 先天性痣细胞痣有发生黑素瘤的可能，以手术切除为好
C. 发生于掌跖、腰围等常摩擦部位的痣细胞痣，可考虑手术切除
D. 发生在影响美容部位的痣细胞痣，可考虑手术或其他美容治疗
E. 痣细胞痣出现恶变体征需要手术切除送病理检查

1648. 痣细胞痣可疑恶变的表现有
A. 皮损体积突然增大，颜色变黑
B. 表面出现糜烂、溃疡
C. 周围出现卫星状病灶
D. 附近的淋巴结肿大
E. 组织学上有恶变倾向

1649. 毛细血管瘤和海绵状血管瘤可酌情选用以下哪些治疗方式
A. X 线　B. 冷冻
C. 外用药物　D. 皮损内注射硬化剂
E. 手术

1650. 鳞癌可发生在以下哪些病变的皮损上
A. 光线性角化病　B. 盘状红斑狼疮
C. 慢性溃疡　D. 寻常狼疮
E. 黏膜白斑

1651. 基底细胞瘤的皮损最好发于
A. 儿童　B. 老年人
C. 躯干　D. 面部
E. 下肢

1652. 蕈样肉芽肿具有诊断意义的病理改变有
A. 单核细胞表皮内浸润（亲表皮现象），表皮内出现 Pautrier 微脓肿
B. 中性粒细胞向表皮移行，形成 Munro 小脓肿
C. 有异型 T 淋巴细胞，形成 MF 细胞浸润
D. 血管内皮细胞增生，血管周围浆细胞和淋巴细胞浸润
E. 真皮内上皮细胞、巨细胞形成肉芽肿性浸润

1653. 早期蕈样肉芽肿可选择以下哪种方式治疗
A. 免疫增强剂　B. 口服维 A 酸类药物
C. 外用氮芥　D. X 线照射
E. 干扰素

1654. 维 A 酸类药物外用可治疗以下哪些皮肤病
A. 色素增加性皮肤疾病
B. 角化性皮肤疾病
C. 光老化
D. 寻常痤疮
E. 皮肤毛细血管扩张症

1655. 皮肤科常用的祛斑药物有
A. 3%～5% 氢醌霜
B. 0.05%～0.1% 全反式维 A 酸霜
C. 3% 曲酸霜
D. 3% 熊果苷搽剂
E. 卡泊三醇

1656. 可用于色素减退性皮肤疾病治疗的外用药物有
A. 糖皮质激素制剂
B. 5－氟尿嘧啶软膏
C. 0.05%～0.1% 全反式维 A 酸
D. 卡泊三醇
E. 地蒽酚软膏

1657. 皮肤磨削术常用于治疗

A. 面部凹陷性瘢痕
B. 表浅性皮肤增生性疾病（痣性皮肤损害）
C. 太田痣
D. 黄褐斑
E. 外伤性表浅性皮肤瘢痕

1658. 尼氏征阳性可见以下哪些现象

A. 推压水疱一侧，可使水疱沿推压方向移动
B. 轻压疱顶，疱液向四周移动
C. 牵扯已破的水疱壁，疱周围外观正常的表皮被一起剥除
D. 在外观正常的皮肤上用力推擦，很多部位的角质层可剥离
E. 在外观正常的皮肤上推擦，表皮可出现水疱

1659. 下列适用于斑贴试验的是

A. 职业性皮炎　　B. 接触性皮炎
C. 手部湿疹　　D. 药疹
E. 化妆品皮炎

1660. 下列皮肤病与柯萨奇病毒感染无关的有

A. 麻疹　　B. 风疹
C. 猩红热　　D. 手足口病
E. 单纯疱疹

1661. 下列皮肤疾病中，病原微生物不同的有

A. 风疹与麻疹
B. 风疹与猩红热
C. 水痘与手足口病
D. 水痘与带状疱疹
E. 水痘与传染性软疣

1662. 关于手足口病的叙述，正确的有

A. 由柯萨奇病毒感染
B. 主要见于成年人
C. 以手、足、口出现水疱为特征
D. 可通过呼吸道感染
E. 抗病毒治疗有效

1663. 下面关于 Kaposi 水痘样疹的描述，错误的有

A. Kaposi 水痘样疹是一种早期呈水痘样表现的血管肉瘤
B. Kaposi 水痘样疹是一种早期呈水痘样表现的平滑肌肉瘤
C. Kaposi 水痘样疹是一种易生于异位性皮炎基础之上的病毒性皮肤病
D. Kaposi 水痘样疹是一种易生于异位性皮炎基础之上的水痘
E. Kaposi 水痘样疹是一种易生于异位性皮炎基础之上泛发性带状疱疹

1664. 下列叙述不正确的有

A. 麻风是由麻风球菌引起的一种慢性传染病
B. 麻风患者为唯一传染源
C. 麻风杆菌进入体内的主要途径是皮肤和鼻黏膜
D. 麻风主要分布于欧洲
E. 麻风患者不是唯一传染源

1665. 下列属于结核样型麻风表现的有

A. 典型皮损为大的红色斑块
B. 皮损好发于易受摩擦部位，皮损大于 3 块
C. 周围神经损害出现早且明显
D. 麻风菌素试验为阳性
E. 皮损边缘清楚

1666. 麻风的治疗原则的是

A. 早期　　B. 及时
C. 适量　　D. 规则治疗
E. 足量

1667. 皮肤结核的特点包括

A. 狼疮结节　　B. 溃疡
C. 脓疱、丘疹　　D. 瘙痒
E. 瘢痕

1668. 治疗皮肤结核，正确的措施有

A. 注意休息，加强营养
B. 早期，足量
C. 疗程至少在 3 个月以上
D. 常用药为异烟肼，链霉素等
E. 规范，联合用药

1669. 下列关于狼疮结节，说法正确的是

A. 结节粟粒至豌豆大小
B. 结节呈红褐色或棕褐色
C. 结节可自行吸收或破溃而形成边缘的溃疡
D. 愈合的瘢痕上可形成新的皮损
E. 结节质硬

1670. 下列关于硬红斑，说法正确的是

A. 多发于年轻女性
B. 冬春季发病
C. 不伴有其他内脏结核
D. 好发于小腿中下部屈侧
E. 冬春季加剧

1671. 下列关于腋毛癣的叙述，正确的是

A. 致病菌为纤细棒状杆菌
B. 常伴剧烈瘙痒
C. 好发于炎热季节

D. 患部皮肤正常
E. 皮肤常多汗

1672. 下列关于红癣，正确的有
A. 治愈后终身不复发
B. 治疗时外用硫磺水杨酸
C. 好发于腋下，腹股沟等部位
D. 皮肤边缘不规则
E. 皮损境界清楚

1673. 疖病的好发因素包括
A. 糖尿病 B. 肾病
C. 皮肤瘙痒 D. 老年患者
E. 贫血

1674. 葡萄球菌性烫伤样皮肤综合征（SSSS）的典型损害是
A. 大疱 B. 红斑
C. 糜烂 D. 结痂
E. 鳞屑

1675. 关于猩红热的实验室检查，正确的有
A. 外周的白细胞总数升高
B. 嗜中性粒细胞升高
C. 咽拭子可分离出A群β溶血性链球菌
D. 急性期红细胞沉降率可加快
E. 淋巴细胞升高

1676. 下列关于小儿花斑癣的特点，说法正确的有
A. 前额、眉间易发
B. 多为脱色斑
C. 上覆极薄鳞屑
D. 瘙痒显著，患儿剧烈搔抓
E. Wood灯呈黄色荧光

1677. 关于黑点癣，下列说法正确的有
A. 少见，儿童及成人均可发病
B. 头皮损害类似白癣
C. 患区头发一般距头皮2～4mm处折断
D. 损害小而数目多，常伴不同程度炎症
E. 病发刚出头皮即折断

1678. 关于花斑癣，下列说法正确的有
A. 一种浅表真菌病
B. 一般以儿童多见
C. 皮疹无炎性反应，偶有轻度瘙痒感
D. 由糠秕马拉色菌感染表皮角质层引起
E. 病因是卵圆形糠秕孢子菌

1679. 下列属于日晒伤临床表现的是
A. 受到强烈日光暴晒后数小时内在暴露部位发生
B. 自觉患处灼热或刺痛
C. 有时可只表现为皮肤色素发生变化
D. 日晒面积广泛且病情较重者可伴全身不适
E. 常表现为全身皮肤弥漫性红斑及水肿

1680. 下列属于多形性日光疹临床分型的是
A. 丘疱疹型 B. 丘疹型
C. 脓疱型 D. 红斑水肿型
E. 痒疹型

1681. 下列关于植物日光性皮炎的治疗，说法正确的是
A. 避免过多服食和接触有关的植物
B. 避免强烈的日光暴晒
C. 口服维生素C、B_1和烟酸
D. 禁用皮质类固醇激素
E. 局部对症治疗

1682. 对于老年性瘙痒病的治疗，说法正确的有
A. 可根据病情选用含止痒剂的炉甘石洗剂、皮质激素软膏和霜剂
B. 使用性激素治疗可能有一定疗效
C. 可口服抗组胺药
D. 继发湿疹样变或苔藓样变者禁用皮质激素制剂
E. 可口服镇静催眠药

1683. 下列关于老年性瘙痒病的叙述，正确的有
A. 瘙痒一般为阵发性，严重者可表现为持续性瘙痒
B. 瘙痒以颈肩部为主
C. 多由皮脂腺功能减退，皮肤干燥和退行性萎缩等因素引起
D. 继发损害可见抓痕、血痂及肥厚
E. 瘙痒可发生于阴囊处

1684. 下列属于慢性单纯性苔藓皮损的好发部位的是
A. 眼睑 B. 肘部
C. 颈侧 D. 腰骶
E. 手背

1685. 关于萎缩纹，正确的有
A. 又称妊娠纹
B. 迅速生长是本病的最常见原因
C. 青春期可以发生
D. 会自然消退
E. 有自觉症状

1686. 黑棘皮病的临床表现包括
A. 皮肤色素增生
B. 角化不全
C. 皮肤天鹅绒样增厚
D. 皮肤疣状增殖

E. 皮疹好发于颈部、腋窝

1687. 下列关于变态反应性接触性皮炎的说法，正确的是

A. 刺激物本身无毒性
B. 大多数接触后不致病
C. 刺激物多具有抗原性
D. 皮炎的轻重与个体易感性有关
E. 刺激物分子量多较低

1688. 下列关于原发刺激性接触性皮炎的特点，说法正确的是

A. 刺激物本身有强烈的刺激性
B. 皮炎的轻重与刺激物的性质有关
C. 弱刺激物引起慢性皮炎
D. 与年龄无关
E. 累积性原发刺激性皮炎见于家庭妇女

1689. 下列关于亚急性湿疹的表现，说法正确的有

A. 红肿减轻　B. 以鳞屑、结痂为主
C. 可阵发性加重　D. 渗出增多
E. 皮损范围缩小

1690. 下列属于接触性皮炎特征的是

A. 皮损多位于刺激物接触部位
B. 境界清楚
C. 皮疹为红斑、丘疹、小水疱、糜烂
D. 不痛、不痒
E. 去除接触物，皮炎可自愈

1691. 下列关于尿布皮炎的说法，正确的是

A. 由粪便中的细菌分解湿尿布上的尿而产生的氨刺激发生
B. 发生于1~4个月的婴儿
C. 尿布接触部位出现红斑，水肿，丘疹，丘疱疹，糜烂，严重者可发生浅溃疡
D. 勤用肥皂和热水清洗
E. 需与褶烂型念珠菌病相鉴别

1692. 以下说法正确的是

A. 急性皮炎伴大量渗液时采用冷湿敷治疗
B. 急性或亚急性皮炎无渗液时采用粉剂治疗
C. 急性皮炎时采用软膏治疗
D. 慢性局限性浸润肥厚性皮肤病时采用硬膏治疗
E. 瘙痒病时采用酊剂或醑剂治疗

1693. 下述与自身免疫病的发生有关的是

A. 隐蔽抗原的释放
B. 某些与自身组织成分具有共同抗原性的微生物感染
C. 自身组织或器官 MHC Ⅰ类抗原的异常表达
D. 长期使用广谱抗生素
E. 机体免疫系统功能失常

1694. 自身免疫病治疗方法包括

A. 免疫抑制　B. 免疫调节
C. 血浆置换　D. 抗感染治疗
E. 过继免疫疗法

1695. 疣状增生的病理变化包括

A. 角化过度　B. 角化不良
C. 颗粒层增厚　D. 棘层肥厚
E. 乳头瘤样增生

1696. 下列关于痤疮，说法正确的是

A. 只有青年人才发病
B. 可造成多种形态的损害
C. 发病与多种因素有关
D. 常反复发作持续数年
E. 可有婴儿痤疮

1697. 对于结节性痤疮及囊肿性痤疮的说法，正确的是

A. 不易消退
B. 多见于女性
C. 多见于男性
D. 愈后遗留萎缩性或增生性瘢痕
E. 继发细菌感染时皮损红肿明显、有压痛

1698. 婴儿脂溢性皮炎的临床特点包括

A. 多发生于出生后1个月
B. 皮疹主要累及头部
C. 皮疹为头皮局部或全部布满厚薄不等的油腻性灰黄色痂皮
D. 多伴有明显全身症状
E. 多在1个月内痊愈

1699. 关于表皮痣的概述，下列说法正确的是

A. 常为浅黄或棕褐色疣状丘疹。可呈线状、带状或斑片状等不同形态
B. 皮损分布多种多样
C. 常在出生时或幼儿期发病
D. 皮损随年龄增大，生长缓慢，但一般于成年期停止生长
E. 组织病理显示痣细胞排列成巢状

1700. 下列关于脂溢性角化病的描述，正确的是

A. 又称老年疣，是老年人很常见的一种良性皮肤肿瘤
B. 可发生在任何部位，以头面，躯干及上肢最常见，也可累及掌跖
C. 毛囊角栓是重要特征之一
D. 通常不自行消退，恶变者较少
E. 无自愈倾向

1701. 下列关于角化棘皮瘤的描述，正确的是

A. 是一种可以自愈的皮肤肿瘤
B. 临床上可分为三型：单发型，多发型，发疹型
C. 单发型主要发生于暴露部位，较大损害可转移
D. 多发型最常见，可发生于全身各处，常发生于青年，男性较多见
E. 该病可能与某些皮肤病如着色性干皮病、银屑病、药疹等并发

1702. 下列关于皮角的描述，正确的是

A. 是一种癌前病变
B. 最常发于面部和头皮
C. 女性多于男性
D. 多在其他皮肤病的基础上发生，如脂溢性角化病、倒置性毛囊角化病等
E. 病程缓慢，无自觉症状，部分可癌变

1703. 下列关于毛母质瘤的描述，正确的是

A. 又名钙化上皮瘤，是一种向毛母质细胞方向分化的恶性上皮瘤
B. 主要见于青年女性
C. 好发于头皮、面、颈及上肢
D. 皮损为单发坚实的皮内或皮下结节，表面淡蓝或正常色，直径常小于3cm
E. 组织病理示真皮内见境界清楚，包膜完整的瘤细胞团，由嗜碱性细胞和无核的嗜酸性细胞组成，常伴有钙沉着

1704. 关于皮脂腺痣的说法，正确的是

A. 又称器官样痣，是由皮脂腺构成的一种错构瘤
B. 好发于头、颈部，尤其见于头皮
C. 可伴发汗腺肿瘤，也可发生转移
D. 10% ~15% 伴发基底细胞癌
E. 组织病理一生中无变化

1705. 乳房外 Paget 病的好发部位是

A. 女阴　B. 脐窝
C. 腋窝　D. 外生殖器
E. 手足

1706. 下列关于表皮样囊肿说法正确的是

A. 是一种真皮内含有角质的囊肿
B. 好发于青年、儿童
C. 通常见于面部、颈部、躯干及臀部等
D. 多发表皮样囊肿见于 Gardner 综合征
E. 外伤性表皮样囊肿也多发于头皮、面部、颈部、躯干及臀部等

1707. 关于多发性脂囊瘤，下列说法正确的是

A. 多有家族史，呈常染色体显性遗传
B. 可发生于各种年龄
C. 好发部位为前胸
D. 囊内容物含有脂肪酸
E. 属于错构瘤，组织学上是皮样囊肿的一种亚型

1708. 下列关于瘢痕疙瘩的治疗方法，正确的是

A. 放射治疗
B. 皮损内注射糖皮质激素
C. 手术切除
D. 外用糖皮质激素
E. 外用维甲酸

1709. 下列属于黏膜性疾病的是

A. 肉芽肿性唇炎　B. 脂溢性角化病
C. 鲍温样丘疹病　D. 珍珠状阴茎丘疹病
E. 黑毛舌

1710. 高脂蛋白血症分型包括

A. 高乳糜微粒血症
B. 高 β－脂蛋白血症
C. 宽 β 型高脂蛋白血症
D. 高前 β－脂蛋白血症
E. 高前 β－脂蛋白及乳糜微粒血症

1711. 丘疹的皮肤病理变化可能有

A. 代谢产物的沉积
B. 表皮成分的局限性增殖
C. 真皮细胞成分的局限性增殖
D. 真皮局限性细胞浸润
E. 真皮深层血管通透性增加

1712. 下列符合皮肤结核组织病理特征的为

A. 成群的上皮样细胞
B. 致密
C. 数量不等的多核巨细胞
D. 中心干酪样坏死
E. 刚果红染色（＋）

1713. 有关玫瑰糠疹，下列哪些是正确的

A. 可能与病毒感染有关
B. 病程呈自限性
C. 可有母斑
D. 不易复发
E. 紫外线治疗无效

1714. 对于雀斑的治疗可采用的方法有

A. 日常防晒　B. 脉冲染料激光
C. 外用皮质激素　D. 外用 3% 氢醌霜
E. 外用补骨酯素

1715. 下列有关色素性紫癜性皮病的说法，正确的是

A. 属于皮肤血管炎，因此皮损表现为多形性
B. 不属于皮肤血管炎，下肢静脉压升高是主要的病因
C. 属于淋巴细胞围管性血管周围炎
D. 常有肾脏损害
E. 无特殊疗法，可内服维生素 C、芦丁等药物

1716. 下列哪些疾病常累及肾脏
A. 系统性红斑狼疮
B. 硬皮病
C. Wegener 肉芽肿
D. 皮肌炎
E. 盘状红斑狼疮

1717. 痱子的发病机理是
A. 环境的气温高、湿度大，出汗过多不易蒸发，汗液使角质层浸渍，致使汗腺导管闭塞
B. 滞留在汗腺导管内的汗液因压力增高而发生破裂，汗液刺激周围组织发生炎症
C. 内源性皮肤湿疹样反应
D. 由局部长期受温热作用引起
E. 由高温直接刺激引起

1718. 双相真菌的特点包括
A. 体外酵母相
B. 体内和 37℃培养时呈酵母相
C. 体外菌丝相
D. 体内和 37℃培养时呈菌丝相
E. 体外酵母相和菌丝相

1719. 以皮肤损害为主要表现的卟啉病为
A. 先天性红细胞生成性卟啉病
B. 红细胞生成性原卟啉病
C. 迟发性皮肤卟啉病
D. 急性间歇性卟啉病
E. ALAD 缺陷性卟啉病

1720. 下列关于自身敏感性皮炎的治疗，说法正确的是
A. 根据皮疹的炎症、有无溃疡、有无化脓感染给予湿敷，氧化锌油外用
B. 必要时予以小剂量皮质类固醇激素，能较快控制症状
C. 在急性期可用酊剂治疗，以迅速止痒
D. 感染者给予抗生素
E. 急性症状消失后有反复发作者，可对症治疗

1721. 继发性红斑肢痛症可见于
A. 糖尿病　　B. 梅毒
C. 结核　　D. SLE
E. 痛风

1722. 水痘的并发症有
A. 水痘性肺炎　　B. 水痘性脑炎
C. 多形红斑　　D. 血小板减少性紫癜
E. 带状疱疹

1723. 皮肌炎特征性的临床表现为
A. 面部蝶形红斑
B. 以上眼睑为中心的紫红色斑
C. 掌指关节伸侧出现紫红色斑或扁平隆起丘疹，覆细小鳞屑
D. 面、颈、躯干部在红斑鳞屑基础上逐渐出现点状色素脱失
E. 指趾末端红斑、紫癜

1724. 下列有关白塞病的临床表现，正确的是
A. 神经系统病变　　B. 血管炎
C. 关节炎　　D. 葡萄膜炎
E. 生殖器溃疡

1725. 大疱性类天疱疮的临床表现为
A. 张力性大疱　　B. 口腔黏膜可受累
C. 尼氏征阴性　　D. 表皮内水疱形成
E. 具有遗传性

1726. 过敏性紫癜的特征有
A. 皮损常为出血性斑疹
B. 可有关节症状
C. 可有腹部症状
D. 常有溃疡损害
E. 好发于青少年

1727. 关于梅克尔细胞，下列叙述正确的是
A. 分布于基底细胞之间
B. 细胞具有长指状突起
C. 细胞质中含有许多神经内分泌颗粒
D. 电镜下，梅克尔细胞通过桥粒与角质形成细胞相连
E. 梅克尔细胞－轴突复合体是一种突触结构

1728. 珍珠样阴茎丘疹的皮疹特点为
A. 光滑　　B. 坚实
C. 皮色　　D. 质软
E. 有脐凹

1729. 神经性皮炎的治疗包括下列哪几项
A. 口服抗生素类药物
B. 口服激素类药物
C. 外用煤焦油软膏
D. 紫外线治疗
E. 局部照射氦氖激光

1730. Banker 型儿童皮肌炎的特点是

A. 慢性经过　B. 吞咽困难
C. 血管病变　D. 钙沉着
E. 激素治疗无效

1731. 下列属于皮肤附属器的有

A. 毛发　B. 神经
C. 指甲　D. 淋巴管
E. 皮脂腺

1732. 由变态反应引起的药疹，特点为

A. 只发生于对药物过敏的患者
B. 皮疹的出现有一定的潜伏期
C. 皮疹与药物的药理作用有关
D. 皮疹的形态呈特异性
E. 存在药物交叉过敏现象

1733. 常发生皮损破溃的疾病包括

A. 急性荨麻疹　B. 固定型药疹
C. 结节性红斑　D. 白塞病
E. 变应性皮肤血管炎

1734. 应首选皮质类固醇激素系统治疗的疾病有

A. 人工荨麻疹　B. 天疱疮
C. 系统性红斑狼疮　D. 皮肌炎
E. 带状疱疹

1735. 下列关于白色糠疹的描述，正确的是

A. 细碎灰白色鳞屑
B. 鳞屑有黏着性
C. 剧烈瘙痒
D. 好发于颜面部
E. 春季多见

1736. 硬化萎缩性苔藓可出现哪些临床表现

A. 初起为散在硬化性多角性白色扁平丘疹
B. 丘疹表面覆较多白色鳞屑
C. 皮疹表面可见 Wickham 纹
D. 皮损好发于男女生殖器部位
E. 皮损后期可出现羊皮纸样萎缩

1737. 下列关于传染性软疣的叙述，正确的是

A. 是一种传染性皮肤病
B. 是一种由病毒引起的皮肤病
C. 可通过直接接触传播、自身接种或性接触传播
D. 治疗以口服抗病毒药物为主
E. 典型皮疹为粟粒至黄豆大的半球形丘疹，表面有蜡样光泽

1738. 常采用紫外线治疗的疾病有

A. 成人寻常型斑块性银屑病
B. 红斑狼疮
C. 红斑期蕈样肉芽肿
D. 瘢痕疙瘩
E. 玫瑰糠疹

1739. 棘层松解最常见于

A. 天疱疮　B. 类天疱疮
C. 单纯疱疹　D. 毛囊角化病
E. 神经性皮炎

1740. 下列关于湿疹的治疗，叙述正确的是

A. 内服药的目的主要是抗炎止痒
B. 合并感染者可加用抗生素
C. 根据皮疹的形态特点，选用适当的剂型和药物
D. 慢性湿疹迁延不愈者，需口服糖皮质激素
E. 消除体内慢性病灶及其他全身性疾病

1741. 黄瘤病的组织病理特征为

A. 角化过度
B. 棘层增厚
C. 真皮群集泡沫细胞
D. Touton 多核巨细胞
E. 胆固醇结晶裂隙

1742. 药疹的临床表现有多种类型，其中属于严重型的有

A. 湿疹型药疹
B. 固定型药疹
C. 大疱性表皮松解型药疹
D. 剥脱性皮炎型药疹
E. 重症多形红斑型药疹

1743. 治疗上，哪些疾病应使用遮光剂

A. 黄褐斑　B. 雀斑
C. 白癜风　D. 黑变病
E. 炎症后色素沉着

1744. 下列哪些符合神经纤维瘤病

A. 有家族史　B. 无家族史
C. 肿瘤多发　D. 肿瘤单发
E. 常有咖啡斑

1745. 应避免用热水洗烫及搔抓的病变有

A. 神经性皮炎　B. 夏季皮炎
C. 婴儿期异位性皮炎　D. 手足皲裂
E. 瘙痒症

1746. 常选用红外线治疗的疾病有

A. 毛囊炎　B. 汗腺炎
C. 斑秃　D. 急性湿疹
E. 淤积性溃疡

1747. 可作为判断系统性红斑狼疮（SLE）的病情活动指

标的是

A. 24小时尿蛋白定量

B. 抗dsDNA抗体效价

C. ANA效价

D. 补体

E. 血常规

1748. 与系统性红斑狼疮（SLE）发病有关的因素包括

A. 日晒　B. 注射青霉素

C. 上呼吸道感染　D. 食物过敏

E. 手术

1749. 下列哪些疾病可从脓液中找到结核分枝杆菌

A. 疣状皮肤结核　B. 寻常狼疮

C. 丘疹坏死性结核疹　D. 硬红斑

E. 瘰疬性皮肤结核

1750. 以下药物常服易诱发痤疮的是

A. 灰黄霉素　B. 异烟肼

C. 大量皮质激素　D. 碘化钾

E. 三溴合剂

1751. 环状肉芽肿的特殊类型表现包括

A. 巨大型　B. 皮下结节型

C. 穿通型　D. 播散型

E. 丘疹型

1752. 下列关于毛周角化病的临床表现，描述正确的是

A. 皮损对称，好发于上臂、股外侧和臀部

B. 皮损为针尖到粟粒大小与毛囊一致的坚硬丘疹，顶端有淡褐色角栓

C. 常见于青少年，皮损常随年龄增长而改善

D. 一般无自觉症状

E. 冬重夏轻

1753. 白塞病常见的临床表现为

A. 皮肤异色症　B. 痤疮样损害

C. 毛囊炎　D. 结节性红斑

E. 环状红斑

1754. 寻常狼疮和盘状红斑狼疮的鉴别点在于

A. 寻常狼疮好发于面部

B. 寻常狼疮玻片压诊有苹果酱色结节

C. 盘状红斑狼疮的病理可见毛囊角栓，基底细胞液化

D. 盘状红斑狼疮表面有黏着性鳞屑，毛囊角栓形成

E. 寻常狼疮的病理可见结核样肉芽肿

1755. 下列符合原发性皮肤淀粉样变病特征的是

A. 好发于胫前

B. 对称分布

C. 密集半球状丘疹，呈念珠状排列

D. 无明显自觉症状

E. 皮损一般不融合

1756. 在以SLE和硬皮病为主的重叠结缔组织病中，可有下列哪些免疫指标的变化

A. 血清总蛋白增高　B. 免疫球蛋白增高

C. 抗核抗体阳性　D. 丙种球蛋白降低

E. 肌酶谱升高

1757. 符合带状疱疹表现的有

A. 一般单侧发生皮肤损害

B. 伴有疼痛

C. 经常复发

D. 好发于成人

E. 好发于儿童

1758. 性连锁遗传性寻常鱼鳞病的皮损特点

A. 颈部的鳞屑大而显著

B. 面部及耳部可有皮损

C. 侵犯掌跖

D. 可累及肘窝、腋窝及腘窝

E. 可累及头皮

1759. 寻常疣可应用的治疗方法包括

A. 电灼伤

B. 液氮冷冻

C. 外用皮质类固醇激素

D. 刮勺刮除疣体

E. 水杨酸制剂外用

1760. 下列哪些是混合结缔组织病的常见表现

A. 手部弥漫性浮肿　B. Raynaud现象

C. 远心端肌压痛　D. 肺病变

E. 皮下结节

1761. 点滴状副银屑病的临床表现包括

A. 病程慢性，数月或1年可自愈

B. 青年男性多见

C. 无自觉症状

D. 皮疹主要分布于躯干两侧及四肢

E. 坏死发生

1762. 毛囊中常见的寄生菌有

A. 金黄色葡萄球菌　B. 糠秕孢子菌

C. 溶血性链球菌　D. 痤疮丙酸杆菌

E. 表皮葡萄球菌

1763. 下列哪项病理表现符合黏膜白斑恶变

A. 表皮细胞不典型增生

B. 淋巴细胞浸润
C. 核大、深染
D. 核分裂增加
E. 出现角化不良细胞

1764. 首选青霉素治疗的疾病有
A. 急性淋病　B. 急性丹毒
C. 梅毒　D. 慢性斑块型银屑病
E. 白塞病

1765. 黏膜白斑的临床特点为
A. 口腔黏膜白斑以中年以上男性多发
B. 边界清楚
C. 多无自觉症状
D. 伴黏膜萎缩
E. 可恶变

1766. 特殊类型的荨麻疹包括
A. 日光性荨麻疹
B. 皮肤划痕症
C. 荨麻疹性血管炎
D. 胆碱能性荨麻疹
E. 丘疹性荨麻疹

1767. 原发性皮肤淀粉样变病的组织病理特征包括
A. 真皮乳头均质物沉积
B. 刚果红染色阳性
C. 表皮突延长
D. 真皮深层黏蛋白沉积
E. 海绵形成

1768. 引发龟头炎的感染因素常为
A. 细菌　B. 真菌
C. 病毒　D. 衣原体
E. 支原体

1769. 扁平苔藓的组织病理表现包括
A. 表皮角化过度
B. 真皮上部出现以嗜中性细胞为主的浸润
C. 基底细胞液化变性
D. 血管周围出现以嗜酸性细胞为主的浸润
E. 颗粒层楔形增厚

1770. 以下哪些是感染性疾病
A. 妊娠疱疹　B. 疱疹样皮炎
C. 带状疱疹　D. Kaposi 水痘样疹
E. 牛痘样湿疹

1771. 以下哪些疾病为表皮内大疱病
A. 寻常型天疱疮　B. 疱疹样天疱疮
C. 疱疹样皮炎　D. 妊娠疱疹
E. 家族性良性慢性天疱疮

1772. 痤疮发生的相关因素包括
A. 雄激素
B. 毛囊皮脂腺导管角化异常
C. 皮脂分泌增多
D. 烟酸缺乏
E. 痤疮丙酸杆菌

1773. 手足皲裂的发生与下列哪些因素有关
A. 掌跖部角质层较厚
B. 冬季汗液分泌减少
C. 真菌感染
D. 机械性摩擦
E. 皮脂腺分泌过多

1774. 引起脓疱疮的病原体包括
A. 金黄色葡萄球菌　B. 表皮葡萄球菌
C. 大肠埃希菌　D. 沙门菌
E. 溶血性链球菌

1775. 下列哪些疾病可出现 Raynaud 现象
A. 系统性硬皮病　B. 混合结缔组织病
C. 异位性皮炎　D. 系统性红斑狼疮
E. 皮肌炎

1776. 下列有关肠病性肢端皮炎的说法，正确的是
A. 多见于婴幼儿
B. 皮炎常发生在口腔附近或肢端
C. 多数患儿有消化道症状
D. 血清锌的水平低下
E. 组织病理无特异性

1777. 确诊皮肌炎须做哪些辅助检查
A. 肌电图　B. 肌活检
C. 肌酶谱　D. 抗核抗体
E. 腹部 B 超

1778. 药疹的诊断依据是
A. 有明确的服药史
B. 有一定的潜伏期
C. 除固定型药疹外，皮疹多对称分布
D. 瘙痒明显
E. 排除其他皮损相似的皮肤疾病和传染病

1779. 治疗异位性皮炎的外用药物是
A. 皮质激素　B. 糠馏油
C. 煤焦油　D. 新霉素
E. 尿素

1780. 扁平苔藓的组织病理学表现是
A. 角化过度

B. 颗粒层楔形增生
C. 棘层松解
D. 真皮上部出现以淋巴细胞为主的致密带浸润
E. 基底细胞液化变性

1781. 有关维甲酸治疗银屑病的说法，正确的是
A. 阿维A酯和阿维A是治疗红皮病型和脓疱型银屑病效果较好的药物
B. 由于维甲酸类药物的不良反应小，可给予较大剂量，不主张联合治疗
C. 红皮病型银屑病开始不宜用较大剂量，否则可能使病情加重
D. 维甲酸疗效确切，阿维A是治疗寻常型银屑病的首选方法
E. 维甲酸类药物可调节表皮分化和病变部位的免疫反应

1782. 符合结节性红斑的是
A. 多见于女性
B. 夏季好发
C. 小腿屈侧对称性、疼痛性结节
D. 发热
E. 血白细胞显著增高

1783. 在诊断日本白塞病的主要症状中，不应包括的症状是
A. 结节性红斑　　B. 关节炎
C. 生殖器溃疡　　D. 胃肠道病变
E. 眼部病变

1784. 提示白癜风处于进展期的依据包括
A. 不断出现新发白斑
B. 同形反应
C. 近期白斑处毛发变白
D. 色素脱失斑无进一步扩大
E. Wood灯检查呈高亮的蓝白色荧光

1785. 大疱性脓疱疮的特点是
A. 由金黄色葡萄球菌所致
B. 由溶血性链球菌所致
C. 水疱内容物初为黄色、清澈
D. 半月形积脓
E. 常有全身症状

1786. 患儿男，10岁，6岁后双侧手掌、足跖出现橙红色斑片，表面角化，脱屑，皮损逐渐发展到双前臂、肘关节伸侧、胫前、臀部，为大片角化性斑片，境界清楚，伴有瘙痒。近期面部也有类似损害。并有同形现象。关于该病例正确的是
A. 诊断为毛发红糠疹
B. 本病可在青春期后缓解
C. 诊断为进行性对称性红斑角化病
D. 诊断为银屑病
E. 诊断为炎性表皮痣

1787. 肠病性肢端皮炎的特点是
A. 腔口周围和肢端皮炎
B. 消化道症状
C. 脱发
D. 可伴有抑郁、反应迟钝等症状
E. 可影响生长发育

1788. 关于痤疮的治疗，说法正确的是
A. 达英-35　　B. 二甲胺四环素（米诺环素）
C. 1%阿达帕林　　D. 冷冻
E. 二氧化碳激光

1789. 治疗痤疮可应用哪些药物
A. 克林霉素
B. 维甲酸类
C. 过氧化苯甲酰
D. 抗雄激素类药物
E. 中药

1790. 可首选冷冻治疗的疾病有
A. 手背少数寻常疣
B. 阴部散在小尖锐湿疣
C. 恶性黑素瘤
D. 硬斑病样基底细胞癌
E. 增殖性天疱疮

1791. 念珠菌可存在于正常人体以下哪些部位
A. 口腔　　B. 血液
C. 上呼吸道　　D. 阴道
E. 肾脏

1792. 棘层松解征的阳性表现是
A. 用手指压水疱时，水疱向四周扩大
B. 从一侧向前推压水疱时，水疱向前扩大
C. 如推压水疱之间的外观正常皮肤，表皮易剥离
D. 如牵扯破损水疱壁，正常表皮不易剥离
E. 牵扯患者破损的水疱壁时，周围外观正常的表皮发生剥离

1793. 应当系统应用无环鸟苷（阿昔洛韦）治疗的疾病是
A. 复发性尖锐湿疣
B. 严重水痘
C. 严重初发型单纯疱疹
D. 面部带状疱疹
E. 生殖器疱疹

1794. 出现同形反应的疾病是

A. 玫瑰糠疹　B. 白塞病
C. 银屑病　D. 扁平苔藓
E. 毛发红糠疹

1795. 基底细胞液化变性常见于

A. 多形红斑　B. 扁平苔藓
C. 盘状红斑狼疮　D. 急性湿疹
E. 神经性皮炎

1796. 体股癣的处理原则是

A. 注意个人卫生，勤换内衣
B. 外用10%黑豆馏油膏
C. 外用3%水杨酸
D. 尽量保持患处干燥
E. 全身泛发性体癣在外用药同时可内服伊曲康唑

1797. 下列药物中为治疗疥疮的常用药物是

A. 1%稀硫酸　B. 硫磺软膏
C. 硫磺洗剂　D. 1%γ-666霜
E. 25%苯甲酸苄酯乳剂

1798. 下列关于无色素性痣的说法，正确的是

A. 出生或出生不久发病
B. 男性多见
C. 单侧性或列序性分布
D. 多见于躯干部及四肢近端等
E. 局限性色素减退斑

1799. 脂溢性皮炎的病因未明，可能与以下哪些因素有关

A. 遗传因素　B. 内分泌失调
C. 代谢障碍　D. 嗜酒
E. 卫生不良，汗液、脂垢腐败分解，衣服摩擦以及各种理化刺激因素

1800. 冻疮的诱因包括

A. 疾病因素
B. 环境因素
C. 肢端血循环不良
D. 手足多汗
E. 贫血、营养不良等

1801. 下列关于药疹的说法，错误的是

A. 可由皮疹形态推断致病药物
B. 固定型药疹的红斑可长期不退
C. 变态反应所致
D. 阿司匹林多引起固定型药疹
E. 容易与传染病发疹鉴别

1802. 单纯型大疱性表皮松解症的临床特点是

A. 大疱通常发生在出生后第1年里
B. 大疱好发于暴露部位、关节面、手足、膝肘及颈部
C. 皮损常在受压或机械损伤后发生
D. Nikolsky 阴性
E. 大疱常呈环状或线状排列

1803. 冻疮的诊断要点是

A. 有受冻和冬季复发史
B. 愈后无萎缩性瘢痕
C. 多形红斑样损害
D. 麻、痛，遇热则痒
E. 皮损为紫红色水肿性红斑或大疱、溃疡

1804. 有剧痒症状的皮肤病为

A. 结节性痒疹　B. 扁平苔藓
C. 神经性皮炎　D. 瘙痒症
E. 疥疮

1805. 以下哪些疾病有雷诺现象

A. 系统性红斑狼疮　B. 多形红斑
C. 类风湿关节炎　D. 冷纤维蛋白原血症
E. 系统性硬皮病

1806. 下列哪些疾病可出现关节痛的症状

A. 银屑病　B. 混合结缔组织病
C. 系统性红斑狼疮　D. 干燥综合征
E. 异位性皮炎

1807. 系统性硬皮病的常见症状是

A. 蛋白尿　B. 雷诺现象
C. 狼疮细胞阳性　D. 食管扩张
E. 结节性红斑

1808. 副银屑病一般可分为下列哪几型

A. 点滴状副银屑病　B. 斑片状副银屑病
C. 苔藓样副银屑病　D. 痘疮样副银屑病
E. 大疱样副银屑病

1809. 白塞病的眼部损害主要为

A. 视网膜脱离　B. 前房积脓
C. 结膜炎　D. 虹膜睫状体炎
E. 角膜炎

1810. 以下对风疹的描述正确的是

A. 有淋巴结肿大　B. 口腔黏膜有 Koplik 斑
C. 潜伏期为5~7天　D. 主要经飞沫传播
E. 自皮疹出现隔离5天即可

1811. 毛囊内正常寄生的细菌有

A. 痤疮丙酸杆菌　B. 金黄色葡萄球菌
C. 表皮葡萄球菌　D. 马拉色菌
E. 变形杆菌

1812. 下列哪些部位是小棘苔藓的好发部位

A. 颈部　　B. 股部
C. 四肢屈侧　　D. 头皮
E. 臀部

1813. 以下哪些属于红斑狼疮

A. 冻疮样红斑狼疮
B. 颜面播散粟粒性狼疮
C. 寻常狼疮
D. 狼疮性脂膜炎
E. 疣状（肥厚性）狼疮

1814. 下列关于肥厚性瘢痕的说法，正确的是

A. 有自然消退倾向
B. 有疼痛和瘙痒
C. 和瘢痕疙瘩是同义词
D. 和皮肤纤维瘤是同一种疾病
E. 不扩大到原有的创伤范围以外

1815. 迟发性皮肤卟啉病的临床表现包括

A. 光敏性皮炎　　B. 皮肤脆性增加
C. 腹痛　　D. 精神症状
E. 暗黑色尿

1816. 玫瑰糠疹的治疗包括

A. 抗组胺剂口服　　B. 硫代硫酸钠静脉推注
C. 氢化可的松外用　　D. 中波紫外线照射
E. 皮质类固醇激素口服

1817. 下列哪些疾病可引起脂质代谢障碍导致黄瘤病

A. 糖尿病　　B. 淋巴瘤
C. 骨髓瘤　　D. 肺癌
E. 高血压

1818. 接触性唇炎的症状轻重与接触物的哪项有关

A. 性质　　B. 温度
C. 浓度　　D. 频率
E. 部位

1819. 下列哪项符合摩擦性苔藓样疹

A. 皮疹多形性　　B. 皮疹单一性
C. 手背部　　D. 好发于肘关节
E. 无自觉症状

1820. 下列关于真菌检查的描述，正确的是

A. 浅部真菌病常取鳞屑、菌痂、病发和甲屑等标本进行真菌检查
B. 涂片或组织切片特殊染色后可显示真菌形态和结构
C. 深部真菌病通常取血液、脓液、分泌物或病变组织进行真菌培养
D. 真菌一般在37℃下培养，需观察3～4周
E. 直接镜检结果阴性时可排除真菌感染

1821. 下列哪种是细菌感染性疾病

A. 寻常狼疮　　B. 红斑狼疮
C. 须疮　　D. 疥疮
E. 冻疮

1822. 重症药疹如大疱性表皮松解坏死型的治疗包括

A. 大量皮质类固醇激素
B. 选用抗生素
C. 加强对皮肤及黏膜护理
D. 注意补液
E. 停用可疑致敏药物

1823. 青春期不能自愈的头癣有

A. 黄癣　　B. 白癣
C. 花斑癣　　D. 黑点癣
E. 牛皮癣

1824. 符合黏液性水肿组织病理特征的为

A. 真皮乳头层有黏蛋白沉积
B. 胶原纤维增粗、致密
C. 血管周围密集淋巴细胞浸润
D. 阿新蓝染色（+）
E. 刚果红染色（+）

1825. 结节性痒疹的治疗包括

A. 口服抗组胺药
B. 外用糖皮质激素霜剂
C. 外用维甲酸霜剂
D. 液氮冷冻治疗
E. 手术切除

1826. 脂溢性角化病的皮肤镜表现包括

A. 粉刺样开口　　B. 粟粒样囊肿
C. 虫蚀样边缘　　D. 脑回样结构
E. 轮辐状结构

1827. 糖皮质激素的适应证包括

A. 白塞病　　B. 系统性真菌感染
C. 关节病型银屑病　　D. 混合结缔组织病
E. 原发性单纯疱疹

1828. 关于放射疗法的描述，正确的是

A. 皮肤科常用的放射源为X线、电子束和核素
B. X线可抑制细胞生长，治疗时应根据病变深度选择相应穿透深度的X线
C. 核素疗法常采用磷-32和锶-90作局部敷贴治疗，两者的穿透能力均较强，照射面积小，适用于治疗较深的皮损

D. 电子直线加速器产生的电子束可调节，不会造成患者全身损伤，适合于治疗皮肤广泛浸润的疾病

E. 放射治疗的主要适应证是增生性皮肤病、瘙痒性皮肤病、皮肤恶性肿瘤、多汗症等

1829. 下列关于带状疱疹的临床表现，叙述正确的是

A. 神经痛是本病的特征之一，皮疹消退后神经痛即消失

B. 在出现水疱之前数天可先有局部皮肤疼痛不适

C. 皮疹沿神经走向呈带状排列

D. 典型症状发生之前常有轻度全身症状

E. 多见于胸背部、腰腹部，也可见于四肢、面部

1830. 下列哪些疾病可出现多形性皮疹

A. 湿疹　　B. 红斑狼疮

C. 神经性皮炎　　D. 接触性皮炎

E. 多形红斑

1831. 生殖器部位的固定型药疹应与下列哪些疾病相鉴别

A. 生殖器疱疹　　B. 硬下疳

C. 尖锐湿疣　　D. 真菌病

E. 接触性皮炎

1832. 关于抗麻风病药物的描述，正确的是

A. 利福平为麻风联合化疗中的主要药物之一

B. 异烟肼治疗着色性真菌病也有一定效果

C. 利福平可用于治疗脑膜炎奈瑟菌感染

D. 在个别情况下对抗甲氧西林金黄色葡萄球菌（MRSA）、抗甲氧西林凝固酶阴性葡萄球菌（MRCNS）所致的严重感染，可以考虑采用万古霉素联合利福平治疗

E. 利福布汀可用于 HIV 患者的抗分枝杆菌感染的预防与治疗

1833. 可治疗神经性皮炎的药物是

A. 5%硫磺煤焦油软膏

B. 足癣粉

C. 神经性皮炎酊

D. 癣净

E. 止痒酊

1834. 下列哪些疾病可有口腔黏膜损害

A. 重症多腔糜烂型多形红斑

B. DLE

C. 寻常型天疱疮

D. 念珠菌感染

E. 扁平苔藓

1835. 下列哪些是寻常型天疱疮的特征

A. 表皮下水疱　　B. 棘层松解

C. Nikolsky 阳性　　D. Koebner 现象

E. 血清中有抗表皮细胞间抗体

1836. 在皮肤脂溢性角化病中，下列说法错误的是

A. 常见于老年人

B. 常有家族史

C. 容易恶变

D. 皮损通常难以自行消退

E. 可能与日晒、慢性炎症刺激有关

1837. 肠病性肢端皮炎的临床表现包括

A. 口腔周围皮炎　　B. 贫血

C. 腹泻　　D. 痴呆

E. 营养不良

1838. 紫外线治疗的适应证包括

A. 毛囊炎　　B. 红斑狼疮

C. 斑秃　　D. 着色性干皮病

E. 光敏性皮炎

1839. 需要与带状疱疹相鉴别的疾病是

A. 单纯疱疹　　B. 脓疱疮

C. 肋间神经痛　　D. 坐骨神经痛

E. 阑尾炎

1840. 寻常型脓疱疮的好发部位是

A. 鼻周　　B. 口周

C. 足底　　D. 手掌

E. 背部

1841. 丘疹的形成原因包括

A. 细胞增殖　　B. 代谢产物聚积

C. 炎症细胞浸润　　D. 皮下血管扩张

E. 皮下血管破裂

1842. 下列关于麻风的说法，正确的有

A. 麻风的传播途径为飞沫传播

B. 各型麻风皮损中，麻风杆菌数量依次排列：LL＞BB＞TT＞BL＞BT

C. 麻风首选的治疗药物为糖皮质激素

D. 狮面见于瘤型麻风晚期

E. 麻风的唯一传染源为麻风患者

1843. 中毒性休克综合征的主要诊断标准包括

A. 发热：体温多≥38.9℃

B. 皮疹：弥漫性红斑，呈日灼样或猩红热样

C. 皮肤脱屑：于发病后 1～2 周出现，尤多见于手掌和足底

D. 低血压：收缩压＜90mmHg，或有直立性低血压和昏厥

E. 存在皮肤、黏膜金黄色葡萄球菌感染或定植

1844. 下列关于葡萄球菌性烫伤样皮肤综合征的治疗，描述正确的是

A. 加强眼、口腔、外阴的护理

B. 选择对金黄色葡萄球菌敏感的头孢类抗生素

C. 注意水电解质平衡，必要时可输注丙种球蛋白

D. 外用药以杀菌、消炎、干燥为原则

E. 应该及早使用糖皮质激素

1845. 下列关于棒状杆菌癣样红斑的描述，不正确的是

A. 是由微细棒状杆菌引起的皮肤角质层轻微感染性疾病，多发生在皮肤间擦部

B. 好发于大腿与阴囊接触的腹股沟部、腋窝、臀缝、乳房下和第4、5趾间等皱褶部位

C. 陈旧性皮损或皮损边缘在Wood灯下显示紫色的荧光

D. 对于皮损面积较大者应该选择青霉素类

E. 该病治愈后不复发

1846. 下列关于腋毛癣的描述，正确的是

A. 由纤细棒状杆菌引起的腋毛和阴毛浅表性感染

B. 有腋臭和腋窝多汗的青年人更常见

C. 患处皮肤外观正常

D. 常有剧烈瘙痒

E. 仅感染腋毛或阴毛

1847. 下列由衣原体感染引起的人类疾病有

A. 沙眼　　B. 鹦鹉热

C. 包涵体结膜炎　　D. 非淋菌性尿道炎

E. 性病性淋巴肉芽肿

1848. 下列关于立克次体的描述，正确的是

A. 为专性胞内寄生

B. 对干燥的抵抗力较强

C. 在普通光学显微镜下可观察到

D. 磺胺类药物可抑制其生长

E. 属于人畜共患病的病原体

1849. 关于鸟疫的描述，错误的是

A. 多通过呼吸道和接触鸟类排泄物引起感染

B. 患者不具有传染性

C. 皮疹主要表现为结节性红斑、多形红斑样损害和伤寒样玫瑰色斑

D. 严重者可发生重型肺炎、肺栓塞和肺梗死

E. 白细胞显著增高

1850. 针对立克次体感染通常选择的抗生素种类包括

A. 氯霉素　　B. 头孢菌素

C. 四环素　　D. 大环内酯类

E. 磺胺类

1851. 关于猫抓病的描述，正确的是

A. 是一种亚急性局部肉芽肿性淋巴结炎

B. 由汉塞巴通体感染引起

C. 所有患者均可见猫抓伤口

D. 可发生杆菌性血管瘤及杆菌性紫癜

E. 对已化脓的淋巴结应当及时切开引流

1852. 下列属于密螺旋体感染引起的疾病有

A. 梅毒　　B. 雅司病

C. 品他病　　D. 莱姆病

E. 流行性回归热

1853. 下列关于雅司病的描述，正确的是

A. 传染源主要是雅司病患者

B. 与梅毒一样可出现扁平湿疣样损害

C. 二、三期雅司病可发生骨损害

D. 非特异性梅毒血清反应可呈阳性

E. 治疗首选青霉素

1854. 莱姆病的特征包括

A. 是一种人畜共患的自然疫源性疾病

B. 皮损好发于头、面部

C. 皮损常表现为环状红斑

D. 可伴有神经系统、心脏和眼部症状

E. 血常规提示中性粒细胞降低

1855. 下列疾病中容易诱发丹毒的是

A. 足癣　　B. 鼻炎

C. 慢性湿疹　　D. 趾甲癣

E. 出汗减少

1856. 红色毛癣菌感染可引起的疾病包括

A. 腋毛癣　　B. 股癣

C. 花斑癣　　D. 甲癣

E. 须癣

1857. 体癣的传染方式包括

A. 直接接触　　B. 间接接触

C. 自身传播　　D. 消化道传播

E. 血液传播

1858. 白癣的主要临床特点是

A. 鳞屑斑

B. 断发和菌鞘

C. 青春期可自愈

D. 可于高出头皮2～4mm处折断

E. 患处有鼠尿味

1859. 下列疾病的描述中，正确的是

A. 黄癣镜检可见病发中有气沟、气泡

B. 白癣镜下常见发内链状孢子

C. 黄癣镜检为沿头发长轴排列的发内菌丝或关节

孢子

D. 红癣的致病菌是微细棒状杆菌，革兰染色阳性

E. 黄癣菌可以侵犯呼吸道、消化道及脑部组织

1860. 下列关于甲真菌病的描述，正确的是

A. 远端侧位甲下型甲真菌病是最常见的一种

B. 治疗过程通常以 48 ~ 52 周作为评估终点

C. 成人趾甲真菌病可选用特比萘芬每天 250mg 口服，每天 1 次，连服 12 ~ 16 周

D. 白色念珠菌引起的甲真菌病常侵犯甲板近端

E. 成人趾甲真菌病治疗可选用伊曲康唑 400mg/d，连服 7 天、停用 21 天为 1 疗程，连续 3 ~ 4 个疗程

1861. 下列与马拉色菌有关的疾病是

A. 头皮屑

B. 扁平苔藓

C. 脂溢性皮炎

D. 融合性网状乳头瘤病

E. 特应性皮炎

1862. 关于念珠菌的叙述，正确的是

A. 白色念珠菌是最常见的浅部、深部念珠菌病的致病菌

B. 克柔念珠菌对氟康唑天然耐药

C. 1 年中反复发作 4 次以上的阴道念珠菌病称为复发性阴道念珠菌病

D. 念珠菌可感染皮肤、黏膜及全身多个系统

E. 基质辅助激光解吸飞行时间质谱（MALDI - TOFMS）不可用于检测白色念珠菌对氟康唑及棘白菌素类的敏感性

1863. 白色念珠菌的毒力因子包括

A. 形态转换

B. 黏附力

C. 分泌型蛋白水解酶

D. 免疫下调

E. 嗜脂性

1864. 着色芽生菌病的致病菌包括

A. 裴氏着色霉　　B. 疣状瓶霉

C. 卡氏枝孢霉　　D. 紧密着色霉

E. 暗色丝孢霉

1865. 下列为条件致病菌的真菌是

A. 隐球菌　　B. 毛霉

C. 黄曲霉　　D. 白色念珠菌

E. 外瓶霉

1866. 下列关于放线菌病的描述，正确的是

A. 放线菌细胞壁的化学组成与真菌类似而与细菌显著不同

B. 大多数为内源性自身感染

C. 在组织内形成慢性化脓性肉芽性改变

D. 可发生于身体任何部位，最常见的部位为四肢

E. 首选的治疗药物为青霉素

1867. 引起人体伤害的节肢动物包括

A. 蚊　　B. 虱

C. 蚤　　D. 疥虫

E. 螨

1868. 下列需要与绦虫病鉴别的疾病是

A. 脂肪瘤　　B. 恶丝虫病

C. 并殖吸虫病　　D. 丘疹性荨麻疹

E. 神经纤维瘤

1869. 我国发现的皮肤阿米巴病多继发于

A. 阿米巴肝脓肿　　B. 肠阿米巴病

C. 阿米巴皮炎　　D. 阿米巴过敏症

E. 阿米巴肉芽肿

1870. 人感染囊尾蚴后脑脊液的变化是

A. 出现嗜酸性粒细胞

B. 出现嗜碱性粒细胞

C. 出现单核 - 巨噬细胞

D. 出现异常淋巴细胞

E. 出现红细胞

1871. 皮肤型黑热病皮损常见的类型是

A. 丘疹　　B. 风团

C. 脓肿　　D. 结节

E. 红斑

1872. 蚤可以传播的疾病有

A. 斑疹伤寒　　B. 黑热病

C. 绦虫病　　D. 疥疮

E. 鼠疫

1873. 关于毛虫皮炎的描述，正确的是

A. 好发于暴露部位

B. 潜伏期为 10 ~ 15 天

C. 有粟粒大小的红色丘疹

D. 自身剧烈瘙痒，夜间尤甚

E. 无全身症状

1874. 关于螨虫皮炎的处理，不正确的是

A. 瘙痒时剧烈搔抓即可

B. 用热水烫洗、用力搓擦

C. 多使用肥皂水清洗

D. 食用刺激性食物

E. 口服抗组胺药物

1875. 蜈蚣咬伤的临床处理措施包括

A. 局部外用5%碳酸氢钠溶液

B. 用3%硼酸溶液湿敷

C. 注射2%利多卡因溶液

D. 蒲公英捣烂后敷于患处

E. 抗过敏药物治疗

1876. 水母蜇伤的临床处理措施包括

A. 将患者移出受伤水域

B. 开放气道、维持呼吸和循环

C. 去除黏附在皮肤上的触手

D. 海水冲洗

E. 淡水及75%乙醇溶液清洗

1877. 黄癣的临床表现有

A. 黄癣痂　　B. 菌鞘

C. 头皮点状秃发　　D. 萎缩性瘢痕

E. 多发生于学龄儿童

1878. 下列属于光线性弹性纤维病的是

A. 项部菱形皮肤

B. 播散性弹性纤维瘤

C. 结节性类弹性纤维病

D. 线状局灶性弹性组织变性

E. 手足胶原斑

1879. 某女性患者夏季上山采摘处理野生荠菜数小时后出现双上臂皮疹，自觉瘙痒、灼热、刺痛。查体：双前臂及手背有红斑、肿胀、水疱、渗出。关于该病，下列描述正确的是

A. 是一种T细胞介导的免疫反应

B. 是光敏性物质在紫外线作用下，诱导细胞基因突变死亡所致

C. 病理可见表皮内及表皮下水疱，直接免疫荧光试验阳性

D. 立即外用炉甘石洗剂可缓解症状

E. 可予糖皮质激素治疗

1880. 关于继发性冷球蛋白血症的描述，错误的是

A. 患者可伴有HCV感染

B. 治疗包括抗凝剂及纤溶剂

C. 病理表现为真皮和皮下组织血管栓塞，管壁周围炎细胞浸润，免疫荧光显示基底膜带IgM和补体沉积

D. 可继发于系统性红斑狼疮

E. 口服烟酰胺治疗

1881. 疥疮外用药物可选择

A. 10%硫磺软膏

B. 5%三氯苯醚菊酯霜

C. 25%苯甲酸苄酯乳剂

D. 1%γ-666霜

E. 50%百部酊

1882. Hebra痒疹的特点有

A. 儿童期发病

B. 皮疹好发于四肢伸侧，下肢较上肢为重

C. 可并发腹股沟淋巴结肿大

D. 血液中中性粒细胞增多

E. 皮损常称为痒疹小结节

1883. 符合咬甲癖诊断标准的有

A. 多见于儿童和青少年

B. 患者习惯性吸吮手指

C. 患者反复咬甲

D. 甲有变形损害，甲的游离缘常呈锯齿状

E. 男女均可发病

1884. 下列关于寄生虫妄想的描述，正确的是

A. 年轻人寄生虫妄想常提示可能服用了违法的苯丙胺和可卡因等中枢兴奋性药物

B. 多见于青少年

C. 常有“火柴盒征”的特异性行为

D. 该病的本质不是躯体疾病而是一种心理障碍

E. 匹莫齐特治疗该病有效

1885. 皮肤垢着病的诊断依据包括

A. 反复发作的污垢样黏着的油性鳞屑样结痂

B. 好发于面部

C. 组织病理检查显示表皮角化过度，角化物质形成块状

D. 透射电镜检查示疣状物为角化过度物质

E. 起病急，多见于中老年女性

1886. 下列关于舌舔皮炎的描述，正确的是

A. 多见于儿童，好发于干燥的秋、冬季节

B. 需要与口周皮炎相鉴别

C. 其本质是舌舔唇周皮肤所致的接触性皮炎

D. 皮损边界清楚，近唇缘皮损炎症较重

E. 在口唇周围的皮肤上涂些带有苦味的小檗碱溶液，减少舌舔唇，往往可以自行痊愈

1887. 下列关于拔毛癖的描述，正确的是

A. 是一种自身强迫性神经疾病

B. 认知行为治疗是最有效的治疗手段

C. 同一患者的拔毛部位较固定

D. 多见于儿童

E. 拔发试验中拔出的毛发发根属休止期

1888. 局限性瘙痒症多见于

A. 肛门　　B. 躯干

C. 外阴　D. 阴囊
E. 头皮

1889. 脂溢性皮炎外用药物的治疗原则为
A. 去脂　B. 消炎、杀菌
C. 溶解角质　D. 止痒
E. 调节饮食

1890. 胆碱能性荨麻疹发作的诱发因素是
A. 运动　B. 寒冷
C. 饮酒　D. 情绪紧张
E. 进食辛辣食物

1891. 参与湿疹发病的迟发型变态反应的细胞包括
A. Th1　B. Th2
C. B 细胞　D. Th17
E. NK 细胞

1892. 需要与汗疱疹相鉴别的疾病包括
A. 水疱鳞屑型手癣
B. 掌跖脓疱型银屑病
C. 剥脱性角质松解症
D. 手足口病
E. 手单纯疱疹

1893. 口周皮炎的发病因素包括
A. 感染因素　B. 免疫因素
C. 药物因素　D. 日光照射
E. 精神心理因素及饮食习惯

1894. 遗传型毛发红糠疹的遗传方式包括
A. 常染色体显性遗传
B. 常染色体隐性遗传
C. 性连锁显性遗传
D. 性连锁隐性遗传
E. 多基因遗传

1895. 下列与硬化性萎缩性苔藓发病有关的因素包括
A. 感染因素　B. 自身免疫
C. 内分泌　D. 遗传
E. 外伤

1896. 下列关于光泽苔藓的组织病理，描述正确的是
A. 真皮乳头部局限性球形浸润，浸润细胞主要是淋巴细胞及组织细胞
B. 真皮上部致密的淋巴细胞呈带状浸润
C. 浸润灶上方表皮萎缩
D. 基底细胞液化变性
E. 浸润灶上方表皮明显增生

1897. 下列可试用于鳞状毛囊角化病治疗的药物是
A. 维生素 A　B. 维生素 E
C. 维生素 C　D. 水杨酸软膏
E. 维胺酯

1898. 扁平苔藓的鉴别诊断包括
A. 银屑病
B. 慢性盘状红斑狼疮
C. 神经性皮炎
D. 结节性痒疹
E. 原发性皮肤淀粉样变

1899. 红皮病型银屑病的诱因包括
A. 感染　B. 精神紧张
C. 酗酒　D. 创伤
E. 外用刺激性药物

1900. CREST 综合征的临床表现包括
A. 食管功能异常　B. 毛细血管扩张
C. 肢端硬化　D. 皮肤钙化
E. 雷诺现象

1901. 结缔组织病的表现包括
A. 关节痛　B. 肌痛
C. 雷诺现象　D. 抗核抗体阳性
E. 食管蠕动障碍

1902. 皮肌炎的临床亚型包括
A. 无肌病性皮肌炎
B. 合并恶性肿瘤的皮肌炎或多发性肌炎
C. 儿童皮肌炎或多发性肌炎
D. 合并其他结缔组织病的皮肌炎或多发性肌炎
E. 多发性肌炎

1903. IgA 血管炎的诊断标准包括
A. 可触性紫癜
B. 弥漫性腹痛
C. 组织病理提示典型白细胞碎裂性血管炎，伴有明显 IgA 沉积
D. 关节炎或关节痛
E. 24 小时尿蛋白 >0.3g

1904. 下列疾病中不属于血管炎范畴的是
A. 青斑样血管病
B. 网状青斑
C. 色素性紫癜性皮病
D. Marshall - White 综合征
E. 暴发性紫癜

1905. 闭塞性动脉硬化症的危险因素包括
A. 高脂血症　B. 糖尿病
C. 高血压　D. 冠心病
E. 吸烟

1906. 皮肤小血管炎的组织病理特点是

A. 真皮上部出现以小血管为中心的节段性分布的白细胞浸润
B. 可见核尘、核破碎
C. 真皮毛细血管及小血管内皮细胞肿胀、闭塞、纤维蛋白样变性
D. 红细胞外溢
E. 直接免疫病理可见血管壁 IgG、IgM 或 C3 沉积

1907. 下列属于闭塞性动脉硬化症临床特点的是

A. 肢端水肿　B. 下肢麻木不适
C. 间歇性跛行　D. 静息痛
E. 肢端溃疡、坏疽

1908. 下列可用于 IgA 血管炎的治疗药物包括

A. 抗组胺药　B. 糖皮质激素
C. 环磷酰胺　D. 非甾体抗炎药
E. 丙种球蛋白

1909. 经典溃疡型坏疽性脓皮病的诊断标准包括

A. 溃疡边缘的活检病理显示中性粒细胞浸润
B. 患者有炎症性肠病或炎症性关节炎史
C. 溃疡多发，至少 1 处位于胫前
D. 在 4 天内出现丘疹、脓疱或水疱溃烂
E. 在开始免疫抑制药物治疗后 1 个月内溃疡变小

1910. 可以诱导天疱疮的药物是

A. 青霉胺　B. 吡罗昔康
C. 利福平　D. 头孢曲松
E. 卡托普利

1911. 寻常型天疱疮的临床表现包括

A. 口腔损害多为首发表现
B. 多累及中年人
C. 表现为红斑和鳞屑
D. 尼氏征阳性
E. 好发于口腔、胸、背、头部

1912. 免疫抑制剂在天疱疮治疗中的作用是

A. 提高糖皮质激素的疗效
B. 减少大剂量激素的不良反应
C. 减少激素减量过程中的“反跳”现象
D. 替代糖皮质激素
E. 避免感染

1913. 治疗天疱疮常用的免疫抑制剂包括

A. 硫唑嘌呤　B. 环磷酰胺
C. 甲氨蝶呤　D. 环孢素
E. 雷公藤多苷

1914. 糖皮质激素治疗天疱疮过程中可能出现的副作用包括

A. 消化道溃疡、出血
B. 感染
C. 糖尿病
D. 高血压
E. 骨质疏松

1915. 与寻常型天疱疮相比，落叶型天疱疮的临床特征是

A. 多累及免疫力较低的年轻人
B. 水疱位置更为表浅
C. 病情较重，预后较差
D. 黏膜受累更常见
E. 疱壁更薄，更易破裂

1916. 水疱位于表皮下的疾病是

A. 天疱疮
B. 重症多形红斑
C. 大疱性类天疱疮
D. 中毒性表皮坏死松解症
E. 妊娠疱疹

1917. 在天疱疮治疗中使用糖皮质激素的原则是

A. 首选药物
B. 及早应用
C. 足量控制
D. 根据病情逐渐减量
E. 水疱消退后停药

1918. 下列关于天疱疮的局部处理，正确的措施是

A. 口腔糜烂时可用硼酸溶液
B. 可用 1∶8000 高锰酸钾溶液清洗创面
C. 可用涂有抗生素软膏的消毒纱布覆盖创面
D. 无感染处可外用糖皮质激素
E. 注意口腔护理和眼部护理

1919. 下列关于天疱疮患者使用糖皮质激素的描述，正确的是

A. 根据临床类型、皮损范围、有无黏膜损害等因素确定使用剂量
B. 可联合使用免疫抑制剂
C. 应及早、足量应用，尽快控制病情
D. 临床有效后立即减药以免出现严重不良反应
E. 可以联合静脉注射免疫球蛋白治疗

1920. 下列属于无菌性脓疱病的疾病是

A. 掌跖脓疱病
B. 脓疱疮
C. 连续性肢端皮炎
D. 脓疱型银屑病
E. 嗜酸性脓疱性毛囊炎

1921. 寻常型天疱疮的病理变化包括
A. 基底层上方水疱
B. 表皮内裂隙
C. 疱底基底细胞呈“墓碑”状
D. 疱内可见棘层松解细胞
E. 直接免疫荧光试验显示皮肤基底膜带处 C3 和（或）IgG 呈线状均匀沉积

1922. 下列关于 IgA 型天疱疮的特点，描述正确的是
A. 多见于中老年人
B. 男性多于女性
C. 皱褶部位多发
D. 外周血中可检测到 IgA 型抗表皮棘细胞间成分抗体
E. 皮损表现为红斑基础上的薄壁水疱或脓疱

1923. 下列关于大疱性类天疱疮的特点，描述正确的是
A. 好发于老年人
B. 皮损为紧张性、厚壁水疱和大疱
C. 患者多感觉瘙痒
D. 外周血中嗜酸性粒细胞升高
E. 直接免疫荧光检查可见 IgG 和 C3 沉积

1924. 关于掌跖脓疱病的临床特征，描述正确的是
A. 多见于中年女性
B. 呈周期性发作
C. 通常伴有瘙痒
D. 通常伴有手足关节红肿、疼痛
E. 皮疹表现为小水疱或脓疱

1925. 下列关于扁平苔藓样类天疱疮的描述，正确的是
A. 好发于 30～50 岁的人群
B. 皮损表现为厚壁的紧张性水疱
C. 一般不伴甲缺损及瘢痕性脱发
D. DIF 显示患者基底膜带处 IgG 和 C3 呈线状沉积
E. 血清中存在抗基底膜带成分抗体

1926. 下列关于维生素 B_6 缺乏症的皮肤表现，描述正确的是
A. 疲劳、无力
B. 萎缩性舌炎
C. 唇干裂
D. 鼻两侧脂溢性皮炎
E. 皮肤干燥粗糙

1927. 白癜风的发病学说包括
A. 免疫学说
B. 黑素细胞凋亡和丢失学说
C. 遗传学说
D. 神经体液学说
E. 氧化应激学说

1928. 炎症后黑变病又称炎症后色素沉着，下列色素沉着持续时间较长的疾病是
A. 固定型药疹 B. 接触性皮炎
C. 湿疹 D. 丘疹性荨麻疹
E. 盘状红斑狼疮

1929. 下列疾病的皮损可以发生癌变的是
A. 雀斑 B. 蓝痣
C. 咖啡斑 D. 蒙古斑
E. 口周黑子病

1930. 雀斑样痣的临床类型包括
A. 单纯性雀斑样痣
B. 发疹性雀斑样痣
C. 局限/节段型雀斑样痣
D. 黑子病
E. 豹斑综合征

1931. 属于常染色体显性遗传的色素障碍性皮肤病有
A. 白癜风 B. 白化病
C. 斑驳病 D. 雀斑
E. 遗传性对称性色素异常症

1932. 关于特发性滴状色素减少症的描述，正确的是
A. 日光可能为发病因素
B. 组织病理学检查示基底层黑素细胞中黑素减少
C. 多见于暴露部位，如四肢、面部及躯干
D. 乳白色点状斑
E. 发病率可随年龄的增加而增加

1933. 下列关于特应性皮炎的防治，不正确的是
A. 外用药物的治疗原则与湿疹相同
B. 积极使用抗生素防治感染
C. 应特别注意食物过敏
D. 多清洗皮疹有助于缓解症状
E. 他克莫司可治疗本病

1934. 下列关于斑驳病的描述，正确的是
A. 常染色体显性遗传
B. 常染色体隐性遗传
C. 额部中央有三角形或菱形白发
D. 致病基因为 KIT 基因
E. 白斑静止稳定

1935. 可导致手部出现水疱的是
A. 手癣 B. 手部湿疹
C. 汗疱疹 D. 接触性皮炎
E. 风疹

1936. 与变态反应机制有关的药疹的特点包括

A. 只发生于少数过敏性体质服药者
B. 皮损及病情轻重与药物毒理、剂量呈正相关性
C. 临床表现复杂，皮损形态多样，一种药物致敏同一患者不同时期可致不同类型药疹
D. 有一定潜伏期，且病程有一定自限性
E. 存在多价过敏及交叉过敏

1937. 下列关于 Hailey – Hailey 病的描述，正确的是
A. 是一种常染色体显性遗传病
B. 致病基因是 ATP2C1
C. 表皮下水疱
D. 通常 10 ~ 30 岁发病
E. 预后常留有瘢痕

1938. 各型遗传性大疱性表皮松解症的共同临床特点是
A. 皮肤在受到轻微摩擦或碰撞后即出现水疱及血疱
B. 好发于肢端及四肢关节伸侧，严重者可累及任何部位
C. 皮损愈合后可形成瘢痕或粟丘疹，也可不留瘢痕
D. 可并发指/趾甲脱落
E. 预后差，多在 2 岁内死亡

1939. 水疱位于表皮内的遗传性皮肤病包括
A. 大疱性类天疱疮
B. 单纯型遗传性大疱性表皮松解症
C. 家族性慢性良性天疱疮
D. 寻常型天疱疮
E. 获得性大疱性表皮松解症

1940. 毛周角化病的好发部位是
A. 上臂　　B. 大腿
C. 颈部　　D. 臀部
E. 面颊部

1941. 色素失禁症的临床分期包括
A. 丘疹期　　B. 红斑水疱期
C. 疣状增生期　　D. 色素沉着期
E. 色素减退期

1942. 下列关于着色性干皮病的描述，正确的是
A. 是一种罕见的常染色体隐性遗传病
B. 其发病机制是 DNA 修复缺陷
C. 可累及神经系统
D. 预后良好，不会继发肿瘤
E. 避免日晒

1943. 下列疾病中遗传方式为常染色体显性遗传的是
A. 神经纤维瘤病
B. 色素失禁症
C. 交界型遗传性大疱性表皮松解症
D. 着色性干皮病
E. 家族性慢性良性天疱疮

1944. 需要与毛周角化病鉴别诊断的疾病包括
A. 玫瑰糠疹　　B. 小棘苔藓
C. 维生素 A 缺乏症　　D. 银屑病
E. 瘰疬性苔藓

1945. 下面关于光线性唇炎的描述，正确的是
A. 是由于过度日光照射所致的唇部的一种湿疹性改变
B. 多见于农民、渔民及户外工作者，以男性为主
C. 发病无明显季节性
D. 损害容易发生于上唇部
E. 光动力治疗有效

1946. 下列关于肉芽肿性唇炎的描述，不正确的是
A. 是一种以唇部复发性、慢性肿胀肥厚为主要特征的肉芽肿性疾病，终至永久性巨唇
B. 好发于中、青年女性
C. 上、下唇均可发病，但下唇较多，亦可同时发病
D. 发病后，肿胀无法消退
E. 在组织病理中，最主要的改变为真皮内或皮下慢性肉芽肿性炎症细胞浸润

1947. 下列关于接触性唇炎的描述，不正确的是
A. 由接触某些刺激物或变应原引起
B. 刺激性食物是最主要的致敏原因
C. 常见于女性，以中老年女性多见
D. 该病的病理特征与一般接触性皮炎相同
E. 可分为急性和慢性两种类型

1948. 下列疾病可引起瘢痕性脱发的是
A. 斑秃　　B. 假性斑秃
C. 雄激素性秃发　　D. 盘状红斑狼疮
E. 黄癣

1949. 下列药物可引起痤疮样皮疹的是
A. 类固醇皮质激素　　B. 精神类药物
C. 避孕药　　D. 分子靶向药物
E. 雄激素药物

1950. 下列疾病可能伴发白发的是
A. Waardenburg 综合征
B. 白化病
C. 恶性贫血
D. 梅毒
E. 斑驳病

1951. 下列关于顶泌汗腺的描述，正确的是

A. 可开口于皮肤表面
B. 仅在腋窝、乳晕、脐周、外生殖器及肛门周围分布
C. 主要开口于毛囊上部
D. 有毛的头皮部也有少数分布
E. 臭汗症与顶泌汗腺分泌有关

1952. 吡硫翁锌气雾剂治疗石棉状糠疹的机理包括

A. 维护皮肤屏障的功能
B. 减轻局部的炎性反应
C. 减轻皮脂分泌
D. 抑制糠秕马拉色菌等表皮真菌与细菌生长
E. 抑制表皮细胞过度增殖

1953. 抗雄激素药物的适应证包括

A. 月经前皮损加重的痤疮
B. 痤疮伴月经不调
C. 暴发性痤疮
D. 雄激素性脱发
E. 女性多毛症

1954. 下列疾病可以导致无汗的是

A. 外胚叶发育不良
B. 系统性硬皮病
C. 掌跖角化症
D. 麻风
E. 痛风

1955. 瘢痕疙瘩与肥厚性瘢痕的鉴别要点是

A. 肥厚性瘢痕一般不超过原损伤范围
B. 瘢痕疙瘩呈蟹足状向外伸展
C. 肥厚性瘢痕数年后可变平
D. 瘢痕疙瘩常有家族史
E. 肥厚性瘢痕生长数月后停止发展

1956. 血管角化瘤的临床表现分型包括

A. 肢端型　B. 阴囊型
C. 丘疹型　D. 限界型
E. 泛发型

1957. 色素痣发生恶变的征象包括

A. 有毛发生长　B. 色素痣突然快速长大
C. 自然出血　D. 自然溃疡
E. 周围发生卫星状损害

1958. 伴有多发性毛发上皮瘤皮损的疾病是

A. Brook – Spiegler 综合征
B. Darier 病
C. Sézary 综合征
D. Ramsay – Hunt 综合征
E. Rombo 综合征

1959. 可形成皮角的疾病是

A. 脂溢性角化病　B. 日光性角化病
C. 皮肤鳞状细胞癌　D. 角化棘皮瘤
E. 汗孔角化症

1960. 关于 Cowden 病的描述，正确的是

A. 多发生于 20 ~ 40 岁的成人
B. 其特征性的改变是出现多发性错构瘤
C. 出现面部多发性结节、口腔黏膜纤维瘤及肢端点状角化组成的三联征
D. 易发生乳腺癌和甲状腺癌
E. 皮损病理学检查示细胞异形性明显，常伴有核分裂象

1961. 关于黑头粉刺样痣的临床表现，描述正确的是

A. 为先天性毛囊畸形
B. 皮损为簇集的黑头粉刺样丘疹
C. 皮损簇集或呈线状排列，常沿皮肤 Blaschko 线分布
D. 由毛囊发育异常所致
E. 好发于面、颈及躯干上部

1962. 关于皮脂腺腺瘤的描述，正确的是

A. 多见于老年人
B. 皮损好发于面部和头皮，尤其多见于鼻部和面颊
C. 个别患者可并发胃肠道息肉及腺癌
D. 皮损一般为多发性圆形肿物
E. 病理学检查示肿瘤组织的周边有数量不等的基底样细胞

1963. 关于皮肤混合瘤的描述，正确的是

A. 是向汗腺分化的一种良性肿瘤
B. 常见于头部、面部、颈部
C. 表现为正常肤色的皮内或皮下坚实结节，表面光滑，很少破溃，生长缓慢
D. 由上皮细胞及软骨样或黏液样间质构成
E. 肿瘤可向顶泌汗腺或外泌汗腺分化

1964. 与 Bowen 病的发病可能有关的因素包括

A. 接触砷剂　B. HPV – 5 感染
C. 外界刺激　D. 日晒
E. 遗传因素

1965. 下列疾病中发病可能与接触砷剂有关的是

A. Bowen 病　B. 基底细胞癌
C. 恶性黑素瘤　D. 鳞状细胞癌
E. Paget 病

1966. 有助于鳞状细胞癌确诊的依据是
A. 表达角蛋白 1　B. 表达角蛋白
C. 表达前角蛋白　D. 表达 Ki67
E. 电镜下见到张力细丝

1967. 疣状癌的分型有
A. 口腔疣状癌
B. 手部疣状癌
C. 生殖器肛门部位疣状癌
D. 头皮疣状癌
E. 足跖疣状癌

1968. 下列因素中可能与疣状癌的发病相关的是
A. HPV 感染　B. 瘢痕
C. 慢性炎症　D. 真菌感染
E. 接触砷剂

1969. 下列因素中可能与上皮样肉瘤发病有关的包括
A. 创伤　B. 染色体 22 异常
C. 染色体 21 单体　D. 染色体 8 异常
E. N－Ras 基因突变

1970. 隆突性皮肤纤维肉瘤分为经典型和非经典型，其中非经典型的亚型包括
A. 色素型　B. 黏液型
C. 颗粒细胞型　D. 萎缩型
E. 斑块型

1971. 淋巴管肉瘤发生的可能诱因是
A. 乳腺癌根治术　B. 孢子丝菌病
C. 阴茎癌手术　D. 丝虫病
E. 丹毒

1972. 黑素瘤细胞的形态主要表现为
A. 镰状细胞　B. 梭形细胞
C. 上皮样细胞　D. 空泡形细胞
E. 树枝状细胞

1973. 目前临床上倾向将黑素瘤分型为
A. 肢端型　B. 黏膜型
C. 结节型　D. 慢性日光损伤型
E. 非慢性日光损伤型

1974. 多中心网状组织细胞增生症的典型临床表现是
A. 发热　B. 黏膜结节
C. 体重减轻　D. 关节病变
E. 皮肤损害

1975. 提示蕈样肉芽肿（MF）预后差的指标是
A. Ⅳ期疾病　B. 年龄大于 60 岁
C. 大细胞转化升高　D. TNFRSF1B 点突变
E. 乳酸脱氢酶升高

1976. 有助于鉴别 Sézary 综合征和炎症性皮肤病的生物学标记是
A. PD－1　B. CXCL13
C. KIRDL2　D. JAK
E. AP－1

1977. 可能与 NK/T 细胞淋巴瘤发病相关的因素包括
A. EB 病毒感染　B. P21 表达增高
C. TP53 基因突变　D. JAK/STAT 信号增强
E. HPV 病毒感染

1978. 皮下脂膜炎样 T 细胞淋巴瘤的治疗方法包括
A. 口服糖皮质激素　B. 光疗
C. 免疫抑制剂　D. 局部放疗
E. 化疗

1979. 可能与淋巴瘤样丘疹病（LyP）发病相关的因素包括
A. 过表达 CD30
B. T 细胞受体基因克隆性重排
C. 病毒感染
D. 非整倍体和染色体畸变
E. 转化生长因子 β 的细胞表面受体失活突变

1980. 淋巴瘤样丘疹病的治疗方法包括
A. 应用低剂量甲氨蝶呤
B. 光疗
C. 应用维 A 酸类
D. 应用干扰素
E. 应用抗 CD30 单克隆抗体

1981. 下列关于原发性皮肤间变性大细胞淋巴瘤的描述，正确的是
A. 好发于头皮和躯干
B. 皮损多泛发
C. 典型皮损为红色至紫罗兰色的结节或肿块
D. 皮损多大于 2cm
E. 可形成溃疡

1982. 皮肤 B 细胞淋巴瘤的 3 个主要类型是
A. 原发皮肤滤泡中心型淋巴瘤
B. 原发皮肤边缘带 B 细胞淋巴瘤
C. 腿型皮肤 B 细胞淋巴瘤
D. 原发皮肤弥漫大 B 细胞淋巴瘤
E. 非特指型皮肤 B 细胞淋巴瘤

1983. 与过敏性紫癜的治疗有关的是
A. 防止呼吸道感染
B. 单纯型可给予降低血管通透性的药物
C. 腹型需给予糖皮质激素
D. 肾型可联合细胞毒药物如环磷酰胺等

E. 关节型选用非激素类抗炎药

1984. 盘状红斑狼疮（DLE）和亚急性皮肤型红斑狼疮在（SCLE）组织病理及免疫病理方面的共同点包括

A. 角化过度

B. 正常皮肤 LBT 阳性

C. 皮损区 LBT 示表皮 - 真皮交界处相关物质线性沉积

D. 淋巴细胞浸润

E. 正常皮肤狼疮带试验阳性

1985. 系统性红斑狼疮最常见的早期症状有

A. 白细胞减少　　B. 面部蝶形红斑

C. 发热　　D. 关节痛

E. 盘状红斑

1986. 下列关于结节性红斑和硬红斑的鉴别表达正确的为

A. 硬红斑好发于小腿下部屈侧

B. 结节性红斑多发于小腿伸侧

C. 硬红斑可出现溃疡

D. 二者均多见于女性

E. 二者均多见于男性

1987. 环状肉芽肿的常见皮损类型包括

A. 局限型　　B. 泛发型

C. 穿通型　　D. 皮下型

E. 巨大型

1988. 黄色肉芽肿的临床分型包括

A. 幼年型黄色肉芽肿

B. 成人型黄色肉芽肿

C. 渐进坏死型黄色肉芽肿

D. 经典型黄色肉芽肿

E. 副肿瘤型黄色肉芽肿

1989. 幼年型黄色肉芽肿可累及的器官包括

A. 皮肤　　B. 眼

C. 肺　　D. 腹腔脏器

E. 中枢神经系统

1990. 皮肤淋巴细胞浸润症的组织病理表现为

A. 表皮萎缩，棘层变薄

B. 真皮大片细胞浸润，以淋巴细胞浸润为主

C. 真皮内可见中性粒细胞、组织细胞和浆细胞浸润

D. 皮肤附属器和血管周围浸润更为明显，无生发中心形成

E. 皮疹无鳞屑和角栓形成

1991. 下列疾病可累及皮下脂肪组织的有

A. 脂膜炎

B. 面部偏侧萎缩

C. 局部全层萎缩

D. 进行性特发性皮肤萎缩

E. 婴幼儿腹部离心性脂肪营养不良

1992. 关于色素性荨麻疹的描述，正确的是

A. 属于皮肤型肥大细胞增生病

B. 常见于儿童，弥漫分布，常表现为斑疹、斑丘疹和斑块，偶尔出现水疱

C. 也可见于成人，皮损持续性存在，系统（骨髓）累及常见

D. 组织病理为皮损处真皮内肥大细胞灶性或弥漫性浸润

E. Gottron 征阳性

1993. KID 综合征的临床特征包括

A. 血管性角膜炎

B. 鱼鳞病

C. 先天感音神经性耳聋

D. 肝硬化

E. 甲营养不良

1994. 皮肌炎的特征性皮损包括

A. 蝶形红斑　　B. 眶周紫红色斑

C. 苔藓样变　　D. 皮肤异色症

E. 瘢痕疙瘩

1995. SAPHO 综合征的临床症状包括

A. 滑膜炎　　B. 痤疮

C. 脓疱病　　D. 骨肥厚

E. 骨髓炎

1996. POEMS 综合征的临床特征包括

A. 多发性周围神经病

B. 器官肿大

C. 内分泌障碍

D. M 蛋白血症

E. 皮肤改变

1997. 皮肌炎最常累及的肌群是

A. 四肢近端肌群　　B. 肩胛带肌群

C. 颈部肌群　　D. 咽喉部肌群

E. 腹肌

1998. Sturge - Weber 综合征除鲜红斑痣外，还可引起的损害包括

A. 血小板减少　　B. 癫痫发作

C. 青光眼　　D. 卒中样症状

E. 智力障碍

1999. 抗磷脂抗体综合征的主要表现包括

A. 血栓形成 B. 血小板减少
C. 习惯性流产 D. 神经精神症状
E. 皮肤表现

2000. 标本的处理可选用
A. 95%的酒精
B. 70%的酒精
C. 25%的甲醛溶液
D. 10%的甲醛溶液
E. 95%甲醛溶液

2001. 皮肤血管炎的特征性组织病理表现有
A. 血管壁内皮细胞肿胀
B. 血管壁纤维蛋白样变性
C. 血管壁炎症细胞浸润
D. 血管壁脆性增加
E. 管壁有纤维蛋白坏死

2002. 异维A酸治疗痤疮的作用表现在
A. 减少皮脂分泌
B. 控制异常角化
C. 控制黑头粉刺形成
D. 抑制痤疮丙酸杆菌
E. 杀菌

2003. 下列检查有助于结节病诊断的是
A. 胸部CT B. 组织病理检查
C. PPD试验 D. Kveim试验
E. 血清ACE活性检查

2004. 关于婴幼儿腹部离心性脂肪营养不良的描述，正确的是
A. 皮损局限于腹部
B. 多见于儿童
C. 皮损表现为边界清楚的淡蓝色、萎缩性斑片，皮下血管清晰可见
D. 组织病理为表皮萎缩，真皮胶原纤维变性、减少，皮下脂肪消失
E. 具有自限性

2005. Sézary综合征的典型临床表现是
A. 红皮病样皮损
B. 乳酸脱氢酶升高
C. 皮肤松弛
D. 外周血中有肿瘤性T细胞
E. 淋巴结肿大

2006. 结节性硬化症的主要皮肤表现包括
A. 甲周纤维瘤 B. 卵圆形或叶状白斑
C. 面部血管纤维瘤 D. 胶原瘤
E. 鲛鱼皮斑

2007. 汗管瘤的临床分型包括
A. 眼睑型 B. 泛发型
C. 发疹型 D. 局限型
E. 毛囊型

2008. 适用于治疗Kaposi肉瘤的物理疗法包括
A. 585nm脉冲染料激光
B. CO_2高能激光
C. 冷冻
D. 非电子束放疗
E. 电子束放疗

2009. 需要和黏膜白斑鉴别的疾病包括
A. 白癜风
B. 扁平苔藓
C. 硬化萎缩性苔藓
D. 盘状红斑狼疮
E. 白色念珠菌病

2010. 对色素痣而言，其痣细胞在病理上的类型包括
A. 透明痣细胞
B. 上皮样痣细胞
C. 淋巴细胞样痣细胞
D. 巢状痣细胞
E. 纤维样痣细胞

2011. 在治疗大疱性类天疱疮时，可以选择的药物是
A. 米诺环素 B. 丙种球蛋白
C. 烟酰胺 D. 糖皮质激素
E. 免疫抑制剂

2012. 可由寒冷刺激诱发症状的疾病包括
A. 红绀症 B. 红斑肢痛症
C. 肢端发绀症 D. 冷球蛋白血症
E. 雷诺现象

2013. 获得性大疱性表皮松解症的临床特点不包括
A. 多幼年发病
B. 皮肤在受到轻微摩擦或碰撞后出现水疱及血疱
C. 好发部位为肢端及四肢关节伸侧
D. 皮损愈后不留瘢痕
E. 往往有家族史

2014. 毛发红糠疹的临床类型包括
A. 典型成人型 B. 不典型成人型
C. 典型幼年型 D. 幼年局限型
E. 不典型幼年型

2015. 关于白癜风使用糖皮质激素治疗的叙述，正确的是
A. 口服糖皮质激素见效后，应立即停用
B. 泛发型进展期损害宜系统使用糖皮质激素

C. 伴有自身免疫性疾病者可系统使用糖皮质激素
D. 局限性、早期损害，可局部应用糖皮质激素
E. 快速进展期采用光疗时宜用正常起始量的 1/3～1/2，可联合系统用激素或抗氧化剂

2016. 关于种痘样水疱病的描述，错误的是
A. 多数幼年发病，多见于 5～6 岁男孩
B. 皮疹好发于曝光部位
C. 皮疹表现为红斑、水疱、糜烂、结痂
D. 愈合后不遗留瘢痕
E. 青春期后可自愈

2017. Ramsay－Hunt 综合征的临床表现是
A. 剧烈头痛
B. 外耳道疱疹
C. 耳痛
D. 发生皮损的一侧面瘫
E. 发生皮损的对侧面瘫

2018. 患儿男，3 岁，手、足皮疹伴发热 2 天。查体：体温 38.2℃，双侧手掌、足底、膝部及臀部散在较多绿豆至黄豆大小的红色斑丘疹、水疱，口腔舌部及齿龈散在绿豆大小的浅溃疡。引起该患儿发病的病原体是
A. HSV－1　　B. CV－A16
C. HSV－2　　D. MCV－1
E. EV－71

2019. 挤奶人结节诊断的依据是
A. 有接触患病的奶牛史
B. 接触的部位发生半球形紫红色结节，中央凹陷
C. 表皮细胞中存在病毒嗜酸性包涵体
D. 表皮细胞空泡变性
E. 表皮棘层肥厚

2020. 下列方法可用于治疗化脓性汗腺炎的是
A. 外用抗生素　　B. 口服广谱抗生素
C. 口服维 A 酸　　D. 应用 TNF－α 拮抗剂
E. 外科疗法

2021. 下列疾病可引起口腔糜烂或溃疡的是
A. 白塞病　　B. 类天疱疮
C. 寻常型天疱疮　　D. 药疹
E. 梅毒

2022. 有助于麻风诊断的依据包括
A. 皮损伴有剧烈疼痛
B. 皮损伴有感觉障碍及闭汗，或有麻木区
C. 神经干粗大伴相应功能障碍
D. 皮损组织切片或组织液涂片查到麻风杆菌
E. 病理可见特征性病变

2023. 下列方法可用于治疗皮肤型孢子丝菌病的是
A. 口服伊曲康唑
B. 口服 10% 碘化钾
C. 口服特比萘芬
D. 手术切除
E. 光动力疗法

2024. 结痂性疥疮的临床特点是
A. 通常发生于免疫功能严重低下者
B. 通常呈红皮病改变
C. 可出现结节和疣状斑块
D. 伴有大量鳞屑和痂
E. 基本无传染性

2025. 药物超敏反应综合征的诊断依据包括
A. 发病前 2～6 周内应用高风险药物
B. 麻疹样皮疹或红皮病
C. 外周血中嗜酸性粒细胞≥0.7×10^9/L 或不典型淋巴细胞＞5%
D. 体温≥38℃
E. 肝、肾、肺、心脏等多器官损害

2026. 下列可引起无菌性脓疱的疾病是
A. 掌跖脓疱病
B. 角质层下脓疱病
C. 嗜酸性脓疱性毛囊炎
D. IgA 型天疱疮
E. 连续性肢端型皮炎

2027. 下列可引起关节病变的疾病是
A. 银屑病
B. 变应性皮肤血管炎
C. 白塞病
D. Reiter 综合征
E. 多中心网状组织细胞增生症

2028. 下列可引起环状损害的疾病是
A. 亚急性皮肤型红斑狼疮
B. 扁平苔藓
C. 梅毒
D. 银屑病
E. 玫瑰糠疹

2029. 与皮肌炎并发间质性肺炎密切相关的自身抗体是
A. 抗 TIF－1γ 抗体
B. 抗 NXP－2 抗体
C. 抗 MDA5 抗体
D. 抗 EJ 抗体
E. 抗 Jo－1 抗体

2030. 关于嗜酸性粒细胞增多综合征（HES）的描述，正

确的是
A. 分为克隆性、特发性与淋巴细胞增生性
B. 皮疹可表现为红斑、丘疹、结节或风团
C. 可引起心力衰竭、胸腔积液和肝、脾肿大等
D. 克隆性 HES 的首选治疗药物是糖皮质激素
E. 淋巴细胞增生性 HES 可发展为淋巴瘤

2031. 下列疾病可出现掌跖角化的是
A. Olmsted 综合征
B. 进行性对称性红斑角化症
C. 毛发红糠疹
D. 有汗性外胚叶发育不良
E. 先天性厚甲症

2032. 关于急性苔藓痘疮样糠疹的描述，正确的是
A. 皮损好发于面、颈部
B. 皮损表现为红色丘疹、丘疱疹、血疱、结痂
C. 病情严重者可出现皮肤坏死、溃疡，伴有发热和关节痛
D. 组织病理可见真皮血管周围淋巴细胞浸润，伴有红细胞外溢
E. 病情顽固者可选择甲氨蝶呤或 IVIG 治疗

2033. Kaposi 肉瘤的治疗方法包括
A. 手术
B. 外用 5% 咪喹莫特乳膏
C. 脉冲燃料激光
D. 肌内注射干扰素 α
E. 口服西罗莫司

2034. 下列疾病可引起泛发性皮肤色素沉着伴有色素减退的是
A. 皮肤异色病样皮肌炎
B. 皮肤淀粉样变
C. 原发性皮肤 T 细胞淋巴瘤
D. 遗传性泛发性色素异常症
E. 融合性网状乳头瘤病

2035. 下列疾病可引起脱发的是
A. 头癣　　B. 扁平苔藓
C. 石棉状糠疹　　D. 盘状红斑狼疮
E. 梅毒

2036. 临床应用司库奇尤单抗（抗 IL－17A 单抗）的禁忌证是
A. 活动性病毒性肝炎
B. 活动性肺结核
C. 克罗恩病
D. 关节病型银屑病
E. 重度斑块状寻常型银屑病

2037. 库欣综合征的病因包括
A. 库欣病　　B. 异位 ACTH 综合征
C. 肾上腺皮质腺瘤　　D. 肾上腺皮质结节样增生
E. 长期大量应用糖皮质激素

2038. 下列属于黑棘皮病临床类型的是
A. 良性黑棘皮病　　B. 肥胖性黑棘皮病
C. 症状性黑棘皮病　　D. 恶性黑棘皮病
E. 药物性黑棘皮病

2039. 黄瘤病的临床类型包括
A. 结节性黄瘤　　B. 扁平黄瘤
C. 发疹性黄瘤　　D. 播散性黄瘤
E. 症状性黄瘤

2040. 糖尿病的皮肤表现包括
A. 糖尿病性皮肤发红
B. 丹毒样红斑
C. 糖尿病性皮病
D. 糖尿病性大疱
E. 糖尿病性甲病

2041. 有关幼年型黄色肉芽肿的描述，正确的是
A. 是一种好发于皮肤、黏膜和眼的良性播散性黄色肉芽肿
B. 皮疹常在出生后 6 个月内发生
C. 皮疹为圆形或卵圆形丘疹或结节，高出皮肤表面，边界清楚
D. 皮损常于 1～2 岁内完全自然消退
E. 该病血中胆固醇和其他脂质常增高，但胡萝卜素正常

2042. 下列关于卟啉病的描述，正确的是
A. 为血红蛋白生物合成途径中某种酶缺乏或活性下降所致
B. 分为先天性和获得性两类
C. 是一组卟啉代谢障碍性疾病
D. 可出现光超敏反应性皮损
E. 可出现消化道和神经精神症状

2043. 卟啉病急性发作的诱发因素包括
A. 雄激素　　B. 雌激素
C. 饮酒　　D. 阳光直接照射
E. 药物

2044. 引起淋巴瘤相关型毛囊黏蛋白病的恶性病变包括
A. T 细胞淋巴瘤
B. B 细胞淋巴瘤

C. Hodgkin 病
D. 急性淋巴细胞白血病
E. 慢性淋巴细胞白血病

2045. 皮肤钙沉着症的临床类型包括
A. 特发性皮肤钙沉着症
B. 转移性皮肤钙沉着症
C. 营养不良性皮肤钙沉着症
D. 医源性皮肤钙沉着症
E. 创伤性皮肤钙沉着症

2046. 下列关于维生素 A 缺乏症的皮肤表现，描述正确的是
A. 皮肤表现为全身干燥、粗糙
B. 四肢屈侧出现毛囊角化性丘疹
C. 眼部症状出现较早而显著
D. 毛发干燥无光泽易脱落
E. 甲板变薄、脆、透明

2047. 下列关于点状掌跖角化病的描述，正确的是
A. 老年期多见
B. 皮损呈现皮色或黄色
C. 掌跖部散发角化性丘疹
D. 可见甲营养不良
E. 丘疹脱落后，不会出现凹坑

2048. 关于 Paget 细胞，下列特征正确的是
A. 胞质丰富而淡染
B. 细胞呈泡沫状
C. PAS 反应阳性，耐淀粉酶
D. 在表皮内可单个或呈巢状分布
E. 细胞大而圆

2049. 下列属于寻常型银屑病临床特点的是
A. 厚积鳞屑
B. 束状发
C. 甲板顶针状凹陷
D. 消退期见同形反应
E. 点状出血

2050. 玫瑰糠疹的典型皮损为
A. 玫瑰色斑疹　　B. 玫瑰色丘疹
C. 玫瑰色斑丘疹　　D. 玫瑰色紫癜
E. 玫瑰色结节

2051. 下列关于皮肤内组织类型的描述，正确的是
A. 表皮属于复层鳞状上皮
B. 真皮属于不规则致密结缔组织
C. 皮下组织属于疏松结缔组织
D. 毛发属于特殊的上皮组织
E. 皮下组织属于不规则的致密结缔组织

2052. 朗格汉斯细胞的功能包括
A. 提呈抗原　　B. 免疫耐受
C. 免疫监视　　D. 免疫调节
E. 接触性超敏反应

三、共用题干单选题：以叙述 1 个以单一患者或家庭为中心的临床情景，提出 2～6 个相互独立的问题，问题可随病情的发展逐步增加部分新信息，每个问题只有 1 个正确答案，以考查临床综合能力。答题过程是不可逆的，即进入下一问后不能再返回修改所有前面的答案。

（2053～2057 共用题干）

患儿，6 岁，因头皮瘙痒并发现脱发斑 2 周就诊，家中养猫。查体：头皮散在 5～6 处直径为 1～2cm 大小的脱发斑，表面少许鳞屑，其上可见断发 2～4mm 长。

2053. 该患儿最可能的诊断是
A. 黄癣　　B. 白癣
C. 黑点癣　　D. 石棉癣
E. 脓癣

2054. 对诊断最有帮助的实验室检查是
A. 真菌镜检＋培养　　B. 细菌镜检＋培养
C. Wood 灯检查　　D. 毛发穿孔试验
E. 皮肤镜检查

2055. 行病发镜检时，最可能的发现是
A. 发内菌丝
B. 发内关节孢子
C. 发外密集镶嵌的小孢子
D. 发内链状大孢子
E. 发外菌丝

2056. 最可能的致病菌是
A. 红色毛癣菌　　B. 紫色毛癣菌
C. 花斑癣菌　　D. 犬小孢子菌
E. 石膏小孢子菌

2057. 首选的治疗药物是
A. 酮康唑口服　　B. 伊曲康唑口服
C. 特比萘芬口服　　D. 灰黄霉素口服
E. 氟康唑口服

（2058～2059 共用题干）

患者女，68 岁，因全身反复发生水疱、瘙痒 6 个月就诊。患者在 3 个月前曾因感冒服过板蓝根冲剂。查体：面部、胸背部与四肢大片红斑，表面较多紧张的水疱与大疱，尼氏征阴性。

2058. 最可能的诊断是

A. 药物中毒

B. 泛发性湿疹

C. 中毒性表皮松解坏死型药疹

D. 获得性大疱性表皮松解症

E. 自身免疫性大疱病

2059. 为确定诊断，最重要的检查是

A. 取较小水疱组织行病理检查

B. 抗核抗体检查

C. 过敏原检测

D. 血 IgE 测定

E. 疱液细菌培养

（2060～2061 共用题干）

患者男，40 岁，发现左臀部皮疹 6 年，有时瘙痒。查体：左臀部有一约 4cm×6cm 大小的斑块，表面有白色角化性鳞屑。边缘不规则，角化性隆起、锐利。

2060. 临床首先考虑

A. 银屑病　　B. 汗孔角化病

C. 神经性皮炎　　D. Bowen 病

E. 疣状皮肤结核

2061. 下列结果最支持本病诊断的是

A. 肘关节伸侧有红斑脱屑

B. 头皮有类似损害

C. 组织病理见融合性角化不全

D. 组织病理示鸡眼样板结构

E. 组织病理示表皮有非典型细胞增生

（2062～2063 共用题干）

患者男，67 岁，面部皮疹 3 年，逐渐发展，无不适。查体：以右面部为主出现 5～6 个淡褐色的斑疹，表面稍粗糙，直径 5～8mm，外形椭圆或不规则，境界清楚。

2062. 根据临床表现，首先考虑为

A. 扁平疣　　B. 日光性角化病

C. 老年角化病　　D. 脂溢性角化病

E. 咖啡斑

2063. 本皮损活检组织病理检查主要表现为

A. 表皮基底样细胞增生，皮突延伸，在真皮浅层相互交织呈网状，表皮黑素颗粒增多

B. 明显角化亢进，颗粒层有空泡变性细胞

C. 全层细胞排列紊乱

D. 角化过度，棘层肥厚和乳头瘤样增生

E. 表皮突呈花蕾状向真皮内增生

（2064～2065 共用题干）

患儿男，出生后 2 周，先自口周、眼周出现红斑，迅速延及躯干、四肢，全身皮肤出现红斑和大疱，表皮极易破损，同时伴高热（T 39℃）、呕吐、腹泻。查体：一般状况差，躯干、四肢弥漫分布大片红斑，可见松弛大疱和表皮松解及鲜红糜烂面，尼氏征（+）。

2064. 最可能诊断是

A. 大疱性脓疱疮

B. 新生儿天疱疮

C. 药疹

D. 葡萄球菌性烫伤样皮肤综合征

E. 多形红斑

2065. 最合适的治疗措施应首选

A. 局部治疗　　B. 保暖

C. 系统应用抗生素　　D. 支持疗法

E. 中药治疗

（2066～2067 共用题干）

患者，35 岁，躯干、四肢散在风团、丘疹、水疱，剧烈瘙痒反复半年，加重 2 周。查体：躯干、四肢散在大片风团，部分红斑上可见大小不等的水疱排列成环形。

2066. 最可能的临床诊断是

A. 大疱性类天疱疮

B. 寻常型天疱疮

C. 疱疹样皮炎

D. 大疱性红斑狼疮

E. IgA 天疱疮

2067. 组织病理学检查有助于明确诊断的表现是

A. 真皮乳头部见中性粒细胞聚集并形成微脓肿

B. 表皮内水疱伴嗜酸性细胞浸润

C. 表皮内水疱伴气球细胞

D. 表皮下水疱伴大量红细胞

E. 表皮内海绵形成，伴淋巴细胞浸润

（2068～2069 共用题干）

患者女，45 岁，前胸出现钱币大小圆形淡红斑及细屑 1 周，腰腹部出现散在绿豆大小的梭形淡红色斑丘疹及鳞屑 2 天，不痒。

2068. 最可能的诊断是

A. 体癣　　B. 银屑病

C. 玫瑰糠疹　　D. 扁平苔藓

E. 毛发红糠疹

2069. 下列哪项检查对鉴别诊断是有意义的

A. 血常规　　B. 尿常规

C. 血液生化检查　　D. 局部皮损真菌检查

E. 局部皮损细菌检查

（2070～2071 共用题干）

患儿女，5 岁，左颞部淡黄褐色斑块 5 年，无任何不适症状。

2070. 如果皮疹发生在头皮，而且无毛发，则应考虑

A. 斑秃　　B. 假性斑秃
C. 皮脂腺痣　　D. 淋巴管瘤
E. 鲜红斑痣

2071. 本病的预后是

A. 易恶变
B. 成年后自然消退
C. 青春期开始变粗大
D. 青春期前开始消退
E. 随年龄增大不断扩大

（2072～2073 共用题干）

患儿女，出生1周，躯干两侧出现水疱、风团样损害，无发热。

2072. 最可能的诊断

A. 大疱性表皮松解症
B. 卟啉病
C. 色素失禁症
D. 性连锁遗传性寻常鱼鳞病
E. 天疱疮

2073. 2个月后皮损的可能变化为

A. 线状疣样损害
B. 色素沉着并毛细血管扩张
C. 风团
D. 红斑
E. 紫癜

（2074～2075 共用题干）

患者男，65岁，下颌部可见红斑、慢性脓性小结节、肿块，毛须易折断、拔除。

2074. 该患者临床诊断可能性最大的疾病是

A. 须疮　　B. 放线菌病
C. 须癣　　D. 狼疮样须疮
E. 单纯疱疹

2075. 下列关于该患者的处理措施，不合适的是

A. 外用抗生素软膏
B. 拔除病须
C. 做皮损组织病理检查
D. 口服伊曲康唑
E. 消毒个人用品

（2076～2077 共用题干）

患者男，76岁，肚脐右侧皮疹5年，无不适感。皮损长期不消退，外用皮炎平、达克宁等无效，且逐渐扩大。查体：肚脐右侧一个3cm×4cm大小的暗红色斑块，表面角化明显。皮损境界清楚，边缘不规则，呈花瓣状。

2076. 临床首先考虑

A. 汗孔角化症　　B. 鲍温病
C. 慢性皮炎　　D. 银屑病
E. 皮肤结核

2077. 该皮损的组织病理中最具有诊断意义的是

A. 表皮细胞排列紊乱，非典型细胞增生
B. 棘层肥厚
C. 角化不良
D. 真皮浅层带状淋巴细胞浸润
E. 角化亢进

（2078～2079 共用题干）

患者女，32岁，因面部红斑，伴脱发、发热、关节痛、四肢肌肉疼痛2个月，加重2周就诊。体检可见面部蝶形红斑和上胸部、手臂暗红色水肿斑，手指尖可见暗红色斑丘疹与结痂。颈部与腋下可触及蚕豆大小的淋巴结。

2078. 为了确定诊断，最适宜的辅助检查是

A. ANA，A－dsDNA，ENA，ESR，C3
B. 肌酶谱，胸部X线片，ESR，RF
C. ANA，A－dsDNA，ENA，肝肾功能，ESR，C3
D. ANA，A－dsDNA，ENA，肌酶谱，肝肾功能，ESR，RF，C3
E. ANA，A－dsDNA，ENA，胸部X线片

2079. 此患者临床诊断可能性大的疾病为

A. 药疹　　B. 皮肌炎
C. 系统性红斑狼疮　　D. 系统性硬皮病
E. 多形性日光疹

（2080～2081 共用题干）

患者男，病史5年，皮损表现为左颈部丘疹结节，有浸润感，探针贯通现象（＋），破溃后形成瘢痕，瘢痕上又生新结节。

2080. 诊断首先考虑

A. 结节病　　B. 结节性梅毒疹
C. 盘状红斑狼疮　　D. 结核样型麻风
E. 寻常狼疮

2081. 有助于诊断的病理表现为

A. 浆细胞浸润及血管变化
B. 可查到病原菌
C. 主要为真皮浅层结核结节，浸润细胞主要为淋巴细胞、上皮样细胞和巨细胞
D. 真皮血管周围大量淋巴细胞浸润
E. 结核样浸润主要存在于真皮深层和皮下组织

（2082～2084 共用题干）

患者女，65岁。外阴湿疹8年，长年不愈，各种治疗无效。检查发现右侧大小阴唇有约2cm×3cm大小的糜

烂面，境界清，轻度浸润。

2082. 最可能的临床诊断为

A. 天疱疮　　B. 间擦疹
C. 湿疹　　D. 湿疹样癌
E. 鳞癌

2083. 组织病理支持上述诊断的是

A. 表皮内 Paget 细胞
B. 表皮坏死
C. 表皮缺失
D. 表皮乳头瘤样增生
E. 真皮内浆细胞

2084. 最佳治疗方法是

A. 手术切除　　B. PUVA 治疗
C. 冷冻　　D. 红外线
E. 微波治疗

（2085～2086 共用题干）

患者女，18 岁，夏季脐周局限红斑、丘疹、鳞屑，明显瘙痒，其他部位未见皮损。

2085. 应首先考虑

A. 湿疹　　B. 多形性日光疹
C. 接触性皮炎　　D. 异位性皮炎
E. 神经性皮炎

2086. 最可能的致敏原是

A. 香料　　B. 对苯二胺
C. 镍　　D. 甲醛
E. 清凉油

（2087～2088 共用题干）

患者女，28 岁，躯干下肢皮疹 4 年不消退，无明显不适感。查体：躯干、下肢有数片 2～3cm 大小的淡红斑，境界较清，无浸润，表面细屑，浅表淋巴结不大。

2087. 最可能的临床诊断是

A. 慢性单纯性苔藓　　B. 单纯糠疹
C. 固定型药疹　　D. 副银屑病
E. 梅毒疹

2088. 目前适当的处理是

A. 外用润肤剂
B. 联合应用利福平＋氨苯砜
C. 苄星青霉素 240 万单位肌内注射，1 次/周，连续 2～3 周
D. 口服泼尼松 40mg，每日 2 次
E. 甲氨蝶呤静脉滴注

（2089～2090 共用题干）

患儿男，2 岁，3 天前突然出现发热，体温 39.5℃，精神状态好，发热 3 天后体温突然下降至 36.5℃，且躯干部出现玫瑰红色斑丘疹。

2089. 最可能的诊断是

A. 幼儿急疹　　B. 风疹
C. 麻疹　　D. 猩红热
E. 水痘样疹

2090. 该病与下列哪种病毒有关

A. 腺病毒　　B. 人类疱疹病毒
C. HPV　　D. EB 病毒
E. 副黏病毒

（2091～2092 共用题干）

患者男，20 岁，近 1 个月来，面部及四肢出现大小不等的色素脱失斑，边界清楚，无不适感觉，家中无类似患者。

2091. 可能的诊断为

A. 白化病　　B. 白色糠疹
C. 白癜风　　D. 无色素痣
E. 贫血痣

2092. 其治疗方法宜采用

A. 皮质类固醇激素外用
B. 环磷酰胺
C. 皮肤磨削术
D. 自身表皮移植
E. 氨苄青霉素

（2093～2096 共用题干）

患者男，40 岁，头面、四肢皮肤发红伴脱屑 1 周，起病前有上感，咽喉部疼痛，家族中无类似患者，体检：颜面潮红，有多数细碎鳞屑：第 1、2 指节背面，手腕毳毛贯穿，除去角栓，可见小凹陷，血痰聚集成片，指（趾）甲浑浊肥厚。

2093. 该患者最可能的诊断是

A. 毛发红糠疹
B. 银屑病
C. 维生素 A 缺乏症
D. 毛周角化病
E. 进行性对称性红斑角化症

2094. 对诊断最有帮助的实验室检查是

A. 组织病理检查
B. 真菌培养＋镜检
C. vitA 含量测定
D. 血生化检查
E. VitA 诊断性治疗试验

2095. 若该患者治疗不当，发展为剥脱性皮炎时，不会出现的情况为

A. 典型的毛囊性角化丘疹不明显

B. 皮损中有岛屿状正常皮肤
C. 口角部可发生痛性等皮裂
D. 下眼睑可外翻
E. 皮肤呈淡红色

2096. 若患者口服维甲酸治疗，下列说法错误的是
A. 定期摄X线片，观察骨骼异常
B. 育龄妇女在服药期及服药后2年内必须避孕
C. 定期查肝功能
D. 定期查血脂
E. 起效慢，多与糖皮质激素并用

（2097～2099共用题干）

患者男，69岁，半年来反复出现口腔水疱、糜烂。近半个月躯干、四肢出现如烫伤样水疱，易破溃糜烂。疱壁松弛、透明。尼氏征阳性。

2097. 诊断应首先考虑
A. 大疱性类天疱疮　B. 天疱疮
C. 疱疹样皮炎　D. EB
E. 疱疹样脓疱疮

2098. 与本病发病相关抗原的分子量是
A. 210kD，130kD，85kD
B. 230kD，180kD
C. 180kD
D. 250kD
E. 145kD

2099. 免疫荧光检查最可能显示
A. 基底膜带的线状IgG沉积
B. 表皮细胞间的IgG网状沉积
C. 表皮细胞间的IgD网状沉积
D. 基底膜带的线状IgA沉积
E. 真皮乳头的IgG颗粒样沉积

（2100～2101共用题干）

患者女，15岁，出生后发现头皮左侧鸡蛋大小区域无头发。至今仍无头发生长。且该秃发区域随年龄逐渐增大。查体：头皮左侧有一约4cm×6cm大小的淡黄褐色斑块，粗糙，境界清楚，表面无头发，但有一些小毳毛。

2100. 首先考虑
A. 鲛鱼皮斑　B. 皮脂腺痣
C. 表皮痣　D. 外胚叶发育不良
E. 结缔组织痣

2101. 该皮损组织病理表现中最有诊断意义的是
A. 角化亢进
B. 表皮乳头瘤样增生
C. 真皮多数皮脂腺小叶增生，独立开口于表皮
D. 棘层肥厚
E. 真皮内没有成熟的毛囊结构

（2102～2103共用题干）

患者女，30岁，近日咽痛，发热38.5℃，双下肢伸侧出现数个蚕豆大小的红色结节，压痛明显。

2102. 可能的诊断是
A. 硬红斑　B. 结节性红斑
C. 丹毒　D. 疖肿
E. Sweet综合征

2103. 为进一步明确诊断需进行哪项检查
A. X线　B. CT
C. 组织病理　D. 血常规
E. 尿常规

（2104～2105共用题干）

患者女，50岁，右手掌皮肤干燥脱屑2年，同时有大拇指、食指甲增厚、变脆，甲下碎屑堆积。

2104. 最合适的实验室检查是
A. 皮内试验　B. Wood灯检查
C. 组织病理　D. 斑贴试验
E. 真菌镜检

2105. 下列药物最有效的是
A. 皮质类固醇激素外用
B. 润肤性软膏
C. 抗生素软膏
D. 口服抗真菌药物
E. 口服抗组胺药物

（2106～2107共用题干）

患者男，31岁，“上感”后躯干、四肢伸侧皮肤出现散在红色斑丘疹及鳞屑，几周后皮损逐渐扩大形成斑片，表面厚积银白色鳞屑，皮损刮除鳞屑后有点状出血。其母有类似病史。

2106. 最可能的诊断是
A. 体癣　B. 玫瑰糠疹
C. 银屑病　D. 扁平苔藓
E. 毛发红糠疹

2107. 下列哪项检查对确诊有意义
A. 血、尿常规　B. 生化检查
C. B超检查　D. 组织病理检查
E. 梅毒血清学检查

（2108～2109共用题干）

患者男，62岁，因双腋下、双腹股沟、躯干红斑水疱、脓疱反复6年入院。6年前双腋下无明显诱因出现几个米粒大小的丘疹，其顶部有小水疱，渐变成脓疱，伴瘙痒，经5～6天皮疹自然消退不留痕迹。以后相同皮疹反复在双腋下出现，渐发展及躯干、腹股沟、肘窝及腘

窝。既往曾诊断为慢性结肠炎。其余病史无特殊记载。查体：T 37.4℃，双腋下、腹股沟和躯干可见散在红斑，其上有糜烂、结痂，周边较多米粒大小脓疱与水疱。疱壁较薄。口腔黏膜无损害。

2108. 最可能的临床诊断是

A. 类天疱疮　　B. 落叶型天疱疮
C. 脓疱型银屑病　　D. 角层下脓疱病
E. IgA 型天疱疮

2109. 以下哪项检查对鉴别诊断最有价值

A. 皮损组织病理和直接免疫荧光检查
B. 皮损组织电子显微镜检查
C. 皮损表面分泌物微生物学检查
D. 血液生化检查和自身抗体检查
E. 试验性治疗和疗效观察

（2110～2111 共用题干）

患者女，25 岁，颈、腋窝、腹股沟红斑、糜烂 3 年，自觉痒痛，夏重冬轻。

2110. 诊断首先考虑

A. 天疱疮
B. 疱疹样皮炎
C. Hailey－Hailey 病
D. 获得性大疱性表皮松解症
E. 线状 IgA 大疱性皮病

2111. 本病基因突变的染色体是

A. 3p　　B. 3q
C. 12p　　D. 12q
E. 性染色体

（2112～2113 共用题干）

患者女，38 岁。反复发生双下肢红色结节 1 年就诊。患者经常在劳累后发生下肢皮疹，自觉酸痛不适，经 2～4 周可逐渐消退不留痕迹。

2112. 最可能的诊断是

A. 硬红斑　　B. 多形红斑
C. 结节性多动脉炎　　D. 结节性红斑
E. 持久性隆起红斑

2113. 最佳治疗方案是

A. 泼尼松 60mg/d
B. 环磷酰胺 200mg 隔日一次
C. 雷米封＋利福平＋链霉素
D. 休息，必要时服非甾体抗炎药
E. 口服雌性激素

（2114～2116 共用题干）

患者女，60 岁，全身瘙痒 1 年，冬重夏轻，瘙痒为阵发性，夜间明显。查体：躯干、四肢多处抓破，结痂，患者既往无特殊疖史。

2114. 临床最可能的诊断是

A. 瘙痒症　　B. 神经性皮炎
C. 红皮病　　D. 药疹
E. 湿疹

2115. 下列检查不宜首先采用的是

A. 血常规　　B. 血生化
C. 病理活检　　D. 腹部 B 超
E. 神经科检查

2116. 下列治疗中不宜采用

A. 润肤剂　　B. 抗组胺药
C. 口服泼尼松　　D. 维生素 C
E. 钙剂

（2117～2119 共用题干）

患者女，30 岁，低热，乏力伴关节痛 3 个月，双手指阵发性苍白，发绀，潮红，遇寒气时加重，查体示双颊和鼻梁处水肿性红斑。

2117. 此病可能的诊断是

A. SLE
B. 风湿或类风湿关节炎
C. DLE
D. 亚急性皮肤性红斑狼疮
E. 多形红斑

2118. 患者手指的阵发性苍白，发绀，潮红现象称为

A. 冻疮　　B. Raynaud 现象
C. 血管异色症　　D. CREST 综合征
E. 重叠综合征

2119. 最有效的治疗原则是

A. 治疗原发病
B. 注意保暖
C. 给予扩血管药物
D. 给予缓解动脉痉挛性药物
E. 血浆交换疗法

（2120～2121 共用题干）

患者女，62 岁。因全身反复水疱 3 年，复发 1 个月就诊。曾诊断为类天疱疮，并给予激素治疗，已停服激素半年。查体：四肢、躯干散在红斑、水疱，尼氏征阴性。

2120. 首选治疗方案是

A. 雷公藤多苷 60mg/d
B. 环磷酰胺 200mg，隔日 1 次
C. 环孢素 A 200mg/d
D. 泼尼松 60mg/d
E. 甲基氢化泼尼松 1g/d 冲击治疗

2121. 如果治疗1周病情控制不满意，下一步治疗方案为

A. 换用环磷酰胺200mg/d，隔日1次

B. 环孢素A 300mg/d

C. 泼尼松90mg/d

D. 甲基氢化泼尼松冲击治疗

E. 血浆交换疗法

(2122～2124共用题干)

患者女，48岁。反复红斑鳞屑皮损8年，加重半个月。查体：全身皮肤潮红、浸润，大片脱屑。

2122. 最可能的临床诊断是

A. 药疹

B. 淋巴瘤

C. 泛发湿疹

D. 中毒表皮松解坏死

E. 红皮病型银屑病

2123. 组织病理最可能的表现是

A. 表皮缺失

B. 表皮疣状增生

C. 真皮内多核巨细胞

D. 表皮下大疱形成

E. 真皮浅层小血管周围淋巴细胞浸润

2124. 目前不适当的处理是

A. CHOP方案化疗

B. 外用润肤剂

C. 外用皮质类固醇激素

D. 口服环孢素A 4mg/kg/d

E. 支持治疗

(2125～2126共用题干)

患者女，37岁，近半年来面部、躯干、四肢反复出现大小不等的红斑、结节伴疼痛。查体见多发性浮肿性斑块、边界清楚、隆起。

2125. 应首先考虑诊断为

A. 硬红斑　　B. 结节性红斑

C. 多形红斑　　D. 火激红斑

E. Sweet综合征

2126. 本病病理上的特征是

A. 真皮血管淋巴细胞浸润

B. 间隔脂膜炎

C. 真皮乳头水肿，真皮浅中层中性粒细胞浸润

D. 小叶脂膜炎

E. 附属器周围淋巴细胞浸润

(2127～2128共用题干)

患者女，26岁，上呼吸道感染，发热、头痛及关节痛3天，于四肢远端、手足背及掌跖皮肤出现黄豆至指甲盖大小的水肿性红斑、水疱，少数有靶形损害，口鼻及生殖器黏膜有糜烂。

2127. 最可能的诊断是

A. 水痘　　B. 多形红斑

C. 天疱疮　　D. 大疱性类天疱疮

E. 梅毒

2128. 首选的治疗方案是

A. 抗组胺药或糖皮质激素

B. 免疫抑制剂

C. 维生素类药物

D. 中药

E. 抗真菌类药物

(2129～2130共用题干)

患者男，50岁，主因右足底水疱伴瘙痒1周，疼痛、流脓2天就诊。查体：右足底散在粟粒至高粱大小的脓疱，破溃，有糜烂。

2129. 最可能的诊断是

A. 足癣　　B. 单纯疱疹

C. 足癣继发感染　　D. 脓疱疮

E. 单纯疱疹继发感染

2130. 首选的治疗措施是

A. 系统应用抗生素

B. 系统应用抗病毒药物

C. 系统应用抗过敏药物

D. 局部外用抗真菌药物

E. 局部外用抗细菌药物

(2131～2132共用题干)

患者女，36岁，东北林区工人。躯干反复皮损半年。初为红色小丘疹，而后呈环状扩大，3周时扩大至10cm，为环状隆起性红斑，境界清楚，边缘有细小鳞屑，无明显自觉不适。

2131. 根据临床表现即可排除的疾病是

A. 体癣　　B. 莱姆病

C. 麻风　　D. 丘疹性荨麻疹

E. 梅毒

2132. 最可能的诊断是

A. 银屑病　　B. 荨麻疹

C. 体癣　　D. 离心性环状红斑

E. 梅毒

(2133～2134共用题干)

患者男，50岁，因头面部红斑2年，伴午后低热、乏力、上楼和搬重物困难3个月就诊。查体：颜面部暗紫红斑，少许鳞屑，眼周暗红与血管扩张明显，患者上肢上举和下蹲站立困难。

2133. 该患者临床诊断最可能是

A. 多发性肌炎　　B. 皮肌炎

C. 系统性红斑狼疮　　D. 系统性硬皮病

E. 混合结缔组织病

2134. 以下哪项检查异常对诊断有帮助

A. SS－A/SS－B　　B. Scl－70

C. RNP　　D. CPK

E. Sm

（2135～2136 共用题干）

患者女，45 岁，因双下肢斑块、溃疡、结痂伴疼痛 2 年就诊。患者 2 年前无明显诱因于双下肢出现多个皮下结节，黄豆至蚕豆大小，皮损表面渐变红，出现脓疱、破溃，自觉疼痛。当地医院按“结节性红斑”予阿司匹林、青霉素等治疗无效。右腿皮疹渐融合成大的溃疡面。患者自发病以来常有发热、不适。7 个月前诊断为糖尿病。系统检查未见特殊。右小腿伸侧可见约 10cm×20cm 大小的溃疡，边缘水肿隆起，紫红色。溃疡表面有结痂，底部为湿润、溢脓的肉芽面。左小腿膝部可见萎缩性瘢痕及色素沉着斑。

2135. 临床诊断首先考虑

A. 坏疽性脓皮病　　B. 结节性红斑

C. Wegener 肉芽肿　　D. 糖尿病溃疡

E. 皮肤鳞状细胞癌

2136. 本病首选的治疗方案为

A. 系统用糖皮质激素

B. 控制糖尿病后即可自愈

C. 大剂量皮质激素冲击治疗

D. 局部治疗

E. 抗感染治疗

（2137～2139 共用题干）

患者女，60 岁，下口唇糜烂 30 年，诊断为红斑狼疮。1 年来下唇出现一肿物。检查发现下唇有约 2cm×3cm×1cm 大小的菜花状增生物，伴破溃，有臭味。

2137. 最可能的诊断是

A. 梅罗综合征　　B. 增殖性唇炎

C. 肥厚型扁平苔藓　　D. 鳞癌

E. 寻常疣

2138. 下列哪项检查最有助于诊断

A. 血常规　　B. 尿常规

C. B 超　　D. 胸片检查

E. 组织病理检查

2139. 治疗本病最宜采用

A. 冷冻　　B. 激光

C. 紫外线或红外线　　D. 放疗

E. 手术切除

（2140～2141 共用题干）

一农民在树林间劳动时发现有小虫落在暴露的前臂处，随后虫体依附处出现红肿及痛痒不适感，并发现皮肤表面有少许绒毛状物。

2140. 最可能的诊断是

A. 桑毛虫皮炎　　B. 隐翅虫皮炎

C. 蚁蜇伤　　D. 蚊虫叮咬

E. 蒲螨皮炎

2141. 针对上述表现首先采用的治疗方法为

A. 用透明胶粘出毒毛

B. 外涂安抚收敛的药物

C. 外搽皮质类固醇激素类软膏

D. 口服皮质类固醇激素

E. 外用抗生素软膏

（2142～2144 共用题干）

患者女，40 岁，近 1 周无明显诱因，面部及四肢躯干多发扁平隆起的浸润性红色斑块，触痛明显，伴发热，T38℃。

2142. 考虑诊断为

A. 面部丹毒　　B. Sweet 综合征

C. 多形红斑　　D. 副银屑病

E. 皮肤型红斑狼疮

2143. 较常受累的内脏器官是

A. 肝脏　　B. 肾脏

C. 心脏　　D. 肺

E. 胃肠

2144. 其皮肤病理的突出特点为

A. 真皮深部血管周围炎症

B. 脂肪小叶间血管周围炎症

C. 真皮浅中层血管及周围嗜中性白细胞浸润，有核尘

D. 血管周围肉芽肿形成

E. 小动脉内血栓形成

（2145～2147 共用题干）

患者男，62 岁，自幼就有弥漫性掌跖高度角化增厚，身上其他部位无皮损，从未接受过治疗。

2145. 根据这一病史，最可能的病因和相关因素是

A. 由于反复创伤导致获得性角化过度

B. 内脏恶性肿瘤

C. 遗传因素

D. 外界因素

E. 药物所致

2146. 患者可能的诊断为

A. 弥漫性掌跖角皮症
B. 点状掌跖角皮症
C. 进行性掌跖角皮症
D. 可变性红斑角皮症
E. 鱼鳞病

2147. 在患者可能的临床表现中，不应包括的临床表现为
A. 掌跖皮肤粗糙
B. 出现弥漫性斑块状的角质增厚
C. 累及手足背
D. 表面光滑，色黄
E. 境界清楚

(2148～2149 共用题干)

患者男，15岁，自幼出现双掌跖红斑及角化过度，逐渐向手背、足背扩展，面部及颈、臀部片状潮红浸润性肥厚斑片，表面有片状鳞屑。患者一般状况良好。

2148. 最可能诊断为
A. 弥漫性掌跖角化病
B. 点状掌跖角化病
C. 进行性对称性红斑角化症
D. 汗孔角化症
E. 显性遗传寻常性鱼鳞病

2149. 本病可能的遗传方式为
A. 常染色体显性遗传
B. 常染色体隐性遗传
C. 性连锁显性遗传
D. 性连锁隐性遗传
E. 不遗传

(2150～2151 共用题干)

患者男，65岁，因皮肤红斑、脱屑、脱发6年就诊。患者6年前无明显诱因于左颊出现红丘疹，少量脱屑，无痛痒，皮疹逐渐扩大，当地诊断为湿疹，外用皮质类固醇激素有效。但是面部、头皮、四肢和胸背部陆续出现类似皮损，头皮红斑处头发脱落，自觉轻度瘙痒，外用药物不能消退。体格检查：一般情况良好，浅表淋巴结无肿大。头面部多个钱币大小的红色浸润性斑块，边界清楚，部分融合成大片，表面干燥，覆少量鳞屑，红斑处毛发脱落。躯干、四肢亦有数片类似红斑块，直径4～7cm，皮损干燥，少量鳞屑，不易剥离。

2150. 本病的临床诊断首先考虑
A. 寻常型银屑病　B. 慢性单纯性苔藓
C. 成人异位性皮炎　D. 蕈样肉芽肿
E. 慢性苔藓样糠疹

2151. 对本病的正确处理是
A. 定期多部位多次活检随访
B. 联合化疗
C. 全身电子束照射治疗
D. 定期注射长效糖皮质激素
E. 局部外用钙泊三醇

(2152～2154 共用题干)

患者男，40岁，龟头皮疹3年，双上肢皮疹1年，伴痒。患丙肝2年。查体：龟头网状白斑纹，双手腕屈侧有0.5cm大小的紫红色扁平丘疹，境界清楚。

2152. 最可能的临床诊断是
A. 梅毒　B. 扁平苔藓
C. 湿疹　D. 银屑病
E. 药疹

2153. 本病的组织病理表现不包括
A. 角化过度
B. 真皮全层致密组织细胞增生
C. 基底细胞液化变性
D. 表皮、真皮分界不清
E. 真皮浅层致密带状淋巴细胞浸润

2154. 本病特征性的临床表现是
A. 皮肤瘙痒　B. 指甲改变
C. 紫红色扁平丘疹　D. 同形反应
E. 黏膜也可受累

(2155～2156 共用题干)

患者男，70岁，左阴囊红斑糜烂8年，长期不愈。检查发现左侧阴囊有约4cm×5cm大小的糜烂，境界清，左侧腹股沟淋巴结无肿大。

2155. 常造成误诊的疾病是
A. 固定型药疹　B. 慢性湿疹
C. 皮肤鳞状细胞癌　D. 扁平湿疣
E. 疥疮结节

2156. 组织病理上具有确诊意义的发现是
A. 真皮内浆细胞　B. 表皮内有帕哲细胞
C. 表皮下大疱　D. 表皮缺失
E. 表皮疣状增生

(2157～2159 共用题干)

患者女，40岁，双小腿皮疹迁延不愈5年余，瘙痒明显1个月。查体：躯干、四肢对称、广泛分布丘疹，直径0.2～0.5cm大小，有些散在，有些群集。双腿见直径3～5cm的斑块，有抓破，渗出。

2157. 临床诊断首先考虑
A. 药疹　B. 神经性皮炎
C. 银屑病　D. 湿疹
E. 癣菌疹

2158. 最有意义的检查项目是

A. ANA B. 血嗜酸性粒细胞
C. 血 IgA D. RPR
E. 咽拭子细菌培养

2159. 目前的治疗不适当的是

A. 抗组胺类药物
B. 大剂量维生素 C
C. 外用皮质类固醇激素治疗
D. 清热化瘀中药
E. 地塞米松 10mg/d，连用 1 个月

（2160～2162 共用题干）

患者女，20 岁，反复发生双下肢红斑、浅表小结节、紫癜与溃疡 3 周，对称性分布，伴阵发性腹痛。

2160. 临床诊断首先考虑

A. 变应性皮肤血管炎
B. 外科急腹症
C. 妇科急腹症
D. 急性发热性嗜中性皮病
E. 多形红斑

2161. 对诊断有帮助的实验室检查是

A. 白细胞减少
B. 红细胞沉降率快，血清总补体降低
C. 淋巴细胞百分比增高
D. 血红蛋白增高
E. 嗜碱性细胞增高

2162. 首选治疗药物为

A. 磺胺 B. 苯海拉明
C. 泼尼松 D. 青霉素
E. 维生素

（2163～2164 共用题干）

患者男，25 岁，下肢出现红斑结节 10 天，自觉疼痛，无破溃。

2163. 首先考虑哪种疾病

A. 变应性血管炎 B. 丹毒
C. 结节性红斑 D. 坏疽性脓皮病
E. 银屑病

2164. 下列所述正确的是

A. 本病女性较多
B. 治疗不及时皮损容易破溃
C. 往往有肾脏损害
D. 可用达那唑治疗
E. 常有实验室检查异常

（2165～2166 共用题干）

患者女，双唇黏膜反复红斑、水疱、糜烂，停用口唇化妆品后症状可改善。

2165. 应做哪项检查以明确诊断

A. 斑贴试验 B. 组织病理
C. 真菌直接镜检 D. IgE
E. 红细胞沉降率

2166. 最可能诊断是

A. 光线性唇炎 B. 接触性唇炎
C. 剥脱性唇炎 D. 扁平苔藓
E. DLE

（2167～2169 共用题干）

患者男，66 岁。吸烟 40 余年。发现左口角皮损 2 年，逐渐增大，检查发现左口角有一约 2cm×2cm×1cm 大小的增生物，表面破溃。

2167. 最可能的诊断是

A. 口角炎 B. 疣
C. 角化棘皮瘤 D. 鳞癌
E. 黏膜白斑

2168. 组织病理表现支持临床诊断的是

A. 鳞状细胞异常增生
B. 真皮内有浆细胞
C. 真皮内有淋巴细胞
D. 真皮内有嗜酸性粒细胞
E. 真皮内有巨噬细胞

2169. 下列治疗中最合适的是

A. 手术切除 B. 放射治疗
C. 化疗 D. 冷冻
E. 激光

（2170～2171 共用题干）

患者男，26 岁，8 月 2 日因皮疹 3 天就医。患者为锅炉工。体检发现颈周、双腋下及前胸出现密集红丘疹，约 0.1cm 大小，伴轻痒。

2170. 最可能的诊断是

A. 风疹 B. 丘疹性荨麻疹
C. 痱子 D. 湿疹
E. 火激红斑

2171. 应采用的处理措施为

A. 口服泼尼松
B. 用温水洗澡后外用炉甘石洗剂
C. 外用达克宁软膏
D. 外用水杨酸酒精
E. 外用龙胆紫

（2172～2173 共用题干）

患者女，38 岁，疲劳过度后感冒，随后四肢皮肤肿胀、躯干发硬，关节活动受限，抬举上肢时皮损凸凹不平，表皮正常。实验室检查示血嗜酸性粒细胞增高，红

细胞沉降率加快。

2172. 最可能的诊断是

A. 硬肿病　B. 硬皮病

C. Raynaud 病　D. 皮肌炎

E. 嗜酸性筋膜炎

2173. 确诊本病的最主要的检查是

A. CT 检查

B. 筋膜组织活检

C. 骨髓细胞检查

D. 免疫学自身抗体检查

E. 核磁共振检查

（2174～2175 共用题干）

患者女，36 岁，因皮肤红斑，伴不适 10 天就诊。查体：患者颈项部、上肢伸侧出现数片红斑块，周边隆起呈现粗颗粒状，似假性水疱。

2174. 可能的临床诊断为

A. 变应性皮肤血管炎

B. 固定型药疹

C. 多形红斑

D. 持久性隆起红斑

E. 急性发热性嗜中性皮病

2175. 以下哪项发现可以帮助诊断

A. 患者起病前有“上感”史

B. ESR 40mm/h

C. 外周血白细胞数 14×10^9/L，中性粒细胞 90%

D. 患者皮试对霉菌过敏

E. 患者既往对青霉素皮试呈阳性

（2176～2177 共用题干）

患者女，68 岁，全身反复出现大小不等的水疱 2 个月。瘙痒不明显。查体示全身散在黄豆至花生米大小的水疱，疱壁稍紧张，尼氏征阴性。

2176. 组织病理 HE 染色可见疱内的细胞主要为

A. 中性粒细胞　B. 棘层松解细胞

C. 红细胞　D. 淋巴细胞

E. 嗜酸性粒细胞

2177. 应首先考虑

A. 大疱性类天疱疮　B. 疱疹样皮炎

C. TEN　D. 疱疹样天疱疮

E. 妊娠疱疹

（2178～2180 共用题干）

患儿男，13 岁，生后左足背有皮疹，持续不退，并逐渐向上发展。就医时发现左足背至左大腿内侧出现线状褐色皮损，表面角化，疣状。

2178. 最可能的诊断是

A. 线状 IgA 皮病　B. 线状皮炎

C. 线状扁平苔藓　D. 线状苔藓

E. 线状表皮痣

2179. 组织病理最可能的表现为

A. 角化亢进，乳头瘤样增生

B. 真皮浅层带状淋巴细胞浸润

C. 脂膜炎

D. 表皮萎缩

E. 表皮下水疱

2180. 下列治疗方法中最合适的是

A. 放射治疗　B. 化疗

C. 分次冷冻治疗　D. 口服维甲酸

E. 电解治疗

（2181～2185 共用题干）

患者男，50 岁，双手腕起皮疹 2 年，伴严重瘙痒。体检：双手腕可见散在分布的 0.5～1.1cm 大小的扁平丘疹，表面附有蜡样薄膜鳞屑，液状石蜡拭皮损表面后，可见灰白色细纹。

2181. 诊断首先考虑为

A. 银屑病　B. 光泽苔藓

C. 硬化萎缩性苔藓　D. 神经性皮炎

E. 扁平苔藓

2182. 此病还好发于以下何种部位

A. 四肢伸侧　B. 口腔黏膜

C. 掌跖部　D. 颈后

E. 前额发际部

2183. 若患者病情发展，皮疹泛发，瘙痒剧烈，可首选下列哪种方法进行治疗

A. 冷冻

B. 左旋咪唑

C. 系统给予糖皮质激素

D. 抗生素

E. 聚肌胞

2184. 如本病出现指甲损害，最常见的指甲改变是

A. 甲顶针样改变

B. 反甲

C. 甲沟炎

D. 甲胬肉样改变

E. 白甲

2185. 首选下列哪种药物治疗

A. 泼尼松　B. 苯海拉明

C. 消炎痛　D. 青霉素

E. 维生素 A

（2186～2187 共用题干）

患者男，20 岁，自出生后不久全身出现散在咖啡色斑，后躯干出现散在淡粉色柔软肿瘤，皮损渐增多，伴有智力障碍。

2186. 最可能的诊断是

A. 结节性痒疹　B. 神经纤维瘤病

C. 疥疮　D. 传染性软疣

E. 皮肤纤维瘤

2187. 该病病因是

A. 病毒感染

B. 常染色体显性遗传

C. 常染色体隐性遗传

D. 性连锁遗传

E. 过敏反应

（2188～2189 共用题干）

患者女，45 岁，上唇左侧皮疹 3 个月。发展较快，原因不明，无不适感觉。查体：上唇左侧一个约 1cm 大小的半球形结节，暗红色。中央角化明显，质地硬，境界清楚，基底稍红。

2188. 目前最可能的诊断是

A. 角化棘皮瘤　B. 脂溢性角化病

C. 日光性角化病　D. 鳞状细胞癌

E. 基底细胞癌

2189. 该皮损的组织病理一般没有

A. 表皮中央大角栓

B. 大量基底样细胞团块增生

C. 角栓周围有上皮呈唇样增生

D. 表皮有大量鳞状细胞增生，易发现角珠

E. 底部表皮增生呈条索状向真皮内不规则延伸

（2190～2193 共用题干）

患者男，26 岁，躯干、四肢皮肤不明原因出现广泛淡红色圆形点疹、点疱疹，有出血坏死、结痂及鳞屑，部分皮损愈合留下微凹陷痘疮样瘢痕。有时伴低热及关节痛，病程 2 周。

2190. 最可能的诊断是

A. 痘疮样副银屑病（急性痘疮样苔藓样糠疹）

B. 多形红斑

C. 湿疹

D. 痒疹

E. 疱疹样皮炎

2191. 其治疗首选下列哪种药物较合适

A. 维生素 C　B. 雷公藤多苷

C. 扑尔敏　D. 钙剂

E. 维生素 B

2192. 外用下列哪类药物最合适

A. 糖皮质激素　B. 10% 水杨酸软膏

C. 氧化锌糊剂　D. 炉甘石洗剂

E. 3% 硼酸溶液

2193. 下列哪一项检查有助于诊断

A. 血常规　B. 尿常规

C. B 超　D. X 线检查

E. 皮损组织病理检查

（2194～2196 共用题干）

患者女，56 岁，务农，主诉右手及前臂皮损 10 个月，伴瘙痒。查体：右手手指、手腕、前臂伸侧出现散在成串分布的紫红色圆形皮下结节 8 个，表面有结痂，少许脓性分泌物。

2194. 最可能的诊断是

A. 皮肤着色芽生菌病　B. 皮肤结核

C. 血管炎　D. 孢子丝菌病

E. 硬红斑

2195. 最有助于诊断的措施是

A. 脓液直接镜检　B. 痂皮直接镜检

C. 组织真菌培养　D. 组织病理

E. 血清学试验

2196. 首选的治疗药物是

A. 利福平　B. 磺胺

C. 青霉素　D. 灭滴灵（甲硝唑）

E. 10% 碘化钾

（2197～2198 共用题干）

患者男，19 岁，因全身红斑、水疱，眼部、口腔、外阴黏膜溃疡 1 周入院。患者 1 周前因发热、咳嗽，服用安痛定、红霉素及清开灵等药物，次日出现眼周红肿、黄白色分泌物。皮损逐渐泛发全身，伴发热。于当地诊断为麻疹，用青霉素等药无效。5 天前面部开始出现水疱，口腔及外阴溃疡，全身红色丘疹融合成暗红斑。出现散在水疱、大疱，伴高热。否认系统病史和药物过敏史。体格检查：T 39℃，双肺呼吸音稍粗。双眼睑肿胀，较多黄白色分泌物。口唇糜烂，口腔及外阴黏膜溃疡。面部及躯干四肢可见浮肿性暗紫红色斑，融合成大片状，表面松弛，散在浅糜烂面，少量渗出。

2197. 临床诊断首先考虑

A. 中毒性表皮坏死松解型药疹

B. 重症多形红斑

C. 寻常型天疱疮

D. 落叶型天疱疮

E. 成人金黄色葡萄球菌烫伤样综合征

2198. 与本病最可能相关的致病原因是

A. 病毒或细菌引起的上呼吸道感染
B. 皮肤自身免疫性损伤
C. 金黄色葡萄球菌毒素作用
D. 当地诊断为麻疹，并用青霉素治疗
E. 服用安痛定

（2199～2200 共用题干）

患者女，60岁，因面部、躯干、四肢伸侧皮损3年来就诊。查体：面部、躯干、四肢伸侧散在分布淡红色浸润性斑块，边界不清。眉毛外1/3稀疏。周围神经干无肿大，浅感觉减退，未见皮肤溃疡。

2199. 最可能的诊断是
A. 结节红斑　B. 瘤型麻风
C. 结核样型麻风　D. 梅毒
E. 血管炎

2200. 最有助于诊断的实验性检查是哪项
A. 血常规
B. RPR
C. 组织病理加抗酸染色
D. 毛果芸香碱试验
E. 立毛肌功能试验

（2201～2202 共用题干）

患者女，48岁，因面、颈部及双手丘疹伴痒8年，复发加重3个月就诊。患者分别于2001年6月和2003年5月两次类似发病住院。外用激素药物和口服维生素C等后逐渐好转。本次入院前3个月自手背和面部起疹，逐渐泛发至双手臂及背部，瘙痒明显。自发病以来患者烦躁不安，睡眠差，食欲可，无发热。皮肤科检查：面部、双手背可见大片状红斑块，部分肥厚、苔藓化，较多抓痕。背部及双上肢散在米粒大小的红色丘疹。

2201. 本病的发病机制一般认为属于
A. 药物引起的变态反应
B. 细菌疹
C. 结缔组织病
D. 皮肤急性日光损伤性反应
E. 迟发型变态反应

2202. 最可能的诊断为
A. 系统性红斑狼疮
B. 异位性皮炎
C. 多形红斑型药疹
D. 多形性日光疹
E. 日光性皮炎

（2203～2204 共用题干）

患者女，17岁，9年前因被狗追击后头发全部脱落。查体：头发、眉毛、腋毛、阴毛均缺如，头皮正常。

2203. 该患者的诊断首先应当考虑为
A. 斑秃　B. 假性斑秃
C. 普秃　D. 全秃
E. 先天性脱发

2204. 本患者如果做头皮活检组织病理检查，结果应为
A. 多数毛囊处于生长期
B. 多数毛囊处于休止期
C. 多数毛囊处于退行期
D. 多数毛囊周围大量淋巴细胞浸润
E. 多数毛囊处于萎缩期

（2205～2208 共用题干）

患儿男，7岁，近几年来咽部疼痛，发热38℃，双下肢伸侧出现瘀点，少许水疱，自觉微痒，皮疹分布对称，压之不褪色，口腔及外阴黏膜未见明显损害。

2205. 最可能的诊断是
A. 湿疹　B. 药疹
C. 过敏性紫癜　D. 麻疹
E. 血小板减少性紫癜

2206. 为进一步明确诊断应做
A. B超检查　B. 血常规及血小板
C. 尿常规　D. 生化项目
E. 胸X线检查

2207. 患儿查血常规及血小板正常，胸部X线检查未见异常，此时诊断为
A. 湿疹　B. 药疹
C. 麻疹　D. 过敏性紫癜
E. 血小板减少性紫癜

2208. 治疗药物应首选
A. 抗生素　B. 免疫抑制剂
C. 抗病毒药　D. 维生素类药物
E. 皮质类固醇激素

（2209～2211 共用题干）

患者女，47岁，颈后、肩部弥漫性皮肤发硬。发病突然，2个月前曾有咽炎、扁桃腺炎伴发热。体检：颈后、肩部、胸、背及上臂呈对称性皮肤发硬，压之无凹陷，受累皮肤无色素改变及毳毛脱落。实验室检查：抗“O”升高，抗核抗体阴性。皮肤组织病理：表皮正常，真皮增厚明显，汗腺、皮脂腺正常。

2209. 应诊断为
A. 弥漫性硬皮病　B. 皮肌炎
C. 肾功能不全　D. 硬肿病
E. 心源性水肿

2210. 该患者的治疗原则应为
A. 首选糖皮质激素治疗

B. 强心、利尿
C. 去除感染性病灶，对症支持治疗
D. 利尿脱水
E. 静脉注射丙种球蛋白（IVIG）

2211. 该患者的预后情况是
A. 完全消退的可能性很小
B. 往往是持续性进行性加重
C. 完全消退的可能性较大
D. 视心功能改善情况而异
E. 视肾功能改善情况而异

（2212～2214 共用题干）

患者男，30 岁，右下肢破溃 10 余天，局部周围皮疹 4 天。患者 10 余天前出现右下肢疖肿，未予处理后出现局部明显红肿伴脓性分泌物，近 4 天来疖肿周边出现红斑、丘疱疹、渗液，渐向四周扩展，皮疹处伴瘙痒。

2212. 根据患者的病史及临床表现，诊断应考虑为
A. 急性湿疹
B. 自身敏感性皮炎
C. 传染性湿疹样皮炎
D. 继发真菌感染
E. 接触性皮炎

2213. 临床上需进一步采取的实验室检查为
A. 分泌物细菌学检查　B. 分泌物真菌学检查
C. 过敏原检查　D. 血培养
E. 斑贴试验

2214. 治疗原则应首先选用
A. 糖皮质激素　B. 敏感性抗生素
C. 抗组胺药物　D. 外涂收敛药物
E. 局部湿敷

（2215～2217 共用题干）

患者女，头面部红斑、肿胀伴局部瘙痒 2 天。患者 3 天前有染发史，既往染发后有类似轻微发作史。查体：头面部出现对称性弥漫性潮红斑片，少许丘疱疹，双眼睑肿胀不睁。

2215. 根据其病史及临床表现，应诊断为
A. 急性湿疹　B. 面部丹毒
C. 接触性皮炎　D. 皮肌炎
E. 系统性红斑狼疮

2216. 此类疾病属于哪一型变态反应
A. Ⅰ型变态反应　B. Ⅱ型变态反应
C. Ⅲ型变态反应　D. Ⅳ型变态反应
E. 以上所有

2217. 首先的治疗措施为
A. 炉甘石洗剂　B. 停止接触致敏原
C. 硼酸冷湿敷　D. 酌情选用糖皮质激素
E. 口服抗组胺药物

（2218～2219 共用题干）

患儿女，10 岁，双手指多发皮疹伴局部瘙痒、破溃就诊。查体见双手背、手指部出现弥漫性肿胀，手指处多发暗紫红色水肿性红斑、局部糜烂渗液。该患儿既往于冬季有类似皮疹发作史。

2218. 该患儿临床鉴别诊断中除外
A. 变应性皮肤血管炎
B. 系统性红斑狼疮
C. 急性湿疹
D. 皮肌炎
E. 多形红斑

2219. 该病主要的发生原因为
A. 多汗　B. 局部血液循环差
C. 挤压　D. 遗传
E. 自主神经功能紊乱

（2220～2222 共用题干）

患者女，28 岁，四肢皮疹伴阵发性剧烈瘙痒半年。专科检查：全身皮肤黏膜无黄染，未见风团，划痕征阴性。四肢散在坚实性丘疹和结节。部分皮损表面破溃、出血，少许血痂。皮损以四肢伸侧为重。

2220. 该患者首先考虑的诊断是
A. 扁平苔藓　B. 慢性单纯性苔藓
C. 结节性痒疹　D. 丘疹性荨麻疹
E. 寻常疣

2221. 该患者首先考虑的鉴别诊断是
A. 扁平苔藓　B. 慢性单纯性苔藓
C. 结节性痒疹　D. 丘疹性荨麻疹
E. 寻常疣

2222. 为缓解此类皮损的瘙痒程度，通常选用的外用皮质激素药物是
A. 只可应用弱效激素
B. 只可应用中效激素
C. 只可应用强效激素
D. 中效或弱效激素都可
E. 中效或强效激素都可

（2223～2224 共用题干）

患者男，63 岁，因腋下与腹股沟部位出现紧张性大疱 2 个月而入院。体检：除腋下和腹股沟，在胸腹部亦可见数个樱桃大小的大疱，基底略红，疱壁紧张，疱液澄清，尼氏征阴性。化验：皮损外直接免疫荧光检查发现基底膜带有 IgG 和 C3 呈线状沉积，诊断为大疱性类天疱疮。

2223. 关于该患者的实验室检查，下列说法不正确的是

A. 组织病理检查示表皮下水疱

B. 电镜检查发现水疱位于透明板内

C. 直接免疫荧光检查示90%的患者可见IgG呈线状沉积于基底膜带

D. 盐裂皮肤检查可见IgG沉积在近表皮侧

E. 10%～80%的患者血清中有抗表皮基底膜带的循环抗体，其滴度与皮损严重程度及病情活动性之间有平行关系

2224. 该例首选治疗是

A. 糖皮质激素　B. 免疫抑制剂

C. 四环素加烟酰胺　D. 氨苯砜

E. 红霉素

（2225～2226共用题干）

患者女，58岁，躯干、四肢反复出现水疱伴痒1年余。体格检查：躯干、四肢出现大小不等的红斑，红斑基础上见绿豆至蚕豆大小的水疱，疱壁紧张，尼氏征（—）。实验室检查：皮肤直接免疫病理显示在皮肤基底膜带处有IgG和C3呈线状沉积。

2225. 该患者最可能的诊断为

A. BP　B. BP或EBA

C. 线状IgA大疱病　D. 疱疹样皮炎

E. 疱疹样天疱疮

2226. 需进一步确诊该病，最有价值的辅助检查是

A. 皮肤组织病理

B. 皮肤直接免疫病理

C. 间接免疫病理

D. 盐裂间接免疫病理

E. 疱液涂片检查

（2227～2229共用题干）

患者男，57岁，农民，独居。因颜面、双手背反复红斑、水疱、脱屑2年，双下肢麻木1年。嗜酒6年，每日饮白酒250ml，因牙齿全脱，三餐以大米稀饭为主。病程中伴有腹泻、消瘦乏力、睡眠欠佳。经予以戒酒、进食多种蔬菜、水果及补充多种水溶性维生素3个月后皮疹好转。

2227. 结合其病史特点，该患者的诊断为

A. 日光性皮炎　B. 接触性皮炎

C. 蔬菜日光性皮炎　D. 迟发性皮肤卟啉病

E. 烟酸缺乏症

2228. 此病临床上典型的三联征为

A. 皮炎、腹泻、痴呆

B. 皮炎、关节炎、肾炎

C. 皮炎、肾炎、痴呆

D. 腹泻、痴呆、肾炎

E. 腹泻、皮炎、肾炎

2229. 此病的发病原因主要为

A. 维生素A缺乏　B. 维生素D缺乏

C. 维生素E缺乏　D. 维生素C缺乏

E. 烟酸缺乏

（2230～2231共用题干）

患儿，10个月，消瘦，生长发育不及正常同龄儿童。口、鼻、眼、肛门等皮肤黏膜交界处出现皮损2个月。皮损以水疱、脓疱为主，四肢末端出现类似银屑病样皮损，头发、眉毛、睫毛稀少，伴有腹泻。血电解质提示Zn低于正常水平。其父母体健。

2230. 结合其病史特点，该患儿的诊断为

A. 肠病性肢端皮炎　B. 胎传梅毒

C. 儿童银屑病　D. 烟酸缺乏症

E. 念珠菌感染

2231. 有关此病的治疗应除外

A. 支持治疗　B. 可口服硫酸锌

C. 可口服葡萄糖酸锌　D. 防止和控制感染

E. 长期补充AD

（2232～2234共用题干）

患者女，22岁，面颊，指（趾）末端出现暗红斑2个月，伴四肢关节酸痛。体格检查：面颊部出现对称性水肿性红斑。指（趾）末端屈侧及甲周出现暗红色斑。双膝关节轻度红肿。实验室检查：外周血WBC $3.2\times10^9/L$、Hb 8.6g/L、PLT $60\times10^9/L$、ESR 64mm/h，24小时尿蛋白为1.5g。

2232. 本病最可能的诊断为

A. 类风湿关节炎　B. 系统性红斑狼疮

C. 皮肌炎　D. 风湿热

E. 混合性结缔组织病

2233. 为明确诊断，最具价值的实验室检查是

A. 免疫球蛋白和补体　B. 关节摄片

C. ENA多肽抗体谱　D. 狼疮细胞检查

E. 狼疮带试验

2234. 该患者的治疗首选

A. 羟氯喹　B. 非甾体抗炎药

C. 甲氨蝶呤　D. 环磷酰胺

E. 糖皮质激素

（2235～2237共用题干）

患者男，51岁，面部水肿性紫红色斑疹2个月，伴四肢乏力1个月。2个月前有染发史，皮疹日晒后加重，病程中偶有饮水呛咳。体格检查：额、双上眼睑、面颊弥漫性紫红色斑，甲周毛细血管扩张及瘀点，四肢肌力4

级。实验室检查：血肌酸激酶 702 U/L，乳酸脱氢酶 182 U/L，丙氨酸氨基转移酶 84 U/L，天门冬氨酸氨基转移酶 64 U/L，血抗 ANA 抗体（+）。

2235. 该患者最可能的诊断是

A. 红斑狼疮
B. 接触性皮炎合并进行性肌营养不良
C. 重症肌无力
D. 皮肌炎
E. 混合性结缔组织病

2236. 为明确诊断，以下实验室检查最有价值的是

A. LBT
B. 四肢肌肉活检组织病理检查及肌电图检查
C. 斑贴试验及肌电图检查
D. 食道钡餐检查
E. 新斯的明试验

2237. 该类患者最常发生的肿瘤为

A. 肺癌　B. 肾癌
C. 鼻咽癌　D. 淋巴瘤
E. 鳞状细胞癌

（2238～2240 共用题干）

患者男，34 岁，全身皮损 3 个月伴瘙痒，曾诊断为皮炎，给予口服抗组胺剂和外用卤米松软膏治疗 3 周后皮损无明显改善。专科检查：躯干、四肢散在斑疹、斑丘疹，其上有细碎鳞屑，刮去鳞屑见出血点。躯干有少许散在脓疱，部分疱破，呈脓糊状，脓疱以腰腹部为多。

2238. 该患者最可能的诊断是

A. 寻常型银屑病　B. 脓疱型银屑病
C. 副银屑病　D. 玫瑰糠疹
E. 接触性皮炎

2239. 为明确诊断，最可靠的方法是

A. 组织病理　B. 点刺试验
C. Wood 灯检查　D. Auspitz 三联征试验
E. PPD 试验

2240. 为控制皮损，临床上最常用的治疗方案是

A. 免疫抑制剂联合 PUVA
B. 系统应用糖皮质激素
C. 干扰素联合免疫抑制剂
D. 维 A 酸类药物联合窄谱中波紫外线
E. 加强外用药物联合窄谱中波紫外线

（2241～2242 共用题干）

患儿女，13 岁，反复口周化脓破溃半年。2 年前因外伤在当地医院输过血。体格检查：右面部及下颏见一处 3cm×4cm 大小的溃疡，表面见较多黄绿色脓性分泌物。

2241. 对该患儿处理上首先采取下列哪种方法比较适当

A. 选择广谱抗生素静脉滴注或口服
B. 选择青霉素静脉滴注或肌内注射
C. HIV 抗体检测及创面分泌物细菌培养和药敏试验
D. 外科清创换药即可
E. 2% 莫匹罗星软膏外用

2242. 下列哪项有助于该患儿疾病的诊断

A. 外周血白细胞显著升高
B. 外周血嗜酸性粒细胞显著升高
C. 血清中免疫球蛋白 IgG 显著升高
D. $CD4^+$ T 淋巴细胞显著减少
E. 血清中 C3 显著下降

（2243～2245 共用题干）

患者女，20 岁，反复头面、四肢皮疹伴痒 2 个月余，加重 3 天。患者反复于头面、四肢出现红斑、丘疹、丘疱疹样皮疹，自用激素类药膏外涂后可减轻。但易反复。3 天前饮酒后皮疹再次加重伴剧烈瘙痒。查体：头面、四肢、手等部位出现对称性红斑、丘疹、丘疱疹、抓痕，耳垂、手部有大量渗出。

2243. 根据患者的临床表现，最可能的诊断是

A. 急性湿疹　B. 自身敏感性皮炎
C. 传染性湿疹样皮炎　D. 异位性皮炎
E. 湿疹样皮炎

2244. 患者渗出部位应采取的外用药为

A. 软膏　B. 乳膏
C. 湿敷　D. 洗剂
E. 油剂

2245. 若治疗不当，疾病可能的转归方式不包括

A. 继发感染　B. 慢性湿疹
C. 湿疹样疹　D. 脓疱疮
E. 苔藓化

（2246～2248 共用题干）

患者女，65 岁，全身皮疹反复发作 30 年，近半年来皮损加重。患者既往诊断为银屑病并给予外用药物治疗，具体不详。2 年前间断口服泼尼松治疗，皮损控制不理想，于半年前自行停用。系统检查：急性病容，体温 38.7℃，脉搏 98 次/分，轻度库欣面容。专科检查见颜面、躯干和双大腿处出现大片状潮红斑，见细碎鳞屑。头皮见斑丘疹，伴厚层鳞屑，四肢散在斑丘疹、丘疹，其上附着鳞屑。

2246. 患者最可能的诊断是

A. 寻常型银屑病　B. 脓疱型银屑病
C. 关节病型银屑病　D. 红皮病型银屑病
E. 剥脱性皮炎

2247. 分析患者皮损未很好控制及皮损加重潮红的原因最可能是

A. 未坚持口服泼尼松
B. 病情进展
C. 口服泼尼松
D. 未联合应用免疫抑制剂
E. 可能因某些外用药物使用不当或停药泼尼松导致

2248. 为控制皮损和全身症状，临床上最佳的选择是

A. 免疫抑制剂联合 PUVA
B. 系统应用糖皮质激素
C. 干扰素联合免疫抑制剂
D. 维 A 酸类药物联合全舱窄谱中波紫外线
E. 加强外用药物联合全舱窄谱中波紫外线

（2249～2251 共用题干）

患者女，手掌处反复出现皮疹数年伴痒，每于夏季加重，冬季缓解，病程中不伴有甲损害及脓疱发生。查体：双手掌对称性角化、脱屑、肥厚，边界不清。

2249. 为进一步明确诊断首先应采取的实验室检查是

A. 真菌直检　B. 真菌培养
C. 细菌培养　D. 过敏原检测
E. 斑贴试验

2250. 排除真菌感染，患者最可能的诊断是

A. 掌跖脓疱病　B. 光化性皮炎
C. 慢性湿疹　D. 胼胝
E. 掌跖角化

2251. 为预防此类疾病发生，主要的注意点是

A. 禁烟酒
B. 避免接触洗涤用品
C. 常洗手保持局部清洁
D. 常年坚持局部应用糖皮质激素
E. 保持局部干燥

（2252～2254 共用题干）

患儿男，10 岁，自 2 岁开始四肢屈侧、颈前区反复出现皮疹伴瘙痒，外用药物治疗后可缓解，病程中伴过敏性鼻炎及过敏性哮喘反复发作。查体：系统检查无异常。皮肤科专科检查见四肢关节屈侧、颈前区淡褐色浸润性斑块，轻度苔藓化，上覆少许干燥鳞屑。

2252. 为进一步明确诊断，该患儿应检测血清中的哪种免疫球蛋白水平

A. IgA　B. IgG
C. IgM　D. IgE
E. IgD

2253. 此类患儿外周血常规中增高的是

A. 中性粒细胞　B. 嗜酸性粒细胞
C. 嗜碱性粒细胞　D. 淋巴细胞
E. 单核细胞

2254. 该患儿应诊断为

A. 慢性湿疹　B. 自身敏感性皮炎
C. 特应性皮炎　D. 接触性皮炎
E. 湿疹样皮炎

（2255～2257 共用题干）

患者女，40 岁，因躯干、上肢出现皮疹伴瘙痒 2 天就诊。患者 2 天前于颈前、上胸部、双前臂伸侧出现红色皮疹，有明显瘙痒，皮疹渐加重、扩大，出现局部渗出，该患者发病前有去海边旅游日晒史。查体：颈前、上胸部、双前臂伸侧出现密集成簇分布的小丘疱疹、水疱，局部轻度肿胀、渗液。

2255. 根据其皮疹表现应考虑为

A. 烟酸缺乏症　B. 多形性日光疹
C. 日晒伤　D. 夏季皮炎
E. 卟啉病

2256. 该患者的临床表现属于

A. 丘疱疹型　B. 丘疹型
C. 红斑水肿型　D. 痒疹型
E. 混合型

2257. 在下列治疗方案中，不适合的方案为

A. 小剂量糖皮质激素　B. 烟酰胺
C. 羟基氯喹　D. 甲氨蝶呤
E. 硼酸湿敷

（2258～2260 共用题干）

患者男，27 岁，右前臂可见大片红斑，其上可见针头至粟粒大小的丘疱疹，有明显浆液性渗出，诊断为急性湿疹。

2258. 以下哪种治疗方法最为合适

A. 溶液湿敷　B. 粉剂
C. 软膏　D. 硬膏
E. 酊剂

2259. 若此患者经过上述治疗后，红肿及渗出减轻但仍有丘疹及少量丘疱疹，此时可选用

A. 溶液湿敷　B. 糊剂
C. 软膏　D. 硬膏
E. 酊剂

2260. 若此患者经久不愈，发展为慢性湿疹，查体可见患部皮肤肥厚，表面粗糙呈苔藓化，可选用

A. 溶液湿敷　B. 粉剂
C. 油剂　D. 硬膏
E. 酊剂

（2261～2263 共用题干）

患者男，40 岁，全身起红斑、手足心起褐色斑点 1 周，不痛、不痒。于2个月前阴茎包皮远端至冠状沟处曾起一指甲盖大的暗红色结节，不痛，自行破溃，外用红霉素眼药膏3周后愈合。近1周来躯干、四肢相继出现红斑，双手、足心出现豆大的褐色斑，不痒。曾服抗过敏药物治疗无效。原无手足癣史。近1个月来无全身用药史。已婚，发病前3个月左右有冶游史。性伴侣及爱人情况不清。体检：躯干、四肢可见泛发芸豆、蚕豆大的淡红斑，表面无脱屑，压之褪色；双手、双足掌跖处散发芸豆大的褐色角化斑，表面有少量脱屑。阴茎末端包皮与冠状沟连接处可见一指甲盖大的瘢痕。右侧腹股沟可触及一个直径为 2cm 大小的淋巴结，无压痛。生殖器其他部位、肛门、口腔未见异常。

2261. 该病的诊断首先考虑为

A. 淋病　B. 药疹
C. 银屑病　D. 梅毒
E. 玫瑰糠疹

2262. 下列哪种化验为该病的确诊试验

A. VDRL　B. USR
C. RPR　D. ART
E. TPHA

2263. 该病的治疗首选

A. 青霉素　B. 红霉素
C. 四环素　D. 螺旋霉素
E. 甲砜霉素

（2264～2266 共用题干）

患儿男，9 岁，因双下肢皮疹伴剧烈瘙痒 1 天就诊。患儿1天前去野外郊游，后于双下肢出现多个红色皮疹，剧烈瘙痒。查体：双下肢多发淡红色纺锤形坚实斑丘疹，个别皮疹顶端见张力性水疱，尼氏征（－），皮损无破溃。

2264. 根据其病史和临床表现，诊断考虑

A. 急性荨麻疹　B. 玫瑰糠疹
C. 丘疹性荨麻疹　D. 线状 IgA 大疱病
E. 多形红斑

2265. 该病最常见的发病原因为

A. 食物过敏　B. 昆虫叮咬
C. 精神因素　D. 气候因素
E. 搔抓

2266. 针对该患者的皮疹特点，目前最适宜的局部外用处理为

A. 炉甘石洗剂　B. 皮质类固醇软膏
C. 抗生素软膏　D. 硼酸冷湿敷
E. 红外线照射

（2267～2269 共用题干）

患者男，46 岁，口腔糜烂 1 年，躯干出现水疱 6 个月。体格检查：躯干见蚕豆大小的水疱，壁薄，基底红，尼氏征（＋）；并见较多糜烂面，表面有污秽痂皮；口腔黏膜糜烂。实验室检查：血尿及大便常规检查正常；肝肾功能正常；ESR 正常。

2267. 该病最可能的诊断为

A. 多形红斑　B. BP
C. 疱疹样皮炎　D. 寻常型天疱疮
E. EBA

2268. 确诊该病，最有价值的辅助检查为

A. 皮肤直接免疫病理检查
B. 皮肤组织病理检查
C. 盐裂间接免疫病理检查
D. 疱液涂片检查
E. 全身检查寻找肿瘤

2269. 该病的首选治疗药物为

A. CTX　B. 糖皮质激素
C. 氨苯砜　D. MTX
E. 免疫球蛋白

（2270～2271 共用题干）

患者女，42 岁，双足底皮损 1 个月，不痒。体格检查：双足底散在分布较多黄豆大小的铜红色斑丘疹，部分表面领圈样脱屑。

2270. 对该患者首选下列哪种检查方法比较合适

A. 刮取鳞屑进行真菌学直接镜检
B. 刮取鳞屑进行真菌学培养
C. 切取皮损进行组织病理学检查
D. 抽取外周血进行 RPR＋TPPA 检查
E. 切取皮损进行直接免疫荧光检查

2271. 若无条件进行实验室检查，应予以下列哪项处理比较合适

A. 1%联苯苄唑乳膏外用，每天 1 次，连续 2 周
B. 哈西奈德乳膏外用，每天 2 次，连续 1 周
C. 曲安奈德益康唑乳膏外用，每天 2 次，连续 1 周
D. 不需要任何治疗
E. 苄星青霉素 240 万 U，分两侧臀部肌内注射，1 次/周，连续 3 次

（2272～2274 共用题干）

患者男，38 岁，腋下及腹股沟皮疹 2 年，皮疹反复发作。体格检查：腋窝及腹股沟处出现乳头状肉芽增殖，边缘有水疱，有臭味。家族中无类似疾病史。皮肤直接免疫病理示表皮棘细胞间 IgG 和（或）C3 网状沉积。

2272. 该病最可能的诊断为

A. 家族性慢性良性天疱疮
B. 增殖型天疱疮
C. 湿疹
D. 体癣，股癣
E. 寻常型天疱疮

2273. 该病的组织病理表现为
A. 表皮明显增生，表皮内裂隙形成，疱液中有棘层松解细胞
B. 表皮明显增生，表皮内裂隙形成，见角化不全细胞
C. 表皮明显增生，表皮内海绵状变性及水疱形成，真皮浅层有少量淋巴细胞浸润
D. 表皮明显增生，表皮内海绵状变性，PAS 染色角质层见菌丝和孢子
E. 表皮明显增生，表皮内裂隙形成，见谷粒和圆体

2274. 该病首选的治疗方案为
A. 环磷酰胺
B. 小剂量糖皮质激素
C. 足量糖皮质激素
D. 抗生素
E. 抗组胺药

（2275～2277 共用题干）

患者男，25 岁，面部、躯干部起白斑 1 个月，无明显诱因。其父亲曾有同样病史。查体：面部、躯干部可见大小不等、不规则的色素脱失斑，白斑周围有色素沉着。

2275. 最可能的诊断是
A. 花斑癣　B. 单纯糠疹
C. 无色素痣　D. 贫血痣
E. 白癜风

2276. 下列不属于该病发病机制的是
A. 遗传因素　B. 免疫功能异常
C. 神经精神因素　D. 内分泌紊乱
E. 维生素缺乏

2277. 下列治疗方法不合适的是
A. 外用激素
B. 外用钙调神经磷酸酶抑制剂
C. 308 准分子激光照射
D. 窄波 UVB 照射
E. 外涂维生素 E 乳膏

（2278～2280 共用题干）

患儿男，10 岁，1 个月前有上呼吸道感染史，半月前开始出现双侧下肢出血点、出血斑伴关节酸痛、腹痛，病程中无呕血、血常规提示 WBC 12×10^9/L、N 82%、L 18%、Hb 115g/L，PLT 23×10^9，尿常规提示尿常规提示隐血（++）、RBC 2～3 个/HP。

2278. 结合病史，该患儿的诊断为
A. 过敏性紫癜
B. 特发性血小板减少性紫癜
C. 变应性皮肤血管炎
D. 持久隆起性红斑
E. 荨麻疹性血管炎

2279. 此病最容易累及的系统性脏器为
A. 心　B. 肝
C. 脑　D. 肺
E. 肾

2280. 该病发病从免疫学角度分析，主要累及的组织病变为
A. 小动脉
B. 小静脉
C. 毛细血管和细小血管
D. 中动脉
E. 中静脉

（2281～2283 共用题干）

患者男，平素体健，半月前因手工制作时出现左手食指外伤，伤口愈合后于外伤部位出现一肿块，呈棕红色，且逐渐增大，触压有疼痛感，质软，破溃后出血明显。

2281. 根据临床表现，该患者最可能的诊断为
A. 化脓性肉芽肿　B. 传染性软疣
C. Kaposi 肉瘤　D. 基底细胞瘤
E. 鳞癌

2282. 如要确诊，最好依据哪项检查
A. 肿块 B 超　B. 皮损组织病理
C. 血常规　D. 真菌检查
E. 全胸片

2283. 该病的治疗方案最佳为
A. 手术切除＋组织病理
B. 激光
C. 电凝
D. 放射
E. 不须治疗，临床观察

（2284～2286 共用题干）

患者男，30 岁，因发热伴全身皮疹 1 天，突发晕厥 5 分钟就诊。患者 1 天前全身出现大小不等、红色、不规则的皮疹，时起时消，伴瘙痒感，同时伴有发热，体温为 38℃～39℃，无咳嗽、腹泻，5 分钟前突然出现面色苍

白、出冷汗，随即意识丧失，被抬入门诊。查体：T 38.3℃，心率120次/分，BP 70/45mmHg，呼吸急促，神志不清，唤无应答，四肢厥冷，全身见大小不等的鲜红色风团，融合成片；血常规：WBC $10.5\times10^9/L$，N 80.6%。

2284. 根据其临床表现，诊断应考虑为
A. 感染性休克
B. 过敏性休克
C. 低血容量性休克
D. 心源性休克
E. 神经源性休克

2285. 有关该种休克，下列表述不对的是
A. 外周血管扩张
B. 毛细血管床容积减小
C. 通透性增加
D. 血浆外渗
E. 心输出量下降

2286. 对该患者而言，应急处理首选
A. 钙剂　B. 糖皮质激素
C. 抗组胺药物　D. 拟交感神经药物
E. 敏感抗生素

（2287～2289共用题干）

患者男，19岁，因腹泻1天余，口唇部皮疹半天就诊。患者1天前出现腹泻、低热，自行口服诺氟沙星、泻痢停，半天前口唇部觉瘙痒，随即出现红色皮疹，追问患者，发现其多年前有磺胺类药物过敏史。专科检查：下唇皮肤黏膜交界处见一枚指甲大的水肿性红斑，边界清楚。

2287. 患者药物性皮炎的表现属于
A. 多形红斑型　B. 光敏型
C. 固定型　D. 荨麻疹型
E. 血管炎型

2288. 此类型药疹最多见于服用以下哪种药物
A. 解热镇痛药　B. 磺胺药
C. 血清制品　D. 镇静安眠药
E. 抗痛风药

2289. 既往有药物时过敏史者，再次应用同类药物时的发病时间为
A. 6小时以内　B. 12小时以内
C. 24小时以内　D. 36小时以内
E. 48小时以内

（2290～2293共用题干）

患者男，60岁，颞部有2cm×2cm大小的黑素斑块，略隆起于皮面，边界清楚但不规整，黑色不均匀，近2个月来缓慢增大。

2290. 该患者的诊断应首先考虑为
A. 表皮痣　B. 脂溢性角化病
C. 基底细胞癌　D. 鳞状细胞癌
E. 恶性黑素瘤

2291. 以下哪项不是本病的临床类型
A. 肢端型恶性雀斑样痣黑素瘤
B. 浅表扩散性黑素瘤
C. 恶性雀斑样痣黑素瘤
D. 溃疡性黑素瘤
E. 结节性黑素瘤

2292. 根据Clark分级法，下列可定义为Ⅲ级的是
A. 黑素瘤细胞局限于表皮和皮肤附属器
B. 侵入真皮乳头层
C. 侵入乳头下血管丛，但未侵入真皮网状层
D. 侵入真皮网状层
E. 侵入皮下脂肪组织

2293. 与本病发病有关的因素不包括
A. 种族　B. 遗传
C. 创伤　D. 曝光
E. 过敏

（2294～2296共用题干）

患者男，60岁，面部皮损数年，无明显自觉症状。体格检查：面部散在扁平丘疹、斑片，深褐色，表面光滑，境界清楚，主要分布于颞部和颧部，皮损呈对称性分布。

2294. 该患者诊断首先考虑为
A. 表皮痣　B. 脂溢性角化病
C. 皮角　D. 鳞状细胞癌
E. 汗管瘤

2295. 以下不是本病组织病理学共同特点的是
A. 角化过度　B. 棘层肥厚
C. 棘层松解　D. 乳头瘤样增生
E. 假性角囊肿

2296. 以下因素与本病的发生无关的是
A. 遗传　B. 皮肤老化
C. 日晒　D. 细菌感染
E. 皮肤轻微损伤

（2297～2299共用题干）

患者女，24岁，双下肢遇冷后出现大理石样纹，部分皮肤呈斑点状红斑，自觉双下肢刺痛感或麻木感，保暖后症状缓解。系统性检查无异常。双侧足趾冬季易发冻疮，血、尿常规检查无异常，免疫系统检查正常。

2297. 根据临床表现，该患者最可能的诊断为

A. 网状青斑　　B. 皮肌炎
C. 硬皮病　　D. 系统性红斑狼疮
E. 类风湿关节炎

2298. 此病如症状严重，最可能继发
A. 毛囊炎　　B. 坏疽性脓皮病
C. 局部溃疡　　D. 丹毒
E. 脓疱疮

2299. 下列治疗方案不适合于此病的是
A. 注意保暖
B. 早期足量应用糖皮质激素
C. 应用扩血管药物
D. 降低血液黏稠度
E. 如合并基础疾病应予以积极治疗

（2300～2301 共用题干）

患者男，45 岁，双侧小腿伸侧出现对称分布的皮损 5 年。自觉瘙痒明显，皮损多为褐红或褐黄色圆锥形丘疹，呈绿豆大。质地坚硬，孤立散在。部分排列成念珠状。组织病理提示大量的淀粉样物质沉积于表皮和真皮。

2300. 结合其病史特点，该患者的诊断为
A. 神经性皮炎　　B. 黏液水肿性苔藓
C. 单纯性痒疹　　D. 结节性痒疹
E. 皮肤淀粉样变

2301. 有关此病的治疗应除外
A. 外用糖皮质激素　　B. 冷冻
C. 口服维 A 酸　　D. 口服青霉胺
E. 加强抗感染治疗

（2302～2304 共用题干）

患儿女，6 天，双眼流脓 2 天。体格检查：双侧球结膜充血，见较多黄色脓性分泌物。分泌物涂片检查示较多细胞内有革兰阴性双球菌。

2302. 该患儿诊断首先考虑
A. 病毒性结膜炎　　B. 真菌性结膜炎
C. 衣原体性结膜炎　　D. 淋菌性结膜炎
E. 急性结膜炎

2303. 下列关于对该患儿的处理，说法不正确的是
A. 头孢曲松钠按 30～50mg/（kg·d）静脉滴注，每天一次，连续 1 周
B. 头孢曲松钠按 30～50mg/（kg·d）静脉滴注一次
C. 生理盐水冲洗眼部，每 1 小时一次
D. 1% 硝酸银溶液点眼，每日一次
E. 3 日内复诊

2304. 除对该患儿进行上述治疗外，还需要进行的处理是
A. 联合抗疱疹病毒药物治疗
B. 联合抗真菌药物治疗
C. 患儿母亲接受抗真菌药物治疗
D. 患儿母亲接受抗淋球菌药物和抗衣原体药物治疗
E. 患儿母亲接受疱疹病毒药物治疗

（2305～2308 共用题干）

患儿男，2 岁，因面部及手足部出现色素斑 2 年就诊。患儿在出生后 1 个月即在面、手背等暴露部位出现红色斑点，继之皮疹渐增多，颜色变为褐色。日晒后加重，无痛痒等不适感。其父母非近亲结婚，否认家族遗传病史。患儿皮肤干燥，暴露部位有密集的雀斑样色素沉着，淡棕至深褐色，面及手足伸侧伴脱屑性红棕色斑片。双眼畏光流泪，球结膜无充血。

2305. 根据患儿的病史及临床表现，可能的诊断为
A. 遗传性对称性色素异常症
B. 卟啉病
C. 种痘样水疱病
D. 着色性干皮病
E. 红斑狼疮

2306. 其诊断标准不包括
A. 好发于非暴露部位
B. 家族史
C. 眼损害
D. 特征性皮损
E. 组织病理

2307. 目前对该病进行的实验室检查不包括
A. UV 超敏反应
B. 细胞染色体断裂
C. 影像学检查
D. 互补作用研究
E. 基因测序

2308. 对于该病的治疗，说法不正确的是
A. 外用遮光剂
B. 维 A 酸药物
C. 手术治疗
D. 糖皮质激素
E. 特定脂质体进行 DNA 修复

（2309～2312 共用题干）

患者男，20 岁，主诉面部皮疹反复发作 4 年余，时轻时重。查体：面部油脂分泌较多，可见红色丘疹、粉刺、脓肿、结节，凹陷性瘢痕。

2309. 最可能的诊断是
A. 痤疮　　B. 脂溢性皮炎
C. 酒渣鼻　　D. 口周皮炎

E. 毛囊炎

2310. 目前该患者所患疾病的严重程度为

A. 不能分级　B. Ⅰ度
C. Ⅱ度　D. Ⅲ度
E. Ⅳ度

2311. 为控制疾病的发作，下列错误的是

A. 少食辛辣、油腻食物
B. 使用温水洗脸
C. 不使用粉质化妆品
D. 不使用油质化妆品
E. 多食胡萝卜，南瓜等高糖食物

2312. 如何治疗该疾病

A. 使用外用的维 A 酸霜
B. 使用过氧化苯甲酰乳剂
C. 口服抗生素
D. 口服异维 A 酸
E. 应采用外用及口服药物等综合疗法。

（2313～2316 共用题干）

患儿女，4 岁，自幼全身皮肤粗糙肥厚，脱屑。躯干及四肢经常起黄豆大小的水疱，以胸背部为著，疱壁薄。数日内干燥脱屑而愈。近半年来水疱发生减少，皮肤潮红、粗糙及脱屑明显。组织病理示显著角化过度，细胞内水肿，致表皮松解。

2313. 该病可能的诊断是

A. 寻常型鱼鳞病
B. 表皮松解性角化过度鱼鳞病
C. 板层状鱼鳞病
D. 脱屑性红皮病
E. Y 连锁鱼鳞病

2314. 该病又称为

A. 先天性大疱性鱼鳞病样红皮病
B. 鱼鳞病样红皮病
C. 脱屑性红皮病
D. 火棉胶儿
E. 非大疱性鱼鳞病样红皮病

2315. Siemens 大疱性鱼鳞病主要是 K2e 基因突变所致，病变局限于

A. 基底层　B. 棘层
C. 颗粒层　D. 透明层
E. 角质层

2316. 对于该病可以进行的治疗不包括

A. 遗传咨询　B. 产前诊断
C. 需要进行重症监护　D. 水化保湿
E. 糖皮质激素

（2317～2319 共用题干）

患儿女，4 月龄。患儿出生后不久于手足处出现水疱，以关节和摩擦部位为著，摩擦后加重。患儿出生正常。母孕期无感染及服药史，父母非近亲结婚。家族中无类似疾病。体检：生长发育良好，生命体征正常，头颅及耳鼻检查无异常，颈无抵抗，心、肺、腹部检查无异常，口唇周围及手足皮肤处可见大小不等的透亮水疱，直径 1～2cm。透射电镜示皮肤松解发生于表皮基底细胞下部。

2317. 该病属于遗传性大疱性表皮松解症（EB）的哪一种类型

A. 单纯型 EB
B. 交界型 EB
C. Kindler 综合征
D. 常染色体显性遗传的 EB
E. 常染色体隐性遗传的 EB

2318. 该病的描述不正确的是

A. 是一类角蛋白疾病
B. 水疱发生在透明板内
C. 内脏很少受累
D. 通常由角蛋白 5 和角蛋白 14 的基因突变所致
E. 该病多为常染色体显性遗传

2319. 该病通常又分为哪几种类型

A. 色素沉着型、泛发型
B. 轻型、重型
C. 轻型、重型、混合型
D. 局限型、致死型
E. 局限型、泛发型、斑驳色素型

（2320～2322 共用题干）

患者男，30 岁，颈项、双侧肘关节伸侧出现皮疹伴阵发性瘙痒反复发作 4 年。专科检查：颈后、双侧肘关节伸侧见扁平隆起性斑丘疹，大小不等，表面粗糙，部分苔藓化。皮损局限。

2320. 该患者最可能的诊断是

A. 扁平苔藓
B. 慢性湿疹
C. 原发性皮肤淀粉样变
D. 慢性单纯性苔藓
E. 局限性瘙痒症

2321. 该病最常见的鉴别诊断是

A. 扁平苔藓
B. 慢性湿疹
C. 原发性皮肤淀粉样变
D. 局限性瘙痒症

E. 慢性单纯性苔藓

2322. 关于该病与扁平苔藓的鉴别诊断，最具价值的简便方法是

A. 皮肤划痕试验

B. 组织病理

C. 皮损表面 Wickham 氏纹

D. 皮损碘染色试验

E. 点刺试验

（2323～2324 共用题干）

患儿女，6 岁，躯干、上肢出现水疱伴瘙痒。体检：躯干，手及前臂屈侧于红斑基础上有米粒至绿豆大小的水疱，水疱为张力性，环状排列，尼氏征（-），口腔黏膜无损害。皮肤直接免疫病理示基底膜带处 IgA 呈线状沉积。

2323. 该病最可能的诊断为

A. 儿童线状 IgA 大疱病

B. IgA 型天疱疮

C. 疱疹样皮炎

D. 先天性大疱性表皮坏死松解症

E. 儿童类天疱疮

2324. 该病首选的治疗药物为

A. 糖皮质激素　B. 抗生素

C. B 族维生素　D. 氨苯砜

E. 雷公藤

（2325～2327 共用题干）

患者女，65 岁，额部锥形角化性皮损 10 年，初为质硬丘疹，后逐渐增大并弯曲，渐呈角锥形，无明显自觉症状。体格检查：前额出现深褐色角锥形角化性新生物，基底部直径为 2cm，高度约 4cm，表面干燥无渗出。

2325. 该患者诊断应首先考虑

A. 表皮痣　B. 脂溢性角化病

C. 皮角　D. 鳞状细胞癌

E. 汗管瘤

2326. 以下不是本病好发部位的是

A. 面部　B. 头皮

C. 手背　D. 腋下

E. 前臂

2327. 以下不是本病组织病理学共同特点的是

A. 角化过度　B. 角化不全

C. 棘层肥厚　D. 细胞异形

E. 基底细胞液化变性

（2328～2329 共用题干）

患者女，18 岁，主因全身毛发脱落 2 个月就诊。患者于 2 个月前，在高考失利后，出现睡眠不佳，后开始头发脱落，此后眉毛、腋毛、阴毛、毳毛也出现脱落，曾用外用药物治疗，但无明显效果。查体：心肺腹未见异常，毛发、眉毛、毳毛全部脱落。

2328. 最可能的诊断是

A. 斑秃　B. 脂溢性脱发

C. 假性斑秃　D. 全秃

E. 普秃

2329. 近期可尽快控制病情的治疗措施是

A. 外用糖皮质激素

B. 口服糖皮质激素

C. 局部注射糖皮质激素

D. 口服中药

E. 系统用免疫抑制剂

（2330～2332 共用题干）

患者男，34 岁，因全身红斑，继发水疱和大疱 1 周入院。皮疹发生前 2 个月发生车祸伤致外伤性癫痫，口服卡马西平 2 周。T 38.9℃，BP 110/76mmHg，心率 108 次/分。专科检查：面、颈、躯干和四肢出现大片状红斑、丘疹，并见密集分布于躯干和四肢的水疱和大疱，并见部分血疱。尼氏征阳性。眼结膜、口腔黏膜、肛门和外生殖器黏膜见糜烂，阴囊糜烂渗出明显。

2330. 该患者最先考虑的诊断是

A. 斑疹－丘疹型多形红斑

B. 水疱－大疱型多形红斑

C. Stevens－Johnson 综合征

D. 寻常型天疱疮

E. 疱疹样皮炎

2331. 应该注意该病常常伴有内脏的损害，其中最常见的是

A. 继发性肺部感染

B. 肝脏损害

C. 心脏损害

D. 肾脏损害

E. 胃肠道损害

2332. 在该病的治疗中，激素起始量的使用原则是

A. 小剂量起始　B. 中等剂量起始

C. 大剂量起始　D. 冲击剂量起始

E. 应该遵循个体化治疗原则

（2333～2334 共用题干）

患者女，23 岁，下眼睑皮肤散在分布针尖大小的皮色丘疹，表面光滑，境界清楚，互相不融合，变化缓慢。组织病理学：真皮浅层岛屿状基底样细胞团块和小索条样结构。

2333. 该患者诊断应首先考虑

A. 汗管瘤　　B. 皮脂腺痣
C. 毛母质瘤　　D. 粟丘疹
E. 扁平疣

2334. 本病最具特征性的组织病理学表现为
A. 毛乳头样结构
B. 未分化的毛囊结构
C. 导管和实体条索形成逗号或蝌蚪状
D. Paget 细胞
E. 真皮囊肿

（2335～2337 共用题干）

患者女，系口腔溃疡3个月余，双侧小阴唇出现对称性溃疡，溃疡呈椭圆形，疼痛明显，皮损境界清楚，中心淡黄色坏死基底，周围为鲜红色晕。双侧双下肢、躯干部见散在的毛囊炎样皮损，部分痤疮样改变。实验室检提示血常规、尿常规正常。ESR 34mm/h。

2335. 结合其病史特点，该患者的诊断为
A. Behcet 综合征　　B. Wegener 肉芽肿
C. SLE　　D. 坏疽性脓皮病
E. Sweet 综合征

2336. 此病还较易累及的脏器为
A. 肺脏　　B. 心脏
C. 眼睛　　D. 肾脏
E. 颅脑

2337. 关于本病累及消化系统后表现的症状，较少见的是
A. 上腹部饱胀不适　　B. 腹部隐痛
C. 腹部阵发性绞痛　　D. 肠穿孔
E. 便血

（2338～2340 共用题干）

患者男，72 岁，全身反复瘙痒 8 个月，伴睡眠欠佳。查体：全身皮肤黏膜无黄染，未见明显风团、结节和丘疹，躯干见散在抓痕。

2338. 该患者最可能的诊断是
A. 全身性瘙痒症　　B. 皮肤干燥症
C. 慢性荨麻疹　　D. 疥疮
E. 皮肤病疑病症

2339. 为明确诊断，需要进一步询问病史，下列选项中除哪项外均为需要排除的基础性疾病
A. 糖尿病　　B. 高血压病
C. 高脂血症　　D. 慢性肾功能不全
E. 心脏病

2340. 为鉴别诊断，最容易混淆的疾病是
A. 疥疮　　B. 慢性荨麻疹
C. 虫咬皮炎　　D. 慢性湿疹
E. 泛发性体癣

（2341～2342 共用题干）

患者男，53 岁，22 岁时掌跖部出现角质丘疹，质地坚硬，部分皮疹已剥除或自行脱落呈喷火形凹陷。随年龄增长皮损逐渐增多。患者家族中有 5 人患病。近 1 个月来，患者于胸背部出现红斑鳞屑性皮疹，刮除表面鳞屑可见薄膜现象和点状出血。系统检查无异常。

2341. 考虑诊断为
A. 毛发红糠疹
B. 点状掌跖角化病
C. 可变性红斑角化病
D. 局限性肢端角化过度
E. 进行性掌跖角化病

2342. 该病所伴发的疾病是
A. 副银屑病　　B. 毛发红糠疹
C. 寻常型银屑病　　D. 玫瑰糠疹
E. 扁平苔藓

（2343～2345 共用题干）

患者女，双侧内眦部位出现皮疹 3 年，且逐渐增多。皮疹对称性分布，呈扁平柔软的黄色小丘疹。组织病理提示真皮内多数胞质充满脂质微粒的单核或多核泡沫细胞及巨细胞。

2343. 结合其病史特点，该患者的诊断为
A. 神经性皮炎　　B. 睑黄瘤
C. 扁平疣　　D. 结节性痒疹
E. 皮肤淀粉样变

2344. 在患此病的患者中，部分患者有家族史同时合并有
A. 高血压　　B. 高血糖
C. 高血脂　　D. 高尿酸
E. 高尿蛋白

2345. 该病的治疗应除外
A. 激光　　B. 冷冻
C. 手术　　D. 电凝
E. 口服维 A 酸

（2346～2348 共用题干）

患儿女，9 岁，从婴儿时两掌跖开始发红、粗糙、变厚，随年龄增长逐渐加重，伴有细薄鳞屑，并渐扩展至指背及手背，夏季常发红明显伴臭味，冬季皮损常发生皲裂。两手掌及足跖出现弥漫性潮红、粗糙、增厚的症状，伴有鳞屑，足部轻度浸渍发白，伴明显臭味，损害自掌跖侧面延伸至手足背，足部延伸到踝关节以上，双手已接近腕关节处，边界清楚，多数指（趾）甲增厚无光泽。膝肘关节暂未见皮损。皮损组织病理示表皮角化过度伴角化不全，真皮毛细血管扩张，周围少量淋巴细胞、组织细胞浸润，其母亲有类似病史。

2346. 该病可能的诊断是

A. 进行性对称性红斑角化症

B. 可变性红斑角化症

C. 毛发红糠疹

D. 毛囊角化病

E. 结节性硬化症

2347. 该病可能的致病基因是

A. 角蛋白基因　B. 兜甲蛋白基因

C. 连接蛋白基因　D. 酶基因

E. 突变蛋白基因

2348. 该病与可变性红斑角化症的主要区别是

A. 遗传方式

B. 发病年龄

C. 皮损部位

D. 由编码连接蛋白31基因突变所致

E. 后者的红斑为游走性角化性，边界清楚呈地图状

（2349～2351 共用题干）

患儿女，6岁，因右侧面部红斑就诊，皮损出生时即有，随着年龄增加有增大趋势。体格检查：局部大片红斑，表面光滑，边界清楚，压之褪色。

2349. 该患儿诊断应首先考虑

A. 表皮痣　B. 脂溢性角化病

C. 面部丹毒　D. 鲜红斑痣

E. 血管角皮瘤

2350. 与本病相鉴别的疾病有

A. 草莓状血管瘤和海绵状血管瘤

B. 草莓状血管瘤和老年性血管瘤

C. 老年性血管瘤和妊娠性血管瘤

D. 妊娠性血管瘤和海绵状血管瘤

E. 海绵状血管瘤和老年性血管瘤

2351. 本病治疗主要选择

A. 手术切除　B. 染料激光

C. 长波紫外线　D. 红外线

E. 硬化剂注射

（2352～2354 共用题干）

患者女，40岁，面部、上肢等部位散在分布暗红色的坚韧丘疹、结节，表面光滑、境界清楚。组织病理学示真皮内上皮样细胞肉芽肿，可见上皮样细胞裸结节，无干酪样坏死。

2352. 该患者诊断应首先考虑

A. 环状肉芽肿　B. 异物肉芽肿

C. 结节病　D. 皮肤纤维瘤

E. 麻风病

2353. 以下不是本病临床特点的是

A. 主要发生于青少年和儿童

B. 可有皮肤受累，也可有系统表现

C. 皮损可呈环状分布

D. 可出现发热、肺门和纵隔淋巴结肿大等表现

E. 可表现为红皮病

2354. 以下药物一般不用于本病治疗的是

A. 羟基氯喹　B. 雷公藤制剂

C. 糖皮质激素　D. 免疫抑制剂

E. 抗组胺药物

（2355～2356 共用题干）

患者男，36岁，主因面正中部出现皮疹3年余就诊。查体：患者鼻部、双颊、眉间出现充血性红斑，毛细血管扩张，上有丘疹、脓疱。

2355. 最可能的诊断是

A. 口周皮炎　B. 酒渣鼻

C. 痤疮　D. 面部皮炎

E. 脂溢性皮炎

2356. 可采用的治疗方法是

A. 外用5%硫磺霜

B. 口服甲硝唑

C. 口服大环内酯类药物

D. 口服异维A酸

E. 以上方法均可选用

（2357～2359 共用题干）

患者男，40岁，全身皮疹伴剧痒2小时，患者3小时前食用龙虾后于全身多部位出现大块状红色皮疹伴剧烈瘙痒，皮疹可自行消退，后于其他部位再次出现，消退后不留痕迹，病程中无腹痛及胸闷。查体：躯干、四肢见大片状淡红色风团，不规则形状。

2357. 根据其皮疹表现应诊断为

A. 皮肤划痕症　B. 血管性水肿

C. 急性荨麻疹　D. 湿疹

E. 毒性红斑

2358. 本病的发生机制主要为

A. Ⅰ型变态反应　B. Ⅱ型变态反应

C. Ⅲ型变态反应　D. Ⅳ型变态反应

E. Ⅴ型变态反应

2359. 该患者的治疗原则应首选

A. 糖皮质激素　B. 肾上腺素

C. 抗组胺药物　D. 钙剂

E. 维生素C

（2360～2362 共用题干）

患者男，50岁，因口唇部出现皮疹4周伴刺痒就诊。

患者既往于夏季曾发生同样皮损，秋冬季好转，无关节痛、脱发、口腔溃疡等不适。查体：上下唇黏膜轻度增厚，角化变硬、皲裂。

2360. 最可能的诊断是

A. 唇部盘状红斑狼疮
B. 扁平苔藓
C. 剥脱性唇炎
D. 腺性唇炎
E. 慢性光化性唇炎

2361. 本病与上述其他疾病鉴别的主要依据是

A. 病史　B. 皮损特点
C. 组织病理　D. 免疫病理
E. 病史 + 皮损特点 + 组织病理

2362. 治疗原则是

A. 3% 硼酸湿敷
B. 外用红霉素软膏
C. 外用糖皮质激素乳膏
D. 口服抗生素
E. 外用莫匹罗星乳膏

(2363～2364 共用题干)

患者女，24 岁，躯干、四肢出现皮损 20 天，不痒。平素健康，近 2～3 周内未有用药史。体格检查：躯干、四肢广泛对称分布大量黄豆至小指甲大小的圆形暗红色斑疹，表面无脱屑。两侧小阴唇内侧见少数灰白色斑片，表面轻度糜烂、结痂。实验室检查：血清 RPR 阳性，滴度 1∶64，TPPA 阳性。

2363. 该患者诊断应考虑下列哪种疾病

A. 玫瑰糠疹　B. 药疹
C. 早期梅毒　D. 病毒疹
E. 寻常型银屑病

2364. 若该患者既往有青霉素过敏性休克病史，则应采用下列哪种治疗方法

A. 头孢拉啶 500mg，口服，每日 4 次，连续 2 周
B. 左氧氟沙星 200mg，口服，每日 2 次，连续 2 周
C. 阿奇霉素 1g，一次性顿服
D. 米诺环素 100mg，口服，每日 2 次，连续 2 周
E. 头孢曲松 1g，静脉滴注，每日 1 次，连续 2 周

(2365～2367 共用题干)

患者男，70 岁，鼻梁右侧皮肤见黑色结节，边缘呈珍珠样，中央有溃疡，病程慢性，长期不愈合。

2365. 该患者诊断应首先考虑

A. 表皮痣　B. 脂溢性角化病
C. 基底细胞癌　D. 鳞状细胞癌
E. 汗管瘤

2366. 以下不是本病临床类型的是

A. 结节型　B. 色素型
C. 表浅型　D. 硬斑型
E. 毛囊炎型

2367. 以下哪项不是本病的组织病理学特点

A. 真皮内基底样细胞团块
B. 瘤细胞核质比例大
C. 细胞界限不清
D. 细胞间桥发达
E. 瘤体与周围间质之间存在收缩间隙

(2368～2370 共用题干)

患者男，25 岁，前胸部出现暗红色丘疹，数年内逐渐扩大连接为片状斑块，暗红色，质地坚韧，表面光滑无毛，病程慢性，偶有痛痒感。

2368. 该患者诊断应首先考虑

A. 接触性皮炎　B. 多发性脂囊瘤
C. 皮样囊肿　D. 皮肤纤维瘤
E. 瘢痕疙瘩

2369. 与本病发生无关的是

A. 遗传　B. 创伤
C. 物理性刺激　D. 性别
E. 手术

2370. 本病与肥厚性瘢痕的主要鉴别要点为

A. 皮损是否柔软
B. 皮损范围是否超过原有损害范围
C. 皮损表面是否有毛发生长
D. 是否有自觉症状
E. 皮损表面是否光滑

(2371～2373 共用题干)

患者女，25 岁，消瘦，双侧小腿伸侧出现皮下疼痛性结节 2 周。不易破溃，站立或活动后症状加重，病程中伴有发热、肌痛和关节疼痛，血常规提示 WBC 12×10^9/L、N 82%、L 18%、Hb 115g/L，PLT 23×10^9，尿常规正常，ESR 35mm/h。

2371. 结合其病史特点，该患者的诊断为

A. 结节性多动脉炎　B. Wegener 肉芽肿
C. 结节性红斑　D. 脂膜炎
E. 硬红斑

2372. 针对此病最具有特征性的检查手段为

A. 血常规　B. ENA 多肽抗体谱
C. 24 小时尿蛋白定量　D. 皮损组织病理检查
E. 血管彩超

2373. 此病的发病病因最不可能为

A. 细菌感染　B. 病毒感染

C. 真菌感染　D. 结核菌感染
E. 梅毒螺旋体感染

（2374～2376 共用题干）

患者女，65 岁，因右侧面颊部溃疡 1 个月就诊，患者 1 年前于患处发生一角化性丘疹，后逐渐增大，并于 1 个月前在皮损表面出现溃疡。体格检查：右侧面颊部有一 3cm×4cm 大小的角化性疣状增生，表面凹凸不平，并有 1cm×1cm 大小的溃疡，边缘隆起，底部有出血。

2374. 该患者诊断应首先考虑
A. 表皮痣　B. 脂溢性角化病
C. 基底细胞癌　D. 鳞状细胞癌
E. 恶性黑素瘤

2375. 本病与其他疾病进行鉴别主要借助于
A. Wood 灯　B. 细菌培养
C. 细胞培养　D. 免疫荧光
E. 组织病理学

2376. 在组织病理学表现中，异性鳞状细胞比例为 25%～50%，那么该患者的分化程度为
A. Ⅰ级　B. Ⅱ级
C. Ⅲ级　D. Ⅳ级
E. Ⅴ级

（2377～2379 共用题干）

患者女，32 岁，孕 6 个月。全身脓疱 24 天。体格检查：体温 38.6℃，躯干、腹股沟、乳房下泛发红斑，其上密集分布针头至绿豆大小的脓疱，部分脓疱融合呈脓糊，既往无皮肤病史。实验室检查无明显异常，患者分娩后皮疹渐自愈，以后未再复发。

2377. 该病最可能的诊断为
A. 泛发性脓疱性银屑病
B. 妊娠疱疹
C. 疱疹样脓疱病
D. 角层下脓疱病
E. 脓疱疮

2378. 该病确诊的依据为
A. 病史及组织病理
B. 病史及脓液细菌培养
C. 病史及脓液涂片检查
D. 病史及皮损免疫病理
E. 病史及盐裂间接免疫病理

2379. 该病的组织病理特点为
A. 表皮角化不全，棘层轻度肥厚，表皮内海绵状脓疱形成，疱内为大量淋巴细胞
B. 表皮角化不全，棘层轻度肥厚，表皮内海绵状脓疱形成，疱内为中性粒细胞
C. 表皮角化不全，棘层轻度肥厚，角层下脓疱形成，疱内为大量淋巴细胞
D. 表皮角化不全，棘层轻度肥厚，角层下脓疱形成，疱内为大量中性粒细胞
E. 表皮角化不全，棘层轻度肥厚，单房性脓疱形成，疱内为少量单核细胞

（2380～2381 共用题干）

患者女，30 岁，发热 3 周伴皮疹。体温呈弛张热，中毒症状轻，抗生素治疗 2 周无效。非甾体抗炎药及糖皮质激素退热效果佳。发热时皮疹呈水肿性红斑样，伴有四肢关节酸痛，热退时皮疹不明显。体格检查：体温 39.6℃，一般情况尚可，颌下、腋下数个蚕豆大小的淋巴结，活动。心肺无异常。面及躯干见散在水肿性红斑。实验室检查：WBC 21.3×10^9/L，中性粒细胞占 8.3%；RBC 300×10^{12}/L，Hb 90 g/L；尿及大便常规检查正常；ESR 42mm/h；血培养 3 次均阴性；血抗核抗体阴性；骨髓穿刺细胞学检查为增生性骨髓象；骨髓细菌培养阴性，肥达反应阴性；淋巴结病理为反应性增生。

2380. 该患者临床上最可能的诊断为
A. 系统性红斑狼疮　B. 败血症
C. 成人 Still 病　D. 淋巴瘤
E. 风湿热

2381. 为诊断该病，临床上需要做的检查是
A. 血培养及骨髓培养
B. 骨髓细胞学检查
C. 淋巴结穿刺活检、细胞学及病理检查
D. 外周血抗核抗体检测
E. 以上检查均需要做

（2382～2383 共用题干）

患者女，65 岁，右侧乳房片状浸润性红斑、表面有轻度糜烂和结痂，病程慢性，无异常物质接触史，无明显自觉症状。组织病理学示表皮内见 Paget 细胞。

2382. 该患者诊断应首先考虑
A. 乳房湿疹　B. 鲍温病
C. 接触性皮炎　D. 乳房湿疹样癌
E. 急性湿疹

2383. 以下不是 Paget 细胞特点的是
A. 体积较大　B. 细胞圆形
C. 胞质淡染　D. PAS 染色阴性
E. 耐淀粉酶

（2384～2386 共用题干）

患者女，20 岁，掌跖皮肤出现红斑、增厚 18 年伴部分末端指/趾节畸形、溃疡 8 年余。系统查体未见明显异常。皮肤科检查：手部见弥漫性红斑、增厚伴手指畸形

外观，中指伸侧有蜂窝状凹陷。双手拇指关节处见海星状角化。双足跖弥漫性角化增厚并有皲裂、糜烂伴恶臭，角化增厚边缘附黄色厚鳞屑，第一趾和第二趾可见甲变形、甲分离和浑浊。组织病理：表皮明显角化过度，颗粒层、棘层肥厚，表皮突延长，真皮可见少量炎性细胞浸润，皮下脂肪组织大致正常。

2384. 根据患者的病史和临床表现，最可能的诊断是

A. 弥漫性掌跖角化病
B. 点状掌跖角化病
C. 残毁性掌跖角化病
D. 表皮松解性掌跖角化病
E. 进行性掌跖角化病

2385. 该病是由哪种蛋白的基因突变引起

A. 角蛋白 1　　B. 连接蛋白 26
C. 角蛋白 9　　D. 跨膜蛋白
E. 桥粒斑蛋白

2386. 该病可伴发以下缺陷，除外

A. 瘢痕性秃发
B. 耳聋
C. 表皮松解性角化过度
D. 失明
E. 暗红色角化斑

（2387～2389 共用题干）

患者女，45 岁，发病前无明显诱因。双小腿出现皮疹 1 个月，并逐渐蔓延至大腿、腹部、臀部和上肢。皮损表现为弥漫性斑疹，类似蜘蛛痣成网状分布，无系统性病变。皮损组织病理表现为真皮上部大量扩张的毛细血管，管壁由内皮细胞组成，未见炎症细胞。

2387. 根据上述病史特点，最可能的诊断是

A. 过敏性紫癜
B. 网状青斑
C. 特发性血小板减少性紫癜
D. 泛发性特发性毛细血管扩张症
E. 色素性紫癜性皮肤病

2388. 如果就诊时发现此类疾病患者，应该做哪项检查最有诊断意义

A. 尿常规　　B. 血常规
C. 24 小时尿蛋白　　D. 1 小时细胞排泄率
E. 皮损组织病理

2389. 此病最佳的治疗方法是

A. 抗感染治疗
B. 糖皮质激素
C. 大剂量维生素 C
D. 脉冲染料激光或铜蒸气激光
E. 外用药物治疗

（2390～2392 共用题干）

患者女，34 岁，四肢反复起水疱伴瘙痒 2 年，身体易受摩擦部位易发生水疱。体格检查：四肢末端、肘膝关节伸侧见绿豆大小的水疱，基底不红，疱壁厚，尼氏征（－），皮损愈合处见瘢痕。皮损组织病理：表皮下水疱，疱内可见中性粒细胞浸润。

2390. 该病最可能的诊断为

A. 疱疹样天疱疮
B. 获得性大疱性表皮松解症
C. 大疱性类天疱疮
D. 疱疹样皮炎
E. 先天性大疱性表皮坏死松解症

2391. 为确诊该病，最具价值的实验室检查为

A. 皮肤直接免疫病理
B. 间接免疫病理
C. 皮肤电镜检查
D. 盐裂间接免疫病理
E. 疱液涂片检查

2392. 该病 IgG 沉积于

A. 表皮细胞间网状沉积
B. 表真皮连接处呈带状沉积
C. 表真皮连接处，偏真皮侧线状沉积
D. 表皮真皮连接处，偏表皮侧线状沉积
E. 真皮乳头部颗粒状沉积

（2393～2395 共用题干）

患者男，36 岁，面、手部皮疹 1 年，1 年前于冬季开始出现皮疹，皮疹轻度痒，日晒后加重，不伴有其他症状。体格检查：一般情况尚可，系统检查无异常。颧、鼻、外耳、手背部见暗红色斑块，表面附黏着性鳞屑，皮损中央萎缩，毛细血管扩张，境界清楚，下唇有类似病损。实验室检查：血、尿常规正常；肝功能正常；血抗核抗体阳性，滴度 1∶100。

2393. 该患者最可能的诊断为

A. 多形红斑　　B. 冻疮
C. 盘状红斑狼疮　　D. 扁平苔藓
E. 系统性红斑狼疮

2394. 如果要确诊，还需要进一步做的检查是

A. 组织病理及免疫病理
B. 血免疫球蛋白及补体
C. 24 小时尿蛋白
D. 抗“O”及类风湿因子
E. 外周血找狼疮细胞

2395. 该患者的皮损晚期有可能继发

A. 冻疮　　B. 狼疮性脂膜炎
C. 硬皮病　　D. 鳞状细胞癌
E. 皮肤异色病

(2396～2399 共用题干)

患者女，30 岁，右侧前臂伸侧散在分布环状结节，直径 5mm～3cm，皮损呈淡红色，表面光滑，质地坚韧，境界清楚，无明显自觉症状。

2396. 该患者诊断应首先考虑

A. 结节病　　B. 汗管角化症
C. 多形红斑　　D. 银屑病
E. 环状肉芽肿

2397. 与本病发生无关的是

A. 遗传　　B. 外伤
C. 日晒　　D. 虫咬
E. 局部刺激

2398. 以下哪项不是本病的好发部位

A. 掌跖　　B. 手背
C. 前臂　　D. 下肢伸侧
E. 面部

2399. 本病的典型组织病理学表现是

A. 基底细胞液化变性
B. 色素失禁
C. 棘层松解
D. 组织细胞在真皮浅层呈栅栏状排列
E. 血管周围淋巴细胞浸润

(2400～2401 共用题干)

患者男，20 岁，主因颈部白斑就诊。在出生后 3 个月颈部即出现白斑，曾自用外用药治疗，无疗效。查体：沿颈部有点片状的色素减退斑，边缘呈锯齿状，周围无色素增殖晕，局部刺激有红斑反应。

2400. 最可能的诊断是

A. 花斑癣　　B. 单纯糠疹
C. 无色素痣　　D. 贫血痣
E. 白癜风

2401. 可使用的治疗方法是

A. 自体表皮移植
B. 308 准分子激光
C. 外用糖皮质激素乳膏
D. 窄波，中波紫外线治疗
E. 外用他克莫司软膏

(2402～2404 共用题干)

患儿男，10 岁，咽痛 10 天，四肢皮疹 5 天。查体：精神状况佳，T 37.0℃。扁桃体Ⅰ度肿大。四肢密集分布红色斑丘疹，其上附着厚层鳞屑。皮疹以双下肢为多，并见躯干散在分布少许红斑、丘疹。未见“束状发”。

2402. 该患儿首先考虑的诊断是

A. 过敏性皮炎　　B. 丘疹性荨麻疹
C. 寻常型银屑病　　D. 过敏性紫癜
E. 副银屑病

2403. 为鉴别诊断，最为有效简便的方法是

A. 皮肤划痕试验
B. 点刺试验
C. 斑贴试验
D. Auspitz 三联征试验
E. 组织病理试验

2404. 明确诊断后进行有效的治疗，下列关于治疗措施不得当的是

A. 抗感染治疗
B. 外用弱效或中效糖皮质激素制剂
C. 强效糖皮质激素
D. 窄谱中波紫外线照射治疗
E. 外用维 A 酸制剂

(2405～2407 共用题干)

患者男，43 岁，双手出现阵发性苍白、麻木伴疼痛 2 年。病程中无吞咽困难、胸闷等症状。体格检查：双手、前臂及面部皮肤紧张，不能捏起，表面有光泽；手指变细，张口受限，鼻变尖，呈面具样脸，四肢活动障碍，偶有四肢关节酸痛。实验室检查：红细胞沉降率：43mm/h；血抗核抗体（+），斑点型；肺无间质性病变。腹部 B 超未见异常。

2405. 该病最可能的诊断为

A. 系统性红斑狼疮
B. 混合性结缔组织病
C. 皮肌炎
D. 肢端硬化型系统性硬化症
E. 硬肿病

2406. 如确诊该病，最有价值的辅助检查为

A. 肌肉活检组织病理检查
B. 血抗核抗体全套及滴度
C. 24 小时尿蛋白定量
D. 血抗 uRNP 抗体
E. 皮肤活检组织病理检查

2407. 该病出现何种情况时提示预后良好

A. 抗 SCL－70 抗体阳性
B. 抗着丝点抗体阳性
C. 雷诺现象
D. 外周血补体及红细胞沉降率正常
E. 皮肤异色病样

（2408～2409 共用题干）

患者女，38 岁，躯干、四肢反复出现皮疹 3 年。无全身不适，偶痒。皮疹初发时呈绿豆至指甲盖大小，后逐步扩大，渐呈周边隆起的暗红斑。皮疹常持续数天或数周。专科检查：躯干和四肢见散在分布的暗红色斑疹，大小不等。少许皮疹呈同心环状。躯干和四肢见散在色素增深斑。

2408. 根据临床表现和专科检查结果，该患者最可能的诊断是

A. 多形红斑
B. 离心性环状红斑
C. 结核样型麻风
D. 亚急性环状红斑狼疮
E. 体癣

2409. 为与结核样型麻风进行鉴别，下列检查最常用的是

A. 皮肤划痕试验　B. 结合菌素试验
C. 麻风菌素试验　D. 组织病理
E. 诊断性治疗试验

（2410～2412 共用题干）

患者男，35 岁，双侧下肢、臀部出现泛发性紫癜、血疱、水疱，部分皮疹呈暗红色结节样，少数溃疡，覆血痂，见少数萎缩性瘢痕。病程中伴发热，自觉皮疹疼痛明显，血常规正常，尿常规提示隐血（++）、RBC 2～3 个/HP。

2410. 根据临床表现，该患者最可能诊断为

A. 过敏性紫癜
B. 特发性血小板减少性紫癜
C. 变应性皮肤血管炎
D. 多形红斑
E. 急性发热性嗜中性皮病

2411. 实验室检查方面首先应补充哪项检查

A. 血小板抗体检查　B. 皮损组织病理
C. 凝血酶原时间　D. 真菌检查
E. 全胸片

2412. 该病发病从免疫学角度分析，属于

A. Ⅰ型变态反应　B. Ⅱ型变态反应
C. Ⅲ型变态反应　D. Ⅳ型变态反应
E. 不定型变态反应

（2413～2415 共用题干）

患者女，45 岁，面、颈、四肢出现结节样皮损 1 个月，夏季发作。皮损呈扁平隆起，边界清楚，表面似有假水疱样损害，触之有结节感，颜色深红，压之疼痛明显。病程中伴发热、关节疼痛。尿常规检查提示蛋白（++）、隐血（++）、见颗粒管型。血常规提示 WBC 9×10^9/L、N 92%、L 7%、PLT 230×10^9。

2413. 结合其病史特点，该患者的诊断为

A. 特发性血小板减少性紫癜
B. 持久隆起性红斑
C. 变应性皮肤血管炎
D. 急性发热性嗜中性皮病
E. 多形红斑

2414. 针对此病最具有特征性的检查手段为

A. 血常规
B. 尿常规
C. 24 小时尿蛋白定量
D. 皮损组织病理检查
E. 双肾 B 超

2415. 下列治疗方案中单独应用不适合于本病的是

A. 抗生素治疗　B. 糖皮质激素治疗
C. 碘化钾治疗　D. 秋水仙碱治疗
E. 雷公藤多苷治疗

（2416～2418 共用题干）

患者女，20 岁，6 岁时偶然发现下唇有点状黑斑，随年龄增长渐增多、增大，10 岁时左手指相继出现棕褐色斑点，16 岁时因经常腹部不适，用多种药物治疗无效。胃镜检查发现空肠腔内有多发性息肉。

2416. 该病又称

A. Peutz－Jeghers 综合征
B. 抗心磷脂综合征
C. 氨苯砜综合征
D. Sweet 综合征
E. 葡萄球菌烫伤样综合征

2417. 下面不符合该病的诊断是

A. 口周、唇部及口腔黏膜有褐色、黑色斑点
B. 胃肠道息肉
C. 组织病理示皮肤表皮基底层、棘层色素增加
D. 息肉常为腺瘤，可恶变
E. 癫痫

2418. 遗传病的治疗不包括

A. 外科治疗　B. 内科治疗
C. 基因治疗　D. 干细胞治疗
E. 体外治疗

（2419～2421 共用题干）

患者女，17 岁，腹泻、发热 4 天，全身皮疹伴痒 2 天。患者 4 天前出现反复腹泻，呈黄色稀水样便，无脓血，伴反复高热，给予抗感染补液等治疗，病情控制不佳，1 天前出现多部位大片状鲜红色隆起性皮疹，有痒感，皮疹消退后反复发生，既往无药物过敏史。查体：

躯干、四肢出现大小不等的水肿性红斑，不规则形。实验室检查：血常规提示：WBC 15.3×10^9/L，N 89.0%，便常规提示 WBC（+++）。

2419. 该患者的诊断是

A. 败血症、腹泻
B. 急性荨麻疹、腹泻
C. 药疹、腹泻
D. 过敏性皮炎、腹泻
E. 变应性亚败血症、腹泻

2420. 引起本次皮疹的主要原因为

A. 食物　B. 药物
C. 日晒　D. 感染因素
E. 情绪

2421. 目前主要的治疗原则应该是

A. 糖皮质激素
B. 抗组胺药物
C. 积极选用敏感抗生素
D. 钙剂
E. 补液

（2422～2425 共用题干）

患者男，43 岁，10 余年前每于夏季在腹股沟、大腿内侧、腋下出现皮疹，主要表现为红斑、小水疱，自觉瘙痒，抓挠后有渗出。一般夏季加重，冬季缓减，每年反复发作。其父有类似病史。皮科情况：双腋下有（0.5cm×1.0cm）～（1.0cm×2.0cm）大小的红斑，无糜烂及渗液；双大腿根部内侧出现大片红斑，中央糜烂渗液，有异味。红斑边缘见黄豆大水疱，壁松弛，疱液浑浊，尼氏征阳性。

2422. 根据以上病史及临床表现，该病可诊断为

A. 寻常型天疱疮
B. 大疱性类天疱疮
C. 家族性慢性良性天疱疮
D. 疱疹样天疱疮
E. 湿疹

2423. 该病与自身免疫性大疱病的主要区别是

A. 组织病理示表皮下/表皮内水疱
B. 尼氏征阳性/阴性
C. 直接/间接免疫荧光检测阴性
D. 直接免疫荧光检测阳性
E. 紧张性/松弛性水疱

2424. 该病的组织病理特征是

A. 表皮内广泛的棘层松解，宛如倒塌的砖墙
B. 表皮角化过度
C. 棘层增厚
D. 真皮有不同的炎症细胞浸润
E. 颗粒层消失

2425. 该病的好发部位是

A. 躯干　B. 四肢
C. 口腔黏膜　D. 掌跖部位
E. 颈、腋窝、腹股沟等易摩擦的部位

（2426～2427 共用题干）

患者男，右腰部出现红斑、大疱 1 天。患者 5 天前因右侧腰痛开始局部贴敷活血止痛膏，2 天前局部出现红斑，伴瘙痒感，今日于红斑基础上出现水疱。查体：右腰部见一长方形红斑，边界清楚，红斑基础上见一枚直径约 2cm 的张力性大疱，疱壁紧张。

2426. 根据病史及临床表现，该患者应诊断为

A. 虫咬皮炎　B. 接触性皮炎
C. 疱疹样皮炎　D. 天疱疮
E. 带状疱疹

2427. 为进一步判明病因可采取的检查方法是

A. 斑贴试验　B. 狼疮带试验
C. 疱液培养　D. 真菌直检
E. 过敏原检查

（2428～2430 共用题干）

患者女，32 岁，全身出现泛发性风团 3 个月，难自行消退，触之有浸润感，皮损消退后遗留色素沉着，自觉局部有烧灼感，伴有不规则发热、关节疼痛，血常规提示 WBC 9×10^9/L、N 92%、L 7%、PLT 230×10^9。ESR 42mm/h，血清 C3、C4 低于正常水平。

2428. 结合其病史特点，该患者的诊断为

A. 急性发热性嗜中性皮病
B. 持久隆起性红斑
C. 慢性荨麻疹
D. 变应性皮肤血管炎
E. 荨麻疹性血管炎

2429. 该病的组织病理学特征是

A. 白细胞碎裂性血管炎
B. 白细胞和淋巴细胞碎裂性血管炎
C. 淋巴细胞碎裂性血管炎
D. 真皮浅层的毛细血管和细小血管的内皮细胞肿胀，管腔闭塞，血管壁有纤维蛋白沉积、变性和坏死
E. 真皮浅层毛细血管和小血管炎

2430. 如此病持续发展，迁延不愈，最容易累及的脏器是

A. 心　B. 肝
C. 肺　D. 肾
E. 脑

（2431～2433 共用题干）

患者男，34 岁，半年前反复出现口腔溃疡，有灼痛且不易愈合；近 2 个月来在头面、颈部、胸背、腋下及腹股沟部起红斑，1 周后陆续在红斑基础上出现黄豆至蚕豆大小的水疱，部分还可融合成大疱，疱壁薄且松弛，尼氏征阳性，水疱破裂后所形成的糜烂不易愈合。

2431. 患者最可能的诊断是

A. 寻常型天疱疮　　B. 大疱性类天疱疮
C. 疱疹样皮炎　　D. 多形红斑
E. 线状 IgA 大疱性皮病

2432. 确诊的最佳辅助检查是

A. 电镜检查
B. 检测有无天疱疮抗体
C. 取皮损或皮损周围正常皮肤直接免疫荧光检查
D. 细胞学涂片
E. 盐裂皮肤间接免疫荧光检查

2433. 根据上述检查，给予糖皮质激素治疗，剂量为泼尼松 80mg/d，经过 2 个月的治疗后，大部分皮损已消退，残留色素沉着，但皱褶部位皮损仍存在，且有小片糜烂，此时最佳处理是

A. 加大激素用量
B. 检测有无天疱疮抗体
C. 加用环磷酰胺 200mg，隔日静脉注射，待病情好转后再减少激素用量
D. 静脉应用大剂量丙种球蛋白
E. 血浆置换

（2434～2435 共用题干）

患者女，17 岁，右侧面部起皮疹 3 年。3 年前无明显诱因于右侧眼睛周围出现褐青色斑，逐渐扩大。查体：右侧上下眼睑、额头部、颧部出现青灰色斑片，右侧巩膜轻度变蓝。

2434. 最可能的诊断是

A. 黄褐斑　　B. 蓝痣
C. 太田痣　　D. 咖啡斑
E. 蒙古斑

2435. 对此疾病的处理，正确的是

A. 避免日晒
B. 可自行消退，无须治疗
C. 口服维生素 C、维生素 E 或中药
D. 外用 3% 氢醌
E. 调 Q 开关紫翠宝石激光治疗

（2436～2438 共用题干）

患者女，21 岁，全身皮疹逐渐增多 1 周。皮疹发生前 2～3 天有头痛、低热和乏力病史。查体：T 38.2℃，血压 110/76mmHg。躯干、四肢散在分布红色斑疹、斑丘疹，皮疹边界清楚，呈离心性扩大。部分皮损呈巩膜样损害。

2436. 该患者最应考虑的诊断是

A. 过敏性皮炎　　B. 丘疹性荨麻疹
C. 多形红斑　　D. 点滴型银屑病
E. 慢性荨麻疹

2437. 若为门诊患者，首先应该进行的检查项目是

A. 血常规　　B. 尿常规
C. 肝肾功能　　D. 电解质
E. 血糖

2438. 在病史采集中，尤其应注意收集的信息是

A. 发病前的饮食情况
B. 发病前有无可疑感染和服药病史
C. 性生活史
D. 有无内脏疾病病史
E. 工作环境中有无可疑接触过敏史

（2439～2441 共用题干）

患者女，18 岁，面部、手背部出现皮疹 10 余年，不痛不痒，日晒后加重。查体：面部、手背部可见散在的米粒大的淡褐色的斑疹。

2439. 最可能的诊断是

A. 雀斑样痣　　B. 色素痣
C. 着色性干皮病　　D. 雀斑
E. 黄褐斑

2440. 下列组织病理符合上述临床诊断的是

A. 表皮基底层细胞表皮突中黑素轻度至中度增多
B. 表皮角化过度
C. 表皮黑素细胞增多
D. 真皮上部血管周围嗜黑素细胞增多
E. 真皮血管周淋巴细胞浸润

2441. 目前不适当的处理是

A. 避免日光照射
B. 外用 2%～3% 氢醌霜
C. 液氮冷冻
D. Alex755nm 激光
E. 外用化学剥脱剂

（2442～2443 共用题干）

患者女，48 岁，因反复面部皮疹伴瘙痒 2 年来诊。查体：面中央区域红斑，散在直径 2～5mm 的红色丘疹，部分有小脓疱，鼻翼周围有毛细血管扩张。

2442. 首选的检查是

A. 真菌镜检　　B. 真菌培养
C. 毛囊蠕形螨镜检　　D. Wood 灯
E. 皮肤组织病理学检查

2443. 临床首先应当考虑的疾病是

A. 多形性日光疹　　B. 湿疹
C. 玫瑰痤疮　　D. 颜面再发性皮炎
E. 脂溢性皮炎

（2444～2446 共用题干）

患者男，40 岁，因肛周皮疹 3 个多月来诊。患者近 3 个月来发现肛周散在数个米粒大小的淡褐色扁平丘疹，无明显自觉症状。组织病理学：表皮有不同程度的不典型增生，细胞结构紊乱、核大深染和有个别角化不良细胞。

2444. 诊断首先考虑

A. 尖锐湿疣　　B. 扁平疣
C. 鲍温样丘疹病　　D. 疣状表皮发育不良
E. 扁平湿疣

2445. 此病感染的病毒为

A. HPV 6　　B. HPV 11
C. HPV 16　　D. HPV 5
E. HPV 8

2446. 在下列可选用的治疗方法中，错误的是

A. 冷冻　　B. CO_2激光
C. ALA 光动力　　D. 外用咪喹莫特
E. 外用 2% 莫匹罗星软膏

（2447～2449 共用题干）

患儿男，2 周，因躯干出现散在小水疱渐增大并转为脓疱 2 天来诊。由小水疱变为粟粒、豌豆或更大的水疱，疱液初起黄色澄清，后逐渐变浑浊，抓破后暴露红色、潮湿基底，有黄色渗液，干燥后结黄痂。患儿一般情况好，无发热，心、肺、腹无明显异常。皮肤科查体：躯干、四肢散在大小不等的脓疱，疱液黄色、浑浊，沉积于疱底部，呈半月形积脓现象。

2447. 最可能的诊断是

A. 手足口病　　B. 水痘
C. 脓疱疮　　D. 丘疹性荨麻疹
E. 药疹

2448. 要明确诊断，最重要的检查是

A. 抗链球菌溶血素 O 试验（ASO 试验）
B. 红细胞沉降率
C. 皮损部位分离培养细菌
D. 咽拭子分离培养细菌
E. 血分离培养细菌

2449. 处理首选的方法是

A. 口服抗生素　　B. 创面湿敷
C. 静脉滴注抗生素　　D. 外用莫匹罗星
E. 口服泼尼松

（2450～2453 共用题干）

患者男，38 岁，因左侧臀部出现暗红色斑块 11 年来诊。斑块逐渐呈疣状增生，且向周围扩展，以后中心部分的疣状增生逐渐变平，结痂脱落后留有萎缩性网状瘢痕。患者一般情况好，无全身症状，心、肺、腹无明显异常。皮肤科查体：左侧臀部可见 5cm × 8cm 大小的暗红色呈疣状增生的斑块，四周由结痂成鳞屑覆盖之结节向外扩展成环状或弧形，境界明显，结节的外围呈暗红色晕，形成中央网状瘢痕、边缘疣状改变和四周暗红色晕。

2450. 本病最可能的诊断是

A. 寻常狼疮
B. 瘰疬性皮肤结核
C. 疣状皮肤结核
D. 溃疡性皮肤结核
E. 非结核分枝杆菌感染

2451. 确诊本病最直接的依据是

A. PPD 检查强阳性
B. 胸部 X 线片：开放性肺结核
C. 组织病理学：干酪样坏死
D. 诊断性抗结核治疗有效
E. PCR：结核分枝杆菌 DNA（+）

2452. 本病例感染来源可能性最大的是

A. 肠道结核直接扩散　　B. 局部淋巴结结核扩散
C. 局部骨结核扩散　　D. 血行播散
E. 外伤接种

2453. 本病首选的抗结核治疗方案是

A. 异烟肼 + 链霉素 + 对氨基水杨酸
B. 异烟肼 + 利福平 + 乙胺丁醇
C. 异烟肼 + 利福平 + 链霉素
D. 异烟肼 + 吡嗪酰胺 + 对氨基水杨酸
E. 异烟肼 + 氧氟沙星 + 利福平

（2454～2456 共用题干）

患者男，20 岁，因发热、头痛 6 天，皮疹 3 天入院。查体：T 39.5℃；意识清楚；面部及双眼结膜充血；皮疹主要分布于躯干部，掌跖、面部无皮疹，为鲜红色充血性斑丘疹；脾肋下 2cm，质软。实验室检查：PLT 80×10^9/L；脑脊液中白细胞及蛋白稍高；外斐反应 OX_{19} 效价 1∶240。

2454. 本病最可能的诊断为

A. 流行性斑疹伤寒　　B. 地方性斑疹伤寒
C. Q 热　　D. 流行性出血热
E. 疟疾

2455. 普氏立克次体与莫氏立克次体的鉴别方法不包括

A. 补体结合试验　　B. 乳胶凝集试验
C. 豚鼠阴囊反应　　D. 大白鼠接种反应

E. 血培养

2456. 本病最常见的并发症为

A. 支气管肺炎　　B. 中毒性心肌炎

C. 脑炎　　D. 消化道出血

E. 闭塞性脉管炎

（2457～2458 共用题干）

患者男，15 岁，因畏寒、发热、全身酸痛伴双小腿多发丘疹 2 个月来诊。当地医院诊断：二期雅司病。查体：双小腿皮肤有多发黄豆大小的丘疹，表面有黄褐色痂皮，除去痂皮露出红色杨梅状湿润面。皮损渗液暗视野显微镜下可查到纤细密螺旋体。胫腓骨 X 线片：胫骨局限性不规则状骨膜反应，骨小梁稀疏。

2457. 关于该病，叙述错误的是

A. 由苍白密螺旋体极细亚种引起

B. 多见于儿童及青少年

C. 减毒型雅司病多见于流行率较高的地区

D. 可致骨骼破坏，引起毁容性损害

E. 多数患者病期终止于二期

2458. 该病的皮肤损害特征不包括

A. 母雅司含有大量的细弱密螺旋体

B. 二期雅司疹可呈扁平湿疣样损害

C. 早期雅司病表现为炎症性肉芽肿

D. 银染法可显示皮肤组织中的螺旋体

E. 皮肤病理切片中螺旋体几乎都位于真皮

（2459～2461 共用题干）

患者男，65 岁，8 月 27 日因额部红斑 8 小时转为水疱、脓疱伴疼痛 3 小时来诊。晨起时突然感到右侧额部灼痒，搔抓时疼痛，照镜子发现局部有 2 片带状红斑，未予处理。中午时疼痛加重，红斑上出现密集小水疱、脓疱，个别水疱呈灰黑色坏死，遂就诊。患者发病前 1 天吃过海鲜；1 个月前曾染发。既往有糖尿病和甲真菌病病史。

2459. 该患者应诊断为

A. 带状疱疹

B. 接触性皮炎

C. 体癣继发细菌感染

D. 隐翅虫皮炎

E. 湿疹

2460. 根据该患者的临床表现和病史，诊断中最需要鉴别的疾病是

A. 带状疱疹

B. 接触性皮炎

C. 体癣继发细菌感染

D. 隐翅虫皮炎

E. 湿疹

2461. 对该患者的局部治疗，应给予

A. 1：8000 高锰酸钾溶液湿敷

B. 1% 喷昔洛韦乳膏外涂

C. 糠酸莫米松乳膏外涂

D. 特比萘芬乳膏

E. 醋酸氟轻松乳膏外涂

（2462～2463 共用题干）

患者女，44 岁，因双下肢水肿半年，全身瘙痒 2 个月来诊。查体：生命体征平稳，面部蝶形分布的淡黄色斑片，双下肢中度压凹性水肿，膝关节处皮肤、双胫前皮肤粗糙、肥厚，有抓痕和血痂，躯干散在抓痕。实验室检查：尿蛋白（++++）。

2462. 根据患者目前表现，有关皮肤病的诊断可能为

A. 瘙痒症　　B. 湿疹样皮炎

C. 疥疮　　D. 荨麻疹

E. 接触性皮炎

2463. 既往患者在当地诊断为肾炎，此次患者入院后不需做的检查是

A. 肾功能

B. 皮肤组织病理学检查

C. 变应原检测

D. 心脏彩超

E. 末梢血分析

（2464～2465 共用题干）

患者男，45 岁，因项部发际处出现皮疹伴痒 3 年来诊。查体：项部发际处有一 4cm×4cm 大小的粉红色肥厚性斑块，上覆细鳞屑，边缘浸润；双肘部肥厚性斑片。

2464. 根据患者目前表现，有关皮肤病的诊断可能为

A. 瘙痒症　　B. 湿疹样皮炎

C. 银屑病　　D. 神经性皮炎

E. 接触性皮炎

2465. 下列治疗方法中不恰当的是

A. 外用糖皮质激素软膏

B. 封包疗法

C. 局部封闭

D. 抗组胺药

E. 抗生素

（2466～2467 共用题干）

患者女，42 岁，因右小腿反复瘙痒 5 年来诊。患者诉右小腿每于冬季开始瘙痒，夏季自行缓解，每次发作无明显皮疹出现。热水烫洗后痒可缓解。查体：右胫前皮肤粗糙，肥厚性斑块、抓痕、血痂；其他处皮肤未见疾患。

2466. 临床诊断考虑

A. 接触性皮炎
B. 湿疹
C. 冬季瘙痒症
D. 局限性瘙痒症
E. 肥厚性扁平苔藓

2467. 不适宜的治疗方法是
A. 外用糖皮质激素类软膏
B. 采用封包疗法
C. 外用炉甘石洗剂
D. 洗浴后外用护肤品
E. 尽量避免搔抓

(2468～2469 共用题干)

患者女，35 岁，因面部、上臂抓痕、结痂 20 天来诊。自述其伤痕因周身瘙痒长期搔抓所致。患者家人述其多年来遭受家庭暴力，但患者否认曾受虐待。查体：左侧面部、左上臂可见线状抓痕，部分结痂。

2468. 该患者可能患的疾病是
A. 神经性表皮剥蚀
B. 人工皮炎
C. 皮肤行为症
D. 瘙痒症
E. 神经性皮炎

2469. 下列治疗方法中可能对该患者有效的是
A. 寻求精神科医师帮助
B. 口服抗抑郁药
C. 心理治疗是本病治疗的关键，对局部皮损可不做处理
D. 潜在的精神性疾病暂时不需治疗，仅对已造成的皮损对症处理即可
E. 家庭暴力不解决，本病不易根治

(2470～2471 共用题干)

患者女，52 岁，农民，因头皮、面部及阴部皮肤瘙痒伴虫蠕动感半年来诊。半年前不慎被木枝刺伤，当时发现木枝上有小虫，以后感觉皮肤瘙痒及虫爬感，以头皮、面部、会阴部明显，瘙痒呈游走性。自用多种消毒液、妇科药物清洗无效。患者精神紧张，称自己头皮、面部及会阴部有小虫子，要求医师为其检查。

2470. 最可能的诊断是
A. 寄生虫感染　　B. 寄生虫妄想症
C. 寄生物恐怖症　　D. 瘙痒症
E. 真菌性皮肤病

2471. 治疗本病的最佳药物是
A. 阿苯达唑　　B. 匹莫齐特
C. 特比萘芬　　D. 外用硫磺软膏
E. 抗组胺药物

(2472～2474 共用题干)

患者女，15 岁，因皮肤反复瘙痒、渗出 14 年来诊。查体：全身皮肤干燥，颈部、肘窝、腘窝、背部均有苔藓样变。

2472. 最可能的诊断是
A. 湿疹　　B. 特应性皮炎
C. 神经性皮炎　　D. 剥脱性皮炎
E. 皮肤淀粉样变

2473. 对该患者必要的处理是
A. 皮肤保湿
B. 抗生素抗感染
C. 肾上腺糖皮质激素抗炎
D. 环孢素
E. 变应原检测

2474. 在治疗过程中，必须注意的事项是
A. 忌口
B. 少洗澡
C. 避免接触宠物
D. 避免接触单纯疱疹病毒感染患者
E. 避免劳累

(2475～2477 共用题干)

患者女，25 岁，因皮肤反复瘙痒、渗出 20 年来诊。变应性鼻炎病史 12 年。查体：全身皮肤干燥，颈部、肘窝、腘窝、背部均有苔藓样变。

2475. 最可能的诊断是
A. 湿疹　　B. 特应性皮炎
C. 神经性皮炎　　D. 剥脱性皮炎
E. 皮肤淀粉样变

2476. 该患者在治疗过程中皮损突然加重，出现明显红肿、渗液和脓疱，最可能的原因是
A. 药物反应
B. 反跳
C. 金黄色葡萄球菌感染
D. 食入辛辣食物
E. 自身敏感性皮炎

2477. 在治疗过程中，患者手部突然出现疼痛性红斑和水疱，首选药物是
A. 红霉素　　B. 无环鸟苷（阿昔洛韦）
C. 氯雷他定　　D. 泼尼松
E. 硼酸

(2478～2480 共用题干)

患者女，45 岁，英国人，因全身瘙痒、红肿、水疱、渗出 2 天来诊。2 周前来华旅游。查体：全身皮肤干燥，

腰部、腹部、臀部、小腿处均见散在直径 1～5cm 的红肿硬块、中心透明紧张大疱，伴渗液。

2478. 最可能的诊断是

A. 湿疹

B. 特应性皮炎

C. 结节性红斑

D. 丘疹性荨麻疹（虫咬皮炎）

E. 大疱性类天疱疮

2479. 造成该患者皮损的最可能的机制是

A. 药物反应　　B. 变态反应

C. 自身免疫反应　　D. 洗浴过频

E. 水土不服

2480. 目前该患者首选的处理是

A. 血常规

B. 斑贴试验

C. 抗菌治疗

D. 内用肾上腺糖皮质激素抗炎

E. 抗组胺药物止痒

（2481～2483 共用题干）

患者女，41 岁，因四肢关节疼痛伴双手指肿胀、乏力半年来诊。近 1 个月入冬后，双手阵发性发白、发紫。查体：生命体征正常；左侧颈部淋巴结肿大；双手指肿胀如腊肠样，面部毛细血管扩张，四肢关节轻压痛。实验室检查：血常规：Hb 87 g/L；CK 280 U/L，LDH 491.3 U/L，ANA 1∶80 斑点型，抗 RNP 抗体（+）。

2481. 最可能的诊断是

A. 重叠综合征

B. 系统性红斑狼疮

C. 混合性结缔组织病

D. 雷诺病

E. 皮肌炎

2482. 下列关于硬皮病与之相鉴别的要点，不包括的是

A. 皮肤钙质沉着

B. 抗 Scl－70 抗体（+）

C. 晚期指关节活动受限

D. 雷诺现象

E. 直接免疫荧光（－）

2483. 关于该病的治疗原则，叙述错误的是

A. 注意保暖，避免手指外伤

B. 心力衰竭是其致死的主要原因，应该早期、积极治疗

C. 可用非甾体抗炎药

D. 合并肺动脉高压者可用免疫抑制剂

E. 通常用泼尼松 1mg/(kg·d) 控制病情

（2484～2486 共用题干）

患者女，25 岁，因四肢乏力、关节痛 4 个月来诊。查体：手指关节及肘关节伸侧有鳞屑性斑疹；四肢肌力 4 级。胸部 X 线片：双肺间质病变。

2484. 最可能的诊断是

A. 肺部感染　　B. 系统性红斑狼疮

C. 皮肌炎　　D. MCTD

E. 多肌炎

2485. 对鉴别诊断无帮助的检查是

A. 抗核抗体检查

B. 肌电图检查

C. 肌肉、病变皮肤活检

D. 血 LDH

E. 抗 SRP 抗体检测

2486. 在治疗过程中，查心肌酶：CK 5623 U/L；肝功能：AST 425 U/L，ALT 320 U/L，TBIL、TBA 均正常。需要采取的措施是

A. 护肝治疗

B. 继续激素治疗辅以护肝治疗

C. 激素治疗无须护肝治疗

D. 停用激素及其他药物治疗

E. 查乙型肝炎及丙型肝炎病毒全套

（2487～2488 共用题干）

患者男，43 岁，因不规则发热伴全身关节酸痛 5 个月，吞咽困难和食物反流 20 天来诊。查体：慢性消耗性病容；颈、胸部有多个大小不一的硬化、萎缩性白色斑点，表面光滑、发亮，周围绕有淡红色晕环；手指尖细，面部表情僵化。实验室检查：Hb 87 g/L，ESR 73mm/h，RF（+）。胸部 X 线片：双肺间质性纹理增多。食管钡餐：食管内有少量食物滞留，食管下端狭窄、上方扩张，管壁韧性降低，蠕动减弱，黏膜纹理逐渐消失，钡剂通过迟缓。食管组织病理学：淋巴细胞及鳞状上皮增生，并散在钙盐沉着。

2487. 最可能的诊断是

A. 食管癌

B. 类风湿关节炎

C. 进行性系统性硬皮病

D. 白癜风

E. 混合性结缔组织病

2488. 不宜选用的治疗药物和措施是

A. 硝苯地平、双嘧达莫、阿司匹林等

B. 大剂量糖皮质激素

C. D－青霉胺

D. 秋水仙碱

E. 对症治疗

(2489～2490 共用题干)

患者女，45 岁，因发热、胸痛 26 天来诊。26 天前受凉后发热，体温 38.0℃～39.3℃。胸痛以左侧著，吸气时明显。活动后心悸、气短。按上呼吸道感染、斑疹伤寒治疗无效。3 年前曾因口干、唾液过少及四肢小关节疼痛，行组织学检查和功能测验证实唾液腺分泌功能低，查 RF（+），当时诊断为干燥综合征，治疗半年后病情减轻而停药。家族史无特殊。查体：T 37.9℃，R 38 次/分；急性病容，精神差；面部蝶形红斑；左胸第 5 肋下音浊，左肺底可闻及湿性啰音，双腋下闻及胸膜摩擦音；心界轻度扩大，HR 120 次/分，未闻及杂音；肝、脾未扪及；双下肢无水肿，四肢关节无红肿。实验室检查：WBC 2.1×10^9/L，PLT 150×10^9/L；RF（+），ANA 1∶80（+），抗 dsDNA 抗体（+）。ECG：窦性心动过速，低电压，多导联 T 波低平。胸部 X 线片：两肺渗出性肺炎，心脏扩大。超声心动图：三尖瓣、肺动脉瓣关闭不全，少量心包积液。

2489. 最可能的诊断是

A. Sjögren 综合征出现系统受累

B. 系统性红斑狼疮

C. 重叠综合征（Sjögren 综合征合并 SLE）

D. 类风湿关节炎

E. 混合性结缔组织病

2490. 患者符合 SLE 的标准，其中不包括

A. 发热、面部蝶形红斑

B. 心包炎

C. ANA 1∶80（+），抗 dsDNA 抗体（+）

D. 白细胞 $<4\times10^9$/L

E. 血管炎

(2491～2493 共用题干)

患者女，36 岁，因低热，双手腕、掌指、近指关节肿痛伴晨僵 3 年，加重 2 个月来诊。晨僵每天 2 小时以上。查体：双手腕关节、掌指关节肿胀，双手手指尺侧偏斜，屈曲畸形。

2491. 最可能的诊断是

A. 类风湿关节炎

B. 系统性红斑狼疮

C. 强直性脊柱炎

D. 风湿热

E. 痛风性关节炎

2492. 为明确诊断，最有意义的检查是

A. 抗链球菌溶血素 O 试验（ASO 试验）

B. 抗 dsDNA 抗体

C. HLA－B27

D. 血尿酸

E. RF

2493. 为控制病情发展，缓解病情的最佳药物是

A. 泼尼松　　B. 地塞米松

C. 柳氮磺胺吡啶　　D. 甲氨蝶呤

E. 环磷酰胺

(2494～2496 共用题干)

患者男，35 岁，双耳郭反复红肿、疼痛 2 个月，加重 20 天，双眼痛，结膜充血伴外周小关节肿痛 2 周。

2494. 最可能的诊断是

A. 类风湿关节炎

B. 系统性红斑狼疮

C. 复发性多软骨炎

D. 风湿热

E. 贝赫切特综合征（白塞病）

2495. 该病可能危及生命的并发症不包括

A. 大动脉瘤

B. 气管软骨塌陷引起重度呼吸困难

C. 系统性血管炎

D. 心脏瓣膜功能不全

E. 败血症

2496. 为控制病情急性发作，缓解病情的最佳药物是

A. 泼尼松　　B. 芬太尼

C. 柳氮磺胺吡啶　　D. 甲氨蝶呤

E. 环磷酰胺

(2497～2498 共用题干)

患者女，60 岁，确诊类风湿关节炎（RA）30 年，长期服用泼尼松 15mg/d。双手手指尺侧偏斜，屈曲畸形；右髋关节疼痛伴活动障碍。骨关节 X 线片：双手关节间隙狭窄，关节强直伴半脱位；右股骨头密度不均，见骨质吸收破坏。

2497. 患者 X 线表现为

A. 第Ⅰ期　　B. 第Ⅱ期

C. 第Ⅲ期　　D. 第Ⅳ期

E. 第Ⅴ期

2498. 其右髋关节病变的最可能诊断是

A. 骨质疏松

B. 类风湿关节炎侵犯至髋关节

C. 髋关节结核分枝杆菌感染

D. 类风湿关节炎侵犯至髋关节合并骨质疏松

E. 股骨头缺血坏死

(2499～2501 共用题干)

患者男，26 岁，因受凉后出现咽痛、高热，双腕、肘、肩关节疼痛1月余来诊。查体：颈前、颈后有数个花生大小、无痛性淋巴结；胸、腹部可见风团样皮疹。实验室检查：WBC 15.8×10^9/L，ESR 110mm/h；抗链球菌溶血素O（ASO）300 U；血清铁蛋白增高。

2499. 最可能的诊断是

A. RA　　B. 系统性红斑狼疮
C. 扁桃体炎　　D. 成人 Still 病
E. 风湿热

2500. 该患者最迫切做的检查是

A. 血培养　　B. 肝功能
C. 心脏彩超　　D. 腹部B超
E. 胸部X线片

2501. 首选药物是

A. 大剂量激素
B. 能控制体温的最小激素量
C. 头孢三代抗生素
D. 非甾体抗炎药
E. 青霉素

（2502～2506 共用题干）

患者女，18岁，因面部红斑伴脱发、发热、关节痛2个月，头痛，记忆力减退1周来诊。既往体健。查体：T 39.8℃，P、R、BP均正常；面部可见蝶形红斑；掌指毛细血管扩张；神经系统检查无异常。

2502. 为明确诊断，在下列所述应检查的项目中，不包括的项目是

A. 血常规　　B. 尿常规
C. 类风湿因子　　D. 骨髓涂片
E. ANA＋抗 dsDNA 抗体

2503. 诊断考虑的疾病是［提示：WBC 2×10^9/L，N 0.78，L 0.21，Hb 76 g/L，PLT 40×10^9/L，网织红细胞0.10；ESR 98mm/h；尿蛋白（+++）；ANA 1∶160，抗 dsDNA 抗体（+）。］

A. 肾病综合征
B. 系统性红斑狼疮
C. 溶血性贫血
D. 亚急性皮肤型红斑狼疮
E. 皮肌炎

2504. 此时，有必要采取的检查不包括［提示：入院后第2天，患者出现双眼上翻，四肢抽动，持续几分钟后自行缓解。数小时后又有类似发作。］

A. 生命体征监测　　B. 脑电图
C. 颅脑 MRI　　D. 脑脊液检查
E. 肌肉活检

2505. 患者最可能的诊断是［提示：脑脊液检查示脑脊液压力升高，蛋白质升高，细胞数正常。脑电图示轻度异常。颅脑 MRI 示未见异常。］

A. 狼疮性脑病　　B. 脑梗死
C. 原发癫痫　　D. 精神分裂症
E. 细菌性脑炎

2506. 此时应优先采取的治疗措施是

A. 环磷酰胺口服
B. 中等剂量肾上腺皮质激素口服
C. 大剂量肾上腺皮质激素冲击治疗
D. 补钙
E. 血浆置换

（2507～2509 共用题干）

患者男，42岁，因反复鼻塞、流涕5年，咳嗽、咳痰、不规则发热伴四肢伸侧对称分布多发结节1周来诊。使用抗生素及一般退热药物治疗无效。尿常规：血尿及蛋白尿。鼻窦CT：上颌窦和鼻腔黏膜或黏膜下不规则增厚，气液平面；胸部X线片：肺部可见大小不一的结节影。

2507. 最可能的诊断是

A. 鼻窦炎　　B. 肺炎
C. 急性肾小球肾炎　　D. 结节病
E. Wegener 肉芽肿

2508. 下一步最先应对患者进行的检查是

A. 皮肤活检
B. 肺功能
C. 血培养加药物敏感试验
D. 肾活检
E. 胸部 MRI

2509. 在治疗过程中，首选治疗方案是

A. 抗生素
B. 甲氨蝶呤
C. 环磷酰胺合用泼尼松
D. 肾移植
E. 局部放疗

（2510～2512 共用题干）

患者女，67岁，因右眼视物模糊伴右侧肌肉疼痛2周来诊。右侧头皮搏动性头痛数年，近2周来逐渐出现右眼视物不清，伴右侧头皮红肿，肩、颈及四肢近端肌肉疼痛、僵硬，运动时加剧，无肌力减退及肌肉萎缩。

2510. 最可能的诊断是

A. 皮肌炎　　B. 结节性多动脉炎
C. 坏疽性脓皮病　　D. 巨细胞动脉炎
E. 吉兰－巴雷综合征

2511. 下一步最先应对患者进行的检查是

A. 皮肤活检

B. 颞动脉活检

C. 肌肉组织病理学检查

D. 眼底检查

E. 颅脑 CT

2512. 首选的治疗方案是

A. 糖皮质激素　　B. 甲氨蝶呤

C. 丙种球蛋白　　D. 卡马西平

E. 眼部手术

(2513～2515 共用题干)

患者女，35 岁，因复发性口腔溃疡，生殖器溃疡，眼葡萄膜炎 3 个月来诊。

2513. 最可能的诊断是

A. 贝赫切特综合征（白塞病）

B. 扁平苔藓

C. 二期梅毒

D. 盘状红斑狼疮

E. 寻常狼疮

2514. 对该患者的诊断有提示性的临床特征是

A. 点状出血现象（+）

B. 针刺反应（+）

C. 皮肤划痕试验（+）

D. 斑贴试验（+）

E. HIV（+）

2515. 确诊后对于眼部损害应首选的治疗是

A. 系统及局部给予糖皮质激素

B. 系统给予维甲酸

C. 系统给予抗生素治疗

D. 系统给予大剂量多种维生素治疗

E. 系统给予非甾体抗炎药

(2516～2517 共用题干)

患者女，43 岁，因发热 3 天，面部丘疹、结节 1 天来诊。体温 38℃～39℃，无寒战，口服退热药后发热可以暂时缓解。1 天前面部出现红色丘疹、结节，疼痛。

2516. 为明确诊断最有意义的检查是

A. 真菌涂片及培养

B. 风湿三项及补体

C. 结核菌素试验

D. 血培养

E. 皮损组织病理学

2517. 组织病理学：表皮轻度海绵水肿，真皮乳头水肿明显，浅层或中层毛细血管扩张，内皮细胞肿胀，血管周围有密集炎性细胞浸润，以中性粒细胞为主。考虑诊断是

A. Wegener 肉芽肿

B. 慢性炎症，建议抗酸染色

C. 结节性红斑

D. Sweet 综合征

E. 孢子丝菌病不除外，结合真菌培养

(2518～2519 共用题干)

患者男，35 岁，因双膝关节皮肤处出现红色丘疹、结节 1 个月来诊。皮损约米粒至绿豆大小，略感瘙痒，曾口服抗组胺药物无缓解。皮肤组织病理学：真皮中上部小血管内皮细胞肿胀，血管壁周围可见炎症细胞浸润，以中性粒细胞为主。

2518. 该患者最可能的诊断是

A. Wegener 肉芽肿

B. 变应性皮肤血管炎

C. 结节性红斑

D. Sweet 综合征

E. 持久性隆起性红斑

2519. 正确的治疗方案是

A. 维甲酸

B. 糖皮质激素 + 四环素

C. 甲氨蝶呤 + 烟酰胺

D. 四环素

E. 氨苯砜

(2520～2521 共用题干)

患者女，28 岁，因双下肢结节 1 周来诊。查体：双小腿胫前对称分布蚕豆至鸟卵大小的红色结节，触痛（+）。

2520. 最可能的诊断是

A. 结节性红斑

B. 变应性皮肤血管炎

C. 脂膜炎

D. Sweet 综合征

E. 硬红斑

2521. 如果组织病理学表现为间隔性脂膜炎，最可能的诊断是

A. 结节性红斑　　B. 变应性皮肤血管炎

C. 脂膜炎　　D. Sweet 综合征

E. 硬红斑

(2522～2523 共用题干)

患者女，21 岁，未婚，因双手变凉，接触冷水后双手变白、变紫、继而潮红，伴有疼痛 2 年来诊。

2522. 应该给该患者做的检查是

A. 自身抗体检测　　B. 皮肤组织病理学

C. 心脏彩超　　D. 皮肤 CT

E. 结核菌素试验

2523. 如果检查结果均未见异常，最可能的诊断是

A. 红斑狼疮　B. 变应性皮肤血管炎
C. 硬皮病　D. 混合结缔组织病
E. 雷诺病

（2524～2525 共用题干）

患者男，25 岁，因踝部出现瘀点、瘙痒 3 个月来诊。既往健康。查体：双侧内、外踝见散在的针尾大小的瘀点，表面少量鳞屑。3 天前查血、尿常规正常。

2524. 最可能的诊断是

A. 湿疹
B. 色素性紫癜性皮肤病
C. 皮肤淀粉样变性
D. 瘙痒症
E. 淤积性皮炎

2525. 治疗方法是

A. 系统应用糖皮质激素
B. 外用润肤剂
C. 口服抗组胺药物
D. 口服华法林
E. 口服维生素 C 及维生素 E

（2526～2528 共用题干）

患者男，52 岁，因躯干、四肢出现水疱 2 周来诊。水疱疱壁厚，不易破裂，疱内有黄色透明浆液。尼氏征（－）。

2526. 最不必要做的检查是

A. 组织病理学
B. 直接免疫荧光
C. 间接免疫荧光
D. 盐裂皮肤间接免疫荧光
E. 疱液细菌＋真菌培养

2527. 直接免疫荧光：BMZ 可见到线状 IgG 沉积；盐裂间接免疫荧光试验：自身抗体在真皮侧。考虑为

A. 寻常型天疱疮
B. 大疱型类天疱疮
C. 获得性大疱性表皮松解症
D. 良性家族性天疱疮
E. 暂时性棘层松解性皮病

2528. 该病的共同表现不包括

A. 多见于成年人
B. 基本损害为紧张性水疱
C. 不累及黏膜
D. 水疱位于表皮下
E. 真皮乳头形成微脓肿

（2529～2530 共用题干）

患者男，23 岁，因颈部、腋窝反复出现红斑基础上的水疱 5 年来诊。3 年前已诊断为家族性慢性良性天疱疮。

2529. 家族性慢性良性天疱疮的特点不包括

A. 为一种罕见遗传性疾病
B. 由不规则的显性基因引起
C. 其特征为反复发生群集的水疱和大疱
D. 主要位于颈部、腋窝和腹股沟等处
E. 尼氏征（－）

2530. 在该患者的治疗方案中，错误的是

A. 患者应避免外界各种诱因，以免疾病复发和加剧
B. 如有感染，局部或系统使用抗生素
C. 当有细菌感染，病情加重时选择高敏感抗生素
D. 系统应用免疫抑制剂和激素
E. 可使用局部皮损切除或照射治疗

（2531～2532 共用题干）

患者男，61 岁，因躯干、上肢红斑 1 个月，水疱 10 天来诊。1 个月前开始在躯干、上肢出现红斑并逐渐增多蔓延至躯干。10 天前，在红斑上出现水疱，逐渐增大、增多，疱壁紧张，不易破裂，伴有轻度瘙痒。起病后曾口服开瑞坦，症状无好转。无药物、食物过敏史。家族成员无类似病史。查体：口腔黏膜无糜烂、溃疡；胸、背、双上肢有紧张性水疱和大疱，疱壁厚、不易破裂，疱液清亮；尼氏征（－）。组织病理学与免疫学检查：水疱位于表皮下，疱内及真皮乳头有较多嗜酸性粒细胞浸润，疱顶表皮完整；DIF：大疱周围皮肤基底膜带有 IgG 和补体 C3 沉积，IIF 示血清中有抗基底膜带 IgG 抗体。

2531. 诊断考虑为

A. 天疱疮
B. 大疱性类天疱疮
C. 重症多形红斑
D. 获得性大疱性表皮松解症
E. 疱疹样皮炎

2532. 关于该疾病的治疗及注意事项，叙述错误的是

A. 高蛋白饮食及防治感染
B. 尽早使用泼尼松，20mg/d，并逐渐减量维持小剂量激素
C. 中大剂量泼尼松治疗，80mg/d
D. 适当外用激素
E. 适当应用抗菌软膏

（2533～2535 共用题干）

患者男，28 岁，阴囊一侧出现红斑，随后在红斑基

础上出现灰褐色鳞屑和薄痂，间有黄豆大小的扁平丘疹，其上有发亮的银白色鳞屑，阴囊局限性浸润肥厚。舌、口角部炎症改变，如乳白色浸渍、糜烂及线状裂隙，上有结痂。

2533. 该患者最可能的诊断为

A. 维生素 B_2 缺乏症
B. 阴囊湿疹
C. 重叠综合征
D. 扁平苔藓
E. 银屑病

2534. 该疾病最常见的临床表现为

A. 红斑型阴囊炎　B. 湿疹型阴囊炎
C. 唇炎　D. 口角炎
E. 舌炎

2535. 该疾病的病因不包括

A. 饮食习惯突然变化和食用方法不当
B. 供应量不足和需要量增加
C. 大量服用维生素
D. 胃肠吸收障碍
E. 食物搭配不合理

（2536～2540 共用题干）

患者女，42 岁，因面部反复出现红斑 1 年来诊。1 年前面部不时出现片状水肿性红斑，日晒后加重，注意避光后红斑发生次数明显减少，但遗留色素沉着，色素消退非常缓慢。患者长期坚持使用同一品牌的护肤品。病程中无关节痛及口腔溃疡。患者要求活检以明确诊断。查体：额部、颧部、耳后及颈侧可见灰褐色斑，网状排列，呈粉尘样外观。

2536. 最可能的诊断是

A. 接触性皮炎　B. Riehl 黑变病
C. 黄褐斑　D. 扁平苔藓
E. 肥大细胞增生症

2537. 该患者病情属于

A. 急性炎症期　B. 慢性炎症期
C. 色素沉着期　D. 萎缩期
E. 皮肤异色病期

2538. 组织病理学可能不会发现

A. 基底细胞液化变性
B. 棘层细胞间有水肿
C. 真皮浅层炎细胞浸润
D. 真皮浅层有较多噬色素细胞
E. 甲苯胺蓝染色见岛屿状致密的阳性细胞

2539. 可建议患者进一步做的检查是

A. 斑贴试验　B. 血清变应原检测
C. 挑刺试验　D. 免疫学检查
E. 嗜酸性粒细胞绝对计数

2540. 治疗方法不恰当的是

A. 避光
B. 停用一直使用的护肤品
C. 口服异维 A 酸胶囊
D. 口服维生素 C 和 E
E. 试用 5% 的氢醌霜

（2541～2545 共用题干）

患者男，28 岁，因外阴色素脱失斑 3 年，面部出现多处白斑 1 个月来诊。查体：阴囊及阴茎部位多处出现境界清晰的色素脱失斑，白斑周围皮肤色素加深，伴有部分阴毛发白；面部可见大小不一的数片色素脱失斑，境界欠清；背部亦出现多处色素脱失斑。

2541. 为明确面部皮损的性质，最方便的无创伤性检查是

A. 真菌检查　B. 皮肤镜检查
C. Wood 灯检查　D. 皮肤活检
E. B 超检查

2542. 该患者的病情属于

A. 进展期　B. 静止期
C. 消退期　D. 萎缩期
E. 炎症期

2543. 因可能影响美观，患者要求对面部皮损进行积极治疗，疗效好且不良反应少。医师建议除口服中药外，可外用

A. 糖皮质激素
B. 美容遮盖剂
C. 广谱 UVB 照射治疗
D. 钙调神经磷酸酶抑制剂
E. 氮芥乙醇溶液

2544. 患者的顾虑非常多，考虑到将来结婚生子，他询问有关遗传方面的问题，下列叙述正确的是

A. 属于常染色体显性遗传
B. 属于性连锁遗传
C. 亲属患病率为 3%～12%，低于一般人群
D. 染色体 4p16 上可能存在易感基因
E. 更接近多基因遗传模式

2545. 易与本病伴发的是

A. 脂溢性秃发　B. 甲状腺疾病
C. 高脂血症　D. 扁平苔藓
E. 银屑病

（2546～2548 共用题干）

患者女，43 岁，因面部、头皮、四肢、胸背及腋下出现皮疹 30 余年来诊。患者自 12 岁时在面部、前胸部出

现针尖至米粒大的丘疹，淡黄色，表面有油腻性光泽。随年龄增长皮疹逐渐增多，扩展至头皮、颈部、背部、腋下、外阴等处，夏重冬轻。按湿疹治疗效果不明显。患者的母亲、弟弟及儿子有相似的病史。否认近亲结婚。皮肤科查体：头面部有弥漫性红斑伴有轻度渗出，头发黏着，有恶臭味；额、鼻唇沟、颈部、胸背及腋下见黄褐色油腻性结痂，可见不规则的疣状斑块。

2546. 该疾病可能的遗传模式是

A. 常染色体显性遗传
B. 常染色体隐性遗传
C. X 连锁显性遗传
D. X 连锁隐性遗传
E. Y 染色体遗传

2547. 确诊依据是

A. 发病有家族史　　B. 冬轻夏重现象
C. 组织病理学　　D. 同形反应
E. ATP2C1 基因突变

2548. 该患者最可能的诊断为

A. 家族性慢性良性天疱疮
B. 毛囊角化病
C. 脂溢性角化病
D. 融合性网状乳头瘤病
E. 黑棘皮病

（2549～2551 共用题干）

患者男，56 岁，因下唇糜烂半年不愈来诊。查体：下唇上有 1cm×2cm 的红色萎缩斑，中央微凹陷，边缘隆起有放射状白色角化条纹；口腔内未见其他病损。

2549. 患者还需要特别注意可能有皮损的部位是

A. 前胸　　B. 腰背
C. 头面部　　D. 四肢
E. 躯干

2550. 最有可能的诊断是

A. 扁平苔藓　　B. 剥脱性唇炎
C. 盘状红斑狼疮　　D. 口周皮炎
E. 溃疡性膜性口炎

2551. 该病的组织病理学表现除外

A. 出现上皮角栓
B. 真皮上部出现以淋巴细胞为主的带状浸润
C. 棘层变薄
D. 出现噬黑素细胞
E. 出现胶样小体

（2552～2555 共用题干）

患者男，64 岁，因左下睑缘出现黄白色结节 2 年余来诊。查体：左下睑缘近内眦 5mm 处有一圆形结节，直径 2～3mm，略呈黄白色，边界清楚，表面光滑，有少量毛细血管扩张，中央未见明显脐凹和毛发穿出；触之质硬，与表皮粘连，无触痛和压痛。组织病理学：瘤体外围纤维结缔组织包膜内见较多大小不一的角化囊，外周为基底细胞，部分角化囊中心见双折光的毛干。

2552. 最可能的诊断是

A. 汗管瘤　　B. 粟丘疹
C. 毛囊瘤　　D. 毛母质瘤
E. 睑黄瘤

2553. 对该患者不宜采用的治疗方法是

A. 外科手术切除　　B. 激光治疗
C. 冷冻治疗　　D. 针头或小刀挑除
E. 微波治疗

2554. 以下疾病中，从组织病理学上本病需与其相鉴别的是

A. 毛发上皮瘤　　B. 皮样囊肿
C. 皮肤纤维瘤　　D. 汗腺瘤
E. 皮赘

2555. 关于本病，叙述正确的是

A. 好发于青少年头面部
B. 是一种良性错构瘤
C. 多为多发
D. 以皮脂腺分布丰富区域多见
E. 多发于女性

（2556～2558 共用题干）

患者女，51 岁，因左下肢出现多发性红丘疹 20 余年，加重伴疼痛 6 年来诊。查体：左下肢外侧、屈侧、伸侧散在分布百余个小米粒至绿豆大小的褐红色、淡红色、暗紫红色丘疹，质中，无压痛；7 个黄豆至蚕豆大小的暗红色、紫红色半球形结节，质硬，按压后及局部放置冰块后结节收缩隆起，伴刺痛感；10 余个黄豆至蚕豆大小的淡白色隆起性瘢痕。组织病理学：真皮中下层可见平滑肌束相互交织形成肿瘤团块，周围无包膜；Van Gieson 染色示肿瘤团块由大量染色呈黄色的平滑肌细胞组成，期间有少量染色呈红色的胶原纤维。

2556. 最可能的诊断是

A. 多发性脂囊瘤　　B. 皮肤纤维瘤
C. 血管球瘤　　D. 皮肤平滑肌瘤
E. 平滑肌错构瘤

2557. 不需与本病相鉴别的是

A. 血管球瘤　　B. 血管角化瘤
C. 神经鞘瘤　　D. 小汗腺螺旋腺瘤
E. 神经纤维瘤

2558. 本病起源的组织不包括

A. 毛发　　B. 肉膜
C. 血管　　D. 小汗腺
E. 竖毛肌

（2559～2561 共用题干）

患者男，71 岁，因左颊部出现生长性斑块 5 年来诊。查体：左颊部有一蚕豆大小的棕褐色斑块，表面角质增厚，呈疣状。组织病理学：表皮角化过度、角化不全，表皮细胞排列紊乱，细胞核形态不规则，大而深染，可见核分裂，基底层细胞呈非典型芽状增生并伸向真皮上部；真皮呈明显的弹力纤维变性，并常有较多的淋巴细胞浸润；异常表皮与邻近正常表皮相互交替存在、分界清楚。

2559. 最可能的诊断是

A. 鳞状细胞癌　　B. 日光性角化病
C. 基底细胞癌　　D. Bowen 病
E. 脂溢性角化病

2560. 从组织病理学上需与本病相鉴别的疾病不包括

A. Bowen 病　　B. 毛囊角化病
C. 盘状红斑狼疮　　D. 砷剂角化病
E. 色素性扁平苔藓

2561. 治疗本病可采用的方法不包括

A. 手术切除　　B. 外用氟尿嘧啶
C. 外用 1% 维 A 酸霜　　D. 外用糖皮质激素
E. 激光治疗

（2562～2563 共用题干）

患者男，50 岁，因阴茎龟头部出现疣状物生长，行冷冻治疗形成创面不愈 2 个月来诊。查体：龟头尿道口上至冠状沟处有 2.0cm × 1.5cm 的溃疡创面，边缘瘢痕形成，创面底部肉芽组织污秽，易出血。

2562. 为明确诊断首先最应该做的检查项目包括

A. 肿块细针穿刺活检　　B. B 超
C. 组织病理学　　D. 细胞遗传学
E. 肿瘤标志物

2563. 组织病理学：不规则肿瘤细胞团块侵入真皮达网状层，瘤团由不同比例的非典型鳞状细胞构成，细胞大小和形状不一，核增生，染色深，可见核分裂，细胞间桥消失，个别细胞出现角化不良和角珠形成。最可能的诊断是

A. 鲍温病　　B. 基底细胞癌
C. Paget 病　　D. 鳞状细胞癌
E. 疣状癌

（2564～2565 共用题干）

患者男，65 岁，因躯干、四肢散在分布斑块多年来诊。皮肤干燥，瘙痒不明显。查体：躯干、四肢散在大小不等的暗红色浸润性斑块，界限清楚，形状呈圆形、卵圆形或环状外观，部分形成隆起性结节。组织病理学：表皮内散在深染脑回状单一核细胞，核大，周围有空晕，真皮浅层可见较多的淋巴细胞呈带状或斑片状浸润，有异型性，即核深染，外形、大小不规则。

2564. 最可能的诊断是

A. 皮肤淋巴细胞浸润症
B. 蕈样肉芽肿
C. 皮肌炎
D. 红皮病
E. 弥漫性大 B 细胞淋巴瘤

2565. 如要确诊，除组织病理学及免疫组织化学外，最有价值的检查是

A. 血清学检查
B. CT
C. T 细胞受体基因重排
D. X 线平片
E. 共聚焦激光扫描显微镜检查

（2566～2568 共用题干）

患者男，52 岁，维吾尔族，因双下肢起皮疹、溃烂 3 年伴双下肢水肿 1 年来诊。查体：双下肢可见散在分布的紫蓝色的指甲盖大小的斑块；部分皮损表面可见米粒至指甲盖大小的溃疡；双下肢压凹性水肿。

2566. 为明确诊断首先最应该做的检查项目是

A. 双下肢血管造影　　B. 真菌涂片及培养
C. 细菌培养　　D. 组织病理学
E. 血常规

2567. 组织病理学：真皮内广泛的血管增生，内皮细胞肿胀，真皮内血管周围可见较多的梭形细胞浸润。临床初步考虑最可能的诊断是

A. 假性 Kaposi 肉瘤
B. 血管肉瘤
C. 肢端淤积性皮炎
D. Kaposi 肉瘤
E. Kaposi 样血管内皮瘤

2568. 在目前研究的发病机制中，不包括的因素是

A. 免疫性　　B. 环境因素
C. 内分泌因素　　D. 遗传性
E. 病毒感染

（2569～2570 共用题干）

患儿男，2 岁，因持续高热 5 天来诊。体温 39℃～40℃，无咳嗽、流涕、咽痛等上呼吸道感染症状，无呕吐、腹痛及腹泻。查体：口唇鲜红、干裂，口腔黏膜弥漫性充血，咽充血，双侧扁桃体Ⅱ度肿大；双眼结膜充血，无渗出；右颈部可触及2个花生粒大小的淋巴结，质软，无粘连及触痛；躯干可见弥漫性红色斑片，未见出血点；心脏听诊未见异常。实验室检查：WBC 20.3 × 10^9/L，N 0.81，L 0.14，PLT 567 × 10^9/L，CRP 73mg/L；肝、肾功能及心肌酶等未见异常。超声心动图：左心轻度扩大，左冠状动脉稍宽（3.5mm）。

2569. 诊断考虑为

A. 出疹性病毒感染

B. 急性淋巴结炎

C. 重症渗出性多形红斑

D. 病毒性心肌炎

E. 川崎病

2570. 关于本病的治疗及注意事项，叙述错误的是

A. 静脉滴注大剂量丙种球蛋白

B. 尽早使用阿司匹林，每日 30 ~ 50mg/kg

C. 退热后阿司匹林可减量，至每日 3 ~ 5mg/kg 维持

D. 需定期检查血小板、心电图和超声心动图

E. 退热后即可停用阿司匹林，对症处理

（2571 ~ 2572 共用题干）

患者男，31岁，因右下肢皮肤反复溃疡伴疼痛并继发瘢痕30余年来诊。患者曾2次外伤后分别发生溃疡，逐渐向外扩大。多次真菌及细菌学检查均阴性，且口服多种抗生素及抗真菌药物治疗无效。口服泼尼松常能迅速缓解疼痛，溃疡好转。否认系统性疾病及家族遗传性疾病病史。查体：系统检查无特殊。皮肤科查体：右下肢见片状挛缩性暗红色瘢痕，散在大小不等的潜行性溃疡，溃疡面少量脓痂，周围呈堤状隆起。实验室检查、胸部X线片及腹部B超等检查均无异常。溃疡处渗液的细菌及真菌培养阴性；组织真菌镜检及培养均阴性。溃疡边缘取材行组织病理学检查：表皮呈假上皮瘤样增生，真皮内较多中性粒细胞和淋巴组织细胞浸润。

2571. 诊断考虑为

A. 类脂质渐进性坏死

B. 结节性多动脉炎

C. 闭塞性血栓性脉管炎

D. 坏疽性脓皮病

E. 皮肤鳞状细胞癌

2572. 关于本病的治疗及注意事项，叙述正确的是

A. 充分卧床休息，有效减轻疼痛；系统应用糖皮质激素治疗

B. 抗真菌药物治疗

C. 加大剂量应用抗生素

D. 对症处理，没必要寻找系统性疾病

E. 溃疡切除后皮瓣移植治疗

（2573 ~ 2574 共用题干）

患者女，64岁，因躯干皮肤反复出现红斑、丘疹、渗出、脱屑3年来诊。5年前诊断为尿崩症，一直口服醋酸去氨加压素，每次4片，每日1次治疗。查体：眼球轻度突出；双肺呼吸音清，未闻及干、湿性啰音；双颌下、颈部可扪及粟粒大小的结节，质中，移动性好；下腹部可触及一约15cm × 5cm的肿块，质硬，无压痛；双胫前及双足有压凹性水肿。皮肤科查体：头皮、胸腹部有粟粒至黄豆大小的红斑、丘疹，其上覆油腻性痂，双腋下、双乳下、腹股沟和会阴等皱褶部可见大小不等、形态不规则的糜烂面，表面有浆液性和血液性渗出，触痛明显。实验室检查：渗液培养等均无特殊。胸部CT：两肺间质性炎症改变，两侧胸腔积液，心包积液。颅脑CT：左侧基底核区及左额叶有小片脑梗死区，老年性脑改变。颅脑X线片：未见骨异常。组织病理学：角化过度、浅表溃疡、结痂，真皮浅层致密苔藓样有以组织细胞为主的混合性炎细胞浸润，免疫组织化学示 CD20（+），CD45RO（－），CD1a（+），S100（+），DIF：IgG、IgM、IgA 和 C3 均（－）。

2573. 诊断考虑为

A. 毛囊角化病

B. 脂溢性皮炎

C. 蕈样霉菌病

D. 朗格汉斯细胞组织细胞增生症

E. 副肿瘤性天疱疮

2574. 支持本诊断的依据是

A. 双胫前及双足压凹性水肿

B. 两侧胸腔积液，心包积液

C. 下腹部肿块

D. 胸部CT：两肺间质性炎症改变

E. 尿崩症病史、眼球轻度突出和组织病理学及免疫表型

（2575 ~ 2577 共用题干）

患者男，60岁，因左侧额部、眼周出现绿豆大小的簇集性丘疱疹和水疱伴低热2天来诊。疼痛明显。

2575. 最可能的诊断是

A. 水痘

B. 天疱疮

C. 单纯疱疹

D. Kaposi 水痘样疹

E. 带状疱疹

2576. 对该患者首选的治疗药物是

A. 罗红霉素

B. 青霉素

C. 阿昔洛韦

D. 免疫球蛋白

E. 干扰素

2577. 该患者在治疗中最需注意的是

A. 皮疹合并细菌感染
B. 疼痛
C. 发热
D. 眼损害
E. 加强支持疗法

(2578～2581 共用题干)

患者男，35 岁，因发现背部一红色丘疹伴疼痛 10 天，加重4 天来诊。自用红霉素软膏外搽，效果欠佳，皮疹渐扩大成一硬块，疼痛加剧，伴畏寒、发热。查体：T 38.5℃；右肩胛部见一直径约 4cm 的圆形红肿斑块，中央见数个小脓栓，浅表破溃，挤压见少量脓血性液体渗出，压痛明显。血常规：WBC 12.5×10^9/L，N 0.89。

2578. 本病例最可能的诊断是
A. 毛囊炎　B. 疖
C. 痈　D. 丹毒
E. 类丹毒

2579. 临床治疗前应该做的最重要的检查是
A. 血细菌培养
B. 分泌物细菌培养
C. 组织病理学检查
D. 尿常规
E. 背部 X 线片

2580. 本病应首选的抗生素是
A. 青霉素　B. 氯霉素
C. 乙氧萘胺青霉素　D. 万古霉素
E. 头孢氨苄

2581. 2 天后细菌培养结果提示 MRSA，不宜使用的抗生素是
A. 万古霉素　B. 米诺环素
C. 达托霉素　D. 复方新诺明
E. 亚胺培南

(2582～2583 共用题干)

患者男，30 岁，鸽场饲养员，因寒战、发热 10 天，咳嗽、咳痰 5 天来诊。发热时体温 38℃～39℃，咳嗽初起为阵发性干咳，随后开始咳绿色黏痰，自服阿莫西林无效。查体：T 38.5℃；意识清楚，面容疲倦；右下肺呼吸音稍增强，可闻及中小水泡音。血常规：Hb 125 g/L，WBC 5×10^9/L；MIF 测鹦鹉热衣原体 IgM 效价 1∶32。胸部 X 线片：右下肺见密度增高影，边界稍欠清。

2582. 本病最可能的诊断为
A. 细菌性肺炎　B. 结核性肺炎
C. 隐球菌性肺炎　D. 病毒性肺炎
E. 鸟疫

2583. 本病治疗的特效抗生素为
A. 青霉素　B. 红霉素
C. 庆大霉素　D. 四环素
E. 氧氟沙星

(2584～2586 共用题干)

患儿男，12 岁，因日晒后于面部、双手背出现红斑、丘疹、水疱伴灼痛 6 天来诊。无发热。查体：结膜轻度充血；面颊、鼻梁、额、双手背鲜红斑、轻度水肿，上有粟米至绿豆大小的丘疹和散在水疱、脓疱，部分水疱顶端有脐凹，少数皮疹干燥结黑痂，部分皮疹有脓痂或少量脓性分泌物，并见散在抓痕；颌下可触及数个黄豆大小的淋巴结，轻触痛。

2584. 最可能的诊断是
A. 多形性日光疹继发感染
B. 青少年春季疹继发感染
C. 种痘样水疱病继发感染
D. 水痘继发感染
E. 脓疱疮

2585. 对该患儿最适宜选用的抗生素是
A. 链霉素　B. 米诺环素
C. 左氧氟沙星　D. 磺胺嘧啶
E. 新青霉素

2586. 感染控制后，该患儿的治疗首选
A. 避光　B. 局部对症处理
C. 羟氯喹　D. 泼尼松
E. 沙利度胺（反应停）

(2587～2589 共用题干)

患儿女，3 个月，因全身皮肤水疱、红斑、色素沉着、结痂 3 个月来诊。患儿出生后 4 天，双下肢出现散在水疱，数日后蔓延至躯干。水疱糜烂、结痂后新的水疱出现。1 个月后出现红斑、结节、疣状斑块及漩涡状色素沉着。否认家族类似病史及父母近亲婚配。查体：四肢、躯干见网状、漩涡状色素沉着及红斑、疣状结节，散在水疱。

2587. 该病诊断为
A. 遗传性大疱性表皮松解症
B. 儿童类天疱疮
C. 网状肢端色素沉着症
D. 色素失禁症
E. 着色性干皮病

2588. 该病的特征不包括
A. 可有斑状脱发、甲营养不良等其他皮损表现
B. 特征损害为水疱、疣状增生、泼水状色素沉着三期
C. 发生于男性患儿时常有致死性

D. 可有牙齿异常、神经系统受累、眼睛损害等多系统受累表现
E. 女性患儿随年龄增加皮损加重

2589. 该病的遗传方式是
A. 常染色体隐性遗传
B. 常染色体显性遗传
C. 多基因遗传
D. X 连锁显性遗传
E. Y 连锁显性遗传

（2590～2592 共用题干）

患儿男，10 岁，因发热伴全身皮疹 2 天来诊。2 天前患者发热，体温 37℃，1 天前面部出现红色斑疹和瘀点，皮疹很快扩展至颈、躯干、四肢。无明显自觉症状。查体：耳后、颈部淋巴结肿大。

2590. 最可能的诊断是
A. 麻疹　B. 风疹
C. 水痘　D. 猩红热
E. 幼儿急疹

2591. 下列治疗方法中错误的是
A. 隔离患儿　B. 卧床休息
C. 多饮水　D. 口服板蓝根
E. 大剂量静脉滴注青霉素

2592. 本病最主要的传播途径是
A. 呼吸道　B. 消化道
C. 皮肤、黏膜　D. 血液
E. 虫媒传播

（2593～2595 共用题干）

患者女，32 岁，因面部、双手背出现红斑、水肿、瘀斑伴灼痛 2 天来诊。1 周前参加夏收劳动，期间曾食用甜菜。皮肤科查体：颜面、两耳、颈项、双手背及上肢伸侧面有非压凹性、紧张性水肿；表面鲜红或紫红，质地较硬；前额、双面颊、鼻背等面部突出部位及双手背上肢伸侧面见紫红色瘀斑；局部有水疱及血疱，未见坏死；双眼睑肿胀明显，睑裂闭合，不能睁开；口唇外翻，张口困难。

2593. 最可能的诊断是
A. 日晒伤　B. 植物日光性皮炎
C. 光毒性接触性皮炎　D. 光变应性接触性皮炎
E. 多形性日光疹

2594. 本病本质上是
A. 光毒性反应　B. 光变应性反应
C. 迟发型超敏反应　D. 速发型超敏反应
E. Ⅱ型超敏反应

2595. 本病的治疗不包括
A. 避免日晒
B. 3% 的硼酸溶液冷湿敷
C. 左氧氟沙星
D. 泼尼松
E. 利尿剂

（2596～2599 共用题干）

患者男，43 岁，因躯干出现红斑、水疱伴口腔糜烂 1 年余来诊。1 年前无明显诱因于口腔黏膜处出现糜烂伴疼痛，继而胸背部出现红斑、水疱，疱壁薄，迅速糜烂、结痂。无药物、食物过敏史。家族成员无类似病史。查体：口腔颊、腭部黏膜可见 3～4 处直径为 1～2cm 的红色糜烂面；胸背部散在钱币大小的红斑及糜烂面，部分表面可见绿豆大小的水疱，疱壁薄，内容物清，尼氏征（+）。血、尿常规正常。ECG、胸部 X 线片正常。

2596. 诊断首先考虑为
A. 寻常型天疱疮
B. 大疱性类天疱疮
C. 重症多形红斑
D. 获得性大疱性表皮松解症
E. 疱疹样皮炎

2597. 如完善相关检查，下列最不可能出现的情况是
A. IF：抗表皮棘细胞间 IgG（+）
B. 组织病理学：棘层松解，表皮内裂隙或水疱
C. DIF：IgG 和 C3 在基底膜带沉积
D. 低蛋白血症
E. ELISA 检测到 Dsg3 抗体

2598. 该疾病的首选治疗方法是
A. 单纯支持治疗和外用糖皮质激素
B. 使用免疫抑制剂
C. 静脉使用免疫球蛋白
D. 系统使用糖皮质激素
E. 血浆置换

2599. 该疾病可能引起的并发症不包括
A. 肺部感染
B. 电解质紊乱
C. 眼部瘢痕形成导致失明
D. 败血症
E. 肾小球肾炎

（2600～2602 共用题干）

患者因肺炎住院输液治疗 2 天后全身泛发鲜红斑风团、瘙痒。

2600. 最可能的诊断为
A. 急性荨麻疹　B. 病毒疹
C. 细菌疹　D. 药疹

E. 皮炎

2601. 最常见引起荨麻疹的药物

A. 吗啡　　B. 青霉素
C. 磺胺制剂　　D. 链霉素
E. 口服利尿药

2602. 治疗寒冷性荨麻疹时，以下哪种药物最有效

A. 扑尔敏　　B. 仙特明
C. 开瑞坦　　D. 赛庚啶
E. 酮替芬

（2603～2605 共用题干）

患者原有痤疮，突然显著加重，伴有发热等全身症状。

2603. 最可能的诊断是

A. 职业性痤疮　　B. 药物性痤疮
C. 暴发性痤疮　　D. 寻常性痤疮
E. 月经前痤疮

2604. 不应给予的治疗药物是

A. 维 A 酸类　　B. 抗生素药物
C. 锌制剂　　D. 中药
E. 溴碘类

2605. 治疗痤疮的外用药不包括以下哪类

A. 青霉素类　　B. 维 A 酸类
C. 硫化硒　　D. 过氧苯甲酰
E. 红霉素类

（2606～2607 共用题干）

患儿，4 岁，在躯干部出现多个绿豆大小、略呈纺锤形的红色风团样的丘疹，有的皮损有伪足，顶端有水疱，内容清，周围无红晕，患儿自诉剧痒。

2606. 最可能的诊断是

A. 荨麻疹　　B. 水痘
C. Hebm 痒疹　　D. 丘疹性荨麻疹
E. 传染性软疣

2607. 该病的特点是

A. 成人较多　　B. 无瘙痒
C. 一般无全身表现　　D. 无色素沉着
E. 与季节无关

（2608～2611 共用题干）

患者男，67 岁，右侧胸背部疼痛 1 周，皮疹 3 天，查体可见右侧胸背部出现数片红斑基础上的成簇水疱，排列成带状。

2608. 可能的诊断是

A. 丹毒　　B. 脓疱疮
C. 传染性软疣　　D. 带状疱疹
E. 类天疱疮

2609. 以下治疗不正确的是

A. 局部治疗以干燥、消炎为主
B. 一般患者的治疗当以止痛、缩短病程和防止继发感染为原则
C. 早期可使用糖皮质激素
D. 干扰素、丙种球蛋白、胸腺肽等对该病都有效
E. 该病的治疗以口服抗生素为主

2610. 有关该病的叙述正确的是

A. 患者一定曾患过水痘
B. 患者需经常清洗皮疹处以防继发感染
C. 患者需绝对消毒隔离
D. 局部理疗可缓解疼痛，提高疗效
E. 如病情加重，皮疹可明显累及左侧胸背部

2611. 1 个月后，患者皮疹完全消退，但仍觉右侧胸背部疼痛难忍，最可能的原因是

A. 肩周炎
B. 心绞痛
C. 带状疱疹后遗神经痛
D. 痈
E. 椎间盘突出

（2612～2615 共用题干）

双前臂、双手背出现红斑基础上散在粟粒大小的丘疹、丘疱疹及点状糜烂面，有明显浆液性渗出，边界不清，皮疹对称分布，自觉瘙痒剧烈。

2612. 最可能的诊断是

A. 药疹　　B. 慢性单纯性苔藓
C. 神经性皮炎　　D. 急性湿疹
E. 脓疱疮

2613. 下列外用药物中选用哪种最为合适

A. 炉甘石洗剂　　B. 油剂
C. 溶液湿敷　　D. 气雾剂
E. 软膏

2614. 下列关于患者的注意事项，说法错误的是

A. 发病期间避免辛辣食物及酒类
B. 有鱼虾过敏者，忌食鱼虾
C. 勤洗浴，以防继发感染
D. 避免各种可疑的致病因素
E. 避免各种外界刺激，如搔抓等

2615. 经上述外用药物治疗 1 周后，红肿、渗液消失，此时的外用药选择下列哪项最合适

A. 继续使用原外用药不变，直至皮疹完全消退
B. 煤焦油制剂
C. 糖皮质激素软膏或糊剂
D. 角质剥脱剂
E. 硬膏

（2616～2618 共用题干）

某患者在聚餐时食入大量鱼虾，同时饮酒，半小时后全身多发鲜红色风团，发生和消退均较快，伴瘙痒、腹痛、呼吸困难。

2616. 最可能的诊断为

A. 药疹　　B. 急性胰腺炎

C. 急性荨麻疹　　D. 痢疾

E. 胃肠炎

2617. 立即给予哪项治疗

A. 口服抗组胺药

B. 皮下注射 0.1% 肾上腺素 0.5ml、吸氧

C. 阿托品等解痉药

D. 抗生素控制感染

E. 通便利尿

2618. 不应给予的是

A. 口服抗组胺药

B. 皮下注射 0.1% 肾上腺素 0.5ml、吸氧

C. 抗生素控制感染

D. 外用炉甘石洗剂

E. 口服糖皮质激素

（2619～2620 共用题干）

患者女，26 岁，近半月来皮肤搔抓后隆起条状红斑风团，越抓越多，越起越痒。

2619. 拟诊断为

A. 急性荨麻疹　　B. 胆碱能性荨麻疹

C. 寒冷性荨麻疹　　D. 慢性荨麻疹

E. 人工荨麻疹

2620. 荨麻疹单个风团从起到消退的时间一般为

A. 3～4 天　　B. 1～2 天

C. 很少超过 24 小时　　D. 5～7 天

E. 8 天以上

（2621～2623 共用题干）

患者女，45 岁，患玫瑰痤疮。经治疗后病情控制。医师要求她平时注意日常护理，特别是应避免过多的紫外线照射。

2621. 她的皮肤类型为 Fitzpatrick 何种类型［提示：首先让她填写了经典的 Fitzpatrick 光皮肤类型问卷，结果总分为 24 分。］

A. Ⅰ型　　B. Ⅱ型

C. Ⅲ型　　D. Ⅳ型

E. Ⅴ型

2622. 根据成年人使用防晒剂的指导性意见，她应该采取的方案为

A. 中度防护，用 SPF 12 防晒剂

B. 中度防护，用 SPF 20 防晒剂

C. 高度防护，用 SPF 30 防晒剂

D. 中度防护，用 SPF 30 防晒剂

E. 高度防护，用 SPF 30^{+} 防晒剂

2623. 告诉患者使用足量的防晒剂，因为使用剂量与防晒效果有密切关系。如标识 SPF30 的防晒剂，则提示

A. 使用剂量为 1.00mg/cm^{2}时，SPF 为 30

B. 使用剂量为 2.00mg/cm^{2}时，SPF 为 30

C. 使用剂量为 0.75mg/cm^{2}时，SPF 为 30

D. 使用剂量为 0.50mg/cm^{2}时，SPF 为 30

E. 使用剂量为 0.50mg/cm^{2}时，SPF 为 20

（2624～2626 共用题干）

患者女，30 岁，妊娠 4 个月。躯干部出现皮疹伴阵发性剧痒 2 周，以夜间为重。专科检查：躯干散在粟粒至绿豆大小的丘疹，见线状抓痕和少许血痂。

2624. 该患者最可能的诊断是

A. 局限性瘙痒症　　B. 丘疹性荨麻疹

C. 妊娠性瘙痒症　　D. 妊娠疱疹

E. 疥疮

2625. 为进一步明确瘙痒的原因，首先应该进行的检查是

A. 皮损内查找疥虫

B. 行皮损组织病理或免疫病理检查

C. 宫腔 B 超检查

D. 血胆酸测定

E. 血糖测定

2626. 为缓解瘙痒，最安全的治疗措施是

A. 口服抗组胺药物

B. 外用炉甘石洗剂

C. 外用糖皮质激素软膏

D. 口服糖皮质激素药物

E. 口服镇静或抗焦虑药物

（2627～2629 共用题干）

患者男，双侧下肢、臀部、躯干部出现皮损 2 个月余，皮损为炎性丘疹、水疱、脓疱、部分小结节，中心有坏死、潜行性溃疡，皮损边界清楚，边缘皮肤呈紫红色、水肿，自觉疼痛感明显，血常规提示 WBC 12×10^9/L、N 82%、L 19%、Hb 115g/L、PLT 23×10^9，尿常规正常。

2627. 结合其病史特点，该患者的诊断为

A. 坏疽性脓皮病　　B. 结节性红斑

C. Wegener 肉芽肿　　D. 脓疱疮

E. 化脓性肉芽肿

2628. 针对此病最具有特征性的检查手段为

A. 皮损抗酸染色检查

B. 梅毒血清学检查

C. 24 小时尿蛋白定量
D. 皮损组织病理检查
E. PPID 试验

2629. 关于本病的治疗，说法错误的是
A. 原发病的治疗
B. 应用生物制剂
C. 氨苯砜口服
D. 早期足量应用糖皮质激素
E. 磺胺吡啶口服

（2630～2632 共用题干）

患者女，28 岁，因日晒后面部出现红斑半年就诊。体检可见前发际头发稀疏，面部有不规则圆形红斑，边缘略高出皮面，口腔黏膜有多个浅表溃疡，肝脾轻度肿大。根据患者临床表现及实验室检查，该患者符合美国风湿病学会修订的 SLE 诊断标准。

2630. 该例首选治疗是
A. 阿司匹林　B. 氯喹
C. 糖皮质激素　D. 免疫抑制剂
E. 中医中药

2631. 患者发病可能与下列因素有关，除了
A. 遗传因素
B. 雄激素水平过高
C. 紫外线照射
D. 普鲁卡因胺、苯妥英钠等药物
E. 某些细菌感染

2632. 关于本例实验室检查，下列哪项说法是错误的
A. 多数 SLE 患者的抗核抗体为阳性
B. 抗 Sm 抗体为 SLE 的标记抗体
C. 低补体血症常表明 SLE 处于活动期
D. 狼疮细胞阳性仅见于 SLE 患者
E. 皮肤狼疮带试验有假阳性也有假阴性

（2633～2635 共用题干）

患者女，23 岁，鼻周灼痛 3 天，水疱 1 天。近 1 周工作劳累，既往有多次类似皮损发作。查体：鼻部下方于红色斑片基础上有多个簇集性小水疱，表面无糜烂和溃疡。

2633. 对该患者最可能的诊断是
A. 脓疱疮　B. 单纯疱疹
C. 隐翅虫皮炎　D. 毛囊炎
E. 带状疱疹

2634. 下列关于 HSV 的描述，正确的是
A. HSV－1 主要引起生殖器部位皮肤的感染
B. HSV－2 主要引起中枢神经系统的感染
C. HSV－1 主要引起新生儿的感染
D. HSV－1 主要引起生殖器部位黏膜的感染
E. 生殖器以外的皮肤、黏膜感染的单纯疱疹主要为 HSV－1

2635. 关于复发型单纯疱疹的描述，错误的是
A. 发热、受凉、情绪激动、劳累会导致其复发
B. 同一个部位多次复发
C. 好发于耳后
D. 表现为红斑、小丘疹和水疱
E. 皮损通常 1～2 周内痊愈

（2636～2638 共用题干）

患儿男，12 岁，发热、咳嗽 3 天，全身水疱 2 天。查体：全身散在绿豆大小的水疱，疱液透明，周围有红晕，水疱以面部和躯干分布为主。在当地医院按照感冒治疗后体温下降至正常。

2636. 对该患儿最可能的诊断是
A. 湿疹样皮炎　B. 泛发性单纯疱疹
C. 丘疹性荨麻疹　D. 水痘
E. 昆虫叮咬

2637. 关于该病的描述，错误的是
A. 潜伏期平均为 14 天左右
B. 皮疹先发生于头面部，然后逐渐累及躯干和四肢
C. 皮疹先发生于四肢，然后逐渐累及头面和躯干
D. 皮疹呈向心性分布
E. 成人患者的病情往往较重

2638. 关于该病的治疗，描述错误的是
A. 瘙痒者可外用炉甘石洗剂
B. 疱疹破裂者可外用 2% 的甲紫
C. 首选阿昔洛韦 3～5mg/（kg·d）静脉滴注
D. 如果继发细菌感染，可用抗生素治疗
E. 避免搔抓

（2639～2641 共用题干）

患儿女，4 岁，因双手足出现水疱伴发低热 3 天就诊。查体：双手掌、足底散在多个直径为 2～4mm 的水疱，疱壁薄，周围有红晕，口腔黏膜有少数米粒大小的浅溃疡。

2639. 对该患儿最可能的诊断是
A. 单纯疱疹　B. 水痘
C. 幼儿急疹　D. 手足口病
E. 疱疹性咽峡炎

2640. 该病的病原体不包括
A. VZV　B. CV－A16
C. CV－A10　D. CV－B5
E. EV－71

2641. 关于该病的描述，正确的是

A. 潜伏期平均为 3～5 天

B. 多见于 10～14 岁儿童

C. 无前驱症状

D. 初发疹为水疱

E. 容易复发

（2642～2645 共用题干）

患者女，21 岁，左手指出现皮疹 1 周。2 周前曾到牧场体验挤牛奶。皮疹初为暗红色丘疹，逐渐增大。查体：左手指见 1 个半球形暗红色结节，中央结痂，周围呈白色，最外周绕有红晕。

2642. 对该患者最可能的诊断是

A. 牛痘　　B. 羊痘

C. 挤奶人结节　　D. 传染性软疣

E. 疱疹性瘭疽

2643. 该患者皮损的组织病理表现是

A. 角质层内病毒包涵体

B. 颗粒层内病毒包涵体

C. 棘层内病毒包涵体

D. 真皮乳头层中病毒包涵体

E. 真皮网状层中病毒包涵体

2644. 对于该患者确诊价值最小的实验室检查是

A. 组织病理　　B. 病毒培养

C. 电镜　　D. PCR

E. 病毒抗原检测

2645. 该病的感染源是

A. 病牛　　B. 病羊

C. 病人　　D. 病仓鼠

E. 羊奶

（2646～2648 共用题干）

患儿女，3 岁。口腔水疱 2 天。发疹前有低热、食欲缺乏，口服蒲地蓝消炎口服液后口腔损害无好转。

2646. 如果查体发现患儿口腔内散在丘疹、水疱，疱壁较厚，疱顶可见脐凹，诊断上首先应考虑的疾病是

A. 单纯疱疹　　B. 水痘

C. 幼儿急疹　　D. 手足口病

E. 疱疹性咽峡炎

2647. 如果查体发现患儿口腔内颊黏膜散在直径为 2～4mm 的水疱，疱壁薄，周围有红晕，与该患儿发病无关的病原体是

A. CV－A10　　B. CV－A16

C. VZV　　D. CV－B5

E. EV－71

2648. 如果该患儿诊断为疱疹性咽峡炎，关于疱疹性咽峡炎与疱疹性口炎之间的鉴别，下列描述错误的是

A. 后者为单纯疱疹病毒感染所致

B. 后者多见于 1～3 岁儿童

C. 前者仅累及咽部

D. 后者疼痛剧烈

E. 抗生素不能缩短两者的病程

（2649～2652 共用题干）

患儿男，7 岁。发热 2 天，全身皮疹 1 天。体温最高 38.5℃，伴轻度乏力、咽痛。皮疹初发于面、颈部，迅速蔓延至全身，轻度瘙痒。口服阿莫西林颗粒及小儿氨酚黄那敏颗粒后病情无明显好转。查体：体温 37.8℃，全身泛发淡红色斑疹，两侧球结膜无充血，软腭、颊黏膜等处散在暗红色瘀点。

2649. 该患儿最可能的诊断是

A. 风疹

B. 传染性红斑

C. 麻疹

D. 传染性单核细胞增多症

E. 手足口病

2650. 女性妊娠早期感染风疹病毒可能导致新生儿出现先天性风疹综合征，该综合征主要累及的器官系统是

A. 心血管系统、淋巴系统、呼吸系统

B. 呼吸系统、中枢神经系统、淋巴系统

C. 眼、呼吸系统、淋巴系统

D. 眼、心血管系统、中枢神经系统

E. 呼吸系统、中枢神经系统、心血管系统

2651. 如患儿诊断为风疹，下列关于风疹的描述，错误的是

A. 患儿需隔离 3 周

B. 患儿为该病的唯一传染源

C. 好发于 5～9 岁儿童

D. 治疗上主要是对症处理

E. 免疫接种可以预防风疹

2652. 如患儿持续性发热，咽部红肿、疼痛明显，扁桃体有假膜形成，全身淋巴结肿大，并伴有肝功能损害及外周血中淋巴细胞增多，诊断上应首先考虑的疾病是

A. 风疹

B. 传染性红斑

C. 麻疹

D. 传染性单核细胞增多症

E. 猩红热

（2653～2656 共用题干）

患儿男，4 岁，发热 5 天，全身皮疹 3 天。查体：体

温38.3℃，发热后第2天应用氨苄西林抗感染治疗，发热无缓解，患者皮疹逐渐增多。

2653. 下列原因与患儿发热相关性最小的是

A. 支原体感染　B. 药物过敏
C. 细菌感染　D. 病毒感染
E. 患儿体温调节中枢发育不完善

2654. 如果查体发现患儿颈部淋巴结肿大、渗出性扁桃体炎、腭部瘀点，诊断上首先考虑的疾病是

A. 麻疹
B. 风疹
C. 传染性单核细胞增多症
D. 疱疹性咽峡炎
E. B病毒病

2655. 如果查体发现患儿全身浅表淋巴结肿大，脾中度增大。血常规：白细胞为 $23\times10^9/L$，淋巴细胞及单核细胞绝对数增多。该患儿很少发生的并发症是

A. 血小板减少性紫癜
B. 脑膜脑炎
C. 心肌炎
D. 自身溶血性贫血
E. 中耳炎

2656. 如果患儿确诊为传染性单核细胞增多症，罕见出现的皮肤损害是

A. 眼睑水肿　B. 紫癜
C. 红色斑丘疹　D. 红斑
E. 结节

（2657~2659共用题干）

患儿男，4岁，面部皮疹1周，皮疹初为红斑，表面迅速出现脓疱和糜烂。查体：生命体征平稳，面部散在多处鲜红色斑疹、斑片，表面脓疱、糜烂和蜜黄色痂。

2657. 该患儿临床诊断最可能的疾病是

A. 水痘　B. 丘疹性荨麻疹
C. 寻常型脓疱疮　D. 痤疮
E. 面癣

2658. 对于本例患儿最有意义的辅助检查是

A. 皮损处细菌培养
B. 皮损组织病理检查
C. 皮损处真菌检查
D. 血生化
E. 咽拭子细菌培养

2659. 该患儿处理时首先采取的措施是

A. 清洁创面　B. 外用抗生素软膏
C. 湿敷创面　D. 口服抗生素
E. 简单隔离患儿

（2660~2662共用题干）

患者男，60岁，全身斑块1年。查体：面部、躯干、四肢伸侧散在分布淡红色、浸润性斑块，眉毛稀疏，部分脱落。周围神经干肿大，浅感觉减退，无皮肤溃疡。

2660. 对该患者最可能的诊断是

A. 结节性红斑　B. 血管炎
C. 多形红斑　D. 梅毒
E. 瘤型麻风

2661. 有助于该患者确诊的辅助检查是

A. 血常规
B. 体液免疫检查
C. 快速血浆反应素试验
D. 组织病理检查和抗酸染色
E. 血管彩超

2662. 该患者首选的治疗药物是

A. 糖皮质激素　B. 联合化疗药
C. 抗组胺药　D. 青霉素
E. 免疫抑制剂

（2663~2665共用题干）

患者男，35岁，右侧耳垂及右面部出现红褐色斑块5年。查体：体温正常，右侧颈部淋巴结肿大，右侧耳垂及右面部见红褐色浸润性斑块，覆有少量鳞屑。触之较软，其间见萎缩性瘢痕。

2663. 如果玻片压诊出现棕黄色如苹果酱色，对该患者最可能的诊断是

A. 寻常狼疮　B. 着色芽生菌病
C. 盘状红斑狼疮　D. 疣状扁平苔藓
E. 结节病

2664. 如果该患者诊断为寻常狼疮，其组织病理表现不包括

A. 肉芽肿性结节
B. 淋巴细胞浸润
C. 基底细胞液化变性
D. 中心可有干酪样坏死
E. 抗酸染色见抗酸杆菌

2665. 如果该患者诊断为寻常狼疮，下列关于该病治疗的描述，错误的是

A. 一般以外用药物为主
B. 应积极治疗患者其他部位的结核病灶
C. 通常采用2~3种药物联合治疗
D. 疗程一般不少于6个月
E. 小病灶可予外科手术切除

（2666~2668共用题干）

患者男，48岁，8天前无明显诱因开始出现高热，体温 39℃～40.2℃，伴有头痛及肌肉酸痛，精神萎靡，1 天前患者自腋窝、躯干开始逐渐出现皮疹，表现为红色充血性斑疹，渐蔓延至身体其他部位。患者半个月前曾去国外旅游，并在当地停留 3 天。实验室检查：WBC 6×10^9/L，N 65%，L 22%，PLT 200×10^9/L，外斐反应变形杆菌 OX_{19}凝集试验效价为 1∶320，OX_2及 OX_k阴性。

2666. 该患者最可能罹患的疾病是

A. 回归热　　B. 伤寒
C. 流行性出血热　　D. 流行性斑疹伤寒
E. 蜱斑疹伤寒

2667. 关于该病的临床表现，下列描述不正确的是

A. 多见于成年人
B. 皮疹可融合发生坏疽
C. 面部皮损常较重
D. 可出现多系统血管炎
E. 可累及中枢神经系统

2668. 该患者治疗首选的抗生素是

A. 氯霉素　　B. 头孢菌素
C. 克林霉素　　D. 庆大霉素
E. 磺胺类药物

（2669～2670 共用题干）

患儿男，4 岁，体重 15kg。鼻唇部红斑、鳞屑伴瘙痒 10 余天。近 2 个月患儿每天与兔子接触密切。取皮屑镜检见真菌菌丝及毳毛内孢子。

2669. 对该患儿最可能的诊断是

A. 湿疹　　B. 毳毛癣
C. 脂溢性皮炎　　D. 盘状红斑狼疮
E. 银屑病

2670. 该患儿的最佳治疗方案是

A. 外用艾洛松乳膏，q. d.，同时加强润肤
B. 外用他卡西醇软膏，b. i. d.
C. 口服伊曲康唑 0.1g/d，每连服 2 天停 1 天；外用酮康唑乳膏，b. i. d.
D. 他克莫司软膏外用，b. i. d.
E. 口服盐酸特比萘芬片 125mg/d；外用 1% 联苯苄唑乳膏，b. i. d.

（2671～2672 共用题干）

患者女，53 岁，农民。右上肢出现红色结节、破溃 1 年余。1 年前患者右手臂在收玉米时被刺伤，未予特殊处理。否认冶游史及外出旅游史。查体：右手背、前臂伸侧散在数个紫红色皮下结节，蚕豆至桂圆大小，呈线状排列，轻度压痛，局部结节表面溃疡、流脓、结痂。

2671. 对该患者最可能的临床诊断是

A. 游泳池肉芽肿　　B. 上皮样肉瘤
C. 孢子丝菌病　　D. 梅毒性树胶肿
E. 利什曼病

2672. 该病的诊断金标准是

A. 真菌镜检
B. 真菌培养
C. 组织病理学检查
D. 精制孢子丝菌素皮肤试验
E. PCR、巢氏 PCR

（2673～2675 共用题干）

患者男，58 岁，农民。面部红斑半年，破溃 2 个月。患者半年前无明显诱因于左侧面部出现红斑，逐渐增大，未给予治疗。2 个月前出现破溃，给予抗生素治疗无效。组织病理检查显示慢性肉芽肿性改变。PAS 染色见大量紫红色的孢子积聚在多核巨细胞内外，孢子圆形、卵圆形，直径较大，有荚膜，部分孢子可见出芽现象。

2673. 该患者诊断可能性大的疾病是

A. 隐球菌病　　B. 透明丝孢霉病
C. 着色芽生菌病　　D. 孢子丝菌病
E. 放线菌病

2674. 如果确诊为隐球菌病，下列关于隐球菌病的描述，错误的是

A. 是一种人畜共患感染性疾病
B. 最易侵犯中枢神经系统
C. 皮肤是隐球菌病第二个容易累及的器官
D. 好发于免疫功能低下的患者
E. 肺部症状可能是隐球菌病最早的临床表现

2675. 下列关于隐球菌病的治疗，描述不正确的是

A. 隐球菌性脑膜炎需要进行分期综合治疗
B. 特比萘芬对多种耐药的皮肤隐球菌病治疗无效
C. 隐球菌性脑膜炎的诱导治疗常使用的药物是两性霉素 B 联合氟尿嘧啶
D. 轻至中度肺隐球菌病可口服氟康唑治疗
E. 局限性隐球菌病可采用手术治疗

（2676～2679 共用题干）

患者男，50 岁，发现左颊黏膜白斑 1 个月余。查体：左侧颊黏膜可见孤立的白色斑片。

2676. 该病例的发病因素不包括

A. 吸烟
B. 梅毒
C. 维生素 A 缺乏
D. 病损局部机械性刺激
E. 白色念珠菌感染

2677. 如果白斑为乳白色的丝绒状斑片，稍用力可擦除。对该病例的诊断可能是

A. 口腔黏膜白斑病
B. 口腔念珠菌感染
C. 口腔扁平苔藓
D. 白癜风
E. 复发性阿弗他口炎

2678. 如果白斑表面呈网状外观，使用棉签不能擦除，则关于患者的组织病理表现，不包括的是
A. 角化过度伴角化不全
B. 黏膜固有层大量淋巴细胞浸润
C. 上皮表皮突呈锯齿状或变平消失，基底细胞液化变性
D. 颗粒层呈楔形增厚
E. 深层结缔组织毛细血管扩张

2679. 对该患者进一步的处理措施不包括
A. 长久不愈者应切取病变组织做组织病理学检查
B. 清除口腔内感染灶，注意口腔清洁
C. 真菌镜检
D. 补充B族维生素
E. 真菌培养

（2680～2683 共用题干）

患者男，32岁，发现胸部色素减退斑3天。查体：胸部可见圆形、椭圆形及不规则形色素减退斑，上覆薄层糠状鳞屑。

2680. 对该患者最可能的诊断是
A. 单纯糠疹　B. 玫瑰糠疹
C. 花斑糠疹　D. 白癜风
E. 贫血痣

2681. 如皮损处行真菌镜检发现腊肠形菌丝及成簇圆形孢子，则致病菌是
A. 小孢子菌　B. 球形马拉色菌
C. 白色念珠菌　D. 孢子丝菌
E. 表皮癣菌

2682. 该患者最终确诊为花斑糠疹，下列描述不正确的是
A. 好发于胸背、面颈等皮脂溢出部位
B. 病程慢性，一般夏重冬轻
C. 基本皮损为斑疹、丘疹
D. 球形马拉色菌可产生二羧酸，导致色素减退斑
E. Wood灯检查皮损显示淡黄色或淡褐色荧光

2683. 该患者口服特比萘芬治疗，疗效较差，其最可能的原因是
A. 诊断错误
B. 疗程不足
C. 特比萘芬不能经汗腺排出
D. 马拉色菌耐药
E. 患者依从性较差

（2684～2687 共用题干）

患者女，55岁，农民，右前臂红斑、破溃、渗液5个月余。5个月前户外劳动时右前臂外伤后出现红色结节伴瘙痒，后皮损扩大，出现破溃及脓性渗出液，曾于当地医院给予外用及系统抗生素治疗，无明显疗效。

2684. 为进一步明确诊断，需要进行的检查不包括
A. 真菌、细菌、分枝杆菌培养及药敏
B. 真菌镜检
C. 组织病理检查
D. 分子生物学检测
E. 血培养

2685. 如果组织病理检查发现棕色分隔菌丝，诊断首先考虑的疾病是
A. 孢子丝菌病　B. 着色芽生菌病
C. 暗色丝孢霉病　D. 疣状皮肤结核
E. 曲霉病

2686. 下列关于暗色丝孢霉病的描述，不正确的是
A. 多因外伤引起皮肤感染
B. 皮肤及皮下组织暗色丝孢霉病最常见的病原菌为外瓶霉和瓶霉
C. 男性发病率高于女性
D. 宿主的免疫状态与疾病的严重程度无关
E. 局限性皮损宜早期手术切除

2687. 下列关于暗色丝孢霉病的病原真菌的描述，不正确的是
A. 为条件致病性真菌
B. 菌落呈黑色或褐色
C. 病原真菌种类繁多
D. 镜检可见分隔、黑色或棕色菌丝
E. 镜检不会发现芽生酵母样孢子

（2688～2691 共用题干）

患者男，44岁，销售人员，全身泛发丘疹伴发热1个月余。1个月前全身出现多发肤色丘疹伴发热，口服退热药物后体温可降至正常，但停药后体温仍升高。既往曾有多次非婚性接触史。HIV抗体初筛及确认试验阳性。皮损组织行多次沙氏琼脂培养呈双相性，菌落25℃为菌丝相、35℃为酵母相。菌丝镜下可见多数为两轮生，少数单轮生的帚状枝。

2688. 根据患者临床表现及组织培养的结果，对该患者最可能的诊断是
A. 孢子丝菌病　B. 着色芽生菌病
C. 暗色丝孢霉病　D. 马尔尼菲篮状菌病
E. 毛霉病

2689. 如果经 PCR 鉴定确认马尔尼菲篮状菌感染，下列关于马尔尼菲篮状菌的描述，不正确的是

A. 在自然界主要分布于土壤中，其孢子易随风播散

B. 为双相型真菌

C. 人类主要靠体液免疫清除该病原体

D. 主要侵犯单核 - 吞噬细胞系统

E. 竹鼠是该菌的天然携带宿主

2690. 关于马尔尼菲篮状菌病的临床特征，描述不正确的是

A. 隐匿发病

B. 白细胞通常降低

C. 可有消瘦、乏力、咳痰、咯血等临床表现

D. 皮肤多表现为中央凹陷的坏死性丘疹、痤疮样小脓疱及皮下脓肿等

E. 病死率高

2691. 关于马尔尼菲篮状菌病的治疗，描述不正确的是

A. 早期诊断、早期治疗极其重要

B. 伊曲康唑为治疗轻度、中度马尔尼菲篮状菌病的首选药物

C. 两性霉素 B 一般只用于严重的马尔尼菲篮状菌病患者的治疗

D. 氟康唑抗马尔尼菲篮状菌的活性较低

E. 体外试验表明棘白菌素类抗真菌药物对马尔尼菲篮状菌菌丝相的抗菌活性低于其酵母相

（2692～2695 共用题干）

患者女，60 岁，右小腿溃烂伴疼痛 2 个月余。2 个月前无明显诱因于右侧小腿局部出现多个黄豆大小的红色结节，后化脓，自行用针挑破排脓，后皮损溃烂并逐渐增大。患者既往体健。组织病理显示慢性肉芽肿性炎症，可见无色、有隔菌丝及分叉结构和分生孢子头。

2692. 有助于该患者确诊及病情评估的实验室检查不包括

A. 真菌镜检

B. 真菌培养

C. 血培养

D. 淋巴细胞亚群检测

E. 肝、肾功能及血糖检查

2693. 如果该患者确诊为曲霉病，下列关于曲霉的描述，正确的是

A. 曲霉不是条件致病菌

B. 在自然界繁殖力较弱

C. 室温时可以生长，更高温度时无法生长

D. 毒力强

E. 菌落颜色多样

2694. 下列关于曲霉病临床特点的描述，不正确的是

A. 可引起皮肤、指甲、外耳道、鼻窦、支气管、肺及脑膜等慢性炎症改变

B. 皮肤曲霉病分为原发性皮肤曲霉病和继发性皮肤曲霉病

C. 最常见的致病菌为黄曲霉

D. 多见于免疫功能低下或抑制的患者

E. 侵袭性播散性曲霉病以肺部感染最常见，其次为脑和肾脏

2695. 下列关于曲霉病的治疗，叙述不正确的是

A. 超敏反应性曲霉病可短期应用激素治疗

B. 部分患者可行手术治疗

C. 口服伊曲康唑

D. 禁忌使用两性霉素 B

E. 尽可能去除诱发因素

（2696～2698 共用题干）

患者女，36 岁，自幼生长在南方。近 2 年来，经常腹泻，有便血史。体检：较消瘦，腹部膨隆，肝未触及，脾明显增大，下缘在季肋下 5cm。腹部移动性浊音，粪便检查出虫卵并孵化出尾蚴。

2696. 对该患者临床诊断可能性大的疾病是

A. 丝虫病　　B. 绦虫病

C. 阿米巴病　　D. 血吸虫病

E. 皮肤囊虫病

2697. 目前检测抗体的血吸虫病血清学诊断方法不包括

A. 环卵沉淀试验

B. 间接红细胞凝集试验

C. 补体结合试验

D. 酶联免疫吸附试验

E. 生物标志物检测

2698. 血吸虫病的综合防治措施不包括

A. 查治患者，控制传染源

B. 控制和消灭钉螺

C. 加强粪便管理，搞好个人防护

D. 积极开展预防注射

E. 加强对血吸虫病的认识与宣教

（2699～2700 共用题干）

患者男，25 岁，足部游走性、线状红斑伴瘙痒 7 天。平素健康，发疹前 10 天有进食生鱼史，无宠物喂养史，家族人员无类似病史。查体：一般情况良好，系统检查未见异常。皮肤科检查：足部可见匐行性、隆起性红斑。

2699. 对该患者临床诊断可能性大的疾病是

A. 疥疮　　B. 线状皮炎

C. 湿疹　　D. 匐行疹

E. 接触性皮炎

2700. 为明确诊断应选择的实验室检查是

A. 肝功能检查
B. 直接免疫荧光检查
C. 间接免疫荧光检查
D. 真菌镜检
E. 皮肤组织病理检查

（2701～2703 共用题干）

患者男，55 岁，左腹部溃疡伴有剧烈疼痛 2 周。既往阿米巴肝脓肿 2 年。查体：左腹见一处不规则、深在性溃疡，边缘不整齐，稍高出皮面，基底为暗红色肉芽组织，表面覆盖着坏死组织及脓液，有恶臭；溃疡周围有 2cm 宽的红晕。

2701. 对该患者临床诊断可能性大的疾病是

A. 阿米巴过敏症　B. 阿米巴皮炎
C. 阿米巴脓肿　D. 阿米巴溃疡
E. 阿米巴肉芽肿

2702. 为明确诊断，应选择的实验室检查是

A. 创面细菌培养
B. 皮损组织病理检查
C. 直接免疫荧光检查
D. 非梅毒螺旋体抗原血清试验（TRUST）和梅毒螺旋体颗粒凝集试验（TPPA）
E. HLA－B51 等位基因检测

2703. 患者皮损的组织病理表现不包括

A. 表皮增生，棘层肥厚
B. 真皮有明显的溶解性坏死和基质水肿，血管、淋巴管扩张
C. 有淋巴细胞、浆细胞、中性粒细胞、嗜酸性粒细胞浸润，形成肉芽肿样结构
D. 扩张的血管、淋巴管及坏死组织中常可找到成群的阿米巴滋养体，胞质呈嗜酸性，内含有空泡及红细胞和核碎片
E. 真皮胶原增生、均质化

（2704～2706 共用题干）

患者女，30 岁，畏寒、发热、贫血、消瘦、全身酸痛 2 个月。查体：体温 38.9℃，双肺呼吸音粗，腹部柔软，肝不大，脾在肋下缘可触及，面部及胸、背部弥散分布红色斑疹、丘疹和结节，以颈部最显著，直径为 0.3～0.8cm。组织细胞胞浆内可见无鞭毛体。

2704. 对该患者临床诊断可能性大的疾病是

A. 皮肤结核　B. 结节性梅毒疹
C. 蕈样肉芽肿　D. 系统性红斑狼疮
E. 皮肤黑热病

2705. 为明确诊断应选择的实验室检查是

A. 抗酸染色　B. 梅毒螺旋体检查
C. 组织病理学检查　D. 自身抗体检查
E. 病原体检查

2706. 该患者治疗首选的药物是

A. 异烟肼　B. 青霉素
C. 甲氨蝶呤　D. 糖皮质激素
E. 葡萄糖酸锑钠

（2707～2709 共用题干）

患者男，25 岁，左下肢红斑、水疱伴疼痛 1 天。发病前曾到海中潜水。查体：左下肢可见鞭痕排列的水肿性红斑，触痛明显，其上散在黄豆大小的水疱。左下肢活动受限，腹股沟淋巴结未触及肿大。

2707. 对该患者临床诊断可能性大的疾病是

A. 珊瑚皮炎　B. 水螅皮炎
C. 海葵皮炎　D. 水母皮炎
E. 海胆刺伤

2708. 对该患者可以选择的实验室检查是

A. 创面细菌培养
B. 皮损组织病理检查
C. 直接免疫荧光检查
D. 免疫三项
E. HLA－B51 等位基因检测

2709. 通常水母蜇伤不会出现

A. 肺水肿　B. 呼吸困难
C. 肌肉酸痛　D. 血管炎
E. HPV 感染

（2710～2712 共用题干）

患者男，24 岁，全身皮肤瘙痒 2 个月，夜间瘙痒剧烈，共同居住的弟弟也有同样的症状。发病后诊断为过敏性皮炎，先后口服多种抗组胺药物、外涂曲安奈德益康唑乳膏，全身皮损未有改善。查体：腹部及四肢散在较多红色小丘疹、抓痕，双手指指缝间有多个小水疱，阴囊、阴茎处有多个黄豆大小的暗红色结节。

2710. 对该患者的诊断应首先考虑的疾病是

A. 接触性皮炎　B. 荨麻疹
C. 痒疹　D. 体癣
E. 疥疮

2711. 为明确诊断，该患者应进行的实验室检查是

A. 疥螨镜检　B. 病理组织活检
C. 刮片培养　D. TPPA + RPR
E. HSV 抗体检测

2712. 如果患者确诊为疥疮，下列处理措施错误的是

A. 成人与儿童都外用 10% 硫磺软膏

B. 外用10% ~25%苯甲酸苄酯乳剂
C. 外涂10%克罗米通乳剂
D. 生殖器结节可行冷冻治疗
E. 外用药物期间不洗澡、不更衣

(2713~2715共用题干)

患者男，28岁，发热、腹痛、脓血便1个月。经询问，患者3个月前曾到湖北、湖南农村，当时天气炎热，曾多次到河里洗澡，约2天后四肢出现红色皮疹、瘙痒，未有治疗。发生皮疹3天后出现发热、咳嗽，自行口服感冒药后，发热和咳嗽缓解。近1个月患者再次出现发热，伴脓血便，每天2~4次，上腹部疼痛，食欲减退，消瘦，于乡卫生院就诊，并诊断为痢疾，治疗无效。查体：体温39℃，消瘦病容，神志清楚；心、肺未见异常；腹部稍膨胀，肝剑突下3cm有压痛，脾可触及。血常规：WBC 19.2×10^9/L，N 48%，L 35%，E 17%，尿常规正常，胸片正常。

2713. 为明确诊断，该患者首先需要进行的实验室检查是
A. 免疫学检查　B. 病原学检查
C. 超声波检查　D. 磁共振检查
E. 血培养+药敏试验

2714. 如果该患者大便中检出虫卵并孵化出尾蚴，诊断上应首先考虑的疾病是
A. 丝虫病　B. 血吸虫病
C. 阿米巴病　D. 绦虫病
E. 皮肤囊虫病

2715. 该患者首选的治疗药物是
A. 阿苯达唑　B. 青蒿素
C. 槟榔南瓜子合剂　D. 吡喹酮
E. 青霉素

(2716~2718共用题干)

患者男，30岁，发现腹部皮损数月，皮损无瘙痒和疼痛。发病前曾食用未煮熟的猪肉。查体：腹部可触及多个直径为2~5cm的皮下结节，软骨样硬度，有一定活动度，无压痛，表面皮肤正常。下肢无水肿。

2716. 对该患者诊断可能性大的疾病是
A. 囊虫病　B. 丝虫病
C. 皮肤阿米巴病　D. 蚤病
E. 绦虫病

2717. 如果患者出现视力障碍，则诊断应考虑的疾病是
A. 视网膜炎　B. 脉络膜炎
C. 全眼球炎　D. 玻璃体剥离
E. 眼囊虫病

2718. 对该患者的临床处理措施不包括
A. 如果不伴有皮肤外病变，暂时予以医学观察
B. 手术切除
C. 口服吡喹酮
D. 口服头孢类抗生素
E. 口服阿苯达唑

(2719~2722共用题干)

患者男，70岁，左侧颈肩部脓疱伴疼痛2天。患者2天前晨起自觉左侧颈、肩部疼痛，局部红肿，伴有水疱、脓疱，到社区医院诊断为带状疱疹，给予其院自制的外用药物及口服维生素B_6，2天后皮疹加重，再次就诊。查体：左侧颈、肩、胸部出现多处水肿性红斑，表面有较多密集的米粒至绿豆大小的薄壁脓疱。

2719. 患者皮损加重可能的原因不包括
A. 诊断不正确
B. 治疗错误
C. 对外用药物过敏
D. 搔抓后导致感染
E. 年龄大

2720. 询问病史，患者诉发病前夜间睡觉时自觉左颈部有小虫叮咬并进行拍打。对该患者的诊断考虑为
A. 疥疮　B. 毛虫皮炎
C. 隐翅虫皮炎　D. 带状疱疹
E. 螨虫皮炎

2721. 引起该患者发病的原因是
A. 水痘-带状疱疹病毒感染
B. 隐翅虫强酸性毒液的刺激
C. 隐翅虫强碱性毒液的刺激
D. 隐翅虫体液引起的超敏反应
E. 隐翅虫直接叮咬所致

2722. 下列关于隐翅虫皮炎的描述，不正确的是
A. 毒液累及眼睑时可引起眼睑红肿
B. 毒液累及外阴时可出现红色斑片
C. 皮损严重时可出现大面积糜烂
D. 皮损可伴有瘙痒或疼痛
E. 发疹前出现神经痛

(2723~2725共用题干)

患者男，55岁，农民，收割小麦时被虫叮咬，此后自觉皮肤瘙痒，夜间奇痒难忍。查体：全身散在较多水肿性红斑、丘疹、丘疱疹，伴有瘀点，皮损以颈、躯干多见。

2723. 对该患者临床诊断可能性最大的疾病是
A. 痒疹　B. 疥疮
C. 丘疹性荨麻疹　D. 螨虫皮炎
E. 瘙痒症

2724. 螨虫引起的临床表现通常不包括

A. 支气管哮喘
B. 腹痛、腹泻
C. 尿路感染
D. 局部淋巴结肿大
E. 肾病综合征

2725. 下列关于该病的处理，不合适的措施是
A. 脱离现场，及时更衣、洗澡
B. 外涂消炎止痒药
C. 口服抗组胺药物
D. 皮损泛发时可口服适量糖皮质激素
E. 粉螨引起尿路感染时口服四环素类药物治疗

(2726～2727 共用题干)

患儿女，4 岁，捕捉蜜蜂时左手臂出现局部灼痛伴瘙痒。皮疹为风团样，中心有一瘀点，触痛明显。

2726. 对该患儿诊断可能性大的疾病是
A. 隐翅虫皮炎　B. 蜂蜇伤
C. 螨虫皮炎　D. 烧烫伤
E. 急性荨麻疹

2727. 如果患儿出现发热、烦躁、抽搐，伴头晕、恶心、心悸等不适时，应首先考虑
A. 热射病
B. 中毒性休克
C. 中枢神经系统感染
D. 癫痫发作
E. 感染性休克

(2728～2730 共用题干)

患者女，56 岁，渔民。双手水肿、红斑伴疼痛 1 天。患者 1 天前在下海打捞时双手伸入水下，感觉针刺样疼痛，迅速收回双手，发现皮肤表面留有水母触须。患者随即呼唤同伴帮助清除表面水母触须，并用海水大量冲洗，之后未做进一步处理。现患者感觉胸闷、呼吸困难。

2728. 如果查体发现患者双上肢部位出现鞭痕样红斑、轻度肿胀和较多散在的小水疱，整个皮损边界清楚。诊断上对该患者应首先考虑的疾病是
A. 接触性皮炎　B. 荨麻疹
C. 日晒伤　D. 水母蜇伤
E. 抓伤

2729. 该患者下一步需要进行的实验室检查不包括
A. 肾功能检查　B. 血常规
C. 尿常规　D. 肝功能检查
E. 血糖检测

2730. 下列关于该患者的处理措施，说法错误的是
A. 口服抗组胺药物
B. 吸氧
C. 使用75%乙醇溶液冲洗双手
D. 系统使用糖皮质激素
E. 外用抗生素制剂

(2731～2734 共用题干)

患者男，38 岁，建筑工人，颈部斑块伴痒 3 个月。查体：颈项部有大小不等的丘疹及环状、不规则斑块，边缘隆起，正常皮色或暗红色，略浸润，无鳞屑。

2731. 为明确诊断与鉴别诊断，意义最小的辅助检查是
A. 皮肤组织病理检查
B. 真菌镜检
C. 抗核抗体检验
D. 光生物学试验
E. 点刺试验

2732. 患者的组织病理显示：弹性纤维溶解性肉芽肿，即在病变浸润区内弹性纤维消失，并被巨噬细胞吞噬。环状皮疹周围的皮肤真皮内有大量弹性纤维变性。对该患者最可能的诊断是
A. 结节性类弹性纤维病
B. 弹性纤维性假黄瘤
C. 环状肉芽肿
D. 光线性肉芽肿
E. 光线性扁平苔藓

2733. 患者使用羟氯喹治疗后皮疹好转，下列不适合使用羟氯喹治疗的疾病是
A. 环状肉芽肿　B. 光线性肉芽肿
C. 光线性扁平苔藓　D. 结节病
E. 寻常型银屑病

2734. 该病的发病机制可能为
A. 紫外线辐射导致皮肤细胞的 DNA 结构改变，从而具有抗原性
B. 持续存在于皮肤内的外源性变应原或光变应原与人体蛋白结合促使其组氨酸氧化，使具有弱抗原性
C. 由于体内代谢异常等原因，色氨酸代谢产物犬尿酸的生成增多，犬尿酸是一种内源性光变应原
D. 长期接受日光照射和热等因素后引起弹性纤维变性，抗原性发生改变，从而发生细胞免疫应答
E. 紫外线辐射使真皮内多种细胞释放组胺、5－羟色胺、激肽等炎症介质引起皮肤免疫反应

(2735～2737 共用题干)

患者男，70 岁，全身皮肤瘙痒 1 年余，以夜间为重。近 2 天因进食辛辣食物症状加重。查体：躯干、四肢大片

皮肤抓痕、血痂，右下肢胫前皮损增厚、轻度苔藓化。

2735. 对该患者临床诊断可能性大的疾病是

A. 慢性单纯性苔藓
B. 湿疹
C. 老年性全身性瘙痒症
D. 寻常性鱼鳞病
E. 痒疹

2736. 下列对寻找原发病因意义最小的实验室检查是

A. 空腹血糖
B. 血 T_3、T_4检测
C. 肝、胆 B 超
D. 心脏彩超
E. 肾功能检查

2737. 下列关于瘙痒症的处理措施，错误的是

A. 口服抗组胺药
B. 使用性激素可能有一定的疗效
C. 局部用药前用热水或肥皂清洗
D. 外用药根据皮损形态可用洗剂、霜剂等
E. 口服镇静催眠药

（2738～2739 共用题干）

患者男，28 岁，尿道瘙痒及全身不适半年余。半年前曾与按摩女无保护性交，第 2 天即感头痛、乏力，尿道瘙痒，有蚁走感，半年来每隔 2 周就查 1 次淋病奈瑟菌、支原体和衣原体，结果均无异常发现。查体：患者神情焦虑，不停地诉说病情，躯干、四肢、外阴及肛周未见皮疹，尿道口黏膜无红肿，无分泌物，浅表淋巴结未触及。

2738. 对该患者临床诊断可能性大的疾病是

A. 非特异性尿道炎
B. 疾病恐怖症
C. 寄生虫妄想症
D. 神经官能症
E. 神经梅毒

2739. 对该患者的治疗措施不包括

A. 如患者坚决要求，可再次做相关的临床及实验室检查，以消除疑虑
B. 以心理治疗为主，对患者进行解释性治疗，讲解有关性传播疾病的知识，消除顾虑
C. 在正面解释、心理疏导仍未奏效时可采用暗示疗法
D. 可适当应用安定或多塞平
E. 针对其生殖器部位的症状做相关治疗，如口服抗组胺药及喹诺酮类抗生素等

（2740～2743 共用题干）

患者男，46 岁，躯干、四肢皮肤丘疹伴瘙痒 2～3 个月，加剧 1 周。查体：躯干、四肢伸侧泛发大小不一的丘疹，下肢胫前皮肤见抓痕、血痂及苔藓样变皮损。

2740. 患者瘙痒加剧的原因可能性最小的是

A. 进食辛辣食物
B. 热水烫洗患处
C. 秋、冬季气候干燥
D. 夏季高温潮湿，出汗增多
E. 运动量减少

2741. 进一步问诊及查体，如果患者诉瘙痒以夜间为甚，腋前壁、指缝见点状红斑、小丘疹，阴囊有褐红色扁平结节，诊断上应首先考虑

A. 疥疮　　B. 单纯性痒疹
C. 慢性单纯性苔藓　　D. 特应性皮炎
E. 结节性痒疹

2742. 如果进一步查体发现患者皮疹表现为坚实丘疹，部分丘疹顶端轻度角化，伴腹股沟淋巴结肿大，则诊断上首先考虑

A. 疥疮　　B. 单纯性痒疹
C. 慢性单纯性苔藓　　D. 特应性皮炎
E. 结节性痒疹

2743. 如果该患者最后诊断为单纯性痒疹，外用药物不宜选用

A. 糖皮质激素制剂
B. 钙调磷酸酶抑制剂
C. 炉甘石洗剂
D. 3% 硼酸湿敷
E. 表面麻醉剂

（2744～2746 共用题干）

患儿女，6 岁，全身反复瘙痒 6 年，四肢屈侧出现红斑、丘疹伴瘙痒 2 年，伴睡眠欠佳，性格易急躁，好动。查体：皮肤干燥，肘窝、腘窝、颈部有片状红斑、丘疹和苔藓样变，伴抓痕、鳞屑、色素沉着。

2744. 对该患儿最可能的诊断是

A. 慢性荨麻疹　　B. 慢性湿疹
C. 特应性皮炎　　D. 单纯性苔藓
E. 苔藓样糠疹

2745. 为明确诊断，需进一步询问病史或进行的检查不包括

A. 一级亲属和个人哮喘史
B. 一级亲属和个人荨麻疹病史
C. 一级亲属和个人过敏性鼻炎史

D. 血清 IgE 测定
E. 皮肤过敏原点刺试验

2746. 对该患儿，最基础和必备的处理是
A. 抗感染　B. 食物回避
C. 保湿、润肤　D. 口服抗组胺药
E. 外用糖皮质激素

（2747～2748 共用题干）

患者女，50 岁，反复出现面部红斑伴瘙痒 3 年。日晒后无明显加重，无全身症状。查体：面部、颏下、颈部、前胸可见红斑，轻微脱屑，边界较清楚。

2747. 对该患者最可能的诊断是
A. 湿疹　B. 特应性皮炎
C. 神经性皮炎　D. 接触性皮炎
E. 脂溢性皮炎

2748. 该患者下一步需做的检查是
A. 自身抗体检测
B. 皮损细菌培养
C. 马拉色菌检查
D. 外周血嗜酸性粒细胞计数
E. 斑贴试验

（2749～2753 共用题干）

患者女，20 岁，腹泻 2 天，皮疹半天。患者 2 天前出现腹泻、低热，自行口服诺氟沙星、颠茄磺苄啶片（泻痢停）、对乙酰氨基酚等药物，半天前出现红色皮疹，追问病史，患者多年前有磺胺类药物过敏史。

2749. 若专科查体发现患者上唇皮肤、黏膜交界处有一指甲大小的水肿性红斑，边界清楚，中央有水疱。则对该患者的诊断考虑为
A. 多形红斑型药疹　B. 固定型药疹
C. 荨麻疹型药疹　D. 血管炎型药疹
E. 湿疹型药疹

2750. 若查体发现患者全身散在分布水肿性红斑，中央有水疱，呈靶形改变，累及黏膜。则对该患者的诊断考虑为
A. 多形红斑型药疹　B. 固定型药疹
C. 荨麻疹型药疹　D. 血管炎型药疹
E. 湿疹型药疹

2751. 若查体发现患者面部、躯干、四肢弥漫分布暗红色斑丘疹、融合，伴大小不等的松弛性水疱、大疱，尼氏征阳性，部分水疱破溃，表皮剥脱，露出浅表糜烂面，伴有口唇、眼睑、外阴黏膜糜烂。则对该患者的诊断考虑为
A. 药物超敏反应综合征
B. 大疱性表皮坏死松解型药疹
C. 荨麻疹型药疹
D. 血管炎型药疹
E. 湿疹型药疹

2752. 若该患者诊断为重症药疹，处理上首要的措施是
A. 大剂量糖皮质激素冲击
B. 停用可疑致敏药物
C. 注射丙种球蛋白
D. 抗组胺药物
E. 皮损治疗及全身支持治疗

2753. 患者既往有药物过敏史，再次应用同类药物的发病时间为
A. 24 小时以内　B. 12 小时以内
C. 36 小时以内　D. 6 小时以内
E. 48 小时以内

（2754～2757 共用题干）

患者男，25 岁，右小腿皮疹、化脓 10 天，周围皮肤出现发红、丘疹、水疱 5 天。患者 10 天前骑自行车时挂伤右小腿，伤处局部皮肤红肿、疼痛，未予处理。后局部红肿处皮肤出现渗液，伴脓性分泌物，5 天前，红肿处周围皮肤瘙痒，出现群集丘疹和水疱并渐向四周扩展。

2754. 根据病史及临床表现，对该患者的诊断考虑为
A. 急性湿疹　B. 自身敏感性皮炎
C. 传染性湿疹样皮炎　D. 脓疱疮
E. 接触性皮炎

2755. 若患者 5 天前在皮损处使用创可贴，后在敷贴处及周围出现条状、边界清楚的红斑、丘疹、水疱，伴瘙痒。则对该患者的诊断考虑为
A. 传染性湿疹样皮炎　B. 自身敏感性皮炎
C. 急性湿疹　D. 继发真菌感染
E. 接触性皮炎

2756. 若诊断为传染性湿疹样皮炎，应做的实验室检查是
A. 过敏原检查　B. 分泌物真菌学检查
C. 分泌物细菌检查　D. 血培养
E. 斑贴试验

2757. 若患者诊断为传染性湿疹样皮炎，治疗原则应首选
A. 应用糖皮质激素　B. 外涂收敛药物
C. 应用抗组胺药物　D. 应用敏感抗生素
E. 局部湿敷

（2758～2759 共用题干）

患者女，20 岁，臀部出现环形红斑 2 个月。患者 2 个月前臀部出现无明显诱因的多发红斑，不伴痒、痛。红斑初起为风团样，逐渐向外扩大，中央消退，形成环形，环形红斑可自行消退，新红斑又不断出现，交替反复发作。查体：臀部可见几个环形红斑，环的直径最大达6cm，中央为正常皮肤。

2758. 对该患者最可能的诊断是

A. 荨麻疹性血管炎　B. 慢性游走性红斑
C. 匐行性回状红斑　D. 离心性环状红斑
E. 风湿性回状红斑

2759. 下列检查对确诊最有意义的是

A. 血常规
B. 尿常规
C. 红细胞沉降率检测
D. 抗链球菌溶血素O试验
E. 组织病理检查

（2760～2761共用题干）

患者女，55岁，右下肢出现红斑2周。患者2周前爬山时被虫子叮咬后出现发热、乏力、关节痛，随后右下肢叮咬部位出现红斑，不伴瘙痒，红斑渐扩大，中央消退。查体：右下肢可见一环状红斑，直径约3cm，中央为正常皮肤。

2760. 对该患者最可能的诊断是

A. 荨麻疹性血管炎
B. 慢性游走性红斑
C. 匐行性回状红斑
D. 离心性环状红斑
E. 风湿性回状红斑

2761. 对该患者的治疗，正确的是

A. 维生素C　B. 钙剂
C. 抗组胺药物　D. 四环素
E. 糖皮质激素

（2762～2763共用题干）

患者女，35岁，孕20周于，躯干、四肢部位反复出现红色丘疹伴瘙痒2个月。患者2个月前于小腿处出现无明显诱因的红色丘疹伴剧烈瘙痒，丘疹逐渐增多并延及躯干、四肢，丘疹1～2周可自行消退，但不断新发。查体：躯干、四肢可见大量散在分布的米粒到黄豆大小的红色丘疹，部分表面可见表皮剥脱及血痂。

2762. 对该患者最可能的诊断是

A. 湿疹
B. 妊娠类天疱疮
C. 妊娠丘疹性皮炎
D. 妊娠瘙痒性荨麻疹性丘疹和斑块
E. 妊娠胆汁淤积

2763. 该病的发病率约为

A. 1/240　B. 1/300
C. 11/1400　D. 1/2400
E. 1/5000

（2764～2767共用题干）

患者女，20岁，双上肢出现扁平丘疹伴瘙痒半年。患者半年前无明显诱因于双手背处出现扁平丘疹，伴轻微瘙痒，皮损逐渐增多并累及前臂。查体：双手背、双前臂可见多量散在分布的米粒到黄豆大小的丘疹。

2764. 如果查体发现患者双手背、双前臂皮损呈肤色和灰褐色，表面光滑无鳞屑，诊断上应首先考虑的疾病是

A. 疣状表皮发育不良　B. 扁平疣
C. 寻常疣　D. 脂溢性角化病
E. 汗孔角化病

2765. 如果查体发现患者双手背、前臂皮损呈紫红色，部分表面可见白色网状纹，双颊黏膜可见网状白纹。诊断上应首先考虑的疾病是

A. 慢性单纯性苔藓
B. 线状苔藓
C. 盘状红斑狼疮
D. 硬化性萎缩性苔藓
E. 扁平苔藓

2766. 如果患者确诊为扁平苔藓，其组织病理学表现不包括

A. 角化过度
B. 角化不全
C. 颗粒层增厚
D. 基底细胞液化变性
E. 致密的淋巴细胞在真皮上部呈带状浸润

2767. 如果患者确诊为扁平苔藓，其治疗的外用药物不包括

A. 糖皮质激素
B. 维A酸制剂
C. 钙调磷酸酶抑制剂
D. 维生素D_3衍生物
E. 煤焦油制剂

（2768～2770共用题干）

患者男，65岁，下肢出现鳞屑性斑块3年，全身鳞屑性红斑1周。患者3年前无明显诱因于双下肢出现红色斑块，伴有瘙痒，在当地医院诊断为银屑病，并予以外用药物治疗（具体不详）后改善，后患者间断外用药物治疗，皮疹反复。1周前患者感冒后出现咳嗽、发热，体温最高达39.2℃，并迅速出现全身弥漫性红斑。查体：头、面、躯干、四肢可见弥漫性红斑，部分表面有糠状鳞屑，红斑占全身体表面积的95%，口、眼黏膜无糜烂、渗出。

2768. 对该患者最可能的诊断是

A. 药物超敏反应综合征

B. 蕈样肉芽肿

C. 红皮病

D. 葡萄球菌性皮肤烫伤样综合征

E. 中毒性休克综合征

2769. 该病最常见的病因是

A. 特发型

B. 药物反应

C. 继发于恶性肿瘤

D. 继发于其他皮肤病

E. 继发于自身免疫性疾病

2770. 该病的代谢紊乱不包括

A. 低钠血症　B. 低氯血症

C. 低钙血症　D. 低蛋白血症

E. 高钠血症

（2771～2774 共用题干）

患者女，46 岁，食欲不振 1 个月余，四肢乏力伴肌肉疼痛 5 天，既往指尖间断麻木 2 年，晨僵<1 小时。查体：左手食指及右足拇趾肿胀，食指皮肤发紧，面部表情呆板，ANA 阳性。

2771. 依据患者目前情况，最可能的诊断是

A. 胃肠炎　B. 类风湿关节炎

C. 硬皮病　D. 骨关节炎

E. 痛风

2772. 如确诊为该疾病，最不可能出现阳性的指标是

A. 冷球蛋白　B. 抗 Sm 抗体

C. 类风湿因子　D. 抗 Scl－70 抗体

E. 抗核抗体

2773. 此疾病早期最常出现的症状是

A. 腹痛　B. 雷诺现象

C. 皮肤萎缩　D. 关节疼痛

E. 胃食管反流

2774. 患者应用糖皮质激素及环磷酰胺治疗原发病，现血压持续升高，Hb 90g/L，WBC 4.3 $\times 10^9$/L，PLT 88 $\times 10^9$/L，Scr 2.8mg/dl。目前宜选用的降压药物为

A. 硝苯地平　B. 维拉帕米

C. 氢氯噻嗪　D. 依那普利

E. 阿替洛尔

（2775～2777 共用题干）

患者男，50 岁，左踝及小腿伸侧出现红色结节 2 年，有触痛。患者既往有乙型病毒性肝炎病史 20 年。查体：左侧踝部及小腿可见成群分布的紫红色结节，部分结节中央破溃、结痂，结节沿血管走向分布，触痛明显。

2775. 对该患者最可能的诊断是

A. 孢子丝菌病　B. 巨细胞动脉炎

C. 血栓性静脉炎　D. 结节性多动脉炎

E. 结节性红斑

2776. 最能反映该病活动的实验室指标为

A. 红细胞沉降率　B. C－反应蛋白

C. ANA 滴度　D. 补体水平（C3 和 C4）

E. 乙型肝炎病毒 DNA

2777. 患者入院后检查发现患者 Cr 140μmol/L，BUN 8.5mmol/L，GFR 60ml/（min · 1.73m^2）。该患者治疗方案应选择

A. 中等剂量糖皮质激素

B. 糖皮质激素＋免疫抑制剂

C. 英夫利西单抗

D. 血浆置换

E. 丙种球蛋白

（2778～2781 共用题干）

患者男，65 岁，全身皮肤泛发瘀点、瘀斑 3 天，口腔糜烂、出血伴发热 2 天。1 周前因咳嗽、咽痛服用阿莫西林、氨溴索口服液等药物 5 天。患者无腹痛、关节痛等不适。体格检查：T 38.5℃，急性病容，全身尤以头、面、躯干皮肤为主出现广泛密集分布的瘀点、瘀斑，压之不褪色；口腔黏膜可见多发血疱、糜烂、渗血。

2778. 对该患者可能的诊断为

A. 过敏性紫癜

B. 暴发性紫癜

C. 特发性血小板减少性紫癜

D. 湿疹样紫癜

E. 中毒性紫癜

2779. 患者入院后检查血小板为 30 $\times 10^9$/L，结合其临床表现，最可能的发病机制是

A. 药物所致免疫性血小板减少

B. 药物所致非免疫性血小板减少

C. 药物所致骨髓抑制

D. 药物所致血管损伤

E. 药物所致凝血因子减少

2780. 如果患者出现面色苍白、酱油色尿，考虑并发症为

A. 胃肠道　B. 泌尿道出血

C. 溶血性贫血　D. 肺出血

E. 颅内出血

2781. 如患者诊断为中毒性紫癜，治疗首选

A. 应用糖皮质激素

B. 应用免疫抑制剂

C. 血浆置换

D. 静脉注射免疫球蛋白

E. 应用生物制剂

（2782～2785 共用题干）

患者女，40 岁，双下肢出现红斑、结节伴疼痛 2 周。2 周前双下肢突然出现多个水肿性红斑、丘疹，伴轻微灼痛感，逐渐发展为黄豆大小的疼痛性结节；静脉注射青霉素 2 天，症状无改善，皮疹逐渐增多、增大。无家族性及遗传性疾病史，无药物及食物过敏史。

2782. 如该患者皮损组织病理学检查示真皮毛细血管及小血管内皮细胞肿胀、闭塞，红细胞外溢，中性粒细胞浸润伴核碎裂。直接免疫病理可见血管壁有 IgG、IgM 和 C3 沉积。对该患者诊断为

A. 结节性红斑　　B. 白塞病
C. 皮肤小血管炎　　D. 结节性多动脉炎
E. 硬红斑

2783. 继续追问患者病史，患者既往出现反复口腔溃疡 2 年，其间曾出现 1 次外阴溃疡，下列检查中对诊断最有意义的是

A. 压脉带试验阳性
B. 红细胞皮内试验阳性
C. 毛细血管脆性试验阳性
D. 针刺试验阳性
E. PPD 试验阳性

2784. 如患者既往 2 个月前曾诊断为鼻窦炎。患者入院后完善相关检查：ESR、CRP 升高，PR3 - ANCA（+）；血、尿常规，肝、肾功能等未见明显异常；胸部 X 线片提示不规则的浸润或结节；皮肤活检提示肉芽肿性炎症。消化、呼吸、泌尿系统检查无明显异常。该患者首选的治疗方案为

A. 糖皮质激素
B. 糖皮质激素 + 环磷酰胺（冲击）
C. 甲氧苄啶 + 磺胺甲基异噁唑
D. 糖皮质激素 + 环磷酰胺 + 血浆置换
E. 吗替麦考酚酯 + 静脉注射免疫球蛋白

2785. 如患者双下肢的丘疹、结节逐渐增大呈浸润性斑块，以小腿屈侧为重，沿血管走行分布，组织病理示脂肪小叶和间隔出现广泛炎细胞浸润，皮下中、小肌性动脉血管全层出现中性粒细胞浸润。对该患者诊断为

A. 皮肤小血管炎　　B. 结节性血管炎
C. 结节性红斑　　D. 结节性多动脉炎
E. 肉芽肿性多血管炎

（2786～2789 共用题干）

患者女，32 岁，双小腿反复发生瘀点 6 年，既往史无特殊，无药物及食物过敏史。

2786. 如果查体发现患者双小腿对称分布环状排列的毛细血管扩张和瘀点，伴有轻度色素沉着。临床诊断考虑可能性大的疾病是

A. 进行性色素性紫癜性皮炎
B. 过敏性紫癜
C. Magocchi 病
D. 湿疹样紫癜
E. 淤积性紫癜

2787. 如果询问病史发现患者皮损多在轻度外伤、应激后发生，初发为丘疹、红斑，伴灼热、痒痛感，1～2 天后发展为疼痛性瘀点、瘀斑，可伴有头痛、晕厥、关节痛等全身症状。则临床诊断考虑可能性大的疾病是

A. 进行性色素性紫癜性皮肤病
B. 血管内压增高性紫癜
C. 痛性挫伤综合征
D. 红斑肢痛症
E. 暴发性紫癜

2788. 如果查体发现患者皮损除瘀点外，还可见散在红斑、溃疡和结节，遗留白色萎缩瘢痕，周边有毛细血管扩张和网状青斑，伴局部刺痛感。为明确诊断需要进一步检查的项目不包括

A. 血常规，凝血功能，检测冷球蛋白、同型半胱氨酸、抗核抗体和抗心磷脂抗体
B. 组织病理检查有助于明确诊断
C. 应进行手术活检而不是环钻活检
D. 建议从病灶的红斑区域取材
E. 丙型病毒性肝炎检查

2789. 患者皮损组织病理检查示：表皮局部坏死、溃疡、萎缩；真皮浅层血管增生、管壁增厚，部分血管壁可见玻璃样变性及淋巴细胞浸润，管腔狭窄，管腔内可见纤维蛋白栓塞和血栓形成。真皮浅层可见血管外红细胞及淋巴细胞浸润。直接免疫荧光检查示血管壁上纤维蛋白、C3 和 IgM 沉积。结合临床，对该患者诊断为

A. 青斑样血管病
B. 高球蛋白血症性紫癜
C. 网状青斑
D. 恶性萎缩性丘疹病
E. 肉芽肿性多血管炎

（2790～2792 共用题干）

患者男，27 岁，双侧腋下、腹股沟皮肤糜烂、渗液反复发作 3 年余，再发加重 5 天。3 年前每于夏季在腹股沟、大腿内侧、腋下出现红斑、小水疱，自觉瘙痒抓挠

后有渗出。一般夏季加重，冬季缓减，每年反复发作。其父有类似病史。查体：双腋下见片状红斑：腹股沟大片红斑，中央糜烂渗液，有异味。红斑边缘见黄豆大的水疱，壁松弛，疱液浑浊，尼氏征阳性。

2790. 对该患者最可能的诊断是

A. 急性湿疹

B. 股癣

C. 乳房外 Paget 病

D. 寻常型天疱疮

E. 家族性慢性良性天疱疮

2791. 该病的特点不包括

A. 为一种少见的遗传性疾病

B. 部分患者具有家族聚集发病现象

C. 其特征为反复发生的、群集的水疱和大疱

D. 局部摩擦可诱发

E. 冬重夏轻

2792. 该病的组织病理特征性改变是

A. 表皮内广泛的棘层松解，宛如倒塌的砖墙

B. 表皮角化过度

C. 棘层增厚

D. 真皮有不同的炎症细胞浸润

E. 颗粒层消失

（2793～2795 共用题干）

患者男，34 岁，半年前反复出现口腔溃疡，有灼痛且不易愈合，近 2 个月来在头、面、颈、胸、背、腋下及腹股沟部起红斑，1 周后在红斑基础上出现黄豆至蚕豆大小的水疱、大疱，疱壁薄、松弛，水疱破裂后形成糜烂，且不易愈合。

2793. 对该患者最可能的诊断是

A. 寻常型天疱疮

B. 大疱性类天疱疮

C. 疱疹样皮炎

D. 多形红斑

E. 线状 IgA 大疱性皮病

2794. 确诊该病最有价值的辅助检查为

A. 电镜检查

B. 创面分泌物细菌培养

C. 皮肤直接免疫荧光检查

D. 细胞学涂片

E. 盐裂皮肤间接免疫荧光检查

2795. 该患者最不可能出现的实验室检查异常是

A. IIF 显示外周血中检测到抗表皮棘细胞间成分的 IgG 型抗体

B. 组织病理显示棘层松解、表皮内裂隙或水疱

C. DIF 显示 IgG 和 C3 在基底膜带呈线状沉积，不伴有表皮棘细胞间沉积

D. 低蛋白血症

E. ELISA 检测到抗 Dsg3 抗体

（2796～2798 共用题干）

患者女，56 岁，躯干、四肢反复起水疱伴瘙痒 2 年余。体格检查：躯干、四肢可见大小不等的红斑，在红斑基础上见绿豆至蚕豆大小的水疱和大疱，疱壁紧张，尼氏征阴性。皮肤组织病理显示表皮下水疱。直接免疫病理显示在皮肤基底膜带处有 IgG 和 C3 呈线状沉积。

2796. 对该患者可能的诊断是

A. 大疱性类天疱疮

B. 大疱性类天疱疮或获得性大疱性表皮松解症

C. 线状 IgA 大疱性皮病

D. 疱疹样皮炎

E. 疱疹样天疱疮

2797. 对该患者确诊最有价值的辅助检查是

A. 血常规

B. 疱液细菌培养

C. 间接免疫荧光检查

D. 盐裂皮肤直接免疫荧光检查

E. 疱液涂片革兰染色镜检

2798. 患者盐裂皮肤直接免疫荧光检查显示，IgG 和 C3 线状沉积在盐裂皮肤的真皮侧。对该患者诊断考虑为

A. 寻常型天疱疮

B. 大疱性类天疱疮

C. 获得性大疱性表皮松解症

D. 家族性良性天疱疮

E. 暂时性棘层松解性皮病

（2799～2802 共用题干）

患者女，65 岁，躯干反复起水疱伴痒 1 年余。体格检查：躯干见绿豆至黄豆大小的水疱，疱壁紧张，尼氏征阴性，部分水疱呈环形排列。

2799. 对该患者确诊最有价值的实验室检查为

A. 免疫病理　　B. 组织病理

C. 真菌镜检　　D. 疱液涂片

E. 血液生化检查

2800. 如果皮肤组织病理显示表皮内水疱，疱液内有棘层松解细胞。对该患者最可能的诊断为

A. 疱疹样皮炎　　B. 多形红斑

C. 卟啉病　　D. 类天疱疮

E. 疱疹样天疱疮

2801. 如果组织病理显示表皮下水疱，疱内有较多中性粒

细胞浸润。对该患者最可能的诊断为

A. 疱疹样皮炎　B. 大疱性类天疱疮
C. 卟啉病　D. 疱疹样天疱疮
E. 类天疱疮

2802. 如果皮肤 DIF 检查显示基底膜带处有 IgA 线状沉积。则该患者首选的治疗药物是

A. 抗生素　B. 氨苯砜
C. 糖皮质激素　D. 抗组胺药
E. 环磷酰胺

(2803～2806 共用题干)

患者女，62 岁，口腔糜烂 1 年余，躯干水疱 6 个月。查体：躯干见绿豆至蚕豆大小的水疱和大疱，疱壁松弛，尼氏征阳性；并见较多糜烂面和结痂；口腔黏膜糜烂。实验室检查：血、尿及粪便常规检查正常；肝、肾功能正常。

2803. 对该患者确诊最有价值的辅助检查是

A. 口腔黏膜分泌物真菌镜检
B. 皮肤直接免疫病理检查
C. 盐裂皮肤间接免疫病理检查
D. 疱液涂片检查
E. 肿瘤学指标筛查

2804. 如果皮肤直接免疫荧光显示基底层上方 IgG 呈网状沉积。对该患者最可能的诊断是

A. 寻常型天疱疮
B. 多形红斑
C. 疱疹样皮炎
D. 大疱性类天疱疮
E. 获得性大疱性表皮松解症

2805. 该病治疗首选的药物是

A. 环磷酰胺　B. 免疫球蛋白
C. 氨苯砜　D. 甲氨蝶呤
E. 糖皮质激素

2806. 如果患者给予糖皮质激素治疗，初始剂量为泼尼松 80mg/d，经过 2 个月的治疗后，大部分皮损已消退，遗留色素沉着，但皱褶部位仍有小片糜烂未愈。此时最佳的处理措施是

A. 增加激素用量
B. 外用糖皮质激素制剂
C. 加用免疫抑制剂
D. 静脉使用抗生素
E. 血浆置换

(2807～2809 共用题干)

患者男，35 岁，全身反复起红斑、水疱伴剧烈瘙痒 3 年。查体：口腔黏膜无溃疡，背部、臀部、肘、膝和四肢伸侧散在分布红斑、丘疹，红斑上有密集的粟粒大小的水疱，环状排列，部分水疱融合成米粒或豌豆大，疱壁紧张，尼氏征阴性，伴有糜烂、结痂和褐色色素沉着斑。

2807. 如果直接免疫荧光检查提示真皮乳头层有 IgA 和 C3 呈颗粒状沉积。对该患者诊断考虑的疾病是

A. 疱疹样天疱疮
B. 多形红斑
C. 疱疹样皮炎
D. 大疱性类天疱疮
E. 成人线状 IgA 大疱性皮病

2808. 该患者治疗首选的药物是

A. 糖皮质激素
B. 免疫抑制剂
C. 四环素 + 烟酰胺
D. 氨苯砜
E. 红霉素

2809. 下列关于该病的描述，不正确的是

A. 外周血中嗜酸性粒细胞常增高
B. 组织病理显示表皮下水疱
C. 组织病理显示真皮乳头层顶端见中性粒细胞聚集并形成微脓肿
D. 口服碘化钾治疗有效
E. 谷胶饮食会加重病情

(2810～2812 共用题干)

患者女，48 岁，因全身瘙痒、红斑、渗出 1 个月来诊。患者发病前 3 个月头面部曾出现类似皮损，经治疗后消退。1 个月前皮损再次出现，医务室给予地塞米松 10mg，静脉滴注 3 天后改为 5mg，再 3 天，皮损消退停药，停药数日后皮损再发。查体：全身皮肤干燥，面部、躯干、四肢均见散在红斑、丘疹，融合成片，伴渗液。

2810. 最可能的诊断是

A. 接触性皮炎　B. 特应性皮炎
C. 盘状湿疹　D. 湿疹
E. 自身敏感性皮炎

2811. 造成该患者皮损复发的最可能原因为

A. 药物反应
B. 自身敏感性皮炎
C. 金黄色葡萄球菌感染
D. 食入辛辣食物
E. 地塞米松疗程不足

2812. 目前该患者首选处理措施为

A. 血常规
B. 糖皮质激素抗炎

C. 抗菌治疗
D. 斑贴试验
E. 抗组胺药物止痒

(2813～2815 共用题干)

患者女，43 岁，双小腿胫前出现水肿性斑块 3 年。查体：双侧突眼，双侧胫前大片水肿性斑块，表面呈橘皮样外观，毛孔扩大，质硬，压之无凹陷。

2813. 对该患者临床诊断可能性最大的疾病是
A. 库欣综合征　　B. 胫前黏液水肿
C. 硬肿病　　D. 皮肤钙沉着症
E. 苔藓样皮肤淀粉样变性

2814. 对该患者确诊应选择的检查项目是
A. 皮肤镜
B. 皮损组织病理 + 阿新蓝染色
C. 皮损组织病理 + PAS 染色
D. 皮损组织病理 + 直接免疫荧光检测
E. 血清免疫球蛋白检测

2815. 在下列疾病中，通常与本病无关的是
A. 慢性淤积性皮炎
B. 慢性淋巴细胞性甲状腺炎
C. 原发性甲状腺功能减退症
D. 毒性弥漫性甲状腺肿
E. 过敏性紫癜

(2816～2818 共用题干)

患者男，58 岁，反复右足背红、肿、痛 2 年。患者 2 年前于右足背处无诱因出现红肿、疼痛，曾在外院诊断为丹毒，静脉滴注青霉素 1 周后症状缓解。1 年前同样症状再次出现，给予青霉素静脉滴注 10 天左右症状缓解。近 1 周右足背再次出现红肿、疼痛伴发热，影响睡眠及走路。查体：体温 38.4℃，系统检查无异常。皮肤科情况：右足红肿，边界不清，表面灼热，疼痛拒按，右足活动受限。就诊 3 次，血常规及白细胞分类计数均正常。给予青霉素抗感染治疗后，仍有发热，足背疼痛无缓解。第 3 天左足背及左膝关节也出现疼痛。再次详细询问病史，患者诉足背痛起自第一趾关节处并以该处疼痛为主。

2816. 对该患者确诊最有价值的辅助检查是
A. 复查血常规 + C - 反应蛋白
B. 血液一般细菌培养 + 药敏试验
C. 血尿酸检测 + 抽取关节液检测尿酸盐结晶
D. 右下肢深静脉彩超
E. 右下肢关节 X 线检查

2817. 该病的临床分期不包括
A. 无症状高尿酸血症
B. 急性痛风性关节炎
C. 进展期
D. 间歇期
E. 痛风石及慢性关节炎

2818. 针对该患者目前的病情，以下处理措施不正确的是
A. 避免高嘌呤食物
B. 每天饮水 2000ml 以上同时口服碱性药物
C. 不宜使用减少尿酸排泄的药物
D. 迅速有效地缓解和消除急性发作症状
E. 及时降尿酸治疗

(2819～2822 共用题干)

患者男，45 岁，头皮、面部及背部出现红斑伴脱发 5 个月。患者 5 个月前头皮无明显诱因出现 4 个指甲盖大的脱发区，表面轻度脱屑，伴有瘙痒，后于面部及背部逐渐出现大小不等的红斑、脱屑。家族中无类似疾病患者，既往史、个人史无特殊。

2819. 如果查体发现患者头顶部有 4 处指甲盖大的脱发斑，表面萎缩，边缘可见不规则暗紫红斑，表面覆黏着性鳞屑，面部、背部有紫红色斑片，表面覆黏着性鳞屑，部分中央结痂萎缩。则诊断上应首先考虑的疾病是
A. 麻风
B. 播散性盘状红斑狼疮
C. 二期梅毒
D. 头癣并体癣
E. 扁平苔藓

2820. 如果查体发现患者头部 4 个甲盖大的局限性脱发区，伴局部脱屑。面部、背部可见大小不等的、表面覆有少许鳞屑的一红斑及斑块，其上可见米粒大的角化性丘疹，触之有浸润感，此时应首先考虑的疾病是
A. 麻风
B. 播散性盘状红斑狼疮
C. 毛囊黏蛋白病
D. 扁平苔藓
E. 二期梅毒

2821. 如果患者诊断为毛囊黏蛋白病，下列不符合其病理变化特点的是
A. 早期变化是外毛根鞘和皮脂腺水肿，黏蛋白沉积
B. 可形成含有黏蛋白的空腔
C. 整个毛囊均可受累，但毛母质完整无破坏
D. 晚期皮脂腺可消失，整个毛囊可变成囊腔
E. 真皮内有程度不一的混合炎细胞浸润，可形成肉芽肿

2822. 如果患者皮损组织病理示：真皮内及毛囊、附属器周围见大量淋巴样细胞团块状浸润，部分细胞异形，部分毛囊上皮可见不典型淋巴样细胞移入，毛囊内充满黏蛋白；阿新蓝染色阳性。免疫组化检查：真皮及毛囊内肿瘤细胞 CD3（++++）、CD4（++++），CD8、CD20 和 CD56 均阴性，Ki-67 灶状阳性，增殖指数约 5%。皮损组织 T 细胞受体（TCR）基因重排检测阴性。此时对该患者应诊断为

A. 急性良性型毛囊黏蛋白病
B. 慢性良性型毛囊黏蛋白病
C. 淋巴瘤相关型毛囊黏蛋白病
D. 荨麻疹样毛囊黏蛋白病
E. 痤疮型毛囊黏蛋白病

（2823～2825 共用题干）

患儿女，10 岁，出生后不久于左侧腰部出现皮肤色素减退斑，沿神经节段分布，皮损随身体发育而按比例扩大，无自觉症状。查体：左侧腰部群集皮肤色素减退斑，白斑边缘无色素沉着，表面光滑无鳞屑，沿皮节分布。

2823. 对该患儿临床诊断最可能的疾病是

A. 白癜风　B. 白色糠疹
C. 无色素痣　D. 贫血痣
E. 白化病

2824. 该病 Wood 灯检查呈

A. 灰白色荧光
B. 蓝白色荧光
C. 红色荧光
D. 无荧光
E. 亮绿色荧光

2825. 该病的分型包括

A. 弥漫型　B. 点状型
C. 节段型　D. 泛发型
E. 肢端型

（2826～2828 共用题干）

患者男，37 岁，右侧肩部、胸部、背部暴晒后突然出现淡黄色至深棕色斑片 3 年，无自觉症状。查体：右侧肩部、胸部、背部可见大片淡黄色至深棕色斑片，着色均匀，缓慢离心性扩大，边缘清楚而不整齐，表面散在粟粒大小的毛囊性丘疹及毛发增生。

2826. 对该患者临床诊断最可能的疾病是

A. 色素痣　B. 咖啡斑
C. Becker 痣　D. 兽皮痣
E. 雀斑样痣

2827. 该病的病理特征是

A. 无痣细胞
B. 黑素增加
C. 黑素细胞无明显增多
D. 竖毛肌增生
E. 真皮上部可见噬黑素细胞

2828. 该病的临床处理措施为

A. 避光
B. 光子治疗
C. 激光治疗
D. 定期皮肤检查，防癌变
E. 手术切除，植皮

（2829～2832 共用题干）

患者男，25 岁，躯干、四肢出现多发性色素沉着斑 1 年。1 年前躯干部无明显诱因开始出现散在的、指甲至钱币大小的圆形或卵圆形青灰色斑，表面光滑无鳞屑，不痒。后色斑逐渐增多、增大，累及四肢，互不融合。发病后诊断考虑色素性荨麻疹，先后口服多种抗组胺药、复方甘草酸苷、中药，外用丁酸氢化可的松乳膏治疗，疗效不明显。

2829. 如果诊断为色素性荨麻疹，患者最合适的检查方法是

A. 过敏原检测　B. 醋酸白试验
C. Darier 征　D. 皮肤针刺试验
E. 皮肤斑贴试验

2830. 如果患者 Darier 征阴性，组织病理最需要进行的特殊染色是

A. 墨汁染色　B. PAS 染色
C. 阿新蓝染色　D. 吉姆萨染色
E. 刚果红试验

2831. 如果患者 Darier 征阴性，吉姆萨染色也阴性，诊断最可能的疾病是

A. 持久性色素异常性红斑
B. 色素性荨麻疹
C. 特发性多发性斑状色素沉着症
D. 色素失禁症
E. 色素性玫瑰疹

2832. 如果患者确诊为特发性多发性斑状色素沉着症，不正确的临床处理措施是

A. 外用糖皮质激素　B. 口服维生素 C
C. 口服维生素 E　D. 外用氢醌乳膏
E. 不需治疗

（2833～2836 共用题干）

患者女，18 岁，躯干部出现白斑 10 余年，有癫痫病史。10年前躯干部出现叶片大小的白斑，表面光滑无鳞屑。发病后诊断为白癜风，先后口服白癜风丸、转移因子胶囊、中药，外涂祛白酊、卤米松乳膏治疗，无明显疗效。

2833. 如果诊断为白癜风，患者最合适的检查方法是

A. Wood灯　B. 真菌镜检
C. Darier征　D. VISIA
E. 斑贴试验

2834. 如果Wood灯检查无荧光，结合患者有癫痫发病史，诊断上应首先考虑的疾病是

A. 白癜风　B. 白色糠疹
C. 无色素痣　D. 结节性硬化症
E. 贫血痣

2835. 如果诊断为该病，其特征性皮损不包括

A. 面部血管纤维瘤　B. 甲周纤维瘤
C. 鲛鱼皮样斑块　D. 叶状脱色斑
E. 咖啡斑

2836. 如果临床要确诊该病，最有助于诊断的检查是

A. 基因检测　B. CT
C. B超　D. X线
E. 智力测试

（2837～2840共用题干）

患者女，42岁，面部起红斑、色素沉着1年。1年前患者额、颞、颧部、耳后、颈部出现毛孔周围瘙痒性红斑，后逐渐转为灰褐色、紫褐色网状斑点，色素消退非常缓慢。患者在面部长期坚持使用同一品牌的化妆品。查体：额部、颞部、颧部、耳后及颈侧可见灰褐色斑，网状排列，呈粉尘样外观。

2837. 如果诊断考虑瑞尔黑变病，其最特征性的皮损是

A. 毛囊角化过度　B. 毛细血管扩张
C. 灰褐色斑　D. 网状斑
E. 粉尘样外观

2838. 如果诊断为瑞尔黑变病，其组织病理改变不包括

A. 表皮轻度角化过度
B. 基底细胞液化变性
C. 真皮血管周围炎细胞浸润
D. 真皮上部有较多噬色素细胞
E. 甲苯胺蓝染色见岛屿状、致密的阳性细胞

2839. 如果进一步查找该病的病因，最有价值的辅助检查是

A. 斑贴试验　B. 皮内试验
C. 挑刺试验　D. 划破试验
E. 血清变应原检测

2840. 如果患者确诊为该病，下列不适合的处理措施是

A. 避光
B. 停用一直使用的化妆品
C. 外用氢醌乳膏
D. 口服维生素C和E
E. 口服维A酸

（2841～2844共用题干）

患者女，33岁，自出生起，手、足部、肘和膝盖泛发水疱、糜烂和出血，并伴有局灶性角化过度、萎缩和红斑性瘢痕，严重的趾甲营养不良和口腔黏膜疼痛性糜烂，曾自行外涂丁酸氢化可的松乳膏、曲安奈德益康唑乳膏等治疗无效。父母无相似疾病史。该患者皮损的组织病理学检查显示表皮下剥离，淋巴细胞、单核细胞在真皮浸润少。病灶周围皮肤活检的超微结构检查显示正常结构的半桥粒，而锚定的胶原纤维数量减少。

2841. 对该患者的诊断应首先考虑的疾病是

A. 遗传性大疱性表皮松解症
B. 烟酸缺乏症
C. 接触性皮炎
D. 体癣
E. 亚急性皮肤型红斑狼疮

2842. 与该患者皮损未有改善最相关的原因是

A. 反复外伤　B. 用药不规则
C. 未避日光　D. 用药不对症
E. 遗传因素

2843. 对该患者临床诊断帮助最大的检查是

A. 组织病理学检查
B. 真菌学检查
C. 遗传学检查
D. 血CPK、AST和LDH水平测定
E. 血CRP水平测定

2844. 下列临床处理措施不正确的是

A. 减少运动　B. 加强护理
C. 预防并发症　D. 处理破损创面
E. 食用坚硬的食物

（2845～2848共用题干）

患儿女，8月龄，出生时皮肤脆性明显增加伴水疱和红皮病。基因突变检测示KRT1突变。

2845. 对该患儿最可能的诊断是

A. 角蛋白鱼鳞病
B. 遗传性大疱表皮松解症
C. 常染色体隐性遗传性鱼鳞病
D. 寻常性鱼鳞病
E. Netherton综合征

2846. 该患儿的临床类型是

A. 表皮松解性鱼鳞病
B. 浅表表皮松解性鱼鳞病
C. X 连锁隐性遗传性鱼鳞病
D. 寻常性鱼鳞病
E. 五彩纸屑鱼鳞病

2847. 该病最常见的并发症是
A. 羊毛状发　B. 皮肤感染
C. 真菌感染　D. 病毒疣
E. 败血症

2848. 该患儿的预后评估为
A. 逐渐好转　B. 逐渐恶化
C. 此状态持续　D. 致死
E. 痊愈

（2849～2852 共用题干）

患者男，18 岁，掌跖部位多发角化性丘疹，直径约数毫米，皮损从针尖大小、半透明的丘疹逐渐演变为疣状伴角化中心、剥除后可遗留凹坑。其父亲有相似病史。

2849. 对该患者可能的诊断是
A. 先天性角化不良　B. 点状掌跖角化病
C. 干皮症　D. 湿疹
E. 病毒疣

2850. 对该患者诊断最有价值的检查是
A. 真菌学检查　B. 遗传学检查
C. 病理学检查　D. 免疫学检查
E. 影像学检查

2851. 该患者基因诊断示 AAGAB 突变，则诊断考虑为
A. Buschke－Fischer－Brauer 型
B. Howell－Evans 综合征
C. Olmsted 综合征
D. Bothnia 综合征
E. Nagashima 综合征

2852. 该患者可能合并的其他异常包括
A. 听力下降　B. 皮肤感染
C. 病毒疣　D. 肾功能减退
E. 肢体缺损

（2853～2856 共用题干）

患儿男，3 岁，指/趾甲发育不良，无汗，皮肤菲薄、干燥，掌跖轻度角化过度，毛发稀少。其舅舅有类似病史。

2853. 该患儿致病基因最有可能来源于
A. 母亲　B. 父亲
C. 新发突变　D. 外公
E. 爷爷

2854. 该患儿最可能的诊断是
A. 毛发红糠疹　B. 毛周角化病
C. 汗孔角化症　D. 维生素 A 缺乏症
E. 外胚叶发育不良

2855. 该患儿的主要处理措施是
A. 局部可用维 A 酸类制剂
B. 应用角质剥脱剂，如 5%～10% 的水杨酸
C. 使用润肤剂
D. 应用 20% 尿素软膏
E. 帮助患儿适应环境

2856. 若患儿父母亲想再生育一个孩子时，最好的建议是
A. 产前基因诊断　B. 阻止其再生育
C. 可以随便生育　D. 代孕生育
E. 使用胎儿镜

（2857～2860 共用题干）

患儿女，2 月龄。出生时全身泛发水肿性红斑，伴有水疱，疱壁紧张，群集分布并成线状排列，其后出现疣状凸起斑块，遂来就诊。

2857. 对该患儿最有可能的诊断是
A. 大疱性表皮松解症
B. 色素失禁症
C. 线状及漩涡状痣样色素沉着症
D. 皮肤异色症
E. 角蛋白病型鱼鳞病

2858. 对该患儿确诊最有价值的检查是
A. 遗传学检测　B. 免疫学检查
C. 血液学检查　D. 病理学检查
E. 影像学检查

2859. 此类患儿最常见的突变类型是
A. KRT1 和 KRT9 基因突变
B. DSG1 及 DSP 基因突变
C. IKBKG 基因第 4～10 号外显子杂合性缺失突变
D. COL14A1 基因突变
E. SERPINB7 基因突变

2860. 该病正确的临床处理措施是
A. 外用润肤剂
B. 应用乳酸或尿素
C. 应用水杨酸
D. 口服维 A 酸
E. 对症治疗

（2861～2864 共用题干）

患者男，7 岁。四肢有角化性小丘疹，缓慢向四周扩展，边缘渐渐隆起，中央部分干燥、平滑，轻度萎缩，略微凹陷，无毳毛，毛囊口处可见角质丘疹。其母亲也

有相似临床病史。

2861. 对该患者最可能的诊断是

A. 掌跖角化病
B. 进行性对称性红斑角化症
C. 结节性硬化症
D. 汗孔角化症
E. 先天性角化不良

2862. 该病发病的起始年龄阶段为

A. 婴幼儿期　B. 学龄期
C. 成人期　D. 青春期
E. 老年期

2863. 该病主要的遗传模式是

A. 常染色体显性遗传
B. 常染色体隐性遗传
C. X 染色体显性遗传
D. X 染色体隐性遗传
E. 常染色体隐性遗传和 X 染色体隐性遗传

2864. 需要与该病鉴别诊断的疾病主要是

A. 湿疹　B. 毛囊炎
C. 硬化萎缩性苔藓　D. 寻常疣
E. 疥疮

（2865～2867 共用题干）

患者女，24 岁。足部摩擦后发生紧张水疱 24 年，无明显瘙痒和疼痛，无便秘、便血，无家族史，查体：左、右足趾间有黄豆大小的紧张水疱，尼氏征阴性。毛发、指甲和牙齿正常，无瘢痕，口腔黏膜未见损害。

2865. 对该患者临床诊断可能性大的疾病是

A. 天疱疮
B. 类天疱疮
C. 单纯型大疱性表皮松解症
D. 营养不良型大疱性表皮松解症
E. 交界型大疱性表皮松解症

2866. 为明确诊断，该患者应选择的实验室检查是

A. 创面细菌培养
B. 皮损组织病理检查
C. 直接免疫荧光检查
D. 基因诊断
E. 间接免疫荧光检查

2867. 该病的临床表现不包括

A. 呼吸道感染　B. 甲营养不良
C. 摩擦部位水疱　D. 脱发
E. 色素沉着

（2868～2869 共用题干）

患儿男，6 岁。出生后 2 个月于面部出现红斑和褐色斑点，并逐渐加重。无家族史。查体：面部、颈部出现红斑、褐色斑点及斑片，伴有毛细血管扩张和皮肤干燥。

2868. 对该患儿临床诊断可能性大的疾病是

A. 雀斑　B. 着色性干皮病
C. 色素失禁症　D. 神经纤维瘤病
E. 黑变病

2869. 为明确诊断，该患儿应选择的实验室检查是

A. 皮肤 CT
B. 皮损组织病理检查
C. 直接免疫荧光检查
D. 基因诊断
E. 间接免疫荧光检查

（2870～2872 共用题干）

患者女，25 岁。唇部皮疹伴瘙痒 2 周。患者近期新换唇彩。查体：双唇轻微水肿，伴有红斑、糜烂。

2870. 对该患者最可能的诊断是

A. 剥脱性唇炎　B. 接触性唇炎
C. 光线性唇炎　D. 腺性唇炎
E. 肉芽肿性唇炎

2871. 目前该患者最重要的处理措施是

A. 外涂糖皮质激素
B. 口服糖皮质激素
C. 停用唇彩
D. 外涂润肤剂
E. 不进食辛辣、刺激食物

2872. 该患者局部处理的最佳方法是

A. 3% 的硼酸湿敷　B. 外涂润肤剂
C. 外涂抗生素　D. 外涂糖皮质激素
E. 外用他克莫司乳膏

（2873～2876 共用题干）

患者男，30 岁。冠状沟新发皮损 1 个月。2 个月前有不洁性交史。查体：冠状沟处出现数枚肉红色丘疹，米粒大小，部分沿冠状沟呈线状排列，表面稍粗糙，无明显破溃。自行外涂不明药物后无明显改善。

2873. 为进一步明确诊断，该患者首选的检查是

A. 组织病理检查　B. 梅毒抗体检查
C. 醋酸白试验　D. 皮肤镜检查
E. 真菌镜检

2874. 如醋酸白试验阴性，则患者诊断需要考虑的疾病是

A. 皮脂腺异位症　B. 珍珠状阴茎丘疹
C. 尖锐湿疣　D. 梅毒疹
E. 扁平湿疣

2875. 如患者醋酸白试验阳性，下列不合适的治疗方法是

A. 冷冻　B. 激光

C. 光动力治疗　　D. 外用咪喹莫特
E. 外用糖皮质激素

2876. 如患者近期出现躯干、四肢多发淡红色斑疹，无明显瘙痒感，部分浅表淋巴结轻微肿大，则该患者首先需要完善的辅助检查是
A. 梅毒血清学试验　　B. HIV 抗体检测
C. 组织病理检查　　D. 皮肤镜检查
E. 血常规

（2877～2879 共用题干）

患者女，22 岁。头部、面部红斑、脱屑伴瘙痒 3 年余。查体：头部大片状油腻性的鳞屑及厚痂，发际线处可见散在分布糠秕状鳞屑性红斑，双侧外耳道见片状红斑，其上有细碎黄色鳞屑。

2877. 对该患者而言，最可能的诊断是
A. 湿疹
B. 玫瑰痤疮
C. 脂溢性皮炎
D. 面部播散性粟粒性狼疮
E. 银屑病

2878. 下列微生物与该患者发病有关的是
A. 结核分枝杆菌　　B. 溶血性链球菌
C. 犬小孢子菌　　D. 糠秕马拉色菌
E. 白色念珠菌

2879. 下列药物具有抗炎、抗真菌和角质溶解作用的是
A. 0.1% 他克莫司乳膏
B. 水杨酸乳膏
C. 1% 环吡酮胺乳膏
D. 酮康唑泡沫凝胶
E. 地奈德乳膏

（2880～2881 共用题干）

患者男，32 岁。双侧指/趾甲变形、碎裂、萎缩 10 年余。查体：双侧拇指及示指甲板分层，甲板表面凹凸不平、有不规则的纵嵴和纵沟，纵向碎裂，剩余甲板萎缩，出现甲翼状胬肉样改变。双侧拇趾甲下角质增厚，甲母质挛缩，甲板表面粗糙。

2880. 对该患者临床诊断可能性大的疾病是
A. 甲银屑病　　B. 甲扁平苔藓
C. 湿疹甲损害　　D. 毛发红糠疹甲损害
E. 甲乳头瘤病

2881. 该病早期的皮肤组织病理最典型的改变为
A. 甲床上表皮颗粒层增厚，基底层液化变性，真皮上部炎性细胞带状浸润
B. 角质层中见较多的中性粒细胞集聚
C. 甲床和甲板内可见柠檬色角质细胞
D. 甲下角质层内呈现三明治样外观
E. 海绵水肿、棘层肥厚、真皮乳头层微血管周围有灶性淋巴细胞浸润

（2882～2883 共用题干）

患儿男，8 岁。手、足多汗 3 年，无明显季节性，运动及受热时出汗加重，严重时可凝集成水滴状。无家族史。系统查体未见异常，皮肤科查体：掌跖部位皮肤潮红，表面可见细小汗珠，掌跖中央部位皮肤浸渍，用力揉搓后可剥离大量白色角化物质。

2882. 对该患儿诊断考虑的疾病是
A. 原发性手足多汗症
B. 有汗性外胚叶发育不良
C. 弗瑞综合征
D. 交感神经亢进
E. 获得性大疱性表皮松解症

2883. 有关该患儿所患疾病的描述，错误的是
A. 常伴有手、足湿冷
B. 睡眠时往往手、足多汗症状加重
C. 常伴发其他代谢性疾病
D. 睡眠时无多汗症状
E. 常伴发汗疱性湿疹

（2884～2887 共用题干）

患者男，50 岁，额部脱发 12 年，有家族史。查体：额部发际后退，毛发稀疏，颜色变浅，皮肤光滑。

2884. 该病最常见的原因是
A. 脱发区头皮毛囊Ⅱ型 5α－还原酶活性明显低于非脱发区
B. 5α－二氢睾酮（DHT）与毛囊细胞上的雄激素受体结合引起毛囊微小化
C. 5α－还原酶可以使 5α－二氢睾酮分解
D. 休止期毛发逐渐变细，毛发生长周期缩短
E. 皮脂腺排泄障碍

2885. 下列描述正确的是
A. 轻拉起患者一束头发，脱落的头发多于 4 根为拉发试验阳性
B. 皮肤镜表现感叹号发，褐点征，毛周角化
C. 患者血液中的雄激素高于正常水平
D. 早期可见脱发区生长期毛囊减少，休止期毛囊增加，到晚期毛囊体积明显减小
E. 毛囊的密度减少甚至消失，毛囊壁可见纤维化改变

2886. 进一步查体发现患者前额中部发际线后移，达到发病前前额中部发际线与头顶部连线的后 1/3，头顶额部头发显著减少，顶部头发密度肉眼可见降低。

按照 BSAP 分级，该患者为

A. M1V3F2
B. C2V2F3
C. C3V1F2
D. C1V1F2
E. U1V2F3

2887. 下列关于该病的治疗，描述正确的是

A. 服用非那雄胺片 2 个月后额顶部脱发数量较前明显增多，即可停药
B. 非那雄胺适合所有女性患者
C. 对所有轻度、中度女性患者都可使用螺内酯片，用法为 40～200mg/d
D. 男性患者的治疗先从外用 2% 米诺地尔酊开始
E. 对于毛发移植的男性患者也需要配合口服非那雄胺片

（2888～2891 共用题干）

患者女，25 岁，面部痤疮 6 年，经量稀少 4 年，全身多部位毛发浓密 3 年。查体：面部可见密集分布的红色炎性丘疹、结节、囊肿。双前臂及下肢可见多而密的终毛，上唇部位毛发增多，颈部可见黑棘皮病的外观，吞咽时可见喉结移动。患者经期较短，一般持续 3～4 天，经量少。

2888. 为明确病因，下列诊断价值最小的实验室检查是

A. 性激素水平测定
B. 肾上腺 CT
C. 子宫附件彩超
D. 血、尿皮质醇水平检测
E. 甲状旁腺功能检测

2889. 该患者实验室检查显示：血睾酮 3.99nmol/L（参考值为 ＜2.60nmol/L），PRL 13.54ug/L（参考值为 4.79～29.9ug/L），FSH 7.9IU/L（参考值为 3.5～12.5IU/L），LH 10.79IU/L（参考值为 2.4～12.6IU/L），TSH 2.14mIU/L（参考值为 2～10mIU/L），17－OHP 1.18ng/ml（参考值为 0.27～2.9ng/ml），血皮质醇 295nmol/L（参考值为 83～359nmol/L），附件彩超示左卵巢长径为 4.5cm，内见卵泡约 9 个，最大直径为 10mm，右卵巢长径为 3.9cm，内见直径小于 9mm 的卵泡约 12 个。引起该患者多毛症的主要原因是

A. 肾上腺皮质增生
B. 多囊卵巢综合征
C. 库欣综合征
D. 高催乳素血症
E. 卵巢囊肿

2890. 该患者多毛症治疗首选的药物是

A. 泼尼松
B. 环丙孕酮
C. 螺内酯
D. 复方炔诺酮
E. 乙炔雌二醇

2891. 该患者在用药半年后多毛症及痤疮改善不明显，加用螺内酯治疗。螺内酯常见的不良反应不包括

A. 头痛及头晕
B. 多尿
C. 月经紊乱
D. 乳房胀痛
E. 心律失常

（2892～2895 共用题干）

患者女，32 岁，腋下异味 10 余年，活动及精神紧张时加重，影响其日常社会交往。家族中父亲曾有类似病史。专科查体：手、足部未见多汗，双侧腋下未见明显原发皮疹，靠近 20cm 时可闻及刺鼻气味。

2892. 该例患者腋下异味的原因是

A. 多由细菌分解汗液和皮肤表面污物引起
B. 与雄激素水平高有关
C. 与精神紧张有关
D. 与食用刺激性食物有关
E. 与遗传因素有关

2893. 该患者在情绪紧张时气味变重，其机制为

A. 受环境因素影响
B. 顶泌汗腺的分泌由交感神经支配
C. 顶泌汗腺由迷走神经支配
D. 受性激素的影响
E. 顶泌汗腺主要分布于皮下脂肪层

2894. 目前该病根治成功率最高的治疗方法是

A. 肉毒素治疗
B. 胸腔镜交感神经手术治疗
C. 顶泌汗腺清除术
D. 高频电针术
E. 黄金微针射频

2895. 该患者采用传统顶泌汗腺清除手术治疗，最常见的并发症是

A. 感觉异常
B. 局部皮肤坏死
C. 皮下血肿
D. 上肢功能障碍
E. 瘢痕形成

（2896～2899 共用题干）

患儿男，15 岁，主诉趾甲肥厚 7～8 年。查体：双足拇趾甲明显增厚，呈灰褐色，角质堆积于甲板下，使甲板隆起，厚达 1.2cm。

2896. 该患儿诊断时需要询问的病史不包括

A. 外伤史
B. 家族史
C. 接触放射线史
D. 甲真菌病
E. 湿疹及特应性皮炎病史

2897. 如果患儿真菌镜检阴性，且 8 年前曾有严重甲损伤

史。对该患者最可能的诊断是
A. 先天性厚甲症　　B. 黄甲
C. 甲营养不良　　D. 甲母质瘤
E. 获得性厚甲症

2898. 厚甲症发生的主要病理生理机制为
A. 甲板腹侧明显增厚
B. 甲母质功能异常
C. 甲母质细胞病理性增生
D. 甲床表面凹凸不平
E. 甲下纤维母细胞增生

2899. 该患儿合适的治疗方法是
A. 口服斯匹仁诺
B. 口服多种维生素
C. 行甲母质和甲床刮除术
D. 口服维 A 酸
E. 口服抗生素

（2900～2902 共用题干）

患者男，62 岁，右侧颞部有 1 个红色丘疹，无明显自觉症状，逐渐增大，目前约蚕豆大小，表面有扩张的血管，中央角化，鳞屑明显，局部无压痛、肿物活动欠佳。未触及浅表淋巴结肿大。

2900. 对该患者临床诊断可能性大的疾病是
A. 基底细胞癌　　B. 毛囊炎
C. 表皮囊肿　　D. 角化棘皮瘤
E. 扩张孔

2901. 该患者首选的检查是
A. 皮肤 CT
B. 部分切除做病理活检
C. 完整切除做病理活检
D. 免疫组化检查
E. 多肿瘤标志物检测

2902. 该患者最需要进行鉴别诊断的疾病是
A. 皮肤鳞状细胞癌　　B. 基底细胞癌
C. 表皮囊肿　　D. 毛囊炎
E. 瘢痕

（2903～2904 共用题干）

患儿男，9 岁，右手中指甲下有紫蓝色肿物 2 个月，约绿豆大小，甲略隆起，伴疼痛及压痛。

2903. 对该患儿临床诊断可能性大的疾病是
A. 血管球瘤　　B. 化脓性肉芽肿
C. 甲下寻常疣　　D. 皮肤纤维瘤
E. 蓝痣

2904. 该患儿最佳的治疗方法是
A. 电灼治疗　　B. 冷冻治疗
C. 放射治疗　　D. 观察，无须处理
E. 完全手术切除

（2905～2908 共用题干）

患者女，43 岁，面部多处皮色丘疹、结节 10 余年，无明显自觉症状，皮损呈圆锥形，坚实，透明。尤其以鼻唇沟皮疹最多。

2905. 对该患者最需要询问的病史是
A. 光敏感性　　B. 是否破溃
C. 家族史　　D. 皮疹的生长速度
E. 是否有出血

2906. 该病的组织病理学改变不包括
A. 角质囊肿
B. 有基底样细胞团块
C. 瘤体组织与表皮相连接
D. 有成熟毛干
E. 可见毛囊乳头结构

2907. 该患者行组织病理检查时发现，真皮内可见大量基底样细胞成团分布，部分肿瘤组织与表皮连接，边缘基底样细胞成栅栏状排列，伴有成纤维细胞及纤维性基质，有许多角质囊肿和不成熟的毛乳头样结构。对该患者的诊断是
A. 基底细胞癌
B. 痣样基底细胞癌综合征
C. 结节性硬化症
D. 毛母细胞瘤
E. 毛发上皮瘤

2908. 该病起源的细胞是
A. 多潜能基底细胞　　B. 树枝状细胞
C. 角质形成细胞　　D. 未分化的干细胞
E. 汗腺导管细胞

（2909～2911 共用题干）

患者男，58 岁，双下肢皮疹、溃烂 2 年余，伴水肿半年。查体：双下肢可见散在分布的、紫红色的斑块，部分相互融合成斑片，部分皮损表面可见米粒至指甲盖大小的浅表溃疡；双下肢见凹陷性水肿。

2909. 为明确诊断该患者，首先选择的检查是
A. 分泌物细菌培养　　B. 真菌涂片检查
C. 双下肢血管造影　　D. 组织病理检查
E. 皮肤超声检查

2910. 组织病理检查示：异形性的梭形细胞束形成界限清楚的结节以及大量含有红细胞的裂隙状腔隙。病变外周部分有扩张的血管。有丝分裂相明显，细胞可见明显的异形性，透明包涵体更明显；免疫组化检查示：CD34、CD31 阳性，HHV－8 染色阳性。对

该患者考虑的诊断是

A. 卡波西（Kaposi）样血管内皮瘤

B. 血管肉瘤

C. Kaposi 肉瘤

D. 变应性皮肤血管炎

E. 假性 Kaposi 肉瘤

2911. 首选的系统性治疗药物是

A. 反应停　B. 干扰素 α

C. 维 A 酸　D. 盐酸罗格列酮

E. 西罗莫司

（2912～2914 共用题干）

患儿男，2 岁，头、面部出现皮疹半年。皮疹初发于面部，逐渐增多、变大。查体：头皮、面部散在多个黄豆至樱桃大小的黄红色丘疹、结节，表面无糜烂或溃疡。辅助检查：血常规、肝功能、肾功能、血脂、梅毒血清学试验结果均正常。

2912. 对该患儿而言，最可能的诊断是

A. 二期梅毒　B. 幼年性黄色肉芽肿

C. 色素性荨麻疹　D. Spitz 痣

E. 发疹性组织细胞瘤

2913. 对于该患儿确诊最有价值的实验室检查是

A. 过敏原检查　B. 组织病理检查

C. 真菌镜检　D. 斑贴试验

E. 皮肤 CT

2914. 下列关于该病的描述，错误的是

A. 可累及眼部，严重者出现失明

B. 少数累及肺、肝、脾和心包膜

C. 如果并发神经纤维瘤可发生髓性增殖

D. 皮疹在 1～2 岁内可完全自然消退

E. 常引起系统性损害

（2915～2916 共用题干）

患者男，36 岁，全身皮疹 1 年。皮疹初发于颈部，逐渐增多、增大和蔓延。查体：颈部、躯干、双上肢散在多个皮色、淡红色丘疹和环状斑块，表面无鳞屑、糜烂和溃疡。PPD 试验阴性，双肺 X 线检查未见异常。

2915. 关于该患者的诊断，可能性最小的疾病是

A. 结节病　B. 扁平苔藓

C. 环状肉芽肿　D. 离心性环状红斑

E. 丘疹坏死性结核疹

2916. 该患者组织病理检查示：真皮浅、中层见胶原纤维不完全变性区，周围组织细胞呈栅栏状排列，兼有少量淋巴组织细胞浸润。则对该患者最可能的诊断是

A. 结节病　B. 扁平苔藓

C. 环状肉芽肿　D. 离心性环状红斑

E. 丘疹坏死性结核疹

（2917～2919 共用题干）

患者男，36 岁，同性恋。双小腿和足部出现皮疹半年。近半年来体重下降 15kg，偶有低热，伴腹泻，每天 4～5 次水样便，无关节肿痛。查体：体温 37.5℃，消瘦体型，浅表淋巴结肿大，双足趾、胫前散在米粒至核桃大小的紫红色或紫蓝色出血性丘疹、结节、斑块，部分斑块表面溃疡、结痂。舌侧缘有多个紫蓝色丘疹、结节。

2917. 关于该患者的诊断，可能性最小的疾病是

A. 淋巴瘤　B. 类风湿结节

C. 扁平苔藓　D. 变应性皮肤血管炎

E. Kaposi 肉瘤

2918. 对于该患者确诊价值最小的实验室检查是

A. 双下肢血管造影

B. 皮肤和淋巴结活检

C. 梅毒血清学检测和 HIV 抗体检测

D. HHV－8 检测

E. $CD4^+$ 细胞计数

2919. 关于该病的治疗，描述错误的是

A. 皮损内注射长春碱

B. 小的单发皮损可冷冻治疗

C. 多发性、较大皮损可分次手术切除

D. 高效抗逆转录病毒治疗

E. 局部放疗

（2920～2922 共用题干）

患者男，59 岁。胸、背部出现皮疹 1 年。肾衰竭病史 3 年，现行血液透析治疗。查体：胸、背部较多毛囊性丘疹、脓疱，中央有白色角栓，去除角栓有出血性凹陷。

2920. 对该患者最可能的诊断是

A. 表皮囊肿　B. 细菌性毛囊炎

C. 马拉色菌性毛囊炎　D. 穿通性毛囊炎

E. 多发性脂囊瘤伴感染

2921. 对于该患者确诊价值最大的实验室检查是

A. 皮肤超声　B. 皮损组织病理检查

C. 细菌培养　D. 皮肤镜

E. 真菌镜检及培养

2922. 下列关于该病的治疗，错误的是

A. 外用角质剥脱剂　B. 外用维 A 酸

C. PUVA　D. 口服维 A 酸类药物

E. 口服糖皮质激素

（2923～2926 共用题干）

患儿女，12 岁。左侧臀部和下肢出现红色皮疹 12 年。皮疹无明显症状，院外诊断为炎症性线状表皮痣。

查体：左侧臀部、外阴和下肢皮肤有鳞屑性红斑，伴疣状丘疹和斑块，沿布氏线分布。左侧严重短肢缺陷。

2923. 根据病史和临床表现，最符合的诊断是

A. KID 综合征　　B. SAPHO 综合征
C. CHILD 综合征　　D. POEMS 综合征
E. Sturge - Weber 综合征

2924. 该病通常不累及的脏器是

A. 骨　　B. 脑
C. 肺　　D. 肾
E. 骨髓

2925. 该病的皮肤损害包括

A. 疣状黄瘤　　B. 日光性角化病
C. 化脓性肉芽肿　　D. 扁平苔藓
E. Bowen 病

2926. 该病最特征性的皮肤组织病理学改变是

A. 真皮、表皮交界处苔藓样界面皮炎
B. 表皮疣状增生
C. 表皮棘层松解
D. 真皮乳头层泡沫样组织细胞浸润
E. 真皮胶原增生硬化

(2927 ~ 2928 共用题干)

患者男，25 岁，阴阜处剧烈瘙痒数天。经常发现内裤上点状污褐色血迹。经常出差住宿宾馆。

2927. 该患者临床诊断可能性最大的疾病是

A. 痒疹　　B. 疥疮
C. 丘疹性荨麻疹　　D. 阴虱病
E. 瘙痒症

2928. 确诊该病应选择的实验室检查是

A. 阴毛附着物镜检
B. 皮损组织病理检查
C. 直接免疫荧光检查
D. TPPA + RPR
E. HPV - DNA 检查

(2929 ~ 2932 共用题干)

患儿女，8 个月，因周身出现条状花纹就诊。患儿出生 7 ~ 8 天后，四肢开始出现点滴状淡红色斑，一些红斑的颜色逐渐加深呈褐色，部分于红斑基础上出现绿豆至蚕豆大小的水疱，水疱消退后留有色素沉着斑。患儿足月顺产，父母非近亲结婚，家族中也无类似病史。查体：发育良好，系统检查未见异常。皮肤科情况：躯干、四肢和外阴见条状或不规则状或涡轮状光滑的紫色或褐色色素沉着斑，部分皮损呈疣状增生。组织病理：基底层色素减退，细胞空泡化变性，真皮乳头层嗜黑细胞见大量黑素沉积。

2929. 根据临床表现及病史，可能的临床诊断是

A. 色素失禁症
B. 遗传性对称性色素异常症
C. 遗传性大疱性表皮松解症
D. 脱色性色素性失禁症
E. 局灶性真皮发育不良

2930. 该病依据皮损形态分期，通常不包括

A. 疣状增生期　　B. 红斑水疱期
C. 恢复期　　D. 色素沉着期
E. 色素减退期

2931. 该病需要与哪种疾病相鉴别

A. 线状痣样色素沉着病
B. 进行性对称性红斑角化症
C. 着色性干皮病
D. 非大疱性鱼鳞病样红皮病
E. 色素异常症

2932. 下列疾病不伴有智力障碍的是

A. 结节性硬化症　　B. 寻常性鱼鳞病
C. 着色性干皮病　　D. Rud 综合征
E. 色素失禁症

四、案例分析题：正确答案及错误答案的个数不定。考生每选对一个正确答案给 1 个得分点，选错一个扣 1 个得分点，直至扣至本问得分为 0。案例分析题的答题过程是不可逆的，即进入下一问后不能再返回修改所有前面的答案。

(2933 ~ 2935 共用题干)

患儿男，10 岁，因双下肢出现瘀点、瘀斑、水疱、血疱 3 天，腹痛 1 天来诊。

2933. 最可能的诊断是

A. 结节性红斑
B. 过敏性紫癜
C. 硬红斑
D. 红斑性肢痛病
E. 变应性皮肤血管炎
F. 脂膜炎
G. Sweet 综合征

2934. 紧急给予的处理是　[提示：患儿腹痛明显。查体：腹软，脐周压痛（+），无反跳痛。]

A. 大剂量糖皮质激素
B. 口服硫唑嘌呤
C. 肌内注射山莨菪碱
D. 静脉滴注法莫替丁
E. 口服抗组胺药
F. 急查腹部 X 线片

G. 急查淀粉酶

2935. 治疗上可采取的措施有 [**提示：粪便隐血（+）；腹部X线片：未见异常。**]

A. 血浆置换
B. 糖皮质激素
C. 补充液体及能量
D. 抗血小板凝集药
E. 口服抗组胺药物及非甾体抗炎药
F. 静脉滴注维生素C
G. 应用山莨菪碱

（2936～2938共用题干）

患者女，42岁，因面部出现红斑、丘疹、斑块伴发热5天来诊。皮肤科查体：面部见散在的椭圆形红色斑块，表面有颗粒状假性水疱。

2936. 最可能的诊断是

A. 结节性红斑　B. 过敏性紫癜
C. 硬红斑　D. 红斑性肢痛病
E. 变应性皮肤血管炎　F. 脂膜炎
G. Sweet综合征

2937. 治疗药物为 [**提示：血常规示白细胞及中性粒细胞增高，核左移。**]

A. 青霉素　B. 红霉素
C. 四环素　D. 糖皮质激素
E. 美满霉素　F. 阿奇霉素
G. β-内酰胺酶抑制剂

2938. 可采取的治疗措施是 [**提示：尿常规示蛋白质（++），并见颗粒管型。**]

A. 低蛋白饮食　B. 糖皮质激素
C. 应用氨苯砜　D. 口服雷公藤
E. 口服非甾体抗炎药　F. 口服碘化钾
G. 应用青霉素

（2939～2941共用题干）

患者男，16岁，背部出现白斑1年，渐发展至颈后及双前臂，当地诊断为白癜风，给予患者积极的临床指导，口服白癜风胶囊，交替外用新适确得乳膏和他卡西醇软膏。

2939. 皮损处色素的恢复，其黑素细胞来源于 [**提示：经治疗半年后，颈后和双前臂的皮损完全恢复正常。**]

A. 周围正常皮肤的激活移行
B. 皮损处黑素细胞增殖
C. 皮损处表皮干细胞的激活
D. 毛囊部位黑素细胞的激活移行
E. 皮损处黑素细胞功能恢复
F. 真皮内树突状细胞的转化
G. 骨髓内产生并移行至皮损处
H. 皮损内免疫破坏减少

2940. 除斑秃外，白癜风还容易伴发 [**提示：治疗过程中患者曾一度出现过斑秃。**]

A. 甲状腺疾病　B. 高血压
C. 恶性贫血　D. 糖尿病
E. 溃疡性结肠炎　F. Addison病
G. 大疱性疾病　H. 基底细胞癌

2941. 可采用其他手段进行治疗，包括 [**提示：患者背部有一处皮损范围较大，治疗效果不明显。**]

A. 整形外科手术
B. 窄谱UVB（311nm）疗法
C. 强脉冲光治疗
D. 准分子激光（308nm）疗法
E. PUVA疗法
F. 维A酸霜治疗
G. 外科表皮移植
H. 广谱UVB治疗

（2942～2945共用题干）

患者男，60岁，因瘙痒、红斑1个月来诊。查体：头面、颈项部、胸部和上肢伸侧及双手见弥漫红斑、肥厚、脱屑伴抓痕血痂，其他部位无皮损。

2942. 可能的诊断包括

A. 湿疹　B. 脂溢性皮炎
C. 银屑病　D. 接触性皮炎
E. 药疹　F. 光敏感
G. SCLE　H. 刺激性皮炎

2943. 为明确诊断，应追问的病史和检查包括

A. 皮损初发部位
B. 发病前日晒情况
C. 系统病史及服药史
D. 特应性病史
E. 检查耳后、眉弓、颏下有无皮损
F. 发病后的治疗及效果
G. 真菌检查
H. Auspitz征

2944. 当前合适的治疗包括 [**提示：患者皮损初发于双手，系用过期花露水洗手后发病。发病前后无过度日晒史，有高血压、糖尿病病史，服用降压灵和二甲双胍多年，无反应史。耳后、眉弓、颏下无皮损。发病后曾用冰黄肤乐软膏、青鹏膏、芦荟胶治疗，但逐渐加重。**]

A. 停用降压灵

B. 停用二甲双胍
C. 停用以前所有的外用药
D. 避光
E. 手部肥厚皮损使用曲安奈德新霉素硬膏
F. 系统应用肾上腺糖皮质激素
G. 局部外用中、强效肾上腺糖皮质激素
H. 仅用清水洗手洗浴，洗后使用凡士林保湿

2945. 经上述治疗后患者皮损迅速消退，回家后使用1次透明肥皂后皮损复发，可能的诊断是

A. 肥皂刺激性皮炎
B. 香料气源性接触性皮炎
C. 湿疹
D. 香料变应性接触性皮炎
E. 松香过敏
F. 肥皂速发型接触性反应
G. 乏脂性湿疹

（2946～2948共用题干）

患儿男，12岁，因不自主啃咬指关节伸侧皮肤3年，加重半年来诊。于3年前开始不自主啃咬指关节伸侧皮肤，左手食指、中指远端指关节最先累及。皮损出现后，继续啃咬其他尚未受累的指关节伸侧。近半年，此行为更为频繁。患儿性格内向，喜欢独处。查体：发育正常，一般情况良好，各系统检查无异常；指关节伸侧出现肥厚性斑块，表面粗糙，淡红色，无痛痒感。锌含量明显低于正常值。

2946. 正确的诊断应该是

A. 皮肤行为症　　B. 精神分裂症
C. 咬甲癖　　D. 肥厚性皮炎
E. 神经性皮炎　　F. 疣状表皮发育不良

2947. 关于本病的病因，叙述正确的有

A. 错误教育或不良环境影响使患者性格改变和神经功能紊乱
B. 体内缺乏锌、铜等微量元素而致神经功能障碍
C. 遗传素质也可能与发病有关
D. 长期精神紧张
E. 从小吸吮手指
F. 模仿他人咬甲
G. 吸烟
H. 饮酒

2948. 该患儿的治疗首选

A. 抗生素
B. 心理疗法
C. 适当应用镇静剂
D. 口服0.5%硫酸锌糖浆或葡萄糖酸锌
E. 小剂量糖皮质激素
F. 免疫抑制剂

（2949～2951共用题干）

患者男，35岁，因全身出现皮疹2周来诊。皮疹不痒。查体：躯干、四肢广泛、均匀分布红色斑丘疹，直径5～10mm，充血，边界不清，表面无明显鳞屑，手掌和足跖有类似损害；口腔黏膜无损害。

2949. 询问病史时应注意

A. 用药史　　B. 发热史
C. 银屑病史　　D. 高危性行为史
E. 口唇疱疹史　　F. 疥疮患者接触史

2950. 应进行的实验室检查是

A. 变应原检测
B. 疱疹病毒IgM
C. 疱疹病毒IgG
D. 梅毒血清学试验
E. 衣原体抗原
F. 支原体培养

2951. 临床首先应当考虑的诊断是

A. 药疹　　B. 扁平苔藓
C. 银屑病　　D. 二期梅毒疹
E. 淋巴瘤　　F. 多形红斑

（2952～2955共用题干）

患者男，62岁，因面、颈、双手出现红斑、丘疹、斑块伴痒3年来诊。自诉3年前晚春发病，春夏季或日晒后加重，冬季减轻，但皮损很少完全消退，严重时皮疹可泛发全身。否认药物及食物过敏史。查体：T 36.5℃，P 86次/分，R 20次/分，BP 130/86mmHg；头顶脱发部、颈项、耳轮突起处、耳前、额、面颊、鼻梁、上唇、双手背可见鲜红或暗红色斑，绿豆至黄豆大小肥厚性丘疹及不规则性大小不等斑块，面部皮损融合似狮面状，皮损表面干燥，有少量鳞屑或痂皮，胸前“V”形区及背部亦见界限不清的红斑及散在丘疹。

2952. 为明确诊断应检查的项目包括

A. 血常规
B. 抗核抗体
C. 皮损组织病理学
D. 光斑贴试验
E. MED
F. 血卟啉
G. 尿卟啉
H. 皮损组织液抗酸染色

2953. 此时该做的处理包括　［提示：组织病理学示慢性皮炎改变伴真皮浅层嗜碱性变；光斑贴试验（－），

MED 测定对 UVA、UVB 无反应。]

A. 再次测 UVA、UVB 的 MED

B. 光试验检查是否对可见光敏感

C. MPD（最小光毒剂量）测定

D. 光激发试验

E. 亚红斑量照射

F. 血卟啉检查

G. 尿卟啉检查

H. 皮损组织液抗酸染色

2954. 若光斑贴试验、光激发试验阳性，诊断考虑的疾病是

A. 多形性日光疹

B. 特应性皮炎

C. 慢性湿疹

D. 光化性类弹力纤维病

E. 慢性光化性皮炎

F. 皮肤光老化

G. 光化性类网织细胞增生症

H. 脂溢性皮炎

I. 瘤型麻风

2955. 本病的治疗包括

A. 抗麻风杆菌的联合化疗

B. 避光，采用防光措施，使用光谱遮光剂

C. 羟氯喹

D. 泼尼松

E. 沙利度胺（反应停）

F. 硫唑嘌呤

G. 硬化治疗

（2956～2959 共用题干）

患者女，15 岁，因双下肢瘀点、瘀斑、坏死、溃疡 1 个月来诊。

2956. 最可能的诊断是

A. 结节性红斑　B. 过敏性紫癜

C. 硬红斑　D. 红斑性肢痛病

E. 变应性皮肤血管炎　F. 脂膜炎

G. Sweet 综合征

2957. 可选择的治疗方法是　[提示：组织病理学提示白细胞碎裂性血管炎。]

A. 禁食、水

B. 糖皮质激素

C. 口服阿司匹林

D. 应用抑酸剂

E. 口服抗组胺药物及非甾体抗炎药

F. 静脉滴注维生素 C

G. 口服雷公藤

2958. 立即采取的措施是　[提示：患者治疗 3 天，皮疹见好转，当晚饱食后突然出现腹痛，呈持续性疼痛，阵发性加重。]

A. 禁食、水

B. 应用糖皮质激素或加量

C. 急查腹部 X 线片

D. 急查淀粉酶

E. 口服非甾体抗炎药

F. 给予止痛药

G. 肌内注射山莨菪碱

2959. 你认为患者激素量应减为　[提示：患者症状缓解，治疗半个月后准备出院，现应用甲泼尼龙 40mg/d。]

A. 原量不动　B. 原量的 1/2

C. 原量的 1/3　D. 原量的 1/4

E. 原量的 1/5　F. 原量的 2/5

G. 原量的 3/5

（2960～2962 共用题干）

患者女，18 岁，反复出现面部红斑、发热、关节痛 3 年。查体：体温和血压正常，神志清楚，精神反应良好，面部见蝶形分布的鲜红色轻度水肿性斑片，双手足指腹末端见多处瘀点、瘀斑，表面轻度脱屑、结痂，口腔黏膜未见溃疡，心肺听诊正常，四肢关节无红肿压痛。

2960. 下列哪些检查有助于疾病的诊断

A. 三大常规、肝肾功能

B. ESR、免疫球蛋白、补体

C. ENA 多肽抗体谱

D. 24 小时尿蛋白定量

E. 清洁中段尿培养和菌落计数

F. 狼疮带试验

2961. 该患者入院后第 4 天出现精神恍惚、烦躁不安、表情淡漠。查体：体温正常，神志淡漠，体检欠合作。针对这种情况应进行下列哪些检查

A. 头颅 MRI

B. 脑电图

C. 脑脊液常规检查 + 生化检查

D. 脑脊液 IgG 检查

E. CPK

F. RF

2962. 若该患者诊断为“狼疮性脑病”，应该作何处理

A. 大剂量甲泼尼龙冲击治疗

B. 环磷酰胺冲击治疗

C. 地塞米松联合甲氨蝶呤鞘内注射

D. 加用多虑平

E. 加用氟哌啶醇

F. 减少糖皮质激素的用量

（2963～2965 共用题干）

患者男，27 岁，因全身起皮疹 5 天伴发热就诊。患者 6 天前因咳嗽、流涕，自服阿莫西林、板蓝根冲剂等药物，5 天前出现皮疹，渐泛发全身，当地治疗效果不佳，病程中伴发热、食欲差，大小便正常。患者既往有头孢类药物过敏史。查体：患者全身可见红斑、部分呈靶形损害，手足及四肢末端有豆粒及鸽蛋大的水疱，口腔黏膜及眼黏膜糜烂。

2963. 你认为最可能的诊断是

A. 多形红斑

B. 大疱表皮松解型药疹

C. 红皮病型药疹

D. 固定型药疹

E. 多形红斑型药疹

F. 水痘

2964. 你认为首要的处理措施是

A. 使用糖皮质激素

B. 使用抗生素

C. 外用药物

D. 口腔及眼部黏膜护理

E. 抽疱

F. 停用阿莫西林

2965. 如果处理不当，该患者可能出现

A. 大疱表皮松解型药疹

B. 重症多形红斑

C. 电解质紊乱

D. 继发感染

E. 肾功能损害

F. 高热

（2966～2968 共用题干）

患者男，79 岁，主诉右下胸部起水疱，剧烈疼痛 6 天。6 天前，右侧下胸部开始疼痛，而后相继起红斑及水疱，沿肋间分布，从前胸蔓延及后胸，未超过正中线，皮损破溃、糜烂，局部脓性分泌物。剧烈疼痛，夜不能寐。

2966. 该患者所患疾病诊断为

A. 脓疱疮

B. 复发性单纯疱疹

C. 丘疹型荨麻疹

D. 带状疱疹

E. 大疱性类天疱疮

F. 接触性皮炎

2967. 患者除作血、尿常规检查，还应该必须完善下列哪项检查

A. ENA 多肽抗体谱　　B. 肝肾功能

C. 血电解质　　D. 肿瘤指标

E. 血脂检测　　F. 过敏原检测

2968. 此病的治疗为

A. 积极治疗原发病

B. 抗组胺药物治疗

C. 抗病毒药物治疗

D. 消炎止痛治疗

E. 积极加强锻炼，增强体质

F. 应用 3% 硼酸溶液或 0.9% 氯化钠溶液冷敷

（2969～2971 共用题干）

患者男，60 岁，农民。头面颈、上胸背及双前臂、手背部起皮疹伴瘙痒 4 年余，每于春末夏初季节皮疹复发或加重，当地医院诊断为湿疹，予以抗组胺药口服及皮质激素软膏外用，症状可缓解。2 周前于野外干活后原部位皮疹又加重。既往有心脏病病史 5 年，一直口服胺碘酮。皮科检查：头皮、前额、前后颈、上胸背部及双前臂、双手背部均见簇集状分布的暗红色粟粒大小的丘疹、丘疱疹及抓痕，部分呈斑块样水肿性浸润，境界不清、表面覆有鳞屑。

2969. 依据病史及检查，本病考虑诊断为

A. 泛发性神经性皮炎

B. 原发刺激性接触性皮炎

C. 多形红斑

D. 多形性日光疹

E. 湿疹

F. 光敏性药疹

2970. 为进一步明确诊断，该患者需做以下哪些检查

A. 皮肤组织病理检查　B. 光斑贴试验

C. 光激发试验　　D. 皮肤敏筛试验

E. 皮肤点刺试验

2971. 对该患者的治疗措施包括

A. 避日光　　B. 氯喹或羟氯喹

C. 烟酰胺　　D. 沙利度胺

E. 小剂量泼尼松　　F. PUVA 治疗

（2972～2974 共用题干）

患者女，24 岁，已婚，因反复发作口腔溃疡 3 年、外阴溃烂 3 周余就诊。1 年前曾患结膜炎，已治愈。无结核史，否认婚外冶游史。查体：上下唇黏膜、齿龈见数个米粒大小的散在、表浅性溃疡，周围红晕。背部见多个毛囊性炎性丘疹、丘疱疹及小结节。双侧小阴唇潮红，各见2枚绿豆至黄豆大小的溃疡，形状不规则，边缘较整齐，基底平坦，无明显分泌物，触痛明显。阴道及宫颈未见异常。

2972. 依据病史及检查，本病考虑诊断为

A. 阿弗他口腔炎
B. 口腔黏膜结核
C. 急性女阴溃疡
D. 马拉色菌性毛囊炎
E. 硬下疳
F. 白塞病

2973. 本病的发病机制可能与下列哪些因素有关

A. 病毒感染
B. 免疫紊乱
C. 外界有害物刺激
D. 内分泌失调
E. 精神刺激
F. 遗传因素

2974. 本病的药物治疗可使用

A. 苄星青霉素混悬剂2400000IU，im，st
B. 10%碘化钾溶液5ml，tid.
C. 伊曲康唑胶囊200mg，tid.
D. 泼尼松20mg，bid.
E. 沙利度胺50mg，tid.
F. 复方丹参注射液20ml，ivgtt，qd.

（2975～2977共用题干）

患者女，55岁，退休工人。面颈部突发皮疹伴低热1周。无咽痛及咳嗽、咳痰，无外伤史及异物接触史。皮科检查：右侧额颞部见一指甲盖大小、椭圆形的渗出性红斑、境界清楚；左颈前部见一蚕豆大小的暗红色类圆形扁平状隆起的斑块，其边缘呈乳头状突起；皮损有触痛，局部皮温稍高。体温38.3℃；血常规示WBC 4.6×10^{9}/L，N 94.2%，L 5.8%，RBC 4.18×10^{12}/L，Hb 115g/L，PLT 182×10^{9}/L。

2975. 依据病史及检查，本病的初步诊断为

A. 面部丹毒　　B. 面部肉芽肿
C. 接触性皮炎　　D. 虫咬皮炎
E. 多形红斑　　F. Sweet综合征

2976. 本病的确诊还需要做以下哪些检查

A. 血清过敏原筛查
B. 血液细菌培养
C. 局部血管彩超检查
D. 皮肤组织病理检查
E. 实验室检查
F. 皮肤组织DNA－PCR检查

2977. 本病的治疗药物可选用

A. 头孢类抗生素　　B. 异维A酸
C. 糖皮质激素　　D. 氨苯砜
E. 碘化钾　　F. 吲哚美辛

（2978～2980共用题干）

患者男，35岁。1年前开始出现低热、乏力，近半年来逐渐出现四肢关节、肌肉酸痛，举手及登楼困难，同时在眼睑、鼻梁、远端指间关节及甲周围皮肤出现暗红色斑。

2978. 该患者最可能的诊断是

A. 系统性红斑狼疮
B. 进行性系统硬化症
C. 重症肌无力
D. 皮肌炎
E. 重叠综合征
F. 系统性硬皮病

2979. 为明确诊断，必要的辅助检查是

A. 食管吞钡检查
B. 皮肤狼疮带试验
C. AST和CPK检测
D. 肌电图检查
E. 皮肤肌肉活检
F. ENA多肽检测

2980. 根据上述检查，给予糖皮质激素治疗，疗程为1年半，患者上述症状无改善，肌无力更加严重，行走困难，但肌酶谱、肌电图及肌肉活检均明显好转，此时可能原因与最佳处理是

A. 诊断错误，停止使用激素治疗
B. 诊断正确，激素用量不够，加大剂量
C. 诊断正确，激素引起肌病的可能性大，激素减量，继续观察
D. 诊断正确，激素疗程不够，原剂量继续治疗
E. 诊断正确，继续原剂量治疗加用CTX
F. 诊断错误，应立即开始丙种球蛋白静脉注射治疗

（2981～2984共用题干）

患儿女，5岁，因全身反复瘙痒、渗出5年来诊。患儿生后1个月即出现红斑瘙痒，久治不愈。查体：全身皮肤干燥，面颈部、四肢均可见成片苔藓样变。

2981. 可能的诊断包括

A. 特应性皮炎
B. 湿疹
C. 接触性皮炎
D. Wiskolt－Aldrich综合征
E. Netherton综合征

F. 高 IgE 复发感染综合征

G. 脂溢性皮炎

H. 鱼鳞病

2982. 为明确诊断，应追问的病史和检查包括

A. 特应性病史　B. 血常规

C. 尿常规　D. 血免疫球蛋白亚类

E. 屈侧皮肤受累史　F. 毛发检查

G. 食物过敏原筛查　H. 斑贴试验

2983. 除了已经给出的他觉症状外，该患儿还可能出现的症状包括

A. 掌纹症　B. 毛周角化病

C. 皮肤划痕　D. 白色糠疹

E. 唇炎　F. 多汗

G. 白内障　H. 面色苍白

2984. 该患儿除皮损外，其他检查无异常，可以选择的治疗包括

A. 皮肤保湿

B. 系统使用肾上腺糖皮质激素

C. 局部应用肾上腺糖皮质激素

D. 环孢素

E. PUVA

F. 窄谱 UVB

G. 湿包治疗

（2985～2990 共用题干）

患者女，38 岁，工人，因全身出现鳞屑性红斑 6 年，泛发脓疱伴高热 2 天来诊。患者于 6 年前开始于小腿处出现鳞屑性红斑，瘙痒明显。先以慢性湿疹治疗，皮疹仍增多，并延及全身，皮疹冬重夏轻。后在某大医院确诊银屑病，经紫外线照射等治疗，皮疹基本稳定。6 天前，使用某中药外洗，当时感到刺激，仍坚持使用了 3 天，后因感觉有低热、乏力才停用。2 天前，晨起后即发觉全身出现广泛密集分布的小脓疱，伴烧灼感，同时高热，体温达 39.5℃，并有全身不适，关节酸痛，服用退热药及抗生素无效而来院就诊。

2985. 考虑诊断为

A. 急性泛发性发疹性脓疱病

B. 疱疹样脓疱病

C. 脓疱型血管炎

D. 泛发性脓疱型银屑病

E. 角层下脓疱病

F. 红斑狼疮

2986. 必要的进一步检查有

A. 血、尿、便常规，血生化常规

B. 血培养，脓疱细菌培养

C. 组织病理学检查

D. TPPA、RPR 检查

E. IgG、C3、ANA 检查

F. 变应原检测

2987. 脓疱型银屑病的组织病理学特征包括　［提示：血常规示 WBC 12.8 × 10^9/L，N 0.628；尿、便常规正常；血生化正常；血培养（－）；脓疱细菌培养（－）；组织病理学示表皮轻度角化不全，表皮突局限不规则下延，棘层上部可见 Kogoj 海绵状脓疱，其间见多量中性粒细胞，真皮浅层血管周围见较多淋巴细胞浸润。肝、胆、脾、胰、膀胱 B 超正常。］

A. 角化不全伴角化过度

B. 角化不良伴角化过度

C. Munro 微脓肿

D. Pautrier 微脓肿

E. Kogoj 微脓肿

F. 基底细胞液化变性

2988. 对该患者正确的治疗包括

A. 脓疱培养期间可暂时给予针对革兰阳性球菌的全身性抗生素治疗

B. PUVA 治疗

C. 阿维 A 是本病的首选全身治疗方案之一

D. 可考虑使用甲砜霉素

E. 首先考虑使用肾上腺皮质激素

F. 大剂量抗生素治疗

2989. 维 A 酸治疗银屑病的适应证包括

A. 严重的脓疱型银屑病

B. 皮损局限的寻常型银屑病

C. 严重的关节型银屑病

D. 有肝功能损害者

E. 严重的红皮病型银屑病

F. 老年银屑病患者

2990. 使用维 A 酸治疗银屑病，可能出现的不良反应包括

A. 中枢神经系统症状

B. 对肌肉骨骼的影响

C. 眼部症状

D. 皮肤黏膜症状

E. 血脂升高

F. 肝功能异常

（2991～2996 共用题干）

患者男，26 岁，学生，因躯干、四肢出现红斑，黏膜糜烂，指（趾）甲脱失 5 年加重 2 个月来诊。患者于 5 年前无明显诱因于舌面出现白膜，无糜烂及疼痛等不适，未重视。继而出现指（趾）甲变形、缺损，并逐渐脱落，躯干、腹股沟等处相继出现暗红色斑块，伴有明显瘙痒。曾就诊于外院，考虑湿疹，经治疗无明显好转。5年来，上述症状反复发作，时轻时重。2个月前，无明显诱因出现口腔、龟头黏膜糜烂，并伴斑状脱发，遂来诊。发病以来患者一般情况好，无发热、咳嗽、腹痛、腹泻等全身症状，精神好，尿、便正常。既往史、个人史、家族史无特殊。查体：身体消瘦，营养不良，意识清楚，对答切题，吐字清楚，自动体位。皮肤科查体：头颈部有5处直径约1cm的圆形斑秃区；口腔黏膜和舌分布大小不一的白色细纹状斑和浅表糜烂面，糜烂表面覆盖较多黏稠性分泌物，张口受限；下腹部、腰骶、左侧腹股沟处可见直径4~10mm的紫红色丘疹及斑块；指（趾）甲全部缺损、脱失，甲床和甲周部分糜烂，伴少量黄色分泌物；双手掌可见不规则皮肤角化、增厚、皲裂；龟头及包皮前缘出现皮肤红肿、糜烂，有少量黄色分泌物。

2991. 应考虑的诊断是

A. Bechet 综合征
B. Reiters 综合征
C. 扁平苔藓
D. Tourain 多角化症
E. 皮肤－口腔炎综合征
F. 玫瑰糠疹

2992. 扁平苔藓 Wickham 纹形成的原因是［提示：实验室检查：血、尿、便常规正常；血生化正常；ANA（－）；IgG、C3 正常；口腔黏膜分泌物细菌、真菌培养（－）；皮肤组织病理学：表皮角化过度，颗粒层增厚，棘层不规则增厚，基底细胞液化变性，真皮上部有以淋巴细胞为主的带状浸润。］

A. 表皮角化过度
B. 颗粒层楔形增厚
C. 棘层不规则增厚
D. 真皮上部有以淋巴细胞为主的致密带状浸润
E. 基底细胞液化变性
F. 角化不良伴角化过度

2993. 扁平苔藓的特殊类型包括

A. 肥厚性扁平苔藓
B. 线状扁平苔藓
C. 毛发扁平苔藓
D. 小棘苔藓
E. 光泽苔藓
F. 大疱性扁平苔藓

2994. 扁平苔藓的诱发因素包括

A. 免疫　B. 精神紧张
C. 药物　D. 病毒感染
E. 内分泌紊乱　F. 遗传

2995. 扁平苔藓的治疗措施包括

A. 维A酸制剂　B. PUVA
C. 免疫抑制剂　D. 抗生素
E. 氨苯砜　F. 外用糖皮质激素

2996. 影响 PUVA 治疗效果的因素包括

A. 波长　B. 剂量
C. 作用时间　D. 个人的敏感性
E. 光波频率　F. 患者年龄

（2997~2999 共用题干）

患者男，30岁，全身瘙痒1个月余，当地医院拟为皮炎或湿疹治疗无效，且皮损加重。入院查体：皮损以腹部、大腿内侧明显，表现为散在的针头大小的红色或皮色丘疹，部分结痂少许渗出，手指间渗出明显，阴囊、包皮可见散在丘疹、结节。

2997. 根据上述资料，给出的诊断是

A. 湿疹　B. 痒疹
C. 疥疮　D. 螨皮炎
E. 丘疹性荨麻疹　F. 神经性皮炎

2998. 下列最有效的药物是

A. 炉甘石洗剂　B. 乐肤液
C. 皮炎平软膏　D. 硫磺软膏
E. 西替利嗪　F. 联苯苄唑乳膏

2999. 治疗中要注意的问题是

A. 全家治疗
B. 有消毒措施
C. 按疗程治疗
D. 颈以下全身治疗
E. 必要时可辅以抗过敏药物
F. 治疗后要观察1~2周

（3000~3007 共用题干）

患者男，36岁，反复口腔溃疡发作1年余，常发生在舌、颊黏膜和硬腭处，疼痛影响进食但可自愈。曾在口腔科诊治，诊断为"复发性口疮"，近半年来感到视力下降，伴膝、踝关节疼痛，近1个月出现阴囊、阴茎处溃疡。查体：眼底检查视网膜有出血及渗出性白斑，心肺腹（－）。在臀部肌内注射处可见小脓疱疹。

3000. 该患者的诊断是

A. Reiter 综合征　B. 白塞病
C. 干燥综合征　D. 重叠综合征
E. Felty 综合征

3001. 关于白塞病，说法正确的是

A. 患者血清中有抗口腔黏膜自身抗体
B. 皮损血管壁有 IgM、IgG、C3 沉积
C. 中性粒细胞的趋化性增高

D. 本病为免疫异常性疾病
E. 部分患者有遗传易感性

3002. 白塞病的典型临床表现包括
A. 口腔溃疡　B. 肾脏损害
C. 生殖器溃疡　D. 皮肤损害
E. 眼部损害

3003. 关于白塞病皮肤损害的说法，不包括的是
A. 结节性红斑样损害
B. 毛囊炎样损害
C. 水疱或大疱
D. 痤疮样损害
E. 针刺同形反应阳性

3004. 实验室检查正确的是
A. 白细胞数增多
B. 红细胞沉降率加快
C. γ-球蛋白阳性
D. 细胞免疫功能降低
E. 可检出抗口腔黏膜自身抗体

3005. 下列关于该病的组织病理，正确的是
A. 基本病变为细胞静脉炎
B. 基本病变为大动脉炎
C. 后期为淋巴细胞性血管炎
D. 不累及毛细血管
E. 早期类似白细胞破碎性血管炎

3006. 该病的诊断标准包括
A. 眼部损害
B. 皮肤损害
C. 复发性口腔溃疡
D. 复发性生殖器溃疡
E. 针刺反应阳性

3007. 该病的治疗包括
A. 氨苯砜　B. 羟氯喹
C. 抗生素　D. 糖皮质激素
E. 环磷酰胺　F. 沙利度胺
G. 秋水仙碱

（3008～3012 共用题干）

患者男，47 岁，右手背出现结节 3 个月。3 个月前患者的右手背被玻璃划伤，未处理，1 周后，受伤部位出现红肿、疼痛，先后用左氧氟沙星、头孢曲松治疗，症状稍缓解。1 个月前，右手背出现多个暗红色、黄豆大小的结节，部分疣状增生。患者从事海产品养殖业，既往体健，无家族及遗传病史，无药物过敏史及传染病史。查体：右手背见多个暗红色、黄豆大小的结节，部分结节破溃，见疣状增生。

3008. 对该患者目前可能的诊断是
A. 游泳池肉芽肿　B. 孢子丝菌病
C. 皮肤结核　D. 麻风
E. 慢性皮肤溃疡　F. 结节性红斑

3009. 该患者需要完善的辅助检查是
A. 皮损涂片抗酸染色
B. 皮损分枝杆菌培养
C. PCR 进行菌种鉴定
D. 皮损组织病理检查
E. 真菌镜检
F. PPD 试验
G. 麻风菌素试验

3010. 若患者既往口服伊曲康唑、碘化钾治疗，无明显疗效，皮损处病原菌培养见抗酸分枝杆菌生长，硝酸还原试验阴性，尿素酶试验阳性，则应考虑的疾病是
A. 游泳池肉芽肿　B. 孢子丝菌病
C. 皮肤结核　D. 麻风
E. 慢性皮肤溃疡　F. 结节性红斑

3011. 关于该疾病的描述，正确的是
A. 该病主要由海鱼分枝杆菌引起
B. 肘、膝、足、指关节或手指是主要受累部位
C. 对病原体进行培养鉴定是最好的诊断方法
D. 感染潜伏期为 2～3 周
E. 组织病理学改变与结核性肉芽肿很相似
F. 该病探针现象及苹果酱现象阳性

3012. 关于该疾病的治疗，描述正确的是
A. 该病对异烟肼、链霉素、对氨基水杨酸耐药
B. 乙胺丁醇和利福平合用作为经验治疗
C. 米诺环素每次 100mg，每天 2 次治疗有效
D. 临床损害消退后应继续治疗 2～3 个月
E. 每月随访 1 次，直到治疗有效，然后每 2 周随访 1 次，直到感染完全治愈
F. 采用氨苯砜、利福平和氯法齐明联合治疗

（3013～3016 共用题干）

患者男，28 岁，工人。寒战、高热伴剧烈头痛 1 周。起病前 10 天曾在草坪中睡午觉。查体：体温 39.5℃，烦躁，头面及颈、胸皮肤潮红，左侧会阴有 1 处直径约 0.5cm 大小的溃疡，表面覆有焦黑色痂，周边有稍隆起性红晕，左侧腹股沟淋巴结肿大，有触痛，眼结膜充血。肝肋下 15mm，质软、触痛。

3013. 对患者诊断需要考虑的疾病是
A. 斑疹伤寒　B. 伤寒
C. 钩端螺旋体感染　D. 恙虫病

E. 猫抓病　　F. 莱姆病

3014. 下列有助于明确诊断的实验室检查是

A. 外斐反应 OX_{19} 滴度≥1∶160

B. 外斐反应 OX_2 滴度≥1∶160

C. 外斐反应 OX_k 滴度≥1∶160

D. 恙虫病东方体间接免疫荧光阳性

E. 将患者血液接种于小鼠腹腔内，可分离到病原体

F. PCR 核酸检测到恙虫病东方体片段

3015. 该病的并发症包括

A. 耳痛　　B. 心肌炎

C. 肺炎　　D. 听觉缺失

E. 肝脾大　　F. 肾损害

3016. 该患者治疗可选择的药物是

A. 多西环素　　B. 四环素

C. 氯霉素　　D. 青霉素

E. 头孢曲松　　F. 阿奇霉素

（3017～3020 共用题干）

患者男，60 岁，右拇指甲板增厚变形 2 年。查体：右拇指甲板呈灰黄浑浊，甲板下可见粗糙角化堆积物，甲板增厚、脱屑。

3017. 为明确诊断和确定治疗方案，患者需要检查的项目包括

A. KOH 湿片检查　　B. 肝、肾功能检查

C. 甲状腺功能检查　　D. 皮损组织病理

E. 真菌培养　　F. 微量元素检查

G. 血、尿常规检查

3018. 对该患者可能的诊断是

A. 甲真菌病　　B. 甲扁平苔藓

C. 银屑病　　D. 甲营养不良

E. 先天性厚甲　　F. 毛发红糠疹

G. 慢性皮肤黏膜念珠菌病

3019. 下列描述正确的是

A. 特比萘芬可抑制羊毛固醇 14α－去甲基化酶

B. 伊曲康唑对皮肤癣菌、酵母菌均有较好的抗菌活性

C. 伊曲康唑使用时应餐后立即给药，用全脂牛奶或可乐送服

D. 氟康唑治疗甲真菌病的治愈率明显低于特比萘芬

E. 20% 尿素加 10% 水杨酸软膏封包至甲板软化后可拔除病甲

F. 甲板厚度 >2mm 可行病甲清除术

G. 伊曲康唑通过抑制真菌角鲨烯环氧化酶，干扰真菌麦角固醇的生物合成

3020. 该患者可能的易感因素包括

A. 合并糖尿病　　B. 滥用类固醇皮质激素

C. 外伤　　D. 肥胖

E. 经常游泳　　F. 滥用抗生素

G. 肾功能受损

（3021～3024 共用题干）

患者男，15 岁，胸、背部出现红色皮疹 6 个月余。查体：胸、背部密集分布毛囊性半球状红色丘疹，直径 2～5mm，有光泽，间有小脓疱，周围有红晕，密集而不融合。

3021. 对该患者可能的诊断为

A. 寻常性痤疮　　B. 细菌性毛囊炎

C. 脂溢性皮炎　　D. 马拉色菌毛囊炎

E. 毛发红糠疹

F. 嗜酸性脓疱性毛囊炎

3022. 为明确诊断，对该患者的处理措施包括

A. 仔细询问病史　　B. 真菌镜检

C. 真菌培养　　D. 皮肤超声

E. 血常规　　F. 组织病理学检查

3023. 该患者最终诊断为马拉色菌毛囊炎，其最常见的菌种是

A. 合轴马拉色菌　　B. 限制马拉色菌

C. 球形马拉色菌　　D. 钝形马拉色菌

E. 斯洛菲马拉色菌　　F. 皮肤马拉色菌

3024. 下列治疗方法可用于该患者的有

A. 使用 2% 酮康唑洗剂清洗

B. 外用联苯苄唑酊

C. 外用他克莫司软膏

D. 口服伊曲康唑

E. 口服灰黄霉素

F. 口服氟康唑口服

（3025～3028 共用题干）

患者男，45 岁，农民，右踝内侧出现溃疡伴疼痛 2 年。查体：右侧内踝可见直径 1.5cm 大小的溃疡，溃疡边缘隆起，周围可见片状、暗红色斑片。自诉发病前曾有外伤史，给予局部外用消炎药物及清创治疗，效果均不佳，皮损逐渐扩大。

3025. 对该患者可能的诊断是

A. 孢子丝菌病　　B. 着色芽生菌病

C. 疣状皮肤结核　　D. 梅毒

E. 鳞癌　　F. 基底细胞癌

G. 恶性黑色素瘤

3026. 为进一步明确诊断，需要进行的检查项目包括

A. 组织病理检查
B. 真菌培养
C. 梅毒血清学试验
D. 细菌培养
E. 抗核抗体检查
F. 红细胞沉降率检查
G. 分枝杆菌培养

3027. 如果患者组织病理显示表皮假上皮瘤样增生，真皮血管扩张，可见褐色、圆形孢子，血管周围混合炎细胞浸润，则诊断考虑为

A. 孢子丝菌病　　B. 着色芽生菌病
C. 疣状皮肤结核　　D. 梅毒
E. 鳞癌　　F. 基底细胞癌
G. 恶性黑色素瘤

3028. 若患者确诊为着色芽生菌病，可采取的治疗方法包括

A. 口服伊曲康唑　　B. 注射两性霉素 B
C. 口服碘化钾　　D. 局部温热疗法
E. 电凝固疗法　　F. 手术切除
G. 应用 5－氟胞嘧啶

（3029～3032 共用题干）

患者女，42 岁，潜水爱好者。突发四肢红斑、水疱伴发瘙痒 2 天。查体：四肢表面皮损呈条索状、水肿性红色斑片，表面散在分布水疱，疱液清亮，尼氏征阴性，眼部和口腔黏膜均未有受累。

3029. 患者治疗前需要做的检查包括

A. 血、尿、粪便常规检查
B. 血液生化检查
C. 心电图
D. 胸片
E. 腹盆腔 B 超
F. 肝、肾功能检查

3030. 对该患者诊断需要考虑的因素是

A. 物理性　　B. 接触性
C. 环境　　D. 病毒
E. 药物　　F. 寄生虫

3031. 该患者可能的诊断是

A. 珊瑚皮炎　　B. 水螅皮炎
C. 海葵皮炎　　D. 水母蜇伤
E. 海胆刺伤　　F. 体虱

3032. 患者确诊为水母蜇伤，应采取的治疗措施包括

A. 口服泼尼松　　B. 口服抗组胺药物
C. 口服抗生素　　D. 用碳酸氢钠清洗
E. 外用收敛制剂　　F. 外用抗生素

（3033～3039 共用题干）

患儿男，10 岁，因头皮脱发 3 个月就诊，家住农村。查体：头发干枯、细黄，头皮散在 5～6 处直径为 1cm 大小的淡黄色痂，周边翘起，表面少许鳞屑。可见一处 1cm 大小的萎缩性瘢痕。表面有少许鳞屑。

3033. 该患儿最可能的诊断是

A. 石棉癣　　B. 白癣
C. 黑点癣　　D. 黄癣
E. 脓癣

3034. 该病病发镜检最可能发现

A. 发内菌丝　　B. 发外菌丝
C. 发内关节孢子　　D. 发内链状大孢子
E. 发外密集镶嵌的小孢子

3035. 黄癣致病菌为

A. 紫色毛癣菌　　B. 许兰毛癣菌
C. 石膏样小孢子菌　　D. 断发毛癣菌
E. 犬小孢子菌

3036. 关于黄癣，下列说法正确的是

A. 俗称“癞痢头”　　B. 愈后不遗留瘢痕
C. 好发于成人　　D. 可侵犯甲板
E. 多无自愈倾向

3037. 与宠物密切接触时可引起

A. 白癣　　B. 红癣
C. 黄癣　　D. 脓癣
E. 黑癣

3038. 关于 Wood 灯检查，说法正确的是

A. 花斑癣呈黑光
B. 白癣为亮绿色荧光
C. 黑癣无荧光
D. 黄癣呈暗绿色荧光
E. 红癣呈珊瑚红色

3039. 头癣治疗的首选药物是

A. 酮康唑　　B. 依曲康唑
C. 两性霉素　　D. 特比萘芬
E. 氟康唑　　F. 灰黄霉素

（3040～3043 共用题干）

患者女，31 岁，植物园春游 2 天后于面颈部、双上肢出现皮疹，伴痒。无胸闷及呼吸困难。查体：面部、颈下 V 区、前臂伸侧出现红斑、斑丘疹、丘疱疹、小水疱。血常规：白细胞计数 $3.9 \times 10^9/L$，余无异常。外用炉甘石洗剂2天，皮损无消退，腰部及双下肢出现红斑和丘疱疹。

3040. 根据患者病情特点，诊断考虑的疾病是

A. 花粉症
B. 多形性日光疹
C. 离心性环形红斑
D. 急性荨麻疹
E. 化妆品过敏性皮炎
F. 日晒伤

3041. 该病与急性荨麻疹的鉴别重点是

A. 皮损为多形性
B. 糖皮质激素治疗有效
C. 皮损24小时以上不消退
D. 伴有瘙痒
E. 皮损多见于曝光部位
F. 患者有过敏性鼻炎家族史

3042. 该病的病理特点包括

A. 基底细胞液化变性
B. 表皮角化不全和灶性海绵形成
C. 棘层肥厚
D. 可见Munro微脓肿
E. 真皮浅层和深层血管周围有淋巴细胞浸润
F. 胶原纤维均质化

3043. 该病可以选择的治疗方法包括

A. 可预防性给予小剂量PUVA或UVB疗法几个疗程
B. 外用酮康唑乳膏
C. 口服氯喹
D. 外用光敏剂
E. 口服广谱抗菌药物
F. 口服伐昔洛韦

（3044～3046共用题干）

患者男，15岁，左足趾缝、足掌出现丘疹、水疱伴瘙痒1周，摩擦后加重，足趾缝出现糜烂、浸渍、渗液。逐渐在手足掌心、手足背出现成群分布的粟粒大小的丘疱疹、水疱，伴瘙痒及灼热感。

3044. 对该患者最可能的诊断是

A. 汗疱疹
B. 传染性湿疹样皮炎
C. 足癣，癣菌疹
D. 自身敏感性皮炎
E. 接触性皮炎
F. 青少年跖部皮病

3045. 下列关于癣菌疹的病因及发病机制，描述正确的是

A. 因真菌感染灶释放真菌抗原经血液带至皮肤，并在该处发生抗原抗体反应导致
B. 是一种速发型变态反应
C. 是一种非变态反应
D. 是一种迟发型变态反应
E. 于真菌感染基础上继发细菌感染导致
F. 感染的真菌直接致病

3046. 癣菌疹的治疗包括

A. 积极治疗原发病
B. 对继发皮损进行局部和系统治疗
C. 局部治疗需根据皮损性质选择正确的药物及剂型
D. 应用抗真菌药物
E. 应用抗组胺药物
F. 全身反应显著时，可加用糖皮质激素

（3047～3049共用题干）

患者女，50岁，反复口腔糜烂伴疼痛1年。患者1年前无明显诱因出现舌头及颊部糜烂伴疼痛，在当地医院诊断为阿弗他溃疡，予以治疗（具体不详）后症状反复。查体：右颊黏膜及舌头可见多发性，黄豆至指尖大小的糜烂面，表面有少许渗液。

3047. 对该患者诊断应考虑的疾病是

A. 口腔阿弗他溃疡
B. 白塞病
C. 寻常型天疱疮
D. 黏膜类天疱疮
E. 红斑型天疱疮
F. 扁平苔藓
G. 红斑狼疮
H. 落叶型天疱疮

3048. 该患者病理活检提示：颗粒层楔形增厚、棘层不规则性增殖，表皮突呈锯齿形，基底细胞液化变性，真皮上部致密的淋巴细胞呈带状浸润。对该患者最可能的诊断是

A. 口腔阿弗他溃疡
B. 白塞病
C. 寻常型天疱疮
D. 黏膜类天疱疮
E. 扁平苔藓
F. 红斑狼疮

3049. 可诱发或加重该病的药物是

A. 链霉素　　B. 咪唑斯汀
C. 青霉胺　　D. 氯磺丙脲
E. 甲苯磺丁脲　　F. 氢氯噻嗪

G. 罗红霉素

（3050～3053 共用题干）

患者女，42 岁，躯干、四肢出现红斑、水疱伴瘙痒 3 个月。查体：躯干和四肢泛发水肿性红色斑片，表面较多紧张性水疱、大疱、血疱、糜烂和结痂，尼氏征阴性，眼部和口腔黏膜均未有受累。

3050. 该患者治疗前需要进行的检查包括

A. 血常规、血生化检查、心电图、X 线胸片和腹、盆腔 B 超
B. 抗核抗体全套检测
C. 皮损组织病理检查
D. 直接免疫荧光检查
E. 间接免疫荧光检查
F. 血清抗 BP180 抗体、抗 Dsg1 抗体、抗 Dsg3 抗体检测
G. 创面分泌物细菌培养及药敏试验

3051. 对该患者诊断需要考虑的疾病是

A. 湿疹
B. 多形红斑
C. 线状 IgA 大疱性皮病
D. 大疱性类天疱疮
E. 大疱性系统性红斑狼疮
F. 获得性大疱性表皮松解症

3052. 关于皮肤直接免疫荧光检查的描述，正确的是

A. 取水疱处标本阳性率高
B. 取血疱处标本阳性率高
C. 在落叶型天疱疮中，皮肤基底膜带处可出现 C3 和（或）IgG 线状沉积
D. 在红斑型天疱疮中，皮肤基底膜带可出现 C3 和（或）IgG 线状沉积
E. 在大疱性类天疱疮中，皮肤基底膜带 C3 线状沉积的阳性率高于 IgG
F. 盐裂皮肤 DIF 检查有助于临床鉴别大疱性类天疱疮和获得性大疱性表皮松解症
G. 在大疱性系统性红斑狼疮中，皮肤基底膜带处可同时出现 IgG、IgA、IgM 和 C3 线状沉积
H. 在副肿瘤性天疱疮中，皮肤基底膜带处可出现 C3 和（或）IgG 线状沉积

3053. 如果患者确诊为大疱性系统性红斑狼疮，下一步应采取的治疗方法包括

A. 口服泼尼松
B. 口服氨苯砜
C. 口服硫唑嘌呤
D. 口服抗生素
E. 外用抗生素制剂
F. 静脉注射免疫球蛋白
G. 营养支持治疗
H. NB－UVB 照射

（3054～3057 共用题干）

患者女，44 岁，颜面部出现对称而局限性淡褐色至深褐色斑片 3 年。查体：颧部、颊部有大片淡褐色至深褐色斑片，形态不规则，边缘不明显。

3054. 患者治疗前需要的检查是

A. 玻片压诊
B. Wood 灯检查
C. 皮肤测试仪
D. 皮肤镜
E. 皮肤共聚焦显微镜
F. VISIA 图像分析系统

3055. 对该患者最可能的诊断是

A. 黄褐斑　　B. 瑞尔黑变病
C. 艾迪生病　　D. 太田痣
E. 颧部褐青色痣　　F. 雀斑

3056. 关于该病描述，正确的是

A. 好发于中青年女性
B. 血中雌激素水平升高
C. 日晒、怀孕、口服避孕药等可加重病情
D. 遗传易感性是发病的主要因素
E. 皮肤屏障功能紊乱为诱因
F. 色斑处血管增生

3057. 该患者进一步的处理措施包括

A. 防晒
B. 口服中草药
C. 口服氨甲环酸
D. 口服激素
E. 外用维 A 酸制剂
F. 面膜疗法
G. Q 开关激光治疗

（3058～3061 共用题干）

患者女，36 岁，左侧颈部出现白斑 3 个月。查体：左侧颈部可见 2cm×3cm 大小的乳白色色素脱失斑，其上毛发变白，表面光滑，无鳞屑。

3058. 该患者需要做的检查是

A. 斑贴试验
B. 玻片压诊
C. 组织病理检查
D. Wood 灯检查
E. RCM

F. 皮肤镜

3059. 对该患者诊断最可能的疾病是

A. 无色素痣　B. 单纯糠疹
C. 花斑糠疹　D. 白癜风
E. 贫血痣　F. 未定类麻风

3060. 关于该病描述正确的是

A. Wood 灯检查呈蓝白色荧光
B. Wood 灯检查呈暗绿色荧光
C. 真菌镜检呈阳性
D. 真菌镜检呈阴性
E. 出现针刺反应
F. 出现同形反应

3061. 该患者进一步的处理措施包括

A. 应用泼尼松
B. 应用甲氧沙林
C. 应用 PUVA 疗法
D. 中药治疗
E. 308 准分子光治疗
F. 自体表皮移植
G. 心理治疗
H. NB－UVB 照射

（3062～3065 共用题干）

患者男，50 岁，发现右侧颊黏膜白斑 1 个月余。损害无瘙痒和疼痛。查体：右侧颊黏膜见孤立白色斑块，无明显破溃，未见其他皮损。

3062. 该病的诱发因素包括

A. 吸烟习惯
B. 真菌感染
C. 局部机械刺激因素
D. 维生素 A 缺乏
E. B 族维生素缺乏
F. 糖尿病
G. 黏膜肿瘤

3063. 如果白斑为白色丝绒状斑片，稍用力可擦去，遗留鲜红糜烂面，该患者诊断考虑的疾病是

A. 黏膜白斑　B. 口腔念珠菌感染
C. 白癜风　D. 鹅口疮
E. 口腔扁平苔藓　F. 口腔溃疡
G. 溃疡性膜性口炎

3064. 如果白斑表面呈网状或花纹状外观，其组织病理学可能出现的改变有

A. 角化不全
B. 真皮上部有以淋巴细胞为主的带状浸润
C. 角化过度
D. 上皮或结缔组织内有胶样小体
E. 基底细胞液化变性
F. 颗粒层增厚
G. 深层结缔组织可有毛细血管扩张

3065. 若考虑扁平苔藓，进一步处理的措施包括

A. 局部外用鱼肝油或维 A 酸
B. 口服维生素 A
C. 清除口腔内感染灶，注意口腔清洁
D. 局部使用糖皮质激素
E. 长久不愈者需要组织病理学检查
F. 补充 B 族维生素
G. 积极使用抗生素
H. 大面积白斑可考虑手术治疗

（3066～3069 共用题干）

患者男，72 岁。面部、躯干多处出现淡褐色扁平丘疹 10 余年，无明显自觉症状，皮疹缓慢增大、增多。近 3 个月皮疹突然增多，皮损生长速度较前明显增加，泛发于头部、面部及躯干。查体：头部、面部、躯干见较密集分布的绿豆至指甲盖大小的椭圆形或圆形丘疹及斑块，呈淡褐色至黑色，表面呈颗粒状或疣状。

3066. 对该患者诊断首先考虑的疾病是

A. 脂溢性角化病　B. 寻常疣
C. 日光性角化病　D. 基底细胞癌
E. 表皮痣　F. 皮脂腺痣
G. 色素痣

3067. 患者可能并发

A. Frank 征　B. Darier 征
C. Troisier 征　D. Hutchinson 征
E. Leser－Trelat 征　F. Dahl 征

3068. 需要与脂溢性角化病鉴别诊断的疾病是

A. 日光性角化病　B. 色素痣
C. 黑素瘤　D. 基底细胞癌
E. 扁平疣　F. 鳞状细胞癌

3069. 脂溢性角化病的组织病理学分型包括

A. 角化型　B. 棘层肥厚型
C. 腺样型　D. 巢状型
E. 刺激型　F. 色素型

（3070～3073 共用题干）

患者男，68 岁，全身反复红斑、脱屑伴瘙痒 2 年。2 年前患者全身弥漫性红斑伴瘙痒，多次治疗病情反复。查体：全身可见弥漫性红斑，表面伴有细碎鳞屑，皮肤硬，伴头皮斑片状脱发。腹部皮肤病理见真皮浅层血管周围广泛淋巴样细胞浸润，有 Pautrier 微脓肿形成；免疫组化见淋巴样细胞 CD3（＋）、CD4（＋）、CD8（－）。

3070. 根据患者的病情特点，最可能的诊断是

A. 蕈样肉芽肿

B. Sézary 综合征

C. 淋巴瘤样丘疹病

D. 湿疹样皮炎

E. 皮肤 B 细胞淋巴瘤

F. 皮肤白血病

3071. 为进一步明确和评估疾病，需要完善的检查包括

A. 血常规和血涂片

B. T 细胞受体基因重排

C. 电镜检查

D. 流式细胞仪检测

E. 突变检测

F. 淋巴结活检

3072. 确诊后可以采取的治疗措施包括

A. 体外光分离置换疗法

B. 使用干扰素

C. 使用维 A 酸

D. 化疗

E. 低剂量使用甲氨蝶呤

F. 使用组蛋白去乙酰化抑制剂

3073. 该病的 5 年生存率为

A. 5%　　B. 16%

C. 25%　　D. 36%

E. 45%　　F. 50%

（3074～3081 共用题干）

患者男，68 岁，自觉全身乏力，间断性发热、不适、关节痛。查体：颜面及眼睑肿胀，眼睑上有微细的毛细血管扩张，伴有脱发，皮损逐渐扩展到颈胸部，双臂不能上举。实验室检查示该患者肌酸磷酸肌酶及乳酸脱氢酶增高显著。

3074. 最可能的诊断是

A. 接触性皮炎

B. 硬皮病

C. 系统性红斑狼疮

D. 皮肌炎

E. 多形红斑

3075. 诊断皮肌炎的标准为

A. 对称性四肢肌无力

B. 心电图异常

C. 肌酶增高

D. ANA 阳性

E. 淡紫色眼睑皮疹

F. 肌电图呈肌原型变化

3076. 在皮肌炎血清肌酶谱中，特异性较高的是

A. LDH　　B. CK

C. ALT　　D. AST

E. ALD

3077. 皮肌炎的六个亚型包括

A. 多发性肌炎

B. 特发性皮肌炎

C. 成人皮肌炎

D. 无肌病性皮肌炎

E. 儿童皮肌炎

F. 合并恶性肿瘤的皮肌炎

G. 单发性皮肌炎

3078. 皮肌炎最具疾病特征的皮损为

A. Gottron 丘疹　　B. 脱屑性红斑

C. 色素沉着　　D. 色素脱失

E. 皮肤萎缩

3079. 皮肌炎患者最先受累的肌肉是

A. 肋间肌　　B. 膈肌

C. 心肌　　D. 四肢远端肌肉

E. 四肢近端肌肉

3080. 皮肌炎常合并

A. 硬皮病　　B. 肾脏损害

C. 恶性肿瘤　　D. 痛风

E. 心脏病

3081. 可用于治疗皮肌炎的药物有

A. 甲氨蝶呤　　B. 泼尼松

C. 雷公藤　　D. 环磷酰胺

E. 羟氯喹　　F. 苯丙酸诺龙

（3082～3084 共用题干）

患者女，68 岁，因腹痛 20 天，加重伴四肢关节肿痛 10 天来诊。20 天前患者无明显诱因出现间歇性、游走性腹痛。10 天前踏青后，出现四肢关节肿痛，伴发热（体温 38.5℃），持续约 2 天。退热后，出现关节肿痛、腹痛加重伴尿少、面肿。腹痛渐转至左下腹，疼痛剧烈时呈绞痛，辗转不安，难以入睡。发病以来，体重无明显改变。既往有喘息型慢性支气管炎、肺气肿、肺源性心脏病。查体：T 36.8℃，BP 135/75mmHg；左锁骨、左颈后可触及 2 个黄豆大的淋巴结，质软，无触痛；上眼睑水肿；桶状胸，双肺呼吸音低，可闻及散在干性啰音；腹平，腹肌紧张，左下腹压痛、反跳痛；肝肋下触诊不满意，移动性浊音（+）；双肾区无叩痛；肠鸣音存在；前臂见散在出血点，右手大鱼际，左股内侧有红色丘疹 2～3 个，高出皮肤大约 0.5cm；足底可见 3～4 个豆粒大小的坏死，表面覆坏死痂；关节红肿，皮温升高，触痛

(+)。

3082. 该患者最可能的诊断为

A. 结节性红斑
B. 系统性红斑狼疮
C. 硬红斑
D. 红斑性肢痛病
E. 变应性皮肤血管炎
F. 恶性萎缩性丘疹病
G. 结节性多动脉炎
H. Sweet 综合征

3083. 下列诊断中能够排除哪项［提示：血常规：WBC 17.48×10^9/L，N 0.92，L 0.08，Hb 111g/L，PLT 588×10^9/L，RBC 2.79×10^{12}/L；尿常规：WBC（+），RBC（+），蛋白质 1.50g/L；便常规：OB（+）；清蛋白 27.55g/L，球蛋白 29.93g/L，IgA 2.83g/L，IgM 2.50g/L，CRP 150.6mg/L；PANCA（+）；血培养、尿培养均（-）；ESR 115mm/h；ENA 系列，ENA 多肽抗体谱，ANA 均（-）；24 小时尿蛋白 1.03g/L。腹部 X 线片：未见肠梗阻征象。腹部、盆腔 CT：慢性胆囊炎并胆囊结石，腹水。］

A. 结节性红斑
B. 硬红斑
C. 系统性红斑狼疮
D. 结节性多动脉炎
E. 变应性皮肤血管炎
F. 恶性萎缩性丘疹病
G. Sweet 综合征
H. 红斑性肢痛病

3084. 最可能的诊断是 ［提示：右手大鱼际肌结节活检：小动脉壁平滑肌变性坏死，有大量中性粒细胞浸润，弹性纤维断裂、消失。肌电图：腓肠神经有轻度受累。］

A. 结节性红斑
B. 系统性红斑狼疮
C. 硬红斑
D. 红斑性肢痛病
E. 变应性皮肤血管炎
F. 结节性多动脉炎
G. Sweet 综合征
H. 恶性萎缩性丘疹病

（3085～3088 共用题干）

患者女，36 岁，已婚。全身皮疹 5 天，皮疹不痒。查体：躯干、四肢、手掌、足底泛发暗红色斑疹，手掌和足底红斑表面伴有领圈样脱屑。

3085. 对该患者可能的诊断是

A. 一期梅毒　　B. 二期梅毒
C. 三期梅毒　　D. 药疹
E. 病毒疹　　F. 玫瑰糠疹

3086. 该患者首先进行的辅助检查是

A. 血常规
B. 尿常规
C. 梅毒血清学试验
D. C-反应蛋白
E. 抗链球菌溶血素 O 试验
F. 皮损组织病理检查

3087. 如患者查 RPR（+），滴度为 1∶128，TPPA（+）。该患者进一步的处理措施包括

A. 检查 HIV
B. 首选青霉素治疗
C. 如青霉素皮试阳性，可选择头孢曲松钠治疗
D. 短程口服中小剂量泼尼松
E. 如青霉素过敏，可选择四环素治疗
F. 口服西替利嗪

3088. 患者给予口服泼尼松 10mg 后青霉素皮试（-），给予注射苄星青霉素 240 万 U，当天出现发热，体温 39℃，全身皮疹加重，呼吸困难。下列处理措施正确的是

A. 吸氧
B. 物理降温
C. 立即予以甲泼尼龙 40mg 静脉滴注
D. 适当补液
E. 避免再次使用青霉素治疗
F. 1 周后继续苄星青素治疗

（3089～3091 共用题干）

患者男，43 岁，因头部斑片状脱发 2 个月就诊。患者平日体健，无烟酒嗜好。近半年来因工作繁忙，经常失眠头晕，饮食不规律。2 个月前理发时无意中被发现头顶部有一处圆形、指甲盖大小的斑片状脱发区，无痛痒及其他不适症状。后来该脱发区逐渐增大，并在枕部又出现类似脱发区，遂来门诊就诊。既往无肝炎和结核等传染病史，无药物及食物过敏史，近期无手术和服药史。无烟酒嗜好。家族史无特殊。

3089. 根据患者病史与皮疹特点，最可能患的疾病是

A. 男性脱发　　B. 假性斑秃
C. 狼疮性脱发　　D. 斑秃
E. 脂溢性脱发　　F. 头癣

3090. 该病早期的皮肤组织病理最典型的改变为

A. 可见发育不良的生长期毛发，但毛囊下端无炎

症细胞浸润
B. 毛囊下端有淋巴细胞炎性浸润，但无发育不良的生长期毛发
C. 可见发育不良的生长期毛发，毛囊下端有淋巴细胞炎性浸润，但皮脂腺无异常
D. 毛囊下端有淋巴细胞炎性浸润，伴有皮脂腺发育异常，但无发育不良的生长期毛发
E. 可见发育不良的生长期毛发，毛囊下端有淋巴细胞炎性浸润，并伴有皮脂腺发育异常
F. 毛囊下端有淋巴细胞炎性浸润，但皮脂腺无异常，也无发育不良的生长期毛发

3091. 该患者目前可选择的治疗方法为
A. 尽量去除可能的诱发或致病因素
B. 不可局部外用糖皮质激素制剂
C. 外用1%辣椒酊或2%米诺地尔溶液
D. 内服地西泮、胱氨酸或谷维素等药物
E. 局部 PUVA 疗法
F. 局部紫外线照射
G. 局部红外线照射

（3092～3095 共用题干）

患者女，47 岁，躯干、四肢出现黄色丘疹 1 个月余。查体：系统检查未见明显异常。皮肤科检查：背部、腰部、臀部、双肘部、双大腿泛发皮色至黄色的实性丘疹，米粒至绿豆大小，孤立不融合，表面光滑，无压痛。

3092. 对该患者的诊断需要考虑的疾病有
A. 发疹性黄瘤
B. 进行性结节性组织细胞瘤
C. 丘疹型环状肉芽肿
D. 丘疹型结节病
E. 发疹型汗管瘤
F. 成人型黄色肉芽肿

3093. 为了明确诊断和排除相关疾病，需要进一步询问的病史及完善的检查包括
A. 皮肤组织病理检查
B. 直接免疫荧光检查
C. 间接免疫荧光检查
D. 抗核抗体全套测定
E. 血脂检查
F. 免疫组化检查

3094. 该患者病理检查示表皮未见明显异常，真皮浅中层可见成团的泡沫细胞及散在的组织细胞、淋巴细胞浸润。血脂水平增高。对该患者最可能的诊断是
A. 发疹性黄瘤
B. 进行性结节性组织细胞瘤
C. 丘疹型环状肉芽肿
D. 丘疹型结节病
E. 发疹型汗管瘤
F. 成人型黄色肉芽肿

3095. 下列关于发疹性黄瘤的临床表现，描述正确的是
A. 皮损可分批出现或突然发生
B. 急性期炎症明显，皮疹周围有红晕
C. 皮疹可自行消退
D. 皮疹好发于肢体的屈侧及臀部
E. 可有瘙痒或压痛
F. 多累及高乳糜微粒血症者

（3096～3099 共用题干）

患者男，52 岁，躯干、四肢出现皮损 4 个月余。皮损无瘙痒和疼痛。患者既往身体健康，父母和同胞无类似皮肤病变。查体：躯干、四肢弥漫分布密集肤色或淡红色的扁平丘疹，直径为 1～3mm，皮损不相互融合，表面无鳞屑及结痂，轻刮皮损表面未见蜡滴现象、薄膜现象和点状出血；口腔黏膜未见损害。

3096. 对该患者诊断考虑的疾病可能是
A. 扁平苔藓
B. 银屑病
C. 急性苔藓痘疮样糠疹
D. 汗管瘤
E. 环状肉芽肿
F. 黄瘤病
G. 黏液水肿性苔藓

3097. 为明确诊断，该患者需要完善的实验室检查包括
A. 皮损组织病理检查
B. 血常规、尿常规、肝功能、肾功能、血脂测定、血糖测定
C. 胸部 X 线片
D. 腹部超声检查
E. 乙肝六项及丙肝抗体检测
F. 免疫球蛋白和补体检测
G. 抗核抗体检测

3098. 患者血常规、尿常规、肝功能、肾功能、血糖、血脂、免疫球蛋白、补体、抗核抗体全套检查结果均未见异常。胸片显示双侧胸膜轻度增厚。一腹部超声显示脂肪肝和肝囊肿。皮损组织病理显示，真皮层胶原纤维增生伴玻璃样变，真皮浅层黏液样变性，伴小血管增生和少量炎细胞浸润。该患者进一步检查包括
A. 结晶紫染色
B. PAS 染色

C. 阿新蓝染色
D. 血清免疫球蛋白电泳
E. 骨髓穿刺细胞学检查
F. T_3、T_4、TSH 和抗甲状腺球蛋白抗体检测
G. HIV 抗体检测

3099. 患者组织病理示阿新蓝染色阳性；免疫球蛋白电泳显示，IgG 阳性，轻链九阳性，IgA、IgM 和轻链 K 均呈阴性；T_3、T_4、TSH、抗甲状腺球蛋白抗体、HIV 抗体和骨髓细胞学检查均未见异常。该患者可选择的治疗方法是
A. 外用糖皮质激素制剂
B. 口服阿维 A 酸
C. 口服甲氨蝶呤
D. 口服羟氯喹
E. UVA1 照射
F. 皮下注射阿达木单抗
G. 皮下注射司库奇尤单抗

（3100～3103 共用题干）

患者男，55 岁，臀部及双下肢溃烂伴疼痛 12 天。皮损初为小的红色隆起性皮疹和脓疱，逐渐增大，发生溃破，伴有明显疼痛。病程中无畏寒、发热、关节痛。查体：体温 36.8℃，血压 130/86mmHg；臀部及双小腿见多处直径为 2～5cm 的、深浅不等的溃疡，边缘红肿，部分伴有破裂、水疱，溃疡表面有血性和脓性分泌物，触痛明显。

3100. 对该患者可能的诊断是
A. 鳞状细胞癌
B. 角化棘皮瘤
C. 深部真菌病
D. 溃疡性皮肤结核
E. 白塞病
F. 坏疽性脓皮病
G. Churg－Strauss 综合征

3101. 为明确诊断，需要完善的病史和实验室检查包括
A. 常规健康检查
B. ANA 全套检查
C. 皮损组织病理检查
D. 分泌物细菌培养及药敏试验
E. 分泌物真菌镜检及培养
F. 询问发病前有无外伤史及用药史
G. 询问患者既往健康状况

3102. 患者近 1 年内经常出现腹痛。发病前 2 周内无外伤及用药史。血常规：WBC 13.5 × 10^9/L，N 80.3%，L 16.4%，RBC 4.13 × 10^{12}/L，Hb 112g/L，PLT 177 × 10^9/L；尿常规、肝功能、肾功能、血脂、血糖、免疫球蛋白、补体、ANA 全套、胸片、腹部超声检查结果未见异常；ESR 48mm/h；CRP 35mg/L；创面分泌物细菌培养见表皮葡萄球菌生长，未发现真菌。皮损组织病理显示：表皮坏死，真皮内大量中性粒细胞浸润，血管周围中性粒细胞、淋巴细胞浸润。该患者进一步的处理措施是
A. 静脉使用抗生素
B. 局限清创换药
C. 静脉使用大剂量糖皮质激素
D. 静脉注射免疫球蛋白
E. 骨髓穿刺细胞学检查
F. 肠镜检查

3103. 患者骨髓穿刺细胞学检查未见异常。肠镜检查考虑为溃疡性结肠炎。下列适合该患者治疗的药物是
A. 氨苯砜
B. 米诺环素
C. 环孢素
D. 他克莫司
E. 英夫利西单抗
F. 阿达木单抗
G. 依那西普

（3104～3111 共用题干）

患者男，24 岁，口唇红肿伴痒 5 天，发疹前曾外用唇膏。查体：口唇红肿，边界清楚，表面有小水疱、糜烂。

3104. 为进一步确诊应行的检查有
A. 血常规
B. 斑贴试验
C. 皮肤病理
D. 尿常规
E. 血清 IgE 检测

3105. 若斑贴试验阳性，则该患者可诊断为
A. 原发性刺激反应
B. 湿疹
C. 变态反应性接触性皮炎
D. 药疹
E. 剥脱性唇炎

3106. 下列关于变态反应性接触性皮炎的叙述，正确的是
A. 变态反应是指机体对某些抗原物质所引起的一种异常反应
B. 首次暴露于某一致敏物质时不引起反应
C. 刺激物多为半抗原
D. 为典型Ⅳ型变态反应
E. 刺激物本身无毒性

3107. 下列关于接触性皮炎的组织病理，说法不正确的是
A. 表皮突消失
B. 真皮浅层血管扩张
C. 血管周围淋巴细胞浸润

D. 慢性者棘层肥厚
E. 细胞内及细胞间水肿

3108. 下列关于接触性皮炎，说法不正确的是
A. 均在较高浓度时才致病
B. 愈后不留色素沉着
C. 无反复发作
D. 具有自限性
E. 无水疱形成

3109. 下列不属于接触性皮炎特点的是
A. 水疱　B. 瘙痒
C. 鳞屑　D. 丘疹
E. 水肿　F. 皲裂

3110. 治疗有明显渗液的急性接触性皮炎，适宜的治疗方案是
A. 煤焦油和其他类似药物
B. 3% 硼酸溶液冷湿敷
C. 皮质类固醇激素封包
D. 炉甘石洗剂
E. 皮质类固醇激素霜封

3111. 接触性皮炎的治疗方案包括
A. 抗生素　B. 糖皮质激素霜剂
C. 抗组胺药　D. 葡萄糖酸钙注射液
E. 维生素 C

（3112～3115 共用题干）
患者男，56 岁，因全身红斑伴痛痒 3 天来诊。1 周前因头痛口服卡马西平。有糖尿病病史 10 年。查体：T 38.5℃，P 90 次/分，R 20 次/分，BP 120/80mmHg；一般情况尚可；头面、躯干、四肢见对称、大小不等的风团性水肿性紫红斑。

3112. 这时可能的诊断和紧急处置包括
A. 多形红斑型药疹
B. 多形红斑
C. 肝、肾功能检查
D. 荨麻疹
E. 停用卡马西平
F. 血常规检查
G. 大疱性类天疱疮
H. 内科会诊

3113. 这时诊断和尽快做的处理包括［提示：患者 4 天后皮疹迅速增多，出现水疱、大疱，疼痛明显。查体：全身见弥漫性紫红或暗红色斑片，触痛明显，有大小不等的松弛性水疱，尼氏征（+）；表皮剥脱面积 51%。实验室检查：WBC 13.5×10^9/L，PLT 计数低于正常，肝功能异常。］
A. 泼尼松 1～2mg/（kg·d）静脉给药
B. TEN
C. SJS－TEN 重叠
D. 收住院抢救
E. 急查血电解质
F. 静脉补液
G. 泼尼松 10mg 口服，3 次/日
H. SSSS

3114. 除已给出的他觉症状外，该患者还可能出现的症状包括
A. 阴部和肛周糜烂
B. 尿痛
C. 畏光
D. 靶形红斑
E. 吞咽疼痛
F. 眼睑粘连
G. 唇黏膜糜烂

3115. 该患者可选择的治疗方法有
A. 静脉补充葡萄糖和清蛋白
B. 控制继发感染
C. 青霉素
D. 环孢素
E. PUVA
F. 阿昔洛韦（无环鸟苷）
G. 静脉给予丙种球蛋白 1g/（kg·d），连用 3 天

答案和精选解析

一、单选题

1. D　慢性单纯性苔藓的病因尚不清楚，一般认为与大脑皮层兴奋和抑制功能失调有关。搔抓及慢性摩擦可能是主要的诱因或加重因素，病程中形成的“瘙痒—搔抓—瘙痒”恶性循环可造成本病发展并导致皮肤苔藓样变。

2. B　急性痒疹皮损初发为针头至扁豆大小风团样红色斑块或丘疹。本病对称发于四肢伸侧和躯干，自觉剧痒，常因搔抓而继发抓痕、血痂、苔藓样变及色素沉着。

3. C　症状性痒疹好发于妊娠妇女，可表现为有粟粒样皮疹，或无皮疹，部分短期可自行消退，有的则持续到妊娠终止。

4. B

5. B　跖疣与鸡眼及胼胝的鉴别要点：①跖疣初起为一细小发亮的丘疹，有的增大粗糙不平，呈圆形或近圆形，界限清楚，周围围绕稍高增厚的角质环，削去表面角质则见环与疣组织间界限更为明显，病理特点是空泡形成明显，镜下称为网状，少量炎性细胞浸润；②胼胝

是界限不清的淡黄色局限性角质肥厚，边缘薄，中间厚，有的近圆，有的斑片状，有的索状，稍微透明，有的皲裂，疼痛和（或）触痛不明显。鸡眼：颜色淡或深黄色，光滑，稍微透明，界限明了，顶撞样痛明显。病理特征为增厚的角质层，中心部角层更厚，呈"V"形凹入；③胼胝角质增生面积较广，界限不清，无圆锥状角质增生嵌入深部和疼痛感，故胼胝一般无需处理。鸡眼表面平滑，连续的皮纹通过气表面。跖疣通常挤痛明显，鸡眼压痛明显，跖疣和鸡眼在病例上有非常明显区别。因为三者病程都较长，没有差别，因此病程不是三者的鉴别要点。

6. A 汗疱疹是皮肤湿疹的一种，对称性的发生于手或脚的侧面，是发生在掌跖的水疱性皮肤病。

7. E 本病病因不明，可能与遗传、自身免疫、感染、精神神经功能失调、药物、慢性病灶、肿瘤、代谢和内分泌紊乱等因素有关。目前认为该病的发病机制主要是通过各种细胞因子介导的T细胞免疫反应。

8. D 汗疱疹病因和发病机制尚不明确，可能为一种发生在皮肤湿疹样的超敏反应。

9. E SSSS即葡萄球菌性烫伤样皮肤综合征，其特点由金葡菌引起，红斑基础上出现水疱，尼氏征阳性，可出现表皮浅层坏死，为表皮内水疱，伴有严重的全身症状。

10. E 经典型Kaposi肉瘤除皮肤外，最常受累的是皮下淋巴结，约占Kaposi肉瘤患者的10%；约10%病例有内脏受累，胃肠道最常见，此外，心、肺、肝、肾上腺等也可受累。本型死亡率为10%～20%。

11. A 上皮样肉瘤：男性发病多于女性，在任何年龄均可发病。肿瘤表现为生长缓慢的结节或斑块，如侵犯真皮，可能引起溃疡，进展期皮损可表现为线状排列的溃疡性结节，上皮样肉瘤虽然是一类低度恶性的肿瘤，但由于早期即有淋巴结及肺转移。组织病理主要表现为真皮及皮下组织内呈结节状的肿瘤团块，瘤体由上皮样细胞和梭形细胞交织而成，周边细胞可呈栅状排列，肿瘤细胞体积较大，可为多边形上皮样细胞，核大深染，有异形性，胞质丰富，嗜伊红深染，另一类为梭形细胞，瘤体内可有片状坏死，间质有明显纤维结缔组织，可有不同程度的炎性细胞浸润。

12. D 皮样肉瘤发病原因不明，20%～25%有外伤史或在瘢痕的基础上发生，与大多数软组织肉瘤一样，皮样肉瘤没有确定的危险因素，有报道患者染色体22q杂合性缺失。恶性纤维组织细胞瘤波形蛋白、α_1-AAT、α_1-ACT、CD68、VIIIα因子常呈阳性反应，组织病理常见泡沫细胞和奇形多核巨细胞，而皮样肉瘤此类细胞极为罕见，可借此作为区别。

13. C Clark在研究了黑色素瘤侵袭深度与预后的关系后，根据侵袭深度将黑色素瘤分为5级，分级越高预后越差。Ⅰ级：瘤细胞限于基底膜以上的表皮内；Ⅱ级：瘤细胞突破基底膜侵犯到真皮乳头层；Ⅲ级：瘤细胞充满真皮乳头层，并进一步向下侵犯，但未到真皮网状层；Ⅳ级：瘤细胞已侵犯到真皮网状层；Ⅴ级：瘤细胞已穿过真皮网状层，侵犯到皮下脂肪层。

14. D 成人T细胞介导的炎症中，由于T细胞的过度活化及炎症微环境中多种促炎因子的高表达，导致癌基因异常表达等，肿瘤与病毒感染有关，主要感染病毒是人类亲T淋巴细胞反转录病毒（HTLV-1），从而促进T细胞恶性转化和肿瘤克隆的产生，但有关T细胞介导炎症与T细胞肿瘤发生的机制研究很少。

15. E 川崎病患者发热数日后掌跖面红肿且痛，躯干部出现大小不一的斑丘疹，形态无特殊，面部四肢亦有，不痒，无疱疹或结痂，皮损消退后留下色素沉着和细小鳞屑。发热数日两侧眼结膜充血，球结膜尤重，仅少数并发化脓性结膜炎，用裂隙灯可能查到前虹膜睫状体炎，唇面红肿、干燥和皲裂，甚至有出血；舌常呈杨梅舌，口腔黏膜充血，但无溃疡。

16. A 结节病的皮肤表现分特异性和非特异性两种，特异性在活检后呈典型的肉芽肿表现，非特异性多为反应性的。结节性红斑型：是结节病中常见的非特异性皮肤表现。

17. D Lfgren综合征属于结节病的一种超敏反应，常为急性过程，主要临床表现包括为结节性红斑伴有单/双侧肺门和（或）右侧气管旁淋巴结病、前葡萄膜炎和（或）多关节炎，可伴发热、关节痛，预后良好。

18. C 结节病的实验室检查可归纳为：①胸部影像学检查显示双侧肺门及纵隔淋巴结对称肿大，伴或不伴有肺内网格、结节状或片状阴影，一般作为分级依据；②组织学活检证实有非干酪性坏死性肉芽肿，且抗酸染色阴性，皮样细胞肉芽肿；③SACE或SL活性增高；④血清或BALF中sIL-2R高；⑤部分患者对100U结核菌素的皮肤试验无反应或极弱反应；⑥BALF中淋巴细胞>10%，且$CD4^+/CD8^+$比值≥3；⑦高血钙、高尿钙症；⑧Kveim试验阳性；⑨除外结核病或其他肉芽肿性疾病。

19. C 环状肉芽肿是一种自限性疾病，50%的患者2年内可自行消退，但也容易复发。其组织病理学特征为胶原纤维和弹性纤维的局灶变性、炎症反应和纤维化、黏蛋白沉积，真皮浅、中层血管周围和间质有淋巴组织细胞浸润。环状肉芽肿的经典表现为发生于青年人肢端的弧形至环形斑块。临床主要分为以下几种类型：局限型、泛发型、穿通型、皮下型。其他较少见的临床类型有巨大型、丘疹型、线状型、斑点或斑片状等。局限型环状肉芽肿临床表现为肤色、淡红色或紫色的、小而光滑、硬质的丘疹。可发生于身体任何部位，但常见于四肢远端的伸侧。皮损中心消退，周围排列紧密，形成环状、匐行状或弓形。黏膜一般不受侵犯。通常无症状，少数伴轻度瘙痒。

20. B 色素性荨麻疹也称斑丘疹性皮肤肥大细胞增生症，是皮肤肥大细胞增生病中最常见的类型。色素性荨麻疹虽然称为荨麻疹，但和荨麻疹没有关系，这种病的实质是肥大细胞释放各种炎症介质引起的皮肤炎症反应。其皮损主要表现为红色或红棕色的圆形斑疹、丘疹及斑块，婴儿可发生水疱性皮损，本病大多数预后较好。Darier 征用钝器轻轻摩擦皮损，数分钟内发生局限性红斑、风团、瘙痒，1 小时内消退，系肥大细胞释放组胺所致，见于色素性荨麻疹。

21. D 朗格汉斯细胞组织细胞增生症属于较少见的组织细胞疾病，主要是朗格汉斯细胞广泛增生所致。皮疹形态多样，口腔黏膜常出现溃疡性结节，先天自愈性朗格汉斯细胞组织细胞增生症一般不伴黏膜损害，患者若出现紫癜是预后不良的标志，若发生多发的嗜酸性肉芽肿为局限性良性型。

22. E 选择性 lgA 缺陷病是一种免疫缺陷，常认为是常染色体遗传，好发于男性，有些病例遗传背景不明，本病患者多数存在第 18 对染色体的畸变，表现在第 18 对染色体的长臂，短臂上的缺陷或呈环状改变。患者通常无临床症状。检查外周血免疫球蛋白总量一般正常。

23. E 斑疹（macula）指皮肤局限性或弥漫性皮色改变，一般不隆起亦不凹陷即为斑疹。是皮肤病症状中最常见的原发损害之一。一般比较小，常小于 2cm。大于 2cm 者称为斑片。斑疹可以分为炎症性和非炎症性两种。有的斑疹上还会有鳞屑，称为鳞屑性斑疹，如花斑糠疹的皮疹。紫癜、瘀斑、白癜风、太田痣均可表现为斑疹。青斑样血管炎损害首先见于两侧小腿下部，特别是内外踝及其周围，而后也有少数病例缓慢地向上至膝关节上部及上肢，下至足背、趾端及足底。原发损害为针头大的淡红或鲜红色瘀点，呈环状分布或密集如指头大的斑片，其中央部分瘀点逐渐成暗紫红色瘀斑，进一步结成黑痂，有时较厚，其周围为灰白色疱壁松弛的水疱，痂下为绿豆至黄豆大小不等、形状不规则、边缘不整齐的溃疡。在淤紫时疼痛最甚，并可呈抽搐状。有时仅为淡红色局限性隆起，疼痛及压痛亦较显著。溃疡愈合缓慢，遗留淡黄色萎缩性瘢痕，或仅为淡黄色色素沉着斑，同时在其间散有少许白色萎缩性瘢痕。溃疡以小腿下部和内外踝部为主。

24. B 长期外用糖皮质激素容易引起皮肤萎缩、变薄、毛细血管扩张、色素斑，多毛、皮肤老化、痤疮样皮炎等不良反应。主要有：①表皮与真皮变薄，局部长期外用激素，可导致角质层颗粒形成减少而变薄，真皮的糖蛋白和蛋白聚糖的弹性变化使胶原的原纤维间黏附力减弱，胶原合成减少而变薄；②色素减退、沉着，由于角质层的层数减少，迁移到角质形成细胞的黑素减少，可引起色素减退。色素沉着可能与糖皮质激素激活黑素细胞再生色素有关；③血管显露，血管壁的胶原纤维间黏附力减弱可导致血管变宽，真皮胶原的消失而导致表面的血管显露；④酒渣样、痤疮样皮炎，在激素诱导的酒渣鼻样皮损中，毛囊蠕形螨的密度显著增高，蠕形螨封闭毛囊皮脂腺出口，引起炎症反应或变态反应，强效激素还可使皮脂腺增生，导致特有的酒渣鼻样皮疹。激素能使毛囊上皮退化变性，导致出口被堵塞，出现痤疮样皮疹或使原有的痤疮加重；⑤毛囊炎，因激素的免疫抑制作用，可使局部毛囊发生感染和原发毛囊炎加重；⑥激素依赖和反跳现象，激素的抗炎特性可抑制丘疹的发展和减轻瘙痒，血管收缩，红斑消失，然而激素不能消除疾病的病因，停用后常可引起原有疾病加重，可出现炎性水肿，发红，烧灼感，不适感和急性的脓疱疹等反跳现象。该现象常常发生在停用激素后 2～10 天，并持续几天或 3 周左右。因反跳现象导致患者继续外用激素，而造成激素依赖。表皮角化过度不是外用糖皮质激素的不良反应。

25. C 对于阿昔洛韦耐药株引起的单纯疱疹，可选用的药物是膦甲酸钠，连用 2～3 周或直至皮损治愈。

26. D 鸟疫，鹦鹉热衣原体引起的一种传染病。人接触病禽，可感染发病，主要为间质性肺炎。治疗用广谱抗生素（土霉素、氯霉素、红霉素）。红霉素为大环内酯类抗生素，可用于孕妇儿童，红霉素对衣原体有较好的抑制作用。四环素、庆大霉素、诺氟沙星不可用于儿童、孕妇。伊维菌素是抗真菌药物。

27. D 皮肤游走性幼虫病是钩虫蚴引起的皮肤感染，幼虫常生活在温暖潮湿的泥土内。感染是由寄生在猫或狗身上的钩虫引起的。由于幼虫在患者皮肤内窜行，其皮损每天可延伸数毫米，而旧的皮损则可愈合结痂。在皮肤深部可出现游走性的结节或肿块。幼虫在皮下可存活移行数周至数月以上。

28. E 血管性水肿的病变累及皮肤深层（包括皮下组织），多发生在皮肤组织疏松处，发生局限性水肿。患者自觉不痒或较轻，或有麻木胀感。肿胀经 2～3 天后消退，或持续更长时间，消退后不留痕迹。发病机制为Ⅱ型变态反应，又称细胞毒型或细胞溶解型。血管性水肿是由血液和组织中的 C1 酯酶抑制物水平的减低和无活性导致的，ACEI 引起者多在用药 1 周内发病。

29. B 混合型结缔组织病（MCTD）主要表现为雷诺现象、手指肿胀、皮疹、关节及肺部损害等病变，血中可检测到高滴度抗核抗体（ANA）及抗 U1 核糖核蛋白（U1RNP）抗体。（1）主要症状：①重度肌炎；②肺部受累（二氧化碳弥散功能小于 70%、肺动脉高压、肺活检示增殖性血管损伤）；③雷诺现象/食管蠕动功能降低；④关节肿胀、压痛或手指硬化（不发生关节畸形）；⑤抗核抗体阳性，滴度＞1∶320，和（或）抗可溶性抗原（ENA）抗体阳性。（2）次要症状：脱发；白细胞计数减少；贫血；胸膜炎；心包炎；关节炎；三叉神经病变；颊部红斑；血小板减少；轻度肌炎。

30. D 过敏性紫癜可能与链球菌感染、病毒感染、药物、食物、虫咬等有关，其中以上呼吸道感染最常见，发生机制是由于抗原与抗体结合形成免疫复合物在血管壁沉积，激活补体，导致毛细血管和小血管壁及其周围产生炎症，使血管壁通透性增高，从而产生各种临床表现。

31. E 疱疹样天疱疮曾称嗜酸性粒细胞海绵形成，临床表现为环形水肿性红斑损害并可于红斑上发生小水疱或丘疱疹，组织病理以表皮内水疱、海绵形成和嗜酸性粒细胞浸润为特征的皮肤疾病。此病好发于中老年人，男女发病率相似。

32. A 胡萝卜素血症是一种因血内胡萝卜素含量过高引起的肤色黄染症。本病多发于手掌和足跖，有时颜面、口周、眼睑也可以出现，严重者全身皮肤皆呈橙黄色。

33. B 雀斑：面部皮肤上的黄褐色点状色素沉着斑，系常染色体显性遗传。日晒可诱发和加重皮损。多在3～5岁出现皮损，女性较多。其数目随年龄增长而逐渐增加。好发于面部，常对称分布于曝光部位，特别是鼻部和两颊，可累及颈、肩、手背等暴露部位，非暴露部位无皮疹。损害为浅褐或暗褐色针头大小到绿豆大斑疹，圆形、卵圆形或不规则，皮损边缘清楚但不规则。散在或群集分布，孤立不融合。无自觉症状。夏季经日晒后皮疹颜色加深、数目增多，冬季则减轻或消失。常有家族史。组织病理：基底层细胞黑素轻至中度增多。

34. D 复发性阿弗他溃疡，又称复发性阿弗他口腔炎、复发性口腔溃疡、复发性口疮，是口腔黏膜疾病中发病率最高的一种疾病，普通感冒、消化不良、精神紧张、郁闷不乐等情况均能偶然引起该病的发生，中青年常见，好发于唇、颊、舌缘等非角化黏膜，在黏膜的任何部位均能出现，病变不会影响到口周皮肤，但在角化完全的附着龈和硬腭则少见，表现为反复发作的溃疡，为圆形或椭圆形，表面有黄色伪膜，周围红晕。发病年龄一般在10～30岁之间，女性较多，一年四季均能发生。复发性阿弗他溃疡有自限性，能在7～14天自愈。该病具有周期性、复发性及自限性等特点。

35. B PAS染色法在组织学上，主要用来检测组织中的中性黏多糖。Paget样鲍温病的病理表现较有特征性：皮损部位表皮明显增生，棘层肥厚，可见角化亢进和角化不全，全层表皮细胞具有异形性，主要表现为核大小不一、染色深、有丝分裂象多见，还可见角化不良细胞，表现为细胞大又圆，胞浆均一红染，核固缩或消失，真皮浅层有中等密度的淋巴细胞浸润，PAS染色阴性。Paget病、日光性角化病肥厚型、浅表性播散性恶性黑素瘤提示PAS染色阳性。

36. D 水痘潜伏期为12～21天，平均14天，因此与水痘患者接触过的易感儿童需隔离观察的时间是21天。

37. B Reiter综合征典型的临床表现为结膜炎、尿道炎、关节炎三联征，多伴有皮肤损害。眼部病变：结膜炎 最早出现，持续时间较短，常为双侧，可为球结膜也可为睑结膜受累，睑结膜紫癜和呈绒毛样为特征性改变，严重者影响全结膜，伴有结膜水肿，眶周肿胀，偶有角膜炎和虹膜炎。

38. C 冷球蛋白血症的病理作用至今尚不清楚。大多数认为是：①沉淀作用，冷球蛋白在微细血管内沉积，引起远端缺血而产生临床症状；②免疫复合物的作用，冷球蛋白作为免疫复合物沉积在微细血管的同时，激活补体，引起血管炎；③其他因素，包括血液黏度增高、红细胞凝集、凝血和血小板功能异常等。冷纤维蛋白原血症是一种罕见疾病（血浆中存在冷沉淀的纤维蛋白质）。冷纤维蛋白原血症的发病机制有两种，一种认为由于基础疾病（如癌肿）使纤维蛋白原发生变性后与其他血液蛋白结合的产物即冷纤维蛋白原。另一种学说认为在许多慢性疾病时，纤溶酶被活化而使正常的纤维蛋白原发生改变，以后与其他血液蛋白结合而成冷纤维蛋白原。总结而言，冷纤维蛋白原血症发病的核心是多种原因造成的凝血或纤溶系统异常，引起血栓。冷球蛋白血症、冷纤维蛋白原血症和冷凝集素综合征都可能继发于自身免疫性疾病。冷球蛋白血症、冷纤维蛋白原血症和冷凝集素综合征与某些原发性疾病有关，例如感染、自身免疫病和某些免疫增殖病。多克隆型冷球蛋白血症（Ⅲ型）：血清中含有两种或以上的克隆Ig，构成IgM－IgG、IgM－IgG－IgA等复合物，多见于慢性感染（如HCV感染）及自身免疫性疾病。冷凝集素综合征是以自身反应性红细胞凝集及冷诱导因素导致慢性溶血性贫血和微循环栓塞为特征的一组疾病。冷凝集素主要为IgM抗体。冷凝集素综合征是低温造成IgM将补体结合于红细胞表面，通过激活经典补体途径，引起血管内溶血。

39. C 特应性皮炎的诊断标准，目前我国仍沿用Williams的诊断标准：必须具备皮肤瘙痒史，加上以下5条：①屈侧皮肤受累史，包括肘窝、膝窝、踝前或者是颈周；②个人哮喘或者过敏性鼻炎史或者一级亲属4岁以下儿童发生特应性皮炎史；③全身皮肤干燥史；④屈侧可见湿疹或者是4岁以下儿童颊部、前额和远端的肢体湿疹；⑤2岁之前发病。

40. A 嗜酸性筋膜炎病理：基本病理改变为附着于

肌肉的筋膜炎症、肥厚水肿和纤维化，血管周围嗜酸性粒细胞浸润，附近组织可有纤维素样坏死。病变筋膜较疏松地附着于皮下脂肪的内侧面上。

41. B　妊娠疱疹组织病理：为表皮下大疱，直接免疫荧光检查大疱周围皮肤可见基膜带有补体 C3 呈线状沉积。

42. E　维生素 B_2 缺乏所致的症状常有群体患病的特点，常见的临床症状有阴囊皮炎、口角糜烂（口腔症状包括唇干裂、口角炎、舌炎等）、脂溢性皮炎、结膜充血及怕光、流泪等。外阴炎不是核黄素（维生素 B_2）缺乏症的临床表现。

43. C　黄褐斑也称肝斑，为面部的黄褐色色素沉着。多对称蝶形分布于颊部，较常见，多见于女性，可发生与任何类型皮肤，血中雌激素水平高是主要原因，其发病与妊娠、长期口服避孕药、月经紊乱有关。组织病理学可分为表皮和真皮型。中老年女性雌激素水平一般较青年时下降。

44. A　脂溢性皮炎是在皮脂溢出的基础上，由于皮脂腺分泌增多和化学成分的改变，使皮肤表面的菌群失调，其发病原因可能与皮脂溢出增多、脂肪代谢障碍、内分泌失调、微生物寄生以及不良卫生习惯等相关。

45. C　基底细胞癌根据组织病理和临床症状可分为：结节型、表浅型、囊肿型、腺样型、色素型、硬斑型、异形型、纤维上皮瘤和痣样基底细胞上皮瘤型。

46. E　坏疽性脓皮病是一种慢性、坏死性、溃疡性、瘢痕性、疼痛性皮肤病。好发于 30 ~ 40 岁的男性，好发于下肢，面部、肩部、背部也是常见部位。诊断主要依赖于临床表现。可出现炎性丘疹、脓疱、结节，迅速形成潜行性溃疡，典型皮损为深在的潜行性溃疡，剧烈疼痛。常伴发系统性疾病如溃疡性结肠炎、克罗恩病（Crohn 病）、急性粒细胞白血病、多发性骨髓瘤、淋巴瘤、慢性活动性肝炎、糖尿病、结缔组织病等，因此对本病应仔细全面检查，及时发现全身的潜在性疾病。糖皮质激素、免疫抑制剂可控制病情，合并感染可使用抗生素。

47. D　人是单纯疱疹病毒的唯一自然宿主，离开人体则病毒不能生存，紫外线、乙醚及一般消毒剂均可使之灭活。HSV－2 主要存在病损处的水疱疱液、局部渗出液、病损皮肤黏膜表面。单纯疱疹Ⅱ型（HSV－2）主要通过性接触而传染给其性伴侣。

48. E　营养不良型大疱性表皮松解症：水疱发生在致密下层，致密下层的主要成分是Ⅶ型胶原，因此常染色体隐性遗传性营养不良型大疱性表皮松解症的缺陷是Ⅶ型胶原异常。

49. E　瘙痒是因为某种物质的刺激引起的，这些刺激物质包括能引发免疫应答的组胺类物质、P 物质、激肽和蛋白酶等。电刺激为物理刺激，可对机体产生刺激，产生瘙痒。氧气对瘙痒性皮肤病有一定治疗作用。

50. E　黄瘤病是由含有脂质的组织细胞和巨噬细胞局限性聚集于皮肤或肌腱而形成的一种皮肤病，表现为皮肤出现黄色斑块、丘疹或结节，常伴有全身性脂质代谢紊乱。

51. E　发生于角质层下的水疱，疱壁薄，透明，易干燥而脱屑，如白痱；表皮内水疱或大疱，易破溃，如天疱疮；皮下水疱或大疱，疱壁厚，较少破溃，如类天疱疮。

52. A　斑贴试验适用于接触性皮炎、职业性皮炎、手部湿疹、化妆品皮炎等。

53. B　神经痛为带状疱疹特征之一，单纯疱疹、麻风、结节性红斑、生殖性疱疹不会引起神经痛。

54. A　真菌感染如铁锈色小孢子菌、羊毛状小孢子菌和石膏样小孢子菌为亮绿色荧光；黄癣菌为暗绿色荧光。

55. B　白癣镜检为发内菌丝，发外圆形孢子，培养为狗孢子菌或铁锈色小孢子菌；滤过紫外线灯（Wood 灯）检查亮绿色荧光。黑癣无荧光。

56. C　红癣的特点：①性别，男性多于女性；②好发部位，股内侧、腋窝及女性乳房下等摩擦处；③皮疹特点，境界清楚的砖红色或黄褐色斑片，上覆糠秕状鳞屑，一般无自觉症状。Wood 灯下呈珊瑚红色荧光。

57. D　当花斑癣皮屑以 10% 氢氧化钾液直接涂片时，可找到弯曲或弧形的糠秕酵母菌丝或圆形孢子，花斑癣呈浅黄色或淡棕色荧光。

58. C　HSV 即单纯疱疹病毒，是人类最常见的病原体，人是其唯一的自然宿主，感染率达 80% ~ 90%，是最易侵犯人的一种病毒，但在临床上仅有一部分人发病。

59. A　老年疣又名脂溢性角化病、老年斑、基底细胞乳头瘤，是一种良性表皮性肿瘤，与病毒感染无关，不发生自身接种传染。扁平疣、寻常疣、传染性软疣、尖锐湿疣均是病毒疣，与病毒感染有关，可发生播散，也可发生同形反应，会发生自身接种传染。

60. D　带状疱疹病损累及膝状神经节，可影响运动及感觉神经纤维，可引起面瘫、耳痛及外耳道疱疹三联征。

61. A　手足口病是一种由肠道病毒引起的传染病，引发手足口病的肠道病毒有 20 多种（型），其中以柯萨奇病毒 A16 型（Cox A16）和肠道病毒 71 型（EV 71）最为常见。

62. B　Ramsay－Hunt 综合征又名膝状神经节综合征，是由水痘－带状疱疹病毒（VZV）引起的带状疱疹的一个特殊类型，以耳部簇集性疱疹、耳痛及面瘫为主要特点。

63. C 疣状表皮发育不良：损害细胞的核内包涵体中有乳头多瘤空泡病毒颗粒。

64. C 原发性疱疹性口炎（单纯疱疹）临床表现：①前驱期，原发性单纯疱疹感染，潜伏期为4～7天，以后出现发热、头痛、疲乏不适、全身肌肉疼痛，甚至咽喉肿痛等急性症状，颌下和颈上淋巴结肿大，触痛。患儿流涎、拒食、烦躁不安。经过1～2天后，口腔黏膜广泛充血水肿，附着龈和缘龈也常出现急性炎症；②水疱期，口腔黏膜任何部位皆可发生成簇的小水疱，似针头大小，特别是邻近乳磨牙（成人是前磨牙）的上腭和龈缘处更明显。水疱疱壁薄、透明，不久溃破，形成浅表溃疡；③糜烂期，尽管水疱较小，但汇集成簇，溃破后可引起大面积糜烂，并能造成继发感染，上覆黄色假膜。除口腔内的损害外，唇和口周皮肤也有类似病损，疱破溃后形成痂壳；④愈合期，糜烂面逐渐缩小、愈合，整个病程需7～10天。但未经适当治疗者，恢复较缓慢。患病期间，抗病毒抗体在血液中出现，发病的14～21天最高，以后抗体下降到较低的水平，虽可保持终生，但不能防止复发。带状疱疹通常不发热，一般以红斑、水疱、疼痛为临床表现。扁平疣、寻常疣不发热，皮损为丘疹，无水疱。幼儿急疹又称婴儿玫瑰疹，是婴幼儿常见的一种急性发热发疹性疾病，由人类疱疹病毒6、7型感染引起。其特点是在发热3～5天后热度突然下降，皮肤出现玫瑰红色的斑丘疹。

65. D 幼儿急疹的典型临床表现为患儿多突发高热起病，体温常在39℃～40℃，多无其他全身症状，精神状态良好，呈现全身状态与高热程度不一致的表现。发热3～5天后退热，随即出现玫瑰红色斑丘疹，多见于颈部、躯干、四肢近端，偶可累及面部。因此，结合临床症状和体征最可能诊断为幼儿急疹。

66. A 麻风杆菌的传播途径：①呼吸道传播，最主要的传播途径，由于鼻腔和上呼吸道分泌物中可排除大量细菌，所以麻风杆菌进入人体的方式是借气溶胶经呼吸道吸入皮肤和鼻黏膜；②皮肤密切接触，长期皮肤密切接触也是主要传播途径；③间接接触，由于麻风杆菌可以在患者的衣物或日用品上存活好几日，所以穿着或使用多菌型麻风患者的衣物或日用品也有被感染的可能，此外使用带有麻风杆菌的针头进行注射或文身时也可传播麻风病；④其他传播方式，在多菌型麻风患者的乳汁、精液、脐带、胎盘中以及某些昆虫体内虽查到麻风杆菌，但尚无确切证据证明可以造成麻风病的传播，不过通过输血被感染已经有报道。

67. A 皮肤结核的主要致病菌为人型和牛型结核杆菌。结核杆菌又称结核分枝杆菌，是一种抗酸杆菌。人型结核分枝杆菌是主要的病原菌（占比70%～80%），牛型次之（占比5%～25%）。

68. A 结核治疗的三联药物是指异烟肼、利福平和乙胺丁醇。①异烟肼，它是抗结核药物中杀菌作用最强的，具有高度的选择性，它对各种类型的结核分枝杆菌都有很强的杀伤作用；②利福平，常用于肺结核的初治和复治，该药物对肺结核的治疗起到很大的作用；③乙胺丁醇，此药物是一种二线抗结核药物，它对于结核分枝杆菌具有很强的抑制作用，但是选择性不强，对结核分枝杆菌和其他菌群都有很强的杀伤作用。

69. C 寻常狼疮好发于面部，其次是颈部、臀部和四肢。皮损初起为鲜红或红褐色粟粒大小的结节，触之质软，稍隆起，结节表面薄嫩，用探针稍用力即可刺入，容易贯通（探针贯通现象）。

70. A 异烟肼主要根据患者的体重来选择用量，一般为3～6mg/kg，主要是在5mg/kg，每日不超过0.3g。在治疗皮肤结核时，成人标准的6个月治疗方案为：最初2个月口服利福平（10mg/kg）、异烟肼（5mg/kg）、吡嗪酰胺（35mg/kg）和乙胺丁醇（15mg/kg）；后4个月的持续治疗阶段口服利福平和异烟肼治疗。如果患者对异烟肼没有产生耐药性，可以不加用乙胺丁醇。HIV感染的患者持续治疗需要更长时间，至少7个月以上。

71. A 丘疹坏死性结核病常发生于具有较强的抗结核细胞免疫的个体内，是由于内在原发病灶的结核分枝杆菌（或具抗原）经血行播散，在皮肤产生免疫反应。结核菌素实验是临床上对是否感染结核分枝杆菌所进行的一种筛选方法，一般采用结核菌素纯蛋白衍生物进行皮内注射，通过观察患者的免疫反应，来判断人体是否有结核分枝杆菌的感染，结核菌素试验阳性越强，说明免疫反应越强。因此结核菌素试验强阳性，查菌阴性。

72. B 丘疹坏死性结核病好发于四肢伸侧。

73. C 红癣是由棒状杆菌属的微细棒状杆菌引起的一种皮肤局限性的感染，易发于皮肤摩擦部位。局部应用唑类抗真菌药膏有效，可用克霉唑或咪康唑等，疗程2周。对于面积较大的患者可口服红霉素，每日4次，共用2周，效果显著。也可外用硫磺水杨酸软膏、夫西地酸霜或口服四环素。因此首选红霉素口服。

74. D 匐行疹多发生于夏季，皮疹多发生在足部、手部、小腿下端、面部等暴露部位。

75. B

76. C 阴虱病的传播途径主要是接触传播，以性传播为主。

77. A 尾蚴皮炎是血吸虫尾蚴钻入人体皮肤引起的一种过敏性皮肤炎症。

78. C 头虱是一种灰色无翅的小昆虫，雌虱于交尾后1～2天开始产卵，每天3～9粒，一生可生产50～150粒。卵呈黄白色，黏在头发上，经过5～10天，孵化为幼虫，长成幼虫数小时后就可吸血。幼虫共脱皮3次，变成为虱，2周后可产卵，繁殖甚快。患者大多数为女童，头发上可见到深灰色的虱子及白色虱卵。卵甚小，也称虮子，扁圆形，白而光滑，紧贴发上，不易梳落。被叮咬处开始为红色斑丘疹，瘙痒剧烈，常被抓破留有抓痕，并可出现表皮剥脱、出血、结痂甚至化脓。头发可被渗液粘连，甚至可粘成团而不易分开，发出臭味。日久毛发失去光泽，毛发脱落或形成瘢痕。在少数情况下，可寄生在睫毛、胡须上，多见于卫生条件较差的儿童或妇女。

79. B　疥螨常寄生于人体皮肤较柔软嫩薄之处，最常见于指间，其次为腕屈侧，肘窝，腋窝前后，腹股沟，外生殖器，乳房下等处；但对儿童而言，全身皮肤均可被侵犯。

80. A　疥疮的治疗以外用杀疥虫的制剂为主。维A酸、联苯苄唑凝胶、维生素、激素均不是杀虫剂。药物治疗：（1）常用抗疥疮的外用药物：①10%硫磺（儿童5%硫磺）、3%水杨酸软膏；②1% γ-666乳剂或软膏，注意神经毒性；③10% ~25%苯甲酸苄酯洗剂或乳剂；④扑灭司林霜外用；⑤40%硫代硫酸钠溶液和4%稀盐酸溶液，使用时先涂前者2次，待干后再涂后者2次。每日早晚各1次，连用3~4天；⑥10%克罗米通乳剂或搽剂，使用时每日早晚各涂1次，连用3天。凡上述外用药物治疗后，应观察2周，如无新皮损出现，方可认为痊愈。因疥虫卵在7~10天后才能发育为成虫，因此，愈后无新发皮疹仍有痒者，可外涂复方炉甘石洗剂。（2）疥疮结节的治疗：①焦油凝胶每晚涂搽，2~3周；②皮损内注射糖皮质激素（曲安奈德）；③局部外贴曲安奈德新霉素贴膏；④冷冻治疗。（3）内用药物瘙痒严重者酌情选用抗组胺药物，继发感染者加用抗生素。

81. C　皮肌炎为自身免疫性结缔组织病，可用免疫抑制剂。

82. D　粉剂有干燥、凉爽和减少摩擦的作用。适用于无渗出的褶烂，常用的有痱子粉、氧化锌粉、锌樟粉等。

83. E　软膏是以凡士林、单软膏（植物油加蜂蜡）或动物脂肪等作为基质的剂型，具有保护创面、防止干裂的作用，软膏渗透性较乳剂更好，其中加入不同药物可发挥不同的治疗作用，适用于慢性湿疹、神经性皮炎等疾病。由于软膏可阻止水分蒸发，不利于散热，因此，不宜用于治疗急性皮炎。

84. D　外用药要根据皮肤病的皮损特点进行选择，原则为：①急性皮炎仅有红斑、丘疹而无渗液时可选用粉剂或洗剂；炎症较重，糜烂、渗出较多时宜用溶液湿敷；有糜烂但渗出不多时则用糊剂；②亚急性皮炎渗出不多者可用糊剂或油剂；如无糜烂宜用乳剂或糊剂；③慢性皮炎可选用乳剂、软膏、硬膏、酊剂、涂膜剂等；④单纯瘙痒无皮损者可选用乳剂、酊剂等。

85. D　皮肤苔藓样变的治疗目的主要是止痒，避免患者因搔抓而进一步加重病情，局部可外用糖皮质激素硬膏、霜剂，肥厚者可封包或是联合使用10%黑豆馏油软膏。

86. C　急性炎症皮损，有红斑、丘疹、丘疱疹，无糜烂、渗出时，宜选用粉剂或洗剂，洗剂又名振荡剂。

87. D　西替利嗪是抗组胺药。

88. D　当寻常型银屑病患者全身使用糖皮质激素时，可使病情恶化，转化成脓疱型银屑病或红皮病型银屑病。

89. C　猩红热患者全身可出现弥漫性细小密集的红斑，在皮肤皱褶处皮疹更密集，呈深红色瘀点状线条（Pastia线）。

90. D　脓疱疮主要由金葡菌感染所致，其次为溶血性链球菌感染，两者混合感染也不少见。

91. D　葡萄球菌是人体皮肤、呼吸道和胃肠道、鼻腔、外耳道中的正常寄生菌群，甲床是一个密闭空间，一般情况下不存在葡萄球菌，但如果甲床发生细菌感染，葡萄球菌是最常见的致病菌。

92. A　猩红热是由A组β型溶血性链球菌引起的急性传染病。

93. C　葡萄球菌性烫伤样皮肤综合征（SSSS）是由金黄色葡萄球菌引起的一种严重皮肤感染。

94. C　急性甲沟炎表现为甲沟或其周围组织急性化脓性感染。多因倒刺逆剥、微小刺伤、挫伤或剪指（趾）甲过深等损伤所致。致病菌多为金黄色葡萄球菌。

95. C　猩红热的皮疹不是高度可凹性水肿。

96. D　丹毒可见局限性水肿性红斑，局部皮温高，有压痛，表面可见水疱，局部可见淋巴结肿大。

97. D　甲真菌病冲击治疗：每次200mg，每天2次，连用1周为一个冲击疗程。对于指甲感染，推荐采用2个冲击疗程，每个疗程间隔3周；对于趾甲感染，推荐采用3个冲击疗程。每个疗程间隔3周。

98. E　花斑癣多无主观症状，偶有轻痒，好发于多汗的部位；如躯干、腋窝、腹股沟，大腿及面颈部亦可发生。原发皮损为黄豆大小的斑疹，无炎症，上覆极细微发亮的鳞屑，呈皮色、灰黄色或棕褐色甚至黑色。去除鳞屑，留下暂时性色素减退斑。常夏发冬轻，可以持续多年不愈。

99. A　花斑癣致病菌系一类嗜脂性酵母菌，称为马拉色菌。仅侵犯角质层浅层而不引起真皮的炎症反应。

100. A　着色芽生菌病又称为着色霉菌病，是指由多种暗色孢科真菌引起的皮肤以及皮下组织和内脏的感染性疾病，一种为皮肤着色芽生菌病，为皮肤和皮下组织的慢性巨灶性感染，真菌在组织中的形态为棕色厚壁孢子；另一种为暗色丝孢霉病，组织或分泌物中找到硬细胞（Scle－roticcell）是本病的特征性改变。

101. C 假丝酵母菌病（又称念珠菌病）是由各种致病性假丝酵母菌引起的局部或全身性感染，好发于机体免疫低下的患者，为最常见的深部真菌病，也可引起浅部真菌感染。球孢子菌、组织胞浆菌、隐球菌，马尔菲尼青霉菌均为深部真菌病。

102. B 头癣采用抗真菌药物治疗，包括：（1）灰黄霉素：是治疗儿童头癣的一线抗真菌药物。治疗儿童头癣的剂量为20～25mg/（kg·d），疗程6～8周。成人头癣可口服灰黄霉素20mg/（kg·d），6～8周。（2）特比萘芬：体重低于20kg的儿童，62.5mg/d；体重为20～40kg的儿童，125mg/d；体重＞40kg的儿童，则按250mg/d给药，疗程4～6周。值得注意的是在治疗犬小孢子菌引起的头部白癣时，疗程应延长。成人头癣250mg/d，疗程4～6周。（3）伊曲康唑：儿童按每公斤体重3～5mg/d计算，成人每天100～200mg。疗程同特比萘芬。注意不主张为求剂量准确将此药胶囊拆开服用，可隔天变换剂量。应与餐同服，推荐全脂牛奶、脂餐及可乐等酸性饮料送服。另外，氟康唑也有治愈头癣的报道。口服治疗均需注意系统安全性。必要时应定期监测肝功能。

103. B 氟康唑的适应证：①全身性念珠菌病，如念珠菌败血症、播散性念珠菌病及其他非浅表性念珠菌感染等，包括腹膜、心内膜、肺部、尿路的感染。②隐球菌病，用于脑膜以外的隐球菌感染。隐球菌性脑膜炎患者经两性霉素B联合氟胞嘧啶治疗病情好转后，可选用本药作为维持治疗药物。可用于免疫功能正常患者，以及艾滋病、器官移植或其他原因引起免疫功能抑制的患者。③球孢子菌病、芽生菌病、组织胞浆菌病的治疗。④黏膜念珠菌病，包括口咽部及食管感染、非侵入性支气管肺部感染、念珠菌尿症、皮肤黏膜念珠菌病、急性或复发性阴道念珠菌病等。⑤预防真菌感染，常用于恶性肿瘤、免疫抑制（包括艾滋病）、骨髓移植、接受细胞毒类药物化疗或放疗的患者等。⑥滴眼液可用于真菌性角膜炎。

两性霉素B的适应证：①用于敏感真菌所致的深部真菌感染，如系统性念珠菌病。②还可用于美洲利什曼原虫病的替代治疗。③阴道泡腾片用于阴道真菌感染。④外用制剂适用于治疗着色性真菌病、烧伤后皮肤真菌感染、呼吸道念珠菌感染、曲霉菌或隐球菌感染、真菌性角膜溃疡。

酮康唑：临床基本已不系统应用。国家食品药品监督管理总局于2015年6月25日发布通知称，酮康唑口服制剂因存在严重肝毒性的不良反应，即日起停止生产销售使用，撤销药品批准文号；已上市的酮康唑口服制剂由生产企业于7月30日前召回。其外应制剂有较好抗真菌作用。

伊曲康唑的适应证：①全身性真菌感染，如念珠菌病、隐球菌病（包括隐球菌性脑膜炎）、组织胞浆菌病、孢子丝菌病、巴西副球孢子菌病、芽生菌病，以及不能耐受两性霉素B或经两性霉素B治疗无效的曲霉病和其他少见的全身性或热带真菌病。②口腔、外阴阴道念珠菌感染。③真菌性角膜炎、结膜炎。④皮肤癣菌和/或酵母菌所致的甲真菌病。⑤花斑糠疹、手足癣、皮肤真菌病。

特比萘芬的适应证：（1）口服给药用于治疗：①由毛癣菌（如红色毛癣菌、须癣毛癣菌、疣状毛癣菌、断发毛癣菌和紫色毛癣菌等）、小孢子菌和絮状表皮癣菌等所致的皮肤、头发和指（趾）甲感染。②由念珠菌（如白色念珠菌等）所致的皮肤真菌感染。③多种癣病，如体癣、股癣、手癣、足癣和头癣等。④由丝状真菌引起的甲癣（甲真菌感染）。（2）局部给药用于治疗由皮肤真菌所致的体癣、股癣、手癣、足癣、头癣、花斑糠疹。（3）阴道给药用于治疗念珠菌性阴道病。

104. C 花斑癣的真菌学检查：取皮损处鳞屑直接镜检或荧光染色镜检可作出诊断，镜检可见成簇的圆形和卵圆形芽生孢子及短菌丝，罕见分枝菌丝。除厚皮马拉色菌外，其他马拉色菌不能从常规培养基中分离出来，需在含油培养基上分离。

105. A 灰黄霉素口服一般用来治疗头癣，由于它具有肝毒性，一般不用来治疗甲癣。

106. C 假丝酵母菌病（又称念珠菌病）是由各种致病性假丝酵母菌引起的局部或全身性感染，好发于机体免疫低下的患者，为最常见的深部真菌病，也可引起浅部真菌感染。黄癣、甲真菌病、花斑癣、股癣均只累及皮肤表面。

107. C 特比萘芬可以饭前口服。

108. D 克柔念珠菌天然耐药，是指克柔念珠菌对某些抗真菌药物如氟康唑，酮康唑等不敏感，具有耐药性，对于克柔念珠菌引起的感染，应用这些药物治疗常无效，致使病情迁延不愈。

109. E 白癣在我国最常见，主要病原菌为犬小孢子菌等。

110. D 寻常型银屑病：初起时为针状至绿豆大小的淡红色或鲜红色丘疹或斑疹，境界清楚，表面有干燥的多层银白色鳞屑，呈云母状，周围绕以红晕，基底浸渍明显，皮疹逐渐增多，扩大融合成斑块，鳞屑增厚，容易刮除，刮除后露出一层淡红色的发亮半透明膜，称为"薄膜现象"。刮除薄膜即见点状出血，是本病的重要特征。发生于头皮者，皮损境界清楚，表面厚积鳞屑，头发呈束状，但无脱发和断发现象；皱裂部银屑病呈境界分明的炎性红斑，鳞屑较薄或缺如，常因摩擦、潮湿、多汗而致浸渍、皲裂或湿疹样变；掌跖部银屑病少见，为境界清楚的棕黄色角化斑或点滴状角化过度，周围有红晕，斑上可有白色鳞屑或点状凹陷，易形成皲裂；口唇及龟头部银屑病，可见边界清楚的淡红色或者灰白色浸润斑，刮之可见白色鳞屑及点状出血。指（趾）甲银屑病多见，甲板常有“顶针样”凹陷，失去光泽，可出现纵脊、横裂、肥厚甚至破坏脱落。Koebner 现象最初是指银屑病进行期患者无病变处的皮肤经各种类型的创伤后也会产生银屑病的病变。

111. B　生理情况下基底细胞每天约有 10% 进行核分裂并有序地向表面移行，表皮基底细胞分裂周期为 13 ~ 19 天，表皮的更替时间为 28 天，基底细胞分裂周期加上表皮更替时间为表皮更新时间，约为 47 天，掌跖部的表皮更新时间约 56 天。基底层细胞不断分裂和角质层细胞不断脱落构成动态平衡，如果这一平衡被打破，则表皮的新陈代谢周期发生改变。如鱼鳞病，其表皮更替时间大于 28 天；而另一些疾病如银屑病表皮更替时间小于 28 天，通常只有 3 ~ 4 天。

112. C　重症 SLE 患者的治疗需糖皮质激素联合免疫抑制剂，但对不宜应用大剂量糖皮质激素治疗的重症 SLE 患者首先考虑免疫抑制剂。

113. B　Gottron 征：约 70% 的皮肌炎出现此征，是皮肌炎特征皮损。它表现为在掌指关节和近指关节处皮肤有红紫色的斑丘疹，顶面扁平，伴少许脱屑，久后皮肤萎缩，色素减退。

114. C　与成人皮肌炎相比，儿童皮肌炎较少伴发恶性肿瘤，易发生皮肤、皮下组织、关节周围及肌肉的钙沉积，雷诺现象少见。

115. C　在我国皮肌炎患者并发的肿瘤中，70% 为鼻咽癌。

116. A　在皮肌炎患者的血清肌酶谱中，血清中肌肉来源的酶可增高，其敏感性由高到低依次为肌酸激酶（CK）、醛缩酶（ALD）、天冬氨酸氨基转移酶（AST）、丙氨酸氨基转移酶（ALT）、乳酸脱氢酶（LDH）等。

117. B　伴有恶性肿瘤的皮肌炎患者，皮肌炎红斑损害更为明显，这种红斑称为恶性红斑。

118. D　鱼鳞病是一组遗传性角化障碍性皮肤疾病，主要表现为皮肤干燥，伴有鱼鳞状脱屑，各型鱼鳞病具有明确的致病基因。①寻常型鱼鳞病为具有不全外显率的常染色体显性遗传病。目前认为是 mRNA 的不稳定导致转录后控制机制缺陷；②性连锁隐性鱼鳞病为 X 染色体连锁隐性遗传。类固醇硫酸酯酶基因（STS）缺失或突变，造成硫酸胆固醇积聚，角质层细胞结合紧密不能正常脱落，形成鳞屑；③板层状鱼鳞病系常染色体隐性遗传。基因定位多个位点；④表皮松解性角化过度鱼鳞病：为常染色体显性遗传病。致病基因与角蛋白 1（K1）和角蛋白 10（K10）基因突变有关，导致角蛋白的合成或降解缺陷，影响基底层角质形成细胞内张力微丝的正常排列与功能，进而造成角化异常及表皮松解；⑤先天性非大疱性鱼鳞病样红皮病为常染色体隐性遗传，是由多个基因如脂氧合酶 12（R）（ALOX12B）基因、油脂氧化酶 3（ALOXE3）基因的突变引起的；⑥迂回性线状鱼鳞病为常染色体隐性遗传病，是由染色体 5p32 上的丝氨酸蛋白酶抑制剂 Kazal5 型（SPINK5）基因突变造成的。银屑病、白癜风、斑秃、痤疮与多个基因及环境等因素有关。

119. B　色素失禁症也称 Bloch - Sulzberger 病，主要见于女性，是一种 X 连锁显性遗传性疾病。有特征性皮肤改变，可伴眼、骨骼和中枢神经系统的畸形和异常。

120. C　色素失禁症是一种 X 连锁显性遗传性疾病，现证实该病的病因为位于 Xq28 的 NEMO 基因发生突变。

121. E　常染色体显性遗传性皮肤病的致病基因为显性并且位于常染色体上，等位基因之一突变，杂合状态下即可发病。患者双亲中至少有 1 个是患者，遗传特征直接由患者传递给子代并代代相传，致病基因可以是生殖细胞发生突变而新产生，也可以是由双亲任何一方遗传而来的。此种患者的子女发病的概率相同，疾病的出现与性别无关，均为 1/2。此种患者的异常性状表达程度可不尽相同。在某些情况下，显性基因性状表达极其轻微，甚至临床不能查出，这种情况称为失显（non penetrance）。由于外显不完全，在家系分析时可见到中间一代人未患病的隔代遗传系谱，这种现象又称不规则外显（irreqular dominance）。还有一些常染色体显性遗传病，在病情表现上可有明显的轻重差异，纯合子患者病情严重，杂合子患者病情轻，这种情况称不完全外显。

122. C　风团为真皮浅层水肿引起的暂时性、隆起性皮损。皮损可呈红色或苍白色，周围可有红晕，一般大小不一、形态不规则。皮损发生快，一般经数小时消退，消退后多不留痕迹，常伴有剧痒。

123. C　丘疹为可触摸到的、高出皮面的局限性、坚质性突起，可由表皮或真皮内细胞成分的局限性增生及代谢产物的沉积而形成，直径小于 1cm，丘疹扩大、融合而形成扁平的隆起性斑块，丘疹可由斑疹转变而来。斑丘疹在丘疹上发生水疱或脓疱，分别称为丘疱疹或脓疱疹。丘疹的形态多种多样，如顶部可以是尖顶、圆的、扁平的，或中心凹陷，有脐窝。丘疹可单发或群集，可伴有明显的自觉症状或无症状。风团是真皮浅层水肿引起的局限性隆起的扁平斑块样皮损。结节指生物体表面或内部组织中圆形的小突起。为局限性、实质性、深在性皮损；位置可深达真皮或皮下，可由炎性浸润（如结节性红斑）或代谢立物沉积（如结节性黄色瘤）导致。斑疹（macula）指皮肤局限性或弥漫性皮色改变，一般不隆起亦不凹陷即为斑疹。是皮肤病症状中最常见的原发损害之一。一般比较小，小于1～2cm。大于2cm者则称为斑片。

124. B 花斑癣，俗称汗斑，是一种由马拉色菌感染表皮角质层引起的浅表真菌病。

125. D 黄癣的病菌是黄癣菌（许兰毛癣菌）及其蒙古变种。

126. D 马拉色菌毛囊炎（Malassezia folliculitis）主要是由球形马拉色菌感染导致的一种毛囊性损害的皮肤真菌病，曾称糠秕孢子菌毛囊炎。

127. B 马拉色菌毛囊炎的皮损形态主要为毛囊性半球状红色丘疹，直径2～4mm，有光泽，周围可有红晕，好发于胸背、颈、肩、上臂、腰腹部，散在对称分布，数十至数百个，较密集但不融合，可间杂有小脓疱或黑头粉刺。

128. C 植物－日光性皮炎是患者过多服用或接触含有某些光敏感性物质的蔬菜后，并经受日晒引起的急性光毒性验证反应。

129. D 慢性光化性皮炎诊断依据：持久性皮炎或湿疹性皮损，可伴有浸润性丘疹或斑块，主要累积曝光区，光激发试验或光斑试验可呈阳性，组织病理为慢性湿疹或假性淋巴瘤改变。

130. D 痱临床分4型，分别为红色粟丘疹、晶形粟丘疹、脓疱性粟丘疹、深部粟丘疹。

131. A 冻疮是由于长期寒冷引起局部血管收缩、静脉淤血使末梢血液循环不良所致的疾病。

132. E 放射性皮炎的皮疹发生时间及程度与放射线的性质、照射面积、照射时间长短、个体差异均有关。与患者年龄无关。

133. B 冻疮的治疗方法：①系统治疗，口服烟酰胺、硝苯地平等血管扩张剂。或将丹参（20ml）加入低分子右旋糖酐（500ml）内静脉滴注，具有扩张血管、改善微循环、增加血流量和溶血栓等作用；②局部治疗，可用氦－氖激光和红外线照射，或作激光穴位照射（足三里、复溜等）后，对冻疮局部行散焦普遍照射。未破溃者可外用复方肝素软膏、多磺酸黏多糖乳膏、维生素E软膏等。可用桂附煎药液浸泡患处，每日3次，每次20～30分钟，边浸边用药渣揉搓患处。（方药组成为：桂枝、红花、附子、紫苏叶、荆芥各20g，加水3000ml，煎沸，稍冷后用。已破溃者外用5%硼酸软膏、1%红霉素软膏等）。

134. B 根据题干，中青年妇女＋暴晒史＋曝光部位出现红斑、水肿，自觉灼热感，可考虑日晒伤。日晒伤是皮肤接受强烈光线照射引起的一种急性损伤性皮肤反应，患处皮肤表现为红肿、灼热、疼痛，甚至出现水疱、灼痛、皮肤脱屑等症状，有的患者还会出现头痛、发热、恶心、呕吐等全身症状。本病春末夏初多见，好发于儿童、妇女、滑雪及水面作业者，其症状程度与光线强弱、照射时间、肤色、体质等有关。

135. A 粟粒疹俗称痱子，是由于出汗过多无法排泄，使汗腺开口处的皮肤发生急性炎症。常在生后第一周出现，分布在面部、头部及间擦部位。临床常见四种典型痱子：①白痱（晶形粟粒疹）：针头大小的透明水疱，周围无红晕，易破。一般无自觉症状。1～2天内吸收，留有细小脱屑；②红痱（红色粟粒疹）好发于腋窝、肘窝、额、躯干等处。皮损成批出现，表现为密集排列的针头大小丘疹、丘疱疹，周围围绕红晕，伴有灼热和刺痒感。皮疹消退后有轻度脱屑；③脓痱（脓疱性粟粒疹）多由红痱发展而来，好发于皮肤褶皱处及头、颈部。皮损为密集的丘疹，顶端有针头大小的浅在脓疱。细菌培养为阴性；④深痱（深部粟粒疹）：好发于颈部、躯干等部位。皮损为密集的、与汗孔一致的非炎性丘疱疹，出汗时皮损增大。一般无痒感。

136. D 瘙痒症无原发皮损，丘疱疹为原发的皮损。

137. A 妊娠性瘙痒：首次妊娠时的发病率为0.06%～0.43%，患者再次妊娠时发病率为47%。

138. D 瘙痒症无原发皮损，主要为搔抓后的激发皮损。

139. C 全身性瘙痒症常为许多全身性疾病的伴发或首发症状，如尿毒症、胆汁性肝硬化、甲状腺功能亢进或减退、糖尿病、恶性肿瘤及神经精神性瘙痒等。全身性瘙痒症的外因与环境因素（包括湿度、季节、工作环境中的生物或化学物质刺激）、外用药物、用碱性强的肥皂以及患者皮肤的皮脂腺与汗腺分泌功能减退致皮肤干燥等有关，与患者基本病情不相关。85%的霍奇金淋巴瘤患者可见皮肤瘙痒，多见于年轻女性，是霍奇金淋巴瘤较特异性的表现，有时瘙痒可能是霍奇金淋巴瘤的唯一表现，可能是发病的最初症状，非霍奇金淋巴瘤患者少见全身瘙痒。

140. C 瘙痒症是一种仅有皮肤瘙痒而无原发性皮肤损害的皮肤病症状。慢性湿疹是一类病程较长，皮损以干燥、肥厚和剧烈瘙痒为特点的皮肤炎症性疾病。

141. C 神经性皮炎的皮肤损害特点是皮肤片状苔藓样变，皮肤变厚，皮沟深，皮丘隆起。其他均不是神经性皮炎的特征。

142. B 结节性痒疹是一种慢性炎症性皮肤病，以剧痒和结节性损害为特征。病因与昆虫叮咬，胃肠功能紊乱，内分泌代谢障碍及神经、精神因素有关。本病女性多见。皮损好发于四肢，也可见于腰臀部，最多见于小腿伸侧。

143. C 慢性游走性红斑好发于下肢，但是躯干、面部、上肢也可以发生。

144. E　离心性环状红斑皮损分布于躯干和四肢，尤其好发于大腿和臀部，很少累及头面、掌跖和黏膜。

145. A　老年性瘙痒病不可以用热水洗烫，不用碱性肥皂，清淡饮食。

146. B

147. B　乳房湿疹多见于哺乳期女性，表现为乳头、乳晕、乳房暗红斑，其上有丘疹和丘疱疹，边界不清楚，可伴糜烂、渗出和裂隙，瘙痒明显。

148. C　内用药物的治疗目的在于抗炎、止痒。一般不宜使用糖皮质激素。

149. C　胆碱能荨麻疹多见于青年，主要是由于运动、受热、情绪紧张、进食热饮或酒精饮料后，躯体深部温度上升，促使乙酰胆碱作用于肥大细胞而发病。

150. E　朗格汉斯细胞是一种来源于骨髓的免疫活性细胞，是具有特殊免疫刺激能力的抗原呈递细胞，具有很强的识别意识，摄取和呈递外源性抗原的功能，在人体的防御系统中起着极为重要的作用，是接触过敏性皮炎致敏的抗原呈递细胞。

151. A　强碱可导致刺激性皮炎。

152. D　荨麻疹可分为免疫性机制和非免疫性机制两类，非免疫性是由于原发性刺激物直接作用于肥大细胞释放组胺等物质，几乎所有接触者均发病，不须物质致敏；而免疫性属Ⅰ型变态反应，可检出特异性 IgE 抗体。延迟性压力性荨麻疹（delayed pressure urticaria）的皮疹发生于皮肤受压后 4～6 小时，表现为局部深在疼痛性肿胀。易发生于掌跖或臀部，通常持续 8～12 小时。发作时可伴寒战、发热、头痛、关节痛、全身不适和轻度白细胞增多，有人认为可能是由激肽活性的异常变化而引起，本病是非免疫性荨麻疹。蛋白胨性荨麻疹、皮肤划痕症、延迟性皮肤划痕症、血清病型荨麻疹均属于免疫性荨麻疹。

153. D　慢性荨麻疹的病因复杂，发病机制不明确，治疗较困难，疗程长，需综合治疗。正确的治疗需要做到如下几点：①寻找病因。详细询问病史，力求找到发病原因，了解有无家族发病现象，有无急慢性感染史、用药史、职业、生活习惯及环境改变等。检查血、尿、便常规，根据需要进行皮肤过敏原检查、冰块试验、乙酰胆碱皮肤试验、血清 IgE 测定及血清补体测定等。个别患者要进行 HBV－DNA 及甲状腺抗体、恶性肿瘤等检查；②避免诱发因素。寒冷性荨麻疹患者注意保暖，乙酰胆碱性荨麻疹患者减少运动、出汗及情绪波动，接触性荨麻疹患者减少接触过敏原的机会等；③使用抗组胺类药物。大多数患者经抗组胺药物治疗后可获得满意的疗效，少数患者较顽固。对顽固性难治性荨麻疹可增大剂量或联合用药；④选用具有抑制肥大细胞脱颗粒作用的药物；⑤糖皮质激素；⑥免疫抑制剂。当慢性荨麻疹患者具有自身免疫基础，病情反复，上述治疗不能取得疗效时，可应用免疫抑制剂。

154. A　药疹所表现的皮疹与药理作用无关，与服药量无一定相关性，高敏状态下，极小剂量亦可导致严重的药疹。

155. A　固定型药疹所表现的皮疹再次用药时，常于数小时或数分钟后在原处出现类似皮损。而非由特定药物引起。

156. E　急性湿疹：根据急性期皮损原发疹的多形性，有渗出液，瘙痒剧烈，对称发作等特点进行诊断。斑贴试验是一种将受试物或者受试物配置成的溶液、软膏作为试剂，以适当的方法将其贴于皮肤，24～48 小时后观察局部反应，以判断受试者是否对其产生超敏反应的试验，用于诊断接触性皮炎。

157. D　婴儿湿疹的表现：湿疹多出现于头面部，并逐渐蔓延，最初始的症状为红斑或红丘疹，随着病情进展逐渐增多，会出现丘疱疹、小水疱、糜烂、结痂等症状，有时好，有时坏，反复发作。

158. D　治疗应注意各种可能的致病因素，发病期间应避免食用辛辣食物及饮酒，避免过度洗烫。

159. B　①急性皮炎仅有红斑、丘疹而无渗液时可选用粉剂或洗剂；炎症较重，糜烂、渗出较多时宜用溶液湿敷；有糜烂但渗出不多时则用糊剂；②亚急性皮炎渗出不多者可用糊剂或油剂；如无糜烂宜用乳剂或糊剂；③慢性皮炎可选用乳剂、软膏、硬膏、酊剂、涂膜剂等；④单纯瘙痒无皮损者可选用乳剂、酊剂等。

160. B　钱币状湿疹是湿疹的特殊类型，主要好发于四肢，躯干也有可能会出现，多数情况会是孤立的一处红斑，红斑基础上可能会有水疱，水疱破裂后可能会出现渗出、结痂，甚至可能会出现局部红斑或变得肥厚，有细小脱屑，患者会伴有程度不等的瘙痒症状。钱币状湿疹大多是单发，并不像其他湿疹呈现对称分布状态，可能只发生在某个小腿前面或侧面。

161. A　根据病史，青年女性＋染色史＋几小时后面部红斑、肿胀，应考虑变态反应性接触性皮炎。变态反应性接触性皮炎是由于接触了某些致敏原以后，引起的皮肤过敏反应，接触的物质本身没有刺激，只有少数人过敏才能够发生，例如在染发中对染发剂过敏，只有少数人引起头部反应，还有些人比如涂了某些药膏，对药膏成分过敏，就是仅限于涂药膏的部位，出现的皮炎称变态反应性接触性皮炎。皮疹局限于某一特定部位并常有清晰、明确的边界。

162. E　胆碱能荨麻疹主要由于运动、受热、精神紧张、进食热饮或酒精饮料后，躯体深部温度上升，促使乙酰胆碱作用于肥大细胞而发病。表现为受刺激后数分钟出现直径 2～3mm 的圆形丘疹性风团，周围有程度不一的红晕，常散发于躯干上部和上肢，互不融合。自觉瘙痒、麻刺感或烧灼感，有时仅有剧痒而无皮损，可于0.5～1小时内消退。

163. B 胆碱能荨麻疹表现为受刺激后数分钟出现直径2～4mm的圆形丘疹性风团，周围有程度不一的红晕，常散发于躯干上部和上肢，互不融合。

164. A 湿疹是由多种内外因素引起的剧烈瘙痒的一种皮肤炎症反应。分急性、亚急性、慢性三期。急性期具有渗出倾向，慢性期则具有浸润、肥厚。有些患者直接表现为慢性湿疹。皮损具有多形性、对称性、瘙痒和易反复发作等特点。

165. C 急性湿疹：皮损初为多数密集的粟粒大小的丘疹、丘疱疹或小水疱，基底潮红，逐渐融合成片，由于搔抓，丘疹、丘疱疹或水疱顶端抓破后呈明显的点状渗出及小糜烂面，边缘不清。如继发感染，炎症更明显，可形成脓疱、脓痂、毛囊炎、疖等。自觉剧烈瘙痒。好发于头面、耳后、四肢远端、阴囊、肛周等，多对称发布。

166. B 湿疹的病因尚不是很清楚，与内部因素和外部因素有关。过敏体质为主要因素。

167. B 血管性水肿为急性局限性水肿，多发生于组织疏松处，眼睑、口唇、包皮处最常见，肢端、头皮、耳郭，口腔黏膜、舌、喉亦可发生。

168. A 接触性皮炎分为原发性刺激反应和接触性致敏反应，有些物质在低浓度时是致敏物质，在高浓度时是刺激物和毒性物质。接触性皮炎有自限性，愈后可留色素沉着，有不同的临床表现，可由水疱发生。

169. C 变态反应性接触性皮炎接触物基本上是无刺激的，少数人接触该物质致敏后，再次接触该物质，经12～48小时在接触部位及其附近发生皮炎。在皮炎的分类中这属于Ⅳ型变态反应性皮炎（迟发型变态反应），多数在接触过敏原后迅速发生炎症，常有病患在反复接触过敏原后会出现抗过敏现象，一般表现出可反复接触却无异常的情况。

170. B 慢性接触性唇炎以唇部肥厚、浸润、干燥、脱屑、皲裂为特征，少数可发展成白斑和疣状结节，甚至产生癌变。

171. B 急性接触性唇炎是指口唇因接触外界化学物质而发生的局部刺激性或变应性反应。临床表现为唇黏膜及口唇皮肤肿胀、水疱、糜烂、肥厚、白斑等症状。治疗以糖皮质激素为主。

172. D 固定型药疹在同一部位可反复发生，自觉轻度瘙痒，常由解热镇痛类、磺胺类或巴比妥类等药物引起。主要发生在皮肤－黏膜交界处。

173. C 有些药物具有完全抗原的作用，但更多的药物为小分子化合物，属于半抗原，低分子量药物需在体内和蛋白质、多糖、多肽等载体结合，才能成为完全抗原，存在交叉过敏及多价过敏现象。

174. B 药疹又称药物性皮炎，是药物通过口服、外用和注射等途径进入人体而引起的皮肤黏膜的炎症反应。几乎所有的药物都有可能引起皮炎，但最常见的有磺胺类药、解热镇痛药、安眠药类以及青霉素、链霉素等。因此引起药疹最多的药物是抗生素。

175. D 急性湿疹的治疗：局部生理盐水、3%硼酸或1：2000～1：10000高锰酸钾溶液冲洗、湿敷，炉甘石洗剂收敛、保护。

176. B 慢性荨麻疹的药物治疗：①使用抗组胺类药物。大多数患者经抗组胺药物治疗后可获得满意的疗效，少数患者较顽固，对顽固性难治性荨麻疹可增大剂量或联合用药；②选用具有抑制肥大细胞脱颗粒作用的药物。酮替酚通过增加体内cAMP的浓度，抑制肥大细胞脱颗粒，阻止炎症介质释放，其抑制作用较色甘酸钠而言强而快，可口服。曲尼司特通过稳定肥大细胞膜而减少组胺的释放；③糖皮质激素。具有较强的抗炎、抗过敏作用特别适用于急性荨麻疹，血清病型荨麻疹，压力性荨麻疹及自身免疫性荨麻疹，对于但慢性荨麻疹不宜使用；④免疫抑制剂：当慢性荨麻疹患者具有自身免疫基础，病情反复，上述治疗不能取得疗效时，可应用免疫抑制剂；⑤非特异性抗过敏疗法及其他疗法。10%葡萄糖酸钙注射液、10%硫代硫酸钠、6－氨基已酸、利血平、氨茶碱等药物可试用；⑥其他。如胎盘组织液有消炎抗过敏作用，也可用于慢性荨麻疹治疗。

177. B 慢性湿疹常因急性、亚急性湿疹反复发作不愈而转为；也可开始即为慢性湿疹。表现为患处皮肤增厚、浸润，棕红色或色素沉着，表面粗糙，覆鳞屑，或因抓破而结痂。自觉瘙痒剧烈。常见于小腿、手、足、肘窝、腘窝、外阴、肛门等处。病程不定，易复发，经久不愈。慢性湿疹与慢性单纯性苔藓皮损均可表现为皮肤增厚、浸润，棕红色或色素沉着，表面粗糙，覆鳞屑，或因抓破而结痂，需鉴别。荨麻疹皮损表现为风团。急性湿疹皮损初为多数密集的粟粒大小的丘疹、丘疱疹或小水疱，基底潮红，逐渐融合成片，由于搔抓，丘疹、丘疱疹或水疱顶端抓破后呈明显的点状渗出及小糜烂面，边缘不清。特应性皮炎有家族史及个人史。药疹有明确的个人用药史，皮损一般为红斑。

178. A 人工荨麻疹也称皮肤划痕性荨麻疹，是患者对外来较弱的机械性刺激（外界物理性刺激后）引起生理反应增强，于皮肤上产生风团，可发生于任何年龄。患者主诉在搔抓后，或在紧束的腰带、袜带等处的局部起风团瘙痒，由于搔抓而风团产生更多。本病可与其他类型荨麻疹同时存在。用钝头机械划线出现隆起线状风团（皮肤划痕试验阳性），红细胞沉降率、抗核抗体与血清补体测定、皮肤活检对有补体活化参与所致的荨麻疹诊断有帮助。

179. C　日光性荨麻疹由日光照射所致，包括 UVB、UVA 及可见光。大多数患者对 UVB 敏感。UVB 波长 280 ~ 320nm，又称为中波红斑效应紫外线。

180. B　汗疱疹的病因和发病机制尚不是很清楚，可能是一种发生于皮肤的湿疹样变态反应。

181. B　输血反应引起的荨麻疹为Ⅱ型变态反应，多见于选择性 IgA 缺乏患者，当这些患者接受输血后，产生抗 IgA 抗体，再输入血液后即形成免疫复合物，激活补体系统并产生过敏性休克毒素（anaphylatoxin）及各种炎症介质，引起荨麻疹、红细胞破碎及过敏性休克等。

182. E　斑贴试验在临床上用于检测潜在的过敏原或刺激物，多用于临床诊断变态反应性疾病，如接触性皮炎、湿疹等，操作简单、检查较安全，不良反应极少，且试验结果准确、可靠。因背部、上臂和前臂屈侧皮肤有较多树突状细胞，常作为斑贴试验的检测部位，其中以上背部为最佳部位。划痕试验是检查荨麻疹的试验。皮内试验是检查抗生素过敏的试验。结核菌素试验是检查结核的相关试验。被动转移皮肤试验：把患者血清注射到健康人皮内，24 小时后在同一部位照射日光，观察有无风团反应，也是检查荨麻疹相关的试验。

183. C　荨麻疹型药疹：大多数药物都具有引起药疹的可能性，其中包括中草药物，但以抗原性较强者引起的最多。常见者为抗生素类，多为青霉素、血清制品、痢特灵、水杨酸盐、磺胺、普鲁卡因等。此外，对患有先天过敏性疾病的机体及重要器官患有疾病的患者，发生药疹的危险性比较大。阿司咪唑是抗过敏药。泼尼松、阿塞松是糖皮质激素，具有抗过敏作用。西咪替丁也称甲氰咪胍，是一种组胺 H_2 受体阻断剂，主要用于抑制胃酸的分泌，不易导致过敏。

184. D　固定型药疹，其特点是由同一药物引起的皮疹，每次发作都发生在同一固定部位。初起为红色，以后逐渐转为黑褐色，很难消退，或甚至终生不退。引起这类皮疹的药物主要有酚酞（通便药）、巴比妥类（镇静药）、磺胺药、重金属盐等药物。维生素 E 是人体必需维生素。环孢素 A 是免疫抑制剂，具有抗过敏作用。氯雷他啶是抗过敏药。氟康唑是抗真菌药，不易引起药疹。

185. D　手部湿疹是由外在因素与内在因素相互作用引起的，外在因素如各种化学物质（如化妆品、肥皂、合成纤维）、动物毛皮、生活环境、气候条件等均可诱发手部湿疹；内在因素如食物、精神紧张、失眠、过度疲劳、情绪变化等均可产生加重手部湿疹的条件。手部是湿疹的高发部位之一，手是最常暴露的部位，而且也是和物品接触最多的部位，因此特别容易患湿疹等过敏性疾病。

186. A　接触性皮炎发病之初为局部炎症反应，病情严重时可发展到全身其他部位。

187. E　传染性湿疹样皮炎虽然与局部细菌感染有关，但是并非由致病微生物特异性感染引起。

188. C

189. D　特应性皮炎又称异位性皮炎，遗传因素在发病当中起主要作用，免疫学机制占主导地位，本人和家族成员可见明显的 Atopic 现象。没有发现病毒、细菌感染与其有明显的关系。

190. B　该患者手部出现境界不清的皮损，角化明显，有浸润、增厚，伴有皲裂，指甲变厚，冬重夏轻，符合手部慢性湿疹的表现。

191. C　荨麻疹型药疹是服用药物后出现风团，瘙痒。

192. A　大疱性表皮松解型药疹的临床表现：在服用青霉素类药物之后，患者全身发生散在的红斑，其上发生松弛性水疱，如烫伤样。

193. C　接触性唇炎患者有唇部过敏物质接触史。临床表现为唇部红肿，边界清楚，表面有小水疱、糜烂。

194. B　淤积性皮炎：小腿有明显的静脉曲张，胫前及踝部附近有暗褐色色素沉着，其上可见丘疹、丘疱疹、渗出和糜烂。

195. B　婴儿湿疹的临床表现：患儿面颊和额部红斑、丘疹、丘疱疹，有明显渗出和小的糜烂面与结痂。

196. D　尿布皮炎的特征：小儿尿布接触部位发生边界不清，粟粒大小丘疹，伴有小水疱，并逐渐出现渗出和糜烂。

197. A　抗 U1RNP 抗体在混合性结缔组织病中呈高滴度阳性，是混合性结缔组织病的特异性抗体，因此最有诊断价值。

198. D　CREST 综合征的症状：钙质沉着、雷诺现象、食道运动功能障碍、肢端硬化、毛细血管扩张。

199. C　根据题干，青年男性 + 面部、上肢出现棕色圆圈 + 病理可见角化不全柱、其下角质形成细胞变性，考虑汗孔角化症。汗孔角化症是一种少见的遗传性角化性皮肤病。临床上以边缘堤状隆起，中央处皮肤轻度萎缩为特征，往往无自觉症状，多见于男性。一般在幼年发病，但也有到成年以后才发病的案例。本病病程缓慢，皮损可长期存在，很难痊愈。

200. B　性传播疾病包括：①病毒可引起尖锐湿疣、生殖器疱疹、艾滋病。常见的有单纯疱疹病毒、人类乳头瘤病毒、传染性软疣病毒、巨细胞病毒、EB 病毒、肝炎病毒、艾滋病病毒等；②衣原体可引起性病性淋巴肉芽肿、衣原体性尿道炎/宫颈炎。主要是各种血清型的沙眼衣原体；③支原体可引起非淋菌性尿道炎。包括解脲支原体、人型肺炎支原体；④梅毒的致病微生物为梅毒螺旋体；⑤细菌可引起淋病、软下疳。常见的有淋病双球菌、杜克雷嗜血杆菌、肉芽肿荚膜杆菌、加特纳菌、厌氧菌等；⑥真菌可引起外阴阴道念珠菌病。致病微生物主要为白色念珠菌；⑦原虫和寄生虫可引起阴道毛滴虫病、疥疮、阴虱病等。这些病原体广泛存在于自然界，在适宜的温度下生长繁殖而发病。

201. A 性接触是性传播疾病的主要传播方式，占95%以上。

202. C 根据题干，孕妇+肛门赘生物2天+配偶有婚外性生活史+肛周可见数个暗红色、直径1~3cm的扁平疣状损害，基底宽，无蒂，表面少量渗液+2个月前有外阴无痛溃疡史，可考虑扁平湿疣。患者有硬下疳表现，硬下疳的特点：感染梅毒螺旋体（TP）后7~60天出现，大多数患者硬下疳为单发、无痛无痒、圆形或椭圆形、边界清晰的溃疡，高出皮面，疮面较清洁，有继发感染者分泌物多。触之有软骨样硬度。持续时间为4~6周，可自愈。硬下疳可以和二期梅毒并存。扁平湿疣是二期梅毒的一种表现，好发于外阴、肛周、乳房下等易摩擦浸渍部位。湿性丘疹形如扁豆，表面湿烂，有少量渗液，含大量梅毒螺旋体，传染性强。可融合成斑块，有时呈疣状或乳头瘤状，分泌物有臭味。

203. D 临床有5%~20%的男性，60%的女性淋球菌感染者无明显症状。

204. E 淋球菌适宜的生长温度是37℃~38℃。

205. B 宫颈衣原体感染与宫颈的癌前期或恶性期改变密切相关。

206. E 草莓状血管瘤在3~6个月内迅速生长，1岁以内可以达到最大限度，2~3岁后停止发展，一般在5~7岁以内皮损可以自然消退。

207. B 寻常型银屑病不宜应用激素，仅在红皮病型、关节病型或泛发性脓疱型银屑病且伴发全身症状时可考虑短期应用。

208. D 接触性皮炎是皮肤或黏膜单次或多次接触外源性物质后，在接触部位甚至以外的部位发生的炎症性反应，是由单纯环境因素决定的。雀斑、痤疮、毛周角化病均是由遗传及环境因素共同作用的。花斑癣是由马拉色菌感染表皮角质层引起的一种浅表真菌病。

209. A 目前遗传性皮肤病的研究策略包括遗传流行病学研究（明确某种遗传性皮肤病的人群分布规律及评估遗传因素的作用）、分离分析（明确遗传模式）、连锁分析（对某种疾病的致病基因进行染色体定位及克隆）、突变筛查（明确某种单基因皮肤病的分子发病机制）、全基因组关联研究（从全基因组水平筛查疾病相关的遗传变异）及全基因组外显子测序（从全基因组外显子水平鉴定疾病发病直接相关的功能性变异）。

210. E 色素失禁指基底细胞和黑素细胞受损，黑素从中脱离到真皮上部形成肉眼可见的花纹。因此色素失禁可见于组织病理有基底细胞液化变性的疾病，见于扁平苔藓、红斑狼疮、黑变病、色素失禁症等疾病。黑变病的组织病理检查：表皮基底细胞液化变性，真皮浅层血管周围淋巴细胞、组织细胞浸润，可见噬黑素细胞及游离黑素。老年疣基本特点为向外生长，角化过度，棘层肥厚，呈乳头瘤样增生，有假性角囊肿。

211. C 表皮松解型角化过度鱼鳞病（先天性鱼鳞病样红皮病）为常染色体显性遗传病，过去称为大疱性鱼鳞病样红皮病。此病出生时即有皮肤增厚（如角质样），有铠甲样鳞屑覆盖整个身体。

212. B

213. A 单纯型大疱性表皮松解症是常染色体显性遗传性疾病，由于角蛋白14基因（CK14）突变，引起角蛋白结构异常，不能组装成正常的角蛋白纤维网络，使皮肤抵抗机械损伤的能力下降，轻微的挤压即可破坏基底细胞，使患者的皮肤起疱。这样的个体很脆弱，容易死于机械创伤。

214. A 大疱性表皮松解症为一种罕见的顽固皮肤性疾病，病因为由于皮肤结构蛋白的先天性缺陷，使皮肤容易发生松解而出现大疱。临床表现为各型大疱性表皮松解症的共同特点是皮肤在受到轻微摩擦后就出现水疱及大疱。

215. D 板层状鱼鳞病是一种常染色体隐性遗传性疾病，患者出生时或不久之后全身被一层火棉胶样膜包裹，膜脱落后皮肤遗留广泛弥漫性潮红，表面有大片鳞屑。遗传性皮肤病的种类很多，约330种，其中250种主要表现为皮肤的异常，80种伴有皮肤异常的其他系统疾病。根据皮肤病的遗传方式，分为：①常染色体显性遗传性皮肤病（AD）：如寻常型鱼鳞病，毛囊角化病，有汗性外胚叶发育不良，单纯型大疱性表皮松解症，营养性大疱性表皮松解症，色素失禁症等病。②常见染色体隐性遗传性皮肤病（AR）：如白化病，营养不良型大疱性表皮松解症等病。③性连锁遗传性皮肤病（X连锁显性遗传病——XD，X连锁隐性遗传病——XR）：如无汗性先天性外胚叶发育不良（XD）。④多基因遗传（MF）：银屑病，多毛症，斑秃，寻常痤疮。

216. A 家族性良性慢性天疱疮皮损处的组织病理：表皮基底层上出现裂隙和水疱，表皮大片松解，细胞间桥延长或者彼此分离，排列似倒塌的砖墙。真皮内有中等量淋巴细胞浸润。

217. C 鱼鳞病的分型：①常染色体显性遗传性寻常型鱼鳞病：本型为常见的轻型鱼鳞病，亲代一方或双方患病，则家中常有患者，但无性别差异。常自幼年时期发病，成年后症状减轻或消失。皮损表现轻重不一，轻者仅出现冬季皮肤干燥，无明显鳞屑，搔抓后有粉状落屑。常见者除皮肤干燥外，尚可见灰褐色或深褐色菱形或多角形状鳞屑，中央固着，边缘游离。本病多对称分布于四肢伸侧及躯干，尤以肘膝伸侧为著。屈侧亦可出现，手背常有毛囊性角质损害，伴有掌跖过度角化。一般颜面、头皮、肘窝、腋下、腘窝、外阴及臀裂处常不被侵犯。冬季加重，夏季减轻。患者常有异位性体质，如枯草热及哮喘等；②性连锁遗传寻常型鱼鳞病：较少见。由于本病的基因在X染色体上，故几乎全部是男性，多于出生后3个月发病。皮损与常染色体显性遗传性寻常型鱼鳞病的皮损略异，鳞屑大而显著，呈黄褐色或污黑色大片鱼鳞状，皮肤干燥粗糙，皮损可局限或泛发，颈前部、四肢伸侧、躯干常受累，如面部受累，则仅限于耳前及颜面侧面。幼儿期腋窝、肘窝等部亦可受累，成人期腘窝可受累，颈部受累最重，躯干部、腹部较背部严重。一般不发生毛囊角化。掌跖皮肤正常。夏季减轻。皮损不随年龄增长而减轻，有时反而增剧。角膜后壁及后弹性层膜上可有小浑浊点状，不影响视力。可有隐睾症，骨骼异常等；③表皮松解性角化过度鱼鳞病：又称大疱性鱼鳞病样红皮病，临床少见。生时或生后几小时，出现泛发性红斑鳞屑，鳞屑脱落后全身红皮，广泛分布的大疱，水疱愈合后无瘢痕。随年龄增长，水疱和红皮逐渐减轻消退，表现为疣状角化过度，特别是肘窝、腘窝、腋窝、腹股沟等屈侧和间擦部位常见；④板层状鱼鳞病：系常染色体隐性遗传，非常少见。出生后全身被一层广泛的火棉胶状的膜紧紧地包裹，2～3周后该膜脱落，皮肤呈广泛弥漫性潮红，上有灰棕色、四边形或菱形状的大片鳞屑，中央固着，边缘游离。往往对称性发于全身躯干、四肢，包括皱褶部。掌跖过度角化，病程经过迟缓，可终生存在，至成年期红皮症可减轻，但鳞屑仍存在。1/3患者有严重的睑外翻，唇外翻；⑤迂回性线状鱼鳞病：躯干和四肢近端泛发性多环状匍行性皮疹，外围有增厚、变化缓慢的角质边缘，腘窝和肘窝的屈面苔藓形成或角化过度。一些病例可发生松弛型角层下水疱，掌跖多汗。大多数病例可见竹节发。本病常同时存在特应性皮炎。随年龄增长，皮肤和毛发逐渐好转，但皮肤仍干燥，脱细屑；⑥先天性非大疱性鱼鳞病样红皮病：出生时婴儿被包裹在羊皮纸样或火棉胶样的膜内，活动受限，伴睑外翻。24小时内出现裂纹和剥脱，10～14天后，出现大片角质板剥离，同时快速好转。随着膜的剥脱，见其下红斑和鳞屑，通常为全身性，可累及面部，掌跖部和屈侧部。鳞屑较大，在腿部呈板状，在躯干部、面部和头皮处则较细小。瘢痕性脱发、甲营养不良和睑外翻常见，并常伴有色素性视网膜炎。此外本病有发展成为皮肤癌的可能，包括基底细胞癌和鳞状细胞癌。

218. E　获得性鱼鳞病易伴发下列疾病：①恶性肿瘤：有Hodgkin和非Hodgkin淋巴瘤、多发性骨髓瘤、白血病、乳腺癌、肺鳞癌、宫颈癌、结肠癌、网状细胞肉瘤等，以淋巴瘤最为多见；②感染：有麻风、HTV病、Ⅱ型HTLV感染；③免疫性疾病：有皮肌炎、系统性红斑狼疮、结节病；④遗传病：有Haber综合征、Shwachman综合征；⑤内分泌疾病：有甲状腺功能减退、甲状旁腺功能亢进、全重体功能减退；⑥营养缺乏：有营养不良、必需脂肪酸缺乏、维生素A缺乏等；⑦药物反应：有别嘌呤醇、甲氰咪胍、丁酰苯、氯苯吩嗪、烟酸、萘氧啶、三苯乙醇、维甲酸等；⑧其他：有kava摄入、放射治疗、正圆形糠秕疹、小棘苔藓等。

219. E　着色性干皮病是一种常染色体隐性遗传性皮肤病，发病率约1∶25万，特征是UV照射后，DNA损伤不能修复。患者对日光高度敏感，有畏光现象。光暴露部位皮肤萎缩、皮肤过早老化、大量的雀斑样色素加深斑、癌变，继而出现新生物，可有多系统累及，许多患者可伴有眼球、神经系统等病变。

220. A　着色性干皮病初期的皮损发生在曝光部位，光敏感最为常见，日晒部位发生水疱、大量雀斑、伴有色素减退和皮肤干燥是最早期的表现，继而发生皮肤萎缩、毛细血管扩张、瘢痕形成和日光性角化病。雀斑淡至暗棕色，针头至1厘米大小，可互相融合而形成不规则的色素沉着斑片，其间逐渐夹杂有毛细血管扩张及小血管瘤。常见疣状角化，可自行消退或恶变。并可出现眼部损害和神经系统改变等。本病常在10岁前死亡，2/3患者于20岁前死亡。鳞癌及黑素瘤广泛转移是死亡原因之一。

221. C　淤积性溃疡因下肢静脉功能不全，造成破溃、溃疡。由于静脉回流影响，导致静脉瓣膜功能障碍，使得血液淤滞到小腿部位，长久下去造成腿部渗出、水肿、增生、变色，直至发生皮炎，皮炎抓破后，便会诱发淤滞性溃疡，新发溃疡应避免刺激。因此抬高患肢，可加速静脉回流，缓解病情。急性炎症期1∶5000高锰酸钾湿敷，可减少溃疡面渗出。如果溃疡并不是非常严重，而且周围组织的感染并不明显，这时候可以直接进行手术治疗，将溃疡周围的静脉血管去除掉，这样能够改善溃疡周围的血液循环，所以能够有效地治疗溃疡。在手术之后可以进行加压包扎，同时给予活血化瘀的药物，来促进溃疡的愈合。溃疡面易合并感染，可用含抗生素的糊膏外敷。

222. C　药疹的治疗：轻症者给予抗组胺药物、维生素C及钙剂。重症者加用糖皮质激素。特别严重的药疹，及早采用各种措施。①大剂量的糖皮质激素，注射用甲泼尼龙，病情稳定后逐渐减量。必要时给予大剂量糖皮质激素冲击。②注射用免疫球蛋白，一般连用3～5天。③血浆置换。因此不是所有药疹都必须内用糖皮质激素。

223. E 对于不同时期的湿疹皮损，药物剂型的选择需符合外用药的使用原则：急性期无渗液或渗出不多者可用糖皮质激素霜剂，渗出多者可用3%硼酸溶液或0.1%依沙吖啶溶液等冷湿敷，以达到消毒、抗炎、收敛的目的，渗出减少后用糖皮质激素霜剂，与油剂交替使用；亚急性期可选用糖皮质激素乳剂、糊剂，为防止和控制继发性感染，可加用抗生素；慢性期可选用软膏、硬膏、涂膜剂；顽固性局限性皮损可用糖皮质激素局部封包。

224. B ①急性皮炎仅有红斑、丘疹而无渗液时可选用粉剂或洗剂；炎症较重，糜烂、渗出较多时宜用溶液湿敷；有糜烂但渗出不多时则用糊剂；②亚急性皮炎渗出不多者可用糊剂或油剂；如无糜烂宜用乳剂或糊剂；③慢性皮炎可选用乳剂、软膏、硬膏、酊剂、涂膜剂等；④单纯瘙痒无皮损者可选用乳剂、酊剂等。因此婴儿湿疹亚急性期可用糊剂或油剂。

225. E 慢性湿疹一般局限而有浸润和肥厚，瘙痒剧烈，容易复发。可发生于任何部位，常见于小腿、手、足、肘窝、外阴、肛门等处。

226. C 蕈样肉芽肿是起源于记忆性辅助T细胞的低度恶性的皮肤T细胞淋巴瘤，约占所有皮肤T细胞淋巴瘤的50%。病程呈慢性、渐进性，初期为多种形态的红斑和浸润性损害，以后发展成肿瘤，晚期最易累及淋巴结，持续的抗原刺激与多种恶性淋巴瘤的发生密切相关。

227. A 急性湿疹好发于头面、耳后、四肢远端、阴囊、肛周等，多对称发布。

228. C 重症药疹危害较大，常见的药物有磺胺类、青霉素类、非类固醇类等，一旦发现有重症药疹现象，应立即停用药物，同时给予对症治疗，及早、足量应用糖皮质激素是控制病情的关键。

229. D Ⅱ型超敏反应常见疾病：输血反应，新生儿溶血症，自身免疫性溶血性贫血，药物过敏性血细胞减少症，肺出血-肾炎综合征，甲状腺功能亢进等。

230. C 免疫复合物通过激活补体成分，引起以中性粒细胞为主的浸润。

231. E 皮肤迟发型超敏反应是由效应性T细胞与相应抗原作用后，引起的以单个核细胞浸润和组织细胞损伤为主要特征的炎症反应。

232. E 系统性红斑狼疮（SLE）是一种多发于青年女性的累及多脏器的自身免疫性炎症性结缔组织病。

233. C 溃疡是皮肤或黏膜深层真皮或皮下组织的局限性缺损。

234. D 棘层松解指表皮细胞间失去粘连而呈松解状态，出现表皮内裂隙或水疱，如天疱疮。

235. D 肉芽肿指炎症局部形成以巨噬细胞增生为主的境界清楚的结节状病灶。如结核、麻风、梅毒及各种深部真菌病。

236. D 肉芽肿的本质是迟发超敏反应所致的炎症，免疫应答中起作用的主要是巨噬细胞和上皮样细胞。因此肉芽肿可定义为巨噬细胞及其衍生细胞（如上皮样细胞、多核巨细胞）的聚集。

237. A 角质层内中性粒细胞聚集形成微脓肿称为Munro微脓肿，多见于寻常型银屑病、脂溢性皮炎等；颗粒层或棘层上部海绵基础上形成的中性粒细胞聚集的多房性脓肿称为Kogoj微脓肿；Pautrier微脓肿是指表皮内或外毛根鞘淋巴样细胞聚集形成的细胞巢。见于原发性皮肤T细胞淋巴瘤等，肉芽肿可定义为巨噬细胞及其衍生细胞（如上皮样细胞、多核巨细胞）的聚集；表皮水肿是表皮细胞间隙或细胞内液体增多所致的病理改变，可见于手足口病、湿疹、脂溢性皮炎等疾病。

238. A 颗粒层或棘层上部海绵基础上形成的中性粒细胞聚集的多房性脓肿称为Kogoj微脓肿，多见于脓疱型银屑病、连续性肢端皮炎。

239. E 角化不良分良性和恶性，前者如毛囊角化病，后者如日光性角化病、鳞状细胞癌、Bowen病。

240. E 透明变性是一种蛋白变性，为均匀无结构的玻璃样物质，嗜酸性染色。浆细胞变性在胞质内见嗜酸性淡染的玻璃样物质，称Russell小体。

241. D 特异性肉芽肿性炎症由多核巨细胞、淋巴细胞、浆细胞、上皮样细胞等构成的局灶性炎症。多见于慢性感染性疾病，尤其是结核分枝杆菌、麻风杆菌感染，也可为真菌、螺旋菌感染，以及梅毒结节、异物反应等非感染性疾病形成的局灶性炎症。

242. B 炎症急性期以中性粒细胞为主，慢性炎症以淋巴细胞、组织细胞为主，常伴成纤维细胞增生和纤维化。

243. C 渐进性坏死指组织和细胞从变性到坏死过渡阶段的形态变化，见于环状肉芽肿、肉芽肿、类脂质渐进性坏死、糖尿病性类脂质渐进性坏死、类风湿结节及风湿结节。

244. C 颗粒层或棘层上部海绵基础上形成的中性粒细胞聚集的多房性脓肿称为Kogoj微脓肿，多见于脓疱型银屑病、连续性肢端皮炎。

245. A 皮脂腺的发育受雄激素支配，青春期雄激素产生增加使皮脂腺增大，皮脂分泌过多，促进痤疮的形成。

246. C 闭合性粉刺（又称白头）的典型皮损是约1毫米大小的肤色丘疹，无明显毛囊开口。开放性粉刺（又称黑头）表现为圆顶状丘疹伴显著扩张的毛囊开口。所以毛囊口明显扩张的是黑头粉刺。

247. E

248. E ①聚合性痤疮多见于青年人，好发于面颊、颈后、胸部和后背，亦可累及肩部、上臂及臀部。皮损呈多形性，包括大量黑头粉刺、丘疹、脓疱、结节、脓肿及囊肿。以囊肿性皮损为主，特征皮损是多头（常为2个或3个头）囊肿，通过深在的窦道相连而形成较大的脓肿，表现为暗红色、柔软的半球状隆起性肿块，破溃后流出浓稠的脓、血混合性分泌物，可形成瘘管，愈合后留有凹陷性瘢痕或瘢痕疙瘩；②囊肿性痤疮初起损害多为黑头粉刺，加以挤压，可见有头部呈黑色而体部呈黄白色半透明的脂栓排出，皮疹顶端可出现小脓疱，破溃或吸收后遗留暂时性色素沉着或小凹状疤痕。少数严重患者，除黑头粉刺、丘疹、脓疱外，尚可见有蚕豆至指甲大的炎性结节或囊肿；③结节性痤疮多见于男性，不易消退。当继发细菌感染时皮损红肿显著，有明显压痛。愈后遗留萎缩性或增生性的瘢痕；④坏死性痤疮又称为痘疮样痤疮、前额性痤疮，是一种在前额和头皮处发生的毛囊性、浅表的丘脓疱疹，以后中心坏死，愈后遗有凹陷性小瘢痕。

249. B　皮肌炎有各种各样的皮肤表现。其中有诊断特异性的是Gottron斑丘疹或Gottron征，其他皮肤黏膜改变：头皮处可出现红色萎缩性斑块，上覆鳞屑，常误诊为银屑病或脂溢性皮炎，皮疹不需与痤疮鉴别。痤疮需要与玫瑰痤疮、面部播散性粟粒性狼疮、马拉色菌性毛囊炎等进行鉴别，婴儿痤疮需要与面部湿疹进行鉴别。

250. B　痤疮日常护理：每日一到两次温水洗脸，清洁皮肤，忌用手挤压或搔抓皮损。忌用油脂类、粉类化妆品和含有糖皮质激素的软膏及霜剂。

251. C　酒渣鼻又称玫瑰痤疮，好发于面中部，是以持久性红斑与毛细血管扩张为主的慢性炎症性皮肤病。玫瑰糠疹的皮疹为大小不等，数目不定的玫瑰色斑片，其上有糠状鳞屑。花斑癣的皮疹特征为散在或融合的色素减退或色素沉着斑，上有糠秕状的脱屑。痤疮样药疹多由长期服用碘剂、溴剂、皮质类固醇制剂、避孕药及异烟肼等引起，多见于面部及胸背；痤疮临床表现以好发于面部的粉刺、丘疹、脓疱、结节等多形性皮损为特点。该病例提示患者为青年男性，无长期服用药物史，毛囊口周围丘疹伴内容物，因此诊断为痤疮最为合适。

252. C　人体内雄激素特别是睾酮的水平迅速升高，促进皮脂腺发育并产生大量皮脂。同时毛囊皮脂腺导管的角化异常造成导管堵塞，皮脂排出障碍，形成角质栓即微粉刺。毛囊中多种微生物尤其是痤疮丙酸杆菌大量繁殖，痤疮丙酸杆菌产生的脂酶分解皮脂生成游离脂肪酸，同时趋化炎症细胞和介质，最终诱导并加重炎症反应，若肌内注射黄体酮提高体内激素水平，可加重炎症反应，从而进一步加重痤疮症状，因此肌内注射黄体酮的方法不合适。

253. B　囊肿性痤疮：深部炎症成为巨大脓肿，有的含有较大的黑头粉刺，这些囊肿状的脓肿内常有带血的胶胨状脓液，炎症明显可伴疼痛，以后可以发生明显的瘢痕。该病例提示患者为青年男性，皮脂溢出部位出现皮疹，触诊时皮疹有波动感，愈后有瘢痕，诊断为囊肿性痤疮较为合适。

254. B　酒渣鼻又称玫瑰痤疮，是一种主要发生于面部中央的红斑和毛细血管扩张的慢性炎症性皮肤病。多见于30～50岁的中年人，女性多见。

255. E　酒渣鼻好发于颜面中部，以鼻尖、鼻翼为主，其次为颊部、颏部、前额，常对称分布，多发于中年人。皮损表现为红斑、毛细血管扩张和有炎症的毛囊丘疹及脓疱等。病程缓慢，可分为三期：红斑期、丘疹期、肥大期，但无明显界限。

256. B　酒渣鼻的红斑期特点：面中部，特别是鼻、两颊、眉间及颏部发生红斑，对称分布。

257. D　寻常性痤疮是青年或中年人常有的慢性皮肤病，常起病于青春期，最好发的年龄段为15～30岁。为性激素合成增加的首发表现，通常只发生于面部、胸部及背部等皮脂腺溢出的部位。

258. D　假性斑秃是相对斑秃而言的一种无明显致病原因的慢性进行性瘢痕性秃发，好发于中年男性，秃发斑呈圆形、椭圆形或不规则形，由于局部皮肤萎缩形成瘢痕，毛囊结构消失，因此毛发无法再生。假性斑秃的病因不明，有人认为它是一种独立的疾病，也有人认为扁平苔藓、红斑狼疮、局限性硬皮病、秃发性毛囊炎等引起的头皮发生萎缩性瘢痕，毛发脱落都属于假性斑秃。

259. A　痤疮是毛囊皮脂腺单位的一种慢性炎症性皮肤病，主要好发于青少年，皮损分布于颜面和胸背部，以面部多发，主要表现为白头、黑头粉刺、炎性丘疹、脓疱等。

260. A　痤疮的非炎症性皮损表现为开放性和闭合性粉刺。粉刺进一步发展会演变成各种炎症性皮损，表现为炎性丘疹、脓疱、结节和囊肿。所以最早为粉刺。

261. A　囊肿性痤疮初起损害多为黑头粉刺，加以挤压，可见有头部呈黑色而体部呈黄白色半透明的脂栓排出，皮疹顶端可出现小脓疱，破溃或吸收后遗留暂时性色素沉着或小凹状疤痕。囊肿性痤疮主要与雄激素的分泌有关，尤其青年男性较为明显，在青春期过后，症状可能会减轻甚至消失。

262. E

263. D

264. C　痤疮是毛囊皮脂腺单位的一种慢性炎症性皮肤病，主要好发于青少年，但青春期后往往能自然减轻或痊愈。临床表现以好发于面部的粉刺、丘疹、脓疱、结节等多形性皮损为特点。

265. B　婴儿脂溢性皮炎，是皮脂溢出部位的慢性炎症，一般常见于出生后2～10周的微胖的宝宝。

266. E

267. D 应用四环素治疗痤疮的优点：①减少痤疮丙酸杆菌和表皮葡萄球菌数量；②降低毛囊中游离脂肪酸浓度；③增加前列腺素生成，抑制一氧化氮合成酶，增强过氧化物歧化酶的表达。因此，四环素是首选抗生素。

268. E 本病是一种非瘢痕性脱发，常发生于身体有毛发的部位，局部皮肤正常，无自觉症状。斑秃的病程可分为进展期、静止期和恢复期。皮损表现为圆形或卵圆形非瘢痕性脱发，在斑秃边缘常可见"感叹号"样毛发。

269. A 男性型秃发是一种雄激素依赖性的遗传性毛发脱落，为常染色体显性遗传。是最常见的秃发，多见于男性。

270. B 维A酸类药物治疗痤疮的机制为调节毛囊的角化和上皮细胞的生长、分化，抗炎，抑制角质形成细胞的增殖，没有抑菌或杀菌作用。

271. C 斑秃的病因不明。在毛囊周围有淋巴细胞浸润，且本病有时合并其他自身免疫性疾病（如白癜风、特应性皮炎），故目前认为本病的发生可能存在自身免疫的发病机制。遗传素质也是一个重要因素，可能与HLA Ⅱ型相关，25%的病例有家族史。此外，还可能与神经创伤、精神异常、感染病灶和内分泌失调有关。

272. D 斑秃常发生于头皮，也可发生在眉毛、睫毛、胡须等处。发生迅速，出现圆形或椭圆形的脱发区，数目不等，大小不一，脱发区皮肤正常，边界清楚，无自觉症状。斑秃的病程可持续数月至数年，可自行缓解和复发。脱发区无鳞屑、无红斑，愈后不留瘢痕，进展期拉发试验多为阳性，静止期和恢复期多为阴性。

273. D 临床上头部毛发脱落很常见，大部分情况下毛发脱落可以再生，但部分疾病会引起炎症性瘢痕性脱发，即假性斑秃，如头皮红斑狼疮、头皮扁平苔藓、脓癣、皮脂腺痣等，银屑病发生于头皮时使毛发呈束状，但不会引起脱发。

274. D 局部多汗症常初发于儿童或青少年，往往有家族史，有成年后自然减轻的倾向。多汗部位主要在掌跖、腋窝、会阴部，其次为鼻尖、前额和胸部，其中以掌跖、腋窝部最为常见，皮肤可浸渍发白。多汗呈短暂或持续性，情绪波动时更明显，无明显季节性。掌跖多汗往往伴有手足潮冷或发绀现象，跖部因汗液分解可产生特殊臭味。腋窝多汗通常无异味，不同于腋臭。鼻尖、前额和胸部的多汗往往与刺激性食物有关，常在进食辛辣食品、热咖啡、热茶、饮烈性酒时发生，又称为味觉性多汗症。在冬季，汗脚失去热量的速度比旱脚快25倍，容易遭受冻伤。

275. E 表皮痣持续存在，而线状苔藓可自行消退，同时病理上有疣状及乳头瘤样增生，故可与线状苔藓区别。线状排列的扁平苔藓与银屑病在病理上有一定的特征，结合临床可以与本病区别。线状汗孔角化病组织病理可见特征性角化不全柱（鸡眼样板），其下颗粒层消失。痣细胞痣由痣细胞构成，其特点为细胞排列成巢状。而表皮痣无痣细胞。

276. D 角化棘皮瘤是一种少见的、生长很快的皮肤良性肿瘤，具有自行消退的特征，但有时被认为是皮肤鳞状细胞癌的变异型，与鳞癌不易鉴别。

277. E 日光性角化病主要发生于曝光部位，皮损为褐色角化性斑片，表面覆以不易剥离的黑褐色鳞屑，常单发。病程慢性，一般无自觉症状。若皮损迅速扩大呈疣状或结节状，甚至破溃，则提示有恶化鳞癌的可能。

278. E 日光性角化病好发于暴露部位，以面部、下唇、手背、前臂、颈部、头部秃发处多见，皮损呈多发性，亦有为单发者。

279. A 鲍温病多半发生于40岁以上的人，男性多于女性，最常见于躯干，其次是四肢远端及外生殖器等处，鲍温病仅局限于表皮层，故而属于非常早期的皮肤恶性肿瘤。有研究认为与长期日光暴露及理化因素（如砷）慢性累积性刺激有关。鲍温病有5%的几率可发展为侵袭性鳞状细胞癌，手术切除术是最有效的治疗方法。如果皮损面积不大，或者患者难以接受手术，还可以考虑多次冷冻治疗以及外涂咪喹莫特，但需要密切随访，如果皮损复发或难以控制，要及时再次治疗。

280. B 鲍温病中约5%的病例可演变为侵袭性鳞状细胞癌，若皮损出现溃疡则提示侵袭性生长，侵袭性生长后其转移率可在37%。

281. D 鲍温病是一种较少见的皮肤原位鳞癌，若皮损迅速扩大，甚至破溃，则提示有侵袭性生长的可能。

282. D 鲍温病可发生于身体任何部位的皮肤或黏膜，多发生于暴露部位如头面部、颈部、四肢和躯干，也可见于口腔、鼻、咽、外阴和肛门等黏膜部位。

283. E 光动力治疗是一种创伤小、选择性好的，由光诱导光敏药物进行治疗的全新治疗模式，光动力治疗以其自身独特的优势成为医生和患者除手术、化疗和放疗以外治疗鳞状细胞癌的可供选择的治疗方法。

284. E 着色性干皮病为遗传性皮肤病，依病程的发展，通常皮损变化经过三个阶段：第一阶段，刚出生时皮肤正常，6个月后进入第一阶段，表现为皮肤光敏感，如弥漫性红斑、脱屑和雀斑样疹，最初在面部，随后累及颈部和小腿，严重者累及躯干；第二阶段，表现为皮肤异色，包括皮肤萎缩、毛细血管扩张以及斑驳样色素沉着与色素减退，类似于慢性放射性皮炎的表现；第三阶段，皮肤开始癌变，有的患儿4～5岁时就在暴露部位出现鳞状上皮细胞癌、恶性黑素瘤、基底细胞癌和纤维肉瘤等。

285. A　毛发上皮瘤：本病是向毛发结构分化的良性肿瘤。其分化程度较基底细胞上皮瘤高。多发性为常染色体显性遗传，而孤立性则无家族史。①多发性：女性多见，常于幼年或青春期前发病（常发于幼年，但不是青春期，无皮疹）。好发于面部，特别是在鼻唇沟两侧、上唇周围和眼睑。皮损多发，直径3～10mm，呈半球形，质地坚实，肤色、黄色或淡红色，表面光滑，似有半透明状，可见毛细血管扩张；②孤立性：成年发病，皮损为孤立、正常皮色丘疹，质硬，多见于面部，直径5mm左右，一般无自觉症状。皮损生长缓慢。临床应当与痤疮、结节性硬化症、汗管瘤等鉴别（可以相鉴别，不是伴发）。

286. A　毛发上皮瘤分为多发性毛发上皮瘤和孤立性毛发上皮瘤两种，多发性毛发上皮瘤是常染色体显性遗传病，常伴发圆柱瘤，而孤立性毛发上皮瘤常伴发顶泌汗腺腺瘤。

287. B　根据汗管瘤发病部位和皮损特点，临床上把汗管瘤分为眼睑型汗管瘤、发疹型汗管瘤、局限型汗管瘤三种类型；其中局限性汗管瘤又包括生殖器汗管瘤、肢端汗管瘤两种类型。

288. E　急性点滴状银屑病又称发疹性银屑病，常见于青少年，发病前常有咽喉部的链球菌感染病史。起病急，数天可泛发全身，皮损为0.3～0.5cm大小的丘疹、斑丘疹，色泽潮红，覆以少许鳞屑，痒感程度不等。经适当治疗可在数周内消退，少数患者可转化为慢性病程。

289. C　汗管瘤多见于青、中年女性，好发于面部，特别是下眼睑，其次为颊部，颈部、前胸、腰部和女阴部也可发病，个别病例可全身广泛发疹。

290. D　汗管瘤可根据疹形与下列疾病相鉴别：毛发上皮瘤表现为淡黄、淡红或正常皮色坚实丘疹；扁平疣表现为扁平小丘疹；硬化性基底细胞癌表现为略隆起的淡黄色豆大的圆形斑块；睑黄瘤表现为针头大的淡黄小点，逐渐扩大隆起而成柔软扁平的淡黄色斑块皮疹。

291. C　乳腺Paget病的组织发生有两种解释：①来源于乳腺大导管内的导管上皮；②由乳头扁平上皮原位起源。另外，通过对Paget细胞的超微结构观察，发现Paget细胞具有由乳头扁平上皮细胞原位形成的可能性。

292. E

293. C　基底细胞癌（basal cell carcinoma，BCC）又称基底细胞上皮瘤，为发生于皮肤基底细胞层的肿瘤。分化较好，生长缓慢，有局部破坏性，但极少转移。

294. A　基底细胞癌：本病又称基底细胞上皮瘤，主要与紫外线慢性损害有关。临床上可分为以下类型：①结节型最常见，好发于颜面，皮损初期为灰白色或蜡样小结节，质硬，缓慢增大并出现溃疡，绕以珍珠状向内卷曲的隆起边缘；②囊肿型为透明、圆顶状、蓝灰色囊肿性结节，易与汗腺囊瘤混淆；③表浅型常发于躯干部。皮损为一个或数个轻度浸润性红色鳞屑性斑片，可向周围缓慢扩大，边界清楚，常绕以细线状珍珠边缘，表面可见小片表浅性溃疡或结痂。愈后留有光滑萎缩性瘢痕；④硬斑病型较为罕见，常发于头面部。皮损为扁平或轻度萎缩的黄白色蜡样硬化性斑块，无隆起性边缘，溃疡及结痂，类似局限性硬皮病；⑤纤维上皮瘤型好发于背部，为一个或数个高起性结节，触之呈中等硬度、表面光滑，类似纤维瘤。

295. E　基底细胞上皮瘤的基本特点是真皮内可见基底样细胞团块，瘤细胞核卵圆形，核浆比例大，细胞界限不清，无细胞间桥，瘤块与周围的间质之间常见收缩间隙。根据瘤组织生长和分化的特点，常见的有实体型、腺样型、囊肿型，色素型、表浅型、硬斑病型等。最有意义的是基底样细胞呈栅栏样排列，与周围组织之间有收缩间隙。

296. E　粟丘疹为潴留性囊肿，实际是一种小而浅表的表皮样囊肿。原发型无明确发病原因，继发型可与外伤、皮肤磨削术、迟发性皮肤卟啉病、大疱性表皮松解症及先天性外胚叶缺陷等疾病有关。可发生于任何年龄，但多见于女性。原发型好发于眼睑、颊、额及颧部，而继发型多位于耳郭、手背与前臂。

297. A　粟丘疹可发生于任何年龄，但多见于女性。原发型好发于眼睑、颊、额及颧部，而继发型多位于耳郭、手背与前臂。皮损为白色或黄白色针头或粟粒大丘疹，常多发，散在分布，质坚实，无自觉症状。临床应当与汗管瘤、粉刺等鉴别。

298. D　皮样囊肿：一般于出生后发现，主要发生在眼睑周围或躯干中线附近，为单发性、隆起性损害，1～4cm不等，质地较软，边缘不清。囊肿位于皮下组织内，囊壁与表皮样囊肿类似，但常含有成熟的毛囊和皮脂腺。囊腔内有角质物和毛发及皮脂。周围间质中可有小汗腺和大汗腺。

299. A　多发性脂囊瘤（Steatocystoma Multiplex）往往有家族史，属常染色体显性遗传病，有时伴发先天性厚甲病，可能为皮样囊肿的一种类型。

300. C　基底细胞瘤好发于面部，极少发生转移。鳞癌可由癌前期皮肤病发展而来，如日光性角化病、砷剂角化病或黏膜白斑等，也可在瘢痕和外伤处发生，尤其是烧伤瘢痕更易发生鳞癌。着色性干皮病属于常染色体隐性遗传病，易并发各种皮肤恶性肿瘤。

301. C　毛发上皮瘤的临床表现为幼年发病，在鼻唇沟处对称出现正常皮色的坚固丘疹，病理见许多毛乳头样结构和角囊肿，周边结缔组织纤维化。

302. E　单发性角化棘皮瘤好发于中年男性的面中

部、手背与臂部，呈正常皮肤颜色的丘疹，病理见表皮凹陷如火山口，其中充满角质。底部表皮增生，表皮突不规则向真皮内延伸，可含有不典型细胞、核分裂以及角珠，真皮内慢性炎症细胞浸润，本病的早期损害与鳞状细胞癌难以区分。

303. D 汗管瘤最常见于女性的眼睑处，呈密集而不融合的皮肤色、淡黄色或褐黄色半球形或扁平丘疹，病理显示真皮浅层可见双层上皮细胞形成的囊腔样结构，似蝌蚪。

304. B 乳房 Paget 病好发于中年女性，乳头、乳晕部红斑、脱屑或糜烂、渗液，瘙痒不明显，病理显示表皮内有 Paget 细胞。

305. A 鳞状细胞癌好发于老年人，溃疡边缘较宽，高起呈菜花状，性质坚硬，伴恶臭，组织病理显示典型的角化珠改变。

306. A 瘢痕疙瘩大体可分为原发型和继发型两大类。原发型瘢痕疙瘩多在胸前，起小红点伴痒，逐渐由小到大，由软变硬，色红或暗红，有条索状、蝴蝶状、圆形、不规则状等。继发型瘢痕疙瘩也叫增生型瘢痕疙瘩，又分为：痤疮性瘢痕疙瘩和瘢痕癌。多因烧烫伤、创伤、痤疮、感染化脓或因采用手术、激光、冷冻、植皮、激素药物封闭后引起受损组织过度增生和皮下组织破坏变性，凸出皮肤，色红或暗红伴痒或刺痛，部分有明显向外延伸的毛细血管，饮酒或吃辛辣等刺激性食物后症状有加重倾向。

307. D 肥厚性瘢痕无蟹足状伸展，皮损经 1 年或数年后可变平，而瘢痕疙瘩则持续存在，甚至超过原损伤部位。

308. A 神经纤维瘤病被认为是常染色体显性遗传的先天性疾病，软纤维瘤的数目及大小不定，少的只有几个，多的成十成百而难计数，咖啡斑、雀斑痣状色素斑点及神经纤维瘤同时出现或先后发生，可在同一处，也可在不同部位。

309. B 硬红斑：皮肤深部有豌豆至指头大小的硬结，往往对称发生于青年或中年妇女两侧小腿的外侧或后侧，有时也见于前侧，只偶尔出现于臂部或别处。结节的数目及大小不定，小的硬结可隐藏在皮肤深部，硬结变大时可与皮肤粘连并使皮肤轻微隆起，成为边界不太清楚的红色或暗红色坚硬斑块，不引起自觉症状，或是只有轻微的胀痛或触痛，数月后可渐消退或破溃遗留色素沉着，硬红斑与活动性结核有关，患者主诉双小腿反复出现硬结半年余，伴低热、乏力等活动性结核症状。双小腿曲侧对称散在分布豌豆至蚕豆大小暗红色皮下结节，与皮肤粘连，个别皮损表面破溃有淡黄色脓液，可见瘢痕和色素沉着，符合硬红斑的临床表现，因此最可能的诊断是硬红斑。

310. B 血管角皮瘤见于中年或老年人的阴囊，偶见阴唇，随年龄增大而增多。皮疹为多发性圆顶状丘疹。早期损害呈鲜红色，质软，压之可缩小。晚期暗红或紫色，质硬，有轻度疣状增生。一般无自觉症状，偶有瘙痒。典型病理以真皮上部毛细血管扩张和表皮角化过度为特征，根据患者皮疹发病部位及皮疹特点结合病理检查结果诊断考虑血管角皮瘤的可能性大。

311. A 阿弗他口腔炎（RAS）是最常见的皮肤黏膜损害，具有口腔黏膜疼痛性、复发性单发或多发性溃疡损害，发病率较高。本病无一定季节性，但以冬春及秋冬之交多见。

312. C 光化性唇炎多在暴晒后发病，有明显的季节因素，春末起病，夏天加重，秋天减轻或消退。

313. C 接触性唇炎停止接触刺激物后症状多缓解，再次接触时症状复发且加重。

314. D 剥脱性唇炎易发生于下唇红缘处，起自下唇中部，有时可波及上唇，偶可扩展至面部。

315. E 肉芽肿性唇炎可发生于上唇或下唇，偶尔同时累及；多发生于中青年，儿童较少发病；患者一般健康状况良好，多无全身症状；组织病理主要表现为真皮、皮下组织出现慢性肉芽肿性炎症细胞浸润，以淋巴细胞，浆细胞、上皮样细胞为主。

316. D 腺性唇炎：黏液腺体增生，多有黏液性分泌物，只有继发感染时才出现脓性分泌物。

317. B 阿弗他口腔炎是口腔溃疡的一种，为口咽黏膜病，在唇、舌颊及唇龈沟等处出现圆形浅溃疡。底部有坏死组织形成的假膜，类似病变可发生于软腭，腭弓或咽壁，主要症状为疼痛，进食时尤其明显。此病病因不明，与遗传、精神紧张、内分泌失调、化学物质刺激有关。其自然演变可分为前兆期、疱疹期、溃疡期和愈合期等四期，具有自限性。本病好发于女性，发病年龄在 10～30 岁之间，40%～50% 的人有遗传家族史。

318. A 黏膜白斑病是指发生于口腔或外阴等处黏膜的白色角化性疾病。口腔黏膜白斑病多见于中年以上男性，外阴黏膜白斑病多见于闭经后的妇女。临床上以病损部的点状、片状或条状灰白或乳白的角化性斑片为特征，具有恶变为鳞状细胞癌的倾向。据估计其恶变的几率极低，最高不过 4%～6%。组织病理学提示上皮细胞不典型增生，与某些全身性因素（如糖尿病、内分泌紊乱、营养不良、维生素缺乏等）有关。局部因素也很重要。发生在口腔黏膜的白斑以男性为多见，认为与大量吸烟、念珠菌感染有关，或与牙齿位置不正、假牙、病牙刺激有关。女阴白斑多见于更年期妇女，与内分泌的改变，阴道分泌物的长期刺激有关，癌变者应及早手术切除。

319. E 口腔黏膜白斑多见于中老年男性，好发于颊部黏膜咬合线区域，舌部次之，唇、前庭沟、腭、牙龈也有发生，病损为白色或灰白色黏膜改变，表面粗糙，质地柔软，周围黏膜较正常。可分为均质型与非均质型两大类；前者如斑块状、皱纹纸状；而颗粒状、疣状及溃疡状等属于后者。原因与某些全身性因素（如糖尿病、内分泌紊乱、营养不良、维生素缺乏等）有关。局部因素也很重要。发生在口腔黏膜的白斑以男性多见，认为与大量吸烟、念珠菌感染有关，或与牙齿位置不正、假牙、病牙刺激有关。患者自觉局部粗糙，较周围黏膜硬。发生在舌部时可有味觉减退。伴有溃疡时可出现刺激痛、自发痛。有白色膜状物时不可排除诊断。

320. D　浆细胞性龟头炎只发生在未经包皮环切的男性中，症状往往不明显，可能由于积存的包皮垢引起的刺激反应或过敏反应，因此包皮环切可彻底治愈浆细胞性龟头炎。

321. D　女阴干枯症：皮肤及黏膜交界处干燥光滑，呈白色或蜡黄色，有的患者以后发生黏膜白斑病，可进一步演变成恶性肿瘤，最后小阴唇及阴蒂可消失，阴道口渐狭窄，严重时大阴唇也变扁平。

322. C　剥脱性唇炎常伴有脂溢性皮炎、皮脂腺异位症、齿槽脓肿以及异位性体质，或有舔唇、咬唇及咬指甲等不良习惯。某些局部化学因素的刺激（如唇膏、口红、牙膏、漱口水、香料以及烟酒、嗜食辛辣食物等）均可引起本病。本病多见于青年女性。有神经质的女性可因情绪波动而发病。

323. C　急性光化性唇炎病程较短，呈急性起病，一般皮损较重，早期出现肿胀、水疱，疱壁薄易破，从而形成糜烂、溃疡，易出血。

324. E　约1/3红斑狼疮患者有光敏现象，因此光线是否作为诱发因素不能作为鉴别唇部红斑狼疮和光化性唇炎的鉴别点。

325. E　化脓型腺性唇炎多为先天性或家族性，呈常染色体显性遗传，炎症反应明显。

326. C　肉芽肿性唇炎：初发为唇黏膜突然发生弥漫性肿胀，或仅表现为局部的肿胀感，以后转为周期性发作。发作与缓解交替出现，但缓解期肿胀不完全消退，病情逐渐加重后而呈持续肿胀。

327. E　坏疽性龟头炎又称崩溃性龟头炎，是龟头和包皮处的一种崩溃性溃疡性病变，重症患者可伴有阴茎溃疡，坏死和脱落，可伴有严重全身症状，有时可致死。

328. D　念珠菌性龟头炎的症状为患者有烧灼、疼痛感，但瘙痒程度较轻。

329. D　地图舌的病期呈间歇发作，一面发展，一面消退、愈合，所以形状逐日变化，病区常有变动，而后者的病变较持久，可复发。

330. D　女阴假性湿疣为女阴黏膜的异常增生，是发生在女阴黏膜的一种良性乳头瘤，不会恶化癌变。

331. A　毛发上皮瘤以女性多见，常于幼年或青春期前发病，好发于面部，特别是在鼻唇沟两侧、上唇周围和眼睑。

332. E　硬化剂局部注射：常用硬化剂如鱼肝油酸钠、平阳霉素等化疗药物及高渗氯化钠 、中药制剂等。该治疗操作简易，设备要求低，故应用十分广泛。硬化治疗需要耐心的观察和长期的坚持，难以在短期内达到理想而持久的效果，甚至有可能持续终身。对于十分表浅的病灶尤应注意，如注射量过大，可能导致局部皮肤坏死及瘢痕形成。硬化剂注入瘤体后，诱发血管内膜炎症，促使管腔闭塞，瘤体缩小或消退。常用于中、小型海绵状血管瘤的治疗。硬化剂应直接注入瘤体内或其基底，不可过浅，以免表面皮肤坏死，也不可误入邻近肌肉组织以致肌肉萎缩、僵硬，使其功能受到影响。

333. D　蒙古斑在我国很常见，一般人称为胎记或胎斑，而欧美学者早先认为本病只见于蒙古族而称为蒙古斑。成片的淡青、深青或青蓝色色素斑，出生时即被发现，大小及形状不定，边界清楚，呈一大片至数片，多半发生于背部下方、股骨部位、腰部或臀部等处，一般在3~4岁时可完全消失。

334. D　在颗粒层或棘层上部海绵形成的基础上中性粒细胞聚集成的多房性脓疱称 Kogoj 微脓肿。见于脓疱型银屑病、连续性肢端皮炎、疱疹样脓疱病等，蕈样肉芽肿可见 Pautrier 脓肿。

335. D　着色性干皮病出生时皮肤正常，一般在出生后6个月至3岁发病。但大多数患者在20岁前进入肿瘤期。初期的皮损发生在曝光部位，光敏感最为常见，日晒部位发生水疱、大量雀斑、伴有色素减退和萎缩、皮肤干燥、毛细血管扩张、瘢痕形成和日光性角化病。雀斑淡至暗棕色，可互相融合而形成不规则的色素沉着斑片，其间逐渐夹杂有毛细血管扩张及小血管瘤。常见疣状角化，可自行消退或恶变。并可出现眼部损害和神经系统改变等。本病常在10岁前死亡，2/3患者于20岁前死亡。鳞癌及黑素瘤广泛转移是死亡原因之一。

336. B　神经纤维瘤病除了多个神经纤维瘤外，还有咖啡斑、骨骼及神经系统的损害或其他先天性异常。

337. E　蕈样肉芽肿是一种T淋巴细胞特别是T辅助细胞起源的原发于皮肤的皮肤T细胞淋巴瘤，呈慢性进行性经过，可累及淋巴结和内脏。

338. B　鲜红斑痣往往开始出现于儿童时期，常在出生时就被人发现，逐渐扩大到一定程度后就停止发展，一般不会自然减轻或消失，早期治疗效果好，治疗包括各脉冲式染料激光（585/595nm）、强光激光（500~600nm）及倍频 Nd：YAG（532nm）、铜蒸气激光（578nm）等，效果较好。草莓状血管瘤可自然消退，部分可观察随访。

339. B 鲜红斑痣又称毛细血管扩张痣。呈红色、紫红色或暗红色系先天毛细血管畸形。

340. E 结缔组织痣是由真皮细胞外基质成分如胶原纤维、弹性纤维或黏多糖等构成的错构瘤。此病可单独存在，也可合并其他病变或畸形，如结节性硬化症、白癜风以及脆弱性骨硬化。伴有脆弱性骨硬化者又称布西克－奥伦道夫综合征或播散性豆状皮肤纤维瘤病，为常染色体显性遗传。少数患者合并弥漫性脱发、白癜风样斑、色素痣、巨毛痣、指（趾）部乳头状瘤以及疣状痣样皮损。

341. D 脂肪瘤是一种常见的软组织良性肿瘤，由成熟脂肪细胞构成，可发生于身体任何有脂肪的部位。好发于肩、背、颈、乳房和腹部，其次为四肢近端（如上臂、大腿、臀部）。由成熟脂肪细胞组成，单个或多发，主要在皮下可推动，称为浅表脂肪瘤，也可见于肢体深部和肌腹之间，称为深部脂肪瘤。深部脂肪瘤多沿肌肉生长，可深达骨膜，但很少侵犯邻近骨骼。脂肪瘤很少恶变，手术易切除。

342. C 交界痣细胞巢位于表皮下部或向下突入真皮；混合痣位于表皮内和真皮内；皮内痣细胞巢位于真皮内。

343. D Sezary 综合征是原发于皮肤的 T 细胞淋巴瘤，其特征为全身皮肤呈红皮样改变，伴剧痒，浅表淋巴结肿大，血中出现 Sezary 细胞。如果 Sezary 细胞超过 10%，则具有诊断意义。

344. D 痣细胞根据组织病理图像可分为透明细胞痣、上皮样痣细胞、淋巴细胞样痣细胞、纤维样痣细胞。

345. E 痣细胞痣恶变时，局部常有轻度疼痛、瘙痒、灼热和刺痛，边缘处出现卫星小点，如突然增大、颜色加深、有炎症反应，破溃或出血时，要提高警惕。

346. E 色素痣是由痣细胞组成的良性新生物，又名痣细胞痣、细胞痣、黑素细胞痣、痣。本病常见，几乎每人都有，从婴儿期到年老者都可以发生，随年龄增长数目增加，往往青春发育期明显增多。

347. E 老年性角化病是因长期日光照射或电离辐射刺激引致的以表皮角化过度为主的疾病，亦称日光性角化病，是最常见的一种上皮性鳞癌的癌前皮肤病变，病损多见于中年以上男性的日光暴露部位，如面部、耳郭、手背等。男性患者皮损可发生于脱发处、耳郭和下唇，女性多见于前臂伸侧。

348. A 大多数扁平的损害为交界痣，略高起的损害多为混合痣，而乳头瘤样损害和几乎所有的半球状和带蒂损害均为皮内痣。

349. E 草莓状血管瘤是一种真正的毛细血管瘤，好发于头面部，常在出生后 1～3 个月发生，皮损表现为 1 个或数个高出皮肤表面的鲜红色柔软的结节，可呈分叶状，形似草莓，压之不褪色。3～6 个月内迅速生长，形成红色斑块，1 岁以内可长到最大限度，2～3 岁后停止发展，5～7 岁以内皮损可自行消退。

350. B

351. C 本病的病因和发病机制还不十分清楚，研究提示遗传、环境、化学制剂、药物和免疫因素参与了本病的发生。

352. E 皮肤出现棕色、褐色、蓝黑色、黑色、暗红色等，圆形，境界清楚，表面光滑色素痣，外伤后出现局部轻度疼痛，灼热，边缘处出现卫星小点，突然增大、颜色加深、有炎症反应，破溃或出血时，考虑色素痣恶变。患者有色素痣病史，外伤后出现色素斑扩大，且破溃，诊断色素痣恶变的可能性大。

353. E 脂溢性角化病的基本特征为褐色或皮肤颜色的坚实圆顶形结节，边缘表面光滑，境界清楚，中央有角质栓。单发型最常见，主要发生于面部，其次为上肢等暴露部位。血管瘤是由胚胎期间成血管细胞增生而形成的常见于皮肤和软组织内的先天性良性肿瘤或血管畸形，多见于婴儿出生时或出生后不久。血管瘤是血管增生，其他的为皮肤褐色或黑色斑疹、斑丘疹，可以与之鉴别。

354. D 色素痣是由痣细胞组成的良性新生物，又名痣细胞痣、细胞痣、黑素细胞痣、痣。本病常见，从出生后 2 年多发，一直到到年老者都可以发生，随年龄增长数目增加，往往青春发育期明显增多。女性的痣趋向比男性更多，白人的痣比黑人更多。偶见于黏膜表面。

355. B 多形红斑又称多形性渗出性红斑。病因不明，可能是一种小血管内皮细胞的变态反应，变应原包括感染因素（单纯疱疹病毒、细菌、真菌、原虫、支原体）、药物等。也可能与内脏疾病、寒冷因素有关。特征性皮疹为靶形损害，即虹膜状皮疹，有不同程度的黏膜损害。重症型有严重的黏膜和内脏损害，称为 Stevens－Johnson 综合征，一般系药物过敏所致。

356. D 多形红斑为急性炎症性皮肤病，有自限性，皮疹多形，有红斑、丘疹、风团、水疱等，本病春秋季好发，多发于儿童和青年女性。

357. D 红斑－丘疹型：常见，好发于四肢远端及黏膜。其特征性皮损为 3～5 天内出现虹膜状或靶形、圆形、椭圆形水肿性红斑，有时可互相融合。自觉微痒，全身症状不重。2～4 周后皮损逐渐消退，遗留色素沉着，黏膜受累时皮损可持续长达 6 周才消退。本型容易复发。

358. E

359. C 对重症多形红斑的治疗应早期、短程、系统应用糖皮质激素，可及时控制病情发展，减轻症状和缩短病程。

360. E 重症多形红斑可以并发坏死性胰腺炎。

361. A 当银屑病患者不正当治疗时，疾病可由寻常型发展成红皮病型。此类红皮病大多为糖皮质激素和维A酸类药物突然减量或外用成分不明药物所致。红皮症消失后，原有的寻常型银屑病的皮疹往往又出现。

362. C 关节病型银屑病：约半数患者HLAB－27阳性，且与骶髂关节和脊柱受累显著相关。

363. E 银屑病是一种慢性炎症性皮肤病，病程较长，有易复发倾向，有的病例几乎终生不愈，目前尚无药物能防止其复发。

364. A 银屑病的皮疹多分布于四肢伸侧及肘膝部，为边缘清楚的红色斑片，表面有银白色鳞屑，刮之有点状出血。多冬季增重，病程长，易复发。

365. D 寻常型银屑病好发于头皮、四肢伸侧，尤其在肘膝伸侧及腰骶部。黏膜损害常见于龟头、包皮内侧。

366. E 银屑病好发于四肢伸侧，肘膝对称发生，皮疹特点：银白色鳞屑、薄膜现象、点状出血，冬重夏轻，慢性病程。

367. C 患有银屑病的相当一部分患者有家族性发病史，有的家族有明显的遗传倾向。一般认为有家族史者约占30%。发病率在不同人种的差异很大。银屑病是遗传因素与环境因素等多种因素相互作用的多基因遗传病。本病患者的某些HLA抗原出现率显著增高。银屑病与其他疾病（如类风湿关节炎，特应性皮炎等）的遗传位点可能存在重叠。

368. B 脓疱液的细菌培养为阳性。

369. A 关节病型银屑病的任何关节均可受累，严重者功能受限，关节畸形，类风湿因子阴性。

370. D 点滴状副银屑病的皮疹为淡红色斑疹、斑丘疹、表面薄鳞屑，一般不影响健康。

371. D 斑块状副银屑病比较少见。主要表现为界限清楚的斑块，硬币至手掌大小，数目不定，或相互融合，有轻度浸润，色淡红或紫褐，上面覆盖有细薄鳞屑，无点状出血现象。好发于躯干及四肢近端等处，头部、面部、手足部位偶可受累，不侵犯黏膜，可无或仅有轻度瘙痒。常冬季加重，夏季好转。病程缓慢，一般不会自行消退。病久后出现苔藓样肥厚或萎缩，类似皮肤异色症的外观。好发于中年，斑块状副银屑病皮损有的可演变为蕈样肉芽肿。

372. A 急性痘疮样苔藓样糠疹常见于儿童后期及成人初期，多见于11～30岁。皮疹泛发，好发于上肢、下肢、躯干及臀部。上肢较下肢多见，屈侧较伸侧多见，掌部很少累及，偶有黏膜受累，呈自限性。

373. A 急性痘疮样苔藓样糠疹：临床注意与水痘、淋巴瘤样丘疹病、丘疹坏死性皮肤结核、皮肤变应性结节性血管炎等相鉴别。可同时存在丘疹、水疱、结痂性损害。

374. D 表皮萎缩是指由于棘层细胞数量减少导致表皮变薄的组织病理改变。严重者可仅呈一扁平的峡带，表皮突及真皮乳头消失。表皮萎缩常伴皮肤附属器减少。表皮萎缩常见于老年皮肤、萎缩性皮肤病、各种皮肤异色病、红斑狼疮以及硬化性苔藓等。

375. D 基底细胞液化变性指基底细胞空泡化和崩解，重者基底层消失，使棘细胞直接与真皮接触，常伴真皮内噬黑素细胞浸润。见于扁平苔藓、红斑狼疮等。

376. B 白色糠疹好发于儿童，也见于青壮年，皮肤较黑者多见。典型皮损为边缘模糊的圆形或卵圆形淡红色斑，直径0.5～2.0cm或更大。数周后淡红斑逐渐转变为淡白斑，其上覆盖少许糠状鳞屑。皮损数目不定，主要分布在面部，偶尔亦见于身体其他部位。无自觉症状，或有瘙痒、烧灼感。病程长短不一，夏季加重，但均可自然消退。

377. C 体癣为真菌感染，皮屑查真菌为阳性。

378. D 扁平苔藓的组织病理具有特征性的改变，常作为临床确诊手段。

379. C 扁平苔藓表现为小的、紫红色、多角形扁平丘疹，表面有光泽，可见白色网状条纹，部分患者可发生甲扁平苔藓，表现为甲板增厚、粗糙、凹凸不平，也可出现萎缩，特征性的表现为甲翼状胬肉—甲板消失，甲小皮向前覆盖甲床。

380. A 光泽苔藓为一种原因未明的慢性皮肤病，临床特点为帽针头大小的具有光泽的小丘疹，多数聚集但不融合，好发于阴茎腹股沟及下腹部等处。本病好发于中年男性，有报告称可发生于儿童，组织学有特征性，预后良好。

381. E 小棘苔藓的好发部位是颈、躯体、上臂伸侧、腋窝及臀部。

382. E 红皮病可以为某些炎症性皮肤病（如银屑病、湿疹、脂溢性皮炎、遗传过敏性皮炎、接触性皮炎、毛发红糠疹等）因本身疾病加重、治疗不及时或因处理不当而发展成红皮病。红皮病可见原发皮疹，原发皮疹为无菌小脓疱时符合脓疱型银屑病的诊断。

383. E 玫瑰糠疹是常见的炎症性皮肤病，本病有自限性，一般持续6～8周后自愈，不建议口服皮质类固醇激素治疗。

384. C 鳞状毛囊角化病的治疗：尚无特效疗法。可外用角质松解剂（如0.1%维A酸软膏或10%～20%尿素软膏）改善症状，减轻瘙痒和干燥；或口服维生素A、维生素D、维生素E等。①全身治疗：维生素A 2.5万～5万U，每日3次，口服；维生素E 0.2～0.4g，每日2～3次，口服；②局部治疗：外用0.1%维A酸软膏、10%尿素软膏等；③物理治疗：紫外线照射；④中药治疗：

以养血润燥为治疗原则，可选用养血润肤饮。

385. D 可发生同形反应的疾病有青年扁平疣、扁平苔藓、银屑病、白癜风。

386. A 多形红斑起病急，常有前驱症状，表现为畏寒、发热、头痛、四肢乏力、关节及肌肉酸痛。

387. C 急性痘疮样苔藓样糠疹的皮损特点是有丘疹、丘疱疹、坏死及结痂、鳞屑等多形性。

388. D 寻常型银屑病是一种常见的具有特征性皮损的慢性、易于复发的炎症性皮肤病。皮疹为炎性红色浸润性斑块，较多的白色鳞屑，好发于四肢伸侧，头部的银屑病多发生在银屑病多次复发之后，头发成束状但不引起脱发。银屑病的病程缓慢，病程持续十年至几十年，甚至终生，大多冬季复发或加重，春夏季缓解或消失。

389. C 重症多形红斑（Stevens－Johnson 综合征）：发病急骤，突然发生高热、头痛，并出现水肿性红斑、水疱、大疱、血疱和瘀斑等皮损，广泛分布；黏膜损害广泛而严重，还可累及呼吸道黏膜，出现大片糜烂或坏死；可伴有多系统损伤，若不及时抢救，短期可进入衰竭状态，死亡率为5%～15%。

390. C 重症多形红斑患者多有上呼吸道感染史，颜面及四肢出现水肿性红斑及水疱，呈虹膜状，躯体广泛水肿性暗红斑及水疱，眼结膜充血，口腔黏膜糜烂，伴高热、关节痛。根据患者的临床表现诊断为重症多形红斑的可能性较大。

391. C

392. C 上感后躯体四肢出现广泛散在的红色丘疹、斑丘疹，表面有银白色鳞屑，刮去鳞屑呈半透明薄膜，再刮去薄膜出现小血点，自觉瘙痒，并有家族史，首先考虑是寻常型银屑病中的急性点滴状银屑病。

393. C 扁平苔藓是一种发生于皮肤、毛囊、黏膜和指（趾）甲的常见的病因不明的慢性炎症性疾病，多发于中年人。典型皮损是多边形扁平小丘疹，表面有蜡样光泽，由紫红到青紫色，口腔黏膜常有损害。患者中年女性，查体双前臂屈侧可见散在红色、紫红色、多角形扁平丘疹，表面覆白色角质薄膜，有蜡样光泽，口腔里黏膜可见乳白色网状白纹，伴明显瘙痒，诊断考虑扁平苔藓。

394. A 维生素 A 缺乏症又称蟾皮病，是一种维生素 A 缺乏所致的营养障碍性疾病，表现为皮肤干燥和粗糙，四肢伸侧圆锥形毛囊角化性丘疹、夜盲、角膜干燥和软化等，目前此病在国内已罕见。

395. C 确诊维生素 A 缺乏症时，维生素 A 水平测定一般低于 0. 35μmol/L。

396. C

397. E 尼克酸缺乏病又叫烟酸缺乏病，也称糙皮病。临床上以皮肤、胃肠道、神经系统症状为主要表现。本病的发生与尼克酸的摄入、吸收减少及代谢障碍有关，尤其在以玉米等谷类为主食，又缺乏适当副食品地区，有时可以出现地方性疾病表现。其皮肤表现由红斑开始，很像日晒斑，有烧灼和瘙痒感。随之有渗液，形成疱疹及大疱，然后结痂，色素沉着，皮肤变得粗糙并有鳞屑。药疹也有片状红斑表现；接触性皮炎在接触部位出现红斑、水疱；多形性日光疹是在曝光部位出现多形性皮疹，以红斑、丘疹为主；迟发性皮肤卟啉病临床以光敏性皮炎，面部多毛，皮肤瘢痕，粗糙、增厚和色素改变为特征。而神经性皮炎以肥厚性斑块为主要特征，可区分。

398. B 皮肤卟啉病的临床处理：尽量避免日晒，外涂防光剂。按照急慢性日光性皮炎处理原则进行相应处理。红细胞生成性原卟啉病口服β－胡萝卜素。迟发性皮肤卟啉病可采用放血疗法、使用羟氯喹和促红细胞生成素。

399. D PCT：尿卟啉和粪卟啉中等程度增加。Wood 灯下尿液呈现粉红色荧光。

400. B 黄瘤病是含脂质的组织细胞和吞噬细胞局限性聚集于皮肤或肌腱等处形成的黄色、橘黄色或棕红色的丘疹、结节或斑块。患者常伴有全身性脂质代谢紊乱和其他系统的异常，从而出现一系列临床症状。主要原因是脂类代谢紊乱。

401. C 结膜出现毕脱斑。

402. E 肠病性肢端皮炎是一种常染色体隐性遗传性疾病，常与锌缺乏有关。早期皮损为红斑基础上的群集水疱或大疱，尼氏征阴性。腹泻发生率为 90%，表现为水样便或泡沫样便，恶臭。

403. C 肠病性肢端皮炎的最典型病例表现为皮炎、脱发和腹泻三联征，三者常不同时存在，或可先后出现。90%的患者有胃肠道症状，表现为厌食、呕吐、腹胀、腹泻，大便为水样或泡沫样，但无脓血，含脂肪和黏液，腹泻症状加重和缓解交替，消化道症状与皮损程度相一致。患者常有情绪和精神障碍，表现为精神萎靡、倦怠、烦躁、易激惹等。严重者可有发育迟缓、营养不良。

404. D 肠病性肢端皮炎以肢端及腔口周围皮炎、脱发和腹泻三联征为典型特征，据统计仅 20% 患儿有完整三联征表现。皮疹起初表现为头面部、四肢末端和肛门、生殖器部位出现红斑、水疱、渗出、脱屑等皮肤湿疹样改变，迅速发展成侵蚀性甚至银屑病样表现，皮疹往往是锌缺乏的早期征象之一，这可能与缺锌导致机体免疫功能受损，更易对外界刺激发生免疫反应有关；脱发为静止期非瘢痕性脱发，这与毛发从生长期到静止期的过早过渡有关；腹泻与锌缺乏程度具 有一致性，从无腹泻症状到间歇性甚至持续性腹泻，并进一步加重缺锌。本病通常还伴有营养不良、体重减轻及神经精神症状，如易激惹、表情淡漠、情绪不稳等。

405. B　肠病性肢端皮炎的治疗：母乳喂养，补充维生素，纠正腹泻引起的水、电解质紊乱。二碘羟基喹啉可增加锌的吸收和生物利用率，症状改善后逐步减量；口服硫酸锌，一般用药24小时后显效，腹泻减轻，2～3周皮损消退，3～4周即可取得满意疗效。

406. E　硬肿病的皮肤损害常初发于颈后及肩部，迅即累及面部、胸、背和上臂等处，但常不侵犯手、足部位。表现为实质性非凹陷性肿胀、发硬，带棕黄色，表面光滑，具有蜡样光泽，可影响面容、吞咽以及颈和肩、背部活动。本病较多见于成年妇女，也见于儿童，偶有家族史。起病前经常有感染史。发生于感染后的患者有半数的病程具有自限性，大多在数月至几年内完全消退，皮肤恢复正常，而其他类型的患者表现为病程迁延。病理示真皮明显增厚，胶原束肿胀、粗大，束间有黏液样物质沉积。硬皮病：起病缓慢，系统性硬皮病可在肢端、面部起病，多有肢端动脉痉挛症，硬化区常伴萎缩、色素改变及毛细血管扩张，可累及食管和心、肺、肾等内脏。病理早期为真皮中、下层的胶原纤维束肿胀和均质化。血管周围有淋巴细胞浸润，以后真皮的胶原纤维束肥厚硬化，血管壁内膜增生，管壁增厚，管腔变窄，甚至闭塞。毛囊、皮脂腺、汗腺附属器明显减少甚或消失。晚期表皮萎缩，真皮胶原纤维增厚可达汗腺及真皮深层和皮下组织，有时可有钙质沉积。内脏损害主要为间质及血管壁的胶原纤维增生和硬化。两者病理炎细胞均不多见。

407. D　原发性痛风是由于嘌呤代谢先天性异常而致病，约25%的患者有家族史，被认为是显性遗传。男女的发病比率为15∶1。国际上HUA定义：在正常嘌呤饮食状态下，非同日两次空腹血尿酸水平表现为：男性血尿酸 > 420μmol/L（7mg/dl），女性血尿酸 > 358μmol/L（6mg/dl）。当血尿酸水平超过关节单钠尿酸盐饱和度而析出沉积于外周关节及周围组织时，称为痛风。痛风的痛风石往往出现于膝关节、指关节等关节附近的柔软组织及关节软骨等处，X线查附近关节骨损明显。当肾功能代偿机制正常时，血肌酐也可不出现增高。当肾功能仅剩下正常的三分之一，而肾脏代偿不了时，血肌酐才显然上升，继而尿素氮升高。

408. A　烟酸缺乏病又称糙皮病，是因烟酸类维生素缺乏，临床以皮炎、舌炎、肠炎、精神异常及周围神经炎为特征。治疗上予以烟酸或烟酰胺口服，2～4周为1个疗程。临床症状改善后，逐步减量，同时调整膳食。严重者可肌内注射烟酰胺。

409. B　播散性黄瘤是一种罕见的正常脂血症性非家族性黄瘤，常见于青年男性，为多发性疹性小丘疹和结节、从橘黄、红黄色转红木色，成堆而不融合，常对称分布于颈、腋、肘窝、腹股沟、腘窝和躯干屈面，约1/3患者有黏膜损害、可累及口腔、舌、鼻、咽喉甚至气管；约1/3患者可累及视丘一垂体后叶而致尿崩症。病程慢性但可自发缓解。

410. E　胰岛素是主要的降糖激素，而胰岛素是没有口服的。胰岛素的常见的方法就是皮下注射或者皮下泵入。

411. C　本病多见于女性，多数合并有糖尿病。皮损常为一个或数个，好发于小腿伸侧，也可发生于股、踝及足部，约15%的患者皮损发生于下肢以外的部位，如手臂、躯干和头部。皮损开始时为红色丘疹，最后形成境界清楚、不规则圆形或卵圆形、表面光滑、质地坚实的黄色斑块，边缘为紫红或淡红色，中央凹陷呈硫磺色，可有毛细血管扩张、色素斑点、鳞屑和结痂。部分病例在斑块处发生复发性、穿掘性溃疡，最终可形成瘢痕。本病通常无自觉症状，出现溃疡时可有疼痛。组织病理示真皮内境界不清楚的渐进性坏死灶，有上皮样细胞、组织细胞及多形核白细胞浸润。伴有糖尿病的常有血管病变及坏死周围区组织细胞呈栅状排列的表现。

412. E　皮肤钙沉着症的发病原因有多种：①特发性钙沉着，原因不明；②营养不良性钙沉着，与组织损伤或退行性变化有关；③转移性钙沉着，由钙和磷代谢异常导致；④医源性钙沉着，偶由静脉注射钙盐引起的并发症。

413. D　皮肤钙沉着症是不溶性钙盐沉积于组织所产生的疾病，分为特发性、转移性和营养不良性等。临床表现为结节或斑块，大小不一，可自绿豆、蚕豆至胡桃大小，初起不痛，其上皮肤正常并不与损害粘连，而可自由移动，随后团块与其上覆皮肤粘连，发红，疼痛或压痛，最后可以穿破、溃烂流出具有特征性的石灰样、奶油样或脓样物质，主要为磷酸钙和少量碳酸钙。溃疡后可继发感染，创口经久不愈遗留瘘管。

414. A　皮肤淀粉样变性（amyloidosis cutis）是一种由淀粉样蛋白物质沉积于皮肤组织中引起的疾病。

415. E

416. B　肠病性肢端皮炎发病多在断奶后4～6周内，大多数在断奶之后。多有家族史而与性别、人种、季节无关。

417. A　急性发作的痛风多半是原发性关节痛风。急性发作往往是在夜间，患者的一侧关节显著肿胀疼痛，最常见于第一跖趾关节，皮肤发红灼热，全身恶寒发热，黎明时患者出汗，热度消退，疼痛也停止，但到晚间时又发作，如此连续3～10天才停止；若干时期后可复发，并可发生于其他关节，可表现为手痛风、膝痛风、肩关节痛风等。

418. D　秋水仙碱对急性痛风有效。第一次口服0.5～1.0mg，以后每2～3小时服0.5mg，直到疼痛消失或胃肠反应发生为止。将秋水仙碱0.25～0.30mg溶于生理盐水3ml中作静脉注射，以后每6小时0.5mg，直到疼痛消失。24小时内注射总量不超过4mg。

419. A 掌跖脓疱病：掌跖部位可出现周期性成批的水疱、脓疱，伴不同程度的瘙痒，病理为棘细胞层内单房性水疱、脓疱，脓疱为无菌脓疱。肠病性肢端皮炎以肢端及腔口周围皮炎、脱发和腹泻三联征为典型特征，据统计仅20%患儿有完整三联征表现。皮疹起初表现为头面部、四肢末端和肛门生殖器部位出现红斑、水疱、渗出、脱屑等皮肤湿疹样改变，迅速发展成侵蚀性甚至银屑病样表现，皮疹往往是锌缺乏的早期征象之一。两者都累及四肢末端。

420. A 毛囊角化病呈常染色体显性遗传，皮损特征是在脂溢部位簇集油污样角化性丘疹，并倾向于融合成片，同时可伴有甲异常和黏膜损害。皮损初为皮色或黄褐色油污样疣状丘疹，好发于脂溢部位，如前额、头皮、头皮边缘、鼻唇沟、耳朵和胸背等。大约80%的患者可累及皱褶部位，如腹股沟和腋窝，女性的乳房下皮肤也会受累。以皱褶部位皮损为主的患者不足10%，其腋窝、腹股沟或会阴部有大块疣状增殖性斑块，易糜烂渗血而产生恶臭。病理表现为角化过度，毛囊角栓，灶性角化不全，棘层肥厚。棘层松解会导致基底细胞上层形成特征性的裂隙，裂隙底部的乳状体向上伸长，表面仅附有单层基底细胞，即绒毛样结构。维生素A缺乏症：本病无季节性变化，皮损为干燥而坚实的圆锥形或半球形角化性丘疹，较大，类似蟾皮，多见于四肢伸侧。可并发眼干燥、夜盲及其他内部器官症状。两者均有角化性丘疹，所以A不对。

421. E 黄瘤病的皮损组织病理可见泡沫细胞，而非血液涂片

422. D 皮肤淀粉样变系淀粉样蛋白沉积于正常的皮肤组织中而不累及其他器官的一种慢性皮肤病。苔藓样淀粉样变最常见，发病年龄不限。典型皮损为发生于胫前的丘疹，大小1～3mm，表面常有少许鳞屑，顶端往往过度角化和粗糙；丘疹密集成片但常不融合，自觉剧痒。有时丘疹沿皮纹呈念珠状排列，颇具特征性。也可融合成斑块，表面呈疣状与肥厚性扁平苔藓或慢性单纯苔藓相似，但仍可辨认出斑块。本病临床上应与神经性皮炎、结节性痒疹、肥厚性扁平苔藓，炎症后色素沉着等鉴别。组织病理上应与胶样粟丘疹、皮肤黏膜透明变性、卟啉病鉴别。

423. D 烟酸缺乏病可为急性或慢性，皮疹常是暗红或暗褐色，往往出现于暴露部位，患处皮肤粗糙、肥厚及脱屑。典型的临床表现为皮炎、腹泻、痴呆，称为"3D"征；有些患者开始发生的是胃肠症状，一般为慢性腹泻，同时发生口炎，往往在1～2个月后才发生皮肤损害。典型病例的皮肤、黏膜、胃肠及神经系统皆有明显症状。初起皮疹往往是成片的淡红或暗红斑，随后扩大和融合而成一片皮炎。患者既往有饮酒史，皮疹查体为水肿型鲜红色斑，伴消化道症状及精神不振、失眠。因此考虑为烟酸缺乏病的可能性大。

424. E

425. E 脂膜炎巨噬细胞期可出现大量组织细胞吞噬变性坏死的脂肪细胞，成为较大的单核或多核泡沫细胞，部分的脂肪细胞可被泡沫细胞所代替。此外，有少数淋巴细胞、浆细胞及嗜中性粒细胞，也可有异物巨细胞形成。

426. E 传染性软疣的典型损害为受感染局部的表皮细胞增生形成丘疹，直径2～8mm，单发或多发，圆形或半球形，有蜡样光泽，中心脐凹状，并含有干酪样栓塞物，丘疹呈肉色或粉红色。初期质地坚硬，成熟变软，可挤压出干酪样物。

427. B ①红斑狼疮起源于遗传因素，日光、紫外线照射、寒冷刺激、精神创伤、细菌和病毒感染或较大的外伤、外科手术、内分泌改变可诱发或加重该病；②药物性狼疮即药物诱发的狼疮，是指服用某些药物后引起的关节痛、皮疹、发热、浆膜炎，血中出现抗核抗体，抗组蛋白抗体。

428. D 抗细胞膜抗原抗体直接与血细胞膜等相应的膜成分结合导致细胞损伤，即通过Ⅱ型变态反应引起血细胞减少，而血管炎、关节炎、浆膜炎及肾炎是通过Ⅲ型变态反应引起的。

429. B 日光、紫外线照射、寒冷刺激、精神创伤、细菌和病毒感染或较大的外科手术、内分泌改变可诱发或加重盘状红斑狼疮。该病常见于中年人，以20～40岁年龄最好发，女性多于男性。

430. A 盘状红斑狼疮（DLE）：CLE中50%～85%是DLE，男女发病比例为1：3；部分SLE患者也可有DLE皮损，1.3%～5%的DLE患者可进展为SLE。除头面部外，DLE皮损还可累及躯干、四肢，此时称为播散性DLE（DDLE）。部分患者可有光敏及轻度关节痛等症状，发生于掌跖的皮损可有疼痛。与局限性DLE相比，DDLE患者进展为SLE的风险更高。

431. D 约75%的SLE患者有肾脏损害，其严重程度与疾病预后密切相关，临床表现类似肾炎和肾病综合征。早期主要表现为蛋白尿和（或）血尿，肾功能一般正常，随着病情发展，后期可出现肾衰竭，是SLE主要的死因之一。

432. E SLE心血管系统：心血管损害发生率可达30%。心包炎是SLE最常见的心脏损害，可无症状，仅心电图或超声心动图可查出。心肌炎常伴发心包炎，出现率达25%，休息时出现无原因的心悸，与体温不成比

例的心率加快，心电图检查示 ST－T 段的改变，胸部 X 线检查示心脏扩大而无心包液渗出。

433. C　抗 dsDNA 抗体是判断病情活动的标准之一，特别是与活动性肾损密切相关。

434. D

435. C　狼疮性肾炎（LN）是 SLE 的重要临床组成部分。肾脏受累的临床表现有蛋白尿、红细胞尿、白细胞尿、管型尿及肾小球滤过功能下降和肾小管功能减退。肾脏受累与抗 Sm 抗体有关。

436. B　盘状红斑狼疮患者应避免日晒及寒冷等刺激。皮损广泛或有全身症状的可内服氯喹，长期服用者，应定期检查眼底及视力，以防角膜及视网膜病变。

437. C　亚急性皮肤型红斑狼疮（SCLE）占 LE 患者总数的 10%，好发于青年，两性均可罹病，以女性多见，男女比例为 1∶3。

438. B

439. D　75% 的 SLE 患者皮损处或正常皮肤处的狼疮带试验阳性（沿真皮与表皮交界处有颗粒型免疫球蛋白及补体沉着）。

440. B　SLE 患者应避免日晒、寒冷、过劳、感冒、精神创伤和妊娠等。糖皮质激素仍为 SLE 治疗的首选药物，泼尼松用量为 0.5～2mg/（kg·d），病情缓解后逐步减量。

441. D　大疱性红斑狼疮为急性皮肤红斑狼疮的一种新亚型，皮损为单个或成簇的水疱或大疱，好发于曝光部位。组织病理为含有中性粒细胞的表皮下水疱。免疫电镜示在致密层有颗粒状 IgG、IgM 或 IgA 沉积。患者对氨苯砜治疗敏感，以此可与获得性大疱表皮松解症鉴别。

442. E　除皮肤损害外，完全型或不完全型先天性心脏房室传导阻滞是新生儿红斑狼疮的常见临床症状。抗 Ro/SSA 抗体为本病的血清学抗体标志。

443. A

444. A　SLE 患者抗 RNP 抗体常与抗 Sm 抗体同时存在，阳性率为 30%～50%，常伴有雷诺现象。

445. E　寻常型银屑病占所有银屑病的 99% 以上。

446. C　系统性硬皮病主要是以皮肤受累的范围作为分类标准，国内皮肤科学界一般将其分为肢端型硬皮病和弥漫型硬皮病两个主要大类及 CREST 综合征亚型，Gottron 征是皮肌炎的典型皮疹。

447. C　对于病情进展期的系统性硬皮病及伴有内脏损伤的可使用中、小剂量的激素治疗。

448. C　药物性红斑狼疮患者，抗组蛋白抗体常在临床表现前检查出，且阳性率高达 82%。

449. C　狼疮带试验是指在检查者手腕上方暴露部位的正常皮肤处做试验，如在表皮和真皮的连接处，用免疫荧光法检测时发现一条局限性的免疫沉积带（呈颗粒状的黄绿色，为补体和免疫球蛋白的结合物），此时称为狼疮带试验阳性；若无补体或免疫球蛋白的沉积则为阴性。皮损处阳性率：SLE 92%，DLE 为 80%～90%。SLE 正常皮肤的阳性率曝光部位为 70%，非曝光部位为 50%；而 DLE 正常的皮肤狼疮带试验阴性。

450. C

451. B　SLE 可出现中枢神经系统被累及的现象，测定脑脊液中补体有助于判断 SLE 有无中枢神经系统侵犯。

452. B　SLE 患者抗心磷脂抗体阳性与血小板减少、自发性流产或死胎、血栓形成、血管及神经系统病变有关。

453. B　SLE 患者的神经症状主要表现为癫痫样发作，占中枢神经系统 SLE 的 17%～50%，发生在本病活动中或发病前数年。

454. B　SLE 早期表现多种多样，关节及皮肤表现为最常见的早期表现。

455. D

456. B　皮肌炎是以累及皮肤、横纹肌为特征的自身免疫性结缔组织病，表现为四肢近端肌无力，特征性皮疹改变包括：①上睑暗紫红色皮疹，可为一侧或两侧，常伴眶周水肿和近睑缘处毛细血管扩张；②"技工手"样变，该样变是指垫皮肤角化、增厚、皲裂。手掌、足底、躯干和四肢也可有角化过度伴毛囊角化；手指的掌面和侧面出现污秽、暗黑色的横条纹。因与手工劳动者的手部改变类似，故名"技工手"。其他皮肤黏膜改变：头皮处可出现红色萎缩性斑块，上覆鳞屑，常误诊为银屑病或脂溢性皮炎；甲周毛细血管扩张。患者面部出现水肿性紫红色斑伴四肢肌肉酸痛无力半年，吞咽困难，查体示双手指伸侧对称分布扁平紫红色鳞屑性丘疹，甲周见毛细血管扩张及瘀点，因此诊断为皮肌炎的可能性大。

457. C　系统性红斑狼疮的十一项诊断标准包括：蝶形红斑，盘状狼疮，关节炎，日光过敏，口腔溃疡，浆膜炎，肾脏损害，血液系统损害，神经系统损害，抗核抗体阳性，其他的自身抗体异常。其他的自身抗体包括狼疮抗凝物阳性，抗心磷脂抗体阳性或双链 DNA 阳性，还有抗史密斯抗体阳性。患者临床症状满足面颊部红斑，四肢关节症状，及辅助检查示血液系统异常，肾脏损害，满足系统性红斑狼疮 11 条中的 4 条可以诊断为系统性红斑狼疮。

458. B　毛细血管扩张症是由皮肤或黏膜表面的毛细血管、小静脉和微小动静脉呈持久性扩张导致的，酒渣鼻以面部中央出现弥漫性红斑、丘疹、脓疱及毛细血管扩张为特征，通常见于颊部和鼻部，眉部及颏部也可累及，常见于中青年女性。鼻部血管特别容易出现继发性扩张，晚期皮脂腺过度肥大而引起鼻畸形，被称为鼻赘，发生鼻赘的多为男性。

459. B 肢端青紫症是血管舒缩功能紊乱的现象，与寒冷、衰弱有明显的关系。其次，肾上腺素分泌水平增加或血液黏稠度增加或焦虑精神紧张也和本病有关。

460. D 雷诺现象或雷诺病发病的病理生理机制：寒冷刺激、情绪激动、精神紧张、内分泌紊乱等是主要的激发因素。起病缓慢，一般在受寒冷后，尤其是手指接触低温后发作，故冬季多发。发作时手指肤色变白，继而发绀，常先从指尖开始，以后波及整个手指，甚至手掌。伴有局部冷、麻、针刺样疼痛或其他异常感觉，而腕部脉搏正常。发作持续数分钟后自行缓解，皮肤转为潮红而伴有烧灼、刺痛感，然后转为正常色泽。局部加温、揉擦、挥动上肢等可使发作停止。受累手指往往两手对称，小指和无名指常最先受累，以后波及其他手指，拇指因血供较丰富多不受累，下肢受累者少见。发作间歇期，除手足有寒冷感外无其他症状。此外，还可能引起指端坏疽。10% ~12% 患者在长期患病后可出现局限的指（趾）皮肤硬化。本病的诊断主要根据典型的临床表现：①发作由寒冷或情绪激动所诱发；②两侧对称性发作；③无坏死或只有很小的指（趾）端皮肤坏死。结合激发试验和指动脉压测定可鉴别痉挛型和梗阻型；通过特殊血液检查，部分患者可找到发病的原因。

461. D 雷诺病的实验室检查：①激发试验：冷水试验、握拳试验；②指动脉压力测定；③指温与指动脉压关系测定；④指温恢复时间测定；⑤指动脉造影和低温（浸冰水后）指动脉造影；⑥其他：血液抗核抗体、类风湿因子免疫球蛋白电泳、补体、抗 DNA 抗体、冷球蛋白以及 Coombs 试验检查；测定上肢神经传导速度有助于发现腕管综合征，手部 X 线检查有助于发现类风湿关节炎和手指钙化症。

462. E 雷诺现象（Raynaudphenomenon）是指因受寒冷或紧张刺激后，肢端细动脉痉挛，使手指（足趾）皮肤突然出现苍白，相继出现皮肤变紫、变红，伴局部发冷、感觉异常和疼痛等短暂的临床现象。

463. B SLE 的皮肤表现多种多样，大体可分为特异性和非特异性两类。①特异性皮损有蝶形红斑、盘状红斑；②非特异性皮损有光过敏、脱发、口腔溃疡、皮肤血管炎（紫癜）、色素改变（沉着或脱失）、网状青斑、雷诺现象、荨麻疹样皮疹，少见的还有狼疮脂膜炎或深部狼疮及大疱性红斑狼疮。

464. C 化脓性肉芽肿可发生于任何年龄，但以青少年多见，轻度穿通性皮肤损伤是常见的诱因，基本损害为圆形或略扁平的绿豆至樱桃大小乳头状肉芽肿，数周或数月迅速增长，然后停止。皮损一般不超过 1cm，表面光滑呈淡红或暗红色，柔软而有弹性，触之易出血，无自觉症状，偶有溃破、糜烂，渗出少量发臭的脓液，干涸后结成褐色的脓痂。可发生于任何年龄。损害往往单个，也可数个同时存在。好发于身体容易受外伤的部位如手指、手臂和头面部小伤口上，亦常见于婴儿脐部，偶尔可见于口腔黏膜。经过缓慢，肉芽生长到一定程度，即不再发展，一般难以自行消失。

465. A 化脓性肉芽肿的临床处理：手术切除最佳，切除后最好做病理检查。也可选用激光、电凝、冷冻、放射等治疗。如治疗不彻底，有复发的可能。

466. B 先天性网状青斑又称毛细血管扩张性大理石样皮肤，本病病因不明，为多因素遗传性疾病，有人认为其是毛细血管和静脉的联合畸形。多见于女性。通常在出生时就出现持续性毛细血管扩张，并偶有溃疡皮损，最常见于躯干、四肢、面部和头皮，呈局限性、单侧、节段性分布。皮肤呈毛细血管扩张和持久性浅静脉扩张、大理石样表现。严重者可见坏死、溃疡形成，局部萎缩和萎缩性瘢痕。除先天性畸形外，大多数可恢复。可伴发多种先天性畸形。

467. E 瘢痕疙瘩的损害好发于躯干上部、肩部、面部、颈部，特别是胸骨前区。

468. C 根据题干，农民 + 菜园种菜 + 下肢、前臂红斑、水肿、水疱、脓疱、坏死 + 痒热痛，可考虑为隐翅虫皮炎。隐翅虫皮炎的皮损常发生于暴露部位。搔抓或拍死压碎隐翅虫后，隐翅虫的毒液释放，在接触部位出现点、片状或条索状红斑，伴痒，渐有灼热、疼痛感。随后红斑上出现密集的丘疹、水疱，后发展为脓疱或呈灰褐色坏死，灼痛明显。在皮疹周围可出现鲜红色丘疹或水疱，搔抓后出现糜烂面。1 ~2 周后脱痂而愈，留有色素沉着或浅瘢痕。皮疹广泛时可有发热、头疼、恶心、淋巴结肿大等全身症状。

469. A 雷诺现象的诊断标准：①发病急，较快发生溃疡、坏死；②50 岁以上发病，尤其是男性患者；③病变不对称，特别是局限于 1 ~2 指；④温暖环境中仍有血管痉挛发作；⑤伴有发热、乏力、消瘦、皮损；⑥有明显关节痛、手指肿胀和风湿病表现；⑦1 个或几个部位脉搏减弱或消失；⑧伴有红细胞沉降率快、贫血、蛋白尿、梅毒血清假阳性、血清蛋白异常、ANA 阳性等。值得注意的是，虽然雷诺病的诊断标准为症状持续 2 年以上并除外其他潜在性疾病，但有些系统性疾病要长达 11 年才表现出来。

470. D 化脓性肉芽肿又称毛细血管扩张性肉芽肿，为发生于在皮肤穿通性外伤后的后天性、良性结节状增生，新生的血管形成血管瘤样或乳头样损害，可迅速增大，容易破溃出血和溃烂，长到一定大小静止，无自觉症状。患者 1 个月前右手中指外伤后出现发展皮疹，无自觉症状，早期发展迅速，后期静止，触诊质地柔软，外伤后可出血，因此诊断化脓性肉芽肿的可能性大。

471. C 变应性血管炎的典型表现为真皮浅层以小血

管为中心的节段性分布的白细胞碎裂性血管炎。

472. C　变应性血管炎为免疫复合型，为Ⅲ型变态反应，又称抗原抗体复合物型变态反应，由于抗原和抗体（主要是 IgG）结合引起的一系列反应，主要病理改变为血管炎，因此又称为血管炎反应型或免疫复合物型变态反应，是一种以血管炎为主要病理组织学特征的疾病。

473. B　过敏性紫癜是非血小板减少性紫癜，无凝血功能异常，因此查凝血功能出血时间正常。

474. D　过敏性紫癜，即 Henoch – Schonlein 紫癜，又称自限性急性出血症，非血小板减少性紫癜，是一种侵犯皮肤和其他器官细小动脉和毛细血管的过敏性血管炎，发病原因可能是病原体感染、某些药物作用、过敏等致使体内形成 IgA 或 IgG 类循环免疫复合物，沉积于真皮上层毛细血管引起血管炎。主要表现为紫癜、腹痛、关节痛和肾损害，但血小板不减少。有认为过敏性紫癜与变应性皮肤血管炎属于同一个谱系疾病。本病是儿童时期最常见的一种血管炎，多发于学龄期儿童，常见发病年龄为 7 ~ 14 岁，1 周岁以内婴儿少见。

475. C　变应性皮肤血管炎：致敏物质作为抗原进入机体，与抗体结合形成免疫复合物，沉积于血管壁而引起血管损伤，是Ⅲ型免疫反应。

476. D　结节性红斑的组织病理：主要病理改变位于皮下脂肪小叶间隔。在早期急性炎症反应阶段，主要为中性粒细胞浸润伴有少量的淋巴细胞、嗜酸性粒细胞和少量红细胞外渗。随着病情发展，中性粒细胞很快消失，然后出现淋巴细胞、浆细胞和组织细胞浸润。在脂肪小叶间隔中，可以出现巨细胞和肉芽肿改变，血管和脂肪小叶损伤并不明显。

477. C　复发性口腔溃疡，每年至少发作 3 次时可作为诊断白塞病的必要条件。

478. E　紫癜以血液溢于皮肤、黏膜之下，出现瘀点、瘀斑，压之不褪色为临床特征。

479. B　变应性皮肤血管炎的组织病理学特点是真皮毛细血管和小血管内皮细胞肿胀、管壁纤维蛋白样变性。血管壁及血管周围可见中性粒细胞浸润，核碎裂以及核尘，可见红细胞外渗，免疫荧光可以发现早期有补体 C3、IgG 和 IgM 沉积在血管壁和血管周围。

480. E　白塞病是一种全身性免疫系统疾病，属于血管炎的一种，其可侵害人体多个器官，主要表现为反复口腔和会阴部溃疡、皮疹、下肢结节红斑、眼部虹膜炎、食管溃疡、小肠或结肠溃疡及关节肿痛等。

481. D　结节性多动脉炎是一种累及中、小动脉全层的坏死性血管炎，可有肾小动脉血管炎，但没有肾小球肾炎以及微动脉、毛细血管和小静脉的血管炎。白细胞破碎性血管炎表现为真皮上部细静脉、动脉与毛细血管壁及周围组织内有纤维蛋白样物质沉积，中性粒细胞浸润。变应性皮肤血管炎、过敏性紫癜、荨麻疹性血管炎、白塞病均为白细胞破碎性血管炎。

482. D　过敏性紫癜的实验室检查：血小板计数、功能正常或升高。出血时间、凝血时间及血块收缩时间、凝血因子等均正常。部分患儿白细胞总数增高达 $20.0 \times 10^9/L$，伴核左移。红细胞沉降率可增快。C – 反应蛋白增高及抗链球菌溶血素可呈阳性，咽培养可见 β 溶血性链球菌。

483. A　变应性皮肤血管炎主要与感染、化学制剂、结缔组织病、血液系统疾病、恶性肿瘤、药物等有关，这些因素触发免疫反应，引起免疫复合物沉积在毛细血管，从而引起炎症反应而引起血管损伤。

484. C　结节性红斑是一种主要累及皮下脂肪组织的急性炎症性疾病，多见于中青年女性。一般认为该病与多种因素有关。结节性红斑常见于小腿伸侧，临床表现为红色或紫红色疼痛性炎性结节，青年女性多见，病程有局限性，易于复发。

485. B　变应性皮肤血管炎患者的典型皮损是小腿和膝关节部位发生高起的可触及的瘀斑，上肢、背、臀、胯部也可发生。当伴有单一抗原时，皮损可为同一形状，持续 1 ~ 3 周，渐消失。然而，当接触抗原的时间延长，就可见到不同期的皮肤损害反复出现。特征性初发损害为鲜红色紫癜，逐渐演变为多形性，如风团、水疱、血疱、脓疱、结节、甚至坏死或溃疡等。皮疹色调不一，大小不等，数目不定。

486. D　结节性红斑是一种主要累及皮下脂肪组织的急性炎症性疾病，多见于中青年女性。一般认为该病与多种因素有关。结节性红斑常见于小腿伸侧，临床表现为多发性红色或紫红色疼痛性炎性结节，早期皮色淡红，表面光滑，轻微隆起，几天后，皮色转暗红或青红，表面变平。3 ~ 4 周后结节逐渐消退，留暂时色素沉着，结节始终不发生溃疡，可伴有发热、关节酸痛等，青年女性多见，病程有局限性，易于复发。

487. B　荨麻疹性血管炎的特点：①本病多见于中年妇女，发病年龄大多在 30 ~ 40 岁之间，起病时常伴有不规则发热，有时可达 38℃ ~ 39℃；②皮肤主要特征为风团样皮损，与荨麻疹类似，但风团皮损持续时间长，往往 24 ~ 72 小时，甚至数天不消失。皮损触之有浸润，有时皮损处可见紫癜。少数病例有水疱，但无坏死。损害消退后遗留色素沉着或脱屑。自觉有痒感或烧灼感；③本病常伴有关节痛及关节炎，主要见于四肢关节，有时有关节肿胀，也可有腹部不适，淋巴结肿大等。晚期可出现肾脏损害，少数病例可发生癫痫、脑膜炎及单侧视神经炎等；④荨麻疹性血管炎常是皮肌炎、系统性红斑狼疮等疾病的早期症状，故应密切观察病程变化；⑤及早应用糖皮质激素，以预防肾损害等全身合并症。

应用糖皮质激素的剂量应根据病情决定，可以分次口服或缓慢静脉滴注，待体温恢复正常、皮损大部分消退后，逐渐减量。由于有时病程可长达数月，因此，要注意长期应用糖皮质激素的相关副作用。因此不宜使用抗组胺药缓解病情。

488. B 变应性皮肤脉管炎的部分患者可伴内脏受累，如肾脏、胃肠、神经系统等，称为变应性皮肤－系统性血管炎。变应性皮肤脉管炎又称变应性血管炎、系统性变应性血管炎、结节性皮肤变应疹，是多种原因引起的主要累及真皮浅层毛细血管及微细血管的过敏性炎症性皮肤病，好发于四肢，以小腿、踝周尤为显著。

489. B 白塞病的实验室检查：可有程度不等的贫血，白细胞总数增多及核左移，血清 α_2－球蛋白、γ－球蛋白增加，红细胞沉降率加快，C－反应蛋白升高，循环免疫复合物常阳性，类风湿因子、抗核抗体、抗中性粒细胞胞浆抗体和抗心磷脂抗体阴性，约半数患者可检出对口腔黏膜的自身抗体，血清黏蛋白和血浆铜蓝蛋白增加，血液黏滞度增加。

490. B 皮质类固醇是治疗结节性多动脉炎的首选药物，未经治疗者预后较差，及早使用可改善预后。

491. D 过敏性紫癜的发病原因和机制至今未完全阐明，可能与链球菌感染、病毒感染、药物、食物、虫咬、恶性肿瘤等有关，发生机制是由于抗原与抗体结合形成免疫复合物在血管壁沉积，激活补体，导致毛细血管和小血管壁及其周围产生炎症，使血管壁通透性增高，从而产生各种临床表现。

492. B 荨麻疹性血管炎的特点是皮疹为风团，持续时间长，伴低补体血症，关节痛及腹部不适。周围血白细胞正常或增加，中性粒细胞比例增加，红细胞沉降率加快；严重而持续的低补体血症为最常见的异常。

493. E 色素性紫癜性苔藓样皮炎是由于淋巴细胞介导血管舒缩神经发生障碍，血管通透性增高，红细胞外溢和崩溃以致含铁血黄素沉着而引发的一种疾病。

494. B

495. B 过敏性紫癜的基本病理改变是白细胞破碎性小血管炎，毛细血管壁的炎性反应，由致敏原与体内蛋白质结合，形成抗原。产生的 IgE 抗体吸附在肥大细胞上，释放出组胺及慢反应物质。这类物质引起小动脉及毛细血管扩张，血管通透性增加，血浆及血细胞渗出，引起水肿及出血。

496. A 白塞病的皮肤病变表现为面部、胸背部或其他部位青春痘样皮疹，或类似于“疖子”的表现，可自行好转，但易反复发作。另外有的患者会出现下肢发绀、肿胀和疼痛，可以触摸到疙瘩，还有的患者下肢会出现反复发作的红斑，大小不一，可以从黄豆到铜钱大小，按压时疼痛，这种现象称为结节红斑。还有的患者在输液或抽血针眼局部会出现红肿或水疱或脓疱，多数在注射后 24～72 小时内出现，这种现象被称为针刺反应阳性。

497. D 根据题干，中年男性＋下肢静脉曲张多年＋右小腿反复发生红斑、丘疱疹、糜烂、渗液、痒，考虑淤积性皮炎。淤积性皮炎又名淤积性湿疹、静脉曲张性湿疹、重力性湿疹、低张力性皮炎。淤积性皮炎是一种下肢慢性潮红、鳞屑、瘙痒和肿胀（炎症）的皮肤病，常有深褐色皮肤色素沉着。易发生于静脉曲张和水肿患者。最初皮肤出现皮肤瘙痒，红斑，有轻度鳞屑，几周或几个月后皮肤呈深褐色。皮下淤血常被忽视，可能导致水肿加重继发感染，最终引起严重皮肤损害（溃疡形成）。一般起病缓慢，先开始在小腿下 1/3 出现轻度水肿，休息后可消退，站立或行走时间长又复出现。渐起圆形红斑或褐红色斑片，有时可呈紫癜样斑片，自觉瘙痒明显，常抓破糜烂和结痂等。日久渐皮肤粗糙、脱屑、增厚、皲裂，呈苔藓化样损害，甚至呈瘢痕疙瘩样硬度。反复发作或加重，以冬季为甚。

498. B 根据题干，小腿伸侧面的红斑、结节＋不破溃＋压之疼痛，符合结节性红斑改变。结节性红斑常见于小腿伸侧，临床表现为多发性红色或紫红色疼痛性炎性结节，早期皮色淡红，表面光滑，轻微隆起，几天后，皮色转暗红或青红，表面变平。3～4 周后结节逐渐消退，结节始终不发生溃疡，可伴有发热、关节酸痛等，青年女性多见，病程有局限性，易于复发。

499. D 过敏性紫癜的本质是一种过敏性的血管炎症，可引起皮肤、关节、内脏器官等多部位的病变，绝大部分病例可伴有肾脏受累，即肾型过敏性紫癜，蛋白尿提示肾脏受累。

500. B 结节性红斑是一种急性炎症性疾病，常侵犯双下肢膝以下小腿内侧，也可侵及小腿外侧、膝以上大腿，甚至侵及上肢，头面部少见。表现为肢体双侧对称性，或鲜红色或暗红色或紫红色结节性损害，压痛明显，一般不痒。是由某种原因所致的真皮深层或皮下组织的局限性血管炎。该病可以是一种单独的疾病，也可以是某些全身性疾病的一种皮肤表现。本病好发于青年女性，某些患有全身性疾病的男性患者（如白塞病）也可有结节性红斑的表现，一般以秋冬寒冷季节发病为多。本病组织病理学检查结果示真皮和皮下组织的炎症病变。总的来说，其主要表现是血管炎，多发生在较大的小静脉血管内壁，有炎性细胞浸润及内皮细胞增生，但一般血管腔通畅，不发生闭塞，也无血栓形成。血管周围也可有炎症细胞浸润，早期以中性粒细胞为主，晚期则出现淋巴细胞增多。

501. B 进行性色素性紫癜性皮肤病以成年男性多见，好发于小腿及踝部周围。初起为针头大、淡红色瘀点，逐渐密集成片，呈棕红色，中央渐变为棕褐色，其边缘如同辣椒样新瘀点不断出现。皮损数目多少不等，后可自愈。由点状、斑片状红斑、紫癜、色素沉着为主要表现。鉴别诊断：①静脉曲张性淤积性皮炎：有静脉曲张，多发生在一侧下肢，皮疹似湿疹样损害，有时可出现溃疡；②过敏性紫癜：多发生于儿童，皮损以大小不等的瘀点和瘀斑为主，常伴有腹痛及关节和肾脏的改变。组织病理提示无含铁血黄素。

502. B 黄褐斑是一种与化妆品有关的色素沉着性疾病。

503. B 无色素痣是一种少见的，先天性的，局限性白斑，又称脱色素痣。任何种族、男女均可发生。在出生时或出生后不久发病，白斑可随身体发育而按比例扩大，脱色区内色素不会再生，所以不能自然消失。皮损好发于躯干、下腹、四肢近端，面部和颈部亦可受累。往往沿神经节段分布，四肢多成条状或带状，躯干可呈方形。脱色斑可散在分布，彼此之间距离很远。损害为大小不一的苍白色局限性色素减退斑，脱色不完全，没有白癜风那么明显，境界模糊不规则，有时边缘呈锯齿状，周围几乎无色素增殖晕，其中有时可混有淡褐色粟粒至扁豆大的雀斑样斑点，但无过度的色素沉着现象。脱色区内毛发色素可减退，特别是阴毛和眉毛。若损害发生于三叉神经区域，可伴发神经症状及癫痫。白化病、白癜风的 Dopa 反应多为阳性。

504. D 酒渣鼻丘疹脓疱期的临床特点是鼻尖出现丘疹脓疱和结节。

505. D 酒渣鼻的丘疹脓疱期：在红斑与毛细血管扩张基础上，反复出现痤疮样毛囊样丘疹，脓疱。损害较深较大时形成疖肿，囊肿，深在的炎症性结节。鼻部、面颊部毛囊口扩大，可在数年内此起彼伏，时轻时重。

506. C 黄褐斑是色素增加性疾病。白癜风、白化病、无色素痣为色素或黑色素细胞减少性疾病。花斑癣是真菌感染导致的。

507. D 蒙古斑为先天性真皮黑素细胞增多症，因婴儿生来即有，胎儿和婴儿的臀部、骶部以及其他部位的皮肤所呈现的灰蓝色色素斑，多见于蒙古人种，因此称为蒙古斑。

508. A 黏膜处白癜风是黏膜色素缺失，黏膜白斑为黏膜角化性损害。

509. D 黄褐斑病因尚不清楚，多见于女性，血中雌激素水平高是其主要原因，其发病与妊娠、长期口服避孕药、月经紊乱有关，也见于一些女性生殖系统疾患、结核、癌症、慢性乙醇中毒、肝病等患者，日光可促使发病。男性患者约占 10%，有研究认为男性发病与遗传有关。

510. C 痤疮发生可能与营养不良，缺乏锌元素或维生素 B 有关。

511. E 精神创伤为白癜风发病的精神神经因素，而不是免疫因素。

512. D 白化病患者全身皮肤色素缺乏，对紫外线高度敏感，有昼盲状态，局部可涂用 5% 对氨苯甲酸乙醇溶液，属于常染色体隐性遗传或性连锁隐性遗传。

513. C 无色素痣皮损好发于躯体，下腹、四肢近端常见，面部和颈部亦可受累。

514. D 无色素痣是一种非痣细胞痣，少见先天性的局限性白斑，又称脱色素痣。皮损局部提示多巴染色阳性的黑素细胞数目减少，不发生癌变，是一种发生学上的畸形，是一种持续不退的疾病，也是一种不完全性色素脱失性疾病。

515. E 若是皮肤色素痣颜色加深，痣增大，边界不清楚，边缘不光滑，看起来模模糊糊一片，颜色加深，且发展迅速，稍一碰撞则破溃、出血，并形成不规则形状的疤痕，区域淋巴结增大，这极有可能是色素痣已转化成恶性黑素瘤，应迅速到医院就诊，行手术切除治疗。交界痣痣细胞位于表皮 - 真皮交界处，皮内痣痣细胞位于真皮内，复合痣痣细胞位于表皮内和真皮内。一般不需治疗。

516. A 白癜风可以出现在双胞胎及家族中，说明遗传在白癜风发病中有重要作用，研究认为白癜风具有不完全外显率，基因上有多个致病位点。

517. C 黑变病是一组以面颈部为主出现的以弥漫性色素沉着为特点的皮肤病，好发于中年女性。

518. D 黄褐斑的药物治疗疗程至少 8 周。因为黑素从表皮基底层产生并随后脱落的过程约需 2 周，而要去除原有色素，更多地抑制黑素细胞产生黑素至少应 8 周以上，疗程越长，效果越好。

519. A PUVA 疗法对白癜风的疗效因人而异，病程短、面颈部的皮损色素恢复比较快，而病程长、远端各部位（如手足及唇部）的皮损色素恢复较差。

520. B 儿童白癜风的首选疗法：局部外用低、中效皮质激素。

521. D 白癜风的发病机制：①遗传学说：白癜风可以出现在双胞胎及家族中，说明遗传在白癜风发病中有重要作用。研究认为白癜风具有不完全外显率，基因上有多个致病位点；②自身免疫学说：白癜风可以合并自身免疫病，如甲状腺疾病、糖尿病、慢性肾上腺功能减退、恶性贫血、风湿性关节炎、恶性黑色素瘤等。血清中还可以检出多种器官的特异性抗体，如抗甲状腺抗体、抗胃壁细胞抗体、抗肾上腺抗体、抗甲状旁腺抗体、抗平滑肌抗体、抗黑素细胞抗体等；③精神与神经化学学说：精神因素与白癜风的发病密切相关，大多患者在起病或皮损发展阶段有精神创伤、过度紧张、情绪低落或沮丧。白斑处神经末梢有退行性变，也支持神经化学学说；④黑素细胞自身破坏学说：白癜风患者体内可以产生抗体和T淋巴细胞，说明免疫反应可能导致黑素细胞被破坏。而细胞本身合成的毒性黑素前身物及某些导致皮肤脱色的化学物质对黑素细胞也可能有选择性的破坏作用；⑤微量元素缺乏学说：白癜风患者血液及皮肤中铜或铜蓝蛋白水平降低，导致酪氨酸酶活性降低，因而影响黑素的代谢；⑥其他因素：外伤、日光暴晒及一些光感性药物亦可诱发白癜风。

522. E 黄褐斑：①面中型：最为常见，皮损分布额、颊、上唇、鼻和下颏部；②颊型：皮损主要位于双侧颊及鼻部；③下颌型：皮损主要位于下颌，偶可累及颈部“V”型区。

523. D 雀斑是发生于面部皮肤上的黄褐色点状色素沉着斑，系常染色体显性遗传，日晒可诱发和加重皮损，多在3～5岁出现皮损，女性多于男性，其数目随年龄增长而逐渐增加，青春期色斑最重，老年后色斑减轻，好发于面部，特别是鼻部和两颊，可累及颈、肩、手背等暴露部位，非暴露部位无皮疹。损害为浅褐或暗褐色针头大小至绿豆大的斑疹，圆形、卵圆形或不规则，散在或群集分布，孤立不融合。无自觉症状。夏季经日晒后皮疹颜色加深、数目增多，冬季则减轻或消失，常有家族史。

524. E 黄褐斑的治疗措施：查出病因者尽量除去病因。由避孕药引起的黄褐斑，应停止服用，但短期内不一定消退。①外用药物：是最简单、最常用的治疗方法。外用酪氨酸酶抑制剂软膏，如5%氢醌霜、2～4%曲酸霜及3%熊果苷等。涂搽后都有不同程度的疗效。该类药物为抗氧化剂，易在空气和日光中氧化，应封闭、避光保存。近年有人报道称使用0.1%维A酸软膏治疗黄褐斑，外用糖皮质激素等也有一定疗效；②剥脱疗法：三氯醋酸溶液局部涂搽可使表皮剥脱，而除去色素斑。液氮冷冻治疗可使表皮冷冻坏死后剥离，以除去色素，磨削手术是用磨头将表皮磨去一层，而达到除去色素的目的。术后待创面愈合后搽用防晒霜等，否则日晒后易于复发；③面膜疗法：面膜疗法包括单纯面膜剂、面膜膏按摩法和倒模面膜法。其中倒模面膜法已广泛应用于黄褐斑的治疗，并已取得满意效果。面膜倒模疗法集药物、按摩、理疗于一体，从而具有多种治疗作用。其治疗程序为：阳离子蒸气润面－面膜膏按摩－成形倒模剂倒模。面膜膏的药物成分对黄褐斑的治疗起着关键作用。目前有去色素的面膜膏、增白面膜膏和专治黄褐斑的中草药物面膜等；④激光或强脉冲光治疗：近来有报道称应用光子嫩肤术及应用Q开关激光治疗黄褐斑部分患者有效。

525. A 黑变病：①化妆品：化妆用品，如演员用的油彩或家用化妆品中的某些成分偶尔也能引起黑变病，常在日光照射后加重；②接触光敏性物质：多数患者有光敏感性物质接触史。可因接触焦油、沥青及其他石油制品，其中所含蒽、萘类光敏性化合物所致；③药物：有些抗疟药、化疗药也可引起黑色素沉着；④营养不良：如B族维生素缺乏也会导致黑色素沉着；⑤其他：内分泌紊乱、精神等也可诱发此病。

526. E 寻常型天疱疮是一种自身免疫性疾病，在患者血中存在天疱疮抗体，而且抗体滴度与病情轻重有关。

527. A 单纯型大疱性表皮松解症的水疱位于表皮内；大疱性类天疱疮、妊娠疱疹、疱疹样皮炎和线状IgA大疱性皮病的水疱均位于表皮下。

528. B 天疱疮病因尚未完全明确，现认为是一种自身免疫性疾病。天疱疮的抗原主要是桥粒，抗体主要是IgG，可见四种IgG亚型，少数为IgA。

529. A 天疱疮是一种自身免疫性疾病，在患者血中抗体滴度与病情轻重平行相关。

530. D 天疱疮（pemphigus）是一组累及皮肤和黏膜，以松弛易破的水疱、大疱为主要特征的自身免疫性大疱性皮肤病。

531. E 寻常型天疱疮患者的大疱疱壁薄，容易破裂，渗出，糜烂；尼氏征阳性；在皮损之前常有口腔黏膜的水疱和糜烂；首选糖皮质激素。

532. D 银屑病的临床分型为寻常型、脓疱型、关节病型和红皮病型。

533. A 泛发性脓疱型银屑病的发病原因有很多种，其中最常见诱因是寻常型银屑病患者在治疗中应用皮质类固醇或免疫抑制剂过程中突然停药，此外细菌感染、外界刺激也可继发，但不是最常见。

534. D 银屑病的确切病因尚未清楚。目前认为与遗传因素、环境因素、免疫因素有关，也尚无特效治疗药物。

535. C 大疱性表皮松解症的特点是皮肤在受到轻微摩擦或碰撞后出现水疱及血疱，好发于肢端及四肢关节伸侧，严重者可累及机体任何部位。皮损愈合后可形成瘢痕或粟丘疹，肢端反复发作的皮损可使指（趾）甲脱落。

536. C 遗传性大疱性表皮松解症（EB）依据发病部位不同可分为三类：①单纯型大疱性表皮松解症，水疱在表皮内；②交界型大疱性表皮松解症，水疱发生于透明层；③营养不良型大疱性表皮松解症，水疱发生在致密下层。DEB与编码Ⅶ型胶原的基因（COL7A1）突变有关。

537. D 家族性良性慢性天疱疮常在青春期发生，好发于颈、腋、腹股沟、外阴、会阴、肛周、股内侧、腋窝等容易摩擦皱褶的部位，病变可局限或泛发。

538. B 大疱性表皮松解症的临床表现特点是皮肤在受到轻微摩擦或碰撞后出现水疱及血疱，好发于肢端及四肢关节伸侧，严重者可累及机体任何部位。皮损愈合后可形成瘢痕或粟丘疹，肢端反复发作的皮损可使指（趾）甲脱落。

539. E 鳞状毛囊角化病：①本病病因不明，可能与鱼鳞病属同类疾病；②好发于青壮年，无性别差异；③为角化性皮肤病；④在少数病例中家族中有相同患者。

540. E 鳞状毛囊角化病的原因尚不明了，少数病例可有家族史。皮损特征为褐色圆片形鳞屑性斑疹，鳞屑中央有与毛孔一致的黑色毛囊角栓。多见于朝鲜、日本、中国等，欧洲西方国家少见。多见于青壮年女性。皮疹为小指盖至榆钱大的孤立散在的圆形灰白色鳞屑性斑疹，中央固着，周边游离，中央可见与毛囊一致的黑色小毛囊角栓，可伴有浅色晕。剥去鳞屑，可见嵌塞于毛囊口的角质栓及卷曲的毳毛。随后可由此再生出同样的鳞屑斑。多对称发生于腰、臀、胸腹及大腿外侧等处。一般无自觉症状。病情冬重夏轻，经过缓慢，一般3年左右自然痊愈，少数多年不愈。

541. E 鳞状毛囊角化病需与毛囊性鱼鳞病、花斑癣、副银屑病、毛发苔藓、连圈状秕糠疹等鉴别。鳞状毛囊角化病的皮损特征为褐色圆片形鳞屑性斑疹，鳞屑中央有与毛孔一致的黑色毛囊角栓。鱼鳞病、连圈状秕糠疹、副银屑病、连圈状秕糠疹均可表现鳞屑性斑疹，所以需要与这些疾病进行鉴别诊断。

542. C 汗孔角化症根据皮损累及范围可分为播散性浅表性光线性汗孔角化症、播散性浅表性汗孔角化症、Mibelli 汗孔角化症、单侧线状汗孔角化症、掌跖播散性汗孔角化症、点状汗孔角化症六种，其中最可能癌变的是单侧线状汗孔角化症。

543. B 遗传性大疱性表皮松解症（EB）依据发病部位不同可分为三类：①单纯型大疱性表皮松解症（simplex EB，EBS），水疱在表皮内；②交界型大疱性表皮松解症（junctional EB，JEB），水疱发生于透明层；③营养不良性大疱性表皮松解症（dystrophic EB，DEB），水疱发生在致密下层。EBS 与编码角蛋白 5 和 14 的基因突变有关；JEB 与编码板层素 5、BPAG2 等物质的基因突变有关；DEB 与编码Ⅶ型胶原的基因（COL7A1）突变有关。

544. E 寻常型鱼鳞病为最常见的类型，一般冬重夏轻。婴幼儿即可发病。多累及下肢伸侧，尤以小腿最为显著，四肢屈侧及皱褶部位多不累及。病情轻者仅表现为冬季皮肤干燥，表面有细碎的糠样鳞屑，又称干皮症；典型皮损是淡褐色至深褐色的菱形或多角形鳞屑，鳞屑中央固着，边缘游离，臀部及四肢伸侧可有毛囊角化性丘疹；掌跖常见线状皲裂和掌纹加深；通常无自觉症状。

545. C 结节性硬化症又称 Bourneville 病，是一种常染色体显性遗传的神经皮肤综合征，也有散发病例，多由外胚叶组织的器官发育异常引起，可出现脑、皮肤、周围神经、肾等多器官受累，临床特征是面部皮脂腺瘤、癫痫发作和智力减退。皮肤损害特征是口鼻三角区皮脂腺瘤，对称蝶形分布，呈淡红色或红褐色，为针尖至蚕豆大小的坚硬蜡样丘疹，按之稍褪色。90% 在 4 岁前出现，随年龄增长而增大，很少累及上唇。85% 患者出生后就有 3 个以上 1mm 长树叶形、卵圆形或不规则形的色素脱失斑，在紫外灯下观察尤为明显，见于四肢及躯干。20% 可在 10 岁以后出现腰骶区的鲛鱼皮斑，略高出正常皮肤，局部皮肤增厚粗糙，呈灰褐色或微棕色斑块。13% 患者可表现甲床下纤维瘤，又称 Koenen 肿瘤，自指（趾）甲沟处长出，趾甲常见，多见于青春期，可为本病唯一皮损。其中出现3 个以上的色素脱失斑和甲床下纤维瘤是本病最特征的皮损。其他如咖啡牛奶斑、皮肤纤维瘤等均可见。

546. C 弥漫性非表皮松解性掌跖角化病的致病基因位于 12q13. 13、编码角蛋白 1 的区域内；表皮松解性掌跖角化病的致病基因位于 17q21. 2、编码角蛋白 9 的区域，但某些轻型患者的致病基因同非表皮松解型。

547. A 残毁性掌跖角化病偶可伴有先天性鱼鳞病、表皮松解性角化过度、瘢痕性秃发、高频性耳聋、听觉丧失、口周脂溢性鳞屑、暗红色角化斑及腋窝浸渍性白斑等，还能合并性功能减退及脊髓空洞症。如残毁性掌跖角皮病合并口周皮肤病，则称为 Olmsted 综合征，属常染色体显性遗传的一种弥漫性掌跖角皮症，可伴有关节松弛和脱发，用阿维 A 酯治疗有明显疗效。目前已鉴定出两个与残毁性掌跖角化病有关的致病基因，分别是定位在 13 号染色体 13q11 – 12 上编码缝隙连接蛋白 Cx26（连接蛋白 26）的 GJB2 基因和定位在 1 号染色体 1q21 上编码兜甲蛋白的 LOR 基因。由 GJB2 基因突变导致的残毁性掌跖角化病常伴有听力异常，被称为典型的残毁性掌跖角化病；由 LOR 基因（兜甲蛋白）突变导致的残毁性掌跖角化病常伴有鱼鳞病，又被称为变异型残毁性掌跖角化病。

548. B

549. D 寻常型鱼鳞病的病理表现为表皮中度角化过度，伴颗粒层变薄或消失。一般于出生后 3 个月 ~5 岁之间发病，主要临床表现为皮肤干燥、上覆灰白色至淡棕色菱形或多角形鳞屑，周边翘起，中央紧贴皮肤，主要分布在四肢伸侧、背部。鱼鳞病皮损在冬季寒冷干燥季节加重，在潮湿温暖的夏季减轻。该病不具传染性，自幼发病持续终生，随年龄增长症状有所缓解，青春期后停止发展。目前认为，寻常型鱼鳞病是一种常染色体显性遗传病，即成对的染色体中只要有一条出现致病基因的突变就能产生病理表现，但携有致病基因的个体症状轻重不一，故属半显性。

550. B 根据题干，青春期男孩 + 皮损冬重夏轻 + 其父年轻时有同样病史 + 两臂丘疹，不融合，顶端有褐色角质栓，内含卷曲的毛发+曾服用维生素A无效，较符合毛周角化病。毛周角化病是一种慢性毛囊角化性疾病。其特征是以毛囊口内有一个小的角质栓或大如针头和毛孔一致的角化性丘疹，伴有不同程度的毛囊周围红斑。好发于上臂后外侧、大腿伸侧和臀部。严重的患者还可发生在面部、肩胛、前臂、小腿，偶有泛发性的。单个的皮疹为针尖大小的毛囊性丘疹，暗红的、褐色或皮色。皮疹顶端有灰褐色或灰白色的角栓，其中有一根毳毛伸出或蜷缩其中。剥去角栓后，其顶端留有微小的凹陷的小坑，很快又有新的角栓长出。皮疹发生于每个毛囊口，互相不融合，持久而散在分布，簇集成群，呈鸡皮样外观。毛囊周围有红斑。严重的会有小的脓疱。冬重夏轻，无自觉症状。

551. D 根据题干，4岁男孩+出生后即发现躯体和四肢伸侧出现褐色多角形鳞屑+血清硫酸胆固醇升高、脂蛋白电泳异常，考虑为性连锁寻常型鱼鳞病。性连锁寻常型鱼鳞病与类固醇硫酸酯酶异常有关，类固醇硫酸酯酶水解硫酸酯，包括硫酸胆固醇和硫酸类固醇。男性性连锁寻常型鱼鳞病患者的许多组织中的类固醇硫酸酯酶活性降低或缺乏，包括表皮、角质层、白细胞及培养的纤维细胞。女性携带者的白细胞类固醇硫酸酯酶水平介于正常个体及男性患者之间。临床表现：出生时或出生后不久发病，除手掌和足底外，全身皮肤都被累及。腋、肘窝、腘窝、腹股沟、肛围及外生殖器周围等褶皱因相对较潮湿，损害稍轻。皮肤损害虽然与寻常型鱼鳞病相似，但远较后者更严重。在寒冷干燥季节，堆积极厚的污褐色角质鳞屑块，犹如全身披挂一副黑色的铠甲。随年龄增长，颈、面、头皮等外损害可能减轻，但腹及下肢变得更加严重。炎热潮湿季节虽可缓解，但仅是堆积的鳞屑稍少一些而已。疾病伴随终生。上臂、大腿外不出现毛囊性角质化丘疹。掌跖纹与常人无异，也不发生掌跖角化过度。

552. C 掌跖点状角化症表现为多数圆形粟粒至绿豆大的角化性丘疹，质硬，散发于掌跖。本病是掌跖角皮症的一个特殊类型，属常染色体显性遗传病，常有家族史。本病并不十分少见，通常始于10~30岁，皮损分布于双手掌和双足跖部，为高出正常皮面的圆形或椭圆形的角质丘疹，数目多而分散，一般直径为0.2~0.3cm，但大者可达1cm，色泽暗黄，质地坚硬，部分皮损中心呈喷火口形凹陷，在足跟及其他压力部位损害较多。一般位于足跖者较手掌者为大，且前者可有明显触痛而后者一般无症状。有少数患者皮损同时可累及手足背、肘、膝等部位，甚至也可累及其他部位。本病不伴发多汗症，而可并发类似银屑病的指（趾）甲营养不良改变，表现为纵裂、弯甲或缺甲。Bennion等报告称一大家族合并有消化道癌肿（主要在结肠）。

553. E 毛周角化病是一种慢性毛囊角化性疾病，其特征是以毛囊口内有一个小的角质栓或大如针头和毛孔一致的角化性丘疹，伴有不同程度的毛囊周围红斑，好发于上臂后外侧、大腿伸侧和臀部。严重的患者还可发生在面部、肩胛、前臂、小腿，偶有泛发性的。角化型足癣表现为足部皮肤粗糙、增厚、脱屑、干燥。板层状鱼鳞病的掌跖部位多有严重的角化过度，并妨碍手足功能。毛发红糠疹是指一种少见的慢性鳞屑性炎症性皮肤病，以黄红色鳞屑性斑片和角化性毛囊性丘疹为特征，77%~97%的患者有掌跖过度角化。掌跖慢性湿疹也可表现为皮肤粗糙、增厚、脱屑、干燥。因此角化型足癣、板层状鱼鳞病、毛发红糠疹、掌跖慢性湿疹均可伴有掌跖角化。

554. D 毛周角化病的发生与遗传因素有关，为常染色体显性遗传病，伴有可变的外显率，发病与18号染色体上短臂上一个基因的缺失和易位有关系，可造成角化细胞黏附障碍。

555. B 获得性掌跖角化病：银屑病、湿疹、手足癣、扁平苔藓等皮肤病，内脏器官癌及应用砷剂均可出现掌跖角化病。病因根据疾病类型而异，如围绝经期掌跖角化病及掌跖点状角化病等属于原因不明的掌跖角化病；砷掌跖角化病与接触砷剂有关；而银屑病、慢性湿疹、毛发红糠疹等疾病也可出现掌跖角化的表现。

556. C 砷掌跖角化病是指过量砷剂在体内蓄积引起角化性慢性皮肤病，特征性地分布于掌跖部位，随着砷中毒的增多，砷角化病的发病率升高，主要表现为皮肤角化性损伤或色素异常等，常伴皮肤恶性肿瘤。临床表现：①角化性损害：多见于足底部，尤其是掌跖，也可累及躯干部，皮疹多样，可呈点状、鸡眼状疣状角化，或者角化斑疹；②色素异常：躯干部或四肢可见到色素异常，常为色素沉着（弥漫性褐色斑），杂有色素脱失，脐部呈五彩纸屑样色素沉着，是慢性砷中毒的典型特征；③其他：此外，可能有鳞屑型红斑或色素性斑块，可伴皮肤恶性肿瘤。

557. A 性连锁鱼鳞病呈X连锁隐性遗传，一般只发生在男性，女性为不发病携带者。与类固醇硫酸酯酶异常有关，患者由于类固醇硫酸酯酶基因突变，导致大多数组织中类固醇硫酸酯酶活性降低或缺乏从而引发本病。临床表现：（1）皮肤病变：除手掌和足底外，全身其他部位皮肤均可被累及，表现为大而厚的暗黑色鳞屑。皮损以腹部较重，腋、肘窝、腘窝、腹股沟、肛围及外生殖器周围等褶皱部位因相对较潮湿，损害稍轻。严重病例在寒冷干燥季节，堆积较厚的污褐色角质鳞屑块，犹如全身披挂一副黑色的铠甲。炎热潮湿季节虽可缓解减轻。疾病伴随终生，随年龄增长，颈、面、头皮等外损害可能减轻，但腹及下肢通常变得更严重；（2）眼部病变：男性患者或女性携带者，有点状、线状或逗点形角膜浑浊，呈弥散性分布，但对视力无影响；（3）其他：①患者出生时，其母亲可有难产，有时需要剖宫产；②部分患者隐睾、精子数量减少或活动异常，睾丸癌、腹股沟疝发生率增高。

558. C　Peutz - Jeghers 综合征又称家族性黏膜皮肤色素沉着胃肠道息肉病，简称黑斑息肉综合征，胃肠道息肉常呈多发性，息肉可发生在整个胃肠道，以小肠多见，在胃、大肠、阑尾腔也有生长。

559. C　板层状鱼鳞病是一种常染色体隐性遗传疾病，患者出生时或不久之后全身被一层火棉胶样膜包裹，膜脱落后皮肤遗留广泛弥漫性潮红，表面有大片鳞屑。患者出生或不久之后全身被一层广泛的火棉胶样膜紧紧包裹，并造成眼睑及口唇外翻。此膜一般在数日后会自行脱落，皮肤为广泛弥漫性潮红，表面有灰白色或灰褐色的多角形或菱形的大片鳞屑（黄棕色四方形鳞屑），呈中央固着，边缘游离的状态，体表呈铠甲样。头皮出现瘢痕性脱发，掌跖部位多有严重的角化过度，并妨碍手足功能。指（趾）甲增厚，表面凹凸不平。由于腺体阻塞，常导致无汗。本病终生不愈，倘若能安全渡过儿童期，则随年龄增长，症状可逐渐缓解。有的到成年时，仅有全身轻度发红和少量细薄干燥鳞屑，即所谓的鱼鳞病样红皮病。

560. B　Peutz - Jeghers 综合征的息肉在镜下多数显示为正常细胞的排列畸形或错构瘤的结构，为腺瘤。

561. D　毛发苔藓即毛周角化病，又可称为毛发角化病，是一种慢性毛囊角化性疾病，其特征是毛囊口内有一个小的角质栓或大如针头和毛孔一致的角化性丘疹，内含卷曲的毛发，伴有不同程度的毛囊周围红斑，无自觉症状。小棘苔藓的特征为针尖大小的毛囊性角化丘疹，顶端有一角质丝棘突，多见于儿童的颈项、股臀、四肢伸侧等部位，大多病例于数月后自然消退，无自觉症状。

562. B　毛囊角化病的典型部位为皮脂溢出部位，如面部、前额头皮和胸背等出现细小、坚实、正常肤色的小丘疹，逐渐有油腻性、灰棕色、黑色的痂覆盖在丘疹顶端凹面，丘疹逐渐增大成疣状，融合形成不规则斑块。

563. A　毛囊角化病是一种常染色体显性 ATP2A2 基因遗传引起的角化过程异常的遗传性皮肤病。维生素 A 代谢障碍及日光照射是重要的致病因素。

564. C　鱼鳞病主要为对症治疗，外用保湿剂保持皮肤滋润。部分患者可口服维生素 A 或维 A 酸类药物缓解症状，但不能根治。外用糖皮质激素软膏或维 A 酸软膏，有感染者外用抗菌药物。

565. E　Hailey - Hailey 病又称为家族性良性天疱疮，少见，可由于摩擦、阳光照射、损伤及细菌感染而激发。Hailey - Hailey 病常在青春期发生，好发于颈、腕、腹股沟、外阴、会阴、肛周、股内侧、腋窝等容易摩擦的部位，病变可局限或泛发。基本损害是成群水疱，表皮内水疱形成，疱液早期清亮后很快浑浊，破裂后留下糜烂或结成厚痂。损害可圆形，椭圆形或多环形，有的类似湿疹，但周缘往往有松弛性水疱，此为 Hailey - Hailey 病的特征。在腹股沟区域可形成境界清楚的渗出性、有时有恶臭味的损害。水疱尼氏征阳性。不典型的损害有斑丘疹，角化性丘疹，乳头瘤样增殖病变，掌部点状角化性丘疹也偶可见到。患者可有局部刺激或瘙痒症状，直接免疫荧光阴性。

566. C　毛囊角化病的典型部位为皮脂溢出部位，最早皮损的常见部位是耳后。

567. D　毛周角化病又称毛发苔藓，是一种慢性毛囊角化性皮肤病。其特征为在漏斗状毛孔内有一个小的角栓或如针头大的与毛孔一致的角化性丘疹。多见于儿童及青少年；好发于上臂外侧、大腿伸侧、前臂、肩胛、臀部等，偶见于泛发性发作。本病常冬重夏轻，一般无自觉症状，偶有轻度瘙痒。维生素 A 可维持上皮组织正常功能，调节人体表皮角化过程。可用于治疗鱼鳞病、毛周角化病、维生素 A 缺乏症等。

568. B　红斑肢痛症多见于 20 ~ 40 岁青壮年，男性多于女性。起病可急可缓，进展缓慢。多从双侧肢端起病，以双足多见，少数患者可仅见于单侧。

569. A　各型大疱性表皮松解症的共同特点是皮肤在受到轻微摩擦或碰撞后出现水疱及血疱，好发于肢端及四肢关节伸侧，严重者可累及机体任何部位。皮损愈合后可形成瘢痕或粟丘疹，肢端反复发作的皮损可使指（趾）甲脱落。

570. E　红斑肢痛症表现为足趾、足底、手指和手掌发红、动脉搏动增强，患处皮肤阵发性温度升高、潮红、肿胀和难以忍受的烧灼样疼痛。疼痛为阵发性，可持续数分钟、数小时或数日，以夜间明显且发作次数较多。

571. C　红斑肢痛症是一种原因不明的末梢血管舒缩功能障碍性疾病，是一种少见的阵发性血管扩张性疾病，分为原发性和继发性两种，原发性红斑肢痛症的病因不明，可能与自主神经或血管神经中枢功能紊乱、皮肤对温热处于过敏状态及血中某些致热物质增多有关，少数患者有家族因素。遗传学研究表明，患者易感基因在染色体 2q31 - 32 上。本病多见于 20 ~ 40 岁青壮年，男性多于女性。起病可急可缓，多同时累及两侧肢端，以双足更为多见。继发于血小板增多症等血液系统的红斑肢痛症患者可口服小剂量阿司匹林 50 ~ 100 mg。

572. D　X 连锁鱼鳞病的发病机制：类固醇硫酸酯酶基因位于 X 染色体短臂二区二带三亚带上（Xp22. 3），约 80% 患者此酶基因缺乏。如邻近硫酸酯酶缺失可发生点状软骨发育不良和 X 连锁鱼鳞病重叠综合征。

573. B 皮肤松弛症是一种罕有的皮肤极易延伸和松弛下垂的结缔组织性疾病。皮肤松弛的临床表现以面部最为显著，患者常有眼睑、面颊、颈部松弛和下垂而呈现典型的“猎犬脸”。神经纤维瘤病是皮肤纤维瘤，属于继发性皮肤松弛。

574. A 遗传性皮肤松弛症的致病基因有多个，主要包括 ELN、FBLN5、PYCR1 和 ATP7A 等。ATP7A 基因编码 ATP7A 蛋白，是铜离子进行跨膜转运的离子泵，发生突变时 ATP7A 蛋白表达减少或功能障碍甚至丧失，从而导致细胞对铜的转运障碍，造成结缔组织异常和进行性神经系统变性，最终出现 X 连锁隐性遗传性皮肤松弛症与门克斯病的临床表现。

575. C 弥漫性掌跖角化病是常染色体显性遗传病。多从婴儿期发病。轻者仅有掌跖皮肤粗糙，严重时掌跖出现弥漫性斑块，边缘角质增厚，表现光滑，色黄酷似胼胝，或呈疣状增厚，常因弹性消失而发生皲裂，引起疼痛，造成手足活动困难，损害可局限在掌跖部，偶尔手背、足背、指、趾、肘、膝、前臂的伸侧、胫前和踝部也可累及，对称分布。可伴有多汗、甲板增厚、浑浊。部分患者可合并先天性鱼鳞病或其他先天性异常。病变可持续终生。组织病理：角质层增厚，角化不良，粒层和棘层增厚，真皮浅层有轻度炎症细胞浸润。汗腺和汗管偶有萎缩。

576. E 掌跖角化病是以掌跖部弥漫性或者局限性角化过度为特征的一组遗传性皮肤病。它的发病与遗传密切相关，临床表现有不同类型，常见有弥漫的掌跖角化病，是一种常染色体显性遗传病，自幼年时候就开始发病，大多为先天性，有家族史。它的表现是双侧掌跖出现弥漫角化过度，呈淡黄色蜡样，质地比较硬，摸之比较粗糙，在冬季时更为明显，可以发生皲裂而引起疼痛，以局部治疗为主，无特效口服药物治疗。

577. C 性连锁隐性鱼鳞病的皮肤改变：除手掌和足底外，全身其他部位皮肤均可被累及，表现为大而厚的暗黑色鳞屑。皮损以腹部较重，腋、肘窝、腘窝、腹股沟、肛围及外生殖器周围等褶皱部位因相对较潮湿，损害稍轻。严重病例在寒冷干燥季节，堆积较厚的污褐色角质鳞屑块，犹如全身披挂一副黑色的铠甲。炎热潮湿季节虽可缓解减轻。疾病伴随终生，随年龄增长，颈、面、头皮等外损害可能减轻，但腹及下肢通常变得更严重。表皮松解性鱼鳞病（epidermolytic ichthyosis，EI）也称表皮松解性角化过度或先天性大疱性鱼鳞病样红皮病。板层状鱼鳞病（lamellar ichthyosis，LI）的火棉胶样膜脱落后，是较厚的、板状、暗色附着性的角化过度鳞屑，常伴睑外翻突出，通常还存在不同程度的掌跖角化，角化过度可能损害汗腺功能，导致少汗。先天性鱼鳞病样红皮病（congenital ichthyosiform erythroderma，CIE）的鳞屑往往比 LI 的要轻，也可能伴有睑外翻以及红皮病。寻常型鱼鳞病（ichthyosis vulgaris）是最常见的遗传性鱼鳞病。临床表现为白色到灰色的鱼鳞样皮屑，以四肢伸侧及腹部分布为主，皮褶处和面部不受累；通常伴掌跖皮纹加深，许多患者还有毛周角化（毛囊周围角化性隆起）的表现，以四肢伸侧明显。

578. E 先天性大疱性鱼鳞病样红皮病是一种常染色体显性遗传的先天性疾病，轻微创伤和摩擦可引发该病，出生时即有皮肤发红，角质样增厚，鳞屑如铠甲状广泛分布于整个身体。鳞屑脱落后，留下湿润面，可有松弛性大疱，松弛性大疱易破溃形成糜烂面。四肢屈侧和皱襞部受累较重，如腹股沟、腋窝、腘窝、肘窝等可见灰棕色疣状鳞屑，掌跖呈板样角化，甲和毛发正常。此型鱼鳞病可在颈部及手足背出现局限性的线状、疣状损害，随年龄增长，症状可逐渐减轻。

579. D 遗传性大疱性表皮松解症是一组罕见的遗传性皮肤病，有家族史，遗传性 EB 依据发病部位不同可分为三类：①单纯型大疱性表皮松解症，水疱在表皮内；②交界型大疱性表皮松解症，水疱发生于透明层；③营养不良型大疱性表皮松解症，水疱发生在致密下层。各型大疱性表皮松解症的共同特点是皮肤在受到轻微摩擦或碰撞后出现水疱及血疱，好发于肢端及四肢关节伸侧，严重者可累及机体任何部位。皮损愈合后可形成瘢痕或粟丘疹，肢端反复发作的皮损可使指（趾）甲脱落。单纯性 EB 仅累及肢端及四肢关节伸侧，不累及黏膜，皮损最表浅，愈后一般不留瘢痕。营养不良性 EB 可累及任何部位（包括黏膜），病情多较重，常在出生后即出现皮损，且位置较深，愈合后遗留明显的瘢痕，肢端反复发生的水疱及瘢痕可使指（趾）间的皮肤粘连，指骨萎缩形成“爪形手”；口咽部黏膜反复溃破、结痂可致张口、吞咽困难，预后不佳。交界性 EB 罕见，出生后即出现广泛水疱、大疱及糜烂面，预后差，多在 2 岁内死亡。遗传性大疱性表皮松解症多发生在老年人，皮损好发生在手指、足、肘膝关节侧面，容易受外伤的部位，皮损为无炎症反应的皮肤上形成水疱、大疱、糜烂等损害，愈后可留萎缩性瘢痕，可见粟丘疹，部分患者伴有毛发、甲损害，以及黏膜损害。

580. C 家族性慢性良性天疱疮的治疗：①全身用药：抗生素治疗，每天四环素 1～2g，愈后用 250～500mg 维持，或者用青霉素、红霉素治疗。氨苯砜对部分家族性良性慢性天疱疮患者有效，每天 100mg，维持量 50mg。在治疗家族性良性慢性天疱疮重症病例中发现等剂量的泼尼松有一定疗效，可控制病情。芳维甲酸或 13－顺维甲酸亦可考虑选用；②局部治疗：皮质激素和抗生素复方软膏可选用。高锰酸钾溶液有一定治疗作用，很重要的一个方向是避免继发因素如热、晒、摩擦或细菌感染，局部长期皮质类固醇激素治疗后应防止白色念珠菌的二重感染。软X线或境界线每周1次，连续3次有一定的治疗价值。在某些家族性良性慢性天疱疮病例中，可通过切除皮损，作皮肤移植有满意的效果。

581. B　根据题干，男童＋婴儿期起病＋四肢伸侧见片状色素沉着、萎缩性瘢痕及粟丘疹、可见尼氏征阳性、血疱、水疱及糜烂，可考虑为显性遗传性营养不良型大疱性表皮松解症。营养不良型大疱性表皮松解症在临床上分显性和隐性遗传两种，后者病变广泛而严重，发育受阻而常致早夭，而前者则相对较轻，所以临床以显性遗传者更常见。显性遗传性营养不良型大疱性表皮松解症：水疱及大疱位于四肢伸侧，尤以关节部位，特别是趾、指、踝、肘等关节面上较多见。甲可增厚。尼氏征常阳性。愈后留瘢痕及萎缩。在耳轮、手背、臂及腿伸侧常有表皮囊肿（粟丘疹）。常波及黏膜，口腔黏膜、舌、腭、食管及咽喉部可有糜烂。当喉部被波及时，常引起声嘶；当齿龈口唇沟间被波及时可有瘢痕挛缩；当咽喉部结瘢时可致吞咽困难。舌尖瘢痕很典型。结合膜常不波及。牙齿正常。其他改变有指甲营养障碍、脱发、体毛缺失、侏儒、爪形手、指骨萎缩及假性并指等。本病可诱致皮肤癌变，多年后发生基底细胞癌及鳞状细胞癌。

582. D　寻常型天疱疮在皮损之前常有口腔黏膜损害，头颈部、胸背部、腋下均可见皮损；四肢屈侧少见。

583. D　红斑型天疱疮是临床类型中病情最轻的一型；寻常型天疱疮是临床类型中病情最重的一型。

584. D　增殖型天疱疮是寻常型天疱疮的良性型，较少见。患者一般是免疫力较低的年轻人。皮损好发于腋窝、乳房下、腹股沟、外阴、肛门周围、鼻唇沟及四肢等部位。损害最初为薄壁的水疱，尼氏征阳性。

585. A　增殖型天疱疮好发于腋窝、乳房下、腹股沟及外阴等皮肤皱褶部位。

586. B　寻常型天疱疮多见于中壮年，先从口腔开始发生大疱，破后成疼痛性糜烂面。以后在头、面躯干、四肢发生松弛性大疱。尼氏征阳性，破溃后形成糜烂面、渗出、流血，自觉疼痛。

587. A　天疱疮是一种由表皮细胞松解引起的自身免疫性、慢性大疱性皮肤病。特点是在皮肤及黏膜上出现松弛性的大疱或者水疱，容易破溃，形成糜烂面，尼氏征阳性。天疱疮的治疗目的在于控制新皮损的发生，防止复发。治疗的关键在于糖皮质激素、免疫抑制剂的合理使用，同时防治并发症。一般疗法，可以给予富有营养的饮食，纠正低蛋白血症，局部可以根据皮疹的情况选择外用糖皮质激素类的药膏或者抗生素的软膏。系统使用糖皮质激素是治疗的一线药物，要在专科医生的指导下使用，要逐步减量维持，同时可以联合使用一些免疫抑制剂。天疱疮的治疗首选糖皮质激素。

588. A　寻常型天疱疮和落叶型天疱疮的靶抗原均是桥粒成分，均位于桥粒复合体上。

589. A　天疱疮（pemphigus）是一组累及皮肤和黏膜，以松弛易破的水疱、大疱为主要特征的自身免疫性大疱性皮肤病。由于角质形成细胞间黏附结构破坏，该病组织病理学上主要表现为棘层松解所致的表皮内水疱。

590. B　大疱性类天疱疮好发于老年人，表现为紧张性大疱，组织病理可见表皮下水疱伴较明显的炎症反应，可有抗基底膜抗体，直接免疫荧光示IgG和C3线状沉积于基底膜。

591. E　大疱性类天疱疮 好发于60岁以上老年人，极少数累及儿童。

592. B　线性IgA大疱性皮病的组织病理检查示皮损为表皮下水疱，大量中性粒细胞沿基底膜聚集，常成群在真皮乳头顶部，淋巴细胞浸润可在浅部真皮血管周围。

593. B　疱疹样皮炎患者首选氨苯砜，亦可选用免疫抑制剂，磺胺类。

594. E　天疱疮的传统分型为寻常型、增殖型、落叶型、红斑型和疱疹样型，大疱性类天疱疮是大疱病的一种，不是天疱疮的类型。

595. E　疱疹样天疱疮是一种遗传易感性免疫性疾病，多有谷胶敏感性。患者自觉剧痒。

596. D　天疱疮患者血中抗体滴度与病情轻重平行有关，也是判断疗效的指标；其他有关天疱疮的糖质激素治疗均正确。

597. B　天疱疮（pemphigus）是一组累及皮肤和黏膜，以松弛易破的水疱、大疱为主要特征的自身免疫性大疱性皮肤病。由于角质形成细胞间黏附结构破坏，该病组织病理学上主要表现为棘层松解所致的表皮内水疱。

598. E　大疱性类天疱疮的组织病理为表皮下大疱病；疱壁较厚、紧张不易破；基底膜带有IgG、C3呈线性沉积；尼氏征阴性；8%～39%患者可有黏膜损害。

599. E　天疱疮是一种慢性、复发性、严重的表皮内棘层松解性大疱性皮肤病，自身免疫性表皮内大疱病。患者体内存在针对Ca^{2+}依赖的细胞间粘连分子——钙黏蛋白的抗体，因此，在外观正常的皮肤出现黄豆至核桃大的水疱，疱液清或稍浑，疱壁薄而松弛易破，尼氏征阳性。水疱破裂显露潮红糜烂面，有少许渗液或结痂，创面愈合慢，自觉灼痛，愈后留色素沉着和粟丘疹。诊断要点为皮肤上有松弛大疱，尼氏征阳性，常伴有黏膜损害，水疱基底涂片可见天疱疮细胞，组织病理改变有特征性，表皮内有棘层松解。间接免疫荧光检查示血清中有天疱疮抗体，水疱周围正常皮肤或新皮损直接免疫荧光检查提示表皮细胞间有IgG和C3沉积。

600. E　大疱性类天疱疮：尼氏征阴性。

601. C 大疱性类天疱疮的首选药物也是糖皮质激素；单独应用免疫抑制剂也是有效的。

602. B 疱疹样皮炎表现为疱壁厚、不易破的大疱；尼氏征阴性。口腔黏膜一般不受累；多见于中青年。

603. B 疱疹样皮炎的实验室检查：①血液中嗜酸性粒细胞升高，分类计数最高可达 0.40；②用 25% ~50%碘化钾软膏做斑贴试验，多数患者 24 小时内局部出现红斑、水疱。

604. C 红斑型天疱疮是落叶型天疱疮的良性型。皮损主要发生于头皮、面及胸背上部，下肢和黏膜很少累及。

605. C 线性 IgA 大疱性皮病好发于四肢屈侧，分布不对称。

606. B 线性 IgA 大疱性皮病的治疗：口服氨苯砜或磺胺吡啶治疗该病，大多数患者可在 48 ~72 小时产生明显效果，个别患者需加服糖皮质激素。对氨苯砜和糖皮质激素联合治疗无效的重症患者，可加用免疫抑制剂，如硫唑嘌呤或环孢素等。少数患者使用抗菌剂，如四环素、红霉素及秋水仙碱亦有效。多数患者的疾病过程为持续数年后逐渐自然缓解，反复的外用药物治疗后也有缓解的希望，儿童型大部分在发病后 2 ~4 年可自然缓解。

607. E 妊娠疱疹的临床皮损常表现为发作与缓解交替。

608. E 妊娠疱疹的治疗首选抗组胺类药物或小剂量的镇静剂，亦可应用糖皮质激素。

609. D 疱疹样脓疱病开始表现为红斑，后可见针头至绿豆大小的密集脓疱，皮损处轻度瘙痒，重病例可见皮损广泛波及全身，并伴有寒战、弛张型高热、呕吐、腹泻、谵妄等全身症状，可以累及口腔颊黏膜，舌、咽、食管黏膜也常受累，形成脓疱或糜烂，呈灰色斑块状，有时因吞咽剧痛而影响进食。

610. C 掌跖脓疱病好发于两掌跖中央，很少泛发全身。

611. B 持续性肢端皮炎的早期常表现为化脓性甲沟炎，以后逐渐扩大，出现密集小脓疱。

612. E 角层下脓疱病很少累及口腔黏膜。

613. D 获得性大疱性表皮松解症在无炎症的皮肤上形成水疱、大疱、糜烂等损害，愈后可留萎缩性瘢痕。

614. D 瘢痕类天疱疮反复发作，多年迁延不愈。

615. E 单纯疱疹系由人类单纯疱疹病毒（HSV）所致，多侵犯皮肤、黏膜交界处，皮疹为局限性簇集性小水疱，病毒长期潜伏和反复发作。

616. B

617. B 人是水痘－带状疱疹病毒的唯一宿主，病毒经呼吸道黏膜进入血液形成病毒血症，发生水痘或呈隐性感染，以后病毒可长期潜伏在脊髓后根神经节或者颅神经感觉神经节内。因此带状疱疹的传播途径是呼吸道传播。

618. A 带状疱疹是由水痘－带状疱疹病毒引起的急性感染性皮肤病。对此病毒无免疫力的儿童被感染后，发生水痘。部分患者被感染后成为带病毒者而不发生症状。由于病毒具有亲神经性，感染后可长期潜伏于脊髓神经后根神经节的神经元内，当抵抗力低下或劳累、感染、感冒时，病毒可再次生长繁殖，并沿神经纤维移至皮肤，使受侵犯的神经和皮肤产生强烈的炎症。皮疹一般有单侧性和按神经节段分布的特点，在红斑基础上出现簇集性的小水疱，并伴有神经痛；年龄愈大，神经痛愈重。本病好发于成人，春秋季节多见。发病率随年龄增大而呈显著上升，一般不会复发。

619. E 皮损消退后（通常 4 周后）神经痛持续存在者，称带状疱疹后遗神经痛。

620. A HPV 的传播途径：①性传播途径；②密切接触；③间接接触：通过接触感染者的衣物、生活用品、用具等；④医源性感染：医务人员在治疗护理时防护不好，造成自身感染或通过医务人员传给患者；⑤母婴传播：是由婴儿通过孕妇产道的密切接触。HPV 人群普遍易感，免疫功能低下者易患。

621. C 传染性软疣由传染性软疣病毒感染引起，传染性软疣病毒属于痘病毒科中的一种 DNA 病毒。寻常疣、扁平疣、跖疣、尖锐湿疣均为 HPV 感染。

622. C 传染性软疣的皮损表现为特征性有蜡样光泽的丘疹或结节，顶端凹陷，能挤出乳酪状软疣小体。好发于儿童及青年人，潜伏期 14 天 ~6 个月。皮损初起为白色、半球形丘疹，逐渐增大至 5 ~10mm，中央微凹如脐窝，有蜡样光泽，挑破顶端后，可挤出白色乳酪样物质，称为软疣小体。皮损数目不定，或散在，或簇集，一般互不融合。可发生于身体任何部位，但最常见于颈部、躯干、下腹部及外生殖器部位。多数情况下 6 ~9 个月后皮损可自行消退，一般不留瘢痕。

623. B 手足口病是由肠道病毒引起的传染病，引发手足口病的肠道病毒有 20 多种（型），其中以柯萨奇病毒 A16 型（Cox A16）和肠道病毒 71 型（EV 71）最为常见，多发生于 2 ~10 岁的儿童。

624. C 寻常型天疱疮是天疱疮中最常见、最严重的一型，半数以上患者先是口腔黏膜发生水疱和糜烂，而后出现皮肤损害，经久不愈。

625. D 寻常型天疱疮是天疱疮中最常见的一型，半数以上患者先是口腔黏膜发生水疱和糜烂，而后出现皮肤损害，经久不愈。以后在外观正常的皮肤出现黄豆至核桃大的水疱，疱液清或稍浑，疱壁薄而松弛易破，尼氏征阳性。水疱破裂显露潮红糜烂面，有少许渗液或结痂，创面愈合慢，自觉灼痛，愈后留色素沉着和粟丘疹。

水疱可以发生于全身任何部位，常见于头面、颈、胸背、腋下、腹股沟等处。可有甲营养不良和急性甲沟炎、甲下出血。妊娠期严重的天疱疮可出现早产、死胎。

626. A　增殖型天疱疮初起为松弛性水疱，极易破裂形成糜烂面和蕈样、乳头状增生，在摩擦部位尤为明显。红斑型天疱疮是落叶型天疱疮良型，可发展为落叶型。寻常型天疱疮是天疱疮中最常见、最严重的一型，落叶型天疱疮与寻常型相比，病情较轻。半数以上的寻常型天疱疮的患者先是口腔黏膜发生水疱和糜烂，而后出现皮肤损害，经久不愈。以后在外观正常的皮肤上出现黄豆至核桃大的水疱，疱液清或稍浑，疱壁薄而松弛易破，尼氏征阳性。糖皮质激素为治疗天疱疮的首选药物，尽量做到及时治疗，足量控制，正确减量，继用最小维持量。病情严重者可采用冲击疗法。应用糖皮质激素的患者，近半数死于糖皮质激素引起的并发症，如呼吸道感染、肺栓塞、糖尿病和消化道溃疡，故必须随时警惕其不良反应的发生，及时采取相应处理措施。

627. C　天疱疮治疗的目的在于控制新皮损的发生，防止复发；治疗关键在于糖皮质激素等免疫抑制剂的合理应用，同时防止并发症。

628. A　天疱疮的治疗：对于病情轻中度的患者，外用或系统应用中强效糖皮质激素（合理应用糖皮质激素等是天疱疮治疗的关键），联合应用免疫抑制剂或生物靶向制剂治疗难治性天疱疮，可有望取得满意疗效。此外，随着对天疱疮免疫机制认识的深入以及多种新兴治疗措施的开发，系统应用利妥昔单抗、免疫球蛋白、造血干细胞移植等手段对治疗难治性天疱疮也有一定的疗效。

629. B　糖皮质激素为目前治疗天疱疮的首选药物。应尽量做到早期治疗，足量控制，正确减量，继用维持量。

630. D　大疱性类天疱疮的基本损害为张力性的厚壁大疱，在正常皮肤或红斑基础上发生，疱呈圆形或椭圆形。早期皮损可仅表现为浮肿性的红斑而没有水疱，尼氏征阴性。

631. C　疱疹样天疱疮的发疹部位以躯干为主，可逐渐累及全身。皮肤损害好发于胸、腹、背部及四肢近端，偶见黏膜损害。皮损早期为单发或多发的环形水肿性红斑损害，边缘稍隆起，并可在红斑上出现小水疱或丘疱疹，偶有较大疱，疱壁较紧张。皮损有剧烈瘙痒，并可因搔抓继发表皮剥脱、结痂、渗出等损害。发病初期，Nikolsky 征阴性，出现较大的水疱时 Nikolsky 征呈阳性。此病为慢性病程，皮疹可反复发作。寻常型天疱疮、副肿瘤性天疱疮、药物性天疱疮、落叶型天疱疮均不表现为瘙痒。

632. E　大疱性类天疱疮：好发于老年人，早期为水肿性红斑，常有大疱，疱壁厚，尼氏征阴性。病理改变为表皮下水疱，真皮浅层血管丛及乳头周围有数量不等的嗜酸性粒细胞浸润。直接免疫荧光示基底膜带线状 IgG 及 C3 沉积。

633. C　大疱性类天疱疮又称老年天疱疮，是一种好发于老年人的慢性大疱性皮肤病，一般认为是自身免疫性疾病，大部分患者发病年龄在 60 岁以上，男女发病率相近，偶可发生于儿童。病理为表皮下水疱，预后较好。大部分患者发病年龄在 60 岁以上，男女发病率相近，偶可发生于儿童。在红斑或外观正常皮肤上出现樱桃大至核桃大的水疱，疱壁紧张，不易破，疱液澄清或混有血液，尼氏征多为阴性。疱破后糜烂结痂，愈合较快，遗留色素沉着。好发于四肢屈侧及胸腹部，常先发于某一部位，半月至数月后发展至全身，伴瘙痒，约 20% 的患者发生口腔黏膜损害，且通常较轻。

634. D　疥螨常寄生于皮肤较薄而柔软的部位，如指缝及其两侧、腕屈面、肘窝、腋窝、脐周、腰部、下腹部、生殖器、腹股沟及股上部内侧。

635. E　疥疮的临床特点：疥螨常寄生于皮肤较薄而柔软的部位，如指缝及其两侧、腕屈面、肘窝、腋窝、脐周、腰部、下腹部、生殖器、腹股沟及股上部内侧。头面部不累及，但儿童例外。皮损为针尖大小的丘疱疹和疱疹。指缝处常可发现由疥虫所掘出的隧道，在隧道口可用针尖挑出雌虫。这是疥疮特有症状。常伴夜间剧痒。皮损若经久不愈，常出现继发性变化，如抓痕、血痂、点状色素沉着、湿疹样变和脓疱。部分患者可在阴囊、阴茎等处出现淡色或红褐色，绿豆至黄豆大的半球状炎性硬结节，有剧痒，称为疥疮结节。另一种罕见型为挪威疥疮，是一种严重的疥疮，多发生于身体虚弱或免疫功能低下者，该型皮疹广泛且有特殊臭味。婴幼儿、儿童的皮肤角质层薄，皮损具有特殊性，皮损表现为多形性，可类似丘疹性荨麻疹、湿疹等，常累及头面部、掌跖，而这些部位成人等不易受累。

636. A　疥疮由人型疥螨通过直接接触（包括性接触）而传染，也可通过接触患者使用过的衣物而间接传染。

637. D　疥疮的防治：以外用杀疥虫的制剂为主。凡集体发生或家庭成员应与患者同时治疗，一旦确诊应立即隔离，并煮沸消毒衣物和寝具。涂药时应从颈部以下行全身涂抹药物，皮疹集中的部位应反复涂药并加压摩擦。疗程结束时再用热水、肥皂洗澡。及时更换衣被，并将换下衣被用水煮沸消毒或烫洗暴晒。疥疮的药物治疗：（1）常用抗疥疮的外用药物：①10% 硫磺软膏（儿童：5% 硫磺软膏）、3% 水杨酸软膏；②1% γ－666 乳剂或软膏，注意神经毒性；③10% ~25% 苯甲酸苄酯洗剂或乳剂；④扑灭司林霜外用；⑤40% 硫代硫酸钠溶液和 4% 稀盐酸溶液先涂前者 2 次，待干后再涂后者 2 次。每日早晚各1次，连用3～4天；⑥10%克罗米通乳剂或搽剂每日早、晚各涂1次，连用3天。凡用上述外用药物治疗后，应观察2周，如无新皮损出现，方可认为痊愈。因疥虫卵在7～10天后才能发育为成虫。愈后无新发皮疹仍有痒者，可外涂复方炉甘石洗剂。（2）疥疮结节的治疗：①焦油凝胶每晚涂搽，2～3周；②皮损内注射糖皮质激素（曲安奈德）；③曲安奈德新霉素贴膏局部外贴；④冷冻治疗。（3）内用药物：瘙痒严重者酌情选用抗组胺药，继发感染者加用抗生素。

638. D 隐翅虫皮炎的皮损常发生于暴露部位。搔抓或拍死压碎隐翅虫后，毒液释放，在接触部位出现点、片状或条索状红斑，伴痒，渐有灼热疼痛感。随后红斑上出现密集的丘疹、水疱，后发展为脓疱或呈灰褐色坏死，灼痛明显。在皮疹周围可出现鲜红色丘疹或水疱，搔抓后出现糜烂面。1～2周后脱痂而愈，留有色素沉着或浅瘢痕。皮疹广泛时可有发热、头疼、恶心、淋巴结肿大等全身症状。

639. B 隐翅虫皮炎的治疗：出现皮炎，及早用肥皂水、炉甘石洗剂清洗，外用糖皮质激素软膏、马齿苋，若红肿明显或有糜烂面，可用1∶5000高锰酸钾、0.1%雷夫奴尔溶液冷湿敷；若有感染，急性抗感染治疗。硫磺膏是杀虫药，用于疥疮、痤疮、脂溢性皮炎、酒渣鼻、单纯糠疹和慢性湿疹、神经性皮炎、银屑病、头癣、体癣、手足癣。

640. A 职业性皮肤病的物理致病因素：①机械作用，如反复或持续的机械摩擦和压迫引起局部皮肤发生胼胝；石棉或玻璃纤维刺入皮肤，刺激皮肤生成疣状物等；②温湿作用，如高温辐射能引起皮肤火激红斑或色素沉着，手长期在热水中工作会引起手部皮肤浸渍、皮炎和糜烂等；③其他因素，长时间在日光下暴晒劳动，皮肤可出现晒斑和炎症；电焊可引起电光性皮炎；紫外线可引起急性皮炎等；放射线可引起急、慢性放射性皮肤损伤。

641. C 接触性皮炎与湿疹的严重程度主要取决于接触物性质及机体免疫状态。接触性皮炎的严重程度取决于刺激物的性质、浓度、接触方式、部位、时间和机体免疫状态。湿疹是由多种内外因素引起的瘙痒剧烈的一种皮肤炎症反应，是复杂的内外因子引起的一种迟发型变态反应，其严重程度主要取决于外界刺激和机体免疫状态。

642. B 痤疮、毛囊炎主要见于长期接触石油、焦油类、矿物类的工人。职业性痤疮是指在生产劳动中接触矿物油类或某些卤代烃类引起的皮肤毛囊、皮脂腺系统的慢性炎症损害。由煤焦油、页岩油、天然石油及其高沸点分馏产品与沥青等引起的称为油痤疮；由某些卤代芳烃、多氯酚及聚氯乙烯热解物等引起的称为氯痤疮。

643. E 皮肤长期被浸泡在污浊的水中，那么就很容易导致皮肤出现炎性病变，从而发生发白、起皱、脱皮、红肿、溃烂、发痒、疼痛等症状，这样就会导致浸渍性皮炎，因此多见于水田劳动者。

644. B 尾蚴皮炎的治疗：治疗以消炎、干燥、收敛、止痒、防止继发感染为原则，应注意清洁，少用热水及肥皂。出现浸渍时可外用粉剂（如枯矾、氧化锌、滑石粉），每天数次。糜烂时可用具有消炎、抗感染及收敛作用的溶液进行湿敷，如0.1%依沙吖啶（雷佛奴尔）、锌铜合剂（达里波液），亦可搽3%甲紫（龙胆紫）液、20%鞣酸甘油或鞣酸软膏（鞣酸、甘油、樟脑、苯酚、亚硫酸钠、滑石粉、石蜡、凡士林）效果良好。继发感染可根据轻重情况，用0.1%依沙吖啶（雷佛奴尔）溶液、1%小檗碱（黄连素）溶液或黄柏、生地榆各15克，煎水浸洗或湿敷。炎症明显伴淋巴管、淋巴结炎症或发热者，可局部或全身应用抗生素治疗。

645. C 变态反应性接触性皮炎是因接触某一致敏物质而引起的皮肤炎症，皮肤或黏膜单次或多次接触外源性物质后，在接触部位甚至以外的部位发生的炎症性反应；接触物基本上是无刺激的，少数人接触该物质致敏后，再次接触该物质，经12～48小时后（有一定潜伏期），可在接触部位及其附近发生皮炎，斑贴试验阳性。

646. D 线状硬皮病（linearscleroderma）：好发于青少年，常于10岁内发病，条状皮损常沿单侧肢体或肋间神经呈线状分布。

647. E 急性湿疹好发于头面、耳后、四肢远端、阴囊、肛周等，多对称发布。慢性湿疹常见于小腿、手、足、肘窝、腘窝、外阴、肛门等处。日光性皮炎、日光性荨麻疹的发病与日光有关，漆性皮炎是一种季节性的，反复发作的，由花粉引起的一种接触性皮炎，好发于春、秋季节，女性多见，皮疹多局限于颜面、颈部。空气源性接触性皮炎也发生与暴露部位。

648. C 变态反应性接触性皮炎是因接触某一致敏物质而引起的皮肤炎症，接触物基本上是无刺激的，少数人接触该物质致敏后，再次接触该物质，经12～48小时后（有一定潜伏期），可在接触部位及其附近发生皮炎。特点是：首先有明确的接触史，比如皮肤局部涂过药膏，贴过膏药，接触一些刺激性东西，如染发等，然后出现了与之相关的红斑、丘疹、丘疱疹、瘙痒，甚至局部可出现糜烂、渗液，边界一般都比较清楚，与接触的面积相等，部分比较严重的可以泛发全身。所以一旦引起皮肤红斑不适，应立即停用并远离接触物，避免病情加重。

649. C 根据题干，患者接触油漆后，于面部、手指出现红肿、水疱及渗液，考虑为接触性皮炎。外用疗法：基本原则同急性湿疹。根据皮损情况，选择合适的剂型和药物，以消炎、收敛、缓和对症为原则，禁用刺激性或易致敏的药物。急性期红肿炎症显著、渗出糜烂者可用复方硫酸铜液（达里波斯液）或3%硼酸溶液进行湿敷，轻者可选用皮质类固醇激素乳剂或收敛、消炎的油膏外用。如已形成慢性炎症，可酌用低浓度角质形成剂，如3%黑豆馏油或糠馏油糊剂、皮质类固醇激素等配为油膏或乳剂外用。

650. C 接触致敏反应也叫变态反应，主要为Ⅳ型变态反应，是细胞介导的迟发型变态反应。当初次接触变应原后不立即发病，经过4～20天（平均7～8天）潜伏期（诱导期），使机体先致敏，再次接触变应原后在12～48小时即发生皮炎。

651. B 斑贴试验在临床上用于检测潜在的过敏原或刺激物，多用于临床诊断变态反应性疾病，如接触性皮炎、湿疹等。接触性皮炎的诊断和鉴别通常根据发病前接触史，在去除发病原因后在1～2周以内可很快消退等特点，斑贴试验是临床上诊断接触性皮炎最常使用的方法。

652. D 湿疹的病因及发病机制相当复杂，涉及体内、外多种因素。变态反应在湿疹的发病机制上占有很重要的位置，湿疹可能发生在皮肤的一种迟发型变态反应（Ⅳ型变态反应）。

653. D 急性湿疹：一般病因不明，皮损初为多数密集的粟粒大小的丘疹、丘疱疹或小水疱，基底潮红，逐渐融合成片，由于搔抓，丘疹、丘疱疹或水疱顶端抓破后呈明显的点状渗出及小糜烂面，边缘不清。如继发感染，炎症更明显，可形成脓疱、脓痂、毛囊炎、疖等。自觉剧烈瘙痒。好发于头面、耳后、四肢远端、阴囊、肛周等，多对称发布。急性湿疹的治疗：局部生理盐水、3%硼酸或1∶2000～1∶10000高锰酸钾溶液冲洗、湿敷，炉甘石洗剂可起到收敛、保护的作用。亚急性、慢性湿疹（皮损肥厚）应用合适的糖皮质激素霜剂、焦油类制剂或免疫调节剂，如他克莫司软膏、匹美莫司软膏。继发感染者加抗生素制剂。

654. C 慢性湿疹：常因急性、亚急性湿疹反复发作不愈而转为慢性湿疹；也可开始即为慢性湿疹。表现为患处皮肤增厚、浸润，棕红色或色素沉着，表面粗糙，覆鳞屑（皮疹肥厚苔藓化），或因抓破而结痂，不易形成瘢痕。自觉瘙痒剧烈。常见于小腿、手、足、肘窝、腘窝、外阴、肛门等处。病程不定，易复发，经久不愈。慢性湿疹（皮损肥厚）应用合适的糖皮质激素霜剂、焦油类制剂或免疫调节剂，如他克莫司软膏、匹美莫司软膏。继发感染者加抗生素制剂。

655. E 根据题干，5岁儿童+从小发病+四肢屈侧红斑、丘疹、苔藓化、剧痒，渗出+其父有哮喘史，较符合特应性皮炎的特点。特异性皮炎是具有遗传倾向的一种过敏反应性皮肤病，特异性皮炎的多数患者由婴儿湿疹反复发作迁延而成，70%的患者家族中有过敏、哮喘或过敏性鼻炎等遗传过敏史，因此也被称为异位性湿疹、特应性皮炎、遗传过敏性皮炎、泛发性神经性皮炎等。特异性皮炎是一种具有慢性、瘙痒性、炎症性特点的皮肤病。皮损表现为红斑、丘疹、丘疱疹、渗出、结痂、苔藓样变等，主要累及四肢屈侧。

656. D 汗疱疹的病因和发病机制尚不明确，可能为一种发生在皮肤的湿疹样的超敏反应，精神因素、病灶感染、局部过敏（镍、铬金属等过敏）或刺激、过敏性体质和神经系统功能失调可能与本病的发生有关，部分患者有家族史。因此汗疱疹可归属于湿疹。

657. E 湿疹是由多种内外因素引起的瘙痒剧烈的一种皮肤炎症反应。分急性、亚急性、慢性三期。急性期具渗出倾向，慢性期则浸润、肥厚。有些患者直接表现为慢性湿疹。皮损具有多形性、对称性、瘙痒和易反复发作等特点。①急性湿疹：皮损初为多数密集的粟粒大小的丘疹、丘疱疹或小水疱，基底潮红，逐渐融合成片，由于搔抓，丘疹、丘疱疹或水疱顶端抓破后呈明显的点状渗出及小糜烂面，边缘不清。如继发感染，炎症更明显，可形成脓疱、脓痂、毛囊炎、疖等。自觉剧烈瘙痒。好发于头面、耳后、四肢远端、阴囊、肛周等，多对称发布；②亚急性湿疹：急性湿疹炎症减轻后，皮损以小丘疹、结痂和鳞屑为主，仅见少量丘疱疹及糜烂。仍有剧烈瘙痒；③慢性湿疹：慢性湿疹由急性湿疹迁延而来，患者不能直接患慢性湿疹。表现为患处皮肤增厚、浸润，棕红色或色素沉着，表面粗糙，覆鳞屑，或因抓破而结痂。自觉瘙痒剧烈。常见于小腿、手、足、肘窝、腘窝、外阴、肛门等处。病程不定，易复发，经久不愈。

658. B 手部湿疹是由于接触外界各种刺激物质而引起的手部皮肤炎症反应，一般较难确定病因。多数起病缓慢，发病率高，临床表现为手部干燥，出现暗红斑，局部浸润肥厚，冬季常开裂。多见于家庭主妇，因此也称为“主妇手”。

659. A 特应性皮炎按照年龄可以分为婴儿期的特应性皮炎，儿童期的特应性皮炎和青年成人期的特应性皮炎。

660. E 特应性皮炎的特征为患者或其家族中可见明显的“特应性”特点：①容易罹患哮喘、过敏性鼻炎、湿疹的家族性倾向；②对异种蛋白过敏；③血清中IgE高；④血液嗜酸性粒细胞增多。

661. C 接触性皮炎是皮肤或黏膜单次或多次接触外源性物质后，在接触部位甚至以外的部位发生的炎症性反应。半抗原又称不完全抗原，是指某些单独存在时不能诱导免疫应答，即不具备免疫原性，但当与大分子蛋白质或非抗原性的多聚赖氨酸等载体交联或结合（通常是以共价键的形式进行结合）后可获得免疫原性，从而诱导免疫应答的小分子物质。由于半抗原需要与应答效应产物结合才能诱导免疫应答，因此它只有免疫反应性（抗原性），而不具有免疫原性。半抗原是引起接触致敏反应的致敏因子。

662. E 根据题干，外伤感染史 + 继发全身出现红斑、丘疹、水疱，糜烂，伴有瘙痒 + 局部淋巴结肿大，考虑自身敏感性皮炎。自身敏感性皮炎是指在某种皮肤疾病的基础上，由于处理不当或理化因素刺激，使患者对自身组织产生的某种物质敏感性增高而产生更广泛的皮肤炎症反应。临床特点：①患者原有湿疹病灶，感染或经各种不适当的刺激后病情加重，有红肿、糜烂、渗出等；②1～2周后出现继发病灶，常呈对称性分布。可泛发全身，亦可发生在原发病灶的周围；③继发病灶皮疹，多为泛发红斑、丘疹、丘疱疹及水疱，可出现糜烂及渗出；④自觉瘙痒，可伴有浅表淋巴结肿大、全身不适及低热；⑤当原发病灶好转后，全身皮损也逐渐好转，病期为2～4周。

663. C 根据题干，患者湿疹治疗无效 + 原皮损处有较多脓性分泌物、疼痛 + 躯干处出现红斑丘疹，散在水疱，伴有剧烈瘙痒，考虑皮肤感染伴湿疹，应首先抗感染治疗，因此选用抗生素。

664. C 钱币状湿疹：①好发于双下肢；②湿疹皮损：类圆形的密集小丘疹和丘疱疹，形成斑片，境界清楚，有时渗出，剧痒。

665. A 淤积性皮炎又名淤积性湿疹、静脉曲张性湿疹、重力性湿疹、低张力性皮炎。淤积性皮炎是一种好发于下肢的慢性潮红、鳞屑、瘙痒和肿胀（炎症）的皮肤病，常有深褐色皮肤色素沉着，不发生于上肢。易发生于下肢静脉曲张和水肿患者。淤积性皮炎常发生在足踝部。最初皮肤出现皮肤瘙痒，红斑，有轻度鳞屑，几周或几个月后皮肤呈深褐色。皮下淤血常被忽视，可能导致水肿加重，继发感染，最终引起严重皮肤损害（溃疡形成）。一般起病缓慢，先开始在小腿下1/3处出现轻度水肿，休息后可消退，站立或行走时间长又复出现。渐起圆形红斑或褐红色斑片，有时可呈紫癜样斑片，自觉瘙痒明显，常抓破糜烂和结痂等。日久渐皮肤粗糙、脱屑、增厚、皲裂，呈苔藓样损害，甚至呈瘢痕疙瘩样硬度。反复发作或加重，以冬季为甚。治疗：首先要控制静脉高压。尽早治疗，休息时抬高患肢，避免长久站立或重体力劳动。静脉曲张轻者可用弹力绷带包扎，重者可到外科做手术结扎或其他治疗。注意避免搔抓，抓破会继发感染。

666. C 荨麻疹俗称风疹块。是由于皮肤、黏膜小血管扩张及渗透性增加而出现的一种局限性水肿反应，通常在2～24小时内消退，但反复发生新的皮疹，基本损害为皮肤出现风团。

667. D 风团是真皮浅层水肿引起的局限性隆起的扁平斑块样皮肤损伤，呈苍白色或淡红色，大小不等，数目可多可少，周围可有红晕，形态不规则或呈圆形。存在时间数小时或10余小时，自觉瘙痒。消退后不留痕迹。

668. A 慢性荨麻疹是指由各种因素致使皮肤、黏膜、血管发生暂时性炎性充血与组织内水肿，病程超过6周者称为慢性荨麻疹。病因常不确定。临床表现为患者不定时地在躯干、面部或四肢发生风团和斑块。发作从每日数次到数日一次不等。严重时有头痛、发热等全身症状，急性荨麻疹患者可发热达40℃左右，血压可降低甚至发生昏厥和休克。大多数患者只有发痒的风疹块而无其他症状。

669. C 根据题干，患者荨麻疹 + 高热、脉速和全身中毒症状，考虑败血症。败血症是指各种致病菌侵入血液循环，并在血中生长繁殖，产生毒素，从而发生的急性全身性感染。若侵入血流的细菌被人体防御系统所清除，无明显毒血症症状时则称为菌血症。败血症伴有多发性脓肿而病程较长者称为脓毒血症。致病菌通常指细菌，也可为真菌、分枝杆菌等。临床表现一般为急性起病、寒战、高热、呼吸急促、心动过速，以及皮疹、关节肿痛、肝脾肿大和精神、神志改变等。严重者可出现急性器官功能障碍，称之为重型败血症。病情进一步加重后可发展为感染性休克、弥散性血管内凝血（DIC）和多器官功能衰竭。过敏性休克仅表现为呼吸困难，一般无高热。急腹症一般有腹痛表现。荨麻疹性血管炎的特点是风团样皮疹，持续时间长，伴低补体血症。心脏变态反应一般有心肌炎的表现，全身中毒症状不明显。

670. A 荨麻疹病情严重者在发生风团的同时可有心慌、烦躁、恶心、呕吐，甚至血压降低、四肢冰冷等过敏性休克症状。部分患者可累及胃肠道引起黏膜水肿。在发生风团的同时，出现腹痛，有时十分剧烈，颇似急腹症；亦可发生腹泻，伴有里急后重及黏液稀便。若累及喉头黏膜则有呼吸困难，甚至窒息。如伴有高热、寒战、脉速等全身中毒症状时，应特别警惕有无严重感染，如败血症等的可能。

671. B 根据题干，患者饮食热汤后数分钟即出现风团 + 直径为2～3mm，周围有红晕，1～2cm。散发于躯干上部和上肢，不互相融合，半小时至1小时内消退，考虑胆碱能性荨麻疹。胆碱能性荨麻疹因运动、出汗、情绪激动或食入热的物质后，掌跖外泛发1～3mm小风团，周围有红晕，有时唯一症状是瘙痒，持续30～90分钟，少数伴有全身症状。

672. C 缓解急性荨麻疹患者的腹痛症状可用654－2针。654－2别名为山莨菪碱，为抗胆碱能神经药，作用类似阿托品，山莨菪碱有明显的外周抗胆碱作用，能对抗乙酰胆碱引起的肠及膀胱平滑肌收缩和血压下降。

673. B　一般而言，急性荨麻疹发病急，一般几个小时内又会自动消失，持续时间一般不超过24小时。

674. D　急性荨麻疹的病程不超过6周，超过6周称为慢性荨麻疹。

675. C　血管性水肿也叫巨大性荨麻疹，是一种发生在皮下疏松组织，或者黏膜部位的局限性水肿，它的病因与荨麻疹类似，可能由药物、食物、吸入物，还有物理因素等引起。

676. C　水源性荨麻疹是一种极为罕见的皮肤病，别名水过敏。严重患者只能饮用少量可乐来补充身体水分，不可过长时间接触水，洗澡也只能冲几分钟的时间。

677. A　日光性荨麻疹由日光照射所致，致病光谱很宽，中波、长波紫外线或可见光均可引起，其中对波长为300nm左右的紫外线敏感作用最强。

678. D　疣的治疗：（1）药物治疗：外用氟尿嘧啶软膏、5%咪喹莫特霜等；（2）光动力学疗法；（3）物理疗法；（4）手术切除。

679. A　①急性皮炎仅有红斑、丘疹而无渗液时可选用粉剂或洗剂；炎症较重，糜烂、渗出较多时宜用溶液湿敷；有糜烂但渗出不多时则用糊剂。②亚急性皮炎有渗出者可用糊剂或油剂；如无糜烂宜用乳剂或糊剂。③慢性皮炎可选用乳剂、软膏、硬膏、酊剂、涂膜剂等。④单纯瘙痒无皮损者可选用乳剂、酊剂等。

680. D　药疹具有一定的潜伏期，大多数患者一般用药之后4~20天才会在皮肤上出现变态反应性药疹。

681. D　紫癜型药疹可由抗生素类，巴比妥类，眠尔通（甲丙氨酯），利尿药，奎宁等引起，可通过Ⅱ型变态反应引起血小板减少性紫癜，或Ⅲ形变态反应出现血管炎而产生紫癜，轻者双侧小腿出现红色瘀点或瘀斑，散在或密集分布，可略微隆起，压之不褪色，皮损不累及黏膜，有时可伴发风团或中心发生小水疱或血疱，重者四肢、躯干均可累及，可伴有关节肿痛、腹痛、血尿、便血等，甚至有黏膜出血，贫血等。

682. C　固定型药疹是药疹中较常见的类型。形态比较特殊，易于识别。皮疹特点是局限性的圆形或椭圆形红斑，红斑鲜红色或紫红色，水肿性，炎症剧烈者中央可形成水疱。损害境界清楚，愈后留有色素斑，每次应用致敏的药物后，在同一部位重复发作，也有的同时增加新的损害，皮疹数目可单个或多个，亦有分布全身者，皮疹大小一般0.2厘米至数厘米，皮疹可发生于全身任何部位，尤以口唇及口周、龟头、肛门等皮肤黏膜交界处，趾（指）间皮肤、手背、足背等处多见。发生于皮肤黏膜交界处者约占80%，口腔黏膜亦可发疹。固定型药疹的消退时间一般为1~10天，但黏膜糜烂或溃疡者的病程较长，可迁延数十日始愈。

683. A　大疱性表皮松解坏死型药疹是药疹中最严重的一型，其特点是发病急，皮疹初起于面、颈、胸部，发生深红色、暗红色及略带铁灰色斑，很快融合成片，发展至全身。斑上发生大小不等的松弛性水疱及表皮松解，尼氏征阳性，可以用手指推动，稍用力即可擦掉表皮，如烫伤样表现。黏膜也有大片坏死脱落。全身中毒症状严重，伴有高热和内脏病变。如抢救不及时，可死于感染，毒血症，肾衰竭，肺炎或出血。有的患者初期表现为多形红斑或固定型药疹，很快再发展为大片红斑、大疱、表皮剥脱。

684. C　剥脱性皮炎型药疹：常常由于对一般的药疹患者未及时停止致敏药物和适当处理，致使病情发展，皮疹融合而成为剥脱性皮炎，或病情一开始就是突然发病。皮损表现为全身皮肤鲜红肿胀，伴有渗液、结痂，继之大片叶状鳞屑脱落，渗液有臭味。黏膜可有充血、水肿、糜烂等。此类皮损如系初次发病，潜伏期一般在20天以上。可一开始就泛发全身，或在上述麻疹或猩红热样皮损的基础上发生。病程长达一个月以上，是药疹中的严重类型，常伴有全身症状，如恶寒、发热、呕吐、恶心，有的可伴有淋巴结肿大、蛋白尿、肝大、黄疸等全身症状。

685. C　药疹治疗原则：（1）停用一切可疑的致敏药物以及与其结构相似的药物。（2）多饮水或输液，促进体内药物排泄。（3）轻症者给予应用抗组胺药物、维生素C及钙剂。重症者加用糖皮质激素。特别严重的药疹，及早采用各种措施尽快消除药物反应。①大剂量的糖皮质激素，注射用甲泼尼龙，病情稳定后逐渐减量。必要时给予大剂量糖皮质激素冲击。②注射用免疫球蛋白，一般连用3~5天。③血浆置换。（4）积极使用抗生素预防和控制继发感染。（5）支持疗法，注意补液和维持电解质平衡等。对伴黏膜损坏者要积极保护黏膜，尤其是眼结合膜，防止角膜浑浊及黏膜的粘连，小儿要注意龟头及包皮的糜烂，造成包皮狭窄。每日可用3%硼酸水清洗或皮质类固醇类眼药滴眼，口腔注意清洁，经常漱口，可选用2%碳酸氢钠溶液漱口。

686. C　湿疹型药疹：常由外用药引起，局部接触敏感，发生湿疹样皮炎后，在内服或注射同一类药物，可发生全身湿疹样皮损，病程常在一个月以上。

687. B　玫瑰糠疹是常见的炎症性皮肤病，好发于躯干和四肢近端的大小不等、数目不定的玫瑰色斑片，其上有糠状鳞屑，本病有自限性，一般持续6~8周而自愈，但也有经久不愈的情况。由于很多玫瑰糠疹患者延误治疗后容易遗留色素沉着，应及早治疗。本病多发于青年人或中年人，以春秋季多发。初起损害是在躯干或四肢出现直径1~3cm大小的玫瑰色淡红斑，有细薄的鳞屑，称为前驱斑，数目为1~3个。1~2周以后躯干与四肢出现大小不等的红色斑片，常对称分布（一般首先出现母斑，再出现子斑）。开始于躯干，以后逐渐发展至四肢。斑片大小不一，直径0.2～1cm，常呈椭圆形，斑片中间有细碎的鳞屑，而四周圈状边缘上有一层游离缘向内的薄弱鳞屑，斑片的长轴与肋骨或皮纹平行。可伴有不同程度的瘙痒。少数患者的皮损仅限于头颈部或四肢部位。

688. A 尼氏征又称棘层细胞松解现象检查法，是皮肤科常用的体格检查方法之一，用于检查水疱和大疱的位置是在表皮内抑或在表皮下。尼氏征包括以下几方面含义：①牵扯患者破损的水疱壁，尼氏征阳性者可将角质层剥离相当长的一段距离，甚至包括看起来是正常的皮肤；②推压两个水疱中间的外观正常的皮肤时，尼氏征阳性者角质层很容易被擦掉，而露出糜烂面；③推压患者从未发生过皮疹的完全健康的皮肤时，尼氏征阳性者很多部位的角质层也可被剥离；④以手指加压在水疱上，尼氏征阳性者可见到水疱内容物随表皮隆起而向周围扩散。临床上尼氏征阳性的皮肤病有：大疱性表皮松解萎缩型药疹，金葡菌性烫伤样皮肤综合征、天疱疮、大疱性表皮松解症、家族性慢性良性天疱疮等，尼氏征阴性的皮肤病有：大疱性类天疱疮、疱疹样皮炎、大疱性多形红斑等。

689. D 红皮病又称剥脱性皮炎，是一种严重的全身性疾病，红皮病的典型表现是全身皮肤弥漫性的潮红、浸润、肿胀、脱屑，皮损受累面积达整个皮肤的90%以上，但是红皮病不仅仅表现在皮肤、黏膜和皮肤附属器，淋巴结甚至内脏均有受累。可出现眼结合膜炎、眼睑缘炎、角膜炎、角膜溃疡、口腔红肿、溃疡、疼痛，吞咽时症状加重。女阴、尿道、肛门部位的黏膜常常糜烂，有分泌物。毛发脱落，轻者毛发稀疏，重者可致广泛大量脱落。病情越重，毛发脱落越明显，病情恢复后，毛发可以再生。指（趾）甲可以出现萎缩、浑浊、凹陷等，尤其以银屑病性红皮病所致的甲改变最明显。正常情况下，人体产热和散热过程保持动态平衡。红皮病患者由于毒素被吸收和皮肤散热功能失常，可引起不同程度的发热，多数患者体温在38℃～39℃。如果高热，中毒症状明显，应考虑并发感染。

690. C 多形红斑为急性炎症性皮肤病，有自限性，皮疹多形，有红斑、丘疹、风团、水疱等，特征性皮损为靶形损害即虹膜状皮疹，有不同程度的黏膜损害，少数有内脏损害。本病春秋季好发，多发于儿童和青年女性。水痘不是皮损形态，水痘（varicella，chickenpox）是由水痘－带状疱疹病毒初次感染引起的急性传染病。主要发生在婴幼儿和学龄前儿童，成人发病症状比儿童更严重，以发热及皮肤和黏膜成批出现周身性红色斑丘疹、疱疹、痂疹为特征。

691. D 关节病型银屑病可同时发生于大小关节，亦可见于脊柱，但以手、腕及足等小关节处多见，尤以指（趾）关节，特别是指（趾）末端关节受累更为普遍。受累关节可红肿、疼痛，重者大关节可以积液，附近的皮肤也红肿，关节的活动渐受限制，长久以后，关节可以强直及导致肌萎缩。因此不累及面部下颌关节。

692. D 多形红斑外用药物的治疗原则：对皮损可用清洁、保护、止痒、温和、收敛的消炎剂，如植物油、炉甘石洗剂、氧化锌油剂、硅油霜、糖皮质激素软膏等。口腔病变应用含漱剂，保持口腔清洁。眼部病变及早请眼科会诊。肛门、尿道口及外生殖器部位可用0.05%氯己定液清洁，有感染时及时应用抗生素。

693. E 离心性环状红斑是一种少见的红斑性皮肤病，多见于青壮年，可自然消退，但易反复发作，夏季和秋季多发，预后良好。皮损好发于四肢、躯干、臀部、股内侧等部位，手足很少累及。初起为单发或多发的风团样红色丘疹，逐渐向外扩大，中央消退，形成环形或多环形，边缘隆起，表面有细小鳞屑，伴轻度痒感，低热。皮疹逐渐离心性扩大，甚至多个红斑发生融合，有的皮损直径可达10cm。

694. D 银屑病的流行病学特点：银屑病是一种慢性、多系统的炎症性疾病，主要影响皮肤和关节。在世界范围内，大约有1.25亿人患有银屑病，而银屑病的患病率在不同地区差异很大，发病率有地域和人群差异，从亚洲部分地区的0.5%到挪威的8%不等。在大多数地区，男性和女性受影响程度相同，但男性比女性患此病的情况更严重。银屑病可在任何年龄出现，但在18～39岁和50～69岁存在双峰年龄分布。多数患者冬季病情明显加重，夏季缓解。遗传是很重要的因素，调查研究发现近三成的牛皮癣患者有明确的家族史，父母均患病时其子女患病的可能性为41%，有同胞兄弟姐妹患病者其患病的可能性为6%；多个研究发现单卵双生胎共患牛皮癣的几率是异卵双生胎的3倍。

695. A 寻常型银屑病特殊部位的皮损：可分为黏膜银屑病、指甲银屑病、毛囊性银屑病、点滴状银屑病等。寻常型银屑病出现与毛囊一致的丘疹现象。黏膜银屑病的症状之一：龟头和包皮内侧面出现损害，常在不知不觉中发生。初为针头至绿豆大的红色丘疹或斑丘疹，逐渐增大或相互融合成较大的斑片或斑块，呈圆形、椭圆形或不规则形，表面光滑干燥，剥刮有灰白色或银白色鳞屑，有时可见典型的薄膜现象和点状出血现象，伴有轻微瘙痒。损害发生在口腔黏膜时，以颊黏膜多见，有时也可见于舌面、齿龈、口唇，为乳白色、灰白色或灰黄色浸润性斑点或肥厚性斑块，境界清晰，周围有炎性红晕。剥刮露出鲜红色糜烂面，可见点状出血。舌表面可有横行或纵行沟纹，相互交叉错落，多则十余条，少则3～5条，一般单条沟纹长0.5～4cm，多条沟纹可相互融合呈地图样。可有瘙痒或疼痛。头皮银屑病可引起束状发。腋下皮损鳞屑较斑块型银屑病少。指甲银屑病：约50%的银屑病患者伴有指（趾）甲的损害，最常见的表现为甲板上有点状凹陷，甲板不平，同时失去光泽，有时甲板出现纵嵴、横沟、浑浊、肥厚、游离端与甲床剥离或整个甲板畸形、缺如。

696. B　局限型脓疱型银屑病的皮损局限于手掌及足跖，对称分布。掌部皮损发于大、小鱼际，以后皮损渐扩展到掌心、手背及手指，足跖部好发于跖中部及内侧，皮疹表现为在对称性红斑上出现成群淡黄色针头至粟粒大小脓疱，不易破裂，7～14天后脓疱干涸、结痂及脱屑，鳞屑下反复出现成群新疱，故同一皮损上可见脓疱、结痂、脱屑等不同时期损害，反复发作，经久不愈。常伴有甲的病变，甲上有点状凹陷、横沟、纵嵴、甲浑浊、甲剥离及甲下积脓。

697. A　寻常型银屑病的系统药物治疗：（1）抗肿瘤药物：甲氨蝶呤是治疗银屑病的标准用药，但治疗量与中毒量很接近，开始剂量宜小。可以口服、肌内注射、皮下注射或静脉注射。（2）维A酸类药：单独服用或联合其他疗法，疗效较满意。有阿维A酯、阿维A、芳香维A酸乙酯等。主要副作用为致畸胎。育龄妇女在停药后的2年内应采取避孕措施。（3）免疫疗法：①环孢素A用于对常规治疗无效的泛发性斑块型银屑病。不良反应有肾毒性、高血压、恶心、呕吐、乏力、肌颤及尿路刺激症状等。②他克莫司对严重顽固斑块状银屑病有效。不良反应类似环孢素A，但肾毒性、高血压及骨髓抑制作用不严重。③霉酚酸酯对治疗严重银屑病有良好的效果。不良反应有胃肠道症状、贫血、白细胞减少，有增加感染和诱发肿瘤的风险，应注意检测。（4）生物制剂：细胞因子阻断剂如依那西普、英利昔单抗、阿达利姆单抗。起抑制T细胞和提呈细胞的协同刺激作用的有阿法赛特、依法利珠单抗等。（5）抗生素：急性点滴状银屑病常伴有急性扁桃体炎或上呼吸道感染时可选用青霉素、头孢菌素类、氯霉素、红霉素、甲硝唑、甲砜霉素等。

698. E　白色糠疹好发于3～16岁儿童及青少年的面部，12岁前发病者占90%，儿童发病率约为5%，无性别差异。春季多见，也可见于夏初及冬季。

699. B　系统性红斑狼疮是一种累及多系统、多器官并有多种自身抗体出现的自身免疫性疾病。女性发病明显多于男性，约为10∶1，育龄妇女为发病高峰，老人及儿童也可患病。

700. C　紫外线能诱发LE皮损或使原有皮损加剧，少数病例可诱发或加重系统性病变，两个月后皮肤荧光带试验阳性，如预先服阿的平能预防皮损。

701. E　氯喹对角膜和视网膜有损害，因此长期服用本药治疗以前，应先做眼部详细检查，排除原有病变，尤其是60岁以上患者宜勤检查，以防视力损害。

702. D　亚急性皮肤型红斑狼疮的皮损呈光敏性，亚急性皮肤型红斑狼疮为介于系统性红斑狼疮与盘状红斑狼疮之间的一种类型，较少侵犯内脏。诊断要点：好发于青年，两性均可罹病，以女性多见。皮损广泛分布在颧颊部、鼻部、耳郭、躯干、上臂伸侧、手和指背等处，皮损为鳞屑性红斑样损害，似银屑病或糠疹样，也可以呈环状，多环状，脑回状浮肿性浸润性红斑，可伴毛细血管扩张和色素沉着。患者可以有发热，关节痛及光敏感，少数患者有心、肾受累，病情中等，但较系统性为轻。中枢神经系统受累少见。分为：①丘疹鳞屑型初起为小丘疹，逐渐扩大成斑块，附有少许鳞屑，可呈银屑病样或糠疹样。②环形红斑型初起为水肿性丘疹，渐向周围扩大，皮损中央消退，外周为轻度浸润的水肿性红斑，表面平滑或覆有少许鳞屑，但无明显毛囊口角栓，常呈环状、多形状或不规则形。愈后不留瘢痕，或可有暂时性色素沉着，或持久性毛细血管扩张和色素脱失。皮损主要分布于面、耳、上胸背、肩和手背等处。

703. E

704. C　SLE累及关节肌肉时，表现为关节痛、关节炎、关节畸形（10%患者的X线有破坏）及肌痛、肌无力，还可出现无血管性骨坏死（无血管性坏死或骨坏死是由于血液供应受阻而导致身体某些部位的骨细胞死亡，通常发生在骨的生长端）、骨质疏松，以股骨头受累最常见。SLE最早出现的症状是关节疼痛，4%～6%的SLE患者表现出肌肉受累，肌肉疼痛明显，可有肌无力，肌酶谱一般不升高，少数可有肌酶谱的增高。50%的患者有关节疼痛。

705. C　红斑狼疮的皮损好发于面部，尤以两颊、鼻部为著，其次为头项、两耳、眼睑、额角，亦可发于手背。

706. A　SLE出现心血管症状时，以心包炎最为常见（4%的患者有心包压塞征象），心肌炎主要表现为充血性心力衰竭，心瓣膜病变，如利布曼－萨克斯心内膜炎。冠状动脉炎少见，主要表现为胸痛、心电图异常和心肌酶升高。

707. D　SLE的药物治疗：（1）糖皮质激素（如泼尼松、甲泼尼龙等）是治疗狼疮患者的首选药物，据病情选用不同的剂量和剂型。激素的不良反应有类库欣征、糖尿病、高血压、抵抗力低下并发的各种感染、应激性溃疡、无菌性骨坏死、骨质疏松及儿童生长发育迟缓或停滞等。（2）抗疟药：氯喹或羟基氯喹，对皮疹、低热、关节炎、轻度胸膜炎和心包炎、轻度贫血和血白细胞计数减少及合并干燥综合征者有效，有眼炎者慎用。长期应用对减少激素剂量，维持病情缓解有帮助。主要不良反应为心脏传导障碍和视网膜色素沉着，应定期行心电图和眼科检查。（3）非甾体抗炎药（NSAIDS）：适用于有低热、关节症状、皮疹和心包及胸膜炎的患者，有血液系统病变者慎用。（4）免疫抑制剂：①环磷酰胺（CTX）：对肾炎、肺出血、中枢神经系统血管炎和自身免疫性溶血性贫血有效。不良反应有消化道不适、骨髓抑制、肝脏损害、出血性膀胱炎、脱发、闭经和生育能力降低等。②硫唑嘌呤口服，对自身免疫性肝炎、肾炎、皮肤病变和关节炎有帮助。不良反应有消化道不适、骨髓抑制、肝脏损害及过敏反应等。③甲氨蝶呤（MTX）静脉滴注或口服，对关节炎、浆膜炎和发热有效，肾损害者需减量，偶有增强光过敏的不良反应。④环孢素 A（CSA）口服，目前主要用于对其他药物治疗无效的 SLE 患者。⑤长春新碱静脉滴注，对血小板减少有效。

708. B 患狼疮性肾炎时尿内出现红细胞、白细胞、管型和蛋白尿。肾功能测定早期正常，逐渐进展，后期可出现尿毒症，肾病综合征。实验室表现有全身水肿，伴程度不等的腹腔、胸腔和心包积液，大量蛋白尿，血清白蛋白降低，白球蛋白比例倒置和高脂血症。狼疮性肾炎病情活动的重要指标是 24 小时尿蛋白定量。

709. A 深在性红斑狼疮的系统治疗：首选服用氯喹，也可选用羟氯喹、沙利度胺、氨苯砜、糖皮质激素、免疫调节剂等。对顽固严重的患者可以联合应用糖皮质激素和免疫抑制剂。

710. B Gottron 丘疹发生于皮肌炎，是皮肌炎皮肤表现的特征性皮损之一。

711. A 皮肌炎患者恶性肿瘤的并发率很高，大致约为 20%，其中约 34% 的恶性肿瘤发生于皮肌炎之前，约 26% 的恶性肿瘤和皮肌炎同时发生，约 40% 的恶性肿瘤发生于皮肌炎以后。

712. A 皮肌炎的肌电图检查是以针电极插入到疼痛和压痛最明显的肌肉中，在细胞外记录、放大、并通过示波器显示肌纤维的电活动。典型的改变包括三联征：①插入电位活动增强、纤颤电位和正锐波；②自发奇异高频放电；③低波幅、短时限，多相运动单位电位。

713. A 皮肌炎一般治疗：急性期应卧床休息（避免锻炼），避免日晒，注意营养，给高蛋白、高维生素、高热量、无盐或低盐饮食，注意保暖。40 岁以上的患者应反复详细检查有无恶性肿瘤，并及时治疗。如在病情慢性期缓解时，可酌情选择按摩、推拿、水疗以及针灸等治疗方法，以防肌肉萎缩和挛缩（慢性期加强功能锻炼）。

714. C 硬皮病多发生于 20 ~ 50 岁的中青年人群，女性多见。

715. D 系统性硬皮病主要是以皮肤硬化为特点，并最终引起多个器官损害的系统性自身免疫性疾病。系统性硬皮病一般称为系统性硬化症，是指一种到处都变硬了的疾病，即系统性、全身性变硬。最常见的是皮肤变硬，通常皮肤变硬都是从远端开始，表现为手指皮肤变硬、手背皮肤变硬，胳膊、四肢皮肤变硬，甚至有的患者肚皮变硬，脸上皮肤也变得的紧，觉得皮肤发紧，不容易提起，所以患者皮肤都比较紧绷，额纹比较少，看起来比较年轻，有的患者口唇变得比较薄，鼻翼比较小，出现皮肤变硬的表现。

716. C 系统性硬皮病患者伴胃肠道受累时可以出现口裂缩小、黏膜干燥、牙周疾病，引起咀嚼困难、牙齿脱落和营养不良，反酸、胃灼热、胸骨后烧灼感是硬皮病中最常见的症状，还可引起胃的排空时间延长，还可以导致患者出现上腹胀、嗳气等消化不良症状。小肠蠕动减弱可能无症状，也可能引起严重的慢性假性肠梗阻，表现为严重的腹胀、腹痛、呕吐、腹泻。硬皮病也可累及大肠和直肠，大肠壁肌肉萎缩常引起横结肠和降结肠出现无症状性广口憩室，这是硬皮病特异性的损害。结肠运动减弱可以引起顽固性便秘。直肠括约肌的纤维化可引起难以克服的大便失禁和直肠脱垂。

717. E 系统性硬皮病是一种慢性多系统疾病，首发症状以雷诺现象最常见，也可以是乏力、肌肉骨骼疼痛。

718. D 斑块状硬皮病：多发生于 20 ~ 50 岁的中青年人群（成人），又属于局限性硬皮病的一种常见的类型，一般无内脏损害。初期为淡红色水肿性斑片、光泽发亮，可为散在斑点或大片斑片。皮损可逐渐缓慢扩大，活动期皮损周围绕以紫红色晕。皮损逐渐变硬，局部皮肤纹理消失，出汗减少，毛发稀疏，久之毳毛消失，呈蜡黄色或象牙色。

719. B 系统性硬皮病的治疗：戒烟、避免受凉、避免手部外伤、注意全身保暖及生物反馈性锻炼；症状严重或合并指端溃疡时应使用血管扩张剂。（1）治疗原则：早期诊断、早期治疗，有利于防止疾病进展，原则是扩血管、抗纤维化、免疫抑制与免疫调节，但无特效药物。（2）改善病情的药物：①针对血管及改善微循环的药物：包括改变血小板功能的阿司匹林、潘生丁等，Ketanzerin 是一种组胺拮抗剂，能减少雷诺现象发作的频率并减轻其严重程度，能改善指端溃疡的预后，但该药对皮肤增厚或内脏器官损伤的改善无效。尼群地平、硝苯地平是有效的血管扩张剂。血管紧张素转换酶抑制剂如依那普利可有效控制高血压及早期肾功能不全。改善微循环的药物还有丹参及低分子右旋糖酐注射液，对皮肤硬化、关节僵硬及疼痛有一定的作用。②糖皮质激素及免疫抑制剂：泼尼松可用于疾病早期控制病情后减量，以长期维持。甲氨蝶呤和环孢素 A（CsA）在少数人试用中有一定疗效，青霉胺是一种免疫调节剂，对抑制皮肤硬化及内脏损害有一定作用。对于肺间质病变患者，用糖皮质激素和 CTX 可以改变病情，雷公藤多苷和大环内酯类药物，如罗红霉素可以减轻症状。静脉应用前列腺素能增加原发性肺动脉高压患者的存活率。肾危象是硬皮病最可怕的内脏合并症，最常见的后果是肾衰竭。ACEI 或 ARB 类降压药物能逆转严重的高血压、肾性贫血并控制高血压。血液透析和肾脏透析疗法的改进也给肾危象带来了希望，肾脏移植使得生存率提高。

720. E　朗格汉斯细胞（LC）来源于骨髓和脾脏，以后迁移到皮肤内，主要分布于表皮中上部，在表皮棘细胞之间，具有抗原呈递能力，亦可见于真皮、口腔黏膜、食管、淋巴结、胸腺及脾脏等处。它有树枝样的突起，伸向邻近表皮的角质形成细胞之间，上可以到达颗粒层，下可以至表皮和真皮交界的部位。在皮肤内，朗格汉斯细胞分布于表皮层、颗粒层细胞、棘层细胞、基底细胞层和皮肤附属器内。在一定区域内，其数目和分布保持相对恒定，占表皮总细胞数的 3% ~5%。朗格汉斯细胞有活跃的细胞周期，能进行自我修复，以补充衰老或损伤的细胞。光镜下细胞呈多角形，胞质透明，HE 染色阴性，电镜下朗格汉斯细胞不含角蛋白丝及黑素小体，无桥粒结构，最重要的特点是胞质中有特征性的 Birbeck 颗粒（又称朗格汉斯颗粒）。

721. E　桥粒又称黏着斑，是角质形成细胞间连接的主要结构，由相邻的细胞膜发生卵圆形致密增厚而共同构成，随角质形成细胞向上迁移，使细胞间的连接更为牢固，如被破坏形成表皮内疱，在角质形成细胞分化过程中，桥粒可以分离，也可重新形成。桥粒由两类蛋白质构成：一类是跨膜蛋白，位于桥粒芯，主要由桥粒芯糖蛋白（Dsg）和桥粒芯胶蛋白（Dsc）构成，它们形成桥粒的电子透明细胞间隙和细胞间接触层；另一类为胞质内的桥粒斑蛋白和斑菲素蛋白，是盘状附着板的组成部分。桥粒斑主要成分为桥粒斑蛋白（DP）和桥粒斑珠蛋白（PG）。天疱疮是一种因自身免疫异常、导致桥粒结构破坏而引起角质形成细胞的相互分离而发生的疾病，患者上皮细胞松解，组织液通过细胞间隙渗出表皮而形成水疱。

722. E　瘙痒是许多皮肤病共有的一种自觉症状，是皮肤黏膜的一种特有感觉，如仅有皮肤瘙痒而无原发性皮肤损害时则称为瘙痒病，产生机制尚不清楚，可能与中枢神经系统的功能、情绪等有关。瘙痒与疼痛是通过共同的神经通路传导的，痒觉的发生和痛觉一样，是由表皮真皮交界处的游离神经末梢网受到刺激。通过传入和传出神经反射与大脑发生联系。无论刺激是外来的、内在的、反应性或反射性，在痒范围内的刺激下均可诱导出瘙痒的感觉。

723. D　肠病性肢端皮炎是一种常染色体隐性遗传性疾病，婴儿期发病以腔口周围和肢端的皮炎、腹泻、脱发为临床特征。近年来发现本病为遗传性锌缺乏症，并证实了患者肠道中吸收锌的能力降低。其原因是肠道中胰腺分泌的锌结合因素水平不正常。所以治疗要给予口服锌剂，例如硫酸锌或者葡萄糖锌等

724. D　痤疮的发生主要与雄激素及皮脂分泌过多、毛囊皮脂腺导管堵塞、毛囊皮脂腺开口处过度角化和痤疮丙酸杆菌等细菌感染、炎症反应、遗传、免疫、内分泌障碍等因素密切相关。

725. E　痤疮是毛囊皮脂腺单位的一种慢性炎症性皮肤病，主要好发于青少年，对青少年的心理和社交影响很大，但青春期后往往能自然减轻或痊愈。

726. C　痤疮皮损好发于面部、颈部、前胸、后背等皮脂腺分泌较为旺盛的部位，小腿内侧皮脂腺分泌较弱，因此痤疮不易发生于小腿内侧。

727. E

728. D　痤疮的临床表现：皮损好发于面部、上胸、背部等，多为对称分布。痤疮的非炎症性皮损表现为开放性和闭合性粉刺。闭合性粉刺（又称白头）的典型皮损是约 1mm 大小的肤色丘疹，无明显毛囊开口。开放性粉刺（又称黑头）表现为圆顶状丘疹伴显著扩张的毛囊开口。粉刺进一步发展会演变成各种炎症性皮损，表现为炎性丘疹、脓疱、结节和囊肿。炎性丘疹呈红色，直径 1 ~5mm 不等；脓疱大小一致，其中充满了白色脓液；结节直径大于 5mm，触之有硬结和疼痛感；囊肿的位置更深，充满了脓液和血液的混合物。这些皮损还可融合形成大的炎性斑块和窦道等。炎症性皮损消退后常常遗留色素沉着、持久性红斑、凹陷性或肥厚性瘢痕。临床上根据痤疮皮损性质和严重程度将痤疮分为 4 级：1 级（轻度）：仅有粉刺；2 级（中度）：除粉刺外，还有一些炎性丘疹；3 级（中度）：除粉刺外，还有较多的炎性丘疹或脓疱；4 级（重度）：除有粉刺、炎性丘疹及脓疱外，还有结节、囊肿或瘢痕。

729. E　寻常型痤疮最开始出现的皮损为闭合性粉刺（又称白头），典型皮损是约 1mm 大小的肤色丘疹，无明显毛囊开口。

730. D

731. A　暴发性痤疮是指少数寻常型痤疮的患者病情突然加重，比如皮损颜色表现为更加鲜红，出现大量的脓疱，并出现发热、关节痛、贫血等全身症状。引起暴发性痤疮的原因一般不太清楚，可能是痤疮丙酸杆菌、表皮葡萄球菌感染引起的变态反应。临床上主要表现为面部出现的轻度痤疮，突然出现加重，原来可能是丘疹或粉刺，然后突然加重，出现脓疱，炎性丘疹等症状，皮损以胸背部为主，也可以出现于面颈部，皮疹呈丘疹脓疱，炎症反应明显，容易形成糜烂、溃疡，愈后容易留下瘢痕，患者常常伴有发热，体温可高达 39 度以上，同时伴有关节炎，食欲不振，肌肉疼痛，肝脾肿大，贫血等症状，抗生素治疗无效，一般要选用皮质类固醇激

素进行治疗。

732. B 痤疮属于毛囊皮脂腺的慢性炎症性疾患。其治疗原则是：①抑制皮脂腺分泌功能，调节激素水平；②促进毛囊内的角化正常；③控制局部炎症；④减少毛囊内的细菌数量（杀菌）。真菌不是引起痤疮的病因，因此无需抗真菌治疗。

733. B 5%过氧苯甲酰氧化剂，具有杀菌作用，属角质溶解剂类。过氧苯甲酰的作用机理尚不完全明了，但认为主要是由于它对痤疮丙酸杆菌有杀菌能力，用过氧苯甲酰治疗的患者表现出脂质和游离脂肪酸降低和轻度脱屑（干燥和脱皮）作用，同时粉刺和痤疮皮损减少。

734. A 口服糖皮质激素主要用于暴发性或聚合性痤疮（严重患者），遵循短期、小剂量、与其他方法联合应用的原则。

735. A 脂溢性皮炎的发病可能与皮脂溢出、微生物、神经递质异常、物理气候因素、营养缺乏以及药物等的作用有关。近年来，卵圆形糠秕孢子菌（马拉色菌）与脂溢性皮炎的关系得到了重视，认为其在脂溢性皮炎的发病中起重要的作用。

736. E 脂溢性皮炎的皮损主要出现在皮脂溢出部位，如头皮、眉弓、鼻唇沟、面颊、耳后、上胸、肩胛间区、脐周、外阴和腹股沟等部位。

737. C 头皮脂溢性皮炎有两种形态，一种为鳞屑型，多见于成年人，头皮较干燥，有多量糠秕样脱屑和痒感，多发生在头顶部，如不及时治疗可以引起脱发，称为脂溢性脱发。另一种形态为结痂型，多见于肥胖的婴儿，患儿的头皮上有片状油腻性黏着性黄色结痂，痂下有炎症，并有糜烂和渗出，患处瘙痒剧烈。

738. A 酒渣鼻红斑期：颜面中部出现毛细血管扩张，特别是鼻翼、鼻尖最明显，两颊、眉间及颏部也可出现红斑，对称分布，红斑初为暂时性，在进食辛辣食物或热饮、环境温度升高、感情冲动时面部潮红充血，自觉灼热。反复发作后鼻翼、鼻尖和面颊处出现浅表树枝状毛细血管扩张，出现局部持久性发红，常伴有鼻部毛囊孔扩大和皮脂溢出。

739. B 酒渣鼻丘疹脓疱期的临床表现：毛细血管扩张较红斑期更明显，反复出现痤疮样毛囊样丘疹、脓疱，可见针头至绿豆大小的丘疹、脓疱、结节。损害较深较大时形成疖肿、囊肿、深在的炎症性结节。鼻部、面颊部毛囊口扩大，可在数年内此起彼伏，时轻时重。中年女性患者的皮疹常在经前加重。

740. C 酒渣鼻鼻赘期：病期长久者鼻部皮脂腺和结缔组织增生，致使鼻尖部肥大，形成大小不同的紫红色结节状隆起，称为鼻赘。其表面凹凸不平，毛囊口明显扩大，皮脂分泌旺盛，毛细血管明显扩张。

741. C 斑秃的典型皮损：斑秃发作的前期为1个或数个边界清楚的圆形或椭圆形掉发区，患处皮肤无鳞屑、瘢痕，光滑干净，直径为1～2cm，愈后无瘢痕。掉发区的边际处常有一些松而易脱的头发，有的现已折断，近侧端的毛发通常萎缩。如将该毛发拔出，能够看到该毛发上粗下细像"惊叹号"，且下部的毛发色素也脱失。可发生于任何年龄，但以青壮年多见，两性发病率无明显差异。皮损表现为圆形或卵圆形的非瘢痕性脱发，在斑秃边缘常可见"感叹号"样毛发。头发全部或几乎全部脱落，称为全秃。全身所有的毛发（包括体毛）都脱落，称为普秃。还可见匍行性脱发。病区皮肤除无毛发外，不存在其他异常。斑秃可进入静止恢复期，此时斑秃停止发展并可长期保持原状，脱发区周围的毛发附着相对坚固，同时脱发区开始生长毛发。斑秃恢复期的主要症状是停止脱发，同时在原有的脱发区域有新生毛发出现，新生毛发早期是较细小的绒毛，颜色可能呈白色，然后逐渐变粗、变硬、变长，毛发颜色会逐渐由白色变成黑色。

742. B 全身所有的毛发（眉毛、睫毛、腋毛、阴毛和全身毳毛，包括体毛）都脱落，称为普秃。头发全部或几乎全部脱落，称为全秃。斑秃典型皮损：斑秃发作的前期为1个或数个边界清楚的圆形或椭圆形掉发区，直径为1～2cm。假斑秃是一种永久性的脱发，与真性斑秃的概念一样是不能再生的，假斑秃是由其他疾病引起的炎性瘢痕性脱发。头癣是由红色毛癣菌或者表皮毛癣菌等这一类的真菌引起的头部传染性疾病，可有局限性脱发。

743. C 斑秃主要指头皮出现带状、斑片状的环形脱发，绝大多数患者随着时间的推移可以逐渐自我康复。一般经3～4个月斑秃可进入静止恢复期，此时斑秃停止发展并可长期保持原状，秃发区周围的毛发附着相对坚固，同时脱发区开始生长毛发。

744. D 雄激素性秃发的临床表现：多发生于皮脂腺分泌旺盛的青壮年。男性表现为开始逐渐自头顶部脱发，延及额部，继而弥漫于整个头顶，表现为进行性头发密度减少，范围越来越大，患处皮肤光滑有毳毛。症状为患者头皮脂肪过量溢出，常伴有头屑增多，头皮油腻，瘙痒明显。女性症状较轻，多表现为头顶部拳头大小的脱发，少数表现为全头头发稀疏。

745. C 局限性多汗症好发于头、颈、腋及肢体的远端，尤以掌跖部最易发生，通常呈对称性地发生于两侧，也有仅发生于一侧或身体上某一小片部位者。

746. D 臭汗症见于多汗、汗液不易蒸发和大汗腺所在的部位，如腋窝、腹股沟、足部、肛周、外阴、脐窝及女性乳房下方等，以足部和腋窝臭汗症最为常见。手掌可有多汗症，细菌影响小，所以发生臭汗症的可能性小。

747. E 带状疱疹的皮疹一般有单侧性和按神经节段分布的特点，由集簇性的疱疹组成，并伴有疼痛。慢性单纯性苔藓、湿疹、荨麻疹、接触性皮炎一般表现为瘙痒。

748. B 麻风是由麻风杆菌引起的一种慢性传染病，主要病变在皮肤和周围神经，临床表现为麻木性皮肤损害，神经粗大，严重者甚至肢端残废。糖尿病、湿疹、恶性淋巴瘤、荨麻疹一般表现为瘙痒。

749. D 瘀点（petechia）是广泛性或局限性的皮肤、黏膜下出血，形成皮肤黏膜的红色或暗红色色斑，通常直径在2mm以内。不高于皮面。脓疱（pustule）指皮肤上的一个局限性的隆起，内含有脓液。因脓液的颜色不同，呈黄色或黄绿色。风团一般指荨麻疹，皮损表现为局部隆起于皮肤、黏膜表面的水肿性团块，呈圆形、椭圆形或不规则形。丘疹（papule）为一局限性隆起皮肤表面的实质性损害，可能是代谢产物的沉积、表皮或真皮细胞成分的局限性增殖，或真皮局限性细胞浸润。斑块为较大的或多数丘疹融合而成的扁平隆起性损害，直径大于1cm。

750. B

751. E 风团一般指荨麻疹，皮损表现为局部隆起于皮肤、黏膜表面的水肿性团块，呈圆形、椭圆形或不规则形。扁平疣、扁平苔藓、黄色瘤、湿疹是主要以丘疹为主的皮损。

752. A 丹毒（erysipelas）是一种累及真皮浅层淋巴管的感染，主要致病菌为A群β溶血性链球菌，为炎症性斑疹，有红、肿、热、痛的表现。鲜红斑痣是无数扩张的毛细血管所组成的较扁平，很少隆起的斑块，属于先天性毛细血管畸形，不是炎症性改变。黄褐斑、白癜风、花斑糠疹均表现为非炎症性丘疹，无红、肿、热、痛的表现。

753. A 斑块为较大的或多数丘疹融合而成的扁平隆起性损害，直径大于1cm者，皮疹呈圆形或不规则形，大小不一。

754. C 丘疹（papule）为一局限性隆起皮肤表面的实质性损害，直径小于1cm，可能是代谢产物的沉积或真皮细胞成分的局限性增殖，或真皮局限性细胞浸润。

755. A 银屑病是以表皮异常增殖和真皮血管新生为特征的常见的慢性炎症性皮肤病，角质形成细胞过度增殖，棘层肥厚，真皮血管新生，表皮更新时间由正常的30天左右缩短为3~5天。色素痣属于黑素细胞的良性肿瘤，位于真皮浅部，其实质为痣细胞，其间质为血管、淋巴管及结缔组织。花斑糠疹，旧称花斑癣，俗称汗斑，是由马拉色菌感染表皮角质层引起的一种浅表真菌病，此菌仅侵犯角质层浅层而不引起真皮的炎症反应。黄褐斑是由于黑色素生成过度导致的一种疾病。皮肤淀粉样变是淀粉样蛋白弥漫沉积于真皮、皮下组织及血管壁的一种疾病。

756. A 水疱是浆液在表皮内部或表皮下层聚积并形成黄豆大小的隆起，直径一般小于1cm，大于1cm者称为大疱。

757. E 红斑型天疱疮属于天疱疮中相对较轻的亚型之一，发病机制与落叶型天疱疮基本类似，在循环中产生桥粒芯蛋白1抗体。主要位于表皮相对表浅位置，通常出现易破损的薄壁水疱，患者一般仅可以观察到破损皮肤，表现为红斑，表面具有轻微潮湿感且伴有痂屑存在。大疱性类天疱疮、疱疹样皮炎均为表皮下疱，疱壁厚，不易破壁。水痘、带状疱疹为病毒感染，疱小，疱壁较厚。

758. B 带状疱疹的水疱是由棘细胞发生变性引起的，呈气球样变，内含浆液。

759. B 脓疱型银屑病的皮损初发为急性炎性红斑，表面有多数密集针头至粟粒大小的黄白色无菌浅在性小脓疱，其发病原因多与寻常型银屑病患者长期服用皮质类固醇激素后骤然停药而有关，或与感染、药物刺激有关。脓疱疮、毛囊炎均为细菌感染引起的感染性炎症病变。单纯疱疹、天疱疮的初起皮损为水疱，若合并脓疱则与细菌引起的感染性炎症有关。

760. A 结节性红斑是一种主要累及皮下脂肪组织的急性炎症性疾病。结节性黄色瘤：结节主要由黄色瘤细胞构成，黄色瘤细胞为吞噬脂质泡沫细胞。

761. E 囊肿是内含液体或半固体物质的囊性皮肤损害，是封闭的腔隙，内壁衬以上皮细胞、内皮细胞或膜样结构，呈圆形或椭圆形，触之有弹性，位于真皮内或皮下组织，或隆起于皮肤表面，触之有囊性感。

762. D 溃疡是皮肤或黏膜表面组织的局限性缺损、溃烂，其表面常覆盖有脓液、坏死组织或痂皮，愈后遗有瘢痕，形成瘢痕是因为破坏了基底层细胞，侵及真皮，可由感染、外伤、结节或肿瘤的破溃等导致。

763. D 皮损内注射糖皮质激素适用于瘢痕疙瘩、肥厚性瘢痕、囊肿性痤疮、环状肉芽肿、结节性痒疹、盘状红斑狼疮、顽固性肥厚性湿疹、硬斑病及斑秃等小面积皮肤损害。

764. D 糖皮质激素的冲击疗法是于静脉输入较大剂量激素来挽救生命。在以下情况下可以用糖皮质激素冲击疗法：狼疮性脑病、急性肾功能下降、中枢神经系统损害、大量心包积液、血小板减少、溶血性贫血等急危症，在除外严重感染后，应采用甲基泼尼松龙冲击治疗。方法为每天1g，连续用3天，然后继续每天50mg泼尼松口服，2~3周后依病情可重复使用；但也有对病危患者采用1周后重复的方法，赢得时间，挽救生命。在甲基泼尼松龙冲击期间，应密切观察病情变化，防治感染、出血等并发症。

765. A 维A酸类药物一般分三代。第一代维A酸类药物为天然存在的维A酸药物，非芳香类，包括视黄醇、视黄醛、9顺—维A酸、13顺—维A酸、全反式维A酸、维胺酯等；第二代维A酸药物由人工合成，为单芳香类。主要用于治疗角化异常性皮肤病，如银屑病。包括阿维A酯、阿维A酸；第三代维A酸为多芳香类，包括他扎罗汀、阿达帕林、贝扎罗汀等。

766. B 草莓状血管瘤有血管内皮增生的特点，可以分为三期，即增殖期、稳定期、消退期，大约70%以上的血管瘤在5~7年内可以逐渐的自行退化而愈合，属于先天性的良性的肿瘤。鲜红斑痣、海绵状血管瘤、汗管瘤、痣细胞痣虽然是良性肿瘤，均不能自行消退。

767. E 草莓状血管瘤的皮损多数可完全消退，因此应尽量等待自然消退。生长较快者可应用放射性核素或X线照射治疗，还可选用YAG：585nm激光治疗。

768. E 脂溢性角化病是为老年人最常见的良性增生性肿瘤，好发于颜面、手背等暴露部位，皮损为浅褐色的扁平丘疹，大小不一，生长缓慢，呈圆形或卵圆形，表面可呈蜡状，有鳞屑，为良性，不会发展成癌，通常难以自然消退。一般不需要治疗，有刺激和瘙痒或因美容需要，可用液氮冷冻法或在局麻下手术切除。手术切除后瘢痕很小或没有瘢痕。

769. E 约5% Bowen病可演变为侵袭性鳞状细胞癌，若皮损出现溃疡提示侵袭性生长，侵袭性生长后其转移率可在37%。

770. D 由于Bowen患者的皮损可能发生侵袭性生长，而且一旦发生后转移率可在37%，故早期诊断、及时治疗十分重要。如皮损不大时，最好行外科手术切除。一般损害可采用冷冻、电烧灼和激光等治疗。也可用境界线、X线、镭和钴等局部放射治疗或局部外用抗肿瘤药物。此外，本病伴发或以后发生恶性肿瘤的机会较多，故对这类患者确诊后，即应作全身检查，需长期随访，若合并其他肿瘤可全身化疗。

771. A Paget病是起源于乳腺导管及顶泌汗腺导管开口部的原位癌，并从该处向下沿乳腺导管及腺上皮扩展，最终可侵入结缔组织；向上则扩展到表皮内而形成Paget病皮损。

772. A 乳房Paget病确诊后应迅速行乳房单纯切除术，如合并乳腺癌时，则应行根治术。

773. B 基底细胞上皮瘤也叫基底细胞癌，多见于老年人，好发于头、面、颈及手背等处，尤其是面部较突出的部位。开始是一个由肤色发展到暗褐色浸润的小结节，较典型者为蜡样、半透明状结节，有高起卷曲的边缘。中央开始破溃，结黑色坏死性痂，中心坏死向深部组织扩展蔓延，呈大片状侵袭性坏死，可以深达软组织和骨组织，此乃侵袭性溃疡。基底细胞癌的基底及边缘常有黑色色素沉着，本病呈慢性进行性发展，组织分化较好，有局部破坏性，很少转移。

774. C 鳞状细胞癌初起为暗红色坚硬的疣样小结节，表面毛细血管扩张，中央有角质物附着，不易剥离，用力剥后可出血。皮损逐渐扩大，形成坚硬的红色乳头瘤状肿块，表面有少许鳞屑，边境清楚，向周围浸润，触之较硬，迅速扩大形成溃疡，溃疡向周围及深部侵犯，可深达肌肉与骨骼，损害互相粘连形成坚硬的肿块，不易移动，溃疡基底部为肉红色，有坏死组织，有脓液、臭味，易出血。溃疡边缘隆起外翻，有明显炎症，自觉疼痛。如发生在皮肤与黏膜交界处，因潮湿与摩擦更易出血，发展更快，可形成菜花状，破坏性大，有明显疼痛，易转移，预后不良。因此鳞状细胞癌的典型的皮损经过为红色小结节→乳头瘤状肿块→中央溃疡→易坏死、出血。

775. C 皮肤T细胞淋巴瘤（CTCL）属于非霍奇金淋巴瘤（NHL）中的一种，是原发于皮肤的由T淋巴细胞克隆性增生造成的疾病，由一组临床表现、组织学特征及病程预后各不相同的疾病组成，抗T细胞单克隆抗体可以区分肿瘤细胞的来源，并在疾病的分类分型中起到重要作用。

776. E 扁平苔藓的组织病理表现为表皮角化过度，颗粒层楔形增厚，棘层不规则肥厚，基底细胞液化变性，真皮上部出现以淋巴细胞为主的带状浸润。银屑病、荨麻疹、湿疹、接触性皮炎的组织病理均没有基底细胞液化变性的表现。

777. A 肉芽肿属于慢性增殖性炎症改变，病变局部出现以组织细胞为主的结节病灶，病变中可含有淋巴细胞、多核巨细胞、淋巴细胞、浆细胞等浸润，可见于结核、梅毒等疾病。

778. B 白癜风是一种比较常见的后天色素性皮肤病，表现为局限性或泛发性皮肤黏膜色素完全脱失。是由皮肤的黑素细胞功能消失引起的，但机制还不清楚。全身各部位可发生，常见于指背、腕、前臂、颜面、颈项及生殖器周围等。女性外阴部亦可发生，青年妇女居多。世界范围内，白癜风的患病率约为0.5%，在我国的发病率为0.1%~0.27%，肤色深的人群发病率较高，肤色浅的人群发病率低。

779. E 白癜风的组织病理：基底层黑素细胞以及黑素颗粒的数量减少或消失，真皮一般没有炎症反应。

780. E 局限型白癜风的分类：①局灶型：一处或多处白斑局限在一个区域，但不呈节段分布；②单侧型（节段型）：一处或多处白斑呈节段分布，在中线处突然消失；③黏膜型：仅累及黏膜。

781. D 系统运用糖皮质激素治疗主要适用于皮损迅

速扩展的白癜风患者，如泛发型进展期白癜风、泛发型退行期损害、应激状态下皮损迅速发展或合并伴有自身免疫疾病，口服或肌内注射激素可以使进展期白癜风尽快趋于稳定。系统运用糖皮质激素不适用于局限性、早期损害，可局部外用糖皮质激素或光疗等方法。

782. C 自体表皮移植术适用于局限型静止期，皮损数目不多，且无瘢痕体质者。

783. D 黄褐斑又称肝斑或者妊娠斑，为面部的黄褐色色素沉着，是皮肤科非常常见的一种色素性疾病，多见于中青年女性，男性也可发生。黄褐斑主要表现为额头、颊部、口鼻间或下巴等部位出现斑点或斑片，无自觉症状，其发病有季节性，夏季阳光暴晒后症状会加重，冬季症状则会减轻。黄褐斑的发生与内分泌紊乱、月经不调、长期口服避孕药或者甲状腺及肝脏疾病等因素密切相关。

784. B 黄褐斑的组织病理学表现：表皮中色素过度沉着，真皮中噬黑素细胞有较多的色素，无黑素细胞的增殖。真皮血管和毛囊周围有少许淋巴细胞浸润。

785. B 雀斑为发生于面部皮肤上的黄褐色点状色素沉着斑，系常染色体显性遗传。日晒可诱发和加重皮损。多在3~5岁出现皮损，女性较多。其数目随年龄增长而逐渐增加。好发于面部，特别是鼻部和两颊，可累及颈、肩、手背等暴露部位，非暴露部位无皮疹。损害为浅褐或暗褐色针头大小至绿豆大的斑疹，圆形、卵圆形或不规则。散在或群集分布，孤立不融合。无自觉症状。夏季经日晒后皮疹颜色加深、数目增多，冬季则减轻或消失。常有家族史。

786. C 黑变病又称黑色素沉着症，是一组以面颈部为主出现的弥漫性色素沉着的皮肤病，多累及成年人，女性较男性多。病因与发病机制尚不明确。多数患者有光敏感性物质接触史，也可因外用劣质化妆品引起，有些药物也可引起黑变病。本病主要表现为成片的深褐色斑片或蓝灰色，其边缘有毛囊周围的小色素斑点（网状排列的色素沉着斑），皮损境界不清，好发于前额、耳后及颈部两侧，也可以发生于前臂、手背、腋窝等处，无自觉症状。皮损进展缓慢，颜色由浅变深可达数年，然后静止。

787. B 黑变病的临床表现可分为三个期：①炎症期：患处轻度潮红、肿胀，少许糠秕样脱屑，可有瘙痒及灼热感；②色素沉着期：随着炎症的消退，出现色素沉着，初期常局限在毛孔周围，成网点状，以后可融合成片，为黑变病的典型皮损发展期；③萎缩期：出现与色素沉着部位相一致的皮肤轻度的凹陷性萎缩。伴随症状可有头晕、乏力、耳鸣、听力下降、食欲减退等非特异症状。

788. B 全身性瘙痒症最常见的病因就是皮肤干燥，例如一些先天性的疾病，如鱼鳞病，可见皮肤干燥、瘙痒。再例如冬天环境干燥、家里有空调、气候干燥、又过度的洗浴导致皮肤干燥也会引起瘙痒。老年人最常见的就是老年性皮肤瘙痒症，因为年龄导致皮肤的皮脂分泌减少，皮肤容易干燥、瘙痒；除此之外还有一些神经精神因素，例如焦虑、恐惧、激动、情绪紧张也可以引起瘙痒，再就是系统性的疾病，如尿毒症、肝硬化、糖尿病以及恶性肿瘤，也可以引起瘙痒；其次，妊娠激素的变化也可引起瘙痒，有些药物和食物可以引起瘙痒但没有皮疹。

789. E 瘙痒症是一种仅有皮肤瘙痒而无原发性皮肤损害的皮肤病症状，皮损均为继发性损害，如抓痕、血痂、色素沉着等。

790. C 慢性单纯性苔藓好发于颈部两侧、项部、肘窝、腘窝、骶尾部、腕部、踝部，亦见于腰背部、眼睑、四肢及外阴等部位。

791. E 慢性单纯性苔藓仅有瘙痒感，而无原发皮损，由于搔抓及摩擦，皮肤逐渐出现粟粒至绿豆大小的扁平丘疹（苔藓化扁平丘疹），圆形或多角形，坚硬而有光泽，呈淡红色或正常皮色，散在分布。因有阵发性剧痒，患者经常搔抓，丘疹逐渐增多，日久则融合成片，肥厚、苔藓样变，表现为皮纹加深、皮嵴隆起，皮损变为暗褐色，干燥、有细碎脱屑。斑片样皮损边界清楚，边缘可有小的扁平丘疹，散在而孤立。皮损斑片的数目不定，可单发或泛发周身，大小不等，形状不一。

792. B 妊娠性瘙痒症（pruritusgestationis）是一种发生于妊娠妇女的仅有皮肤瘙痒而无原发性皮损的皮肤病，属于瘙痒症的范畴。本病常发生于妊娠末期，但也可于妊娠早期发生。瘙痒为弥漫性，偶可较为严重，部分患者于瘙痒发生后2~3周出现黄疸，产后黄疸很快消失。实验室检查可见碱性磷酸酶、血清胆红素升高，氨基转移酶正常，本病一般不引起孕妇死亡，对胎儿有影响，但早产率高达30%。

793. D 急性单纯性痒疹多见30岁以上的成年女性，好发于腰背和四肢伸侧，以肘、膝最为明显，也可发生于面部、头皮。发疹前可有疲倦、头痛、失眠及胃肠功能失调等全身症状，继之便突然发生圆形或顶部略扁平的丘疹，绿豆至豌豆大小，散在分布，初为白色，以后为暗红色或红褐色，亦可呈集簇状，但不融合。丘疹之间可伴有风团。1周后，丘疹即可消退，但可再发新疹。部分丘疹顶部起小水疱，破裂后呈浆液性结痂，以后可遗留色素沉着或色素脱失。极个别伴大疱或坏死，愈后有点状疤痕。因搔抓可引起表皮剥脱、血痂或继发感染。自觉阵发性瘙痒，尤以夜间为甚。病程2周至3个月，但有时会复发。

794. D 引起皮肤病的主要是紫外线。紫外线又细分为短波紫外线、中波紫外线、长波紫外线。其中，中波紫外线与长波紫外线是引起光敏性皮肤病的主要作用光谱。

795. D 多形性日光疹的药物治疗：①氯喹：硫酸羟基氯喹对眼毒性较轻，更适合于每年6～8月份重复治疗；②对氨基苯甲酸（PABA）：一般需连服6周；③烟酰胺：连服2周；④酞胺哌啶酮（沙利度胺）：口服半个月即出现疗效，疾病控制后减量或停药。孕妇禁用，生育期妇女慎用；⑤糖皮质激素：短程应用的适应证为严重急性加剧阶段，但应避免长期用药。常用的是泼尼松；⑥硫唑嘌呤：对极其严重的患者或对PUVA等其他治疗无效时，可服硫唑嘌呤；⑦雷公藤片或昆明山海棠片：有较好的疗效；⑧β－胡萝卜素（Solatene）：目前对此药疗效评价不一。

796. A 夏季皮炎：自觉剧痒，搔抓后可出现抓痕、血痂、皮肤肥厚及色素沉着，无糜烂、渗出。

797. D 痱子根据汗腺导管损伤和汗液溢出部位的不同，临床上分为以下几种类型：①晶形粟粒疹：又称白痱，因汗液在角质层内或角质层下汗管溢出引起。常见于高热、大量出汗、长期卧床、过度衰弱的患者。皮损为针尖至针头大小的浅表性小水疱，壁薄，清亮，周围无红晕，轻擦易破，干涸后留有细小鳞屑。有自限性，一般无自觉症状；②红色粟粒疹：又称红痱，因汗液在棘层处汗管溢出引起。急性发病，皮损为成批出现的圆而尖形的针头大小的密集丘疹或丘疱疹，周围有轻度红晕。皮损消退后有轻度脱屑。自觉轻度烧灼、刺痒感；③脓疱性粟粒疹：又称脓痱。多由红色粟粒疹发展而来。皮损为密集的丘疹，顶端有针头大小的浅表脓疱。脓疱内常为无菌性或非致病性的球菌；④深部粟粒疹：又称深痱，因汗液在真皮上层特别是在真皮—表皮交界处汗管溢出引起。常见于严重和反复发生红色粟粒疹的患者。皮损为密集的皮色小水疱，内容清亮，不易擦破，出汗时增大，不出汗时缩小。当皮疹泛发时，全身皮肤出汗减少或无汗，面部、腋窝、手足可有代偿性出汗增加，可造成热带性汗闭性衰竭或热衰竭，患者可出现无力、困倦、眩晕、头痛等全身症状。

798. D 冻疮常见于冬季，因气候寒冷而引起的局部皮肤反复红斑、肿胀性损害，严重者可出现水疱、溃疡，病程缓慢，气候转暖后自愈，易复发。日光疹与日光照射有关。湿疹是一种因多种内外因素引起的瘙痒剧烈的皮肤炎症反应。脂溢性皮炎的发病可能与皮脂溢出、微生物、神经递质异常、物理气候因素、营养缺乏以及药物等的作用有关。鸡眼是一种由于长期压迫和摩擦，从而导致局部角质层增厚的物理性的皮肤病。

799. E 冻疮好发于初冬、早春季节，以儿童、妇女和末梢血液循环不良者多见，这些患者常伴有肢体末端皮肤发凉、肢端发绀、多汗等表现。皮损好发于手指、手背、面部、耳郭、足趾、足缘、足跟等处，常两侧分布。常见的损害为局限性淤血性暗紫红色隆起的水肿性红斑、结节，境界不清，边缘呈鲜红色，表面紧张有光泽，质柔软。局部按压可褪色，去压后红色逐渐恢复。严重者可发生水疱，破裂形成糜烂或溃疡，愈后留存色素沉着或萎缩性瘢痕。痒感明显，遇热后加剧，溃烂后疼痛。有一种特殊类型的冻疮多见于女性的股部。临床上有特征性呈蓝红色浸润性的斑，对称分布在过度肥胖的股外侧面，偶可有继发性溃疡或合并毛囊性角栓。这些损害完全与冷暴露有关，且在温暖环境中消退。

800. A 寒冷是冻疮发病的主要原因，其发病的主要原因是冻疮患者的皮肤在遇到寒冷（0℃～10℃）、潮湿或冷暖急变时，局部小动脉发生收缩，久之动脉血管麻痹而扩张，静脉淤血，局部末梢血液循环差。

801. C 鸡眼系足部皮肤局部长期受压和摩擦引起的局限性、圆锥状的角质增生。俗称“肉刺”。长久站立和行走的人较易发生，摩擦和压迫是主要诱因。胼胝是由于皮肤长期受压迫和摩擦而引起的手、足皮肤局部扁平角质增生。

802. A 鸡眼的皮损为圆形或椭圆形的局限性角质增生，针头至蚕豆大小，呈淡黄或深黄色，表面光滑，与皮面平或稍隆起，境界清楚，中心有倒圆锥状的角质栓嵌入真皮。因角质栓尖端刺激真皮乳头部的神经末梢，站立或行走时引起疼痛。鸡眼好发于足跖前中部的第3跖骨头处等，也见于小趾及第2趾的趾背或趾间等突出及易受摩擦的部位。

803. B 胼胝是由于皮肤长期受压迫、摩擦而引起的硬而平滑的角质增厚，有角质性斑块，扁平或稍隆起，是皮肤对长期机械性摩擦的一种反射性保护性反应，一般不影响健康和劳动。皮疹为一局限性的角质板，呈蜡黄色，中央较厚，边缘较薄，境界不清，触之较硬。表面皮纹清晰可见，局部汗液分泌减少，感觉迟钝。发病较缓，多无自觉症状。严重者有压痛。

804. E 手足皲裂的发病原因：①内因：在掌跖等部位的角质层特厚，易发生开裂，掌跖无毛囊和皮脂腺，在冬季气温低和湿度较小时，缺乏皮脂保护的皮肤便容易发生开裂；另外老年人、鱼鳞病和角化症等因素易造成皮肤干燥，角质层更加增厚，更易发病；②外因：手足暴露在外，双手经常接触各种物质，如干燥、摩擦、外伤，以及真菌、细菌等侵入引起感染。在生活、劳动中，局部动作的牵拉，也易引起皮肤皲裂。

805. C 手足皲裂分度：①Ⅰ度皲裂在表层，无疼痛、出血；②Ⅱ度皲裂达真皮层，可出现轻度疼痛，但不引起出血；③Ⅲ度皲裂深入皮下组织，引起疼痛、出血。

806. A　摩擦性苔藓样疹的临床表现：夏秋多发，多见于2～5岁学龄前儿童，男孩多见。皮疹好发于手背、腕部、前臂，亦可发生于肘部、臀部、膝部。为针头至粟粒大小的丘疹，淡红色或正常皮肤颜色（多角形或圆形苔藓化小丘疹），皮损直径为1～3mm，可呈轻度苔藓样，有时可见轻度脱屑，无水疱及渗出。皮损多对称，但分布疏密不均。一般无自觉症状或轻度瘙痒。病程有自限性，自然病程4～8周。

807. C　日光性皮炎是皮肤接受强烈光线照射而引起的一种急性损伤性皮肤反应。皮肤肿瘤、放射性皮炎、放射性烧伤、白细胞减少均可以由电离辐射引起。

808. C　急性放射性皮炎根据皮肤损害轻重可分为三度。①Ⅰ度：局限性水肿性红斑，边界清楚，自觉灼热和瘙痒，一般在暴露后1周出现，2周左右达到高峰，3～4周消退，留有脱屑、色素沉着、暂时性脱毛；②Ⅱ度：局部红肿明显，有水疱形成，水疱溃破后出现红色糜烂面；自觉灼热感或疼痛感，一般需经1～3个月才能愈合；愈合后遗留色素沉着或皮肤色素脱失，局部毛细血管扩张，皮肤萎缩或永久性毛发脱落；③Ⅲ度：局部红肿严重，损害达真皮深层以下，很快出现组织坏死，形成大小不等的溃疡；局部溃疡可以深达骨组织或溃疡，持续多年不愈；溃疡愈合后可形成萎缩性瘢痕、色素沉着或色素脱失，并出现毛发消失或毛细血管扩张。损害严重者可形成大血管闭塞，肢体出现干性坏疽。在溃疡和瘢痕上可继发癌变。

809. E　慢性放射性皮炎：多是由长期、反复小剂量放射线照射引起，或由急性放射性皮炎转变而来。潜伏期自数月至数十年。炎症表现不显著。由于放射线破坏皮脂腺、汗腺、毛囊以及甲床生发层细胞而致皮肤干燥、粗糙、皲裂，毛发脱落，甲色暗晦，出现纵嵴、色素沉着及增厚，甚至甲脱落。甲皱微循环改变，可见管袢异常及毛细血管血液黏滞。

810. A　脓疱疮（impetigo）又称黄水疮，是由金黄色葡萄球菌和/或β溶血性链球菌引起的一种急性、化脓性皮肤病。

811. A　脓疱疮是一种常见的、通过接触传染的浅表皮肤感染性疾病，以发生水疱、脓疱，易破溃结脓痂为特征。

812. B　葡萄球菌性烫伤样皮肤综合征多发生于出生后1～5周的婴儿，偶发于成年人。发病突然，初在口周或眼睑四周发生红斑，后迅速蔓延到躯干和四肢近端，甚至泛发全身，皮损处有明显的触痛。在红斑基础上发生松弛性大疱，1～2天内在口周和眼睑四周出现渗出结痂，可有大片痂皮脱落，在口周留有放射状皲裂。其他部位的表皮浅层起皱，稍用力摩擦，即有大片表皮剥脱，露出鲜红、水肿的糜烂面，即尼氏征阳性，类似烫伤。在糜烂处的边缘出现表皮松弛卷曲，手足皮肤可呈手套或袜套样剥脱，以后剥脱处由鲜红色逐渐变为紫红色，暗红色，不再剥脱，出现糠状脱屑，经过7～14天痊愈。口腔、鼻腔黏膜、眼结膜均可受累，出现口炎、鼻炎和角膜溃疡等。患者常伴有发热、厌食、呕吐、腹泻等全身症状。有的因继发支气管肺炎、败血症、脓肿或坏疽等而死亡，多发于婴幼儿，经过急剧，死亡率较高。

813. C　新生儿脓疱疮是发生于新生儿的大疱性脓疱疮，好发于面部、四肢等暴露部位，起病急，传染性强，初起为散在的水疱，1～2天后水疱迅速增大，疱液由清亮变浑浊，脓液沉积于疱底部，呈半月形积脓现象，为本型脓疱疮的特征之一；疱壁薄而松弛，破溃后显露糜烂面，干燥后结黄色脓痂，尼氏征阳性，可伴有全身中毒症状，易并发败血症、肺炎、脑膜炎而危及生命。有时在痂的四周发生新的水疱，排列呈环状，称为环状脓疱疮。患者自觉瘙痒，一般无全身症状。

814. D　痈是多个邻近的毛囊单位以及周围软组织发生的急性化脓性感染，是皮肤深部的感染，好发于颈、背、臀和大腿等处，临床上表现为肿胀性红斑，明显的疼痛，可以出现多个脓头，会有化脓和组织坏死，可见深在性溃疡，外观如蜂窝状，严重时可并发败血症。痈一般不累及淋巴管，因此不形成象皮肿。

815. D　丹毒又名网状淋巴管炎，为乙型溶血性链球菌感染所致，好发部位是下肢与面部，它主要由淋巴管堵塞引起的皮肤感染。患者常常先有皮肤或黏膜的某种病史，如皮肤的损伤、足癣、口腔溃疡、鼻窦炎等。发病以后淋巴管分布区域的皮肤出现炎症反应，引流区的淋巴结也常常被累及，病变蔓延很快，全身反应剧烈，但很少有组织坏死或化脓，治愈后容易复发。丹毒起病急，开始就可有畏寒、发热、头痛、全身不适等，并多见于下肢，表现为一个片状的水肿性红斑，色鲜红，中间稍淡，边界比较清晰，局部有烧灼样的感觉，病变范围向外周扩展时，中央红肿消退而转为中黄。丹毒病情加重会使全身性的脓毒症加重，经过治疗后因为病变复发而导致淋巴管堵塞、淋巴淤滞。下肢丹毒如果反复发作会导致淋巴水肿，甚至发展成象皮肿，即严重的肢体肿胀。

816. D　丹毒的典型皮损为水肿性红斑，可界限清楚。银屑病的皮损一般为红斑、附有厚鳞屑，不需要与丹毒疾病相鉴别。接触性皮炎、类丹毒、癣菌疹、蜂窝织炎均可表现为水肿性红斑。

817. E　丹毒的系统治疗：首选青霉素，疗程10～14天。对青霉素过敏者可选用大环内酯类抗菌药物。复发性丹毒患者在淋巴管炎的活动期间应用大剂量抗菌药物治疗，但需要继续以间歇性小剂量维持较长时间以取得完全效果。

818. B 寻常狼疮：皮损初起为鲜红或褐红色粟粒大小的结节，质软，稍隆起，结节表面菲薄，用探针稍用力即可刺入，称为探针贯通现象。

819. B 寻常狼疮：皮损初起为鲜红或褐红色粟粒大小的结节，质软，稍隆起，玻片压诊呈棕黄色，称为苹果酱现象。

820. A 寻常狼疮的好发部位：好发于面部，尤多见于颊部，其次为臀部及四肢，黏膜也可受累，躯干较为少见。

821. D 麻风病是由麻风杆菌感染所导致的一种传染病，病原体是麻风杆菌。

822. B 麻风病是一种具有传染性的疾病，飞沫传播是麻风重要的传播方式，生活密切接触、文身等也可以传播。

823. C 麻风病的主要传染源是患者或带菌者，在犰狳和松鼠中也发现麻风杆菌的感染和繁殖。

824. D 偏瘤型麻风：本型皮肤损害有斑疹、丘疹、结节、斑块和弥漫性浸润等。损害大多似瘤型损害，数目较多，形态较小，边界不清，表面光亮，颜色为红或橘红色。分布较广泛，有对称的倾向。损害内的感觉障碍较轻，出现较迟。有的损害较大，中央呈“打洞区”，内缘清楚，外界浸润模糊。眉、睫、发可以脱落，常不对称。在晚期，面部的深在性弥漫性浸润也可形成“狮面”。中晚期病人黏膜充血、浸润、肿胀、淋巴结和睾丸肿大、有触痛。神经受累倾向多发双侧性，较均匀一致，触之较软，畸形出现较晚且不完全对称。

825. B 人是人类乳头瘤病毒（HPV）的唯一宿主。HPV 分为 100 多种亚型，引起尖锐湿疣的病毒主要是 HPV－6、11、16、18 等型。HPV 主要感染上皮组织，HPV－16，18，45，56 型为最常见的致宫颈癌的高危型。

826. A 遗传流行病学研究产生于 20 世纪 70 年代，是由人类医学遗传学和流行病学紧密结合形成的。它运用遗传学方法和理论基础，研究和分析人类群体中遗传性疾病的流行学问题，着重辨析某些遗传因素和环境因素在疾病发病中所起的不同作用。

827. E 寻常型鱼鳞病是由于丝聚合蛋白原基因的部分碱基突变导致表皮中的丝聚合蛋白及丝聚合蛋白原减少甚至缺乏，引起颗粒层透明角质颗粒数量减少且结构异常，导致颗粒层变薄或消失，表现出特有的角化性皮损。寻常型鱼鳞病为常染色体显性遗传病；皮损以四肢伸侧为重，出现细薄的片状多角形鳞屑，尤以小腿明显。瘙痒程度不等，进入青春期后由于皮质分泌增多可逐渐缓解。

828. C 单基因遗传性皮肤病是一大类表型各异，轻重不等的疾病，一些重症遗传性皮肤病，如交界型和营养不良型大疱性表皮松解症（EB）、着色性干皮病、先天性角化不良以及板层状鱼鳞病等，严重影响患者的生活质量，甚至威胁生命，有必要通过产前诊断阻断疾病的遗传，提高人口素质，减轻家庭和社会负担。

829. B 性连锁鱼鳞病又称类固醇硫酸酯酶缺乏症，为类固醇硫酸酯酶基因缺陷所致，是一种鳞屑性皮肤病，可伴皮肤外病变及围生期并发症。几乎只累及男性，男性新生儿发病率为1/5000～1/2000。

830. D 鱼鳞病是一组遗传性角化障碍性皮肤疾病，主要表现为皮肤干燥。伴有鱼鳞状脱屑。本病多在儿童时发病，主要表现为四肢伸侧或躯干部皮肤干燥、粗糙，伴有菱形或多角形鳞屑，外观如鱼鳞状或蛇皮状。寒冷干燥季节加重，温暖潮湿季节缓解。易复发。多系遗传因素致表皮细胞增殖和分化异常，导致细胞增殖增加和（或）细胞脱落减少。薄膜现象是银屑病的典型临床表现。

831. C 板层状鱼鳞病的病因是 TGM1 基因突变引起的转谷氨酰胺酶－1缺乏，并发现某些患者存在 CYP4F22 及 ABCA12 基因存在突变。

832. B

833. C 板层状鱼鳞病是一种常染色体隐性遗传疾病，患者出生或不久之后全身被一层广泛的火棉胶样膜紧紧包裹，并造成眼睑及唇外翻。此膜一般在数日后会自行脱落，皮肤为广泛弥漫性潮红，表面有灰白色或灰褐色多角形或菱形的大片鳞屑，呈中央固着，边缘游离的状态。头皮出现瘢痕性脱发，掌跖部位多有严重的角化过度，并妨碍手足功能。指（趾）甲增厚，表面凹凸不平。由于腺体阻塞，常导致无汗。

834. D 毛周角化病又称毛发苔藓或毛发角化病，主要为毛周口角化所致，病因尚不明确，多与遗传有关。

835. B 毛周角化病常见于青少年，发生率高达40%～50%，皮损常随年龄增长而改善，皮损为针尖至粟粒大小的与毛孔一致的坚硬丘疹，不融合，顶端有淡褐色角质栓，内含卷曲的毛发，剥去角栓后遗留漏斗状小凹陷，但不久又在此凹陷中新生出角栓，丘疹的炎症程度不一，可无红斑或有明显红斑，后者易导致炎症后色素沉着。皮疹数目较多，分布对称，好发于上臂、股外侧和臀部，部分患者可累及腹部，受累部位有特殊的粗糙感，皮损冬季加重，夏季减轻，一般无自觉症状，亦可伴有轻度瘙痒。

836. E 毛周角化病的病因目前尚不明确，多数文献认为此病有遗传倾向，为常染色体显性遗传性皮肤病，但致病基因尚不明确，其遗传与性别无关，男女都可以发病，机会均等。除遗传因素外，该病好发于有过敏性或异位性体质者或营养不良者（特别是维生素 A 缺乏的人）及寻常型鱼鳞病患者中。此外，代谢障碍、内分泌异常、环境的湿度低、空气干燥，以及焦油、油脂等某些刺激物也容易导致该病的发生。

837. C　获得性掌跖角化病：成年期发病，无明显家族史，少数为特发性，多数为系统疾病或药物引起。遗传性掌跖角化病以弥漫性或局限性的掌跖皮肤增厚和角化过度为临床特征，有多种不同类型，为常染色体显性遗传或常染色体隐性遗传。

838. B　各型大疱性表皮松解症的共同特点是皮肤在受到轻微摩擦或碰撞后出现水疱及血疱，好发于肢端及四肢关节伸侧，严重者可累及机体任何部位。皮损愈合后可形成瘢痕或粟丘疹，肢端反复发作的皮损可使指（趾）甲脱落。

839. B　遗传性EB依据发病部位不同可分为三类：①单纯型大疱性表皮松解症（simplex EB，EBS），水疱在表皮内；②交界型大疱性表皮松解症（junctional EB，JEB），水疱发生于透明层；③营养不良型大疱性表皮松解症（dystrophic EB，DEB），水疱发生在致密下层。

840. B　单纯型与其他型大疱性表皮松解症的主要区别是其预后相对较好，常不结瘢，早期损害的基底层细胞可有空泡形成及变性，其原始裂隙部位或在基底细胞层或因其分离而位于表皮下，较陈旧的损害则仅可位于角层下，这在其他型中较少见。

841. E　EBS与编码角蛋白5和14的基因突变有关；JEB与编码板层素5、BPAG2等物质的基因突变有关；DEB与编码Ⅶ型胶原的基因（COL7A1）突变有关。由于编码表皮和基底膜带结构蛋白成分的基因突变，使这些蛋白合成障碍或结构异常，导致不同解剖部位水疱的产生。

842. D　获得性大疱性表皮松解症（EBA）是指皮肤或黏膜在轻微机械性创伤后出现以水疱或与深部组织分离为特点的后天获得性皮肤疾病。研究认为此病为自身免疫性疾病，由角质形成细胞和成纤维细胞产生的Ⅶ型胶原为此病抗原，存在于基底膜致密层及其下方的锚纤维内，是基底膜连接功能的重要物质。

843. B　家族性良性慢性天疱疮：一般在10～30岁发病。好发于颈侧、项部、腋窝和腹股沟，少见于肛周、乳房下、肘窝和躯干，少数患者可有黏膜损害，主要累及口腔、喉、食管、外阴及阴道。皮损为红斑基础上发生的松弛性水疱，尼氏征阳性，常表现为一个部位多发性水疱，疱壁薄，易破溃形成糜烂和结痂，皮损中央可出现颗粒状赘生物。自觉瘙痒和灼热，间擦部位常因浸渍及皲裂引起活动性疼痛。一般在数月后愈合，不留瘢痕，但可反复发作。

844. A　维生素A缺乏症又称蟾皮病，是一种维生素A缺乏所导致的营养障碍性疾病，表现为夜盲、角膜干燥和软化、皮肤干燥和粗糙，四肢伸侧出现圆锥形毛囊角化性丘疹等，最早的症状是暗适应差，眼结合膜及角膜干燥，以后发展为角膜软化且有皮肤干燥和毛囊角化，故又称夜盲症、眼干燥症、角膜软化症。目前此病在国内已罕见。

845. E　原发性皮肤淀粉样变（primary cutaneous amyloidosis）属淀粉样变性病的一型，系指淀粉样蛋白沉积于正常的皮肤组织中而不累及其他器官的一种慢性皮肤病。本病病因尚不明，可能与遗传和免疫有关。光镜、电镜组织化学及免疫学等方面的研究均证实淀粉样物质来源于表皮，由变性的表皮细胞逸入真皮中，并转化为淀粉样蛋白，沉积在真皮乳头内导致。

846. B　烟酸缺乏病又称糙皮病、癞皮病等，由烟酸类维生素缺乏引起。糙皮病主要表现为皮肤、黏膜、中枢神经系统以及胃肠道的症状。严重的糙皮病能引起对称性光敏性皮炎、口炎、舌炎、腹泻以及精神失常。这些症状可单一出现或联合出现。中枢神经系统症状包括精神症状和脑病（表现为意识障碍），以及认知衰退（痴呆）。精神病的特征是记忆力减退，定向障碍，思维混乱和虚构。主要症状可能是兴奋、沮丧、躁狂、谵妄或妄想症。

847. E　苔藓状淀粉样变明显者可用糖皮质激素软膏封包治疗，皮损增厚且范围较小者可予糖皮质激素于皮损内注射，口服糖皮质激素疗效不确切，副作用大，常不选用。

848. C　头癣（tinea capitis）是指皮肤癣菌感染头皮毛发所致的疾病。根据致病机制的不同，大致可分为黄癣、白癣、黑点癣和脓癣四种临床类型。①白癣是聚集的一些红色的小丘疹，然后逐渐地扩大形成脱发斑，表面是灰白色的鳞屑，周围会出现母子斑，比较典型的就是绕在病发根部灰白色套状的鳞屑，不会引起永久性的脱发。斑内头发大部分或全部距头皮2～4mm处折断，外围绕以灰白色菌鞘。②脓癣的临床表现为明显炎症性反应，初发为密集的炎性毛囊丘疹和小脓疱，迅速进展为核桃大或更大的隆起性肿块、脓肿，常单发但亦见多个皮损，界限清楚，质地柔软，触之有波动感，甚至可见挤压排脓现象，局部毛发松动易拔除；可有耳后和枕后的淋巴结肿大和触痛；愈后可形成瘢痕。③黑点癣的镜检可见充满全长病发的发内型关节孢子，但也有病发高位折断的情形，即在出头皮2～4mm或更长处折断。④黄癣的皮损初起是针尖大小的淡黄红色斑点，覆薄片状鳞屑，之后形成黄豆大小的淡黄色痂，周围翘起，中央紧附着头皮形如碟状（黄癣痂），除去痂后，其下是潮红糜烂面。皮损处散发出特殊的鼠臭味。

849. B　白癣在我国主要是由铁锈色小孢子菌（毛癣菌）及犬小孢子菌等引起的。常在托幼机构、小学等儿童集体单位中流行。多为儿童期患病，青春期后可自愈，可能是由于成人头皮中存在的糠秕马拉色菌能提高局部的游离脂肪酸量及制造某些物质来抑制铁锈色小孢子菌。

850. E 体癣初起表现为局部皮肤发生红斑、丘疹或水疱等损害。体癣的皮损特点常常会出现脱屑，并逐渐向四周扩散，并且还会呈环状或多环状，边缘隆起，界线清楚，形如铜钱。长期不进行治疗还会出现脱屑和色素沉着，体癣的皮损症状特点是周边炎症位置显著，出现丘疹及水疱。体癣还有一定的季节性，温暖潮湿的环境有利于真菌发展，所以体癣在夏季会显著加重，并伴着显著的瘙痒。

851. A 体癣是一种传染病，在体癣患者的皮损处取一点鳞屑检验，一般均可查到真菌，主要有以下三种传染途径：①与体癣患者接触；②自体传染；③与患病动物接触。

852. A 手足癣的致病菌主要是毛癣菌属和表皮癣菌属，常见菌种有红色毛癣菌、须癣毛癣菌和絮状表皮癣菌，其中红色毛癣菌因其抵抗力强，不易控制，已成为我国当前足癣的主要致病菌。

853. B 浅部真菌病是由真菌侵犯皮肤、毛发、甲板所引起的感染性疾病，包括甲真菌病、手足癣、体股癣等。浅部真菌病的患病率约为10%，其中手足癣、甲真菌病的患病率更高，占20%～25%，且逐年上升。

854. C 遵循外用药治疗剂型“干对干、湿对湿”的选择原则，在渗出明显时，可用高锰酸钾溶液湿敷或3%的硼酸溶液湿敷，3～5天后局部皮损干燥，可以局部外用抗真菌药膏，如特比萘芬、咪康唑等。

855. B 甲真菌病的诊断：根据甲变色、无光泽、增厚破损，结合真菌检查阳性即可确诊，必要时做组织病理学检查。

856. B 癣菌疹的治疗分两步，抗过敏是第一步，一般是使用抗组胺类药物，如果症状比较严重可以系统使用糖皮质激素治疗。待癣菌疹症状消退后以及感染部位炎症控制后进一步使用抗真菌药物治疗。

857. C 银屑病俗称牛皮癣，实际上并不属于癣病的范畴。过去，人们对这个疾病并不充分认识，因该病会导致皮肤反复脱落白色银屑，且久治难愈，所以称其为甩不掉的牛皮癣，但这并非真菌感染所致的癣病。银屑病主要是因免疫紊乱导致，跟环境因素密切相关。

858. A 花斑癣俗称为汗斑，本病是由于糠秕马拉色菌感染表皮的角质层而导致的一种浅表真菌病。致病菌是马拉色菌。花斑癣一般比较容易出现在湿度较高的热带和温带地区，并且在青年人，尤其是男青年身上也比较多见。

859. B 尽管大部分皮肤病既不危急也不严重，但它给患者带来的困扰却相当多。皮肤作为人体的第一道生理防线和最大的器官，时刻参与着机体的功能活动，维持着机体和自然环境的对立统一，机体的异常情况也可以在皮肤表面反映出来，瘙痒是皮肤病最常见的症状，程度上可轻可重，时间上可为持续性、阵发性或间断性，范围上可为局限性和泛发性。

860. E 毛囊炎、疖、痈主要是由金黄色葡萄球菌、其次是白色葡萄球菌感染导致；皮肤损伤、不洁、搔抓、多汗、糖尿病、长期服用皮质激素等可诱发本病。

861. C 荨麻疹的发病机制一般与自身免疫有关，多数为Ⅰ型超敏反应，即IgE介导的荨麻疹，故其最主要的抗体为IgE，荨麻疹患者的IgE免疫球蛋白可比正常人高出1～10倍。

862. D 鱼鳞病是一组以皮肤干燥并伴有鱼鳞样鳞屑为特征的角化障碍性遗传性皮肤病。临床上可分为寻常型鱼鳞病、性连锁鱼鳞病、板层状鱼鳞病、先天性大疱性鱼鳞病样红皮病和先天性非大疱性鱼鳞病样红皮病等多种类型，其中性连锁鱼鳞病常不伴有掌跖角化过度。

863. C 癌前期皮肤病包括日光性角化病、黏膜白斑，日光性角化病又称光线性角化病、老年性角化病，是长期日光暴露所引起的一种癌前期病变，电离辐射、热辐射、紫外线、沥青及煤焦油产物等亦可引发本病，患者遗传易感性也起一定作用。

864. A 肠病性肢端皮炎属常染色体隐性遗传，由于编码锌转运体的SLC39A4基因突变，导致肠道对锌的吸收功能障碍而发病。

865. D 孢子丝菌病的病原菌腐生于土壤和植物上。

866. B 皮肌炎的特征性表现包括眼睑紫红色斑、Gottron丘疹、皮肤异色症。

867. B 通过大量的研究证实，雌激素对系统性红斑狼疮的发病起着重要的作用，它能抑制细胞免疫和增加自身抗体的形成。系统性红斑狼疮多见于育龄期女性，此期妇女与同龄男性之比为9：1，而在绝经期，男女之比仅为3：1，女性非性腺活动期（＜13岁，＞55岁）SLE发病率显著减少。妊娠可诱发SLE，与妊娠性激素水平改变有关。提示雌激素对系统性红斑狼疮的发病起着重要的作用。

868. D 麻风菌素试验是一种简易的测定机体对麻风杆菌抵抗力的方法，它可部分地反映机体对麻风杆菌细胞免疫反应的强弱和有无。试验方法和结果判断：在前臂屈侧皮内注射粗制麻风菌素0.1ml，形成一个直径6～8mm的白色隆起，以后观察反应结果。早期反应：注射后48小时观察判断结果，注射处有浸润性红斑，直径大于20mm者为强阳性（+++），15～20mm者为中等阳性（++），10～15mm者为弱阳性（+），5～10mm者为可疑（±），5mm以下或无反应者为阴性（-）；晚期反应：注射21天观察判断结果，注射处发生红色浸润性结节并有破溃者为强阳性（+++），结节浸润直径大于5mm者为中等阳性（++），结节浸润直径3～5mm者为弱阳性（+），轻度结节浸润或在3mm以下者为可疑（±），局部无反应者为阴性（-）。

869. A 日本血吸虫是雌雄异体，常雌雄合抱寄生于人的门静脉系统（主要在肠系膜下静脉）。雌虫在肠壁黏膜下层末梢静脉产卵，部分虫卵破坏肠黏膜而进入肠腔，随粪便排出体外。从粪便中排出的虫卵入水后，在25℃～30℃下，经12～24小时孵出毛蚴。毛蚴浮游于水中，遇中间宿主钉螺时，即钻入其体内，经母胞蚴和子胞蚴二代发育产生尾蚴。尾蚴不断从螺体逸出，当人、畜接触疫水时，尾蚴很快从皮肤或黏膜钻入体内，发育成童虫。童虫经微小血管或淋巴管入静脉，随血流经右心、肺、左心进入体循环，其中部分到达肠系膜静脉，随血流移至肝内门静脉系统分支，发育为成虫后再逆血流移行到肠系膜静脉，雌雄交配产卵。从尾蚴经皮肤感染至成虫交配产卵一般需30天左右。成虫可在人体内生存2～3年，长者可达30年。

870. A 白癜风临床可分为4型：（1）节段型：沿某一皮神经节段分布，完全或部分匹配皮肤节段。少数可双侧多节段分布。（2）非节段型：包括散发型、泛发型、面肢端型和黏膜型。（3）混合型：指节段型和非节段型并存。（4）未分类型：指单片皮损面积小于1%体表面积，就诊时尚不能确定为节段型还是非节段型。

871. B 遗传过敏性湿疹现称特应性皮炎（atopic dermatitis），是一种与遗传过敏素质有关的慢性炎症性皮肤病，表现为瘙痒、多形性皮损并有渗出倾向，常伴发哮喘、过敏性鼻炎。“特应性”（atopy）本身的含意是：①常有易患哮喘、过敏性鼻炎、湿疹的家族倾向；②对异种蛋白过敏；③血清中IgE水平升高；④外周血嗜酸性粒细胞增多。

872. C 头发全部脱落为全秃，全身毛发脱落为普秃。

873. A 恶性黑色素瘤的临床特点：恶性度高，转移早。

874. C 猩红热的致病菌是乙型溶血性链球菌，能产生红疹毒素。

875. A

876. B

877. A 头癣是由皮肤癣菌感染头皮及毛发所致的疾病，头癣的主要致病菌属是毛癣菌属和小孢子菌属，断发毛癣菌感染可导致“黑点癣”，即毛发在头皮表面折断。

878. C 孢子丝菌病是由申克孢子丝菌引起的皮肤、皮下组织及其附近淋巴管的慢性感染，可引起化脓、溃烂及渗出。皮肤淋巴管型最常见，真菌由外伤处植入，局部出现小而硬、可推动的无痛性皮下结节，呈红、紫或黑色，有时初起即为溃疡。好发于指部或腕部，损害沿淋巴管排列，自觉症状不明显。

879. C 红癣是一种由微小棒状杆菌引起的间擦部位的表浅皮肤感染。

880. D Gross等利用免疫细胞化学技术发现病损组织切片中有HPV结构抗原。同时采用核酸杂交技术分型，发现有HPV-16型的相关序列。鲍温样丘疹病的临床表现：发病年龄为1～64岁，多好发于21～30岁，皮损为多个或单个色素性丘疹，其大小不等，直径2～10mm，为肉色或红褐色，呈圆形、椭圆形或不规则形，境界清楚，丘疹表面可光亮，呈天鹅绒外观，或轻度角化呈疣状，皮损散在分布或群集排列成线状或环状，甚至可融合成斑块。皮损好发于腹股沟、外生殖器及肛周的皮肤黏膜，男性多好发于阴茎及龟头，女性多发生于大小阴唇及肛周。一般无自觉症状，部分患者有瘙痒或烧灼感，病程慢性，少数患者的皮损可自然消退，但可复发。病理变化：典型Bowen病的表现为表皮细胞结构混乱，有很多核大、深染、成堆的异形的鳞状上皮细胞，亦有角化不良、多核的及异形核分裂象的角质形成细胞。极少数患者同时或同一损害中见有鲍温样丘疹及尖锐湿疣两种病理改变共存的现象。

881. C 冻疮好发于四肢末梢及暴露部位，为紫红色肿块，皮温低，易形成水疱。多形红斑好发于春秋季，常见于手足背面，为绿豆至黄豆大小的紫红色斑块，典型损害为虹膜样红斑。

882. E 肉芽肿性皮肤松弛症的组织病理特点为T淋巴细胞浸润、多核巨细胞性肉芽肿形成和弹力纤维缺失。

883. B 带状疱疹的好发部位依次为肋间神经、颈神经、三叉神经和腰骶神经所支配的区域，带状疱疹是一种由水痘-带状疱疹病毒所致的急性皮肤黏膜感染性疾病，其特点为簇集性水疱，带状排列，单侧分布，伴有明显神经痛，在机体免疫力低下时易诱发。

884. A 慢性放射性皮炎多是由反复接受小剂量放射线引起的疾病。表现为局部皮肤干燥萎缩，角质增生，或形成不易愈合的溃疡，有恶变的可能。

885. A 青年育龄期女性，面颊部红斑，伴发热、关节痛，诊断考虑红斑狼疮的可能性大，ANA阳性率高达90%，有诊断意义，故ANA 1∶320阳性对诊断的帮助最大。

886. B Wood灯是用通过含氧化镍之滤玻片而获得的320nm～400nm的长波紫外线，将有助于某些疾病的诊断和治疗。断发毛癣菌感染可导致“黑点癣”，毛发在头皮表面折断，故在Wood灯检测皮损时不能见到荧光。

887. B 中波紫外线只能达到表皮基底层，强烈照射能引起表皮坏死和色素沉着。

888. C 白色念珠菌（Candida albicans）常存在于正常人的口腔、皮肤、阴道和消化道内，其分布广泛，多导致机会性感染，是念珠菌病中最常见的致病菌种。

889. C 结节性脂膜炎的病理表现为小叶间隔性脂膜炎。

890. D 大疱性类天疱疮又称老年天疱疮，是一种好发于老年人的慢性大疱性皮肤病，一般认为是自身免疫性疾病，大部分患者的发病年龄在60岁以上，男女发病率相近，偶可发生于儿童。病理为表皮下水疱，预后较好。

891. D 带状疱疹（herpes zoster）是由长期潜伏在脊髓后根神经节或脑神经节内的水痘－带状疱疹病毒（vari－cella－zoster virus，VZV）经再激活而引起的感染性皮肤病，以沿单侧周围神经分布的簇集性小水疱为特征，常伴显著的神经痛。

892. A 疱疹样脓疱病是一种好发于孕妇的严重性皮肤病。基本损害是在红斑基础上出现无菌性脓疱，常伴有严重的全身症状。分娩后逐渐缓解，再孕可复发。本病虽罕见，但较严重，甚至可危及生命，重症病例多有较明显的全身症状、低钙血症及手足抽搐。

893. E 化脓性甲沟炎多因甲沟及其附近组织刺伤、擦伤、嵌甲或拔“倒皮刺”后引起。甲下脓肿常由甲沟炎蔓延发生或甲下刺伤引起感染或指端挤压伤而致甲下血肿继发感染，致病菌主要是金黄色葡萄球菌。

894. E 根据病史，患者皮损有红斑、水疱，小水疱是组织病理活检的最佳位置。组织病理活检取材原则：①一般应选择充分发育的原发损害，以便对照；②水疱、大疱、脓疱应选择初发的损害，切下完整的皮损；③较大的肿块应选择浸润显著或最硬的部分；④取材应选择好发部位的损害，如银屑病取四肢伸侧的损害，皮肌炎取四肢近端的肌肉。避开腋窝、腹股沟等活动部位，避开足踝等受压部位及面部等部位。

895. A 植物－日光性皮炎是指患者过多食入或直接接触光敏性植物后，经过较大量日光照射后引发光暴露部位产生急性皮肤炎症。在过去常见的有藜皮炎，主要是患者过多食用或接触藜（灰菜）或其他光感性的植物，并经日晒后所引起的急性光毒性炎症反应。

896. D 部分斑片状副银屑病可恶性变，发展为蕈样肉芽肿。

897. A 体癣是由真菌感染引起的浅部真菌病，体癣的致病菌有红色毛癣菌、须癣毛癣菌、犬小孢子菌等，其中以红色毛癣菌为主，为最常见。

898. B 传染性湿疹在发疹前先有慢性化脓性感染，原发灶可为一个水疱或脓疱，或是一个有鳞屑或结痂的发炎丘疹，或是一个渗湿的红色斑点。

899. D 白癜风患者的血清中可存在抗甲状腺抗体、抗平滑肌抗体、抗胃壁细胞抗体、抗核抗体、抗黑素细胞抗体等，抗Sm抗体为SLE的标志抗体。

900. B 变应性接触性皮炎的接触物基本上是无刺激的，少数人接触该物质致敏后，再次接触该物质，经12～48小时，在接触部位及其附近发生皮炎，是迟发型变态反应（Ⅳ型变态反应）。

901. A 进行性对称性红斑角化症是常染色体显性遗传的角化异常性疾病，主要表现为双侧掌跖的进行性红斑角化，境界明显，病程慢性。出生后不久发病，婴儿期即可发病，开始手足多汗。皮损对称发生于掌跖，局部角质增厚，颜色潮红，呈胼胝状，周围境界清楚，呈黄红色（双掌跖弥漫性红斑及角化过度性损害），表面可有片状鳞屑。皮疹可逐渐向手足背、四肢伸侧及膝肘关节等处发展，指、趾甲增厚。偶尔大腿、上臂、肩、颈和面部也可累及。也可呈不规则分布，或局限于一处，毛囊口角化，但不形成丘疹。夏季发红明显，冬季角化干燥显著，可发生龟裂。

902. A 色素性紫癜性苔藓样皮炎的皮损为细小铁锈色苔藓样丘疹，伴有紫癜样损害，呈紫红色或紫褐色，有少量鳞屑。

903. B 疖是一种化脓性毛囊及毛囊深部周围组织的感染，相邻近的多个毛囊感染、炎症融合形成的叫痈，金黄色葡萄球菌是最常见的致病菌。

904. B 阿维A主要治疗的是银屑病等角化过度性疾病，主要副作用：①女性服用可以引起胎儿的畸形，服药期间及停药3年内都要严格避孕，是最严重的副作用；②升高血脂；③可以引起皮肤黏膜的干燥，皮肤变薄，变脆，可以引起脱发；④也可以引起肝功、肾功的损害等。因此用药期间要定期复查血常规、肝肾功能及血脂，监测药物副作用。

905. B 蕈样肉芽肿又名蕈样霉菌病，是起源于记忆性辅助T细胞的低度恶性的皮肤T细胞淋巴瘤。病程呈慢性、渐进性，初期为多种形态的红斑和浸润性损害，以后可发展为肿瘤，晚期可累及淋巴结和内脏。斑块型副银屑病比较少见。主要表现为界限清楚的斑块，硬币至手掌大小，数目不定，或相互融合，有轻度浸润，色淡红或紫褐，上面覆盖有细薄鳞屑，无点型出血现象。好发于躯干及四肢近端等处，头部、面部、手足部位偶可受累，不侵犯黏膜，可无或仅有轻度瘙痒。常冬季加重，夏季好转。病程缓慢，一般不会自行消退。病久后出现苔藓样肥厚或萎缩，类似皮肤异色症的外观。好发于中年，斑块型副银屑病的皮损有的可演变为蕈样肉芽肿。

906. C 小儿痒疹的发生往往和免疫系统的受累有关系，它常伴有淋巴结的肿大，淋巴结肿大多见于颈部、腋窝、肘部、腹股沟，尤其以腹股沟处常见。腹股沟淋巴结肿大，在小儿痒疹中比较显著，如果出现肿大的淋巴结，就称为痒疹性横痃，如鸡蛋大小，特点：不疼、不红、不化脓。小儿痒疹的病程非常长，有一部分患儿由于长期剧烈的瘙痒，进行反复的搔抓，严重的影响睡眠、休息，从而出现消瘦以及营养不良的症状。

907. A　念珠菌病既可侵犯皮肤和黏膜，又能累及内脏。通常按照受累部位进行分类，最常见的两种综合征为皮肤黏膜念珠菌病（口咽部念珠菌病最为常见）和侵袭性或深部器官念珠菌病（例如念珠菌血症、慢性播散性或肝脾念珠菌病、心内膜炎等）。在大多数患者中，念珠菌病为机会感染性疾病。

908. A　白色糠疹又称单纯糠疹，是一种非特异性皮炎，好发于儿童身上，尤其是颜面部位，少数患儿会出现在颈部及躯干或四肢。白色糠疹的发病原因不明，多认为是由于营养不良，缺少维生素，皮肤干燥，碱性洗剂清洗及感染等造成的。

909. B　①花斑癣是由马拉色菌感染表皮角质层而引起的一种浅表真菌病。本病呈慢性，有轻度的炎症。好发于春、夏季，患者常多汗，花斑癣又称汗斑；②临床表现：皮疹为棕褐色、粉红色或白色斑疹，从直径4～5mm到大片融合性皮疹。初期皮疹无鳞屑，搔抓后可有少许鳞屑。一般无症状，少数有轻度瘙痒。皮疹好发于前胸、上背、腋窝、颈和腹股沟区。皮疹消退后可遗留轻度色素减退斑，常持续存在，称为寄生性白斑。

910. C　皮肤松弛症系指皮肤弹力纤维先天发育缺陷而引起的以皮肤松弛、下垂为特征的一种皮肤病。

911. C　亚急性皮肤型红斑狼疮的实验室检查特征是抗Ro/SSA抗体和抗La/SSB抗体阳性。

912. E　慢性红皮病由于反复大量脱屑，蛋白质大量丢失，可导致低蛋白血症。

913. B　雀斑的皮损多见于面部，特别是鼻梁部、颧部、颊部等处的色素沉着，受日晒后颜色加深。

914. E　蕈样肉芽肿是起源于记忆性辅助T细胞的低度恶性的皮肤T细胞淋巴瘤，约占所有皮肤T细胞淋巴瘤的50%。淋巴管肉瘤是非常少见的恶性肿瘤，肿瘤几乎均发生在慢性淋巴水肿的基础上。湿疹样癌（eczematoid carcinoma）又名佩吉特病（Paget disease），在临床上表现为湿疹样皮损，是一种以表皮内有大而淡染的异常细胞（Paget细胞）为特点的一种特殊癌。黑素瘤，通常是指恶性黑色素瘤，是黑素细胞来源的一种高度恶性的肿瘤，简称恶黑，多发生于皮肤，也可见于黏膜和内脏，约占全部肿瘤的3%。黄色瘤是一种少见的脂类代谢性疾病，由于含有脂类的细胞在真皮或皮下组织内聚集，常在皮肤表面形成黄色的瘤状损害。

915. B　关节病型银屑病：无特异性实验室检查，病情活动时红细胞沉降率加快，C-反应蛋白增加，IgA、IgE增高，血钙降低，γ和α_2-球蛋白升高，补体水平增高等；滑液呈非特异性反应，白细胞轻度增加，以中性粒细胞为主；类风湿因子阴性，5%～16%患者出现低滴度的类风湿因子；2%～16%患者的抗核抗体呈低滴度阳性；约半数患者的HLAB-27阳性，且与骶髂关节和脊柱受累显著相关。骨关节一般发生畸变，X线检查示骨质有破坏和增生表现。

916. A　甲癣常由红色毛癣菌、须癣毛癣菌、絮状表皮癣菌等各种真菌引起，以红色毛癣菌最常见。少数由其他丝状真菌、酵母样菌及酵母菌引起，偶尔也可由孢子菌、镰刀菌及土色曲霉等引起，大多见于营养不良的甲癣。

917. A　单纯疱疹由单纯疱疹病毒（HSV）感染引起，HSV为双链DNA病毒，分为HSV-1型和HSV-2型。HSV-1型主要引起生殖器以外的皮肤黏膜及脑部感染，且可能与唇癌的发病有关；HSV-2型主要引起生殖器部位感染，近来发现与宫颈癌的发病有关。

918. C　玫瑰糠疹是一种以覆有糠状鳞屑的玫瑰色斑疹、斑丘疹为典型皮损的炎症性、自限性丘疹鳞屑性皮肤病。病程通常为4～6周，也有数个月甚至数年不愈者，但治愈后一般不复发。

919. D　遗传性血管性水肿是以发作性、自限性、局限性全身皮肤黏膜下的非凹陷性水肿为特征的原发性补体缺陷病。本病可发生于任何年龄，但大多数出现于儿童期或少年期，常伴腹痛、恶心、呕吐、血清中C1-酯酶抑制物（C1-INH）降低等表现，常有家族史。本病为常染色体显性遗传性疾病，SERPING1基因突变致功能缺陷而导致本病发生。约半数患者水肿的发生与轻微外伤有关，如碰撞、挤压等。此外，情绪波动、感染、气温骤变、避孕等常为本病的诱因。

920. B　氟康唑为水溶性，血浆蛋白结合率很低（11%～12%），能良好地透入全身体液，在体液中浓度较高，氟康唑在唾液和痰中的浓度接近血药浓度。克柔念珠菌自然耐药，是指其对某些抗真菌药物，如氟康唑、酮康唑等不敏感。氟康唑是一种广谱抗真菌的药物，对霉菌、酵母菌均有效，对白色念珠菌、大小孢子菌、新型隐球菌、表皮癣菌及荚膜组织胞浆菌及各种皮肤癣菌等均有强力抗菌活性。氟康唑大部分主要经肾排泄。

921. B　麻疹由麻疹病毒引起，麻疹病毒属副黏液病毒科，为单股负链RNA病毒。

922. D　肠病性肢端皮炎是一种与锌缺乏有关的遗传性代谢性疾病，婴儿期发病，以肢端及口腔周围皮炎、脱发、腹泻和情感淡漠为临床特征。依据典型临床表现，结合血清锌水平降低（正常值9.18～19.89μmol/L）可作出诊断。

923. C　毛发红糠疹是指一种少见的慢性鳞屑性炎症性皮肤病，以黄红色鳞屑性斑片和角化性毛囊性丘疹为特征。本病病因尚不明确，可有家族史，可能为常染色体显性遗传，还可能与维生素 A 缺乏、角化障碍、内分泌功能障碍（甲状腺功能减退）、肝病、感染等有关。表皮角质形成细胞的过度增殖慢于银屑病。

924. B 大疱性类天疱疮的直接免疫荧光检查（DIF）：皮肤基底膜带处 C3 和/或 IgG 呈线状均匀沉积，通常 C3 的阳性率高于 IgG。皮肤基底膜带处沉积的 IgG 抗体以 IgG_1 和 IgG_3 为主，而抗 BP180 抗体型 BP 以 IgG_4 为主。

925. D 淤积性皮炎是一种下肢慢性潮红、鳞屑、瘙痒和肿胀（炎症）的皮肤病，常有深褐色皮肤色素沉着，易发生于静脉曲张和水肿患者中，是静脉功能不全的一种表现，与变态反应无关。发病与下肢静脉曲张有关，可见于长期从事站立者、重体力劳动工作者或多次妊娠妇女，也可继发于血栓性静脉炎后的静脉闭塞。淤积性皮炎常发生在足踝部。最初皮肤出现瘙痒、红斑、有轻度鳞屑，几周或几个月后皮肤呈深褐色。皮下淤血常被忽视，可能导致水肿加重，继发感染，最终引起严重皮肤损害（溃疡形成）。一般起病缓慢，先开始在小腿下 1/3 出现轻度水肿，休息后可消退，站立或行走时间长又出现，因此下肢水肿在清晨缓解。渐起圆形红斑或褐红色斑片，有时可呈紫癜样斑片，自觉瘙痒明显，常抓破、糜烂和结痂等。日久皮肤粗糙、脱屑、增厚、皲裂，呈苔藓样损害，甚至呈瘢痕疙瘩样硬度。反复发作或加重，以冬季为甚。

926. E 疱疹样脓疱病是发生在妊娠期的一种无菌性脓疱病，脓疱细菌培养呈阴性。

927. C 银屑病关节炎最常累及手、足远端或近端指（趾）关节，膝、踝、髋、腕关节亦可受累，分布不对称，因伴发远端和近端指（趾）关节滑膜炎和腱鞘炎，受损的指（趾）可呈现典型的腊肠指（趾），常伴有指（趾）甲病变。约 1/3 甚至 1/2 的患者可演变为多关节炎。

928. B 多形性日光疹亦称多形性光敏疹，目前认为可能是多种原因引起的迟发型光变态反应，为反复发作的慢性多形性光感性皮肤疾病。大多数病例的致病光谱在 UVA 范围内，绝大多数病例的光斑贴试验阴性。约 15% 的患者有光敏家族史。

929. A 天疱疮是一种自身免疫性疾病。天疱疮的抗原主要是桥粒，抗体主要是 IgG，可见四种 IgG 亚型，少数为 IgA。抗体结合到表皮细胞上，导致棘层松解，血液循环中存在抗棘细胞间抗体。

930. C 受试部位无红晕硬结的为（－）；受试部位有针眼大小的红点或稍有红肿，硬结的直径 <0.5cm 的为（±）；受试部位红晕及硬结的直径的为 0.5～0.9cm（＋）；受试部位红晕及硬结的直径为 1.0～1.9cm 的为（＋＋）；受试部位红晕及硬结的直径≥2cm 的为（＋＋＋）；除出现红晕硬结外，局部出现水疱及坏死的为（＋＋＋＋）。

931. E 银屑病性关节病的类风湿因子阴性，而类风湿关节炎的类风湿因子阳性。银屑病性关节病与类风湿关节炎在关节 X 线表现、累及关节部位、MTX 治疗反应相似。类风湿关节炎一般女性好发，而银屑病性关节病的男女发病相似。

932. B 扁平疣的病原体为人乳头瘤病毒（HPV），是一种 DNA 病毒。

933. A 服用灰黄霉素最容易诱发系统性红斑狼疮。系统性红斑狼疮患者的药物选择要合理，避免有些药物加重病情。常见的诱发药物有普鲁卡因胺、肼屈嗪、利舍平；抗菌药物如青霉素、灰黄霉素、四环素、异烟肼、磺胺；解热镇痛药如对氨基水杨酸、保泰松；抗癫痫药如苯妥英钠。还有口服避孕药；镇静药物等。

934. D 脓疱型银屑病不是由细菌感染所致，而是一种无菌性脓疱。脓疱型银屑病的实验室检查：可见外周血白细胞总数升高、红细胞沉降率加快、亦可出现低钙血症、脓疱细菌培养阴性，可发生低蛋白血症。

935. A Bowen 样丘疹病的皮损多发于外生殖器、会阴、肛周，表现为多个或单个色素性丘疹，呈肤色、红褐、褐黑色，大小不等，直径 2～10mm，呈圆形、椭圆形或不规则形，境界清楚，丘疹表面光亮呈天鹅绒外观，或轻度角化呈疣状。

936. E 泛发性脓疱型银屑病最常见的诱发原因是银屑病患者内服皮质类固醇激素或免疫抑制剂，骤然停药。

937. D 寻常型天疱疮是天疱疮中最常见的，半数以上天疱疮患者先是口腔黏膜发生水疱和糜烂，而后出现皮肤损害。天疱疮的黏膜糜烂最常见于口腔黏膜。

938. C 麻风菌素试验注射后 48 小时观察判断结果：注射处有浸润性红斑直径大于 20mm 者为强阳性（＋＋＋），15～20mm 者为中等阳性（＋＋），10～15mm 者为弱阳性（＋），5～10mm 者为可疑（±），5mm 以下或无反应者为阴性（－）；

939. B 慢性湿疹由急性、亚急性湿疹转变而来，或一开始即呈现慢性炎症，多数人的表现为慢性反复发作、多形性皮疹、对称分布及伴有剧烈瘙痒。患部皮肤增厚、浸润，表面粗糙，覆以少许糠秕样鳞屑，不同程度的苔藓样变，分布较局限性，皮损边缘亦较清楚。

940. A

941. D 重叠综合征是同一病例满足两种以上结缔组织病的诊断。混合结缔组织病具有红斑狼疮、皮肌炎、硬皮病等混合表现。

942. B 孢子丝菌病的脓液或组织真菌培养有孢子丝菌生长，常规镜检不宜确诊。

943. A 儿童皮脂腺中的脂肪酸含量很低，头皮角质层也薄，对头皮真菌的抵抗力弱。

944. D　抗 SSA 抗体阳性对胎儿有不良影响，抗 SSA 抗体是一种存在于细胞质当中且属于抗核抗体谱中的自身抗体，与干燥综合征及系统性红斑狼疮有一定相关性。在系统性红斑狼疮患者中，抗 SSA 抗体阳性多与血管炎、淋巴结肿大、白细胞减少、光过敏、皮疹、紫癜等症状有一定相关性。对于胎儿，抗 SSA 抗体可以造成新生儿的系统性红斑狼疮以及先天性房室传导阻滞，妊娠期女性抗 SSA 抗体阳性，那么胎儿出现先天性心脏房室传导阻滞的风险要比正常人群升高 2% ~4%。

945. B　血管性水肿又称巨大荨麻疹，是一种发生于皮下疏松组织或黏膜的局限性水肿。

946. B　白化病患者的全身皮肤呈乳白或粉红色，毛发为淡白或淡黄色。由于缺乏黑色素的保护，患者皮肤对光线高度敏感，日晒后易发生晒斑和各种光感性皮炎。并可发生基底细胞癌或鳞状细胞癌。眼部由于色素缺乏，虹膜为粉红或淡蓝色，常有畏光、流泪、眼球震颤及散光等症状。

947. E　黄褐斑常见于深肤色的人种，好发于 20 岁以上的中青年女性，女性患者占了绝大多数，从青春期到绝经期女性均可发生，妊娠与口服避孕药常使症状加重，雌激素水平高可能是其主要原因。孕期黄褐斑多自孕期 3 ~5 个月开始，分娩后来月经时部分可逐渐消失，可能与体内孕激素水平有关。多见于中青年女性，男性也可发生。

948. C　小棘苔藓（lichen spinulosus）是一种以群集成片毛囊性小丘疹，顶端有一角质丝棘突为特征的皮肤病。病因及发病机制尚不清楚，有学者认为与维生素 A 缺乏有关，也有人认为系毛周角化病的变异型。许多疾病可出现类似皮损，认为本病可能是对某些疾病发病过程的反应模式。多见于男性儿童，很少发生于成人。皮损可自然消退，预后良好。可内服维生素 A、维生素 E，外用角质剥脱剂如 0.1% 维 A 酸软膏、3% 水杨酸软膏或 20% 尿素软膏等。

949. D　麻风杆菌在患者体内的分布比较广泛，主要见于皮肤、黏膜、唾液、周围神经、淋巴结、肝脾等网状内皮系统细胞内。麻风患者是麻风杆菌的天然宿主，麻风杆菌只感染人，小鼠不是麻风杆菌的宿主。

950. B　类丹毒的病原菌为革兰染色呈阳性的猪丹毒杆菌，本菌在生肉及腌肉中可生存数月。

951. C　类丹毒是由猪丹毒杆菌（猪红斑丹毒丝菌）经过皮肤伤口侵入而造成类似丹毒的一种感染性皮肤病。猪丹毒杆菌是一种纤细微弯曲的革兰阳性杆菌，存在于动物的体内，比如猪、牛、羊、鱼、虾等。从事屠宰业、兽医、炊事员和家庭妇女等职业者较容易感染。

952. E　皮肤淀粉样变性的临床类型包括苔藓样皮肤淀粉样变性、斑状皮肤淀粉样变性、皮肤异色症样皮肤淀粉样变性和色素异常型皮肤淀粉样变性，其中苔藓样皮肤淀粉样变性最常见。苔藓样皮肤淀粉样变性：皮损好发于双小腿伸侧，为直径 1 ~3mm 大小的灰褐色半球形丘疹，表面粗糙，常伴有剧烈瘙痒。斑状皮肤淀粉样变性：皮损好发于上背部、颈后，为网状或波纹状排列的群集粟粒大小的灰褐色色素沉着斑。皮损组织病理显示真皮乳头层有团块样淀粉样物质沉积，结晶紫染色或刚果红染色阳性，刚果红染色后在偏振光下呈现苹果绿双折光现象。

953. C　在皮肤结核的致病菌中，50% ~70% 为人型结核分枝杆菌，少数为牛型结核分枝杆菌。

954. C　放射性皮炎是由电离辐射引起的皮肤黏膜损伤。

955. D　真菌性尿路感染实验室检查：①尿常规检查，尿中可见白细胞增多或有脓细胞；尿沉渣涂片可见菌丝形成，新鲜尿液标本镜检可见真菌，观察 10 个视野，真菌为 1 ~3 个/HP 者，有诊断意义；②留取清洁中段尿或导尿留取标本，尿培养可见真菌生长，导尿真菌定量培养菌落数≥10^4 个/ml，常为真菌性尿路感染；③血培养，有真菌生长可提示尿路感染途径为血源性播散。念珠菌属于真菌，因此确诊念珠菌性急性泌尿系统感染的培养菌落须达≥10^4 个/ml。

956. C　白塞病累及毛细血管、细小静脉，少数为细动脉，而静脉病变更显著。急性渗出性病变可促使管腔充血，内皮细胞肿胀，管腔内血栓形成。

957. D　旋毛虫病的主要临床表现为胃肠道症状、发热、肌痛、水肿和血嗜酸性粒细胞增多等。

958. A　乳房湿疹的皮损特点：多发生于哺乳期妇女，乳头、乳晕及乳房下有丘疹、丘疱疹、糜烂和渗出。

959. A　包虫病（hydatidosis，hydatid disease），又称棘球蚴病，是一种细粒棘球绦虫的幼虫感染人体所致的疾病，细粒棘球绦虫的成虫寄生在犬的小肠中，是带科绦虫中最小的一种。

960. B　大疱性类天疱疮是自身免疫性疾病。

961. D

962. D

963. D　大肠埃希菌是条件致病菌，在一定条件下可以引起人和多种动物发生胃肠道感染或尿道等多种局部组织器官感染，因此不是杆菌性皮肤病的常见致病菌。分枝杆菌、非结核分枝杆菌、猪丹毒杆菌、鼻硬结杆菌均是皮肤病的常见致病菌。

964. D　摩擦性苔藓样疹均见于 3 ~12 岁的儿童，多于春夏以及初秋季节，患儿常有玩沙土或接触粗糙物品史，皮损常对称分布，多局限于手背、前臂伸侧，有时可见于指节、肘、膝等易受刺激摩擦的暴露部位，偶见广泛累及腕、足和躯干处。

965. D 硬肿病的发生可能与感染、糖尿病和血液系统恶性疾病有关。可发生于各种年龄，多见于成年女性。成年发生的糖尿病相关性硬肿病以男性多见。皮损好发于身体上部，特别是面、颈、肩和上背，为边界不清的木板样、非凹陷性、浸润性斑块。

966. A 腋部臭汗症称腋臭，俗称狐臭，常有遗传性。

967. A 关节病型银屑病无特异性实验室检查，病情活动时红细胞沉降率加快，C－反应蛋白增加，IgA、IgE增高，补体水平增高等。滑液呈非特异性反应，白细胞轻度增加，以中性粒细胞为主。类风湿因子阴性，5%～16%的患者出现低滴度的类风湿因子。2%～16%的患者抗核抗体低滴度阳性。约半数患者 HLA－B_{27}阳性，且与骶髂关节和脊柱受累显著相关。

968. E 腋毛癣是微小棒状杆菌引起的腋毛和阴毛的浅表感染。多发生于腋下和外阴，临床表现为在腋毛或阴毛的毛干上出现黄色、黑色或红色的结节颗粒。本病多发生在气候温热的季节，不受种族和性别的限制。

969. C 疱疹样皮炎是一种较为少见的慢性良性复发性大疱性皮肤病，病因不明。它的特点是反复发作、病程呈慢性经过、皮疹形态多样、对称分布、剧烈瘙痒、预后良好。多发生于22～55岁，常伴有无症状的谷胶过敏性肠病。

970. E 银屑病的病因：①遗传：相当一部分患者有家族性发病史，有的家族有明显的遗传倾向。一般认为有家族史者约占30%。发病率在不同人种的差异很大。银屑病是遗传因素与环境因素等多种因素相互作用的多基因遗传病。本病患者的某些HLA抗原出现率显著增高。银屑病与其他疾病（如类风湿关节炎，特应性皮炎等）的遗传位点可能存在重叠；②感染：许多学者从体液免疫、细胞免疫（外周血及皮损T细胞）、细菌培养和治疗等方面证实链球菌感染与银屑病发病和病程迁延有关。在银屑病患者中，金黄色葡萄球菌感染可使皮损加重，这与金葡菌外毒素的超抗原有关。本病的发生与病毒（如HIV病毒）和真菌（如马拉色菌）感染虽然有一定关系，但其确切机制尚未能最后证实；③免疫异常：大量研究证明银屑病是免疫介导的炎症性皮肤病，其发病与炎症细胞浸润和炎症因子有关；④内分泌因素：部分女性患者妊娠后皮损减轻甚至消失，分娩后加重；⑤其他：精神神经因素与银屑病的发病有一定关系。饮酒、吸烟、药物和精神紧张可能会诱发银屑病。

971. B 剂型可根据皮肤病的皮损特点进行选择，原则为：①急性皮炎仅有红斑、丘疹而无渗液时可选用粉剂或洗剂；炎症较重，糜烂、渗出较多时宜用溶液湿敷；有糜烂但渗出不多时则用糊剂；②亚急性皮炎有渗出者可用糊剂或油剂；如无糜烂宜用乳剂或糊剂；③慢性皮炎可选用乳剂、软膏、硬膏、酊剂、涂膜剂等；④单纯瘙痒无皮损者可选用乳剂、酊剂等。

972. A 播散性浅表性光线性汗孔角化症是一种少见的慢性角化性皮肤病，呈常染色体显性遗传。

973. E 浅部真菌标本包括：鳞屑、菌痂、毛发和甲屑等。深部真菌病则根据病情采取血液、脓液、痰、口腔分泌物、尿液、粪便、各种穿刺液、留置医疗器械污染物以及病变组织等，应以无菌方式采取标本。

974. A 红皮病型银屑病常因治疗不当引起，如寻常型银屑病进行期及急性点滴状银屑病患者在长期大量服用糖皮质激素后骤然停药或减药不当或外用刺激性较强药物等。

975. A 角层下脓疱病是以脓疱排列成环状或者匐行的无菌性脓疱为特征的皮肤疾病，组织病理可见皮损位于表皮角质层下，疱内有大量的中性粒细胞，疱下表皮有海绵形成。

976. D 副银屑病类型包括点滴型、苔藓样型、斑块型、急性痘疮样苔藓样糠疹。

977. B Pautrier微脓肿主要发生于棘层，也可见于表皮下部、表皮真皮交界处及外毛根鞘。

978. C 巴西（Brazilian）天疱疮系一种特殊类型的天疱疮，流行于南美的某些地区，如Sao Paulo，发生在沿河床的村落，发病地区与黑蝇分布区域一致，推测本病可能是黑蝇叮咬引起。各年龄层均可发病，而以儿童和青年尤多。

979. C Munro微脓肿内含有中性粒细胞，通常见于角质层。

980. B 大疱性类天疱疮的组织病理：可见表皮下张力性水疱，疱顶为完整的表皮，疱液内含嗜酸性粒细胞和中性粒细胞，疱底真皮有嗜酸性粒细胞及淋巴细胞浸润，其中以嗜酸性粒细胞为主。

981. C 手癣主要由红色毛癣菌、须癣毛癣菌、石膏样小孢子菌和絮状表皮癣菌等感染引起，其中红色毛癣菌占50%～90%。

982. C

983. A 小棘苔藓的皮损特点：损害为毛囊性角质丘疹，伴有丝状角质性棘突，除去棘突，可留下一个漏斗状小窝。

984. A 遗传性大疱性表皮松解症依据发病部位不同可分为三类：①单纯型大疱性表皮松解症（simplex EB，EBS），水疱在表皮内，基底膜之上；②交界型大疱性表皮松解症（junctional EB，JEB），水疱发生于透明层；③营养不良型大疱性表皮松解症（dystrophic EB，DEB），水疱发生在致密下层。

985. C　显性遗传的寻常型鱼鳞病的临床表现：特征是出生时症状不显著，95%在3岁前，于背及四肢伸侧出现淡褐至深褐色的菱形或多角形鳞屑，紧紧贴在皮肤上，而其边缘呈游离状。其后在躯干及四肢屈侧也可出现鳞屑，皮肤较干燥，下肢的鳞屑较躯干的粗糙，腋下及臀裂常不波及。头皮可有轻度鳞屑。手背常见有毛囊性角质损害，并有掌跖角化过度。常在出生后第2年（有的甚至第5~6年也不出现）病变范围和程度才达高峰。夏季或居住在温热地区者脱屑轻。每当温度降低，暴露部的表皮失水相对增加时即发病，皮损冬季加重。根据其鳞屑的严重程度，其名称也可不同。病程很不一致，到成年后，每当皮脂腺和汗腺活跃时，症状减轻或消失，仅有皮肤干燥感。很多患儿并发异位性皮炎、枯草热、湿疹、哮喘等。

986. B　肠病性肢端皮炎是一种与锌缺乏有关的遗传性代谢性疾病，补充锌制剂后皮疹可消退。

987. D　白化病是由于酪氨酸酶缺乏，酪氨酸不能转化为黑色素导致的疾病。

988. A　发生表皮内水疱的是天疱疮、接触性皮炎、家族性慢性良性天疱疮。

989. D　血吸虫尾蚴性皮炎是指禽、畜类血吸虫的尾蚴侵入人体皮肤引起的一种变态反应性炎症，寄生于人体的血吸虫有6种，以日本血吸虫、曼氏血吸虫、埃及血吸虫引起的血吸虫病流行范围最广，我国的血吸虫病是由日本血吸虫引起的。

990. C　Sèzary综合征（SS）又名Sézary网状细胞增生症，为原发于皮肤的T细胞淋巴瘤，有人认为是MF的白血病异型，临床特点：①男性多见，多发于50岁后；②无明确诱因，占皮肤淋巴瘤的8%；③皮损早期似湿疹、脂溢性皮炎、银屑病等，晚期表现为红皮病；④剥脱性皮炎及（或）红皮病表现，剧烈瘙痒，皮肤浸润、干燥，面部水肿，掌跖角化；⑤局部或全身浅表淋巴结肿大；⑥可累及内脏器官，如肝、脾等；⑦外周血中脑回状核的不典型T淋巴细胞，即Sézary细胞达15%以上。皮肤白血病虽可有红皮症，但Sèzary综合征的概率更大。基底细胞癌、鳞状细胞癌、恶性黑素瘤与红皮病不相关。

991. C　深在性红斑狼疮又称红斑狼疮性脂膜炎。

992. A　色素失禁症是一种以红斑、水疱、疣状损害及色素沉着为特征，并常伴有眼、骨骼和中枢神经系统畸形的复合遗传性的皮肤病，无发热。

993. D

994. B　急性放射性皮炎是由短期内大剂量皮肤照射引起的一种疾病，潜伏期一般为1~3周，如果剂量过大，24小时内损害即可发生。

995. D　脓疱病是在表皮角质层和颗粒层之间形成的脓疱，不是表皮下水疱。

996. B　两性霉素B是侵袭性真菌感染的标准治疗药物。

997. D　红皮病脱屑者可外用糖皮质激素制剂，应先用较弱效类，病情较重者可用强效制剂，须注意勿大面积长期使用。

998. A　丹毒（erysipelas）是一种累及真皮浅层淋巴管的感染，主要致病菌为A群β溶血性链球菌，首选青霉素，疗程10~14天。

999. C　瘙痒症是一种仅有皮肤瘙痒而无原发性皮肤损害的皮肤病症状。湿疹、痒疹、结节性痒疹、妊娠痒疹均是有皮肤瘙痒及原发性皮肤损害的疾病。

1000. C　继发性粟丘疹是继发于光照后、大疱性类天疱疮、大疱性表皮松解症等表皮下大疱和Ⅱ度烧伤及皮肤磨削术后，表皮或皮肤附属器上皮增生所致的潴留性囊肿。

1001. C　成人硬肿病的大多数病例常在急性发热性疾病后的数天至6周内开始于颈后及肩部出现进行性对称性弥漫性皮肤发硬，很快扩展到面部、颈前、头皮、胸背及上臂，向下可延及大腿，但腹部和小腿很少受累，约10%有手足受累，偶有眶周水肿。

1002. D　蓝色橡皮球样痣：为常染色体显性遗传性疾病，血管瘤除累及皮肤外，常波及肠道，引起慢性出血从而贫血，其他器官如口腔黏膜、肝、脾和中枢神经系统也可累及。

1003. D

1004. D　珍珠状阴经丘疹的病理表现：有角化过度，表皮轻中度增生，基底层正常，真皮内胶原纤维略有增生、致密，真皮乳头毛细血管有不同程度增生、扩张，周围有少量淋巴细胞浸润，无空泡细胞。

1005. B　急性荨麻疹的病程很短，只持续1~2日，且大部分可在1~4小时内消失，有局部的皮肤发痒、潮红或麻刺感，迅速出现一过性的红色风团，风团数目不定、形状不一、突然发作、此起彼伏，皮肤损害常于24小时内自行消退，消退后不留痕迹，皮肤病理为真皮浅层一过性的水肿。因此在急性荨麻疹中，单个风团消失的时间应在24小时之内。

1006. D　Darier征阳性见于色素性荨麻疹，又称肥大细胞增生病，色素斑在发病期经较强刺激后，局部可发红或出现风团，即Darier征阳性。

1007. B　蕈样肉芽肿是起源于记忆性辅助T细胞的低度恶性的皮肤T细胞淋巴瘤，约占所有皮肤T细胞淋巴瘤的50%。病程呈慢性、渐进性，初期为多种形态的红斑和浸润性损害，以后发展成肿瘤，晚期可累及淋巴结和内脏。

1008. E

1009. E　外源性感染为菌体经外伤处直接侵入皮肤；

内源性感染通常由呼吸道吸入菌体，引起肺部原发结核灶后，再经淋巴管或血行播散至皮肤。

1010. C 急性光化性唇炎是一种由于对日光中紫外线过敏而引起的疾病，起病急，有暴晒史。唇红部广泛水肿、充血、糜烂，表面覆盖有血痂或者形成糜烂面。有剧烈瘙痒，灼热感明显。因病变部位可累及整个下唇，所以影响进食与说话。比较深的病损愈合后会留有瘢痕。全身症状比较轻或没有，2～4 周内可以自愈，或者变成慢性。

1011. E 乳房湿疹多见于青年妇女，特别是哺乳期妇女，发生于乳头及乳晕处，特别是乳房下部，常常反复发作而转成慢性。在两侧乳晕及乳房下有丘疹、丘疱疹、糜烂和瘙痒。

1012. A 毛发红糠疹的临床表现为任何年龄均可发病，青春期发病者较多。皮损好发于手指和肘膝伸侧，其次为躯干和四肢伸侧。

1013. A 弥漫性掌跖角皮症常在婴儿期发病。

1014. C 水痘的潜伏期一般为 10～21 天，平均 14 天。

1015. C 过敏性紫癜的皮疹多发生在负重部位，好发于四肢伸侧，尤其是双下肢、踝关节周围和臀部。

1016. E 天疱疮患者体内出现抗棘细胞间抗体阳性，红斑狼疮患者体内一般不出现抗棘细胞间抗体阳性。

1017. A 结节性痒疹好发于四肢，尤以小腿伸侧为著，偶尔可发生于背部，数目不等，可少至数个或多至数十个以上，有时呈条状排列。慢性经过，可长期不愈。

1018. C

1019. B 干燥综合征是一种以侵犯唾液腺和泪腺为主的全身外分泌腺、以眼和口腔干燥为主的慢性自身免疫性疾病。

1020. E 连续性肢端皮炎常有外伤或感染史。诊断依据包括：①指、趾部外伤后发病；②反复起水疱、脓疱，糜烂，有灼热、灼痛、轻度瘙痒；③一般侵犯指、趾、手背、足背，有时可波及全身；④可有黏膜损害；⑤慢性经过，对治疗抵抗。

1021. E

1022. C 重症药疹包括大疱表皮坏死松解型药疹、剥脱性皮炎型药疹及重症多形红斑型药疹。

1023. E 白塞病以血管炎为病理基础，首选免疫抑制剂和糖皮质激素。

1024. A 荨麻疹是由于皮肤、黏膜小血管扩张及渗透性增加而出现的一种局限性水肿反应，通常在2～24小时内消退，但反复发生新的皮疹。

1025. D 多形性日光疹是一种日光诱发的迟发性变态反应性皮肤病，所以部分患者有光敏家族史。

1026. A ①鲍温样丘疹病（Bowenoid papulosis）是由人乳头瘤病毒（human papilloma virus，HPV）感染引起的生殖器部位多发性色素性丘疹，组织学上存在上皮分化异常和细胞异型性，临床病程呈良性经过。②Paget 病（Pagetdisease）又名湿疹样癌，临床上表现为湿疹样皮损，是一种以表皮内有大而淡染的异常细胞（Paget 细胞）为特点的特殊型皮肤肿瘤。③Bowen 病（Bowendisease）又称鲍温病，是一种发生于皮肤或黏膜的表皮内鳞状细胞癌，故又称为原位鳞状细胞癌。④霍奇金淋巴瘤是淋巴系统的恶性实体肿瘤之一，开始常发生于一组淋巴结，然后扩散到其他淋巴结或结外器官、组织。⑤脂溢性角化病是因角质形成细胞成熟迟缓所致的一种良性表皮内肿瘤，迄今确切病因尚不明。

1027. D 黏膜白斑的临床表现：多见于中年以上男性，主要发生在颊、唇和舌黏膜，其次为硬腭、齿龈等处。损害初为点状、光滑的斑点或条纹，继而融合成白色斑片，单发或多发，边界不清楚，边缘稍隆起，不规则。晚期白斑增厚，表面粗糙，出现浅裂口和小溃疡。通常无自觉症状，亦可有针刺感或轻度疼痛。

1028. D 抗酸染色镜检报告方法示阴性：全视野（或 100 个油镜视野）未找到抗酸菌；（+）：全视野发现 3～9 个；（++）：全视野发现 10～99 个；（+++）：每视野发现 1～9 个；（++++）：每视野发现 10 个以上。因此麻风杆菌镜检至少在 100 个油镜视野中无抗酸杆菌方可报阴性。

1029. A 痛风发作与体内尿酸浓度有关，痛风会在关节腔等处形成尿酸盐沉积，进而引发急性关节疼痛。国际上高尿酸定义：正常嘌呤饮食状态下，非同日两次空腹血尿酸水平：男性血尿酸 >420μmol/L（7 mg/dl），女性血尿酸 >358 μmol/L（6 mg/dl）。当血尿酸水平超过关节单钠尿酸盐饱和度而析出沉积于外周关节及周围组织时，称为痛风。没有痛风发作的 HUA 称为无症状 HUA，因其没有明显的临床症状，尚未引起人们的足够重视。

1030. B 棘层松解（acantholysis）：表皮或上皮细胞间失去粘连，呈松解状态，致表皮内裂隙或水疱。棘层松解征又称尼氏征，主要用于天疱疮及某些大疱性皮肤病的诊断和鉴别诊断。

1031. C 口腔黏膜白斑表现为角化过度或角化不全、棘层肥厚和真皮慢性炎症细胞浸润；口腔扁平苔藓表现为角化不全，基底层液化变性以及固有层有密集的淋巴细胞呈带状浸润。

1032. D ①牵扯患者破损的水疱壁，尼氏征阳性者可将角质层剥离相当长的一段距离，甚至包括看起来是正常的皮肤；②推压两个水疱中间的外观正常的皮肤时，尼氏征阳性者角质层很容易被擦掉，而露出糜烂面；③推压患者从未发生过皮疹的完全健康的皮肤时，尼氏征阳性者的很多部位的角质层也可被剥离；④以手指加压在水疱上，尼氏征阳性者可见到水疱内容物随表皮隆起而向周围扩散。

1033. D 关节病型银屑病的血清类风湿因子常为阴性。

1034. B 剥脱性皮炎型药疹如因初次用药导致，多在服药后20多天出现。亦可一开始即出现，也可在麻疹样或猩红热样改变的基础上出现，表现为全身皮肤潮红、肿胀，伴渗液、结痂，之后出现大量脱落的叶状鳞屑，尼氏征阴性，黏膜也可受累，出现充血、水肿、糜烂。本病有明显的全身症状，包括恶寒、发热、恶心、呕吐，严重者可合并淋巴结肿大、肝脾肿大、蛋白尿、黄疸等。本病病程慢性，有时可长达1个月，患者如果治疗不及时，可能因全身衰竭或激发严重感染而死亡。

1035. C 尿布皮炎也属于一种接触性皮炎，婴儿尿布更换不勤或洗涤不干净，长时间接触、刺激婴儿皮肤，细菌分解尿液，产生较多的氨刺激皮肤引起皮炎；或因尿布质地较硬，发生局部摩擦而引起皮炎。在尿布部位发生边界清楚的大片红斑、丘疹或糜烂渗液，甚至继发细菌或念珠菌感染。严重者，特别是营养不良的慢性腹泻婴儿，可发生皮肤溃疡。

1036. B 基底细胞癌的临床分型是结节溃疡型、硬斑病样型、色素型、浅表型、纤维上皮瘤型。

1037. E 癣菌疹是机体对真菌代谢产物的一种变态反应，癣菌疹部位的真菌检查呈阴性。

1038. D 丹毒（erysipelas）是一种累及真皮浅层淋巴管的感染，主要致病菌为A群β溶血性链球菌。诱发因素为手术伤口或鼻孔、外耳道、耳垂下方、肛门、阴茎和趾间的裂隙。抗感染首选青霉素，疗程10～14天。对青霉素过敏者可选用大环内酯类抗菌药物。

1039. D Koplik斑：颊内黏膜上相当于第二磨牙的外侧，可见白色斑点，直径为0.5～1mm，外周有红晕，为特征性麻疹黏膜斑。

1040. E 摩擦性苔藓样疹一般无自觉症状，也可有轻度瘙痒。

1041. D 寻常型银屑病的皮损可发生于全身，受累最少的部位是腋下。

1042. C 通常皮肤被蜇伤后于伤处发生两个瘀点，继之周围皮肤出现肿胀，有灼热、剧痛和刺痒感，属淋巴结和淋巴管发炎，轻者皮疹数日即可消退，若被大蜈蚣蜇伤，由于注入人体内的毒汁较多，除局部皮肤发生红肿或坏死外，还可出现发热、恶心、呕吐、头晕、头痛、心悸、谵语及抽搐等全身中毒症状，儿童可危及生命。

1043. C 异位性皮炎（Atopic Dermatitis，AD）是具有遗传倾向的一种过敏反应性皮肤病，多数患者是由婴儿湿疹反复发作迁延而成，70%的患者家族中有过敏性皮炎、哮喘或过敏性鼻炎等遗传过敏史，是一种具有慢性、复发性、瘙痒性、炎症性特点的皮肤病，易出现食物过敏，与药物过敏无关。异位性皮炎与遗传因素、过敏都有着密切的关系。有研究表明，60%～90%的患者受季节因素影响，冬天由于寒冷刺激，加上阳光照射时间少，衣物的摩擦等可成为异位性皮炎的诱发因素。瘙痒和摩擦会导致瘙痒——搔抓——发疹——瘙痒的循环。其他因素包括免疫反应异常、血管及血管药物反应异常、神经精神因素、感染、气候及生活环境等。主要的表现是皮肤干燥、瘙痒，可有掌纹症、干皮症的表现，主要是在屈侧肘部、腘窝、膝部、眼周，还有口周、踝部、颈部等，可合并皮肤感染。

1044. C 硬肿病的临床表现：皮损常先发于后颈或肩部后迅速向面部、胸背、上臂等处发展，呈进行性、对称性、弥漫性皮肤变硬，而无萎缩、发炎及毛发脱落等现象，局部感觉如常；组织病理检查：表皮和附属器基本正常，真皮较正常增厚约3倍。胶原束增厚并被透明腔隙所分离，腔隙内证实有非硫酸盐酸性黏多糖沉积，病变向深部发展，皮下组织可被致密的胶原束取代，使汗腺分泌管位于真皮上部或中部，肥大细胞增多，成纤维细胞未见增多，血管周围轻度浸润，皮肤附属器多不萎缩，电镜观察可见胶原原纤维间物质增多、胶原原纤维凝集和直径变小，骨骼肌受累表现为肌束水肿和横纹肌消失；因此根据硬肿病的临床表现和组织病理可以确定诊断。

1045. D 根据病史，青年男性＋幼年于全身起褐色鳞屑斑＋颈后、腋窝受累＋无掌跖角化＋母亲四肢伸侧有细碎鳞屑，考虑性连锁隐性遗传鱼鳞病。性连锁隐性遗传鱼鳞病是一种鳞屑性皮肤病，可伴皮肤外病变及围生期并发症。几乎只累及男性，男性新生儿的发病率为1/5000～1/2000。主要表现为皮肤大而污秽状鳞屑，治疗以外用药物为主。皮肤病变：除手掌和足底外，全身其他部位的皮肤均可被累及，表现为大而厚的暗黑色鳞屑。皮损以腹部较重，腋、肘窝、腘窝、腹股沟、肛围及外生殖器周围等褶皱部位因相对较潮湿，损害稍轻。严重病例在寒冷干燥的季节，堆积较厚的污褐色角质鳞屑块，犹如全身披挂一副黑色的铠甲。炎热潮湿季节可缓解减轻。疾病伴随终生，随年龄增长，颈、面、头皮等外损害可能减轻，但腹及下肢通常变得更严重。

1046. B 重叠综合征指的是患有两种或两种以上结缔组织病的重叠，亦称为重叠结缔组织病，一般预后较单发结缔组织病的差，重叠综合征的预后均决定于其类型，Ⅰ型重叠综合征的5年生存率为30%，较单一系统性红斑狼疮的5年生存率（大于70%）明显减低。其死亡原因主要为心血管并发症及中枢神经系统损害，死于肾衰者较少。Ⅲ型重叠综合征的预后决定于以哪一种结缔组织病为主。Ⅱ型综合征以 MCTD 为代表，预后较好。

1047. B Kaposi 水痘样疹是由单纯疱疹病毒、牛痘病毒、天花病毒等引起的皮肤播散性感染性疾病，通常在某些皮肤病的基础上发生，以特应性皮炎多见，故又称疱疹性湿疹。

1048. B 雀斑：幼年发病，好发于面部，特别是鼻梁部及周围，为褐色点状色素沉着斑，针尖至米粒大小，无自觉症状，日晒后加重，冬轻夏重，可有家族史。病理上基底层黑素细胞不增加。

1049. B 寻常型天疱疮是一种自身免疫性疾病，在各型天疱疮患者的血液循环中均存在抗角朊细胞间物质抗体，而且抗体滴度与各型天疱疮的病情轻重平行，在表皮器官培养中加入天疱疮患者血清，48～72 小时后可在基底细胞上部出现棘层松解现象，棘刺松解的发生可能与抗原抗体结合后产生的蛋白酶有关。家族性慢性良性天疱疮是一种常染色体显性遗传病，研究发现编码钙离子泵的基因 ATP2C1 发生多种突变，导致张力微丝和桥粒复合体改变或细胞间物质形成障碍，这种潜存的基因缺陷加上外界的刺激（如摩擦、热、损伤、冷及细菌和真菌特别是念珠菌感染）可诱发该病。疱疹样皮炎是一种较为少见的慢性良性复发性大疱性皮肤病，病因不明，少数患者的血清 IgA 升高，IgM 减低，在谷胶敏感性肠病患者中 90% 常有 IgA 抗肌内膜抗体。36% 患者有抗网状纤维抗体 IgG 和 2/3 患者有抗麦胶蛋白抗体，抗体与病情不平行。掌跖脓疱病的病因尚不明确，部分患者有个人或家族银屑病史，或将来发展成寻常型银屑病，部分患者的发病与感染相关，扁桃体发炎的患者经抗生素治疗或扁桃体切除后皮损可减轻或治愈，或与金属过敏相关，如接触含金属的食品或金属牙料。吸烟也可为诱因，体内无特异性抗体。瘢痕性类天疱疮为一种自身免疫性疾病，由于抗结膜基底膜抗体与抗原的结合导致炎症，表皮基底膜带有 IgG 和补体 C3 呈线状沉积，抗体与病情不平行。

1050. D

1051. D 女阴假性湿疣多见于青年女性小阴唇内侧，对称分布，偶可累及阴道前庭。

1052. B 扁平苔藓的类型：①急性泛发型：此型较少见，皮损损害发生迅速，在 1～2 个月内可自行消失；②慢性局限型：最常见，病程缓慢，可达数月，多数患者留有皮肤损害，包括疣状扁平苔藓、环状扁平苔藓、线状扁平苔藓、钝头扁平苔藓、毛囊性扁平苔藓、萎缩性扁平苔藓、大疱性扁平苔藓、红斑性扁平苔藓、光化性扁平苔藓、色素性扁平苔藓以及其他类型扁平苔藓；③经典型：瘙痒为此型的主要症状，无症状时易忽视，可伴皮肤型扁平苔藓。紫红色丘疹常出现在大小阴唇之间的沟槽内和大阴唇外部，小阴唇和阴蒂包皮的糜烂性红斑周围可见白色网格或花纹状的 Wickham 纹。此型通常自行缓解且无瘢痕形成；④肥厚型：罕见，在一项英国的队列研究中本型只占 4%，国内仅 1 例报道。多累及会阴和肛周，常有瘙痒和不适感。皮损为肥厚的、角化过度性疣状斑块，边缘呈紫色或紫红色。一般不伴阴道病变。此型的形态类似恶性肿瘤，需活检明确诊断；⑤糜烂型：常从阴唇系带蔓延至阴道前庭，早期多为边界不清的淡红斑，逐渐发展成广泛的糜烂和（或）瘢痕，糜烂的边缘呈白色花纹状。

1053. D 弥漫性掌跖角皮症的皮损特点是掌跖部单独或同时受累，一般不扩展至手足背面。

1054. E 肢端青紫症的治疗：保温及避免寒冷、潮湿刺激。戒烟、忌饮茶和咖啡。有规律锻炼，改善肢体血液循环。

1055. D 丹毒好发于小腿、颜面部。

1056. E 毛发红糠疹的损害好发躯干、四肢的伸侧、头皮和臀部等，本病的特有症状之一是毛囊性角化的小丘疹发生于手指的第一和第二指关节的背面，有时相邻的角化丘疹互相融合形成棕红色的斑块，常对称发生于肘膝部的伸侧，其上有细薄的糠状鳞屑。

1057. A 同形反应（Koebner 现象）：是皮肤病患者的正常皮肤受外伤后泛起的新的同类形病理损害，最常见于银屑病的进行期。

1058. E 种痘样水疱病是一种反复发作的光敏性皮肤病。患者常自幼年开始发病，男孩多见，主要特征是日晒后暴露部位出现红斑、水疱，继而糜烂、结痂，愈合后留有点状凹陷性瘢痕，部分患者在青春期后可逐渐缓解或痊愈。本病常见于儿童，男孩多见，有日晒史，一般 2～3 岁开始发病，极少在青年期发病，到青春期逐渐减轻。皮疹初起局限于日光照射部位，如面颊、鼻背、耳翼、手背等。局部皮肤潮红、肿胀，有红斑、丘疹、黄豆至小指甲大小的坚实的结节，数日后迅速发展成水疱，水疱中央有脐窝，周围红晕，3～4 天干燥或破溃、糜烂、结痂，愈后留点状凹陷性瘢痕。皮损出现前往往先有灼痛或灼热感，有时伴瘙痒感。可伴发角膜炎而影响视力，可有指甲畸形、脱发，全身症状不明显。

1059. A 维生素 A 缺乏症又称蟾皮病，是一种维生素 A 缺乏所致的营养障碍性疾病，表现为皮肤干燥和粗糙，四肢伸侧出现圆锥形毛囊角化性丘疹、夜盲、角膜干燥和软化等。开始时仅感皮肤干燥，易脱屑，有痒感渐至上皮角化增生，汗液减少，角化物充塞毛囊形成毛囊丘疹（针头大小的丘疹，暗红或暗棕色，中央有棘刺状角质栓）。触摸皮肤时有粗砂样感觉，以四肢伸面、肩部为多，可发展至颈、背部甚至面部，毛囊角化引起毛发干燥，失去光泽，易脱落，指（趾）甲变脆易折，多纹等。

1060. E　Wegener 肉芽肿常见的全身症状可有发热、关节痛、多发性神经根病变、心肌病变等。

1061. B　角化棘皮瘤一般不发生溃疡，鳞癌的皮损中央易发生溃疡，溃疡表面呈颗粒状，易坏死、出血。

1062. E

1063. E　皮肤长期接触砷可引起皮炎，长期接触砷时，可引起皮肤过度角化，在角化基础上，一部分可发生鲍温病。

1064. B　硬皮病的内脏损害：90% 的患者可出现食管受累，常表现为蠕动障碍、吞咽困难。肺部受累常导致进行性双肺间质性纤维化、换气功能障碍而引起呼吸困难，可并发气胸、肺炎、肺动脉高压等。

1065. D　麻风分类在麻风病防治和科学研究中十分重要，根据临床学，免疫学，细菌学和组织病理学等四方面以及多年的实践进行分类。①马德里分类：1953 年马德里第六次国际麻风会议提出两型分类法（又称马德里分类法），经临床和现场 20 多年的实践，此分类虽比较实用但不理想，马德里分类将麻风分为两型和两类，两型比较稳定，即结核样型和瘤型，两类不稳定，即未定类和界线类；②五级分类法：根据麻风菌素试验由强阳性渐次移行为阴性，麻风杆菌由少到多，组织病理表现由上皮样细胞肉芽肿移行为泡沫细胞肉芽肿，很像光谱中的不同波长序列一样，因此，借用物理学的光谱现象，形成麻风病免疫光谱概念，1966 年 Ridley 和 Jopling 提出以光谱概念为基础的麻风五级分类法（又称光谱免疫分类法），并经 1973 年第十届国际麻风会议讨论后推荐采用，将麻风分为结核样型麻风，界线类偏结核样型麻风，中间界线类麻风，界线类偏瘤型麻风，瘤型麻风，未定类麻风被看作麻风病的早期阶段，不列入分类，这是一个连续的病谱，患者可因宿主反应和治疗向任一方面移动，TT 端细胞免疫最强，组织中一般查不到麻风杆菌；LL 端缺乏对麻风杆菌抗原的细胞免疫，无巨噬细胞激活，组织中可检出大量麻风杆菌，TT 和 LL 最稳定，前者可自愈，后者若未经适当的治疗将继续加重感染，BT 若未经治疗，常降级至 BL，BB 最不稳定，若未经治疗，多数降级至 LL，未定类虽未列入光谱分类，以后有的自愈，有的向临床各型发展，此分类法比较实用，能反映麻风病的整个过程，已被世界各地普遍采用；③现场管理分类：1981 年 WHO 麻风化疗研究组根据麻风现场管理的需要，并便于流行病学调查和联合化疗的观察，以麻风杆菌检查为主要依据，将麻风病归属为多菌型和少菌型两类。结核菌素试验有利于结核杆菌的诊断，与麻风杆菌诊断不相关。

1066. D　白癜风的具体分型如下：（1）局限型：①局灶型，一处或多处白斑局限在一个区域，但不呈节段分布；②单侧型（节段型），一处或多处白斑呈节段分布，在中线处突然消失；③黏膜型，仅累及黏膜。（2）散在型（散发型）：①寻常型，表现为广泛且散在分布的白斑；②面部肢端型，分布于面部和四肢；③混合型，节段型、面部肢端型和/或寻常型混合分布。（3）泛发型：全部或几乎全部色素脱失。

1067. D　湿疹的皮损呈多形性，常对称分布，伴剧烈瘙痒，常因搔抓导致创面破溃。①急性湿疹好发于面、耳、手、足、前臂、小腿等外露部位，为红斑基础上的针尖至粟粒大小的丘疹、丘疱疹、水疱，常融合成片，有明显浆液性渗出；②亚急性湿疹皮损以丘疹、鳞屑及结痂为主，可有少量丘疱疹及水疱形成，也可有轻度浸润，主要由急性湿疹炎症减轻或未经及时适当处理转化而成；③慢性湿疹表现为局部皮肤增厚、表面粗糙，表面覆有鳞屑，多有苔藓样变，急性发作时可有急性改变。

1068. C　红斑狼疮的发病与雌性激素水平升高有关。

1069. E　多形性日光疹是一种光变态反应性皮肤病，日光性皮炎是一种光毒反应性皮肤病。

1070. B　疥疮患者夜间瘙痒严重与疥虫的习性有关：疥虫的一个习性特点是夜行昼伏。夜间时雌性若虫和雄性成虫会在皮肤表面交合，交合后雄虫死亡，而刚受精的雌虫会选择合适的部位掘隧道引起的机械性刺激。

1071. B　维生素 A 缺乏症的临床表现：①亚临床表现，使呼吸道和消化道感染风险增加、生长和骨骼发育迟缓、疲劳、不育和自发性流产；②眼部表现，毕脱氏斑（Bitot spot）、失明、暗适应能力下降、角膜软化、干眼症、角膜穿孔等；③皮肤表现，全身皮肤和毛发干燥、瘙痒、指甲脆裂、毛周角化。毛周角化为四肢伸侧、背部、臀部红褐色或褐色毛囊性角化性丘疹，顶端有棘刺状角栓；④其他，骨膜骨过度沉积、贫血、体液和细胞免疫功能低下。维生素 B_2 缺乏症常见的临床表现是阴囊炎。

1072. B　荨麻疹性血管炎最常见的临床表现是躯干、四肢发生荨麻疹样风团性皮损，持续时间可达1～3 天甚至更长，风团内可见紫癜性损害。自觉疼痛、烧灼感或瘙痒，风团消退后可残留色素沉着或脱屑。起病时常伴发热，可伴有关节痛、腹部不适、淋巴结肿大、肾脏及神经系统损害等。外周血白细胞正常或增加，中性粒细胞比例增加，红细胞沉降率加快。故考虑诊断为荨麻疹性血管炎。

1073. D　传染性软疣的病毒的形成与胞质有密切关系，胞质基质先浓缩，并出现嗜酸性颗粒，这些颗粒逐渐团聚，形成与周围有明显界限的“大颗粒”，即颗粒组合型病毒（初期型病毒）；继而发展成细颗粒膜型病毒（中期型病毒）；最后变成砖形、椭圆或圆形，并在其中心有哑铃状结构的成熟型病毒，整个胞质基质最后变成病毒包涵体（又称软疣小体），为传染性软疣基础的白色物质。

1074. E 离心性环状红斑皮疹多见于青壮年，好发于躯干、四肢近端，呈环状或半环状，有轻度瘙痒，数周后自动消退，反复发作。

1075. E 典型的皮肤结核的组织病理变化：真皮浅层的结核样肉芽肿，浸润细胞主要为淋巴细胞、上皮样细胞和多核巨细胞等，干酪样坏死少见。无基底细胞液化。

1076. E 疱疹样脓疱病是一种好发于孕妇的严重皮肤病，皮肤的基本损害是在红斑基础上出现无菌性脓疱，常伴有严重的全身症状。分娩后逐渐缓解，再孕可复发。可发生低白蛋白血症和低钙血症。

1077. A 硬红斑的损害发生于小腿的屈侧面，为结节性肿块，损害常常破溃。

1078. A 血管角化瘤在临床上可分为五型：①肢端血管角化瘤；②阴囊血管角化瘤；③丘疹型血管角化瘤；④局限性血管角化瘤；⑤泛发性系统型－弥漫性躯体血管角化瘤。

1079. C 色汗症是顶泌汗腺的功能失调，并在产生色素的细菌作用下，分泌大量色素脂褐质。小汗腺性色汗症主要由药物、染料引起，如注射美蓝（亚甲蓝）可使汗液呈青色。

1080. C 特应性皮炎（atopicdermatitis，AD），原称异位性皮炎、遗传过敏性皮炎，是一种与遗传过敏素质有关的慢性炎症性皮肤病，表现为瘙痒、多形性皮损并有渗出倾向，常伴发哮喘、过敏性鼻炎。

1081. D 疱疹样皮炎的直接法检查示真皮乳头部有IgA颗粒状沉着。

1082. B

1083. D 70%～90%的疱疹样皮炎患者有小肠病变。

1084. A

1085. B 变应性亚败血症又叫成人斯蒂尔病，发热见于98%～100%的患者，是最常见、最早见的症状，以弛张热多见。

1086. A 某些皮肤病（银屑病、特应性皮炎、湿疹等）治疗不当或其他刺激加重后可演变或发展成红皮病。

1087. D 多形红斑的基本改变为角质形成细胞坏死，基底细胞液化变性，表皮下水疱形成。

1088. D

1089. A 挪威疥与寻常疥一样，均由人型疥螨引起，好发于身体虚弱、免疫功能低下者，皮损表现为广泛、大片污黄或污灰色鳞屑、角化性痂皮性损害。

1090. E 龟头炎指龟头部因外伤、包皮过长及包皮垢刺激或感染等因素而引起的炎症。由于龟头炎往往与包皮内的炎症同时存在，因此通常将龟头炎和包皮炎合称为包皮龟头炎。以局部红肿、糜烂和溃疡形成为主要临床表现。

1091. B 类天疱疮主要包括大疱性类天疱疮和瘢痕性类天疱疮，是一种自身免疫性表皮下大疱病。大疱性类天疱疮是最常见的皮肤自身免疫性表皮下大疱病。好发于老年人，以泛发的瘙痒性大疱疹为特点，黏膜受累比较少见，可伴显著的病态。

1092. C 混合结缔组织病（mixed connective tissue disease，MCTD）是一种免疫性结缔组织病，具有类似系统性红斑狼疮、硬皮病及多发性肌炎等的有关症状，但尚不能构成独立诊断，实验室检查较有意义的有血清高丙种球蛋白血症。ANA呈斑点型阳性，抗核糖核蛋白抗体（RNP）高滴度阳性，直接免疫荧光检查示表皮棘细胞核有斑点状IgG沉积。

1093. C 80%以上混合结缔组织病患者表现雷诺现象，且常为首发症状。

1094. E

1095. C 光毒性反应是任何个体接受超量日光照射，或虽为常规照射量，但皮肤含过量能吸光的物质或其他光敏物质时皮肤表面出现的急性损伤性反应。长期反复大量日晒也可引起光毒反应。

1096. C 雷诺病是指肢端动脉阵发性痉挛。常于寒冷刺激或情绪激动等因素的影响下发病，表现为肢端皮肤颜色间歇性苍白、发绀和潮红。

1097. C 重症多形红斑型药疹和中毒性表皮坏死松解症为同一疾病谱的两端，受累面积小于10%为重症多形红斑型药疹，受累面积大于30%为中毒性表皮坏死松解症

1098. C 本症皮损恶变只见于暴露部位，因此有人认为日光损伤是恶变主要因素。

1099. C

1100. E 猫抓病是由汉赛巴尔通体经猫抓、咬后侵入人体后而引起的传染病。临床表现多变，但以局部皮损及引流淋巴结肿大为主要特征。病程呈自限性。无真菌感染的证据。

1101. B 药物性SLE的系统表现有发热、多关节痛、肌肉痛、皮疹、胸膜炎、心包炎、肝脾肿大，中枢神经与肾损害少见。

1102. C 慢性单纯性苔藓又叫神经性皮炎（neurodermatitis），是一种常见的慢性皮肤病，以皮肤扁平丘疹苔藓样变及阵发性剧烈瘙痒为特征，好发于颈后、骶尾部及四肢伸侧，严重者可泛发全身。双小腿胫前密集棕褐色多角形丘疹，坚实，呈念珠状排列为皮肤淀粉样变的临床表现。

1103. E 痱子（miliaria）是由于高温湿热环境中出汗过多，浸渍表皮角质层，使汗腺导管口堵塞，汗液潴

留后汗管破裂，汗液外溢渗入周围组织引起的浅表炎症反应，根据皮疹不同，临床上可分四型：①红色粟粒疹（miliaria ubra）；②晶形粟粒疹（miliaria crystallina）；③脓疱性粟粒疹（miliaria pustulosa）；④深部粟粒疹（miliaria profunda）。

1104. A 色素失禁症（incontinentia pigmenti，IP）又称为 Bloch - Sulzberger 综合征，是一种呈 X 连锁显性遗传的具有独特皮肤表现的临床综合征，可累及皮肤及其附属器、神经系统、眼和牙齿等。第一期为水疱期，90% ~ 95% 的 IP 患者在出生时或出生后 2 周内，特征性出现沿 Blaschko 线分布的红斑及红斑上的丘疹和小水疱，水疱位于表皮内。

1105. A 寻常型银屑病好发于头皮、躯干和四肢伸侧，常对称分布。典型皮疹为红色丘疹、斑丘疹或斑块，可融合成片，边界清楚，周围有炎性红晕，浸润明显，上覆厚层银白色鳞屑。

1106. B 红斑性肢痛症以肢体远端阵发性血管扩张、皮温升高、肤色潮红和剧烈烧灼样疼痛为主征的一种自主神经系统疾病，患肢遇冷可缓解。

1107. C 白化病患者典型的皮肤表现呈白色，毛发银白或淡黄色，虹膜呈淡红色或淡灰色，半透明，瞳孔淡红，视网膜无色素，羞光，眼球震颤，视力下降。

1108. D 白疕无自觉症状或有轻度的瘙痒。

1109. D 荨麻疹性血管炎是常见皮肤血管炎之一，其特点是皮疹为风团，持续时间长，伴低补体血症、关节炎及腹部不适等。

1110. D 无色素痣是一种少见的、先天的、局部的色素减退斑，呈局限、带状或条索状，主要分布于躯干和近端肢体。幼年发病，无性别差异，无家族史，不伴有系统性受累。组织病理学显示黑素染色强度降低，黑素细胞数目正常。

1111. E 汗孔角化症是一种少见的遗传性角化性皮肤病。临床上以边缘堤状隆起，中央处皮肤轻度萎缩为特征，往往无自觉症状，多见于男性。一般在幼年时发病，但也有到成年以后才发病的。本病病程发展缓慢，皮损可持续多年不变，也可逐渐扩大，很难痊愈。有部分老年人可在萎缩的皮肤上发生鳞状上皮细胞癌。毛囊孔扩大，毛囊角栓形成常见于盘状狼疮。

1112. E 根据题干：①老年男性；②皮损特点：四肢躯干散在红斑、水疱和紧张性大疱，部分疱液为血性，最可能是大疱性类天疱疮

1113. A 臭汗症多在青春期发病，青壮年期最明显，老年期则自然减轻或消失。

1114. E 硬化性萎缩性苔藓发病可能与感染、自身免疫、内分泌、遗传等因素有关。好发于男女生殖器部位，皮损初起为散在多角形白色或象牙白色扁平丘疹，有时为萎缩性丘疹，密集成片，质硬，周围有卫星状白色斑点。后期出现羊皮纸样萎缩，有时皮损表面可有黑头粉刺样毛囊角栓。部分患者可出现大面积萎缩，狭窄，并可引起尿道狭窄，并可伴发鳞状细胞癌，口腔黏膜受累常见于颊、腭黏膜及舌。表现为蓝白色斑片，有时呈网状或有浅表溃疡。无指甲病变。

1115. D 药疹亦称药物性皮炎，系由于系统用药（口服、注射、灌注等）后引起机体发生变态反应而产生的一种急性发疹性反应。可以引起药疹的药物甚多，比较常见的有抗生素类（青霉素和氨苄西林等），解热镇痛药及抗痛风药（阿司匹林、卡马西平、别嘌醇等），镇静催眠药（氯丙嗪、苯巴比妥等）、磺胺药（复方磺胺甲噁唑、呋喃唑酮等）以及血清制品等。发疹前近期内有明确用药史。用药后至发疹之间的间隔时间（潜伏期）有一定规律性。首次用药后的发病时间多为 4 ~ 20 天，若以前曾接受过同样药物或同结构药物的治疗，则可于再次用药后数分钟至 24 小时内出现。

1116. E Williams 诊断标准：①2 岁以前发病；②身体屈侧皮肤受累；③有全身皮肤干燥史；④个人史中有其他过敏性疾病或一级亲属中有过敏性疾病史；⑤有可见的身体屈侧湿疹样皮损。

1117. E Weber - Christian 综合征又称结节性发热性非化脓性脂膜炎。

1118. D 慢性红皮病由于反复大量脱屑，蛋白质大量丢失，可导致低蛋白血症。

1119. D 患者表现：大阴唇内侧白斑。病理：见角化过度，颗粒层增厚，棘细胞不规则增生，上皮角延长，真皮结缔组织。应考虑外阴黏膜白斑。

1120. D 化脓性肉芽肿是一种后天性、良性结节状增生，由新生成的血管组成，可迅速长大，但到一定大小即静止，易出血。其发生常与外伤有关，但不是感染性疾病，而是一种血管反应性增生性疾病。

1121. C 黑棘皮病的临床分型有真性、假性（肥胖性）、药物性、恶性及混合性五种。

1122. C 风疹病毒为披膜病毒家族的单链 RNA 病毒。主要经飞沫传播。发疹期的临床表现：一般前驱期后1 ~ 2 天出现皮疹，首先于面部出现红斑、丘疹，24 小时内迅速蔓延至颈部、躯干、四肢，呈向心性分布，皮疹可融合，软腭、颊、腭垂可出现红斑或瘀点（Forchheimer 征）。2 ~ 3 天后皮疹沿发疹的顺序消退，消退后不留痕迹，亦可有轻度脱屑。发疹常伴低热、全身浅表淋巴结肿大，尤其是枕后、耳后和颈部淋巴结，稍有压痛，可持续 1 周以上。根据患者临床表现可诊断为风疹。

1123. A PUVA 治疗银屑病，剂量为最小红斑量，不能稍高于最小红斑量。

1124. B 混合结缔组织病（mixed connective tissue

disease，MCTD）是一种免疫性结缔组织病，具有类似系统性红斑狼疮、硬皮病及多发性肌炎等的有关症状，但尚不能构成独立诊断，血清中有高滴度的抗核糖核蛋白（RNP）抗体，对糖皮质激素反应较佳。一般预后良好。

1125. D Sweet综合征的全身表现包括发热、关节痛、眼结膜炎和肾脏损害，无外阴溃疡。

1126. E Sweet综合征，病因不明确，主要表现为发热，四肢、面、颈部有隆起的疼痛性红色斑块。本病常易复发。患者伴有发热、关节痛，有的患者可有眼结膜炎、浅表性巩膜炎。最常见的内脏损害为肾脏，肾损害表现为蛋白尿、血尿、颗粒管型。

1127. A 碘化钾增强坏死组织融解，故不用于坏疽性脓皮病。

1128. D 结节性红斑常发生于两侧小腿胫前、膝部和踝部，也可发生于小腿两侧面、股部、上肢、面部、颈部或身体其他部位。

1129. E 临床上常易引起药疹的药物包括抗生素、解热镇痛类、镇静催眠药及抗癫痫药、异种血清制品及疫苗、抗痛风药、中药。

1130. A 蜂窝织炎是由溶血性链球菌和金黄色葡萄球菌等引起的皮下疏松结缔组织急性弥漫性化脓性炎症。细菌通过皮肤小创伤而侵入，或者由淋巴和血行感染所致。该病为细菌感染，血常规可出现外周血白细胞总数增高，中性粒细胞升高。

1131. C 寻常型银屑病的典型皮疹为红色丘疹、斑丘疹或斑块，可融合成片，边界清楚，周围有炎性红晕，浸润明显，上覆厚层银白色鳞屑。轻轻刮除鳞屑，可见一层淡红色半透明薄膜，刮去后有发亮薄膜（薄膜现象），刮除薄膜后出现点状出血（Auspitz征）。蜡滴现象、薄膜现象和点状出血是本病的临床特征。

1132. C 皮损位于面中部，特别是鼻部、两颊、前额等。

1133. D 接触性皮炎有瘙痒、灼热或疼痛的自觉症状。

1134. D 线状苔藓最常见的发病部位是前臂屈侧。

1135. C 反复舔吮口唇，致口唇潮红、肿胀、肥厚，甚至出现糜烂、渗液等湿疹样变化，称为舌舔皮炎，属于皮肤行为症，为精神状态异常所致的疾病，是一种皮肤的神经官能症。患者多采用自身损伤皮肤的方法释放情绪紧张以达到快感。此种不良行为经过长时期不断重复，成为一种强迫性不易控制的顽固性习惯。多见于青少年及儿童。

1136. C 阿司匹林直接刺激肥大细胞释放组胺，是通过非变态反应机制引起荨麻疹。

1137. E 持久性隆起性红斑的皮肤表现：皮疹好发于四肢伸侧，特别是手足、肘膝关节伸侧，亦可见于手掌或面部，很少累及躯干，多对称分布但也可见单侧分布者。初起为成群的小丘疹或结节，逐渐扩大融合成紫色或红棕色的斑块，表面光滑，可出现大疱、溃疡和坏疽性脓皮病样损害。皮疹一般持续数周至数月，新皮疹可以不断发生。皮疹消退后可遗留萎缩、色素脱失、色素沉着及瘢痕。

1138. C 皮肤淀粉样变的典型表现：双小腿胫前对称分布扁平丘疹，剧痒，丘疹直径2mm左右，呈半球形或多角形，质硬褐色，呈念珠状排列。

1139. C 尿布皮炎是由于粪便中的氨生成菌在湿尿布上分解尿而产生氨，由于氨的刺激作用而发生的皮炎，属刺激性接触性皮炎的一种表现。

1140. E 白塞病的实验室检查：可有程度不等的贫血，白细胞总数增多及核左移，血清α_2－球蛋白、γ－球蛋白增加，红细胞沉降率加快，C－反应蛋白升高，循环免疫复合物常阳性，类风湿因子、抗核抗体、抗中性粒细胞胞浆抗体和抗心磷脂抗体阴性，血清黏蛋白和血浆铜蓝蛋白增加，血液黏滞度增加。

1141. C 黄癣中有许多真菌，如不及时治疗，可使毛囊破坏，形成萎缩性瘢痕，遗留永久性脱发。

1142. A 汗疱疹的发病原因尚未完全清楚，过去认为是由于手足多汗，汗液潴留于皮内而引起；现在多认为汗疱疹为一种内源性皮肤湿疹样反应，如感染性病灶。

1143. B 瘰疬性皮肤结核又称液化性皮肤结核或皮肤腺病，是结核分枝杆菌所致的皮肤病变。

1144. A 着色芽生菌病又称为着色霉菌病，是指由多种暗色孢科真菌引起的皮肤以及皮下组织和内脏的感染性疾病，一种为皮肤着色芽生菌病，为皮肤和皮下组织的慢性巨灶性感染，真菌在组织中的形态为棕色厚壁孢子；另一种为暗色丝孢霉菌，除感染皮下组织外，还可引起系统性感染（主要是脑），损害好发于农民身体暴露部位外伤后，最常见于小腿、足部和前臂。身体其他部位如手、面、胸部有时也发生，多单侧。潜伏期多在2个月左右，也有长达1年者，在长达数十年的病程中，损害最终可波及整个肢体，引起淋巴回流严重受阻而形成象皮肿和畸形，长期增殖性病变有可能癌变。

1145. B Sweet综合征也称为急性发热性嗜中性皮病，典型皮损是疼痛性的红色丘疹、结节，继而形成斑块，主要分布在头部、颈部、躯干上部和上肢。自觉疼痛和触痛。皮损通常在3个月内可自行消退，未经治疗的病例皮损可能出现波动性加重。消退后局部不留瘢痕，仅有暂时性褐色色素沉着。溃疡或延迟治疗的严重皮损可能导致瘢痕形成。治疗首选糖皮质激素，0.5～1mg/(kg·d)，连续4～6周，轻度局部皮损可以外用强效糖皮质激素。

1146. B 种痘样水疱病，是一种以水疱为主的反复发作的光敏性皮肤病。发病与先天性机体代谢异常，对日光敏感性增高有关。

1147. E　特殊部位/类型湿疹主要包括耳部湿疹、乳房湿疹、脐窝湿疹、阴囊湿疹、女阴湿疹、肛周湿疹、手部湿疹、钱币状湿疹、乏脂性湿疹、自身敏感性皮炎等。

1148. A　在 Wood 灯下，皮肤迟发型卟啉病的尿液为明亮的粉红 - 橙黄色荧光。

1149. D　假性斑秃可能是一种原因不明的独立疾病，也可能是继发于一些引起头皮萎缩性瘢痕性的皮肤病。目前没有有效的治疗手段，脱发不能恢复。

1150. C　获得性大疱性表皮松解症是一种自身免疫性疾病，病因不明，有研究发现与体内产生抗Ⅶ胶原的 IgG 抗体和 HLA - DR2 阳性有关。寻常型天疱疮是一种自身免疫性疾病，患者血中存在天疱疮抗体，而且抗体滴度与病情轻重平行。家族性慢性良性天疱疮（familial chronic benign pemphigus），又称 Hailey - Hailey 病（Hailey - Hailey disease，HHD），是一种呈常染色体显性遗传的慢性水疱病，临床上以颈、腋、腹股沟反复出现水疱与糜烂为特征。大疱性类天疱疮是一种自身免疫性疾病，好发于 60 岁以上老年人，儿童也可发病，多见于胸腹、腋下、腹股沟、四肢屈侧等。在红斑或外观正常皮肤上发生樱桃至核桃大小的水疱，疱壁厚而不易破。尼氏征阴性。连续性肢端皮炎是一种慢性、复发性、无菌性、脓疱性皮肤病，以指、趾末端反复出现无菌性脓疱伴甲改变为特点，病因不明，目前认为本病是脓疱型银屑病的一种罕见类型。

1151. B　乳房外 Paget 病见于两性，但以女性为多，是一种起源于顶泌汗腺导管开口部的原位癌。

1152. E　Kaposi 水痘样疹又称疱疹样湿疹，常继发于湿疹和特发性皮炎的婴幼儿。

1153. D　雀斑与常染色体显性遗传有关，春夏季加重，紫外线照射皮损增大。

1154. E　变应性皮肤血管炎是一种由Ⅲ型变态反应引起的皮肤小血管炎，病因复杂，包括细菌感染、病毒感染、肿瘤、药物或化学物品、食物等。常发生于中青年人，多为急性发作。初起为粟粒至绿豆大的红色斑丘疹和紫癜，以及豆大水疱和血疱，也可见到暗红色结节及溃疡，上覆干性血痂。多种损害常同时存在，对称分布于下肢、臀部，也可见于上肢和躯干。自觉痛和烧灼感。根据题干：双下肢散在红斑、丘疹、风团损害，大部分皮损为紫癜，中间有血疱、溃疡和结痂形成，可诊断为变应行皮肤血管炎。

1155. A　原发性皮肤淀粉样变性的特点：双侧小腿胫前多数褐黄色圆锥形丘疹，质硬孤立，散在或密集成片，自觉剧痒。病理切片，对甲紫呈异染性可明确诊断。

1156. B　匐行性回状红斑是指内脏肿瘤所致的游走性、同心性红斑。属于红斑性皮肤病，好发于中、老年妇女，皮损与肿瘤有关，呈环状丘疹，可出现融合，皮损边缘隆起呈鲜红色或紫红色，内缘可有鳞屑，病程进展较快，肿瘤治愈后皮损可消失。

1157. E　过敏性紫癜患者的尿内常有红细胞。患者也可有血尿、蛋白尿、管型尿、水肿及血压增高等肾炎症状，一般在短期内或持续数月后恢复，偶尔转成慢性肾炎或发生肾衰竭。患者可以发生尿毒症死亡。患者也可因皮肤内脏广泛出血及全身衰竭而死亡。因此定期筛查尿常规检查有助于患者预后。

1158. B　感染性湿疹样皮炎属于自身敏感性皮炎的特殊类型。常见于有较多分泌物的溃疡、窦道、慢性化脓性中耳炎及腹腔造瘘开口的周围皮肤，发病与分泌物及其中细菌毒素的刺激有关。

1159. C　Hailey - Hailey 病是一种常染色体显性遗传病，研究发现 3q21 - q22 编码钙离子泵的基因 ATP2C1 发生多种突变，导致张力微丝和桥粒复合体改变或细胞间物质形成障碍。

1160. D　马拉色菌大量繁殖，其脂肪分解酶使毛囊的三酰甘油分解为游离脂肪酸，刺激毛囊口产生大量脱屑导致毛囊导管堵塞，引起炎症反应。

1161. C　离心性环状红斑可能与真菌感染、昆虫叮咬，细菌感染、过敏或内脏肿瘤有关。①以青壮年多见，女性多于男性，以夏季多发；②好发于四肢、躯干，分布广泛；③初发损害为单个或多个淡红色丘疹，离心性向周围扩大形成环状、弧形或融合成多环状。皮疹中央消退，扩张性边缘隆起如堤状，内缘有黄色鳞屑附着，偶见小水疱。旧的损害部位可以再生新的损害，呈靶样；④皮损可持续数月至数年，消退后留有色素沉着，易复发，无感觉减退；⑤自觉症状无或仅有轻度瘙痒。部分病例可伴有四肢关节痛、咽痛、抗“O”增高等。

1162. B　干燥综合征是一种累及全身外分泌腺的系统性自身免疫病，主要侵犯泪腺和唾液腺，以眼干、口干为主症，血清中可查出抗泪腺、唾液腺、甲状腺和胃壁等抗体，及高频度出现的抗 Ro/SSA、La/SSB 抗体。病因不明。中年女性多发。约 30% 的患者可出现肾脏病变，常见的为间质性肾炎，肾小管功能缺陷。

1163. C　红皮症又名剥脱性皮炎，不宜用 10% 水杨酸软膏。

1164. B　水痘由水痘 - 带状疱疹病毒引起。经飞沫或直接接触而传染，可造成流行。但有很多人被感染后不出现临床症状，或症状轻微而被忽视，好发于儿童，为病毒感染，禁用糖皮质激素，伴有严重神经痛的为带状疱疹。

1165. E

1166. C 血管炎是血管壁及血管周围有炎细胞浸润，并伴有血管损伤，包括纤维素沉积、胶原纤维变性、内皮细胞及肌细胞坏死。致病因素直接作用于血管壁的为原发性血管炎，在血管炎症基础上产生一定的临床症状和体征者为血管炎疾病。化脓性肉芽肿又称毛细血管扩张性肉芽肿，是一种后天性、良性结节状增生。

1167. D 红斑丘疹型多形红斑的表现：此型最为常见，皮损对称分布于手背、前臂、足背、踝部等处，部分患者可有黏膜损害。皮损以水肿性鲜红色斑和扁平丘疹为主，境界清楚，皮疹呈离心性扩大。典型皮疹中央部位暗红色或紫红色，有时中央可为水疱或紫癜，边缘颜色较浅，形成虹膜状损害，即靶形损害，皮损消退后可遗留暂时性色素沉着。自觉轻度瘙痒，无显著全身症状，病程2~4周。

1168. D Wegner（韦格纳）肉芽肿是一种临床表现复杂、预后不良的系统性坏死性肉芽肿性血管炎性疾病，包括上、下呼吸道坏死性肉芽肿性血管炎、局灶性坏死性肾小球肾炎和多系统多器官坏死性血管炎等三组临床表现型，常因肾功能衰竭而于数月内死亡。激素和细胞毒药物（环磷酰胺）单独或联合应用有显著疗效。

1169. A 跖疣系发生于足底的寻常疣，其发病诱因可为外伤和摩擦，足跖多汗与跖疣的发生也有一定的关系。皮疹表面粗糙不平，质地硬，若用小刀将表面角质削去，中央就露出疏松的角质软芯，易被剔去，软芯的四周往往有散列的小黑点，是乳头血管破裂时微量出血的后果。皮损多数为一个，偶有数个。常有痛感，可以自然消退，也可持续多年。

1170. D 瘢痕性类天疱疮的显著特点是黏膜或腔口部位皮肤出现复发性水疱，后形成瘢痕。主要侵犯眼和口腔黏膜，鼻腔、咽喉、食管、尿道口、阴道、肛门黏膜也可波及。

1171. D 红斑狼疮是一类慢性、反复发作的自身免疫性疾病的总称，常见于育龄期女性。

1172. A 头癣应采取综合治疗。内服与外用相结合。内服药首选灰黄霉素，同时配合外用药治疗，皮损外用头癣软膏或其他抗真菌制剂。患者应尽可能把头发全部剪除，定期洗头。患者使用的物品如枕巾、帽子等应经常煮沸消毒。服药3周后取患处的头发进行真菌镜检，以后每10~14天复查1次，连续3次阴性后方可认为治愈。

1173. C 变应性皮肤血管炎的典型表现：双下肢多发紫癜、血疱、溃疡，伴有发热、关节痛等。

1174. D

1175. A 天疱疮是一种自身免疫性疾病，患者血中存在天疱疮抗体，而且抗体滴度与病情轻重平行。治疗首选糖皮质激素，疗效判定主要依据：①新发水疱速度。②糜烂愈合速度。③尼氏征转阴和天疱疮抗体滴度。

1176. D

1177. E 因药物不易进入甲板，且甲生长缓慢，所以外用药治疗甲真菌病治疗困难，疗程长。

1178. C 足癣糜烂型：表现为局部表皮角质层浸软发白。由于走动时不断摩擦，表皮脱落，露出鲜红色糜烂面；严重者趾缝间、趾腹与足底交界处皮肤均可累及，瘙痒剧烈，多发于第3、4、5趾缝间。常见于多汗者。癣菌疹湿疹型：多见于四肢，尤多见于双下肢突然发生多形红斑、丘疹、丘疱疹等，可融合成片，类似湿疹损害，但具自限性。原发癣病减轻后自然消退。此外，尚有结节性红斑样、猩红热样及麻疹样等癣菌疹。

1179. D 根据病史，青年男性+扁平丘疹、表面光滑、质硬+浅褐色、串珠状排列，考虑扁平疣。扁平疣好发于青少年，可突然起病，皮损多发于面部、手背、手臂，表现为大小不等的扁平丘疹，轻度隆起，表面光滑，呈圆形、椭圆形或多角形，境界清楚，可密集分布或由于局部搔抓而呈线状排列，一般无自觉症状，部分患者自觉轻微瘙痒。病程呈慢性经过，可持续多年，部分患者可自行好转。

1180. C 原发刺激性接触性皮炎是指皮肤、黏膜接触强烈刺激性物质（如硫酸等）后引起的炎症反应。

1181. B 少菌型麻风联合化疗的疗程至少不少于6个月，此时由于少菌型患者机体仍有一定免疫力，停止治疗后，剩余部分活动性皮损会继续消退。

1182. B 麻疹的并发症较多见，常见营养不良和机体抵抗力低下的各种慢性病，急性感染期最多见的为支气管肺炎及中耳炎，其他可发生脑炎、心血管功能不全以及结核病变播散等，常不伴发肾炎。

1183. A 无色素痣可随身体发育而按比例扩大，脱色区内色素不会再生，不能自然消失。无色素痣的皮损为一侧性，位置固定，分布较局限，皮损好发于躯干、下腹、四肢近端，面部和颈部很少受累。无色素痣往往沿神经节段分布或沿Blaschko线分布，在四肢多呈条状或带状，损害为大小不一的苍白色局限性色素减退斑，脱色不完全，没有白癜风那么明显。患者生后出现脱色斑，随肢体发育逐渐发展，位置固定，外形无变化，形状不规则，摩擦后患处及周围皮肤即刻发生红斑，诊断可考虑为无色素痣。

1184. D 斑贴试验一般在48小时去除斑贴，间隔30分钟观察结果，视情况可在72小时或96小时后观察。

1185. E 盘状红斑狼疮的皮损为活动性损害，为红斑状圆形鳞屑性丘疹，直径5~10mm，伴有毛囊栓塞。皮损好发于双颊的突起部位、鼻梁、头皮和外耳道，可持续存在或反复数年。皮损可波及躯干上部和四肢伸侧。光敏感多见，表现为光照射皮肤的片状损害。黏膜受累可十分突出，尤其是口腔溃疡。未经治疗的DLE皮损渐渐向外扩展，皮损中央区出现萎缩、色素减退。残留的瘢痕不会收缩。用力剥离鳞屑，可见到鳞屑上有刺状突起，拴在扩张毛囊口内，称为“地毯图钉”。头部有广泛的脱发，并有永久性瘢痕形成。

1186. E 接触性皮炎是指皮肤或黏膜因接触外界某些刺激性或致敏性物质而出现的急性或慢性炎症反应。发病之初为局部炎症反应。皮损边界整齐与接触范围一致为特征性损害。

1187. A 足癣是发生在足跖的皮肤癣菌感染，急性损害表现为丘疹、丘疱疹和水疱，自觉瘙痒，剧烈的搔抓可导致继发细菌感染，可出现流脓、疼痛。根据患者现有足底水疱、糜烂伴瘙痒，后出现疼痛、流脓，考虑足癣继发细菌感染的可能性大。一般情况下。足癣首选抗真菌治疗，但如果足癣继发细菌感染时，出现流脓，应首先治疗细菌感染，应系统应用抗生素，待创面渗出减少后再抗真菌治疗。

1188. D 系统性硬皮病又名进行性系统性硬化症（progressivesystemicsclerosis），可分为肢端硬化型和弥漫型硬皮病两类。雷诺现象为最常见的首发症状，几乎见于90%患者，同时可有不规则发热、关节痛、食欲减退、体重下降等症状。雷诺现象（Raynaudphenomenon）是指因受寒冷或紧张刺激后，肢端细动脉痉挛，使手指（足趾）皮肤突然出现苍白，相继出现皮肤变紫、变红，伴局部发冷、感觉异常和疼痛等短暂的临床现象。

1189. E 急性痘疮样苔藓样糠疹较少见，任何年龄均可发病，以青年较多。可呈急性、亚急性或慢性经过，初起为淡红色针头到豌豆大小、圆形、蜡样、有鳞屑的丘疹，不久丘疹中央出现浅表性坏死、结痂，脱落后留轻微瘢痕。不断有新发皮疹出现，同时可见到不同阶段的皮疹。病程较短，可自然消退。一般4~6周，个别患者的病程持续数年不愈。急性痘疮样苔藓样糠疹为副银屑病的一种特殊表现。

1190. B 大疱表皮坏死松解型药疹属于重症药疹，在疾病的早期开始全身应用皮质类固醇激素，由于属于重症药疹，可危及生命，故推荐氢化可的松300~400mg/d，分次静脉滴注，根据病情逐渐减量。

1191. A

1192. C 多形性日光疹的诊断依据：①多见于中青年女性，好发于夏季，秋季缓解；②皮疹见于日光暴露部位：面部、手背；③皮疹以浮肿性红斑和小丘疹为主，0.3~1.0cm大小，伴瘙痒。

1193. D

1194. C Auspitz征阳性为银屑病的典型表现，其余均为急性痘疮样苔藓样糠疹的表现。

1195. D 多形红斑最特征性的皮损是有常见靶形或虹膜样皮损。

1196. B 斑状萎缩主要位于躯干上部，皮损为米粒或绿豆大小的淡蓝白色萎缩性斑片，稍隆起，触之有疝孔感。组织病理表现为表皮和真皮萎缩，基底细胞层色素减少，真皮胶原纤维变性，根据患者右肩部白色疝样斑，可能性最大的诊断为斑状萎缩。

1197. D 结核样型麻风查菌阴性，麻风菌素晚期反应多为强阳性。

1198. B 艾迪生病的皮肤表现为弥漫性色素过度沉着，于日光暴露部位和四肢伸侧和瘢痕处最明显。掌纹、甲床、口腔黏膜、外阴和肛周黏膜均可受累。皮肤和黏膜色素过度沉着通常在其他症状发生数月至数年之前出现，主要是由于患者血液循环中高水平的ACTH与皮肤黑素细胞表面黑素皮质素受体1结合刺激黑素细胞合成过多黑素导致。其他表现：女性患者出现腋毛、阴毛和体毛缺乏或稀少。系统性表现包括恶心、呕吐、腹泻、食欲缺乏、疲劳、低血压、低钠血症和高钾血症。

1199. D 花斑糠疹既往称花斑癣、汗斑，是马拉色菌侵犯皮肤角质层引起的表浅感染。患者应勤洗澡、勤换衣物，内衣应煮沸消毒。本病以外用药治疗为主，可选用抗真菌外用制剂，如唑类抗真菌药物等。皮损面积大、单纯外用疗效不佳者可口服抗真菌药。口服特比萘芬对治疗花斑癣无效。

1200. D 全身广泛性/弥散性瘢痕疙瘩的治疗：原则上应该采用非手术治疗方法，包括硅胶制品、外用药物、激光、冷冻和压迫治疗。

1201. C

1202. D 带状疱疹由水痘-带状疱疹病毒感染引起。感染后水痘-带状疱疹病毒进入血液形成病毒血症，发生水痘或呈隐性感染，以一种潜伏的形式长期存在于脊髓或脑神经的感觉神经元中，早期治疗措施为抗病毒治疗，无环鸟苷为常用抗病毒药物。

1203. E 固定型药疹可发生于全身任何部位，尤以口唇及口周、龟头、肛门等皮肤黏膜交界处，指（趾）间皮肤，手背，足背，躯干等处多见。发生于皮肤黏膜交界处者约占80%。口腔黏膜亦可发疹。

1204. B 大疱性脓疱疮的皮损特征是直径>1cm，疱内可见半月状积脓。

1205. E 根据题干：①日光暴露史；②日光暴露部位（面、颈、前臂、手背）皮疹；③既往病史。考虑诊断为多形性日光疹。

1206. E 口周皮炎是发生在上唇、颏、鼻唇沟、鼻等处的炎症性皮肤病。90%以上为女性，年龄在23~35岁。皮损为1~2mm的丘疹、丘疱疹、脓疱、红斑及鳞屑等，可伴轻度到中度瘙痒和烧灼感。皮损常对称分布，侵犯部位主要是“口罩区”，上下唇从不累及，在皮损与唇红缘之间约5mm宽的皮肤区域不受累。病程周期性发作。根据患者女性发病，口周淡红色斑片，沿口唇周围可见一狭窄正常皮肤带，诊断考虑口周皮炎。

1207. B 寻常型天疱疮首选皮质类固醇激素（泼尼松1mg/(kg·d)），根据病情选用不同剂量，要遵照早期足量、正确减量、继续使用最小维持量的原则。

1208. D

1209. C 黑点癣多数为散在点状鳞屑斑，由于病发出头皮即折断，呈黑色小点状。致病菌多为断发毛癣菌、紫色毛癣菌。

1210. A 着色性干皮病是一种发生在暴露部位的色素变化、萎缩、角化及癌变的遗传性疾病，最常见的是基底细胞癌和鳞状细胞癌。

1211. D 妊娠性类天疱疮（pemphigoid gestationis，PG）又叫妊娠疱疹，是一种罕见的、自身免疫性、水疱性、妊娠期特异性皮肤病。皮损表现为初发皮疹为瘙痒性、多形性、图案状红斑、丘疹、风团和斑块，与妊娠瘙痒性荨麻疹性丘疹及斑块的皮损类似，数天至数周后发展为大疱性类天疱疮样皮疹，表现为泛发性、张力性、浆液性大疱及糜烂，尼氏征阴性，水疱常排列成环状。发疹前往往出现全身不适、乏力、恶心、头痛、畏寒、发热及皮肤剧痒。根据题干“妊娠6个月，乏力，头痛，发热，皮肤瘙痒，四肢、腹部、脐周红斑、丘疹、水疱呈环状排列，水疱绿豆或蚕豆大小，部分融合成大疱”，故诊断为妊娠疱疹。

1212. A 过敏性紫癜是一种过敏性毛细血管和细小血管的血管炎，病因未明。易侵犯男孩，皮肤和黏膜均可出现瘀点，可伴有关节、腹部和肾的症状。本病多见于儿童和青少年，男性多见。发病前有上呼吸道感染、低热、全身不适等前驱症状，继而皮肤黏膜出现散在瘀点，斑丘疹状出血性紫斑，有部分融合倾向，经2~3周，颜色由暗红变黄褐色而消失，但新疹成批发生。损害多见于下肢，以小腿伸侧为主，根据患者起病前有上感病史，双下肢红斑、紫癜伴腹痛、腹泻、关节酸痛，诊断考虑为过敏性紫癜。

1213. E 急性浅表性包皮龟头炎患者若出现包皮过长或包茎，待急性炎症控制后进行包皮环切术。

1214. E 糠秕孢子菌性毛囊炎以外用药治疗为主，皮损广泛，外用药效果不好时可联合口服抗真菌药物。

1215. E 寻常型鱼鳞病是常染色体显性鱼鳞病，出生后即可发生。

1216. E 老年性白斑境界鲜明，多为针头至豆大小，以白斑处皮肤较周围稍凹陷为特点，皮损内毛发不变白，也不累及黏膜。

1217. C

1218. A 少菌型麻风治疗：利福平600mg，每月1次，氨苯砜100mg/d，疗程6个月。

1219. C 依曲替酯一般指芳香维甲酸，用于红皮病型银屑病、脓疱银屑病、先天性鱼鳞病、毛发红糠疹、毛囊角化病以及其他严重角化异常的皮肤病。

1220. E 种痘样水疱病常幼年发病，发病前有日光暴晒，且日光照射可诱发或加重疾病。皮损部位为颜面、双手背等暴露部位。初起皮损为红斑、丘疹，迅速发展为水疱、顶端有脐凹。水疱3~4天后干涸结痂，愈后留有浅表性点状凹陷性瘢痕；自觉瘙痒；病程多年，有明显季节性，夏季多发。患者2岁起病，病程多年，夏季加重，面部等日光暴露部位皮疹显著，皮疹以丘疹、水疱为主，预后留有瘢痕，可诊断种痘样水疱病。

1221. A 着色性干皮病（xeroderma pigmentosum，XP）是一种罕见的常染色体隐性遗传病，由于DNA修复缺陷导致细胞对紫外线极度敏感导致，其特征是出现光敏感、色素改变、皮肤过早老化和癌变（基底细胞癌）。着色性干皮病的命名源于本病的皮肤干燥和色素性改变。

1222. A 色素失禁症常见于女婴，于出生1周左右发病，典型皮疹是于躯干处出现风团、水疱、疣状病变，继发喷泉样色素沉着斑。

1223. B 猩红热起病突然，有高热、咽痛，婴儿可有惊厥。扁桃体红肿，有灰白色易被擦去的渗出性膜，软腭黏膜充血，有点状红斑及散在性瘀点。病初舌乳头红肿肥大，突出于白色舌苔之中，称为“白色杨梅舌”。3~4天后，白色舌苔脱落，舌呈鲜红色，舌乳头红肿突出，状似杨梅，称为“红色杨梅舌”，颌下淋巴结肿大。

1224. B 假性黑棘皮病不伴有恶性肿瘤而常伴有肥胖症。真性黑棘皮病常合并内脏肿瘤。

1225. C 慢性荨麻疹的治疗：首先治疗原发病，同时予以长期口服抗组胺药，缓慢减量，逐渐停药。

1226. A 着色性干皮病（xeroderma pigmentosum，XP）是一种罕见的常染色体隐性遗传病，由于DNA修复缺陷导致细胞对紫外线极度敏感，其特征是出现光敏感、色素改变、皮肤过早老化和癌变。着色性干皮病的命名源于本病的皮肤干燥和色素性改变。治疗目的是缓解症状和防止并发症。要保护患者免受日晒，定期检查，以尽早发现和治疗恶性肿瘤。使用遮光剂和其他防晒措施（如防护服、有沿帽子和护目镜等）以尽可能减少紫外线对XP患者的伤害。遮光剂应涂遍所有暴露部位。

1227. A 白癜风：①发病诱因：惊吓可导致机体神经-体液调节失衡，内分泌紊乱而发病；②皮损特点：左颞部出现色素减退斑，1个月后面积扩大，其上部分毛发变白，无脱屑，无自觉症状。

1228. C 急性渗出期湿疹外用止痒粉剂不利于消炎、清洁，故不宜使用。

1229. B Auspitz征见于银屑病，SLE非特征性皮损包括雷诺现象（Raynaud征），Gottron疹见于皮肌炎，

Nikolsky 征见于水疱病，Wickham 纹见于扁平苔藓。

1230. D　急性蜂窝织炎初起为境界不清的弥漫、浸润性斑块，迅速扩展至周围组织，局部发热、疼痛。红斑表面呈显著凹陷性水肿，严重者可发生水疱和深在性脓肿，急性期常伴高热、寒战和全身不适。

1231. E　麻风的治疗原则包括：①抗菌治疗，控制病情发展，减少疾病传播；②积极防治麻风反应；③调节免疫功能，促进疾病恢复；④指导患者进行自我护理，保护麻木肢体；⑤及时处理各种并发症；⑥积极帮助患者进行心理康复。治愈标准是正规完成疗程，临床症状和体征消失（不包括致残），皮肤细菌检查结果转阴，无麻风反应，组织病理检查无麻风病理改变特征。

1232. C　着色真菌病是指由暗色孢科真菌引起的皮肤、皮下组织和内脏的感染性疾病，包括暗色丝孢霉菌病和皮肤着色芽生菌病。本病病程长，常因皮肤损伤后感染，局部出现丘疹、结节、溃疡或结痂，常数年或数十年不愈，可造成肢残，重症者可危及生命。典型表现为疣状皮炎。

1233. B　腋毛癣：纤细棒状杆菌感染腋毛或阴毛毛干引起，在有腋臭和腋部多汗的青年人中多见。①腋毛或阴毛上发生黄色、黑色或红色的集结物，呈小结节状或弥散，使毛干易折断。患部皮肤正常，但常多汗；②无自觉症状；③好发于炎热季节。

1234. E　20%的水杨酸属于高浓度的水杨酸。20%的水杨酸可以去除过度增生的角质，从而疏通毛孔。另外，这种高浓度的水杨酸还具有控油抗痘的作用，它对于黑头、粉刺也有比较好的效果。但是这种高浓度的水杨酸对皮肤的刺激性很强，不能长期使用，不宜在红皮病患者身上应用。

1235. A　狼疮带试验在真表皮交界处有免疫球蛋白和补体沉积。

1236. A　皮肤纤维瘤的诊断依据：①本病好发于成年女性四肢，特别是小腿伸侧；②单发结节褐色，质坚韧，境界清楚。

1237. A　色素失禁症多于出生1周左右发病，皮疹发生可分为四期：红斑期的皮损为红斑，大疱以及风团。疣状增生期的皮损为光滑的红色或蓝紫色结节或斑块，呈不规则线条排列。色素沉着期的皮损为广泛播散的不规则撒胡椒面样或喷泉状的色素沉着，颜色从蓝灰色到棕色。色素斑消退期，色素逐渐消退。

1238. D　抗 SSA/Ro 抗体：抗原为60kD、52kD 的蛋白质与 Y1、Y3 ~ Y5 RNAs 形成的复合物。在 SLE 患者中，35%呈阳性，是 SCLE 的特征性实验检查，还与新生儿红斑狼疮及光敏感发生有关。

1239. C　诊断依据：①前额、双颊、颏部起皮色丘疹；②丘疹中央可见扩大毛孔，并可挤出黄白色内容物。故考虑为痤疮。

1240. B　Auspitz 征阳性见于寻常型银屑病，为其特征性改变。扁平苔藓多见于成人，皮损为针头至高粱米大的多角形或三角形扁平丘疹，紫色或紫红色。表面可有灰白色小点或网状纹（Wickham 纹）。口腔黏膜损害很常见。损害最常见于颊黏膜后侧，特点为树枝状或网状银白色细纹及小丘疹，对称分布。

1241. C　皮肌炎常常合并肺癌，副肿瘤性天疱疮可合并霍奇金淋巴瘤等恶性肿瘤。假性黑棘皮病（pseudoacanthosis Nigricans）是一种良性黑棘皮病样疾病，较常发生于肥胖人群，与内脏恶性肿瘤无关。巨大型兽皮痣属于先天性黑素细胞痣，巨大型黑素细胞痣发生恶性黑素瘤的几率明显高于其他类型的黑素细胞痣，可达10%以上，主要发生在患者的青春期前年龄段。着色性干皮病，容易发生皮肤癌。

1242. B　汗孔角化症（porokeratosis，PK）是一组角化萎缩性皮肤病，具有遗传异质性，特征性皮损是一个或多个离心性扩散的斑疹或斑块，中央轻度萎缩，边缘堤状隆起。组织病理上均以鸡眼样层板（cornoid lamella）（即皮肤中央沟内的角化不全柱，柱基底部有角化不全细胞以及颗粒层缺失）为特征。临床上 PK 通常可分为五种类型：经典斑块型、播散性浅表性光线型、掌跖播散型、线型和点状型。线型 PK 多发生于婴儿和幼童期，皮疹为沿 Blaschko 呈线状分布的环状丘疹和斑块，具有边缘轻微隆起的特征，面、颈、躯干或肢体的单侧受累。通常无症状，线型 PK 继发鳞癌与基底细胞癌的频率高于其他各型 PK。

1243. E　变应性皮肤血管炎是一种病因不明的主要引起皮肤小血管，特别是毛细血管后微静脉的坏死性血管炎，女性多见。临床表现为丘疹、可触及的紫癜、荨麻疹、溃疡等，多发于下肢，患者自觉疼痛或瘙痒。可伴有发热、乏力、关节痛等全身症状。可有血嗜酸性粒细胞增高，贫血，红细胞沉降率加快，类风湿因子效价阳性，血清总补体降低，严重者可有血尿、蛋白尿。

1244. D

1245. C　斑块型副银屑病又分为大斑块型副银屑病和小斑块型副银屑病，大斑块型副银屑病又称皮肤异色症样副银屑病，通常位于躯干，本病以大的慢性萎缩性红色斑片为特征，约11%的患者可发展成蕈样肉芽肿型皮肤 T 细胞性淋巴瘤。

1246. E　白细胞总数和中性粒细胞比例均升高，中性粒细胞可达0.8以上，胞浆中可见中毒颗粒，有化脓性并发症者更高。出疹后嗜酸性粒细胞增多，可占5% ~ 10%。急性期红细胞沉降率可加快，咽拭子或其他病灶分泌物培养可有溶血性链球菌生长。

1247. C　掌跖脓疱病：皮损局限于手掌及足跖，对称分布，掌部好发于鱼际和小鱼际，可扩展到掌心、手背和手指，跖部好发于跖中部及内侧。皮损为成批发生在红斑基础上的小脓疱，1～2周后脓疱破裂、结痂、脱屑，新脓疱又可在鳞屑下出现，时轻时重，经久不愈。甲常受累，可出现点状凹陷、横沟、纵嵴、甲浑浊、甲剥离及甲下积脓等。

1248. B 免疫酶标法是以酶作为标记物，与抗体或抗原联结，与相应的抗原或抗体作用后，通过底物的显色反应作抗原抗体的定性和定量，亦可用于组织中抗原或抗体的定位研究，主要用于抗原抗体检测，不应用于变应原检测。常用的变应原检测方法包括；斑贴试验、划破试验、皮内试验、点刺实验和变应原检测体外试验等。

1249. C 寻常疣是人类乳头瘤病毒感染所引起的表皮新生物。它是一种DNA病毒，通过接触而传染，但亦有报道可经污染物间接传染，与遗传无关。

1250. E 药疹最严重的为重症药疹，包括史蒂文斯-约翰逊综合征（SJS）和中毒性大疱性表皮坏死松解型（TEN），受累面积<10%的为SJS，受累面积>30%的为TEN。大疱性表皮坏死松解型药疹起病急骤，皮损始于面、颈、胸部，且迅速发展为全身性、弥漫性紫红、暗红色或灰黑色斑片，继而出现大小不等的松弛性水疱和表皮松解，尼氏征阳性，大片糜烂，大片渗出，如烫伤样外观，触痛明显，常累及内脏，死亡率较高。

1251. D 此患者有红斑狼疮、皮肌炎、硬皮病的一些临床表现，且有高滴度的RNP抗体，可诊断为混合结缔组织病。

1252. B 足菌肿系皮肤和皮下组织的一种慢性化脓性肉芽肿性疾病伴瘘管形成和流出带有颗粒的脓液，由多种致病菌引起。本病好发于热带潮湿和多雨的地区和季节，亚洲的印度、非洲的苏丹及中美洲的墨西哥最为多见。足癣（尤其浸渍糜烂型）易继发细菌感染，可出现急性淋巴管炎、淋巴结炎、蜂窝织炎或丹毒，炎症反应明显时还可引发局部湿疹样改变和癣菌疹。

1253. D 小儿丘疹性肢端皮炎是一种与乙型肝炎病毒感染有关的皮肤病。可能与乙肝病毒抗原抗体复合物沉积有关，主要发生于小儿。

1254. A 白色糠疹可能与皮肤干燥、日晒、感染、特异性体质有关。常见于儿童，多在春季发病。皮疹多见于面部，亦好发于上臂、颈和肩部等处。皮疹主要为色素减退性圆形或卵圆形斑片，直径约1cm至数厘米，淡白色或淡红色，边界清楚，边缘可微高起，表面覆少量细小鳞屑。一般无自觉症状，可有轻度瘙痒。经数月或更长时间可自行消退。

1255. D 酒渣鼻病程经过缓慢，通常分为三期，但各期之间并无明显的界限。①红斑与毛细血管扩张期：最初表现为红斑，在进食刺激性食物、气温骤然改变及精神兴奋时明显，久之红斑变为持续性，并逐渐出现局部毛细血管扩张，呈树枝状；②丘疹脓疱期：在红斑与毛细血管扩张的基础上，反复出现痤疮样毛囊性丘疹、脓疱、但无粉刺形成。皮损有时可表现为深在的炎症性结节、疖肿或囊肿；③鼻赘期：由于长期充血、反复感染，鼻部结缔组织增殖、皮脂腺异常增大，形成大小不等的隆起性结节，导致鼻尖部外观肥大、畸形如赘生物。鼻赘表面可见明显扩大的皮脂腺口，挤压时有条状白色黏稠皮脂溢出。

1256. D 多菌型麻风的常用治疗药物为利福平、氯法齐明和氨苯砜，疗程12个月；少菌型麻风的常用药物为利福平、氨苯砜，疗程为6个月。

1257. B Paget病通常发生于中年以上女性，平均年龄在40～60岁。一般发生于单侧乳头、乳晕及其周围，呈湿疹样外观，表现为境界清楚的红色斑片，表面多有渗出性结痂，呈灰蓝或灰白色角化性脱屑，并可见皲裂、糜烂或肉芽组织，呈鲜红色，常有渗液，病程缓慢，晚期局部淋巴结常有转移。

1258. D 深在性红斑狼疮（LEP）或称狼疮性脂膜炎：皮损可见于任何部位，以颊、臂部多见，腿、胸部次之。基本皮损为结节或斑块，单个或多个，蚕豆至巴掌大小，边缘清楚，质地坚实，皮损表面正常皮色或淡红色，皮损经过缓慢，结节可持续不变，也可逐渐扩大，与邻近皮损融合。结节可液化，有的可吸收，表面组织凹陷呈杯状；也有的可向表皮破溃，流出油性液体，形成窦道，窦口周围有炎症，以后局部形成萎缩性瘢痕。

1259. A

1260. B 疥疮治疗的目的是杀虫、止痒、治疗并发症。家中或集体单位的患者要同时治疗。常用的方法：全身外涂10%硫磺软膏，连续3～4天。

1261. B

1262. C

1263. B 黄瘤病是真皮层中含脂质的组织-泡沫细胞局限性聚集，形成以棕黄色或橘黄色斑片、丘疹或结节等皮肤肿瘤样病变为特点的皮肤疾病。好发于高脂蛋白血症者，也是此类患者常见且有诊断价值的皮肤表现。

1264. D Ramsay-Hunt综合征：带状疱疹病毒侵入面神经导致其运动和感觉神经受损，发生面瘫、耳痛、外耳道疱疹三联征。

1265. A 变态反应性接触性皮炎是因接触某一致敏物质引起的皮肤炎症，皮疹局限于某一特定部位并常有清晰、明确的边界，刺激物本身无毒性，分子量较低的刺激物即可致病，刺激物多无抗原性，患者在首次接触刺激物后不发病，经过数日后皮肤出现反应，患者皮损的轻重与个体易感性有关。

1266. B　银屑病的发病与多种因素相关，但感染因素一直被认为是促发或加重银屑病的主要因素。

1267. C　色素性荨麻疹是一种良性肥大细胞增生症，常见于儿童，多发生于出生后3～9个月，但也可以在出生时就有。主要表现为淡褐色、褐色或棕色的斑疹和斑丘疹，结节、斑块少见。

1268. D　斑贴试验在临床上用于检测潜在的过敏原或刺激物，多用于临床诊断变态反应性疾病，如接触性皮炎、湿疹等，操作简单、检查较安全，不良反应极少，且试验结果准确、可靠。

1269. D　湿疹的组织病理：急性期，表皮海绵水肿，棘层内及角层下水疱（表皮内水疱），可见淋巴细胞及中性粒细胞。真皮浅层小血管扩张、血管周围出现轻度以淋巴细胞为主的炎性细胞浸润。亚急性、慢性期表皮增厚，有角化不全、角化过度、轻度海绵水肿。慢性期表皮突显著延长。真皮浅层小血管周围出现轻度以淋巴细胞为主的炎性细胞浸润，毛细血管数目增多，内皮细胞肿胀和增生。

1270. C　该患者诊断为多形红斑，其组织病理表现因临床类型不同而有所差异。多形红斑的基本改变为角质形成细胞坏死，基底细胞液化变性，表皮下水疱形成，真皮上部血管扩张，红细胞外渗，血管周围淋巴细胞及少数嗜酸性粒细胞浸润。

1271. A　该患者诊断为雀斑。雀斑处表皮基底层黑素含量增加而黑素细胞数目正常。雀斑处黑素细胞与邻近正常表皮黑素细胞相比，形态变大，树枝状突起增多、变长。在黄褐斑中才会出现真皮上部血管周围嗜黑素细胞增多及淋巴细胞浸润。

1272. D　银屑病是一种慢性炎症性皮肤病，病程较长，该病发病以青壮年为主，对患者的身体健康和精神状况影响较大。临床表现以红斑、鳞屑为主，全身均可发病，以头皮、四肢伸侧较为常见，多在冬季加重，根据皮损特征将其分为进行期和稳定期。

1273. C　风疹病毒是单正链RNA病毒，属于披膜病毒科，是限于人类的病毒，电镜下多呈不规则球形，直径50～70nm，风疹病毒的抗原结构相当稳定，现知只有一个血清型。

1274. B　该患者诊断为获得性大疱性表皮松解症。Ⅶ型胶原是本病的抗原，位于基底膜带致密层及其下方的锚纤维内。患者血清中含有抗Ⅶ型胶原抗体，能与锚纤维结合形成免疫复合物并激活补体，产生趋化因子和吸引中性粒细胞至基底膜带，后者释放蛋白酶，导致表皮与真皮分离，形成水疱。

1275. D

1276. D

1277. C　该病的病理改变为表皮松解性角化过度，位于棘层上部和颗粒层。

1278. A

1279. E　皮肌炎患者肌肉受累通常是双侧、对称性的，以肩胛带、骨盆带肌等四肢近端肌群最先受累，其次为颈肌和咽喉肌，呼吸肌受累少见，眼轮匝肌和面肌受累罕见。

1280. C　Auspitz征即真皮乳头顶部小血管被刮破后点状出血，轻刮薄膜，数秒钟内红斑表面出现小出血点。

1281. C　胫前黏液性水肿主要是表皮肿胀，黏多糖及黏蛋白浸润，胶原增多，组织纤维损害，也和免疫功能障碍（糖代谢异常）有关。

1282. C　药物性皮炎又称药疹，是药物通过口服、外用和注射等途径进入人体而引起的皮肤黏膜炎症的反应。几乎所有的药物都有可能引起皮炎，但最常见的有磺胺类药、解热镇痛药、安眠药类以及青霉素、链霉素等。其中以抗生素最为常见。

1283. A　狼疮带试验是一种检测红斑狼疮的皮肤检查方法，主要检测表皮真皮结合处免疫球蛋白和补体C3沉积。

1284. A　肉芽肿性改变具有下列特点：①有一定的细胞浸润，包括朗格汉斯巨细胞、异物巨细胞、上皮样细胞、组织细胞、纤维细胞、淋巴细胞及中性粒细胞等；②血管变化，包括毛细血管内皮增生、有新血管形成及血管壁增厚等变化；③结缔组织变化，包括胶原纤维增生、变性及坏死。寻常狼疮为皮肤结核中较常见的一种，特征损害为许多苹果酱色结节和斑块，不规则扩展，形成瘢痕，破坏组织，病程持续多年。病理浸润主要为结核性结节，真皮为结核性肉芽肿性改变。

1285. C　疥疮由人型疥螨通过直接接触（包括性接触）而传染，也可通过患者使用过的衣物而间接传染。疥螨成虫寄生在人体表皮角质层内，在皮下开凿一条与体表平行迂曲的隧道。

1286. B　皮肤斑贴试验是研究毒物对皮肤毒性的方法之一，需要检查的人群：湿疹、接触性皮炎、职业性皮肤病等患者，不适宜人群包括：①皮炎急性期患者；②药疹患者；③孕妇。

1287. B　人乳头瘤病毒是球形DNA病毒，能引起人体皮肤黏膜的鳞状上皮增殖。症状表现为寻常疣、生殖器疣（尖锐湿疣）等。

1288. A　①大疱性脓疱疮好发于面部、四肢等暴露部位。初起为散在的水疱，1～2天后水疱迅速增大，疱液由清亮变浑浊，脓液沉积于疱底部，呈半月形积脓现象，为本型脓疱疮的特征之一。疱壁薄而松弛，破溃后显露糜烂面，干燥后结黄色脓痂。有时在痂的四周发生新的水疱，排列呈环状，称为环状脓疱疮。患者自觉瘙痒，一般无全身症状；②非大疱性脓疱疮好发于颜面、口周、鼻孔周围、耳郭及四肢暴露部位。表现为在红斑基础上发生薄壁水疱，迅速转变为脓疱，周围有明显红晕。脓疱破后，脓液干燥结成蜜黄色厚痂，痂不断向四周扩张，可相互融合。自觉瘙痒，常因搔抓将细菌接种到其他部位，发生新的皮疹。结痂1周左右自行脱落痊愈，不留瘢痕。

1289. D 结核样型麻风患者的免疫力较强，麻风杆菌被局限于皮肤和神经。皮肤损害有斑疹和斑块，边缘整齐、清楚、常有明显的感觉（湿、痛、触）障碍，分布不对称，损害处毳毛脱落，好发于四肢、面部、肩部和臀部等易受摩擦的部位。本型早期周围神经受累后明显，神经干变粗大呈梭状、结节状或串珠状，质硬有触痛，多为单侧性，严重时因发生迟发型超敏反应可形成脓疡或瘘管。部分患者中出现神经症状而无皮肤损害，称为纯神经炎。临床上表现神经粗大，相应部位的皮肤感觉障碍和肌无力，畸形发生比较早。麻风菌素实验为强阳性。细菌免疫功能正常或接近正常。少数患者不经治疗可以自愈，若经治疗消退较快。一般预后良好，但形成的畸形常不易恢复。

1290. D Auspitz征指去除银屑病丘疹或斑块皮损表面的鳞屑和薄膜可出现点状出血的现象，是寻常型银屑病的临床特征。因该病的病理特点是颗粒层变薄、乳头层毛细血管迂曲、扩张，故乳头层毛细血管轻易被刮破，出现点状出血现象。

1291. C 毛发红糠疹是指一种少见的慢性鳞屑性炎症性皮肤病，患者头皮先出现较厚的灰白色糠样鳞屑，随后面部出现黄红色干性细薄鳞屑，类似于干性脂溢性皮炎，继而可泛发全身。皮疹的临床特征为小的毛囊角化性丘疹和散在性融合成糠秕状鳞屑性棕红色斑片或斑块，对称分布。

1292. E

1293. D 乳房乳晕湿疹样癌又称乳房Paget病，是起源于乳腺导管的一种恶性肿瘤。根据患者的临床表现和组织病理学特点，应首先考虑本病。Paget细胞可沿毛囊、汗腺或乳腺导管上皮向真皮深部侵犯，其特点为体积较大、细胞呈圆形、胞质淡染、PAS染色阳性等。

1294. D 黑点癣主要侵犯儿童，成人也可发病，致病菌为紫色毛癣菌或断发毛癣菌。病发多数出头皮后即折断，留下残发在毛囊口，呈黑点状，故又名黑点癣。多数局部伴不同程度炎症。典型损害是红斑性、不规则鳞屑斑片，损害边界不清，传染性较黄癣和白癣为弱。自觉痒或无不适感，病程缓慢，痊愈后少数留疤，头发部分脱落。

1295. E 依据患者年龄及发生于前臂的环形损害，首先应考虑环状肉芽肿。本病的组织病理学特征是真皮浅层出现呈栅栏状排列的组织细胞，中央有局灶性胶原纤维变性。

1296. B 念珠菌种类很多，但能对人致病的仅有几种，以白假丝酵母菌即白色念珠菌最常见，致病力也最强，其次为热带假丝酵母菌，其他还有克柔假丝酵母菌、近平滑假丝酵母菌和伪热带假丝酵母菌等。

1297. D 经典或传统的性病有5种：梅毒、淋病、软下疳、性病性淋巴肉芽肿和腹股沟肉芽肿。

1298. D 该患者诊断考虑为汗疱疹。本病没有明显的外泌汗腺受累及汗液潴留现象。

1299. C 该患者诊断考虑为多形红斑。本病发病可能与感染、药物、系统疾病、食物等因素有关。

1300. D 扁平湿疣是二期梅毒的一种表现，好发于外阴、肛周、乳房下等易摩擦浸渍部位，湿性丘疹形如扁豆，表面湿烂，有少量渗液，含大量梅毒螺旋体，传染性强，可融合成斑块，有时呈疣状或乳头瘤状，分泌物有臭味。

1301. A Dsg3和Dsg1分别是寻常型天疱疮和落叶型天疱疮的抗原。BP230和BP180为大疱性类天疱疮的抗原。Ⅶ型胶原是获得性大疱性表皮松解症的抗原。

1302. C 根据患者的病史和临床表现，考虑扁平湿疣，因此首先选择梅毒血清学试验。

1303. A 该患者临床诊断考虑为寻常型天疱疮的可能性大，因此首先应该取新鲜水疱进行组织病理检查。取新发水疱周围外观正常的皮肤做直接免疫荧光检查。对自身免疫性大疱病进行直接免疫荧光检查时通常选择新发水疱周围2cm以内外观正常的皮肤组织作为标本。

1304. B 按其药理作用不同分为：第一代H_1RAS，如氯苯那敏、赛庚啶、羟嗪等；第二代H_1RAS，如西替利嗪、氯雷他啶、咪唑斯汀、阿司咪唑等；第三代H_1RAS，如非索非那定、去甲基阿司咪唑、脱羧基氯雷他啶等。

1305. C

1306. D 糖皮质激素的绝对禁忌证有系统性细菌、真菌感染，原发性单纯疱疹，肾上腺皮质功能亢进症，活动期结核病，糖皮质激素高度过敏。

1307. C 碘化钾为皮肤型孢子丝菌病的首选治疗药物。另外，还可用于治疗血管炎及红斑性皮肤病（如多形红斑等），也可用于治疗环状肉芽肿、掌跖脓疱病。

1308. D 引起皮肤病的原因分为内因、外因，内分泌紊乱、胎传、代谢障碍、血液循环障碍属内因，热水烫洗属外因。

1309. A 腋毛癣是纤细棒状杆菌引起的腋毛和阴毛的浅表感染。多发生于腋下和外阴，临床表现为在腋毛或阴毛的毛干上出现黄色、黑色或红色的结节颗粒。本病多发生在气候温热的季节，不受种族和性别的限制。

1310. B 慢性黏膜皮肤念珠菌病是指T淋巴细胞免

疫缺陷，常伴有先天性胸腺瘤，属于原发性细胞免疫缺陷病。本病为常染色体隐性遗传病。临床表现为皮肤、黏膜和指（趾）甲的慢性复发性念珠菌感染。可合并特发性内分泌异常。

1311. A 狼疮性脂膜炎通常与免疫功用紊乱有一定的关系，狼疮性脂膜炎是发作于脂膜的炎症，是系统性红斑狼疮患者一种稀有的皮肤损伤，通常需应用糖皮质激素，结合免疫抑制剂，如氯喹，环磷酰胺，沙利度胺等治疗。其中氯喹为首选药物。

1312. D 在糖皮质激素应用过程中，对于需长期治疗的患者，用较大剂量控制症状后便可逐渐减量，根据患者的具体情况，寻求能控制症状的最小维持量，以发挥最有效作用，又使其不良反应减至最低限度。在长期应用维持量的过程中，下丘脑－垂体－肾上腺轴（HPA）处于抑制状态，其功能至少要经过9～12个月才能恢复正常，因此，由最小维持量到逐渐减量再到停药，必须缓慢，往往需要经过数月或更长的时间。

1313. B 肾型过敏性紫癜有轻有重，轻的仅仅只有血尿、蛋白尿，肾功能正常、没有浮肿，重的除了血尿、蛋白尿，甚至会出现肾病综合征、肾性贫血、肾性高血压，或者是出现急性肾衰的症状，轻者可单用糖皮质激素治疗，重者需加用免疫抑制剂联合治疗。

1314. E 该患者诊断考虑为接触性皮炎，在急性期以溶液湿敷为主。

1315. E 患者诊断考虑为酒渣鼻，不宜使用环磷酰胺治疗。

1316. E 狼疮带试验是一种检测红斑狼疮的皮肤检查方法，阳性表示基底膜带处免疫球蛋白及补体沉积。

1317. E 患者诊断考虑为脓疱型银屑病，一般不采用系统性糖皮质激素治疗。

1318. B 该患者为泛发性脓疱型银屑病，使用糖皮质激素后病情加重，首选免疫抑制剂治疗。

1319. C

1320. D

1321. A 根据题干，中老年男性＋颈部出现多发细长状米粒大小的突起疣体＋与皮肤颜色一致，符合丝状疣。丝状疣是由人乳头瘤病毒（HPV）感染皮肤黏膜所致的良性赘生物。好发于颈部、额头、眼睑（即眼皮）等处，表现为细长的丝状突起，常伴有顶端角化。一般可以自然消退。

1322. B 根据患者病史，面部＋红斑丘疹＋瘙痒，考虑为湿疹，0.1%糠酸莫米松霜更适合面部。

1323. B 带状疱疹是由水痘－带状疱疹病毒引起的急性感染性皮肤病。由于病毒具有亲神经性，感染后可长期潜伏于脊髓神经后根神经节的神经元内，当抵抗力低下或劳累、感染、感冒时，病毒可再次生长繁殖，并沿神经纤维移至皮肤，使受侵犯的神经和皮肤产生强烈的炎症。发疹前可有轻度乏力、低热、纳差等全身症状，皮疹一般有单侧性和按神经节段分布的特点，有集簇性的疱疹组成，带状疱疹常伴有神经痛，在发疹前、发疹时以及皮损痊愈后均可发生，但多在皮损完全消退后或者1个月内消失，少数患者神经痛可持续超过1个月以上，称为带状疱疹后遗神经痛。

1324. D 疣的主要治疗方法是冷冻、激光、温热治疗或光动力等治疗。

1325. D Bowen病的组织病理表现：细胞的形态与大小不一致，胞核大而深染，可形成瘤巨细胞，核仁常较明显，胞质在核周可呈空泡状。

1326. B 疣状表皮发育不良通常伴有掌跖角化、指甲改变、雀斑状痣、智力发育迟缓和瘙痒。

1327. A 乙型病毒性肝炎患者可有多种皮肤表现，急性发作时可有20%～30%的患者发生血清病样综合征，常表现为荨麻疹和血管性水肿。

1328. A 角化不良指表皮或附属器个别角质形成细胞未至角质层即显示过早角化。疣状增生指表皮角化过度、颗粒层肥厚、棘层肥厚和乳头瘤样增生。

1329. A 该患儿病程短，症状轻，低热，进展快速，皮疹迅速出齐，软腭、颊、腭垂等处出现暗红色斑疹（Forsheimer斑），颈、枕后可触及明显肿大淋巴结，考虑风疹的可能性大。

1330. B 牛痘的自然宿主为小型啮齿类动物，现在家养宠物增多，大多散发病例和接触家养或野生的病猫有关。

1331. A 根据题干，青年女性＋兽医＋右手出现1个暗红色丘疹，逐渐转变为脓疱、结黑色痂，痂脱落后，逐渐形成结节，可考虑为羊痘。羊痘（Qrf）是羊感染一种病毒后，皮肤上发生化脓性炎症，再传染给人，使人发生羊痘。初起为红色或紫红色的小丘疹，质地坚硬，以后扩大成为顶端扁平的水疱、后扩大成扁平出血性大疱或脓疱，中央可有脐凹并结痂，大小为3～5cm。在24～48小时内疱破表面覆盖厚的淡褐色焦痂，痂四周有较特殊的灰白色或紫红色晕，其外再绕以红晕，以后变成乳头瘤样结节。最后变平、干燥、结痂而自愈。病程一般为3周，也可长达5～6周，获得永久性免疫。皮疹数目不多，为单个或数个，好发于手指、前臂及面等暴露部位。除了局部有轻微肿痛外，无全身症状或仅有微热，局部淋巴结肿大。

1332. E 传染性单核细胞增多症的特征性临床表现为弥漫性膜性扁桃体炎，硬腭、软腭连接处可出现多数小出血点，此症具有特征性，一般在发热后2～3天出现。偶在腭或扁桃体上出现白色斑块，此是咽峡淋巴样组织增生。传染性单核细胞增多症是由EB病毒感染引起的疾病。

1333. C 脓疱疮是由金黄色葡萄球菌或乙型溶血性链球菌引起的一种急性皮肤化脓性皮肤病；毛囊炎急性期可在皮损部位分离培养出金黄色葡萄球菌、表皮葡萄球菌或白色葡萄球菌；猩红热是由A群乙型溶血性链球菌引起的急性呼吸道传染病；蜂窝织炎的病原菌多为溶血性链球菌、金黄色葡萄球菌，也可由流感嗜血杆菌、厌氧性或腐败性细菌引起；下疳样脓皮病的皮损处可培养出金黄色葡萄球菌，亦有白色葡萄球菌及副大肠埃希菌；丹毒是由乙型溶血性链球菌感染所致的皮肤和皮下组织内淋巴管及其周围软组织的急性炎症。

1334. E 急性甲沟炎早期尚无脓液形成时，应以三角巾高托患肢，外用杀霉菌剂及杀菌剂，有脓液积聚时，可沿甲沟纵向切开，排出脓液。

1335. C 瘤型麻风的病理组织特征是：真皮上部见"无浸润带"，很少有麻风样细胞或炎症细胞。

1336. D

1337. C 从皮损部位臀部，可排除化脓性汗腺炎和痤疮，化脓性汗腺炎好发于腋窝、外生殖器、肛周，痤疮好发于面部、前胸、后背。痈由多个聚集的疖组成，皮损为弥漫性炎性硬块，故排除。表皮囊肿多为皮色，一般无自觉症状，故排除。皮损顶部见淡黄色脓栓，为疖的典型表现。

1338. B 衣原体有独特的发育周期，有2种发育型：①感染型即原体，适应于细胞外生存；②复制型即始体，是细胞内的，无感染性，在宿主细胞外很不稳定。

1339. B 汉塞巴通体是猫抓病的主要病原体；杆状巴通体引起奥罗亚热（Oroya fever）和秘鲁疣（Verruga peruana）。

1340. B 伯氏疏螺旋体（B. burgdorferi）是莱姆病的致病微生物。硬蜱是莱姆病的主要传播媒介，蜱叮咬时，病原体通过肠内容物反流、唾液或粪便侵入人体导致感染，激发异常免疫反应。

1341. C 三期（晚期）品他病发生于感染后2~5年，其显著特点是发生色素变化，色素沉着表现为点状杂色斑，色素减退类似白癜风，多见于面部及身体的骨突部位，有时可见到播散性皮损。

1342. A 莱姆病第一期可于蜱叮咬部位出现一个或多个慢性、移行性、红色斑疹或丘疹，伴有轻度烧灼感、疼痛或瘙痒，逐渐呈离心性扩展，中央消退，呈环形或靶形。

1343. B 流行性斑疹伤寒为虱传播疾病；莱姆病、落基山斑点热、地中海斑疹热为蜱传播疾病；立克次体痘为螨传播疾病。

1344. A 小螺菌和念珠状链杆菌感染导致鼠咬热，念珠状链杆菌感染者的皮肤常表现为好发于掌跖部位的充血性斑点，潜伏期较短，一般为1~2天。

1345. C 患者有结膜炎、关节炎、尿道炎，起病前有腹泻史，考虑符合痢疾型Reiter综合征，主要发生于具有HLA－B27抗原的青年男性，可能与衣原体感染相关，尿细菌培养呈阴性。

1346. C 根据接触史、临床表现、组织病理考虑猫抓病的可能性大，病原体为汉塞巴通体。

1347. E 皮肤结核传播途径包括直接蔓延、从结核病灶经血液或淋巴传播或再感染。皮损可表现为斑块或斑片、溃疡或致残、增生、狼疮样、肿瘤样和丘疹结节。典型的病变是由丘疹结节组成的红棕色斑块，玻片压诊呈苹果酱颜色。随着斑块不断扩大，中央形成瘢痕。数年后可以导致组织破坏。头颈部最常受累，特别是鼻子、面颊和耳垂，口腔黏膜也可受累，TST常为阳性。

1348. B 脓癣主要由一些亲动物性或亲土性皮肤癣菌引起，近年有增多的趋势。发病机制为患者对真菌抗原产生迟发性变态反应。

1349. A 黄癣主要发生在儿童，现已十分罕见。其典型皮损为黄癣痂和黄癣发。黄癣痂是黄癣菌孢子在侵入头皮部位大量繁殖，形成圆形碟状的黄痂所致，其中央微凹，界限明显，直径2~5mm或更大，中央有一根头发穿过，可融合成片，甚至可覆盖整个头皮，可嗅及一种难闻的鼠尿味。

1350. E 外用药、口服药或二者联合均可用于手癣和足癣的治疗。依据临床类型、病情严重程度、合并疾病及患者依从性选择药物和疗程。对渗液明显者先进行湿敷收敛，糜烂浸渍者可用依沙吖啶或甲紫糊剂，无明显糜烂仅有红斑鳞屑或丘疹者可选用各种抗真菌药物霜剂或凝胶，角化增生型可用维A酸、水杨酸、苯甲酸等角质剥脱剂或上述霜剂加以封包，有细菌感染发生或倾向者应及时应用抗生素治疗。对严重型或慢性迁延型应给予口服抗真菌药物，如特比萘芬、伊曲康唑或氟康唑，疗程为2~4周。

1351. A 常见的脓皮病有以下几种：脓疱疮常发生在面部、四肢等暴露部位，自觉疼痛或瘙痒。病情严重的，可合并淋巴结炎或其他病症；毛囊炎多见于头部，其他有毛发生长的部位如腋窝，皮损为米粒大小的毛囊性丘疹，鲜红色或深红色，中心贯穿毛发，边缘有红晕，迅速变成脓疱；疖是由葡萄球菌侵入毛囊所引起的深部皮肤化脓性感染，开始为鲜红色圆锥状高起的毛囊性丘疹，中心贯穿毳毛，逐渐增大，呈鲜红色或暗红色，表面较硬，自觉疼痛；丹毒发病急剧，常出现发热、头痛等症状。主要表现为淡红、鲜红色水肿性斑片，表面紧张发亮，有灼热感，与周围正常皮肤界限清楚；坏疽性脓皮病是一种较罕见的皮肤溃疡性疾病，任何年龄都可发病，其病因不明，但一般认为与免疫系统受损害。脓癣是属于头癣的一种。

1352. D　马拉色菌毛囊炎的皮损为毛囊性半球状红色丘疹，直径为2～4mm，有光泽，周围可有红晕，多发于胸背、颈、肩、上臂、腰腹部，散在对称分布，数十至数百个，较密集但不融合，一般少见粉刺。本病的病原体为马拉色菌，马拉色菌为一种条件致病性真菌，绝大多数人的皮肤存在这种真菌，但只在一定条件下发病。马拉色菌是一种嗜脂性真菌，在皮肤皮脂腺分泌旺盛的情况下，该真菌依赖皮肤分泌的油脂生存和大量繁殖，以致马拉色菌毛囊炎。

1353. C

1354. C　口咽念珠菌病：临床上分为4型。①假膜型（鹅口疮）：表现为白色、凝乳状、易脱落性膜状物，基底为红色浅糜烂面，好发于颊黏膜、咽、舌或齿龈；②红斑型：表现为硬腭、软腭、舌背或颊黏膜的光滑红色斑片；③增生型：表现为白色、固着性的斑片、斑块，剥除较为困难，通常对称分布于颊黏膜、舌或上腭；④义齿性口炎：表现为光滑或颗粒性红斑，局限于硬腭的义齿附着区，可有溃疡性疼痛，累及舌以至声带，产生舌部烧灼感以及味觉改变等。

1355. C　侵袭性曲霉病最常见的致病菌是烟曲霉，其次是黄曲霉、黑曲霉、土曲霉和构巢曲霉。

1356. D

1357. B　根据题干，中年男性+右侧腰部皮肤出现不规则带状红斑、界限清楚+边缘有丘疹、丘疱疹、脓疱、鳞屑+中心消退+瘙痒+病史5天，考虑体癣。体癣可引起很轻的炎症反应，发生红斑、丘疹、水疱等损害，继之脱屑，常呈环状，环形损害的中心可自愈脱屑，边缘高起成圈状。

1358. C

1359. E

1360. B

1361. A　患者左腹部有无痛性包块，组织病理检查示慢性肉芽肿性改变。PAS染色见大量淡红色的带荚膜的圆形、卵圆形的孢子。阿新蓝染色见大量天蓝色带荚膜的圆形、卵圆形孢子，诊断可能性大的疾病是隐球菌病。隐球菌病是一种深部真菌感染，是一种重要的人畜共患感染性疾病，主要侵犯中枢神经系统，预后较差，病死率高。一般新生隐球菌呈圆形或椭圆形的双层厚壁孢子，外有一层宽阔荚膜，边缘清楚、完整，菌体内可见单个出芽。肺、淋巴结、甲状腺等组织的感染可以做组织穿刺，进行组织病理学检查及培养，可见含荚膜的隐球菌孢子。

1362. D

1363. C

1364. C　在血吸虫感染过程中，尾蚴、童虫、成虫和虫卵造成损害的主要原因是血吸虫的不同虫期释放的抗原均能诱发宿主产生一系列免疫病理变化。

1365. A　微丝蚴检查：在晚9时开始采血，凌晨2时前结束，自指尖或耳垂取120μl（即6大滴）血液进行涂片检查。乳糜尿或淋巴积液离心后取沉渣涂片检查。如找到微丝蚴，即可确诊，但阴性亦不能排除诊断

1366. E　匐行疹的皮疹多发生于足部、手部、小腿下段、面部等暴露部位。

1367. C　滋养体是溶组织内阿米巴的致病性结构，主要发病机制是引起组织溶解。

1368. C　囊虫病的血常规：可见嗜酸性粒细胞计数增高。

1369. B　蚤病依据临床表现、宠物饲养史、阴暗潮湿居住环境有助于确诊，若能捕捉到蚤即可确诊。

1370. A

1371. E　我国导致螨虫皮炎的主要病原体是蒲螨，常在夜间叮咬人，因此多发生在接触谷类、草类的人身上。其次是粉螨，粉螨以腐烂的食物和面粉为食，人接触后出现过敏反应。

1372. A　皮肤被蜂蜇伤后局部立即出现瘙痒、灼痛，很快出现红斑、风团，中央有1个瘀点，甚至水疱、大疱、坏死。大面积蜇伤时伴恶心、呕吐、头晕、头痛、发热、畏寒、心悸、烦躁，或出现抽搐、肺水肿、虚脱、昏迷甚至休克等全身症状，可在数分钟内死亡。蜂蜇后7～14天蜂毒抗原还可引起发热、关节痛、荨麻疹等迟发型血清病样超敏反应。

1373. E　指间丘疹、丘疱疹和隧道，夜间瘙痒加剧见于疥疮。晨起突然出现条索状红斑、丘疹或水疱见于隐翅虫皮炎。局限性瘙痒，皮肤上有血痂、瘢痕见于虱病。伤处有一对毒牙的咬痕见于毒蛇咬伤。伤处有2个瘀点见于蜈蚣蜇伤初期，继之周围皮肤出现肿胀，淋巴结发炎。

1374. A　皮损呈鞭痕状，伴疼痛、瘙痒、烧灼感见于水母蜇伤。

1375. A　急性血吸虫病的大多数病例于感染后5～8周出现症状。临床上表现为畏寒、发热、多汗、淋巴结肿大、肝大、脾大、食欲减退、恶心、呕吐、腹痛、腹泻、黏液血便或脓血便等；呼吸系统症状多表现为干咳，偶可痰中带血丝，有气促、胸痛，多在发病后月余出现，一般持续2～3个月消失。

1376. E

1377. E　绦虫病的致病幼虫常寄生于眼部、皮下、口腔、颌面和脑部，临床表现为多发皮下坚实、无痛性结节。

1378. D　阿米巴过敏症可能是由机体对阿米巴原虫或其代谢、分泌产物产生的超敏反应导致，多发生于躯

干及四肢。阿米巴皮炎：病变皮肤有明显炎性浸润，质硬，呈紫红色，境界清楚，且微高出皮肤表面，自觉疼痛。

1379. E 皮肤型黑热病主要表现为结节、丘疹和红斑，表面光滑，不破溃，好发于面部。

1380. B

1381. B 根据发病季节以及在桑树下很快出现红色斑丘疹、风团，瘙痒剧烈，考虑为桑毛虫皮炎。深红色或黑色似针尖小点是毒毛的刺入点。

1382. E

1383. B

1384. D

1385. E 水母蜇伤通常好发于渔民、海产品养殖者，临床表现为被水母蜇伤后出现带状或鞭痕状排列的疼痛性红斑、丘疹，病情严重者出现肌肉痛、呼吸困难、胸闷等症状。

1386. D 孢子丝菌病是由申克孢子丝菌引起的皮肤、皮下组织及其附近淋巴管的慢性感染，可引起化脓、溃烂及渗出。临床表现为小而硬、可推动的无痛性皮下结节，呈红、紫或黑色，有时初起即为溃疡，好发于指部或腕部，损害沿淋巴管排列，自觉症状不明显。该患者皮肤散在皮下结节，伴瘙痒，有结痂及脓性分泌物，符合孢子丝菌病的临床表现。

1387. A 胶样粟丘疹是真皮胶原纤维和弹性纤维变性的结果。幼年型在青春期前发病，至青春期后自行消退，常有家族史，在露出部位发生半透明的淡黄色、黄豆大、圆形的扁平丘疹，常群集对称分布，好发于面部和手背。成人型常在长期受日光暴晒后发生。皮疹好发于前额、眼睑周围等。除有半透明扁平丘疹外，还可见淡黄、橘黄色的结节或斑块，斑块上有时可见毛细血管扩张。

1388. D

1389. A 种痘样水疱病的病因尚未明确。可能是由于先天性机体代谢异常，对日光敏感性增高导致。

1390. B

1391. C

1392. A

1393. B 受冻后迅速使患者脱离低温环境，并用38℃～42℃的温水浸泡冻伤部位至皮温达36℃左右。

1394. C 黑踵病（black heel）又称足跟瘀点（calcaneal petechiael）、黑趾（talon noir），是发生于一侧或双侧足跟的皮下出血性蓝黑色色素斑，无自觉症状。

1395. B 该患者由于大剂量放射线照射引起皮疹。皮疹为红斑，伴有水肿。自觉灼热与瘙痒。根据上述表现可考虑为Ⅰ度急性放射性皮炎。

1396. A 瘙痒症为皮肤瘙痒而无原发性皮疹，红斑、丘疱疹、水疱和丘疹均为原发性皮疹，只有苔藓样变为继发性皮疹，且其也是神经性皮炎的主要皮损特点。

1397. B 神经性皮炎的特点为典型的苔藓样变皮损、阵发性剧烈瘙痒，好发部位为身体伸侧，如眼睑、颈、肘及骶尾等，慢性病程，多发于中青年。

1398. A 拔毛癖最常受累的是头发，也可累及眉毛、睫毛或阴毛，脱毛区形状不规则，毛发长度不等，间有正常未受累的区域，可有外伤导致的表皮剥脱、出血点甚至脓肿。

1399. B 疥疮是由疥螨在人体皮肤表皮层内引起的接触性传染性皮肤病，可在家庭及接触者之间传播流行，临床表现以皮肤柔嫩之处有丘疹、水疱及隧道，阴囊瘙痒性结节，夜间瘙痒加剧为特点。该患儿薄嫩皮肤出现丘疹、丘疱疹、结节，夜间剧痒。符合疥疮的临床表现。

1400. D 疾病恐怖症属自身强迫性神经官能症，是一种对某些特殊的疾病怀有强烈恐惧的疾病，此病患者终日情绪焦虑，常要求医务人员做不必要的检查和治疗，但一般不会有全身剧烈瘙痒等症状。

1401. A 皮痛症是以皮肤局限性疼痛而无皮损为特征的神经障碍性皮肤病，多发于中年妇女，疼痛多为阵发性，皮痛不同于感觉过敏，但两者常合并存在。维生素 B_1、维生素 B_{12}、冷冻疗法、水杨酸盐及暗示疗法有一定疗效。

1402. E 股外侧皮神经炎多见于20～50岁较肥胖的男性。1895年首先由Bernhardt进行描述，故又称Bernhardt病。继而Roth命名为感觉异常性股痛（meralgia paresthetica），因此，也称Roth病。其主要症状为股前外侧（尤其是股外侧下2/3）出现皮肤感觉障碍。该处出现麻木、蚁走感、刺痛、烧灼感、发凉、出汗减少及深重感等症状，但以麻木最为多见，并常为最初出现的症状。该病通常是单侧性，少数双侧发病。患处组胺试验及毛果芸香碱出汗试验皆正常。

1403. D 神经性皮炎好发于眼睑、颈项部及四肢伸侧，其典型特征为苔藓样变皮损、阵发性剧烈瘙痒及慢性病程。慢性湿疹一般由急性或亚急性湿疹演变而来，无明确好发部位，病程中有渗出倾向，皮损边界多不清楚，苔藓样变不显著，但浸润肥厚较显著。

1404. E 全身性瘙痒症的特点为全身皮肤瘙痒而没有原发性皮损，系统性疾病（如糖尿病等）可能是其主要发病原因之一。

1405. B 结节性痒疹好发于四肢伸侧，剧烈瘙痒，可为疣状结节性损害。

1406. B 股外侧皮神经炎多见于20～50岁较肥胖的男性，主要症状为股前外侧（尤其是股外侧下2/3）出现皮肤感觉障碍，以麻木最为多见；客观检查时可有程度不等的浅感觉减退或缺失，通常是单侧发病。股神经病变可同时累及感觉支和运动支。L_2神经根病变时，感觉障碍分布在大腿前内侧，可伴髂腰肌和股二头肌无力等。而麻风可见浅色斑以及浅表神经粗大。皮痛症也属于神经痛，多发于中年妇女，好发于头皮、掌跖、脊柱及腕部等处，常为局限性点状或线状分布。

1407. C　咬甲癖多见于儿童，有咬甲史，损害多发生于一个指甲或多个指甲，表现为甲板缩短，甲的游离缘呈锯齿状，可诱发甲沟炎。

1408. B　丘疹性荨麻疹为迟发型变态反应性疾病，其好发于婴幼儿及儿童，但其他年龄段也可发病。其皮损为风团样丘疹，而非风团。治疗以口服抗组胺药物效果较好，可配合外用药物如炉甘石洗剂、5%硫磺乳膏或皮质类固醇制剂治疗，若继发感染则予以抗感染治疗。

1409. E　自身敏感性皮炎是指在某种皮肤疾病的基础上由于处理不当，导致机体对自身组织的敏感性增高而产生的更为广泛的皮损。自身敏感性皮炎的皮损分布以四肢为主，下肢为甚，其次是躯干及面部，自觉剧烈瘙痒。其诊断主要依据原发病灶后出现继发损害的表现。其治疗应在控制原发病基础上，尽量去除刺激因素。

1410. C　Koplik 斑为麻疹前驱期的特征性表现。

1411. E　接触性皮炎的皮损通常与接触物的形态和范围一致，局限分布，边界清楚，以红斑、丘疹和水疱为表现，皮损以单一形态为主。

1412. A　淤积性皮炎慢性发作者出现小腿下 1/3 处水肿，逐渐出现红斑、斑块、色素沉着、湿疹样改变甚至溃疡。急性发作者表现为患肢肿胀、潮红、发热，可有湿疹样表现，而溃疡是慢性发作者的表现。患者踝关节等皮肤较薄处常形成难以愈合的溃疡。该病的发生与微血管病变及慢性炎症均有关。

1413. C　选项 A 描述的是口周皮炎的典型表现。选项 B 是唇炎的表现。选项 C 是口周皮炎的不典型表现。选项 D 是血管性水肿的表现。选项 E 是湿疹的表现。

1414. C　特应性皮炎患者的免疫系统发育异常，Th2 功能相对强势，Th1 功能发育障碍。

1415. D　患者出疹前有明确的用药史，且皮损表现为浸润红斑基础上的松弛性水疱、大疱，如烫伤样，伴有 2 个以上部位的黏膜受累。该患者可考虑为大疱性表皮松解型药疹。

1416. B　SCORTEN 评分包括年龄、恶性疾病、受累皮损面积、血糖浓度、血清尿素氮水平、碳酸氢盐水平、心率。

1417. C　患者由于右下肢原发皮损处理不当，导致双下肢迅速出现泛发的丘疹、小水疱，伴剧烈瘙痒，故考虑新发皮损为自身敏感性皮炎。

1418. B　药物、感染、自身免疫、内脏恶性肿瘤和妊娠均是多形红斑的可能病因，以感染最为常见。

1419. D　小棘苔藓好发于儿童颈、项、股、臀、四肢伸侧等部位，面部、掌跖较少累及。

1420. B

1421. E　单纯糠疹好发于 3～16 岁儿童及青少年的面部，皮损为圆形或椭圆形色素减退性斑片，大小不等，边界清楚，上覆有少许细小鳞屑。无自觉症状，数月或更长时间后可自行消退。

1422. D　在皮肤型红斑狼疮（CLE）中，50%～85%的是盘状红斑狼疮（DLE），男女患病比例为 1∶3，好发年龄为 40～50 岁；部分系统性红斑狼疮（SLE）患者也可有 DLE 皮损，1.3%～5%的 DLE 患者可进展为 SLE。

1423. A　70%～80%的 SLE 患者出现关节痛与关节炎，常侵犯踝、腕、膝、肘及近端指间关节，多呈游走性关节痛，大关节可以肿痛、压痛，但红肿的不多，而小关节则常伴有轻度红肿。关节痛尤其是关节炎可以作为该病活动的表现。

1424. C　系统性硬皮病患者的手指硬化较重，且累及面部、躯干等部位，特异性抗体（抗 Scl－70 抗体、抗着丝点抗体）阳性。重叠综合征患者所具有的临床表现能同时满足两种或两种以上结缔组织病的诊断标准。如系统性红斑狼疮与类风湿关节炎重叠，系统性红斑狼疮与硬皮病重叠等等，混合性结缔组织病是一种特定类型的结缔组织病，这个疾病的特征是同时或者不同时具有系统性红斑狼疮，多发性肌炎，硬皮病，类风湿关节炎等疾病的混合表现，在血清中有高滴度的抗核抗体阳性和高滴度的 U1RNP 抗体阳性。系统性红斑狼疮患者有典型的蝶形红斑、指腹红斑、光敏感和肾损害，血清中抗 Sm 抗体阳性。皮肌炎患者有典型的双上睑暗紫红色、水肿型斑疹及典型的 Gottron 丘疹。

1425. A　患者具有典型皮疹及肌无力症状，诊断为皮肌炎，皮肌炎的肿瘤发生率为 5%～30%。

1426. D　IgA 血管炎主要是由以 IgA 为主的免疫复合物沉积在血管周围，通过激活补体导致毛细血管和小血管壁周围的炎症。

1427. A　结节性红斑的特征为脂肪小叶间隔性脂膜炎，主要病理表现为脂肪间隔增宽，周围有以淋巴细胞、组织细胞为主的浸润，可见多核巨细胞，胶原轻度增粗、红染，脂肪小叶无明显异常。

1428. C　小血管性血管炎可行环钻活检，而怀疑中等大小血管受累的血管炎应切取组织活检。

1429. E　急性荨麻疹病情严重出现的休克属于过敏性休克。一旦出现休克症状，要立刻停止接触过敏原，并且肌内注射肾上腺素以抗过敏、抗休克治疗，可以促进苏醒，同时建立静脉通路，给予糖皮质激素，如氢化可的松，以及葡萄糖酸钙注射液和维生素 C 治疗，同时肌内注射抗组胺类药物，比如扑尔敏治疗可以抢救生命。具体如下：①皮下注射或肌内注射0.1%肾上腺素0.5～1ml；②地塞米松5～10mg肌内注射或静脉注射；③支气管痉挛时，可静脉注射氨茶碱；④喉头水肿呼吸受阻时行气管切开术。

1430. E 过敏性紫癜急性期可发现暂时性血CH50、C3或C4水平下降；血IgA型免疫复合物升高。

1431. D 坏疽性脓皮病根据皮损特点的不同分为经典型和非经典型，非经典型又包括脓疱型、大疱型、造口周围型及浅表肉芽肿型。

1432. E 皮肤小血管炎的处理原则：根据病情的严重程度确定合适的治疗方案。①支持治疗，药物包括抗组胺药、非甾体抗炎药等；②一般治疗，如去除诱因（包括感染、药物等），注意休息，避免剧烈运动，抬高患肢，穿弹力袜；③出现溃疡性皮损或累及系统时，应用糖皮质激素，可选泼尼松每天30～40mg，使用时间不宜过长；④对于病情进展较快或难治性病例，可选用免疫抑制剂，如甲氨蝶呤、吗替麦考酚酯、硫唑嘌呤等。

1433. A 氨苯砜是持久性隆起性红斑的首选治疗药物，每天50～100mg口服可发挥良好疗效，但停药易复发。个案报道外用5%的氨苯砜凝胶可显著改善皮损。

1434. B 根据患者的临床表现和辅助检查，该患者符合巨细胞动脉炎的诊断。巨细胞动脉炎的一线治疗是糖皮质激素，可选择泼尼松40～60mg/d，持续4～6周。待症状缓解后，根据临床症状和实验室指标缓慢减量。因该病为自限性疾病，1～3年后可缓解，因此糖皮质激素应持续使用1～3年。

1435. D 恶性萎缩性丘疹病主要累及皮肤、胃肠道和中枢神经系统。皮损主要分布于躯干、四肢，特别是背部和肢体近端，面部和手足受累较少。原发损害为2～5mm半球形丘疹，有时可达15mm。皮损在2～4周内演变，丘疹逐渐扁平、坏死，中央凹陷，最终形成瓷白色瘢痕，通常带有毛细血管扩张边缘，外观类似青斑样血管病。皮肤损害通常早于系统累及。胃肠道损伤导致的肠穿孔、暴发性腹膜炎，与中枢神经系统损伤（如脑血管意外）均是死亡的主要原因。

1436. D 副肿瘤性天疱疮（PNP）多与来源于淋巴系统的肿瘤有关，巨大淋巴结增生症是我国PNP患者最常见的伴发肿瘤，其他为乳腺癌、肺癌、宫颈癌等，病情较重，对糖皮质激素的反应性较差。

1437. D 黏膜类天疱疮主要侵犯黏膜，尤其眼结合膜，水疱消退后留下永久性瘢痕，可能是类天疱疮的一个亚型。该病好发于中老年人，显著特点是黏膜或口腔部位皮肤出现复发性水疱，后形成瘢痕。水疱的出现伴有疼痛不适，而瘢痕形成可无任何先驱症状。

1438. A

1439. A 副肿瘤性天疱疮最常见的症状为口腔及唇部黏膜重度糜烂、出血，还可出现扁平苔藓、多形红斑样皮损及肢端角化等。

1440. B IgA型天疱疮多见于中老年女性，好发于皮肤皱褶部位，皮损为红斑基础上的瘙痒性水疱或脓疱，尼氏征多为阴性，棘细胞间沉积的免疫球蛋白和外周血检测到的抗表皮棘细胞间成分抗体类型均为IgA型。

1441. C

1442. C 天疱疮的并发症包括进食困难、皮肤感染、脓毒血症和器官衰竭等。

1443. D 60%～70%的寻常型天疱疮患者的初发症状为口腔黏膜水疱和糜烂，4～6个月后方出现皮肤损害。

1444. B 疱疹样天疱疮的临床表现类似疱疹样皮炎，组织病理为表皮内水疱、海绵形成和嗜酸性粒细胞浸润。表皮内细胞间有IgG沉积，有低滴度循环抗表皮细胞间成分抗体。

1445. E 增殖型天疱疮的水疱、裂隙发生于棘层下方或基底层上方。

1446. D

1447. D

1448. B 暂时性棘层松解性皮病通常日晒后皮疹加剧。

1449. B

1450. A

1451. C

1452. D 根据题干，学龄期女孩+躯干、上肢水疱伴瘙痒+尼氏征阴性+口腔黏膜无损害+皮肤直接免疫荧光检查显示基底膜带处IgA呈线状沉积，可考虑儿童线状IgA大疱性皮病。儿童线状IgA大疱性皮病常见于5岁以下儿童，女孩发病率略高于男孩，最常见的特征性损害为红斑基础上的张力性水疱，这些损害最常见于外阴和口周区域皮肤，常呈丛状排列，新发损害常在旧皮损的周围出现，水疱形成“颈圈”样改变，患儿常感瘙痒或灼痒，发病突然，在正常的皮肤上可出现紧张性水疱，水疱破裂可继发感染。常伴有黏膜损害，口腔表现为溃疡和糜烂，鼻黏膜受损表现为鼻塞和鼻出血，眼部损害与瘢痕性类天疱疮很难区别。组织病理检查结果显示，皮损为表皮下水疱，大量中性粒细胞沿基底膜聚集，常成群在真皮乳头顶部，淋巴细胞浸润可在浅部真皮血管周围。

1453. B 获得性大疱性表皮松解症（EBA）是指皮肤或黏膜在轻微机械性创伤后出现以水疱或与深部组织分离为特点的后天获得性皮肤疾病。皮肤损害好发于易受摩擦、受外伤和受压部位，如手背、指关节、肘、膝等，在外观正常皮肤上或瘢痕处出现水疱、大疱，部分为血性水疱，进展为脱屑、结痂、糜烂，愈后留下萎缩性瘢痕及粟丘疹，1/3 的患者可发生以口腔、食管黏膜受累为主的黏膜损害，组织病理可见表皮下水疱，疱内含中性粒细胞。该患者四肢末端见水疱，尼氏征阴性，皮损组织病理示表皮下水疱，疱内可见中性粒细胞浸润。符合获得性大疱性表皮松解症的诊断。

1454. B

1455. E

1456. A　掌跖脓疱病好发于 50 ~ 60 岁，好发部位在掌跖，跖部比掌部多见。掌跖部皮损呈对称性。基本损害为在红斑基础上，出现小而深的脓疱，或先为水疱而后成为脓疱。反复发作，时轻时重，有不同程度的瘙痒，皮损处可有烧灼感，无全身症状。各种外界刺激（肥皂、洗涤剂和外用刺激性药物等）、夏季局部多汗、经前期、自主神经功能紊乱等因素均可诱发，使症状恶化。该患者手足红斑、脓疱，组织病理示脓液内有许多中性粒细胞，符合掌跖脓疱病的临床表现。

1457. E

1458. E

1459. B　根据题干，青年女性 + 全身红斑、脓疱伴瘙痒 + 扁桃体炎给予阿莫西林口服 + 组织病理提示表皮内和角质层下可见大量中性粒细胞聚集的脓疱 + 外周血白细胞计数为 16.1×10^9/L、中性粒细胞计数为 13.1×10^9/L、抗链球菌溶血素 O 259U/ml，考虑为急性泛发性发疹性脓疱病。急性泛发性发疹性脓疱病的诊断标准：①皮损特征：发生在水肿性红斑基础上的非毛囊性、小的（直径通常 <5mm）、泛发性、浅表性、无菌性脓疱，可伴有其他皮损，如水疱、大疱、紫癜或靶形皮损；②组织病理学特征：角层下脓疱或表皮内海绵状脓疱形成，疱腔内主要为中性粒细胞，真皮浅层水肿，血管周围有以淋巴细胞、嗜酸性粒细胞、组织细胞等为主的炎症浸润，可伴有白细胞碎裂性血管炎变化（血管内皮细胞肿胀、管腔狭窄，管壁纤维蛋白样变性和中性粒细胞浸润，伴有核尘及红细胞外溢），及灶状角质形成细胞坏死，无银屑病样的表皮增生和乳头瘤样增生；③发热（体温一般高于 38℃）；④外周血常规检查：白细胞总数升高，中性粒细胞增高（ $>7.0\times10^9$/L）；⑤急性发病，其自然病程一般不超过 15 天。

1460. B　进行性斑状色素减退症在 Wood 灯下检查时显示局限性点状红色荧光。

1461. C　文身如有美容需求，调 Q 激光、KTP 激光、皮秒激光等均可用于治疗。

1462. A　遗传性对称性色素异常症应为常染色体显性遗传。

1463. C　蒙古斑是发生于婴幼儿腰骶部的蓝灰色斑，大多皮损在 5 岁左右自然消退。

1464. D

1465. B　色素性化妆品皮炎累及女性面部，以黄种人多见。

1466. E　色素性口周红斑损害往往持续多年，易反复，预后不佳。

1467. C　依据耳前、颈前、上颌区红棕色斑片，毛细血管扩张伴色素沉着、毛囊性丘疹、毛囊角栓，无瘢痕，诊断为面颈部毛囊性红斑黑变病。

1468. B　依据泛发性的色素沉着或色素减退斑，为边界清楚、深浅不一的棕色斑点，间杂大小不一的浅色斑点，无黏膜累及，6 岁前出现皮肤色素异常，诊断为遗传性泛发性色素异常症。

1469. D　根据皮肤组织电镜的检查，以皮肤水疱裂隙所在的位置，将遗传性大疱性表皮松解症（EB）分为单纯型、交界型、营养不良型以及 Kindler 综合征。单纯型 EB 的皮肤水疱裂隙在皮肤基底细胞以上，或基底细胞层胞浆内，在半桥粒结构上方；交界型 EB 的皮肤水疱裂隙在基底膜带的透明板中，即半桥粒下及致密层上面；营养不良型 EB 的皮肤水疱裂隙在基底膜带致密层下面；Kindler 综合征的水疱裂隙可以发生在不同层次，位置不固定。

1470. C　EB 的诊断：根据典型临床表现，即出生时或者出生不久出现皮肤脆性增加，水疱及大疱多数发生在摩擦部位，不伴有基底皮肤的红斑或者炎症。患者出现各种常见的并发症，如手指并指、食道狭窄、甲缺失、甲增厚或者营养不良，以及阳性家族史即可确诊 EB。通过结合电镜、免疫荧光或者基因检测阳性结果可对 EB 进行精确分型。

1471. C　大疱性鱼鳞病样红皮病患儿出生时表现为全身皮肤弥漫性潮红、显著角化过度，甚至表现为火棉胶样婴儿。

1472. C

1473. C　弥漫型掌跖角化病常见于角蛋白基因 KRT9 与 KRT1 突变，Olmsted 综合征的致病基因为TRPV3，线状掌跖角化病主要见于编码桥粒结构成分的 DSG1 及 DSP 基因突变，Buschke - Fischer - Brauer 型点状掌跖角化病与 AAGAB 及 COL14A1 基因突变有关。

1474. A　先天性角化不良的典型表现为皮肤黏膜三联征，即上胸部和颈部网状色素沉着、甲营养不良及口腔白斑。色素失禁症的色素沉着沿着布氏线分布，在腿部呈现线状排列，而在身体躯干呈现漩涡状或者泼墨状分布，可有甲营养不良。白塞病表现为反复的口腔和会阴部溃疡、皮疹，下肢结节红斑，眼部虹膜炎，食管溃疡、小肠或结肠溃疡及关节肿痛等。Kindler 综合征亦可表现为皮肤色素异常、甲营养不良及掌跖角化过度，但其色素异常主要发于肢端。先天性厚甲表现为甲营养不良、掌跖皮肤肥厚、口腔白斑和多汗症。

1475. E 色素失禁症典型的皮肤表现分为4期。(1)红斑水疱期:通常发生在刚出生至4个月以内的婴儿(通常不会超过6个月),水疱反复发作,伴有明显浮肿性红斑。水疱通常为绿豆至黄豆大小、疱壁紧张、疱液清亮或淡黄色,群集分布并且成现状排列,多位于一侧肢体或者躯干(几乎不见于脸部)。如果没有继发感染,水疱通常在一段时间内可以自行消退,但是可以再次在同一部位或者其他部位群集出现。皮肤病理检查会有特征性表现,即可以看到大量的嗜酸性细胞在真皮浸润,并且表皮有嗜酸细胞性脓肿,伴有明显角化不良细胞。(2)疣状增生期:可以在出生第1周到2年内出现。主要表现为沿Blaschko线分布的疣状凸起斑块,表面有明显的角化,可融合呈条带状。疣状增生的病理表现为高度角化过度,伴有较多的角化不良细胞。(3)色素失禁期(或色素沉着期):通常在出生后6个月到1岁左右开始出现,一般在疣状增生性皮损消退后开始出现。色素通常为棕褐色或者褐黑色,沿着Blaschko线分布,在腿部呈现线状排列,而在身体躯干呈现漩涡状或者泼墨状分布。皮肤病理显示皮肤真皮层有大量噬黑素细胞。值得注意的是,色素沉着可以自行消退,通常在青春期开始消退,多数会在20岁之前彻底或接近彻底消退。(4)色素减退期:通常在青春期到成年之后出现。表现为条带状色素减退斑,通常伴有毛囊和皮肤附属器的萎缩,多数位于小腿。还可出现头皮毛囊的线状或者片状缺失。

1476. B 成人早老症为常染色体隐性遗传疾病,有硬皮病样皮肤表现,需与肌强直性营养不良、硬皮病、儿童早老症鉴别,肌强直性营养不良有显著肌营养不良与肌强直外貌,硬皮病有特征性的胃肠道、呼吸、肾和心脏异常表现,儿童早老症是婴儿时期即可发生进行性老年性变化。

1477. E 影像学检查是发现厚皮性骨膜病的骨膜病变的重要检查手段。皮肤活检病理检查作为一种有创检查,具有一定提示意义,诊断特异性较低。

1478. A 着色性干皮病的发病机制主要与DNA损伤修复缺陷相关。掌跖角化病的发病与角蛋白基因突变所导致的细胞机械稳定性异常、桥粒或连接素相关基因突变导致的细胞连接异常相关。神经纤维瘤病的发病与神经纤维蛋白的表达异常相关。先天性角化不良的发病主要与端粒及端粒酶等的异常相关。遗传性大疱性表皮松解症的发病主要与结构蛋白的异常相关。

1479. D 着色性干皮病易出现多发基底细胞癌,有时为着色性的,也有鳞癌、黑素瘤。神经纤维瘤病可出现神经纤维瘤,或其他良性、恶性肿瘤。Howell - Evans综合征(掌跖角化病)是由RH - BDF2基因突变导致,其突变将导致极高的食道癌发生率(65岁以上患者的发生率约为95%)。结节性硬化症也与多种肿瘤的发生相关。

1480. C 患儿一旦确诊为着色性干皮病,应尽早避免日晒、使用遮光剂,尽早切除肿瘤。咪喹莫特软膏对皮肤疣状增生有一定效果。

1481. C 1型神经纤维瘤病(NF1)的诊断标准(NIH诊断标准)为:至少符合下列项目的2条或2条以上。①6个或以上的牛奶咖啡斑,青春期前直径>5mm,青春期后直径>15mm;②2个或以上任何类型的神经纤维瘤,或1个丛状神经纤维瘤;③腋窝或腹股沟部位有雀斑;④患视神经胶质瘤;⑤2个或以上的利氏结节;⑥有骨损害,如蝶骨翼发育不良,长骨皮质变薄;⑦一级亲属关系(父母、兄弟、子女)有符合以上诊断标准的NF1。

1482. B 根据Riccardi分型,神经纤维瘤病共分为8型,分别为:①NF1,即von Recklinghausen病;②NF2,为听神经瘤型;③NF3,为混合型(中央和周围神经鞘瘤);④NF4,为变异型;⑤NF5,表现为节段型牛奶咖啡斑或神经纤维瘤;⑥NF6,仅表现牛奶咖啡斑;⑦NF7,为迟发型;⑧NF - NOS,即无法分类型。其中NF2无利氏结节。

1483. B

1484. E

1485. D 着色性干皮病的初期皮损易发生于光敏感部位,日晒部位可发生水疱、大量雀斑,伴有色素减退和萎缩、皮肤干燥、毛细血管扩张、瘢痕形成和日光性角化病。

1486. C 毛周角化病常发生于儿童,病情在青春期达到高峰,以后可随年龄的增长而消退。

1487. A 家族性慢性良性天疱疮、毛囊角化病、单纯型遗传性大疱性表皮松解症、寻常型天疱疮的病理检查均可表现为棘层松解,汗孔角化症最有特征性的组织相为圆锥形角化不全板层。

1488. E 可变性红斑角化症的组织病理检查为非特异性变化。

1489. D 皮肤松弛症:患者的真皮弹性纤维明显减少,甚至缺乏,尤以真皮中部明显,且弹性纤维变短、增粗、粗细不一致。弹性假黄瘤样真皮乳头层弹性组织溶解症:患者的真皮乳头层弹性纤维网消失,钙染色未见钙化。播散性弹性纤维瘤:患者的真皮上1/3处弹性纤维变性增多,钙染色为阴性。弹性纤维假黄瘤:患者的皮肤特征性改变是真皮弹性纤维变性、肿胀、数量增多并发生钙化。

1490. B 毛囊角化病实际上不是一种毛囊性疾病,日光是重要的致病因素,男女发病无差异,维生素A的效果不理想。

1491. B 进行性对称性红斑角化症,又称对称性进行性先天性红皮症或 Gottron 综合征，为常染色体显性遗传，婴幼儿期即发病，也有患者成年后发病，皮损为对称性、固定的、边界清楚的角化性红斑块，皮损融合成片状，可伴有鳞屑，初发于掌跖部位，后扩展至手足背，膝肘伸侧等部位，患者无明显自觉症状。根据患者的临床表现和家族史，首先考虑诊断为进行性对称性红斑角化症。

1492. D　长岛型掌跖角化症，又称 Nagashima 掌跖角化症，是一种日本人首先命名并发现致病基因（SERPINB7）的遗传性掌跖角化病，主要表现为双手、双足的皮肤红斑、增厚，伴有遇水后掌跖角质发白、肿胀，及手足多汗。足部多汗通常会继发真菌感染，部分患者还伴有肘部及膝盖部位的皮肤红斑、角化。本病为 SERPINB7 基因突变所导致的常染色体隐性遗传性疾病，由于中国人和日本人中携带 SERPINB7 致病基因的比例较高（多达 3%），因此这个疾病在中国和日本发生率很高。该患者出生时即发病。表现为角化性红斑伴有脱屑，致病基因为 SERPINB7，符合长岛型掌跖角化症的诊断。

1493. E　根据患者的临床表现、家族史及基因检测，明确该患者的诊断是 X 连锁隐性遗传性鱼鳞病，该疾病发病较早，多在出生时或出生后不久发病。除手掌和足底外，全身皮肤都可被累及，主要累及肢体伸侧，也可累及肘窝、腋窝及腘窝，颈部及耳前区受累为该病的特征。随年龄增长，颈、面、头皮等处的损害可能减轻，但腹部及下肢变得更严重。上臂、大腿等处不出现毛囊性角质化丘疹，掌跖纹与常人无异，也不发生掌跖角化过度。炎热潮湿季节可稍缓解，疾病会伴随终生，不可治愈。

1494. A　汗孔角化症多为常染色体显性遗传，男性多见，目前已知的致病基因有 MVD、PMVK、FDPS、MVK、SLC17A9 等。XPC 为着色性干皮病的致病基因。

1495. B　患儿一旦确诊为着色性干皮病，应尽早避免日晒、使用遮光剂，尽早切除肿瘤。着色性干皮病是一种罕见的常染色体隐性遗传病，家族内成员婚育前需进行遗传咨询。

1496. B　根据临床表现和基因检测结果，诊断该患者为 1 型神经纤维瘤病，其遗传模式呈常染色体显性遗传，根据孟德尔遗传定律，该患者生正常小孩的概率为 1/2。

1497. A　剥脱性唇炎常于下唇中部起病，逐渐扩展到整个下唇或波及上唇，偶可扩展到面部。

1498. C　光线性唇炎以男性多发，季节因素明显，一般是春末发病，夏季最重，冬季减轻。

1499. E　肉芽肿性唇炎病初肿胀可完全消退，以后反复发作，或发作与缓解交替出现，多次复发后肿胀不会完全消退。

1500. B　硬化萎缩性苔藓不累及口腔黏膜。

1501. A

1502. D　单纯性腺性唇炎的英文名称是 cheilitisglandularis simplex，即 Puente 型。Balz－Unna 型为浅表化脓性腺性唇炎。

1503. E　Melkersson－Rosenthal 综合征（梅克松－罗森塔尔综合征）的特征性病变包括肉芽肿性唇炎、面神经麻痹和皱襞舌，其他皮肤表现有多汗症、肢端发绀、大理石样皮肤、肢端动脉痉挛症等。

1504. A　Fordyce's 病即皮脂腺异位症，其基本病变为唇部和口腔黏膜皮脂腺的生理变异，呈增生性改变。

1505. B

1506. C　根据病史及查体，考虑黏膜白斑的可能性大，组织病理以角化过度和上皮增生为特征，需要和硬化萎缩性苔藓鉴别。

1507. A

1508. B　痤疮丙酸杆菌有特定的非标准培养要求，常规培养无法成功。痤疮丙酸杆菌增多一般是通过一系列的生化过程引起毛囊周围炎，比如通过激活补体系统产生 C5a 或低级肽引起白细胞趋化，分解三酰甘油产生较多的游离脂肪酸，进而破坏毛囊壁，从而引起毛囊周围炎。痤疮需要与玫瑰痤疮、面部播散性粟粒性狼疮、马拉色菌性毛囊炎等进行鉴别，婴儿痤疮需要与面部湿疹进行鉴别。系统药物治疗适合于中度至重度痤疮的治疗。抗生素：首选四环素类如多西环素、米诺环素等，其次为大环内酯类如红霉素、阿奇霉素、克拉霉素等。

1509. D　脂溢性皮炎与痤疮丙酸杆菌、糠秕马拉色菌多量繁殖、超敏反应、脂质增多、皮肤屏障功能受损、精神因素以及饮食习惯等相关，与汗腺发育没有明显关联。

1510. C　曲酸可以抑制酪氨酸酶的活性，具有美白、提亮肤色的效果，其经常用于皮肤色素性疾病的治疗。在治疗痤疮中，一般以 1%～4% 浓度在化学剥脱前后使用，防止炎症性色素沉着。

1511. D　Fox－Fordyce 病主要与顶泌汗腺导管上端被角质阻塞有关，阻塞下方的导管因而扩张、破裂，毛囊壁中出现海绵水肿性水疱。毛囊角化病实际上并不是一种毛囊性疾病，是一种少见的以表皮细胞角化不良为基本病理变化的疾病。

1512. C　“颜面有浮肿性紫红斑皮损，掌指关节和近端指关节伸侧有萎缩性鳞屑斑”是皮肌炎的典型皮损，但患者无肌无力，肌酶正常，肌电图正常，血、尿常规正常，故为无肌病性皮肌炎。

1513. B　血管活性抑制剂具有一定的抗炎效果，通过激活小动脉平滑肌上的肾上腺素受体以收缩毛细血管，缓解玫瑰痤疮一过性红斑的症状，以达到治疗作用。

1514. D 石棉状糠疹多发于青年女性，临床上可见毛囊口角质增殖，毛发近端有酷似石棉状的纯白色鞘状物包绕，以发干为中轴，可上下移动。头皮及毛发近端黏附大片厚层白色鳞屑，形成厚痂。真菌检测为阴性。

1515. C 西咪替丁是一种 H_2受体阻断剂，除此之外还具有抗雄激素样作用，但不作为治疗雄激素增多疾病的首选治疗。螺内酯为醛固酮受体阻断剂，适用于生育期内痤疮合并雄激素性脱发的治疗。

1516. C 本例患者结合其幼年发病、毛发稀疏、发育迟缓和特殊面容的病史，最可能的诊断为不完全型少汗性外胚层发育不良。

1517. A 表皮痣极少发生癌变，如若发生癌变，主要为鳞状细胞癌，其次为基底细胞癌。

1518. B 草莓状血管瘤的皮损多数可完全消退。

1519. D 变应性皮肤血管炎是外源性抗原进入机体后，刺激机体产生相应的抗体，并形成免疫复合物在血管壁沉着，通过激活补体的经典途径或旁路途径，引起补体活化，活化的补体除可直接损伤血管内皮细胞外，还对嗜中性粒细胞和单核细胞产生较强的趋化作用，使其聚集在免疫复合物沉积部位，造成炎性损伤，它属于Ⅲ型变态反应。

1520. A 砷剂角化病皮肤损害主要发生于掌跖部，该病的典型病损为鸡眼状角化，多对称分布于双侧掌跖，为鸡眼样角化突起，中央略凹陷，并常融合成片。

1521. B 日光性角化病，多发生于曝光部位，皮损表现为淡红色的角化性丘疹，表面附有黏着性鳞屑，不易剥离。

1522. C 粟丘疹的临床表现为面部乳白色或黄色针头至米粒大小的坚实丘疹，顶尖圆，上覆极薄表皮，表面光滑，数目常较多，无自觉症状。

1523. E 表皮痣常单侧分布，皮损为密集的淡褐色至褐色丘疹，常排列呈线性，可融合成边界清楚的乳头瘤样斑块。

1524. D 化脓性肉芽肿常发生于容易受伤的部位，初发为鲜红色丘疹，逐渐增大，轻度外伤可出血，无疼痛及压痛。

1525. E 皮肤血管炎是一类有皮肤表现的血管炎的总称，指以血管壁及周围炎症细胞浸润为特征，表现为红斑、丘疹、紫癜、皮下结节、水疱、血疱、坏死、溃疡等多种皮肤损害的疾病。在各种病因中属特发性的比例为45% ~55%。

1526. B 毛囊瘤多发于成年人的面部，特别是鼻侧和鼻上方，偶见于头皮或颈部。皮损为单发圆顶状丘疹，直径为0.5 ~1cm，中央有一个小开口，从中穿出一根或多根白色毳毛，比较具有特征性。组织病理学：肿瘤包括3 种成分，即囊性扩张的毛囊漏斗部、次级毛囊以及间质。病变中央为一个或多个高度扩张的毛囊漏斗部形成的囊状结构，与表皮相连，并开口于皮肤表面，囊内充斥大量角化物质或毳毛。从囊壁向周围放射状伸出很多上皮细胞条索以及小的、不同发育阶段的次级毛囊。瘤体周围有丰富的纤维组织包绕。

1527. C 皮样囊肿的临床表现：常在出生时或5 岁以内出现；多发生于头、面、颈、腹和背部的中线区域，尤以眼眶、眉部外侧、鼻梁及其周围、口腔底部常见；囊肿较硬，位于真皮或皮下，可与下方组织粘连或游离，多为单发，直径为1 ~4cm，有的高出皮面呈半球形隆起，无自觉症状；囊肿可形成瘘管或憩室，其中可有毛发突出，破损后可发生继发感染。

1528. D 毛母细胞瘤属于向毛囊分化的良性肿瘤，可能起源于毛胚芽。毛母细胞瘤和基底细胞癌均起源于皮肤的基底层生发细胞，可能代表同一谱系病变的良性和恶性两个分化，以往病理诊断的基底细胞癌中有一部分可能为毛母细胞瘤。临床表现：①好发于中老年人，为质地坚实、边界清楚的孤立性结节，皮色或有少量色素。生长缓慢，直径多小于1cm，但也可达3cm或更大；②偶有皮损多发的报道；③主要位于头、颈部，尤其是头皮，也可见于除肢端以外的任何体表部位；④皮损偶尔呈浸润性斑块，斑块样皮损多见于女性；⑤通常为良性，很少有恶性改变。

1529. E 小汗腺汗孔瘤起源于末端汗管和真皮上部的小汗腺（即外泌汗腺）导管，是末端螺旋瘤的一个最常见类型。一般为单发，典型皮损为孤立、无蒂、正常肤色或肉红色结节，无压痛或自发痛，通常表面光滑，或稍呈分叶状，在受压迫的部位可发生破溃，可结痂或糜烂，去痂后易出血。好发于足跖，尤其是足的侧缘，也可发生于身体其他部位，并有多发或线状皮损的报道。病理学检查表现：①肿瘤位于真皮内，与表皮相连，往往形成宽阔的索带，互相吻合构成瘤团，边界清楚；②正常表皮与肿瘤之间的界限清晰，肿瘤细胞较棘细胞小，呈均匀立方形，排列致密，有圆形、强嗜碱性的细胞核；③肿瘤团块周边的细胞不呈栅栏状排列，团块内可见管腔分化，这些腔隙内衬以一层护膜，甚似汗腺导管腔的内缘，管腔内有时可见均质、弱嗜酸性的汗液样物质。

1530. D 瘤团周围出现裂隙是基底细胞癌组织病理表现上最具特征性的改变。

1531. D 增殖性红斑，又称红斑增生病，是发生于黏膜上皮的癌前病变或原位癌，可转变成鳞状细胞癌，主要发生于龟头、尿道口、冠状沟、包皮，其他部位如口腔、女阴、肛门等黏膜亦可累及。

1532. D 贝赫切特综合征又称白塞病，是一种全身性免疫系统疾病，属于血管炎的一种。检查内容包括一些自身抗体如抗核抗体、抗内皮细胞抗体等，红细胞沉降率、C－反应蛋白等炎症指标升高，口腔可检出抗黏膜抗体阳性。

1533. D 该病虽发展缓慢（自数月到25年，平均约为2年），但较Bowen病更易发展成鳞状细胞癌，更具侵袭性和更易发生早期转移，因此要认真对待，严密监测早期治疗。

1534. C COL1A1－PDGFB融合基因是隆突性皮肤纤维肉瘤（DFSP）所特有的，在此融合基因中，COL1A1直接控制血小板生长因子B（PDGFB）合成，导致大量的细胞分裂，产生了非正常的PDGFB产物，过量PDGFB产物通过自分泌刺激，激活了PDGF受体的激酶活性，从而导致了DFSP的发生。

1535. E 隆突性皮肤纤维肉瘤分为很多类型，主要有经典型（约占90%）和非经典型。

1536. B 非洲型Kaposi肉瘤：多见于25～40岁的成人，也可见于儿童。皮损广泛，病程较长，并可累及淋巴结、肝、肺和胃肠等。淋巴结型是非洲型Kaposi肉瘤的一个亚型，见于非洲儿童，进展快速，预后极差。

1537. A 淋巴管肉瘤又称恶性淋巴管内皮瘤，是淋巴管内皮来源的、极为罕见的恶性肿瘤。

1538. B 淋巴管肉瘤最常见于上肢，早期表现为淋巴水肿部位发生擦伤，后迅速出现散在红色、蓝色的结节，常不易察觉。

1539. A 脂肪肉瘤是来源于成脂肪细胞的恶性肿瘤。成脂肪细胞是一种形成脂肪的特殊间叶细胞。

1540. B 恶性黑素瘤来源于黑素细胞，恶性程度较高，常发生转移。

1541. E 色素型基底细胞癌有明显的黑褐色色素沉着，临床上常被误诊为恶性黑素瘤，外观表现上依据基底细胞癌病损周边的珍珠样边缘有助于鉴别，组织病理可以明确鉴别。

1542. B

1543. C 多中心网状组织细胞增生症属于非朗格汉斯细胞组织细胞增生症，皮损好发于指背关节附近、手和面部，小的丘疹围绕指/趾形成特征性的珊瑚珠样改变。

1544. C 多中心网状组织细胞增生症（MRH）具有自限性，但合并恶性肿瘤时往往预后不良，因此建议对于新确认MRH的患者进行仔细的检查及长期监测以排除恶性肿瘤。

1545. B

1546. B

1547. A NK/T细胞淋巴瘤（NK/T cell lymphoma）是可能来源于NK细胞的侵袭性淋巴瘤，少数来源于T细胞。NK/T细胞淋巴瘤病理上分为侵袭性NK细胞白血病和结外NK/T细胞淋巴瘤鼻型（extranodal NK/T cell lymphoma，nasal type，ENKL）。ENKL属于外周T细胞淋巴瘤。ENKL预后差，5年生存率为16%。

1548. D 在发病机制方面，近期研究发现结外NK/T细胞淋巴瘤鼻型（ENKL）患者具有独特的分子标签，14q11.2缺失可能作为T细胞系的诊断标志。

1549. D 皮下脂膜炎样T细胞淋巴瘤是一种成熟细胞毒性T细胞来源的外周T细胞淋巴瘤，常类似于脂膜炎。

1550. E 淋巴瘤样丘疹病（lymphomatoid papulosis，LyP）是一种慢性、复发性、自愈性的丘疹结节性皮肤病，组织学特征为皮肤出现非典型性$CD30^+$T细胞。

1551. E 原发性皮肤间变性大细胞淋巴瘤呈惰性进展，预后较好，5～10年的生存率高达95%。

1552. C

1553. D

1554. D 脂肪肉瘤的平均发病年龄为50岁。最常发生于下肢。脂肪肉瘤分为下列5型：①高分化脂肪肉瘤：含数量不等的成脂肪细胞的成熟脂肪和具有浓染细胞核的细胞组成；②黏液样脂肪肉瘤：有不成熟的脂肪，小而均一且淡染的梭形细胞与丛状血管位于黏液基质中；③圆形细胞脂肪肉瘤：可见成片状的原始圆形细胞；④多形性脂肪肉瘤：为最少见的类型，细胞核具有极度多形性，类似恶性纤维组织细胞瘤；⑤去分化脂肪肉瘤：为双相肿瘤，由高分化的脂肪肉瘤/不典型脂肪瘤样瘤和未分化的区域构成。

1555. C 原发皮肤滤泡中心型淋巴瘤好发于头部、颈部、上肢和躯干，皮损表现为缓慢发展的单发或群集的2～5cm大小的粉红至深红色的坚实丘疹、结节、斑块和肿瘤，表面平滑，溃疡少见，通常无症状。组织病理表现为真皮全层结节或弥漫性中等大小的淋巴细胞浸润，无亲表皮性，可见不完整的滤泡样结构，边缘带减少或消失。

1556. B 根据题干，中年男性＋多发性肌炎3年＋左下肢局部带状红斑、硬化、凹陷1年＋红斑皮损组织病理学：真皮大量胶原增生，皮肤附属器减少，可考虑多发性肌炎伴局限性硬皮病的重叠综合征。硬皮病是一种以皮肤炎性、变性、增厚和纤维化进而硬化和萎缩为特征的结缔组织病。重叠综合征指的是患有两种或两种以上结缔组织病的重叠，亦称为重叠结缔组织病。

1557. D

1558. B

1559. A

1560. B 结节病的组织病理特征是以真皮内上皮样细胞为主的结节形成，即最典型的组织病理变化为真皮内上皮样细胞肉芽肿，无干酪样坏死，周围少量淋巴细胞浸润。

1561. E 环状肉芽肿可能的诱因包括创伤、昆虫叮咬、接种疫苗，此外还有许多药物触发环状肉芽肿的案例，包括TNF-α抑制剂、别嘌醇及干扰素等。

1562. D 转移性克罗恩病的诊断前提条件为患有克罗恩病，若无肠道受累，则不能诊断为转移性克罗恩病。其他诊断依据包括多形性皮损，内镜检查到黏膜损害，影像学检查，病理活检示非干酪性肉芽肿等。

1563. B 黄色肉芽肿成熟期皮损出现具有诊断价值的Touton多核巨细胞（核排列成花环状，中间为嗜酸性无定型物质，周围为泡沫状胞质）、组织细胞、泡沫细胞和异物巨细胞。

1564. C 皮肤淋巴细胞浸润症好发于45岁以下的成年男性，皮疹单发或多发，表现为浸润性斑块，面部常见，可消退，常复发。

1565. E 皮肤淋巴细胞浸润症有自限性，预后良好，可选择抗疟药（羟氯喹）、沙利度胺、避光药物，局部或系统应用糖皮质激素，X线照射，冷冻治疗，局部外用他克莫司软膏也可获得较好疗效。

1566. D 面部偏侧萎缩常合并多种眼科、神经科症状，眼部痛变包括角膜炎、虹膜炎、虹膜睫状体炎、白内障、同侧眼球内陷、视神经萎缩、Horner综合征、虹膜异色症及葡萄膜炎等，其中Horner综合征最多见；神经系统异常包括三叉神经痛、双侧杰克逊癫痫、同侧偏头痛、同侧脑钙化、面瘫及感觉障碍等。

1567. E 进行性特发性皮肤萎缩是皮肤局部出现灰棕色萎缩，萎缩下方浅表血管显露并呈进行性发展的疾病，不属于斑状萎缩。

1568. B

1569. D

1570. B 多重自身免疫综合征（MAS）是指同一患者至少同时出现3种或3种以上自身免疫性疾病的临床综合征。

1571. B 斑状萎缩：皮损菲薄，呈淡蓝白色，稍隆起，指压有疝孔感觉，组织病理示胶原纤维无改变；系统性硬皮病为全身对称性、弥漫性硬化，假面具脸、腊肠指是典型表现；硬化萎缩性苔藓为界限清楚的萎缩斑，表面呈羊皮纸样改变，组织病理有特征性改变；血管萎缩性皮肤异色症多见于面部、四肢，呈对称分布，边界不清楚，可见红斑、斑驳状色素沉着、毛细血管扩张和皮肤萎缩。

1572. C 色素性荨麻疹损害可于出生时就有或在出生后第1年发生，也可见于较大的儿童和成人。弥漫全身，颜面和掌跖少见。表现为红色或棕红色圆形、椭圆形斑疹、丘疹、斑块，直径2~3cm，由于色素沉着的增加，颜色逐渐变深。皮疹通常出现风团和潮红反应。轻微创伤诱发风团，即Darier征阳性，是本病的特征。该患儿躯干、四肢出现暗褐色斑疹和斑丘疹，摩擦后出现风团，符合色素性荨麻疹的临床表现。

1573. B Klippel-Trenaunay综合征是一种先天性的外周静脉疾病，其典型表现为单侧肢体毛细血管瘤（鲜红斑痣多见）、肢体浅静脉曲张、骨与软组织增生三联征；Sturge-Weber综合征是包括三叉神经分布区的单侧面部鲜红斑痣以及伴颅内血管瘤病表现的疾病；Kasabach-Merritt综合征表现为突然增大的血管瘤，伴有局部和（或）全身瘀点、瘀斑、血小板减少；Cobb综合征表现为脊髓节段支配的皮区出现葡萄酒色血管瘤或动、静脉畸形，伴有脊柱后侧凸或神经、消化、泌尿和骨骼的多种异常；Marshall-White综合征又称为Bier贫血斑，通常表现为四肢末端苍白斑。

1574. A 斑秃可能和神经创伤、精神异常、感染病灶和内分泌失调有关，皮损表现为圆形或卵圆形非瘢痕性脱发，患处皮肤光滑，无炎症、鳞屑和瘢痕，在斑秃边缘常可见"感叹号"样毛发。该患者有失恋史，头见界清脱发斑，脱发斑边缘毛发松动易拔出，头皮正常符合斑秃的临床表现。

1575. E 男性型秃发是一种雄激素依赖性的遗传性毛发脱落，脱发主要在头顶部，多先从前额两侧发际开始，也有自顶部开始者。脱发区逐渐向上扩延，头发也渐变得稀少纤细，终而头顶部头发大部或全部脱落，但枕后及双侧颞上方头发依存，呈马蹄形外观，此带形区内头发保持正常。脱发处皮肤光亮，毛孔缩小或残留少许细软毳毛。脱发的速度、范围和严重程度受遗传和个体影响。该患者额部发际后退，毛发稀疏、变细、颜色变浅，皮肤光滑符合男性型秃发的临床表现。

1576. E 现认为儿童丘疹性肢端皮炎的病因分为3类：①病毒感染，包括乙型肝炎病毒、EB病毒、巨细胞病毒等；②细菌感染，包括A群乙型溶血性链球菌、葡萄球菌、分枝杆菌等；③接种疫苗，包括百白破、麻疹、腮腺炎疫苗等。

1577. C 患儿有明显发热、咳嗽、流涕、咽痛、结膜充血，符合麻疹自上而下出疹的顺序特点，两侧近第一磨牙对应颊黏膜上可见灰白色小点（Koplik斑），因此考虑麻疹的可能性大。

1578. A 麻风杆菌侵入人体后，主要分布于皮肤、黏膜、周围神经以及单核-吞噬细胞系统，在黏膜处主要分布于鼻黏膜。

1579. A 流行性斑疹伤寒是由普氏立克次体引起的疾病，通过人虱传染。

1580. B

1581. D 多汗者易患腋毛癣，本病主要累及腋毛，临床表现在腋毛或阴毛的毛干上出现黄色、黑色或红色的结节颗粒，以黄色最为常见。这些颗粒几乎都是密实的细菌。这些结节物或坚硬，或柔软，呈鞘状包被毛干，粘连较紧，使毛干失去光泽并变脆，易于折断。患处皮肤外观正常，常多汗。该患者双侧腋下有黄色结节颗粒，呈鞘状包被毛干，毛干无光泽，易折断，在滤过紫外线下显荧光。符合腋毛癣的临床表现。

1582. A　隐翅虫皮炎的发生主要与其强酸性毒液刺激有关。

1583. A

1584. B　该患者发疹前发热、大汗。发疹部位为躯干。皮疹表现为浅表透明水疱，基底无红肿，无自觉症状，因此考虑为白痱，又称为晶形粟粒疹。

1585. C　拔毛癖的皮肤镜的典型表现为黑点征、断发，黄点征和感叹号发则多见于斑秃，斑秃的其他特点还包括脱发斑光滑，少残留毛发以及表皮正常，无外伤、感染的痕迹。

1586. B　皮肤垢着病多见于女性青少年，好发于面部，皮损为反复发作的污垢样黏着的油性鳞屑样结痂。其发病与精神因素、头面部外伤或长期未擦洗有关。

1587. E　患者有明确的静脉曲张病史，且皮损位于小腿下部，以红斑、肿胀、色素沉着为主，故符合淤积性皮炎诊断。

1588. D　寻常型银屑病的组织病理特征为角化过度、角化不全、Munro 微脓肿，颗粒层变薄或消失，棘层增厚，表皮嵴长、末端较宽，乳头层血管扭曲扩张水肿，乳头层水肿向上伸长呈杵状，其顶部的棘层变薄。

1589. E

1590. C

1591. C　荨麻疹样血管炎的皮肤主要特征为风团样皮损，伴腹痛等，与荨麻疹类似，风团皮损持续时间长，往往 24 ~ 72 小时，甚至数天不消失，皮损触之有浸润，有时皮损处可见紫癜。病理表现为白细胞碎裂性血管炎，常伴有关节痛及关节炎，主要见于四肢关节，有时有关节肿胀，淋巴结肿大等，晚期可出现肾脏损害，少数病例可发生癫痫、脑膜炎及单侧视神经炎等。而荨麻疹不出现以上特征，但会出现腹痛，故此不能作为区别点。

1592. A

1593. B

1594. C　匐行性回状红斑可合并肺癌、食管癌、乳腺癌、膀胱癌、宫颈癌，胃癌和前列腺癌等，以肺癌最常见。

1595. D　库欣综合征为肾上腺皮质激素（主要是糖皮质激素）分泌过多而产生的一组症候群，糖皮质激素能使食欲增加，脂肪重新分布，出现向心性肥胖，表现为满月脸、水牛背、球状腹，男性可出现性欲减退。

1596. A　胰高血糖素瘤的临床症状：最常见的临床表现是体重下降、坏死松解性游走性红斑（necrolytic migratory erythema，NME）和糖尿病。

1597. D　黑棘皮病：黏膜也可受累，表现为口腔、舌背和外阴黏膜肥厚或呈乳头瘤样增生，颜色轻度加深。

1598. D　发疹性黄瘤与高三酰甘油血症有关，其他类型的黄瘤则与高胆固醇血症相关。

1599. B　苯丙酮尿症是由苯丙氨酸羟化酶缺乏而引发的一种先天性氨基酸代谢异常性疾病。类脂质渐进性坏死通常与糖尿病有关。卟啉病是血红蛋白生物合成过程中，因某种特异性酶缺乏或活性低下所引起的一组卟啉代谢障碍性疾病。黄瘤病多与高脂蛋白血症有关。痛风是一种由于嘌呤生物合成代谢增加，尿酸产生过多或因尿酸排泄不良而致血中尿酸升高，尿酸盐结晶沉积在关节滑膜、滑囊、软骨及其他组织中引起的反复发作性炎性疾病。

1600. A　类脂质蛋白沉积症属于常染色体隐性遗传。

1601. D　胡萝卜素血症患者无黏膜和巩膜黄染，有助于与黄疸鉴别。

1602. C　Soret 波中的光子能量不足以改变卟啉分子的结构，但能使分子中的电子激发到高能量级的单态。

1603. C　维生素 K 缺乏影响凝血因子的合成，导致凝血功能障碍，容易产生皮肤瘀斑、皮下或肌肉内出血或形成血肿，而非仅影响毛细血管出现紫癜。

1604. C　根据患者皮损分布于皱褶部位及四肢末端等易受摩擦和易受外伤部位，皮损为红斑、丘疹、丘疱疹、糜烂的表现，组织病理示表皮上 1/2 坏死等特征性表现，该患者诊断为坏死松解性游走性红斑的可能性大，该病易合并胰高血糖素瘤。

1605. E　胫前出现黄褐色斑块，中央为凹陷萎缩，病理检查示肉芽肿性炎症、胶原变性，符合类脂质渐进性坏死。类脂质渐进性坏死的诊断依据：中青年女性，胫前出现硬皮病样斑块，组织病理显示真皮内有界限鲜明的渐进性坏死灶、纤维化区并混有肉芽肿性浸润，可确定诊断。

1606. A　根据婴幼儿时期起病，皮损为头、面、四肢不规则分布的、黄红色的丘疹、结节，皮损组织病理检查示：组织细胞、泡沫细胞和 Touton 多核巨细胞浸润，故首先考虑幼年型黄色肉芽肿。色素性荨麻疹：在皮损部位摩擦可出现风团。先天性自愈性网状组织细胞增生症：出生时即已存在典型皮疹，损害仅累及皮肤，几个月内自愈。Hashimoto – Pritzker 病为朗格汉斯细胞组织细胞增生症的最轻型，通常发生于新生儿或出生后的几天，表现为单个或多个红褐色结节，可溃烂、结痂，有自愈性，常在 2 ~ 3 个月内好转。进行性结节性组织细胞瘤以侵犯皮肤、黏膜和进行性发展为特征，为全身性发疹，呈现数量较多的丘疹和结节，进行性增多和扩大，组织学上有两种表现，在细胞增生区域见无数大而淡的组织细胞和泡沫细胞，在纤维增生区域类似皮肤纤维瘤，以成纤维细胞和胶原纤维增生为主。

1607. B 硬斑病为局限性硬皮病的一种，好发于成人，躯干部多见，皮损多局限于身体某一部位，也可泛发，称为泛发性硬斑病，但病变较表浅，不累及筋膜，一般不不影响功能，变硬的皮肤不起皱，毛发脱落，病变区为象牙色，边缘呈紫红色，边界清楚。硬肿痛是因酸性黏多糖在真皮大量聚积和胶原纤维束增粗引起皮肤肿胀和硬化的一种结缔组织病，特征是颈和背部皮肤呈弥漫性、非凹陷性肿胀和硬化，皮肤可起皱，似木板样僵硬，表面平滑、苍白、发凉，毛发正常，肤色正常或呈淡褐色，与正常皮肤无清楚的界限。硬化性黏液水肿的皮损特征为圆顶状、直径2~3mm大小的坚实丘疹，表面有蜡样光泽，皮疹可融合成斑块，皮肤呈弥漫性浸润肥厚，呈现硬皮病样改变，但能活动和捏起，手部皮肤受累可出现硬皮病样指端硬化。硬化萎缩性苔藓是一种病因未明的慢性炎症性皮肤黏膜疾病，皮损特征为边界清楚的瓷白色硬化性丘疹和斑块，晚期可形成白色萎缩性斑片，好发于女阴和阴茎包皮部位。系统性硬皮病表现为双手、面部最先出现皮肤肿胀、硬化、萎缩，不易捏起，随着病情进展累及深部的皮肤、皮下组织及肌肉，出现功能受限，表现为张口受限，双手屈曲呈爪样，系统性硬皮病常伴有内脏损害。

1608. E 板层状鱼鳞病是一种常染色体隐性遗传疾病，患者出生时或不久之后全身被一层火棉胶样膜包裹，膜脱落后皮肤遗留广泛弥漫性潮红，表面有大片鳞屑。由于TGM1基因突变引起的转谷氨酰胺酶－1缺乏，基因定位于2q33q35，并发现某些家族中CYP4F22及ABCA12基因存在突变。

1609. D 脂溢性角化病又称为老年疣、老年斑、基底细胞乳头瘤，是一种临床最常见的良性皮肤肿瘤，好发于中老年人，是因为角质形成细胞增生所致的表皮良性增生。不属于黏膜性疾病。

1610. A 角化棘皮瘤（keratoacanthoma）又名原发性自愈性鳞状上皮瘤（primary self－healing squamous cell carci－noma）、鳞状细胞假上皮瘤、火山口样溃疡等，是一种在临床和组织学类似鳞癌但可自愈的假恶性皮肤肿瘤。本病可与某些皮肤病如着色性干皮病、银屑病、药疹、单纯疱疹和神经性皮炎等并发。临床分为单发型、多发型和特殊型。单发型最常见，90%病例发生在暴露部位，如面中央、鼻、颊、眼睑和口唇，其次是手、腕和前臂。多发型少见，有时有家族史，呈常染色体显性遗传。

1611. B 瘢痕疙瘩的治疗非常困难，放射治疗能使瘢痕缩小、变软。外用肤疾宁贴敷，对小斑块瘢痕疙瘩很适用，它能达到止痒、止痛，使瘢痕软化、缩小。同样也可用糖皮质激素软膏或霜剂封包治疗。曲安奈德混悬液于病损内注射，重点是注射蟹足肿的前端，阻止其向外伸展。注射可用纯曲安奈德混悬液或加利多卡因稀释，要求注射在瘢痕组织内。口服曲尼司特治疗瘢痕疙瘩有效。曲尼司特原名肉桂氨茴酸，是H_1组胺拮抗剂，在治疗过程中发现它有抑制成纤维细胞作用，治疗瘢痕疙瘩需要加大剂量，连续口服半年以上，服药后首先止痒、止痛、瘢痕变薄，不良反应很少。禁忌手术切除。

1612. C

1613. B 毛囊角化病：本病是一种少见的，以表皮细胞角化不良为基本病理变化的慢性角化性皮肤病。本病是一种常染色体显性遗传引起的角化过程异常的遗传性皮肤病，基因定位于12q3－12q24.1。

1614. E 多形红斑为急性炎症性皮肤病，有自限性，皮疹多形，有红斑、丘疹、风团、水疱等，特征性皮损为靶形损害即虹膜状皮疹，有不同程度黏膜损害，少数有内脏损害。本病春秋季好发，多发于儿童和青年女性。

1615. E 银屑病关节炎是一种与银屑病相关的炎性关节病，有银屑病皮疹并伴有关节和周围软组织疼痛、肿胀、压痛、僵硬和运动障碍。部分患者可有骶髂关节炎和（或）脊柱炎，病程迁延，易复发，晚期可有关节强直。X线示软骨消失、骨质疏松、关节腔狭窄伴不同程度的关节侵蚀和软组织肿胀。该患者皮疹覆有银白色鳞屑，关节红肿疼痛，呈梭形肿胀，X线示关节受累，符合关节病型银屑病的临床表现。

1616. E C5a可以作用到肥大细胞的细胞膜上，使细胞脱颗粒，释放组胺、白三烯及前列腺素等活性介质，引起类似过敏反应的病理变化。

二、多选题

1617. ACDE 脓疱疮常常由金黄色葡萄球菌引起，偶尔由A群β型溶血性链球菌引起，皮肤轻微外伤后细菌黏附、侵入并导致感染。水疱或脓疱局部消毒后抽吸疱液，外涂新霉素软膏、红霉素软膏、莫匹罗星软膏或夫西地酸软膏。高锰酸钾溶液在医学中主要应用的是它的强氧化剂性，可以用来消毒，主要作用是对细菌和病毒进行消灭。复方咪康唑软膏是抗真菌药物，不能用于治疗细菌感染疾病。

1618. ABDE 寻常狼疮多发生于儿童和青少年。寻常狼疮为皮肤结核中较常见的一种，好发于面部、颈部、四肢。基本损害为狼疮结节：粟粒至豌豆大结节，红褐色或棕褐色，质软，可逐渐增大增多，相互融合成浸润性斑块，质软，表面高低不平；结节柔软，可见探针贯通现象，用玻片压诊时呈苹果酱颜色。破溃愈合后形成萎缩性瘢痕。

1619. ABCDE 麻风病：病原菌是麻风杆菌，离体后的麻风杆菌在夏季日光照射2～3小时即丧失其繁殖力，在60℃处理1小时或紫外线照射2小时可使其丧失活力。麻风杆菌在患者体内分布比较广泛，在皮肤主要分布于神经末梢、巨噬细胞、平滑肌、毛带及血管壁等处。在黏膜甚为常见。麻风杆菌主要通过破溃的皮肤和黏膜排出体外。麻风病的传染源是未经治疗的麻风患者，其中多菌型患者的皮肤黏膜含有大量麻风杆菌，是最重要的传染源。传染方式主要是直接接触传染，其次是间接接触传染。①直接接触传染：含有麻风杆菌的皮肤或黏膜损害与有破损的健康人皮肤或黏膜的接触，接触的密切程度与感染发病有关，这是传统认为麻风传播的重要方式。目前认为带菌者咳嗽和喷嚏时的飞沫和悬滴通过健康人的上呼吸道黏膜进入人体，是麻风杆菌传播的主要途径；②间接接触传染：这种方式是健康者与传染性麻风患者经过一定的传播媒介而受到传染。例如接触传染患者用过的衣物、被褥、手巾、食具等。间接接触传染的可能性很小。必须指出，机体的抵抗力无疑是在传染过程中起主导作用的因素。麻风杆菌进入人体后是否发病以及发病后的过程和表现，主要取决于被感染者的抵抗力、也就是机体的免疫状态。近年来不少人认为，麻风病也和其他许多传染病一样，存在有亚临床感染，绝大多数接触者在感染后建立了对麻风杆菌特异性免疫力，以亚临床感染的方式而终止感染。

1620. ABDE　扁平疣的治疗方式较多：①本病可突然消失，不留瘢痕；②外用药物可采用维A酸软膏、左旋咪唑、咪喹莫特软膏、肽丁胺软膏、氟尿嘧啶软膏等治疗；③物理治疗包括冷冻及激光治疗；④严重者可口服异维A酸胶囊治疗。

1621. ACD　急性湿疹好发于面、耳、手、足、前臂、小腿等外露部位，严重者可弥漫全身，常对称分布。皮损呈多形性，常表现为红斑基础上的针尖至粟粒大小的丘疹、丘疱疹，严重时可出现小水疱，常融合成片，境界不清楚，皮损周边丘疱疹逐渐稀疏，常因搔抓形成点状糜烂面，有明显浆液性渗出。自觉瘙痒剧烈，搔抓、热水洗烫可加重皮损。如继发感染则形成脓疱、脓痂、淋巴结肿大，可出现发热等；如合并单纯疱疹病毒感染，可形成严重的疱疹性湿疹。

1622. ABCE　慢性单纯性苔藓即神经性皮炎，是一种常见的以阵发性剧痒和皮肤苔藓样变为特征的慢性炎症性皮肤神经功能障碍性皮肤病。本病根据典型临床表现易诊断。需与慢性湿疹、特应性皮炎、扁平苔藓、局限性皮肤淀粉样变、瘙痒症等鉴别。

1623. ABDE　脓癣的治疗：服药（口服抗真菌药物）、剪发、洗头、擦药（温和杀菌的外用药治疗）、消毒五步措施联合应用，不宜脓肿切开引流。感染较重时，可配合小剂量糖皮质激素口服控制病情。

1624. ABCDE　体股癣是体癣和股癣的总称。体癣是除毛发、掌跖、甲及腹股沟以外的躯干和四肢皮肤的皮肤癣菌感染。股癣是腹股沟部位的皮肤癣菌感染，特别是大腿根内侧和皱褶部位，严重者常可累及到腹部和臀部。在世界范围内均有流行，最常见于热带地区。基本损害是丘疹、鳞屑和水疱，呈环状扩大，皮损大多有鳞屑，治疗以外用药为主，若局部外用糖皮质激素制剂，鳞屑会减少或消失，难以确定或炎症反应明显的皮损可先选用糖皮质激素和抗真菌剂的复方制剂治疗。外用激素或不规则治疗可使皮损不典型，局部抗真菌治疗为首选，泛发的或炎症较重的皮损或口服抗真菌剂。

1625. ABCDE　花斑癣或马拉色菌毛囊炎为真菌感染引起，均可使用抗真菌外用药。硫磺软膏系油膏型抗菌杀虫剂和角质松解剂，具有抗菌消炎，抑制霉菌生长，杀灭皮肤寄生虫，溶解皮肤角质层，制止皮脂溢漏等功效，并能产生良好的止痒、润滑等作用，对细菌性、真菌性、角化异常性皮肤病以及皮肤附属器官疾病均有良好的治疗作用。特比萘芬霜剂、联苯苄唑霜剂、益康唑霜剂、酮康唑霜剂属于抗真菌药外用药。

1626. ACDE　念珠菌广泛存在于自然界，是人体正常菌群之一，而且也可寄生在正常人体皮肤、口腔、胃肠道、肛门和阴道黏膜上而不发生疾病，当机体免疫力下降或局部环境发生改变时，共生状态破坏导致发病，是一种典型的条件致病菌，可感染皮肤、黏膜及全身多个系统，白色念珠菌是本病的主要病原菌，此菌正常情况下呈卵圆形，与机体处于共生状态，不引起疾病。另外念珠菌属还有少数其他致病菌，如克柔念珠菌、类星形念珠菌、热带念珠菌等。念珠菌的致病性是相对的。念珠菌感染的来源可以是外源性的，即念珠菌病可由接触外界菌体而受染。念珠菌感染也可自医院环境获得；但大部分感染属于内源性感染。当某些因素破坏这种平衡状态，白假丝酵母菌（白色念珠菌）由酵母相转为菌丝相，在局部大量生长繁殖，引起皮肤、黏膜甚至全身性的假丝酵母菌病，直接镜检见到假菌丝存在，说明处于致病状态。

1627. DE　真菌性皮肤病是指由真菌引起的人类皮肤、黏膜及毛发和甲等皮肤附属器的浅部感染性疾病，如头癣、体癣、马拉色菌毛囊炎。扁平苔藓是一种不明原因引起的累及皮肤、毛囊、甲、黏膜的慢性炎症性疾病。牛皮癣是一种常见的具有特征性皮损的慢性易于复发的炎症性皮肤病。

1628. ABDE　疥螨常寄生于皮肤较薄而柔软的部位，如指缝及其两侧、腕屈面、肘窝、腋窝、脐周、腰部、下腹部、生殖器、腹股沟及股上部内侧，头面部不累及，但儿童例外。

1629. ABDE　神经性皮炎又称慢性单纯性苔藓。是以阵发性皮肤瘙痒和皮肤苔藓化为特征的慢性皮肤病。为常见皮肤病，多见于成年人，儿童一般不发病。好发于颈项、骶尾、四肢伸面，本病初发时，仅有瘙痒感，而无原发皮损，由于搔抓及摩擦，皮肤逐渐出现粟粒至绿豆大小的扁平丘疹，圆形或多角形，坚硬而有光泽，呈淡红色或正常皮色，散在分布（皮损呈正常肤色苔藓化斑片，外周有正常肤色扁平丘疹）。本病为慢性疾病，症状时轻时重，治愈后容易复发，无渗出史。慢性湿疹：多因急性、亚急性湿疹反复发作演变而成，也可开始即呈现慢性炎症。患处皮肤浸润增厚，变成暗红色及色素沉着。持久不愈时，皮损纹变粗大，表现干燥而易发生皲裂。常见于小腿、手、足、肘窝、外阴、肛门等处。自觉剧烈瘙痒，红斑、丘疹、丘疱疹或水疱密集成片，易渗出，境界不清，周围散在小丘疹、丘疱疹，常伴糜烂、结痂，如继发感染，可出现脓包或脓痂。处理适当则炎症减轻，皮损可在2~3周后消退，但常反复发作并可转为亚急性或慢性。

1630. ABCDE 特应性皮炎的特征为患者或其家族中可见明显的“特应性”特点：①容易罹患哮喘、过敏性鼻炎、湿疹的家族性倾向；②对异种蛋白过敏，对多种变应原过敏；③血清中IgE高；④血液嗜酸性粒细胞增多。典型的特应性皮炎具有特定的湿疹临床表现和上述四个特点，皮损伴剧烈瘙痒。特应性皮炎分为三期：①婴儿期：在出生后第二或第三个月开始发病，皮疹分渗出型和干燥型，均伴剧烈瘙痒；②儿童期：多数在五岁前发病。皮损分湿疹型和痒疹型；③青年及成人期：皮损与儿童期类似。

1631. BDE 重症药疹包括剥脱性皮炎（红皮病）、重症多形红斑和大疱性表皮松解坏死症。新型的重症药疹—药物超敏综合征。

1632. ABDE 光变态反应性疾病为过敏反应，只在接触或内部服用或注入过敏物质再加日晒后引起，与皮炎、湿疹相似，在暴露部或非暴露部均可发生。日光过敏性皮炎、日光性荨麻疹、多形性日光疹、光线性药疹、种痘样水疱病均是由日光诱发的一种迟发性光变态反应性皮肤病。胶样粟丘疹又称胶样假性粟丘疹或皮肤胶样变性。

1633. AE 多形性日光疹亦称多形性光敏疹，系光变应性反应，为反复发作的慢性多形性光感性皮肤疾病。大多数病例的致病光谱在UVA范围内，但有的病例由UVB或既对UVA又对UVB致病。绝大多数病例光斑贴试验阴性，紫外线红斑反应试验（光敏试验及光激发试验）呈异常反应。尿卟啉检查多呈阳性。

1634. ABCD 光毒反应是某些化学物质经光能（280~320nm紫外线）作用，在氧参与下生成自由基，与靶分子反应或者其激发态与靶分子直接作用而无免疫系统参与的一种皮肤型反应。光毒反应是任何个体接受了超量日光照射，或者虽是常规照射量但机体本身敏感性升高，导致皮肤表面发生急性损伤性反应，任何人均可发生。临床主要表现为在光照皮肤处出现红肿、发热、瘙痒、疱疹等症状。服用的药物量越大，在阳光下暴晒的时间越长，过敏反应则越严重，皮肤瘙痒将持续24~48小时，甚至更长的时间，发病急，病程短，脱离环境可自愈。

1635. ABCE 夏季皮炎的防治：保持室内通风和散热，使室内温度不宜过高；同时穿着应宽松、吸汗，保持皮肤干燥、清洁；宜用温水沐浴，浴后擦干并外用粉剂。治疗可外用1%酚炉甘石洗剂、1%薄荷炉甘石洗剂，1%薄荷酒精或糖皮质激素外用制剂，必要时可口服抗组胺药止痒。

1636. AD 鸡眼的临床表现：皮损为圆形或椭圆形的局限性角质增生（圆锥形角质栓），界限清楚，针头至蚕豆大小，呈淡黄或深黄色，表面光滑与皮面平或稍隆起，境界清楚，中心有倒圆锥状角质栓嵌入真皮。因角质栓尖端刺激真皮乳头部的神经末梢，站立或行走时引起疼痛。鸡眼好发于足跖前中部第3跖骨头处、拇趾胫侧缘，也见于小趾及第2趾趾背或趾间等突出及易受摩擦部位。

1637. ABCDE 银屑病局部外用药治疗：①维生素D_3类似物（卡泊三醇）；②糖皮质激素；③蒽林；④维A酸；⑤焦油类；⑥免疫抑制剂：如他克莫司，匹美莫司外用治疗，封包治疗顽固性局限性银屑病。⑦其他：角质剥脱软化剂如0.03%的喜树碱软膏，5%的水杨酸软膏、黑豆馏油、煤焦油，还有中药等。

1638. ACDE 寻常型银屑病的病理特征：角化不全，角化不全区可见Munro微脓肿，颗粒层变薄或者消失，棘层肥厚，表皮嵴延长，真皮乳头层的毛细血管迂曲扩张，轻度增厚，乳头上方表皮变薄，浅层血管周围可见淋巴细胞和中性粒细胞浸润。

1639. ABCE 玫瑰糠疹是常见的炎症性皮肤病，好发于躯干和四肢近端的大小不等，数目不定的玫瑰色斑片，其上有糠状鳞屑，本病有自限性，一般持续6~8周而自愈，但也有经久不愈的情况。由于很多玫瑰糠疹患者延误治疗后容易遗留色素沉着，应及早治疗。本病多发于青年人或中年人，以春秋季多发。初起损害是在躯干或四肢出现直径为1~3cm的玫瑰色淡红斑，有细薄的鳞屑，称为前驱斑，数目为1~3个。1~2周以后躯干与四肢出现大小不等的红色斑片，常对称分布。开始于躯干，以后逐渐发展至四肢。斑片大小不一，直径为0.2~1cm，常呈椭圆形，斑片中间有细碎的鳞屑，而四周圈状边缘上有一层游离缘向内的薄弱鳞屑，斑片的长轴与肋骨或皮纹平行。可伴有不同程度的瘙痒。少数患者的皮损仅限于头颈部或四肢部位发生。本病与真菌感染无关，皮屑查菌不能显示菌丝或卵圆形芽生孢子阳性。玫瑰糠疹的皮疹和二期梅毒的皮疹类似，需加以鉴别。

1640. ABCDE　红皮病又称剥脱性皮炎，是一种严重的全身性疾病，以广泛的红斑浸润伴有糠秕状脱屑为特征，皮肤受累面积≥90%是诊断本病的先决条件，常见由某些疾病继发演变而来，治疗不当常是继发转变的原因。常见原因可能是：①银屑病、湿疹、脂溢性皮炎、毛发红糠疹、扁平苔藓等恶化而引起；②淋巴瘤及其他恶性肿瘤，如蕈样肉芽肿、霍奇金淋巴瘤、恶性淋巴瘤、白血病等可发生红皮病，预后严重；③药物过敏所致，占较大比例；④其他原因，包括落叶型天疱疮、挪威疥、皮肌炎或结节病等；⑤原因不明者。

1641. ABC　盘状红斑狼疮（DLE）为慢性复发性疾病，盘状红斑狼疮的皮疹呈持久性盘状红色斑片，多为圆形、类圆形或不规则形，大小有几毫米，甚至10mm以上，边界清楚。皮损好发于双颊的突起部位、鼻梁、头皮和外耳道（面部），可持续存在或反复数年。皮疹表面有毛细血管扩张和灰褐色黏着性鳞屑覆盖，鳞屑底面有角栓突起，剥除鳞屑可见扩张的毛囊口，中心可发生萎缩。寻常狼疮的结节用玻片压后出现特有的苹果酱颜色。银屑病剥去鳞屑有薄膜现象及点状出血。

1642. ABCE　ANA阳性率高，可作为系统性红斑狼疮诊断的标准之一，也可作为疗效观察。抗Sm抗体是系统性红斑狼疮的特异性标志，与抗dsDNA抗体一起，是系统性红斑狼疮的诊断指标，但阳性率仅为5%～10%，与疾病活动无关，对早期不典型SLE或经治疗缓解后的SLE回顾性诊断有很大帮助。抗dsDNA抗体对系统性红斑狼疮具有很高的特异性，阳性率为40%～90%。抗Scl－70抗体见于25%～75%的进行性系统性硬化症（弥散型）患者中，因试验方法和疾病活动性而异。在局限型硬化症中不出现。系统性红斑狼疮的活动指标主要包括：抗dsDNA抗体、补体C3、补体C4、免疫球蛋白、血常规、红细胞沉降率、C－反应蛋白、狼疮抗凝物等。血清补体下降程度和病情活动性一致。

1643. BE　皮肌炎的特征性皮疹包括：①眼睑特别是上睑暗紫红色皮疹（Gottron丘疹），可为一侧或两侧，常伴眶周水肿和近睑缘处毛细血管扩张。水肿严重时，双睑遮眼，无法视物。这种紫红色皮疹还可出现在前额、颧部、鼻梁、鼻唇沟及颈前、胸上部（V形分布）和颈后、上背、肩及上臂外侧（披肩样分布）；②“技工手”样变：指垫皮肤角化、增厚、皲裂。手掌、足底、躯干和四肢也可有角化过度伴毛囊角化；手指的掌面和侧面出现污秽、暗黑色的横条纹。因与手工劳动者的手部改变类似，故名“技工手”。

1644. AC　红斑型天疱疮可与脂溢性皮炎、红斑狼疮鉴别，均可表现为头面部局限性有脂性红斑、结痂皮损。玫瑰糠疹主要皮损为躯干出现红斑鳞屑。扁平苔藓的特征性皮疹表现为紫红色多角形扁平丘疹和斑块，好发于手腕、前臂、下肢远端和骶骨前区。银屑病也表现为周身红斑鳞屑，头面部少见。

1645. ABCDE　贝赫切特综合征（白塞病）以药物治疗为主，需要服用药物时间长短不一。多数患者需要较长期服药，主要是免疫调节药或免疫抑制药，包括外用药物、口服糖皮质激素、甲氨蝶呤、秋水仙碱、沙利度胺、硫唑嘌呤、氨苯砜、环磷酰胺、环孢素、吗替麦考酚酯、吲哚美辛和抗肿瘤坏死因子拮抗剂等。在药物治疗之外还可选择手术治疗或介入治疗，但都应以药物治疗为基础。

1646. ABCD　同形反应是指正常皮肤在受到非特异性损伤（如创伤、抓伤、手术切口、日晒、接种或有些皮肤病等）后，可诱发与已存在的某一皮肤病相同的皮肤变化（皮损）。同形反应的机制可能属于自身免疫现象，由于外伤以及皮肤炎症等刺激，引起表皮和真皮的某种破坏而产生了自身抗原，使得体内发生一系列免疫学反应，从而产生了皮肤的病理变化。最具特征性的同形反应见于银屑病，也见于扁平苔藓、扁平疣、白塞病、湿疹的急性期等，而白癜风患者也常有同形反应。

1647. ABCDE　痣细胞痣，是一种人类常见的良性肿瘤，发生于皮肤的黑素细胞（痣细胞），一般可不治疗，黑素细胞痣的天生携带率达到1%，常在2岁后发生，而后天也可能由于紫外线照射等原因产生，一般为良性。先天性痣细胞痣有发生黑素瘤的可能，以手术切除为好。发生于掌跖、腰围等常摩擦部位的痣细胞痣，可考虑手术切除，发生在影响美容部位的痣细胞痣，可考虑手术或其他美容治疗。痣细胞痣出现恶变体征需要手术切除送病理检查。

1648. ABCDE　痣细胞痣可疑恶变：①痣细胞痣显著而迅速地扩大；②颜色加深发亮，周围发红；③表面有结痂形成；④患处经常出血；⑤发生破溃；⑥附近的淋巴结肿大；⑦周围有卫星状损害发生；⑧组织学上有恶变倾向。

1649. ABDE　毛细血管瘤和海绵状血管瘤：X线、冷冻、皮损内注射硬化剂、手术。部分良性血管瘤患者可自行消退，但其自然病程消退时间相对不确定，且常会残留不同程度的色素沉着或疤痕；现有的治疗方法（皮损内注射硬化剂、激光治疗、X线、冷冻、手术治疗）可使大部分患者达到良好的治疗效果。交界性或恶性血管瘤常因皮肤颜色改变或疼痛需要行手术治疗或药物治疗，恶性血管瘤在手术后需视情况进行放疗及化疗。

1650. ABCDE　鳞癌是发生于表皮或附属器细胞的一种恶性肿瘤，癌细胞有不同程度的角化。多见于有鳞状上皮覆盖的部位，如皮肤、口腔、唇、食管、子宫颈、阴道部位，也可由其他皮肤病转变而来：光线性角化病、盘状红斑狼疮、慢性溃疡、寻常狼疮、黏膜白斑，皮肤鳞状细胞癌早期是红色硬结，以后发展成疣状损害、浸润，常有溃疡、脓性分泌物、臭味。

1651. BD 基底细胞瘤亦称蚕蚀性溃疡，是皮肤癌中最多见的一种，发病率很高，以下睑内眦为好发部位，占眼睑恶性肿瘤的第一位（约50%以上）。男性比女性稍多，老年人比青年人多见，年龄高峰在50～60岁之间。特征性皮损为具有珍珠样隆起性边缘的圆形斑块，表面常有毛细血管扩张，皮损逐渐增大。一般仅在局部呈浸润性生长，很少发生转移，但处理不当，或不加处理，也可能严重破坏眼部组织，甚至侵入鼻旁窦及颅内而引起死亡。

1652. AC 蕈样肉芽肿的诊断：本病的诊断主要根据临床特点和组织学指征，早期的诊断一般需要做病理检查。临床上怀疑本病时，及时活检，往往需要多次、连续的切片才能找到特异性的病变。首先，临床上，皮损多形，这些皮损很难用一种皮肤病来解释和概括。皮损难以忍受的瘙痒，而且用常规治疗很难控制。虽然皮损可以消退，但总的皮损不断增多，浸润不断加重。其次，病理上，有亲表皮现象，Pautrier 脓肿，斑块期开始，真皮内出现不同数量的 MF 细胞，有异型 T 淋巴细胞，浸润形态呈 T 细胞模式。

1653. ABCDE 早期蕈样肉芽肿治疗的目的包括清除皮损，以提高生活质量，延长无病生存率和带病生存率。早期可采用仅对症处理的“期待疗法”，或皮肤靶向治疗。一般仅晚期患者考虑化疗。皮肤靶向治疗包括外用糖皮质激素、氮芥、卡莫斯汀、贝扎罗汀凝胶、PUVA、UVB、全身皮肤电子束照射、浅层 X 线照射治疗。系统治疗包括化学治疗、生物反应调节剂等的治疗。①化学治疗：本病对化学治疗相当抵抗，缓解期短。单药物化疗用于治疗中晚期 MF 患者，常用的药物有甲氨蝶呤、吉西他滨、苯丁酸氮芥、脂质体多柔比星等，最常用的是甲氨蝶呤；②生物调节治疗：包括干扰素、维 A 酸类药物、RXR 选择性维 A 酸、蒂尼白介素等；③免疫调节剂、免疫增强剂、体外光化学疗法等。

1654. ABCD 维 A 酸药物主要影响骨的生长和促进上皮细胞增生、分化、角质溶解等代谢作用。维 A 酸类药物可外用治疗：色素增加性皮肤疾病、角化性皮肤疾病（银屑病、鱼鳞病、扁平苔藓、毛发红糠疹、毛囊角化病）、光老化、寻常痤疮、鳞状细胞癌及黑色素瘤等疾病。维 A 酸药物不可用于皮肤毛细血管扩张症，会加重病情。

1655. ABCD 皮肤科常用的祛斑药物有氢醌霜、维 A 酸霜、曲酸霜、熊果苷搽剂，均具有剥脱表皮的作用，可起到美白效果。卡泊三醇是维生素 D 的衍生物，与细胞表面 VD3 受体结合调控细胞内 DNA 和角蛋白合成，能抑制皮肤细胞（角朊细胞）的过度增生和诱导其分化，但不能祛斑。

1656. ABDE 色素减退性皮肤疾病治疗的外用药物有：①糖皮质激素，一般选用强效和超强的糖皮质激素软膏，如卤米松软膏，氟米松软膏，要注意其副作用，长期使用可以引起皮肤萎缩，毛细血管扩张等；②钙调神经磷酸酶抑制剂，目前常用的有他克莫司软膏和吡美莫司乳膏；③维生素 D3 衍生物，有卡泊三醇软膏，钙泊三醇软膏，他卡西醇软膏；④光敏剂，8－甲氧补骨脂素，复方卡力孜然酊。此外地蒽酚软膏、5－氟尿嘧啶软膏的可引起色素沉着，因此也可用于色素减退性皮肤疾病治疗的外用药物。

1657. ABCE 皮肤磨削术（skin dermabrasion）又称擦皮术，是医学美容换肤技术在临床上最为常用的一种方法，磨削术常采用磨头磨削，对表皮和真皮浅层进行可控制的机械性磨削。皮肤磨削术治疗范围：①疤痕：痤疮、水痘后遗的凹陷性疤痕、凸起性线状疤痕或凹凸不平的片状疤痕，将凸起部分磨去，使疤痕与周围皮肤取平。但要说明的是，较大疤痕只是磨平，而不是磨掉变成正常皮肤，所以用皮肤磨削术效果不佳的疤痕还要手术切除；②色素沉着斑及表浅性皮肤增生性疾病（痣性皮肤损害）：如雀斑样痣、咖啡斑、太田痣等。黄褐斑一般不主张用皮肤磨削术治疗，因为术后极易复发，而且色素沉着更严重；③文身：人工文身、粉尘文身、文眉过浓，只要色素在皮肤内浅层，皮肤磨削术都有一定效果。首先在病变部位皮肤消毒，然后予以适当局部浸润麻醉。选用合适规格的磨头，即可进行磨削。注意正确掌握磨削深度，磨浅了效果不佳，磨深了遗留疤痕。

1658. ABCD 棘层松解征：又称尼氏征（Nikolsky-sign），在某些发生棘层松解的皮肤病中可出现阳性，表现为：①用手指压水疱时，水疱向四周扩大；②从一侧向前推压水疱时，水疱向前扩大；③如牵扯破损水疱壁，表皮容易剥离；④推压水疱之间的外观正常皮肤，表皮易剥离。主要用于天疱疮及某些大疱性皮肤病的诊断和鉴别诊断。

1659. ABCE 斑贴试验的适应证：接触性皮炎、原因不明的湿疹或皮炎类疾病、职业性皮炎的诊断以及某些特殊工种的体检。

1660. ABCE 手足口病是由柯萨奇病毒感染引起的。麻疹是由麻疹病毒感染引起的。风疹是由风疹病毒感染引起的。猩红热是由 A 群 β 型溶血性链球菌感染引起的。单纯疱疹是由人类单纯疱疹病毒感染引起的。

1661. ABCE 水痘和带状疱疹的病原微生物相同，为水痘－带状疱疹病毒。

1662. ACDE 手口足病（Hand－mouth－foot disease）是一种发疹性传染病，主要是由柯萨奇病毒引起，一年四季都可能发病，但以夏秋季节患病最多，任何年龄均可发病，尤其是 3 岁以下的孩子。病毒寄生在患儿的咽部、唾液、疱疹和粪便中，不仅可通过呼吸道感染，还可通过手、生活用品及餐具等间接传染。一旦流行，就会使很多孩子被传染，被传染上的孩子会在手、足皮肤或口腔黏膜上出现类似水痘样的小疱疹，抗病毒治疗有效。

1663. ABDE　Kapasi 水痘样疹系在患有湿疹、特应性皮炎或其他某种皮肤病损害的基础上，感染单纯疱疹病毒而致的一种皮肤病。临床表现以皮损区突然发生脐窝状水疱，并伴以全身症状为特征。是一种易生于异位性皮炎基础之上的病毒性皮肤病。

1664. ADE　麻风是由麻风杆菌引起的一种慢性传染病。皮肤和鼻黏膜是麻风杆菌进入人体内的主要途径；麻风患者为唯一传染源；麻风在世界上已经流行了几千年，主要分布在亚洲、非洲和拉丁美洲。

1665. ACDE　结核样型麻风：本型患者的免疫力较强，麻风杆菌被局限于皮肤和神经。皮肤损害有斑疹和斑块，数目常一、二块，边缘整齐、清楚、有浅感觉障碍，分布不对称，损害处毳毛脱落，为很重要的特征。斑疹颜色有浅色和淡红色，表面常无鳞屑。斑块的颜色常为暗红色，轮廓清楚，损害的附近可摸到粗大的皮神经。有时损害附近的淋巴结肿大。头发、眉毛一般不脱落，好发于四肢、面部、臀部，除头皮，腹股沟，腋窝外，其他部位均可出现。本型的周围神经受累后，神经杆变粗大呈梭状、结节状或串珠状，质硬有触痛，多为单侧性，严重时因发生迟发型超敏反应可形成脓疡或瘘管。部分患者有神经症状而无皮肤损害，称为纯神经炎。临床上表现为神经粗大，相应部位的皮肤感觉障碍和肌无力。神经受累严重时，神经营养、运动等功能发生障碍，则出现大小鱼际肌和骨间肌萎缩，形成“爪手”、“猿手”、“垂腕”、“溃疡”、“兔眼”、“指（趾）骨吸收”等多种表现。畸形发生比较早。本型查菌一般为阴性。结核样型麻风的麻风菌素试验为阳性。

1666. ABDE　麻风的治疗原则的是：需隔离，早期、及时、足量、足程、规则治疗，可使健康恢复较快，减少畸形残废及复发。为了减少耐药性的产生，现在主张数种有效的抗麻风化学药物联合治疗。

1667. ABCE　皮肤结核是属于全身结核病的一种皮肤上的表现，皮肤结核会导致皮肤出现大面积的红斑，可伴脓疱、丘疹，溃疡和瘢痕可见于瘰疬性皮肤结核，结核性溃疡会导致苍白，容易出血的肉芽组织，口小底大，呈现火山口样，一般自觉症状不够明显。皮肤结核发生后，一些患者在临床还可能表现出一些狼疮结节现象。

1668. ABDE　皮肤结核通常是全身性结核感染的一部分，其系统抗结核治疗与其他结核病相同，早期、规范和联合抗结核治疗是本病治疗的基本原则。一线治疗药物有异烟肼（成人每天 0.3g）、对氨基水杨酸钠（成人每次 3g，每天 3 次）、链霉素（成人每次 0.5g，每天 2 次）、利福平（成人每天 0.45g）、利福定（成人每天 0.15 ~ 0.2g）、乙胺丁醇（成人每天 0.75g）、吡嗪酰胺（成人每次 0.5g，每天 3 次），其中异烟肼、利福平、利福定、链霉素和吡嗪酰胺为杀菌药，其余为抑菌药。对寻常狼疮和瘰疬性皮肤结核选用 2 种杀菌药和 1 种抑菌药，称为三联疗法，对疣状皮肤结核、结核疹可选用 1 种杀菌药和 1 种抑菌药，称为二联疗法，疗程至少 6 个月。

1669. ABCD

1670. ABDE

1671. ACDE

1672. BCDE　红癣是由棒状杆菌属的微细棒状杆菌引起的一种皮肤局限性浅表的感染，易发于皮肤摩擦部位，如腋下，腹股沟等部位。皮肤主要损害为境界清楚、边缘不规则的斑片。皮损颜色依据存在时间长短而不同，开始呈红色，随后变成褐色或棕红色，表面可伴有糠秕样鳞屑。常见于大腿根与阴囊接触的腹股沟部、腋窝、臀缝、乳房下、第四五趾间等皱褶部位的皮肤。局部应用唑类抗真菌药膏有效，可用克霉唑或咪康唑等，疗程 2 周。对于面积较大者可口服红霉素，每日 4 次，共用 2 周，效果显著。也可外用硫磺水杨酸软膏、夫西地酸霜或口服四环素。

1673. ABCE　疖病的发生可能与机体免疫力低下、长期服用糖皮质激素或并发糖尿病有关。皮肤不洁、多汗、搔抓、摩擦常为诱发因素。

1674. ABCDE　葡萄球菌性烫伤样皮肤综合征（SSSS）是由凝固酶阳性、噬菌体Ⅱ组 71 型金黄色葡萄球菌所致的一种严重皮肤感染。其典型损害包括大疱、红斑、糜烂、结痂、鳞屑。

1675. ABCD　猩红热是由 A 群溶血性链球菌感染引起的一种急性呼吸性疾病，而且还具有传染性，白细胞总数及嗜中性粒细胞增多，发病 2 ~ 3 天后嗜酸性细胞开始增加，咽部拭抹物培养分离出 A 群 β 溶血性链球菌，红细胞沉降率的高低可以直接反映出炎症的严重强度。

1676. ABCE

1677. ABDE　黑点癣的致病菌为紫色毛癣菌或断发毛癣菌。主要侵犯儿童，其发病率位于白癣和黄癣之后。头部损害与白癣相似，亦呈鳞屑斑片。主要呈低位性断发，往往在距头皮 1 ~ 2mm 部位折断，有些甚至一出头皮便断。

1678. ACDE　花斑癣是由糠秕马拉色菌感染表皮角质层引起的一种浅表真菌病。致病菌系一种嗜脂性酵母，称为卵圆形糠秕孢子菌或正圆形糠秕孢子菌。此菌仅侵犯角质层浅层而不引起真皮的炎症反应。花斑癣多见于年轻人。

1679. ABCD 日晒伤可表现为局部皮肤弥漫性红斑，可伴水肿，严重时发生水疱。

1680. ABDE 多形性日光疹的临床分型为丘疱疹型、丘疹型、痒疹型、红斑水肿型、混合型。

1681. ABCE 本题考查植物日光性皮炎的治疗。①避免过多服食和接触有关的植物，同时避免强烈的日光暴晒。②口服维生素 C、B_1和烟酸，严重者可应用糖皮质激素，局部对症治疗。

1682. ABCE 老年性瘙痒病的治疗方法为可根据病情选用含止痒剂的炉甘石洗剂、皮质激素软膏和霜剂，使用性激素治疗可能有一定疗效，可口服抗组胺药，继发湿疹样变或苔藓样变者可用皮质激素制剂，可口服镇静催眠药。

1683. ACDE 瘙痒一般发生于女阴、阴囊、肛周、小腿和头皮。

1684. ABCD 慢性单纯性苔藓皮损的好发部位为眼睑、肘部、颈侧、腰骶。局限性慢性单纯性苔藓：多见于中青年。好发于颈项部、双肘伸侧、腰骶部、股内侧、会阴、阴囊和肛周区等易搔抓部位，多局限于一处或两侧对称分布。播散性慢性单纯性苔藓：好发于成年人及老年人。皮损广泛分布于眼睑、头皮、躯干、四肢等处，多呈苔藓样变，皮损及其周围常见抓痕或血痂，也可因治疗不当而产生接触性皮炎或继发毛囊炎和淋巴结炎等。

1685. BC 皮肤萎缩纹又称膨胀纹，由于皮肤弹性纤维过度伸张断裂引发，通常由于药物、妊娠、青春期等原因导致，迅速生长是本病的最常见原因，常在青春期发生，因妊娠引起的可称为妊娠纹。六个月至两年后，大部分变为色泽与肤色接近的浅色痕迹；一般长时间不消退，可在青春期稍淡化。损害呈境界清楚的波浪形条纹状萎缩，初起微高，色淡红或紫红，可逐渐转为苍白色，微凹，柔软而有光泽，表面平滑而有细微皱纹，有时隐约可见皮内血管纹理，无自觉症状，一般不会消退。

1686. ACDE

1687. ABDE 变态反应性接触性皮炎是Ⅳ型变态反应（迟发型变态反应），即T细胞参与作用的细胞免疫反应。仅是少数过敏体质的人发生皮炎，皮炎的轻重与个体易感性有关。引起变态反应性接触性皮炎的半抗原常是较易吸收的低分子量化学物质。

1688. ABCE 影响炎症性反应的因素包括患者年龄、性别、身体状况、受损部位、皮肤状况及发病季节等。

1689. ABCE 亚急性湿疹的皮损以丘疹、鳞屑及结痂为主，渗出减少，可有少量丘疱疹及水疱形成，也可有轻度浸润，主要由急性湿疹炎症减轻或未经及时适当处理转化而成。

1690. ABCE 急性期轻症时表现为局部水肿、红斑，也可表现为密集分布的针尖大小的丘疹。严重时红斑、肿胀明显，其上多有丘疹、水疱甚至大疱形成。皮损多位于刺激物接触部位，可因搔抓或刺激物形态不同而分布于身体其他部位，也可泛发全身。患者自觉瘙痒、烧灼或胀痛感，严重者可出现全身反应。慢性期可呈苔藓样或湿疹样变。

1691. ABCE 婴儿的皮肤柔嫩，如果尿布不常换洗，由于湿热及尿液的刺激而易发红。潮湿尿布内往往有很多随粪便排出的腐物寄生菌，有的腐物寄生菌能分解尿素而放出大量氨气，氨气对皮肤有强烈刺激性，腹泻时稀粪所含酵素也可刺激皮肤。有继发性感染时就易出现丘疹、脓疱或溃疡。根据部位及皮疹形态，尿布皮炎需与婴儿的胎传梅毒、褶烂（褶烂红斑）、褶烂型念珠菌病及接触性皮炎鉴别。最重要的是保持尿布干燥和清洁。臀部发红糜烂时，不能用热水及肥皂擦洗，可用花生油或生理盐水沾棉球轻轻拭净患处，然后用稀释的醋酸铝溶液或高锰酸钾溶液湿敷。渗出液减少后，可根据皮疹状态外用石灰油乳剂、锌霜、炉甘石洗剂或糖皮质激素制剂，外用常能迅速消炎。如果皮肤只发红而不糜烂，最好敷搽粉剂、炉甘石洗剂或锌洗剂。有继发感染时要内用或外用抗菌药物。

1692. ABDE 急性皮炎在弥漫发红的急性炎症期，在渗液较多的急性炎症期最好采用冷湿敷疗法；急性或亚急性皮炎无渗液时可选用粉剂；在亚急性炎症阶段可用霜剂或泥膏；慢性皮炎而有鳞屑及苔藓样变时往往局部应用泥膏或软膏；有慢性顽固的局限性浸润肥厚性皮损时可用硬膏及成膜材料或用塑料薄膜覆盖；对于顽固的慢性皮损瘙痒可用刺激性较强或浓度较大的药物如酊剂或醑剂。

1693. ABCE

1694. ABCD 自身免疫的治疗方法有免疫抑制、免疫调节。自身免疫病易致炎症反应，因此需抗感染治疗。血浆置换属免疫调节范畴。

1695. ACDE 疣状增生指表皮角化过度、颗粒层肥厚、棘层肥厚和乳头瘤样增生。

1696. BCDE 痤疮是青年或中年人常有的慢性皮肤病，常起病于青春期，为性激素合成增加的首发表现，通常只发生于皮脂腺溢出部位。在少年期虽可有显著的白头及黑头粉刺，而炎症往往较轻，只有小丘疹及脓疮，随着年龄的增大，性激素水平的增高，除了粉刺外，还常有丘疹、结节、脓疮、脓肿、瘢痕及瘢痕样损害，往往其中的某几种皮损较显著，病程可持续多年之久，往往时轻时重，通常在25岁前后开始缓解，严重患者到中年时期逐渐减轻，大多数在45岁后痊愈，或多或少地遗留萎缩性瘢痕或瘢痕样损害。遗传基因、内分泌、微生物及生活习惯等因素都和本病有关。婴儿痤疮发生在婴儿出生时或出生后4周内，于颊部或前额及颈部出现数目不定及大小不等的黑头粉刺，但不像成人的寻常痤疮常有结节囊肿性损害，仅可偶有丘疹及脓疱，经过数天或数周即消失，可以遗留凹陷性瘢痕。患儿多半是男婴，可由子母体性激素的影响导致。

1697. ACDE　痤疮患者的皮脂腺对雄激素的反应较强，因此结节性痤疮及囊肿性痤疮以男性患者多见，由于雄激素刺激毛囊上皮细胞角化及皮脂腺分泌旺盛，促使毛囊口堵塞，大量皮脂潴留于毛囊内，皮脂物质形成白头粉刺或经空气氧化及干燥生成黑头粉刺。寄居于毛囊的腐生菌，特别是痤疮丙酸杆菌等，释放出分解皮脂的溶脂酶，使皮脂中三酰甘油等物质水解成游离的脂肪酸和甘油，游离脂肪酸可刺激毛囊及其附近发生非特异性炎症反应。有时也发生其他化脓菌的合并感染。深部炎症也可成为巨大脓肿，有的含有较大的黑头粉刺，这些囊肿状脓肿内常有带血的胶胨状脓液，炎症明显可伴疼痛，以后可以发生明显的瘢痕或瘢痕疙瘩性皮损，不易消退。

1698. BCE　婴儿脂溢性皮炎差不多都发生于出生后3个月内，这个期间正好是婴儿产后皮脂腺功能活跃的阶段，本病先从头部发病，最易侵犯头顶和前头发际处，其他如眉部、眼睑、鼻颊沟、颈、脐、腋以及全身皱褶部位均可被侵犯。一般无全身不适，虽然皮损有时较广泛，婴儿吃奶及睡眠均不受影响。本病不痒或仅有轻微瘙痒。在没有合并症时，本病可在3～4周时痊愈，只有少数患儿需2个月或更长时间才能消退。主要症状是红斑及鳞屑性损害，红斑为圆形或椭圆形，可向外扩展，有时融合成环状或多环状，斑上覆盖棕黄色与头皮粘连的油腻性鳞屑。与成人脂溢性皮炎不同之处是婴儿不发生毛囊性皮损，也没有湿疹时的丘疱疹出现。头皮以外部位常常是较细碎、颜色较白的鳞屑。

1699. ABCD　表皮结构的发育性缺陷，局部表面皮肤过度发育而有疣状角质突起，常排列成线条状，称为表皮痣或线状痣，患处几乎无毛或完全无毛。在出生时或到几岁以后，米粒到豆粒大或更大的硬丘疹或疣状角质物被人发现，范围及形状不定，多半发生于身体的一侧，有时是两侧性，呈正常皮色或由淡红、黄发展至深褐色甚至污黑色，一般不引起自觉症状，大多数在青春期后保持静止。组织病理示明显角化过度，含有灶性角化不全，颗粒层也增厚。棘细胞层不规则地肥厚呈乳头瘤性增生，表皮突不规则地延伸到真皮内，基底层的黑色素增加。真皮没有炎性浸润及痣细胞。

1700. ADE　脂溢性角化病（SK）又称为老年疣、老年斑、基底细胞乳头瘤，是一种临床最常见的良性皮肤肿瘤，好发于中老年人，是因为角质形成细胞增生所致的表皮良性增生。本病大多发生于40岁以后，好发于头皮、面部、躯干、上肢、手背等部位，但不累及掌跖。开始为淡褐色斑疹或扁平丘疹，表面光滑或略呈乳头瘤状，随年龄而增大，数目增多，直径1mm～1cm，或数厘米，境界清楚，表面呈乳头瘤样，表面有油腻性痂，痂容易刮除。有些损害的色素沉着可非常显著，呈深棕色或黑色，陈旧性损害的颜色变异很大，可呈正常皮色、淡褐色、暗褐色或黑色。本病可以单发，但通常多发，多无自觉症状，偶有痒感。皮损发展缓慢，极少恶变。其次，脂溢性角化病无自愈倾向。

1701. ABCE　角化棘皮瘤是一种可自愈的鳞状细胞假上皮瘤，可分为单发型、多发型及发疹型三型。①单发型，最常见，主要发生于面部，其次为上肢等暴露部位。皮损为坚实圆顶形结节，皮色或淡红色，表面光滑，中央为充满角质栓的火山口状凹陷，基底无浸润。②多发型，较少见，男性较多见，可发生于全身各处。皮损较单发型者小，很少自然消退。③发疹型，皮损由大量直径2～7mm的半圆形丘疹组成，中央角化，正常肤色，有的呈条索状排列，可有剧烈瘙痒。持续数月后缓慢消退。患者常有瘢痕、睑外翻和面具样面容。该病可能与某些皮肤病如着色性干皮病、银屑病、药疹等并发。

1702. ABDE　皮角是一种癌前疾病，为坚硬的角质突起物出现于外观很正常的皮肤上，有时继发于一个疣、痣或表皮囊肿，如脂溢性角化病、倒置性毛囊角化病，有的是由日光性角化病的损害发展而成，多半发生于40岁以上尤其是老人日晒的部位，如头面部，男女发病率无明显差异。皮角病程缓慢，约10%可发展成癌。

1703. CDE　毛母质瘤又称钙化上皮瘤（calcifying epithelioma），毛囊漏斗部毛母质瘤、毛囊漏斗毛母质囊肿，是一种良性皮肤附件肿瘤，可向间质和毛发皮质分化，女性发病率较高，可发生于任何年龄。损害是个孤立的坚硬肿瘤，直径0.5cm～3cm，通常发生于头颈区域、上肢等处的真皮下部或皮下脂肪内，并和表皮粘连。组织病理中毛母质瘤由一个或几个真皮结节组成，有时延伸到皮下。边界清楚，常有结缔组织包膜与表皮无联系。瘤细胞聚集成不规则的岛状，埋于富含成纤维细胞的间质中。瘤细胞岛主要由嗜碱性细胞和影子细胞组成，约3/4的肿瘤可见钙质沉着，主要存在于影子细胞内，约15%的病例间质中可见骨化区域。

1704. ABCD　皮脂腺痣又称器官样痣，是由皮脂腺构成的一种错构瘤，损害表现为边界清楚但不规则的表面具有蜡样光泽的痣状隆起物，最常见于头皮部位，患处无头发。这种疣状损害也可发生于颞部、额部或背部等部位，偶尔伴发乳头性汗腺腺瘤、顶泌汗腺瘤或角化棘皮瘤，甚至可发生转移。在婴幼儿时期，皮脂腺痣的主要组织变化是角化过度及乳头瘤性增生，还有发育不完全的毛囊和皮脂腺。到成年时期，真皮有很多成熟或几乎成熟的皮脂腺，下方往往有成群的顶泌汗腺。10% ~15%病例发生基底细胞癌。

1705. ABCD 乳房外 Paget 病主要发生于女阴、阴茎、阴囊、腋窝、耻骨部位、脐窝、臀部等处，偶然发生于黏膜，通常是一侧性。初起时，患处发痒或有烧灼感，后出现糜烂、渗液、结痂等湿疹样损害，有清楚的边界，和乳房 Paget 病的表现相似。

1706. ABCD 表皮样囊肿是最常见的皮肤囊肿之一，好发于青年、儿童，有的患有严重的寻常痤疮。损害多发生于面部、颈部、躯干及臀部，长期存在，不引起自觉症状，常因继发性感染而发炎，以后可以化脓而溃破，感染后常和附近组织粘连，极少数损害可发生鳞状细胞癌。组织病理示囊肿埋藏在真皮内，可达真皮深处和皮下组织，囊肿壁的细胞类似毛囊漏斗部的上皮，有几层鳞状细胞，内壁为含有角质透明颗粒的颗粒细胞。加德勒综合征（Gardner's syndrome）是常染色体显性遗传疾病，皮肤有多个表皮样囊肿，往往发生于头皮及面部真皮、皮下组织或腹腔。如因外伤所致的表皮囊肿，可称之为外伤性表皮样囊肿，多发生掌跖部位。

1707. ABCE 多发性脂囊瘤又称皮脂囊肿病。损害是多个半球形囊肿，和上方的表皮粘连，由豆粒到指头或杏子大，直径一般不超过 2cm，多半发生于前胸、背部、面部、四肢及阴囊等处而不常见于头皮，呈正常皮色、淡青或淡黄色，本病多在 20 岁左右开始发生，也可出现于婴幼儿时期，有的有家族史，呈现常染色体显性遗传模式。本病属于错构瘤，囊肿壁由数层上皮细胞构成并折成皱褶，囊肿腔的内涵物主要是嗜酸性染色均匀的无定形皮脂，可有少许角质细胞及成团细毛。

1708. ABDE 瘢痕疙瘩如果只用简单的切除术、腐蚀法或电干燥法治疗，以后可迅速复发并常加重。可行放射治疗，病程不到半年的瘢痕对放射线的敏感性较强，而病程较久者对 X 线的敏感性降低，外用糖皮质激素类可以促使增生的纤维消失，瘢痕疙瘩注射糖皮质激素，一般效果较好，但如果用量太大，注射间隔太短或次数太多，容易引起注射处萎缩。维甲酸及其他维生素 A 衍生物通过干扰 DNA 合成来显著抑制成纤维细胞的增殖，还可抑制TGF - B1诱导的Ⅰ型胶原蛋白基因表达。体内研究已证明局部外用 0.05% 维甲酸治疗瘢痕疙瘩可使瘢痕尺寸减小。

1709. ACDE 脂溢性角化病为老年人最常见的良性表皮增生性肿瘤，可能与日晒、慢性炎症刺激等有关，好发于颜面、手背、胸、背等处。

1710. ABCDE

1711. ABCD 丘疹可由表皮或真皮浅层细胞增殖（如银屑病）、代谢产物聚积（如皮肤淀粉样变）或炎症细胞浸润（如湿疹）引起。

1712. ACD 皮肤结核的组织病理特征：聚集成群的上皮样细胞和数量不等的多核巨细胞形成典型的结核结节，中心有干酪样坏死。

1713. ABCD 玫瑰糠疹：本病病因不明，可能与病毒、细菌、真菌或寄生虫感染以及过敏等因素有关。病程有自限性，一般在 6 ~ 8 周自愈。通常不复发。可根据好发部位、母斑及沿皮纹走行的鳞屑性典型皮损、具有自限性及不易复发等特征诊断该病。治疗：本病能自愈，治疗的目的是减轻症状，缩短病程。①抗组胺药物、维生素 C、维生素 B_{12}、葡萄糖酸钙及硫代硫酸钠等均可使用，一般不须服用糖皮质激素。但皮损伴有紫癜、瘙痒显著或皮损泛发者可短期应用泼尼松，20 ~ 30mg/d，以后逐渐减量。②局部治疗，可外用炉甘石洗剂或少量使用皮质类固醇制剂。③紫外线照射，可用红斑量或亚红斑量分区交替照射。④中医中药疗法以清热凉血、祛风止痒为治疗原则，可辅以针刺疗法。

1714. AD 脉冲染料激光是用来治疗血管病变如鲜红斑痣、草莓状血管瘤的仪器；而雀斑是色素性疾病，可用日常防晒、外用 3% 氢醌霜。

1715. BCE 色素性紫癜性皮病的病因不明，属淋巴细胞围管性毛细血管炎。多种因素可诱发本病，包括运动、重力和静脉高压、下肢静脉血回流不畅、毛细血管脆性增加、局部感染、药物、化学物接触或摄入以及对染料的接触过敏等。治疗上首先应积极去除引起下肢静脉压增高的因素，如治疗静脉曲张、穿弹力袜、患侧腿部抬高等，鼓励使用润肤剂和保湿剂。对于药物诱发的色素性紫癜性皮病，停止使用诱发药物后皮损将逐渐消退。对于有瘙痒的患者可外用糖皮质激素，口服抗组胺药，亦可使用活血化瘀类中药。轻度患者：可外用糖皮质激素或外用钙调神经磷酸酶抑制剂，口服维生素 C、芦丁、葡萄糖酸钙有一定疗效。中度患者：增加口服维生素 C，己酮可可碱（每次 400mg，每天 3 次）或秋水仙碱（每次 0.5mg，每天 2 次）。严重患者：PUVA 或窄波 UVB 光疗、服用环孢素或甲氨蝶呤可能有效。

1716. ABC 系统性红斑狼疮可出现狼疮肾炎，硬皮病累及肾脏出现蛋白尿、血尿、氮质血症等，Wegener肉芽肿的病理表现以血管壁炎症为特征，主要侵犯上、下呼吸道和肾脏，通常以鼻黏膜和肺组织的局灶性肉芽肿性炎症为开始，继而进展为血管的弥漫性坏死性肉芽肿性炎症。

1717. AB 痱子的病因和发病机制：在高温闷热的环境下，出汗过多不易蒸发，使角质层浸渍肿胀、汗管变窄闭塞，汗管内汗液潴留、内压增高发生破裂，汗液外溢刺激周围组织而发病。此外，皮肤表面的细菌大量繁殖，产生毒素亦会加重炎症反应。

1718. BC 真菌的菌落形态是由其组成成分决定的，菌落形态呈乳酪样的，多由孢子和芽生孢子组成；菌落形态呈毛样的，多由菌丝组成，又称为丝状菌。有的致病真菌在自然界或25℃培养时呈菌丝形态，而在组织中或在37℃培养时则呈酵母形态，称为双相真菌。

1719. ABC 皮肤卟啉病（cutaneous porphyrias）是一种由于在血红素合成途径中酶缺乏导致有毒的血红素前体卟啉过多，引起以光敏性皮肤损害为特征的遗传性代谢障碍性疾病。先天性红细胞生成性卟啉病（con－genital erythropoietic porphyria，CEP）、迟发性皮肤卟啉病（porphyria cutanea tarda，PCT）和红细胞生成性原卟啉病（erythropoietic proporphyria，EPP）主要引起皮肤表现。

1720. ABDE 糖皮质激素类（如泼尼松）必要时应用于皮疹广泛或严重的急性患者，能使症状在短期内显著减轻或消失，但停药后常迅速复发，如长期应用，将引起各种副作用。在急性阶段根据皮疹的炎症、有无溃疡、有无化脓感染给予湿敷，外用氧化锌油、炉甘石洗剂、锌洗剂、炉甘石搽剂及锌霜等，继发感染者给予抗生素对症治疗。急性症状消失后有反复发作者，可在好发季节沐浴后外用润肤霜或保湿霜等对症治疗。

1721. ADE 继发性红斑肢痛症继发于某些疾病，如糖尿病、痛风、轻型蜂窝织炎、类风湿关节炎、系统性红斑狼疮、高血压等。

1722. ABCD 水痘的并发症不多见，少数可出现继发感染、水痘性肺炎、水痘性脑炎、肝炎、血小板减少性紫癜、多形红斑等病变。

1723. BCD 皮肌炎表现为特征性皮损：（1）眼睑紫红色斑：以双上眼睑为中心的水肿性紫红色斑片，可累及面颊、头皮，有很高的诊断特异性。（2）Gottron丘疹：即掌指关节、指指关节伸侧的扁平紫红色丘疹，多对称分布，表面附着糠状鳞屑，约1/3患者可见。（3）皮肤异色症（poikiloderma）：部分患者面、颈、躯干部在红斑鳞屑基础上逐渐出现点状色素脱失、点状角化、褐色色素沉着、轻度皮肤萎缩、毛细血管扩张等，称为皮肤异色症。其他尚有头皮、前胸“V”形区红斑，手背部和四肢伸侧糠状鳞屑红斑、甲周红斑、甲皱襞毛细血管扩张、甲小皮角化、雷诺现象、血管炎性损害、脱发、光敏感等。无明显自觉症状，亦可瘙痒，特别是背部和四肢伸侧有红斑鳞屑者。部分儿童皮肌炎可在皮肤、皮下组织、关节周围及病变肌肉处发生钙质沉着症。

1724. ABCDE Behcet综合征又称白塞病或眼－口－生殖器综合征，是一种反复发作的多系统慢性炎性疾病，机体所有器官均可同时或先后受累。①通常口腔溃疡是Behcet综合征的首发症状（65%～70%患者），并可持续整个病程。口腔溃疡开始时是红斑丘疹，渐形成淡黄色的假膜，最后形成无瘢痕的疼痛性溃疡，溃疡可在数周内愈合。复发性外阴溃疡的常见部位是女性患者的大、小阴唇，其次为阴道；男性的阴囊和阴茎。②90%的患者可出现眼部受累，其中男性更常见，且病情更重，严重者甚至可导致疼痛和失明。Behcet综合征的眼部症状可表现为葡萄膜炎、视网膜血管炎、继发性青光眼、白内障结膜炎、巩膜炎、角膜炎、玻璃体出血、视神经炎。③约50%的患者可出现关节炎，大多数患者（约80%的患者）在2个月内发作，多表现为非侵蚀性单或多关节炎，以膝关节、腕关节和踝关节受累常见。④Behcet综合征还可并发血管、神经系统、肾脏、心脏、胃肠道等病变。

1725. ABC 大疱性类天疱疮：全身泛发张力性厚壁水疱、大疱、血疱、糜烂和结痂，发生于水肿性红斑或正常皮肤基础上，尼氏征阴性，瘙痒剧烈。皮损通常初发于双手、足部，逐步泛发全身。约30%的患者伴有黏膜受累，以齿龈和颊黏膜为主，眼、咽部、外生殖器、食管黏膜亦可受累。

1726. ABCE 过敏性紫癜是一种侵犯皮肤和其他器官细小动脉和毛细血管的过敏性血管炎。皮肤表现为针头至黄豆大小的瘀点、瘀斑或荨麻疹样皮疹，严重者可发生水疱、血疱，甚至溃疡。好发于四肢伸侧，尤其是双下肢和臀部。皮损对称分布，成批出现，容易复发。患者以儿童、青年较多。初起时，患者有轻微发热，咽喉及关节疼痛，以后，四肢或关节附近以及躯干等处发生紫癜，紫癜可隆起，也常有荨麻疹及多形红斑样损害，偶尔发生水疱。手、肘、膝及踝关节疼痛，也可发生肿胀，关节痛常是游走性。手背、面部或其他部位可发生局限性水肿。有腹部症状时可称腹性紫癜（purpura abdominalis）或亨诺紫癜（Henoch's purpura），患者常有剧烈的绞痛，有时呕吐或腹泻，大便可带血或便血。

1727. ACDE 梅克尔细胞有短指状突起。

1728. ABC 珍珠样阴茎丘疹的皮损常见于靠近冠状沟的龟头边缘，可见珍珠状、与龟头颜色相近似的光滑小丘疹。早期丘疹呈圆顶形，生长缓慢，随着病变的进展可呈锥状，顶端常有绒毛样物质，呈灰白色，擦洗后绒毛可脱落，但数日后仍可形成。在包皮系带处常有少许不成行的坚实小丘疹。相邻的丘疹不相融合，没有自觉症状。主要发生于青春期以后，组织变化示一团正常结缔组织并有丰富的血管，外围是较密的结缔组织及少许淋巴细胞，上方表皮变薄而周边肥厚。

1729. CDE 神经性皮炎的治疗：①外用药物治疗：应根据皮损类型、部位等合理选用药物种类（如止痒剂、焦油类、糖皮质激素或钙调磷酸酶抑制剂）和剂型，封包疗法既可缓解瘙痒，又可防止受累部位进一步受到搔抓等刺激，此外还可在病损内注射糖皮质激素。②系统药物治疗：可口服抗组胺药、钙剂、维生素C，配合应用谷维素和B族维生素等。如影响睡眠者于睡前加用镇静安眠类药物（如地西泮或多塞平等），严重者可用普鲁卡因静脉封闭，皮损泛发者口服雷公藤总苷片。③物理治疗：皮损泛发者可选用光疗（UVB和PUVA）、药浴、矿泉浴等治疗。

1730. BCE

1731. ACE 皮肤附属器包括毛发、皮脂腺、小汗腺、顶泌汗腺和甲，均由外胚层分化而来。

1732. ABE 变态反应引起的药疹特点：①只发生于对药物过敏的患者；②皮疹的出现有一定的潜伏期；③皮疹与药物的药理、毒理作用及剂量无关；④交叉过敏和多价过敏现象；⑤皮疹形态多样，临床表现复杂。

1733. BDE 常发生皮损破溃的疾病包括固定型药疹、白塞病、变应性皮肤血管炎。固定型药疹的典型皮损为局限性圆形或类圆形、边界清晰的水肿性暗紫红色或鲜红色斑疹、斑片。直径0.2厘米到数厘米不等，常为1个，偶可数个，亦有广布全身者，重者红斑上可出现水疱或大疱，黏膜皱褶处易糜烂、渗出，自觉瘙痒或疼痛，一般无全身症状。白塞病又称眼－口－生殖器综合征（oculo－oral－genital syndrome），症状包括口腔溃疡、外生殖器溃疡和虹膜睫状体炎及视网膜炎等。变应性皮肤血管炎的特征皮损以双小腿为主出现对称、多发性斑丘疹、丘疹、结节；皮疹呈出血性，有明显浸润、坏死、溃疡、结痂。

1734. BCD 人工荨麻疹的原因多为皮肤受外界物理性刺激后发生变态反应，使肥大细胞释放组胺类生物活性物质，引起皮肤毛细血管扩张，通透性增强，使血浆、组织液渗透到真皮层，治疗首选抗组胺药；带状疱疹为水痘－带状疱疹病毒感染所致，治疗首选抗病毒药物；天疱疮、系统性红斑狼疮、皮肌炎为自身免疫性疾病，首选皮质类固醇激素系统治疗。

1735. ADE 白色糠疹的皮损初为苍白色斑，境界清楚，表面干燥，多有少量细碎灰白色鳞屑，好发于颜面，一般无自觉症状，预后好，春季多见。

1736. ADE 硬化萎缩性苔藓的临床表现：多见于女性，尤以绝经期妇女居多。好发于男女生殖器部位，常为唯一受累部位。皮损初起为散在多角形白色或象牙白色扁平丘疹，有时萎缩性丘疹，密集成片，质硬，周围有卫星状白色斑点。后期出现羊皮纸样萎缩，有时皮损表面可有黑头粉刺样毛囊角栓。损害常对称分布，一般无自觉症状，偶有轻度瘙痒。①发生于女阴部的皮损为象牙白色萎缩性丘疹或斑块。瘙痒剧烈，可呈现浸渍、糜烂，偶见水疱、大疱、出血性损害。部分患者肛周和女阴部的白色萎缩斑共同构成特殊的“8”字形、“葫芦”形或“哑铃”形外观。部分患者可出现女阴大面积萎缩，阴道口变狭窄，并可癌变。②男性龟头和包皮部位的皮损表现为闭塞性干燥性龟头炎，多见于患有包茎或龟头炎而未行包皮环切术者。皮损为呈象牙白色扁平丘疹或白色萎缩性轻度水肿斑，表面干燥皱缩伴少量脱屑。可引起尿道狭窄并可伴发鳞状细胞癌。口腔黏膜受累常见于颊、腭黏膜及舌，表现为蓝白色斑片，有时呈网状或有浅表溃疡。

1737. ABCE 传染性软疣系感染传染性软疣病毒所致的传染性皮肤病，可通过直接接触传播、自身接种或性接触传播，多见于儿童及青年人，潜伏期为14～50天；初起为米粒大的半球形丘疹，以后逐渐增至豌豆大，中心微凹或呈脐窝，表面有蜡样光泽，呈灰白色或珍珠色。可挤出白色乳酪样物质，称为软疣小体。损害数目不等，互不融合。好发于躯干、四肢、阴囊和肛门等处。一般无自觉症状。主要用局部治疗，用粉刺挤压器或镊子挤出其内容物，并涂以2%碘酊。如已继发感染，可先涂抗生素软膏，待炎症消退后再用上述方法治疗，必要时可口服抗生素。液氮冷冻治疗。

1738. ACE 紫外线照射可加速血液循环、改善代谢，有镇痛、止痒、促进色素生成、上皮再生和杀菌等作用。紫外线的治疗适应证包括玫瑰糠疹、银屑病、斑秃、慢性溃疡、痤疮、毛囊炎、疖病、红斑期蕈样肉芽肿等。红斑狼疮有光敏性，紫外线可加重疾病，紫外线不是瘢痕疙瘩的常用治疗。

1739. AD 棘层松解（acantholysis）指表皮细胞间失去粘连而呈松解状态，出现表皮内裂隙或水疱，如天疱疮、毛囊角化病。

1740. ABCE 湿疹治疗：1. 一般治疗：首先应积极查找发病原因或诱因；2. 全身治疗：目的是抗炎止痒，包括：（1）抗组胺药物的应用。（2）其他镇静药物的应用，若瘙痒严重影响睡眠或有神经衰弱和焦虑症状者可口服镇静催眠抗焦虑药如硝西泮、艾司唑仑等。（3）维生素类药物的应用：常规使用维生素C、复合维生素B、钙剂等。（4）抗生素的应用：患者存在明确的感染病灶或者皮损合并感染时可以使用相应的敏感抗生素治疗。（5）免疫抑制剂的应用：对于那些病情严重、常规治疗无效的患者可以考虑应用免疫抑制剂，一般宜采用针对T细胞的药物，如环孢素A、雷公藤多苷等，应用期间需要特别注意这类药物的不良反应。3. 局部治疗：治疗原则为清洁、止痒、消炎、保护皮肤预防复发。依皮损发展阶段的不同表现选用适当药物和剂型。4. 湿疹尽量避免口服糖皮质激素，因为停药后可能出现症状加重，迁延不愈者注意消除体内慢性病灶及其他全身性疾病。

1741. CDE 各型黄瘤病的组织病理特征主要为真皮内可见多数胞质中充满脂质微粒的单核或多核泡沫细胞，也可见有各型Touton巨细胞、胆固醇结晶裂隙。成熟损害主要为泡沫细胞，晚期损害呈纤维组织增生。

1742. CDE 临床上，重症药疹有以下几类：①重型多形红斑型药疹，这类药疹有着比较明显的特点，很容易鉴别。这类药疹发生时，皮肤会出现豌豆大小的水肿性红斑或丘疹，红斑和丘疹的形状一般是圆形或者椭圆形。一般多发生在身体四肢的皮肤，多是对称存在。患者还可能会出现发热、肚子疼等情况。②大疱性表皮松解型药疹。这类重症药疹起病比较急，发展很快，一旦发生比较凶险，属于药疹中最严重的一种。初期可能只是某些部位皮肤有皮疹，如果不及时控制，很快会形成一片片皮疹，然后波及全身。如果不及时抢救，甚至可能会有生命危险。③剥脱性皮炎型药疹。这类重症药疹多是由普通药疹发展而形成的。

1743. ABDE 黄褐斑、雀斑、黑变病和炎症后色素沉着，日晒后皮疹加重。

1744. ACE 神经纤维瘤病是一种常染色体显性遗传病，肿瘤多发，有家族史，除累及皮肤外，还可有中枢神经系统损害、智力异常以及骨骼异常等。皮损有多种表现，出生后或儿童期出现咖啡斑，为大小不一的褐色斑疹或斑片，边缘不规则，境界清楚，皮疹多发，以躯干为著。青春期后逐渐出现多发性小结节或肿块，正常皮肤色、淡褐色或淡红色，质地柔软，触之有疝囊感。损害大小为数毫米至数厘米不等，部分损害有蒂，似皮赘。皮损随年龄缓慢发展。少数患者可有某一外周神经粗大，增生。一般无不适，个别患者的神经纤维瘤有十余厘米大，或有破溃，意味着有发生神经纤维肉瘤的可能性。

1745. ABCE 手足皲裂到出血、灼痛的程度时，宜用热水将患处泡软、使皮肤滋润，用刀片将角质过厚处削薄，然后再外用药物。

1746. ABE 红外线的适应证：①各种炎症感染，如毛囊炎、汗腺炎、甲周炎等。②各种慢性溃疡，如淤积性溃疡、放射性溃疡以及糖尿病性溃疡等。③冻疮。④带状疱疹及其后遗神经痛等。⑤急性外伤等。

1747. ABDE 系统性红斑狼疮（systemic lupus erythematosus，SLE）是一种侵犯全身结缔组织和多器官的炎症性自身免疫病。许多指标的变化能提示 SLE 活动，如新发皮疹、尿蛋白出现或增加、抗 dsDNA 抗体滴度增高、补体下降、血常规提示血细胞减少等

1748. ABCDE 与系统性红斑狼疮（SLE）发病有关的因素包括日晒、雌激素、药物、感染、手术、食物过敏等。

1749. ABE 皮肤结核的病原体检出率视临床各种类型的皮肤结核而异，通过皮肤组织涂片或皮损组织病理抗酸染色偶尔可查到结核分枝杆菌的皮肤结核包括原发性皮肤结核、疣状皮肤结核、寻常狼疮、溃疡型皮肤结核、瘰疬性皮肤结核、全身性粟粒性皮肤结核和结核树胶肿，而一般在结核皮损中查不到结核分枝杆菌的皮肤结核包括丘疹坏死性结核疹、瘰疬性苔藓、颜面粟粒性狼疮和硬红斑。

1750. BCDE 刺激或诱发痤疮发生的药物包括：第1类，雄激素。有一些雄激素可以明显促进痤疮发作。第2类，糖皮质激素。外用或注射，甚至口服这种激素过量时，临床上会观察到痤疮的发生。第3类，卤素。如碘、溴化钾等，这些卤素的存在，也有可能会诱发痤疮的发生。这往往跟职业有关系，某一些特殊的职业比较容易出现这种情况。第4类，抗结核药。服用此药后有可能会诱发痤疮的发生。第5类，一些抗癌药。第6类，抗癫痫药。这些药物服用过量也会引起痤疮的发生。

1751. AE 环状肉芽肿病因不清，单发者可能与外伤、虫咬、日晒等有关。泛发者可能伴发糖尿病。临床上主要分为以下几型：局限型、泛发型、穿通型、皮下型。特殊类型有巨大型、丘疹型、线状型、斑点型或斑片状皮疹等。

1752. ABCDE 毛周角化病又称毛发苔藓（lichen pilaris），是一种慢性毛囊角化性皮肤病。其特征为在漏斗状毛孔内有一个小的角栓或与毛孔一致的角化性丘疹。皮损对称，多见于儿童及青少年，皮损常随年龄增长而改善。好发于上臂外侧、大腿伸侧、前臂、肩胛、臀部等，偶见泛发性发作。皮损为针头大小、顶部尖锐的毛囊性丘疹，中央可见一根毳毛穿出或卷曲在内，剥去角质栓则见到微小的凹陷。本病常冬重夏轻，一般无自觉症状，偶有轻度瘙痒。

1753. BCD 白塞病常见的皮损表现为结节性红斑样损害、毛囊炎、痤疮样皮炎等。

1754. BCDE

1755. ABCE 原发性皮肤淀粉样变病的特征是好发于双侧胫前，密集不融合的半球状丘疹，呈念珠状排列，自觉剧烈瘙痒。

1756. ABC SLE 可出现血清白蛋白降低，血清总蛋白和免疫球蛋白升高，免疫球蛋白包括免疫球蛋白 A、免疫球蛋白 M、免疫球蛋白 G、免疫球蛋白 E、免疫球蛋白 D，而丙种球蛋白主要指的是免疫球蛋白 G。SLE 和硬皮病均可出现抗核抗体阳性，无肌酶谱升高，肌酶谱为皮肌炎的特异性免疫指标。

1757. ABD 带状疱疹的前驱症状常有轻度全身症状，在发疹的部位以神经痛最为突出。局部皮肤初起为单侧发生不规则的红斑，继则出现数片成群粟粒至绿豆大的丘疹、丘疱疹，迅即变为水疱。损害集群存在，常排列成带状，各簇水疱群间皮肤正常。数日后水疱内可浑浊化脓，或部分糜烂，最后干燥结痂。可有发热、患部附近淋巴结肿大。好发于成人。愈后一般不复发。

1758. ABDE 性连锁遗传性寻常鱼鳞病的皮肤损害

为：在出生时或新生儿期发病，颈后、躯干部和四肢伸侧的深褐色鳞屑尤为显著，呈多角形且黏着牢固，面部及耳部可有皮损，患儿常出现“污垢面容（dirty－face)”，头皮通常受累，而掌跖、毛发和甲多不受累。可波及皱褶部位。症状不随年龄增长而改善。

1759. ABDE 寻常疣目前采用的全身治疗方法很多，但疗效皆难以肯定。局部治疗：①液氮冷冻、电灼伤、刮勺刮除疣体。②局部外用鬼臼毒素软膏、5% 氟尿嘧啶软膏、10% 水杨酸火棉胶涂剂、0.7% 斑蝥素加入等量火棉胶溶液、0.1% ~0.3% 维 A 酸酒精溶液等。皮质类固醇激素有抗炎、免疫抑制的作用，不用于病毒感染性疾病（寻常疣为 HPV 病毒感染所致）。

1760. ABD 混合结缔组织病（mixed connective tissue disease，MCTD）是一种免疫性结缔组织病，具有类似系统性红斑狼疮、硬皮病及多发性肌炎等疾病的有关症状，但尚不能构成独立诊断，血清中有高滴度的抗核糖核蛋白（RNP）抗体，对糖皮质激素反应较佳。一般预后良好。主要表现有雷诺现象（Raynaud 现象），手部弥漫性浮肿、硬化、呈腊肠样，面部可有蝶形斑，眼周可有皮肌炎样水肿性红斑或色素改变。可有关节痛、关节炎，但不出现关节变形。四肢近端肌肉可有肌痛、肌力减退，约半数患者的食管蠕动降低。肺可有间质性肺炎、肺纤维化、肺功能减退。也可有浆膜炎、心肌炎、淋巴结肿大，较少发生中枢神经系统和肾损害。

1761. ABCD 点滴状副银屑病好发于青年男性，皮疹为针头至米粒大小的红色斑丘疹或红斑，表面有少许细薄鳞屑，不易刮落，无薄膜现象和点状出血现象，无自觉症状，无坏死发生。皮损消退后可留有暂时性色素减退斑或色素沉着斑，但陆续有新的皮疹发生，可见到新旧不同时期的皮疹。多发于躯干两侧及四肢近端，以屈侧较多。病程慢性，一般经数月或数年左右可自愈。

1762. BDE 毛囊中的常见寄生菌包括痤疮丙酸杆菌、糠秕孢子菌及表皮葡萄球菌，在以上细菌作用下，水解三酰甘油和游离脂肪酸。

1763. ABCDE 黏膜白斑恶变的组织病理检查显示早期黏膜上皮角化过度或角化不全，棘层肥厚，真皮浅层有以淋巴细胞为主的浸润。癌变期表皮细胞呈异形性增生，可见细胞角化不良，胞核深染，可见核分裂象。

1764. BC 青霉素与半合成青霉素类的适应证：在皮肤科主要用于治疗丹毒、猩红热、蜂窝织炎、疖、痈、脓疱疮、炭疽、梅毒等，及其敏感菌所致的菌血症、败血症。

1765. ACE 口腔黏膜白斑多见于 40 岁以上的男性，好发于颊、唇及舌黏膜。初起为黏膜上细小点状、光滑的白色斑点或条纹，后融合成白色斑片，境界不清；晚期白斑增厚，表面不光滑，形成白色膜状物，可发生浅表溃疡；一般无自觉症状，也可引起针刺感或轻微疼痛。外阴白斑主要见于闭经后的妇女，主要见于阴蒂，小阴唇及大阴唇内侧，偶见于老年男性龟头及包皮内侧。局部一般为白色角化性皮疹，早期角化过度，浸润肥厚，后期呈增生性或萎缩性病变，可引起外阴狭窄，多伴有瘙痒，长期搔抓可引起湿疹样变，偶发生恶变。

1766. ABD 特殊类型荨麻疹包括皮肤划痕症、寒冷性荨麻疹、胆碱能性荨麻疹、日光性荨麻疹、压力性荨麻疹。

1767. AB 原发性皮肤淀粉样变病：皮损组织病理显示真皮乳头层团块样淀粉样物质沉积，结晶紫染色或刚果红染色阳性，刚果红染色后在偏振光下呈现苹果绿双折光现象。

1768. ABDE 引发龟头炎的感染因素包括细菌、真菌、支原体和衣原体。病毒感染引起生殖器疱疹。

1769. ACE 扁平苔藓的组织病理表现：表皮角化过度，颗粒层局灶性楔形增厚，棘层不规则增厚，基底细胞液化变性，真皮上部出现以淋巴细胞为主的带状浸润，真皮乳头层可见胶样小体及噬黑素细胞。

1770. CD 妊娠疱疹为一种以水疱为主的多形性瘙痒性自身免疫性皮肤病，发生于妊娠期，分娩后可自行缓解。疱疹样皮炎是一种较为少见的慢性良性复发性大疱性皮肤病。带状疱疹由水痘－带状疱疹病毒感染引起，人体感染水痘－带状疱疹病毒后，发生水痘或呈隐性感染。当机体免疫力降低时，如创伤、疲劳、恶性肿瘤、病后虚弱等，潜伏的病毒被激活，沿感觉神经轴索下行到达该神经所支配区域的皮肤区域增殖，引起带状疱疹。Kaposi 水痘样疹系指在原有遗传过敏性皮炎或湿疹等基础上感染单纯疱疹或牛痘病毒而发生的一种皮肤病。牛痘样湿疹是指患有湿疹的患者在接种牛痘病毒疫苗后，于湿疹部位发生的疱疹样皮炎，常伴有发热等全身症状，为过敏性疾病，非感染性。

1771. ABE 表皮内大疱病包括天疱疮、家族性良性慢性天疱疮、急性接触性皮炎、大疱性表皮松解症型药疹和单纯型大疱性表皮松解症。

1772. ABCE 痤疮发生的相关因素包括雄激素、皮脂分泌增多、毛囊口上皮角化亢进、痤疮丙酸杆菌及遗传等，药物性雄激素等可促发或加重。

1773. ABCD 手足皮肤尤其是掌跖部角质层较厚，无皮脂腺，冬季汗液分泌少，容易干燥，加上各种因素如干燥、摩擦、外伤、酸、碱、有机溶剂或真菌感染等的影响发病。

1774. AE 脓疱疮（impetigo）又称黄水疮，是由金黄色葡萄球菌和（或）β 溶血性链球菌引起的一种急性、化脓性皮肤病。

1775. ABDE Raynaud 现象是由寒冷或情绪波动以及

其他因素诱发肢端细小动脉痉挛的血管功能性疾病。①混合性结缔组织病（mixedconnectivetissuedisease，MCTD）是一种血清中有高滴度的斑点型抗核抗体（ANA）及抗U1RNP（nRNP）抗体，临床上有雷诺现象、双手肿胀、多关节疼痛、肢端硬化、肌炎、食管运动功能障碍、肺动脉高压等特征表现的临床综合征。②皮肌炎患者可有不规则发热、消瘦、贫血、肝大、脾大、淋巴结肿大、末梢神经炎，少数患者出现胃肠道溃疡和出血、雷诺现象。③系统性硬皮病好发于中青年女性，病变不仅侵犯皮肤，同时可累及内脏多器官，病情常较重。临床上分为肢端型及弥漫型，肢端型约占95%，多先有雷诺现象，皮肤硬化常自手、面部开始，病程进展较缓慢。④系统性红斑狼疮（SLE）的非特异性皮肤表现：即与SLE相关但不仅见于SLE患者的皮损或皮肤相关表现，如光敏、口腔溃疡、皮肤血管炎性皮损（包括血管炎、可触及性紫癜、甲周毛细血管扩张、网状青斑、血栓性静脉炎、雷诺现象、红斑肢痛症）、非瘢痕性脱发（包括狼疮发、休止期/弥漫性脱发、斑秃）、指/趾硬化、类风湿结节、皮肤钙沉着、大疱性损害、荨麻疹、丘疹结节性黏蛋白沉积症、皮肤松弛、黑棘皮病、多形红斑、扁平苔藓等。

1776. ABCDE　肠病性肢端皮炎（acrodermatitis enteropathica）是一种发生于婴幼儿，以腔口周围和肢端皮炎、慢性腹泻、秃发为特征的常染色体隐性遗传性锌缺乏性疾病。组织病理无特异性。

1777. ABC　当怀疑有皮肌炎时，可做一些辅助检查以帮助诊断和治疗，其中最有帮助的是肌酶、肌电图和肌肉活检。

1778. ABDE　药疹根据明确的服药史、潜伏期及各型药疹的典型临床皮损进行诊断，同时需排除具有类似皮损的其他皮肤病及发疹性传染病。一般来说，药疹皮损的颜色较类似皮肤病更为鲜艳，瘙痒更为明显，且停用致敏药物后逐渐好转。如患者服用两种以上的药物，准确判断致敏药物将更为困难，应根据患者过去的服药史、药疹史及此次用药与发病的关系等信息加以综合分析。

1779. ABCDE　治疗异位性皮炎的外用药物：对症处置，治则和用法与湿疹相同。较早应用糠馏油、煤焦油等抗炎和角化促成剂，各种皮质类固醇类软膏或霜，如合并感染，注意局部抗菌如新霉素应用，加强尿素等保湿剂应用。

1780. ABDE　扁平苔藓的组织病理学表现：表皮角化过度，颗粒层楔形增生，棘层肥厚，基底细胞液化变性，真皮上部有以淋巴细胞为主的致密带状浸润。

1781. ACE　阿维A酯和阿维A除关节病型银屑病外，对其他类型的银屑病均有肯定的疗效，是治疗寻常型、红皮病型和脓疱型银屑病效果较好的药物。维甲酸治疗指数较低，提高疗效的关键在于把握疗效与不良反应发生的平衡，通常在治疗剂量范围内，剂量越大，疗效越好，不良反应也越多，根据不同情况，可主张联合治疗加强疗效。红皮病型银屑病：因较大剂量维甲酸可引起皮肤黏膜不良反应，可能使病情加重，应从较小剂量开始。寻常型银屑病首选局部外用药治疗或光疗，系统阿维A不是首选，维甲酸类治疗银屑病的确切作用机制并不十分清楚，可能通过调节内源性维A酸代谢调节表皮分化和病变部位免疫反应。

1782. AD　结节性红斑多见于中青年女性，多于春秋季好发，开始可有发热、肌痛和关节酸痛。数日后多于小腿伸侧出现对称性、疼痛性结节，无白细胞增高。

1783. BD　诊断白塞病的主要症状包括口腔、生殖器溃疡，眼部病变和皮肤结节性红斑样损害等。

1784. ABC　Wood灯检查呈高亮的蓝白色荧光、色素脱失斑无扩大均见于白癜风稳定期；同形反应、新发白斑、近期白斑处毛发变白均见于进展期。

1785. ACD　大疱性脓疱疮主要由噬菌体Ⅱ组71型金葡菌引起。疱内容物先清澈后浑浊，脓液常沉积于疱底呈半月形，发生于新生儿可有发热等全身症状。

1786. BC　进行性对称性红斑角化病从婴幼儿开始发病。发于掌跖部，局部有潮红斑片及角化过度，鳞屑逐渐累及手、足、肘、膝等部位。

1787. ABCDE　肠病性肢端皮炎为锌缺乏引起的疾病，发病年龄最早于生后3周，最迟10岁，平均发病年龄在生后9个月。女性多见。皮疹好发于口、鼻、眼和肛门等部位，也可波及头皮、耳周、甲周和臀部等处。皮疹常对称分布，早期损害为水疱、脓疱，逐渐发展为大疱、糜烂、结痂和鳞屑。长久损害后四肢末端的皮疹呈银屑病样表现，部分患者的损害似烟酸缺乏病。生殖器和肛门除有糜烂及结痂损害外，还可见外阴炎、阴囊炎。口腔合并有口腔炎、口角炎，可累及舌背。头发、眉毛、睫毛等表现为全脱或弥漫性稀少，多数患者有消化道症状，伴有发育迟缓、贫血和营养不良。易继发细菌、真菌或混合感染，主要侵犯上呼吸道，也可并发肺炎和败血症。可伴有抑郁、反应迟钝等症状。

1788. ABCE　皮脂腺活跃，皮脂分泌过多可导致痤疮，皮脂腺分泌和发育受雄激素支配，伴有雄激素水平高的痤疮患者，可抗雄激素治疗，首选达英-35。痤疮出现红丘疹、脓疱、结节、囊肿等感染表现，可口服二甲胺四环素等加强抗感染、抗炎作用。1%阿达帕林属于维甲酸类药物，可改善毛囊口异常角化的症状，用于痤疮治疗。冷冻一般用于增生性疾病，与痤疮感染无关，不推荐使用，二氧化碳激光可用于痤疮后瘢痕的治疗。

1789. ABCDE　皮脂腺分泌和发育受雄激素支配，伴有雄激素水平高的痤疮患者，可抗雄激素治疗。痤疮出现红丘疹、脓疱、结节、囊肿等感染表现，可口服克林霉素等加强抗感染、抗炎作用。维甲酸类药物用于痤疮治疗，可改善毛囊口异常角化。过氧化苯甲酰是一种强氧化剂和抗微生物药物，外用可有效减少痤疮皮损中痤疮丙酸杆菌和表皮葡萄球菌。有报道称中药（如丹参酮）具有抗炎、抑制皮脂腺分泌、抗痤疮丙酸杆菌和轻微抗雄激素活性的作用，对炎症性和非炎症性痤疮均有一定疗效。

1790. AB 冷冻疗法利用低温使病变组织坏死，达到治疗目的。冷冻可引起细胞内冰晶形成，使细胞脱水、脂蛋白复合物变性，致细胞膜破裂、局部血循环障碍等。黑素细胞对冷冻较敏感，治疗后常易色素脱失。冷冻剂主要有液氮，冷冻后局部组织发白、肿胀，1~2日内可发生水疱，然后干燥结痂，1~2周脱痂，留有色素沉着斑或色素减退斑，一段时间后色素斑可自然消退。适应证：寻常疣、跖疣、尖锐湿疣、化脓性肉芽肿、结节性痒疹、瘢痕疙瘩、浅表性良性肿瘤等增生性疾病，恶性黑素瘤、硬斑病样基底细胞癌为恶性肿瘤，首选手术切除。增殖性天疱疮为自身免疫性疾病，首选糖皮质激素。

1791. ACD 念珠菌不仅广泛存在于自然界，而且也可寄生在正常人体皮肤、口腔、上呼吸道、胃肠道、肛门和阴道黏膜上，是一种典型的条件致病菌。

1792. ABCE 棘层松解征，又称尼氏征，出现在某些棘层松解性皮肤病中，如天疱疮、中毒性表皮坏死松解症（TEN）、葡萄球菌性烫伤样皮肤综合征（SSSS）等。出现下列任何一种表现即可判定为尼氏征阳性：①用手指压水疱时，水疱向四周扩展；②从一侧推压水疱时，水疱向对侧扩展；③如牵扯破损水疱壁，表皮容易剥离；④推压水疱周围外观正常皮肤，表皮易剥离。

1793. BCDE 阿昔洛韦（无环鸟苷）主要用于单纯疱疹病毒感染的疾病，包括皮肤黏膜和角膜感染、单纯疱疹性脑炎、生殖器疱疹、带状疱疹等。

1794. BCDE 同形反应指正常皮肤在受到非特异性损伤后可诱发与已存在的某一种皮肤病相同的皮损。最特征的见于银屑病，也可见于扁平苔藓、湿疹的急性期、毛发红糠疹、白塞病等。

1795. ABC 基底细胞液化变性（liquefactionofbasal-cells）：基底细胞空泡化和崩解，重者基底层消失，使棘细胞直接与真皮接触，常伴真皮内噬黑素细胞浸润。

扁平苔藓的组织病理：表皮角化过度，颗粒层增厚（常呈楔形），棘层不规则性增殖，表皮突呈锯齿形，表皮、真皮交界处基底细胞液化变性，偶有表皮下裂隙，在表面或真皮乳头层有角化不良细胞，致密的淋巴细胞在真皮上部呈带状浸润；真皮乳头层可见红染的胶样小体及噬黑素细胞。

盘状红斑狼疮的组织病理：表皮角化过度，毛囊口角质栓，颗粒层增厚，棘层萎缩，表皮突变平，基底细胞液化变性，有时可见基底膜增厚，表皮下层或真皮浅层见胶样小体，真皮血管及皮肤附属器周围见较致密的灶状淋巴细胞浸润。

多形红斑的组织病理：表现为表皮角质形成细胞坏死，表皮下水疱形成，基底细胞液化变性；真皮上部血管扩张，红细胞外渗，水肿明显，血管周围淋巴细胞及少数嗜酸性粒细胞浸润。必要时行免疫荧光检查以排除自身免疫性大疱病。

急性湿疹表现为表皮内海绵形成，真皮浅层毛细血管扩张，血管周围有淋巴细胞浸润，少数为中性粒细胞和嗜酸性粒细胞。

神经性皮炎的组织病理：表皮角化过度、棘层增厚、表皮突延长，可伴有轻度海绵形成。真皮部毛细血管增生，管壁增厚，周围可见淋巴细胞浸润。此外尚可见纤维化。

1796. ACDE 体股癣的处理原则：对于过度出汗或肥胖患者可将干粉，如硝酸咪康唑粉撒于患处，保持患处干燥。穿宽松内衣，注意个人卫生，勤换内衣。外用3%水杨酸、咪唑类、丙酰胺类溶液、软膏、凝胶，环吡酮胺软膏等，连续2~4周。对皮损泛发的病例可采用系统治疗，如灰黄霉素、伊曲康唑、特比萘芬或氟康唑等。

1797. BCDE 疥疮的外用药：①外用10%硫磺软膏（婴幼儿用5%浓度）、硫磺洗剂、1%γ-666霜或10%~25%苯甲酸苄酯乳剂，用药时必须做到治疗前先用热水肥皂洗澡，擦药时除头面部外必须擦遍全身，每天早晚各1次，连续3~5天。擦药期间不洗澡、不换衣，疗程完成后洗澡更衣，将换下的衣被煮沸消毒或日晒。疥疮结节可外用类固醇制剂如氢化可的松霜，也可用液氮冷冻或手术切除结节。②疥疮患者的家庭或集体生活成员同时治疗。③治疗后需观察1~2周，如无新皮疹发生，方可认为痊愈。

1798. ACDE

1799. ABCDE 脂溢性皮炎的病因尚不清楚，可能与免疫、遗传、神经及环境因素等有关。目前研究发现在遗传性皮脂溢出基础上继发马拉色菌、痤疮棒状杆菌等病原微生物的多量繁殖感染，可引起皮脂成分改变（主要是游离脂肪酸增多）及感染性变态反应，导致皮肤的炎症反应。精神、饮食、B族维生素缺乏及嗜酒等因素可不同程度地影响本病的发生和发展，另外，生活环境、生活习惯及内分泌和消化道功能紊乱等也成为危险因素之一。

1800. ABCDE 冻疮的病因：由于长期暴露于寒冷、潮湿的环境中，皮肤血管痉挛收缩，导致组织缺氧引起细胞损伤；久之血管麻痹扩张引起静脉淤血、毛细血管扩张、渗透性增加，血浆渗入组织间隙而引发本病。周围血液循环不良，缺乏运动、手足多汗、营养不良、贫血、鞋袜过紧等均可加重病情。疾病因素如冷球蛋白血症、系统性红斑狼疮、雷诺病等均可引发冻疮。

1801. ABE　药疹亦称药物性皮炎，系由于系统用药（口服、注射、灌注等）后引起机体发生变态反应而产生的一种急性发疹性反应，皮疹表现常模拟传染病发疹，需与之鉴别。药疹临床表现多种多样，同一药物在不同个体可发生不同类型的临床表现，同一临床表现又可由不同药物引起，故不可由皮疹形态推断致病药物。固定型药疹：为一至数片圆形红斑，边界清楚，重时可起水疱，1~10天后红斑消退，愈后留有明显色素沉着斑；皮损经常固定发生于相同部位，如口唇、指趾关节等处。可由解热镇痛药（阿司匹林）、磺胺类、巴比妥三类药物引起。

1802. ABCD　单纯型大疱性表皮松解症（epider－molysisbullosasimplex，EBS）：为常染色体显性遗传性疾病，症状较轻，一般2岁之内就会发病，通常发生在出生后的第1年，主要是在手、足、肘膝等摩擦部位，稍微摩擦、外伤后就会出现水疱、大疱，尼氏征阴性。

1803. ADE　冻疮的临床表现：①常发生于初冬、早春季节。多见于儿童、妇女或末梢血液循环不良者。②好发生在手指、足背面、足跟、足趾及耳郭等处，多对称发生。③初起时表现为局限性淤血性红斑或青紫色水肿性红斑，边界不清，表面紧张有光泽，质柔软，压之褪色，但压力去除后红色恢复缓慢。④严重者可出现水疱、糜烂、溃疡，愈后遗留萎缩性瘢痕或色素沉着。⑤局部皮温降低。瘙痒明显，受热后加重。多形红斑的损害为多形性。

1804. ACDE　扁平苔藓一般不会出现剧烈瘙痒，也不是每个人都会瘙痒。

1805. ACDE　多种风湿病都可伴发雷诺现象，有些患者甚至在确诊前数年只有雷诺现象。常见雷诺现象的疾病有结缔组织病、系统性硬皮病、类风湿关节炎、系统性红斑狼疮、皮肌炎/多发性肌炎等。冷纤维蛋白原血症的临床表现：①血栓症状：表现为游走性、血栓性静脉炎，四肢肿胀，或肺梗死、心肌梗死、脑血栓和大动脉血栓。②不能解释的出血症状：如鼻出血、消化道出血、咯血、血尿、皮肤紫癜或瘀斑、甲下出血及复发性臀部血肿等。③寒冷过敏症状：如寒冷性荨麻疹、雷诺现象、大理石样皮纹、肢端发绀及四肢手足麻木。④溃疡、坏疽症状。

1806. ABCD　关节病型银屑病、混合结缔组织病、系统性红斑狼疮和干燥综合征均可出现关节痛症状。

1807. AB　系统性硬皮病又名进行性系统性硬化症（progressive systemic sclerosis），可分为肢端硬化型和弥漫型硬皮病两类。前者较多见，后者发展较快且内脏受损严重。（1）肢端硬化型：特点是对称地自手、面开始。初发症状为手部雷诺现象，常于精神激动时加重，冬重夏轻。患者可有低热，关节酸痛。（2）弥漫型硬皮病：常侵犯食管，导致食管狭窄，造成吞咽困难，胃肠功能减退，肺活量减小，呼吸短促。系统性硬皮病可见红细胞沉降率增快，血清免疫球蛋白增高，类风湿因子阳性，蛋白尿等。狼疮细胞见于SLE，结节性红斑为皮下脂肪组织炎症，与硬皮病无关。

1808. ABCD　副银屑病的病因不清楚，是一组皮疹为斑丘疹、鳞屑性损害、无主观症状、治疗困难的慢性疾病，根据临床表现，分为点滴状、斑片状、苔藓样和痘疮样型副银屑病四种类型。

1809. BCDE　白塞病的眼部损害：主要为虹膜睫状体炎、前房积脓、结膜炎和角膜炎，患者可发生脉络膜炎、视神经乳头炎、视神经萎缩及玻璃体病变等，常导致青光眼、白内障和失明。眼病变一般出现较晚。

1810. ADE　风疹通过呼吸道传染。是一种大的RNA病毒。潜伏期平均18天。前驱期较短，约半天到1天，也可长达5天，有发热、咳嗽、流涕、食欲缺乏，偶见腹泻、呕吐、头痛、咽痛等症状。成人和年长儿的前驱期症状较幼儿明显，并可持续到出疹期。约20%的患者在前驱期末或皮疹第1天发生黏膜疹，在软腭上出现散在暗红色斑疹或紫癜。在前驱期后第1~2天出现大小不一、淡红色的斑疹、斑丘疹或丘疹，部分可融合成片。最早见于面部，迅速向下扩展到躯干和四肢。第2天面部皮疹消退而躯干部出现皮疹，可融合成片，但四肢皮疹散在不融合。第3天躯干皮疹消退，第4天四肢皮疹也开始消退，疹退后一般不留痕迹。出疹期一般持续1~4天。约40%的患者没有皮疹。出疹前5~7天枕后、耳后、腋窝、腹股沟淋巴结肿大，数日内可消退，也可持续数周，自皮疹出现隔离5天即可。Koplik斑为麻疹黏膜斑。

1811. ACD　皮脂为毛囊内正常寄生菌（如痤疮丙酸杆菌、卵圆形马拉色菌、表皮葡萄球菌等）的生长提供物质基础。一些正常皮肤表面寄居菌（如痤疮杆菌和马拉色菌等）能产生脂酶，可将皮脂中的三酰甘油分解成游离脂肪酸，后者对葡萄球菌、链球菌和白色念珠菌等有一定的抑制作用。

1812. ABE　小棘苔藓：多见于儿童。成片密集的毛囊性丘疹，顶端有一根丝状的角质小棘突，境界较明显，常发生于颈部、四肢伸侧、股部和臀部。大部分患者数个月后可自然痊愈。

1813. ADE　颜面播散粟粒性狼疮、寻常狼疮为结核分枝杆菌感染，冻疮样红斑狼疮、狼疮性脂膜炎、疣状（肥厚性）狼疮均属于红斑狼疮。

1814. ABE　任何手术或外伤痊愈后留在原位下的浮起、红肿的痕迹就称为肥厚性瘢痕。不当的治疗是引起肥厚性瘢痕常见的原因之一，与皮肤纤维瘤无关。自觉瘙痒、刺痛。部分皮疹多年后可缩小、变软，有自然消退倾向，皮损范围不超过原有损害范围，且在1~2年内可缩小变软。肥厚性瘢痕与瘢痕疙瘩鉴别点为：瘢痕疙瘩系结缔组织过度增生，损害可扩大到原有损伤范围以外，而肥厚性瘢痕不扩大到原有的创伤范围以外。

1815. AB 迟发性皮肤卟啉病的临床表现包括光敏性皮炎、皮肤脆性增加、易损伤出血。

1816. ABCD 玫瑰糠疹的治疗：一般不需要服用皮质类固醇激素，外用药物可以考虑应用炉甘石洗剂或少量使用皮质类固醇激素，如地奈德乳膏、艾洛松乳膏。

1817. ABC 继发性黄瘤病指由其他疾病引起血脂代谢障碍和血脂增高所致的黄瘤病，如糖尿病、骨髓瘤和淋巴瘤等。

1818. ACD 接触性唇炎的症状轻重与接触物的浓度、时间频率、性质有关。

1819. BCDE 摩擦性苔藓样疹又名儿童丘疹性皮炎、肘膝复发性夏季糠疹、沙土皮炎，为学龄前儿童在夏秋季节常见的皮肤病，男多于女，表现为暂时性外伤性非特异性炎症反应，以患儿手背、前臂、肘、膝部出现散在性小丘疹，皮疹单一，有时有轻度苔藓样变为临床特征，常无自觉症状。

1820. ABCD ①采集标本：浅部真菌的标本有毛发、皮屑、甲屑和痂等，深部真菌的标本有痰、尿液、粪便、脓液、口腔或阴道分泌物、血液、脑脊液、各种穿刺液和活检组织，标本的采集应在无菌条件下进行。②直接涂片检查：为最简单而重要的诊断方法。取标本置玻片上，加一滴10% KOH溶液，盖上盖玻片，在酒精灯上微微加热，待标本溶解，轻轻加压盖玻片使标本透明即可镜检。先在低倍镜下检查有无菌丝或孢子，再用高倍镜观察，显示真菌形态和结构。用于明确真菌感染是否存在。③培养检查：直接镜检阴性时，不能排除真菌感染，需完善真菌培养，可提高真菌检出率，并能确定菌种。标本接种于葡萄糖蛋白胨琼脂培养基上，一般在37℃下培养3~4周，以鉴定菌种。必要时可行玻片小培养协助鉴定。对某些真菌，有时需配合其他鉴别培养基和染色反应确定。

1821. AC 寻常狼疮是一种由结合分枝杆菌感染所致的一种皮肤结核病。红斑狼疮是一种典型的自身免疫性结缔组织病。须疮是一种发生在胡须部的累及毛囊及其周围组织的细菌感染性皮肤病。疥疮是由疥螨寄生于皮肤所致的传染性皮肤病。冻疮是一种与寒冷相关的末梢部位局限性、淤血性、炎症性皮肤病。

1822. ABCDE 药疹的治疗：首先是停用致敏药物，包括可疑致敏药物，慎用结构相近似的药物，多饮水或静脉输液以加速药物的排出，尽快消除药物反应，防止和及时治疗并发症。另外重症药疹的治疗还包括：①及早、足量使用糖皮质激素；②使用抗生素防治继发感染；③加强支持疗法；④静脉注射人丙种免疫球蛋白；⑤血浆置换；⑥加强皮肤及黏膜的护理及外用药物的治疗。

1823. AD 头癣（tineacapitis）是指皮肤癣菌感染头皮毛发所致的疾病。根据致病机制的不同，大致可分为黄癣、白癣、黑点癣和脓癣四种临床类型。白癣一般无炎症反应，至青春期可自愈，这与青春期皮脂腺分泌活跃，皮脂中不饱和脂肪酸对真菌生长有抑制作用有关。本型不破坏毛囊，故不造成永久性脱发，愈后不留瘢痕。

1824. AD 黏液性水肿的组织病理特征为真皮乳头层有黏蛋白沉积，阿新蓝染色（+）。

1825. ABCD 结节性痒疹的治疗：①外用药物：以止痒、消炎为主，也可应用糖皮质激素、维甲酸霜剂和角质剥脱剂；②系统药物治疗：可口服抗组胺药或普鲁卡因静脉封闭，有神经精神因素的患者可适当应用镇静催眠类药物；③物理治疗：液氮冷冻、激光治疗、放射线同位素贴敷或浅X线放射治疗。

1826. ABCD 脂溢性角化病在皮肤镜下有多种表现，包括：粉刺样开口、粟粒样囊肿、脑回样结构、虫蚀样边缘、胖手指样结构以及典型发卡样血管等。轮辐状结构是基底细胞癌的皮肤镜表现之一。

1827. ACD 糖皮质激素的适应证包括：重症药疹、过敏性休克、急性血管性水肿、血清病、系统性红斑狼疮、混合结缔组织病、皮肌炎、坏死性血管炎、天疱疮、类天疱疮、结节性多动脉炎、Sweet综合征、红皮病、红皮病型银屑病、关节病型银屑病、蕈样肉芽肿、系统性硬皮病水肿期、白塞病、结节病等。禁忌证包括：系统性细菌、真菌感染，原发性单纯疱疹，肾上腺皮质功能亢进症，活动期结核病，糖皮质激素高度过敏。

1828. ABDE 放射疗法是用射线治疗皮肤病变（良恶性肿瘤等）的治疗方法。皮肤科常用的放射源为X线、电子束和核素。X线可抑制细胞生长，治疗时应根据病变深度选择相应穿透深度的X线。核素疗法常采用磷-32和锶-90做局部敷贴治疗，两者的穿透能力均较弱，照射面积小，适用于治疗较浅表的皮损。电子直线加速器产生的电子束可调节，该方法不会造成患者全身损伤，适合于治疗皮肤广泛浸润的疾病。放射治疗的主要适应证是增生性皮肤病（增生性瘢痕、瘢痕疙瘩、草莓状或海绵状血管瘤）、瘙痒性皮肤病、皮肤恶性肿瘤、多汗症等。腺体部位治疗时需严密注意保护腺体。

1829. BCDE 神经痛是本病的特征之一，儿童或青壮年可没有疼痛或疼痛轻微，而年老体弱者常疼痛剧烈、难以忍受，可整夜不能入睡。某些患者在皮损完全消失后，神经痛仍持续存在，时间达1个月以上者，称为带状疱疹后遗神经痛（postherpetic neuralgia，PHN），60岁以上的老年人约50%发生PHN。

1830. ADE

1831. ABE　生殖器部位的固定型药疹的临床表现为生殖器部位有一至数片圆形红斑，边界清楚，严重时可起水疱，愈后留有明显色素沉着斑；需与以下疾病相鉴别：（1）生殖器疱疹：表现为生殖器部位反复出现红斑、糜烂，伴疼痛。疱疹病毒阳性。（2）硬下疳：为一期梅毒损害，表现为外生殖器部位出现黄豆大小糜烂性丘疹，有浆液性渗出，表面平而洁净，边缘略高，数目为一个或两三个，不痛，易自愈。梅毒螺旋体检查阳性。（3）生殖器接触性皮炎：表现为生殖器部位红斑、糜烂，起病前有接触史。尖锐湿疣表现为菜花样增生物，与红斑、糜烂症状相关性不大，真菌病可表现为白色乳酪状分泌物，无需与固定型药疹鉴别。

1832. ABDE　利福平可用于脑膜炎奈瑟菌咽部慢性带菌者或与该菌所致脑膜炎患者密切接触者的预防用药；但不宜用于治疗脑膜炎奈瑟菌感染，因细菌可能迅速产生耐药性。

1833. ACE　神经性皮炎又称慢性单纯性苔藓。是以阵发性皮肤瘙痒和皮肤苔藓化为特征的慢性皮肤病。外用药：可选用糖皮质激素软膏、霜剂或溶液外用，神经性皮炎酊、止痒酊外用，肥厚者可封包或是联合使用5%硫磺煤焦油软膏外用。难治性皮损可予局部皮损内注射曲安奈德注射液。足癣粉、癣净为抗真菌药，与本病治疗不相关。

1834. ABCDE　重症多腔糜烂型多形红斑多有服用致敏药物史。黏膜损害广泛而严重，口腔、鼻、咽、眼、尿道、肛门、呼吸道和消化道黏膜广泛累及。盘状红斑狼疮又称慢性皮肤型红斑狼疮（chronic cutaneous lupus erythematosus，DLE），以黏膜病变常见，常为口腔灰白色糜烂或浅溃疡，周围可有紫红色晕。寻常型天疱疮为最常见、最严重的一型，多累及中年人，儿童罕见。发生皮损之前多先有口腔黏膜的水疱或糜烂。念珠菌病（candidiasis）是由念珠菌属的真菌（白色念珠菌为主）引起的皮肤、黏膜及内脏器官的急性或慢性感染，口腔念珠菌病表现为口腔黏膜出现白色假膜，基底呈红色粗糙状，糜烂、有渗出。扁平苔藓可能与遗传、自身免疫、感染、精神神经功能失调、药物、慢性病灶、代谢和内分泌紊乱等因素有关，皮损好发于四肢屈侧，腕部屈侧、踝部周围及股内侧最易受累，躯干部损害位于腰部居多。常累及口腔及生殖器黏膜。

1835. BCE　寻常型天疱疮为最常见、最严重的一型，多累及中年人，儿童罕见。发生皮损之前多先有口腔黏膜的水疱或糜烂。皮损为大小不一的浆液性大疱，疱壁薄，松弛易破，成为糜烂面。常伴有黏着性的厚痂，创面难以愈合。疱常发生在外观正常的皮肤上，Nikolsky阳性。全身各处均可发生，但以易于受摩擦或受压部位常见，如背、腋下、臀及外阴等处。病理表现为棘层松解，表皮内水疱。患者血中存在抗表皮细胞间抗体，而且抗体滴度与病情轻重平行。

1836. BC　脂溢性角化病（seborrheickeratosis）又称老年疣、基底细胞乳头状瘤，为老年人最常见的良性表皮增生性肿瘤，瘤细胞来源于角质形成细胞而非皮脂腺，可能与日晒、慢性炎症刺激等有关。一般不需治疗，必要时可用冷冻、激光或电烧灼疗法。有些泛发性损害可表现为染色体显性遗传倾向。

1837. ABCE　肠病性肢端皮炎是由锌缺乏引起的疾病，皮疹好发于口、鼻、眼和肛门等部位，也可波及头皮、耳周、甲周和臀部等处。皮疹常对称分布，早期损害为水疱、脓疱，逐渐发展为大疱、糜烂、结痂和鳞屑。长久损害后四肢末端的皮疹呈银屑病样表现，部分患者的损害似烟酸缺乏病。生殖器和肛门除有糜烂及结痂损害外，还可见外阴炎、阴囊炎。口腔合并有口腔炎、口角炎，可累及舌背。头发、眉毛、睫毛等表现为全脱或弥漫性稀少，多数患者有腹泻等消化道症状，伴有发育迟缓、贫血和营养不良。易继发细菌、真菌或混合感染，主要侵犯上呼吸道，也可并发肺炎和败血症。

1838. ACE　紫外线治疗的适应证：疖、痈、毛囊炎、甲沟炎、丹毒、带状疱疹、玫瑰糠疹、特应性皮炎、银屑病、白癜风、湿疹、慢性苔藓样糠疹、斑秃、皮肤慢性溃疡、光敏性皮炎（硬化疗法）、冻疮及多种瘙痒性皮肤病。禁忌证：紫外线可加重的疾病不采用该疗法，如着色性干皮病、卟啉病、皮肌炎、红斑狼疮、布卢姆综合征、恶性黑素瘤、牛痘样水疱病等。

1839. ABCDE　带状疱疹是由水痘－带状疱疹病毒引起的急性感染性皮肤病，本病有时需与单纯疱疹相鉴别，后者好发于皮肤与黏膜交接处，分布无一定规律，水疱较小易破，疼痛不著，偶尔也与脓疱疮混淆，但后者有脓液，皮疹与神经分布无关，自觉烧灼、痒，无神经痛。在带状疱疹的前驱期及无疹型带状疱疹中，神经痛显著者易误诊为肋间神经痛、胸膜炎、坐骨神经痛及急性阑尾炎等急腹症，需加注意。

1840. AB　寻常型脓疱疮（impetigo vulgaris）的传染性强，常在托儿所、幼儿园发生流行，可发生于任何部位，但以面部等裸露部位最为多见。

1841. ABC

1842. ACDE　各型麻风皮损中麻风杆菌数量依次排列：LL＞BL＞BB＞BT＞TT。

1843. ABCD　皮肤黏膜金黄色葡萄球菌感染或定植是需要获取的病原学指标，不属于主要诊断标准。

1844. ABCD

1845. CDE　棒状杆菌癣样红斑：老的皮损或皮损边

缘在 Wood 灯下显示红珊瑚色的荧光；对于皮损面积较大者应选择大环内酯类；该病治愈后容易复发，局部应保持清洁干燥。

1846. ABCE 腋毛癣患者通常无明显自觉症状。

1847. ABCDE 目前已发现有 13 种衣原体，引起人类感染的主要有沙眼衣原体和鹦鹉热衣原体，可分成多种血清型。引起的疾病包括沙眼、包涵体结膜炎、新生儿肺炎、非淋菌性尿道炎、性病性淋巴肉芽肿、附睾炎、子宫内膜炎、宫颈炎、输卵管炎、直肠炎及鹦鹉热。

1848. ABCE 立克次体是一类严格细胞内寄生的原核细胞型微生物，是人畜共患病的病原体，大小介于细菌与病毒之间。在普通显微镜下可以看到其形态以球杆状或杆状为主。耐干燥，在虱粪中可保持传染性半年以上。对磺胺类药物不敏感，磺胺类药物反而可刺激其生长。

1849. BE 鹦鹉热（鸟疫）多通过呼吸道和接触鸟类排泄物而引起感染，由于患者痰中可长期带菌，亦可造成他人被感染，所以具有一定的传染性；鹦鹉热患者的皮疹主要表现为结节性红斑、多形红斑样损害和伤寒样玫瑰色斑，累及呼吸道可发生重型肺炎、肺栓塞和肺梗死。鹦鹉热患者的白细胞显著减少，红细胞沉降率可增高。

1850. ACD 治疗立克次体感染的敏感抗生素包括氯霉素、四环素类；而对于儿童和妊娠患者，可选用大环内酯类药物。

1851. ABD 猫抓病是一种亚急性局部肉芽肿性淋巴结炎，由汉塞巴通体通过猫、狗抓伤或咬伤，或通过结膜、破损的皮肤和黏膜发生感染引起。猫抓病可发生杆菌性血管瘤及杆菌性紫癜，主要表现为皮肤损害和内脏小血管壁增生。对已化脓的淋巴结，可行脓液抽吸术，不可切开和引流以避免形成慢性窦道。

1852. ABC 梅毒由苍白密螺旋体苍白亚种感染引起；雅司病由苍白密螺旋体极细亚种感染引起；品他病由品他密螺旋体感染引起；莱姆病由伯氏疏螺旋体感染引起；流行性回归热由回归热螺旋体感染引起。

1853. ABCDE 雅司病的传染源主要是雅司病患者，有报道称蝇类也可传播该病。二期雅司病患者腋窝、肛周、腹股沟处的皮疹痂皮脱落后，可形成扁平湿疣样损害。二期雅司病患者可发生骨膜炎，三期雅司病患者胫骨和其他长骨骨膜常发生树胶肿样损害，胫骨发生慢性骨膜炎可形成佩刀胫。一期雅司病在母雅司出现 2 周左右后，非特异性梅毒血清反应呈阳性。雅司病治疗首选青霉素，青霉素过敏者可用红霉素或四环素。

1854. ACD 莱姆病是一种人畜共患的自然疫源性疾病。蜱叮咬后，可出现一个或多个慢性、移行性、红色斑疹或丘疹，逐渐呈离心性扩展，中央消退，呈环形或靶形，好发于躯干和四肢近端。起病后 1 ~ 4 个月，可出现神经系统、心脏和眼部症状。血液检查：红细胞沉降率增快、中性粒细胞增高。

1855. ABCD 丹毒系由溶血性链球菌所致的急性皮肤炎症。病原菌大多经过皮肤黏膜的微细损伤侵入引起组织感染，故鼻部炎症、抠鼻、掏耳、足癣、趾甲癣、慢性湿疹等因素常成为丹毒的诱因。病原菌可潜伏于淋巴管内，引起复发。

1856. BDE

1857. ABC

1858. ABCD 白癣是以头皮生白屑、头发脱落成秃疮为临床特征的皮肤癣菌感染性疾病。多互相接触传染，容易在卫生条件较差的地区流行，尤其在儿童中常见。其特点为头皮上出现单个或多个圆形不规则的大片灰白色鳞屑斑，边界清楚，病发失去光泽，于高出头皮 2 ~ 4mm 处折断，所以头发长短参差不齐，病程缓慢，青春期可自愈、头发可再生、不遗留瘢痕。患处有鼠尿味是苯丙酮尿症的临床表现。

1859. ACDE

1860. ABCDE

1861. ACDE

1862. ABCD 念珠菌病（candidiasis）是由念珠菌属的真菌（白色念珠菌为主）引起的皮肤、黏膜及内脏器官的急性或慢性感染，是最常见的浅部、深部念珠菌病的致病菌，克柔念珠菌对氟康唑的天然耐药性与药物和 14α - 去甲基酶的结合受损有关，而新的唑类加强了这种结合。复发性外阴阴道念珠菌病是指妇女患单纯性念珠菌外阴阴道炎经治疗后，临床症状和体征消失，真菌学检查阴性后又出现症状，经真菌学检查又为阳性，可称为念珠菌外阴阴道炎复发。如 1 年内发作 4 次或以上，则称复发性外阴阴道念珠菌病。基质辅助激光解吸飞行时间质谱通过将待测菌株的蛋白质谱图与数据库中已知真菌的参考蛋白谱进行比对后可鉴定菌株及敏感药物。

1863. ABCD 白色念珠菌的毒力因子至少包括 4 种：①形态转换，即由寄生状态的酵母相转变为具有侵袭能力的菌丝相。表型转换在白色念珠菌致病中起着毒力作用，容易入侵和逃避防御。②黏附力，指念珠菌具有黏附宿主上皮细胞的黏附因子，是念珠菌黏附于宿主细胞的生物分子，是其致病的首要条件。③分泌型蛋白水解酶，使机体细胞之间连接破坏并产生组织损伤，其中最重要的两种酶是分泌型天冬氨酸酶和磷脂酶。④免疫下调，研究发现白色念珠菌的胞壁抗原具有下调宿主细胞免疫的作用。

1864. ABCD

1865. ABCDE

1866. BCE

1867. ABCDE

1868. ABCE　与绦虫病相鉴别的疾病包括脂肪瘤、皮脂腺囊肿、神经纤维瘤、并殖吸虫病、恶丝虫病、癫痫和脑瘤。

1869. AB　我国发现的阿米巴皮肤病多继发于肠阿米巴病及阿米巴肝脓肿，主要发生在肛门、外阴及胸、腹壁。

1870. AD　囊虫病（cysticercosis）是一种由猪带绦虫和牛带绦虫等的幼虫（囊尾蚴）寄居于皮下组织、肌肉或内脏器官所引起的疾病。脑脊液检查有嗜酸性粒细胞与异常淋巴细胞时有参考价值的。

1871. ADE　皮肤黑热病的最初表现为在种植部位出现小的、有边界的丘疹，继而增大呈结节或斑块，然后形成溃疡或疣状物。暴露部位最常见。皮疹常单独存在，也可多个，呈卫星状或沿淋巴管分布。大部分急性皮肤感染可自行好转而形成瘢痕，但也有部分演变成慢性或播散型。

1872. ACE　蚤是一种吸血昆虫，对人的危害可分为骚扰吸血、寄生和传播疾病3个方面。蚤主要通过生物性方式传播疾病，最主要的是鼠疫，其次是鼠型斑疹伤寒（地方性斑疹伤寒）；还能传播犬复孔绦虫、缩小膜壳绦虫和微小膜壳绦虫病。

1873. ACD　接触桑毛虫或松毛虫毒毛后数分钟至48小时内即可出现皮疹，发生于暴露部位。一般全身症状轻微，重者可出现低热等全身症状。

1874. ABCD　螨虫皮炎的处理原则：首先及时脱离现场，更衣洗澡，根据皮损严重程度选择局部用药或系统用药。治疗方法：局部涂擦消炎止痒药，如1%酚或薄荷炉甘石洗剂、20%蛇床子、75%乙醇等。若皮疹广泛，炎症显著，可给予抗组胺药或糖皮质激素。由粉螨引起的肠螨症、肺螨症或尿路感染可口服氯喹。

1875. ACDE　蜈蚣咬伤的伤口不宜湿敷，否则容易出现水疱、糜烂或组织坏死。蜈蚣咬伤后立即用肥皂水冲洗患处，洗去毒液。局部涂擦5%～10%氨水或小苏打溶液中和毒液的酸性，可止痛及减轻中毒症状。可选用清热解毒的中草药外敷伤口。咬伤处红肿、疼痛剧烈，可使用冰敷或热水浸泡，能有效缓解疼痛，也可在出血点或伤口近心处皮下注射0.5%～1%普鲁卡因或2%利多卡因等麻醉药，不仅能够止痛，也能防止毒液扩散。若出现过敏症状，可用抗过敏药物治疗。

1876. ABCD　水母蜇伤时尽快除去黏附在皮肤上的触手，防止未排空的刺胞释放毒素加重病情。使用毛巾、衣物、泥沙、镊子、透明胶带等去除皮肤上的触手或毒液，不可用手直接擦拭。使用海水冲洗，切勿用淡水或75%乙醇溶液冲洗，避免刺激导致刺胞大量排空。水母蜇伤严重者可在短时间内出现呼吸困难、肺水肿、血压下降、休克，甚至死亡，因此需对症治疗。

1877. ACD　初起时毛发根部有小丘疹或小脓疱，形如粟粒，瘙痒难忍，搔破流水，干后结黄痂成碟形，中央凹陷，中有毛发贯穿，黄痂脱落后见糜烂面，有特殊臭味，严重者可覆盖整个头皮，真菌在头发内生长，造成病发干燥无光泽，变脆易折断，毛囊破坏，毛发脱落并形成大片永久性脱发，愈合以后留有萎缩性瘢痕。病变多从头顶部开始，逐渐向四周扩大，可侵犯整个头皮，但头皮四周约1cm宽的区域不易累及。少数糜烂化脓，伴有附近淋巴结的肿胀疼痛；有的侵犯面、颈部，仅有丘疹和少数鳞屑；也可累及指（趾）甲，使甲板浑浊、变形，甲板游离缘下可见到黄癣痂。极易传染，多见于农村儿童，青少年和成人也可能发生。

1878. ABCE　光线性弹性纤维病又称日光性弹性组织变性综合征，系一组长期暴露于日光下引起的皮肤退行性疾病，有其特定的临床表现，主要有6种：项部菱形皮肤、播散性弹性纤维瘤，结节性弹性纤维病，柠檬色皮肤，手足胶原斑和耳部弹性纤维性结节。

1879. BE

1880. BCE

1881. ABCD　常用抗疥疮的外用药物：①10%硫磺（儿童5%硫磺）、3%水杨酸软膏。②1%γ－666乳剂或软膏，注意神经毒性。③10%～25%苯甲酸苄酯洗剂或乳剂。④扑灭司林霜外用。⑤40%硫代硫酸钠溶液和4%稀盐酸溶液先涂前者2次，待干后再涂后者2次。每日早晚各1次，连用3～4天。⑥10%克罗米通乳剂或搽剂每日早、晚各涂1次，连用3天。50%百部酊用于瘙痒性疾病，不能杀死疥虫。5%三氯苯醚菊酯霜，是一种人工合成的杀虫剂，用于疥疮治疗，但是对人体有一定的毒性，涂抹后要及时清洗干净。

1882. ABCE　Hebra痒疹多发于3岁以前的儿童，特别是1岁左右。常发生于丘疹性荨麻疹或荨麻疹之后，皮损初为风团样丘疹，继而转变为肤色或淡红色、粟粒至绿豆大小的丘疹，质较硬，称为痒疹小结节，好发于四肢伸侧，腹部、头面部亦可发生。瘙痒剧烈，常伴有淋巴结肿大，尤以腹股沟淋巴结无痛性肿大最为显著。皮损反复发作，慢性迁延，血液中嗜酸性粒细胞增多。

1883. ACDE　咬甲癖的好发人群多为儿童和青少年，男女均可发病。典型表现为指甲的游离端被咬的机会较多，甲板缩短，甲的游离缘常呈锯齿状。

1884. ACDE　寄生虫妄想症多见于中年人或老年人。匹莫齐特（pimozide）治疗该病有效，剂量开始为4～8mg/d，分次服用，需要时增加至12～20mg/d，分次口服。年轻人寄生虫妄想常提示可能服用了违法的苯丙胺和可卡因等中枢兴奋性药物。有一些患者会提供一些皮屑等标本证实有寄生虫的存在，这一类行为非常具有特征性，被称为“火柴盒征”。

1885. ABCD 皮肤垢着病的诊断：①反复发作的污垢样黏着的油性鳞屑样结痂。②好发于面部。③组织病理检查显示表皮角化过度，角化物质形成块状；真皮浅层小血管周围有少许淋巴细胞浸润。④透射电镜检查示疣状物为角化过度物质。

1886. ABCE 舌舔皮炎多见于儿童，好发于干燥的秋、冬季节，是由于舌舔唇周皮肤所致的接触性皮炎。皮损可见唇周皮肤出现红斑、丘疹、皲裂，甚至皮肤有细小的脱屑，最后形成黑褐色的色素沉着，边界清楚，近唇缘皮损炎症较轻。需要与口周皮炎相鉴别。对一些自控能力差，皮损严重的儿童，可采用一些强制性手段，如在口唇周围的皮肤上涂些带有苦味的小檗碱溶液，往往可以自行痊愈。

1887. ABCD 拔毛癖以 9～13 岁的儿童多见，最常受累的是头发，由于休止期毛发已被拔出，故留在头皮的都是生长期。

1888. ACDE 局限性瘙痒症表现为身体某一部位的局限性瘙痒，以外阴、阴囊、肛周、小腿和头皮等部位多见。

1889. ABD 脂溢性皮炎外用药的治疗原则：是消炎、杀菌、止痒和去除油脂，常用的外用药主要是各类含有抗真菌的混合制剂，例如复方咪康唑霜，也可以外用钙调磷酸酶的抑制剂。

1890. ACDE 胆碱能性荨麻疹主要由运动、受热、精神紧张、进食辛辣食物或含乙醇饮料后，乙酰胆碱分泌增加，并作用于肥大细胞而发病。

1891. ABD 参与湿疹发病的迟发型变态反应的细胞包括 Th1、Th2、Th17。

1892. ACDE 汗疱疹主要表现为手掌、指侧缘深在性的水疱伴瘙痒，疱液清亮，粟粒至米粒大小，水疱消退后出现领圈样或片状脱屑，故需与水疱鳞屑型手癣、剥脱性角质松解症、手足口病、单纯疱疹等鉴别。

1893. ABCDE

1894. AB 遗传型毛发红糠疹通常为常染色体显性遗传，少数呈常染色体隐性遗传。

1895. ABCDE 硬化性萎缩性苔藓的病因：①感染因素，有报道表明本病的发生可能与伯氏疏螺旋体、抗酸细菌感染有关。②自身免疫因素。③内分泌因素。④遗传因素。⑤外伤可能导致本病发生，如男孩可发生于慢性包皮龟头炎、包皮环切术后，可能与氧化应激有关。

1896. ACD 光泽苔藓的组织病理可见真皮乳头部局限性球形浸润，浸润细胞主要是淋巴细胞及组织细胞，有时可见上皮样细胞，偶见多核巨细胞，浸润灶两侧表皮突延伸并内弯，环抱着浸润的细胞而呈抱球状，浸润灶上方表皮萎缩，基底细胞液化变性，表皮下或有空隙。

1897. ABDE 鳞状毛囊角化病的治疗原则：改善症状，缓解病情，减轻干燥瘙痒。口服维生素 A、D、E，抗生素，或维胺酯胶囊。局部可选用水杨酸软膏、60% 卵磷脂软膏、0.1% 维 A 酸霜或 10%～20% 尿素软膏等外涂。紫外线照射可缓解症状。

1898. ABCDE 扁平苔藓的不典型病例需与下列疾病鉴别：①皮肤淀粉样变：皮疹多对称分布于小腿伸侧及两侧，为半球形或略扁平的丘疹，表面粗糙无光泽。刚果红试验阳性，组织病理示真皮乳头有淀粉样物质沉积。②神经性皮炎：皮疹好发于颈项、肘部及腘窝等处，常呈典型的苔藓样变，无 Wickham 纹及口腔损害。③结节性痒疹：肥厚性扁平苔藓与钝头扁平苔藓的皮疹有时与结节性痒疹的皮疹相似，但在该两型扁平苔藓的斑片与斑块周围多有典型的扁平苔藓的扁平丘疹，且结节性痒疹的组织病理主要为表皮增生性改变。④银屑病：银屑病的鳞屑较多，常层层堆积，刮去鳞屑有薄膜现象及点状出血。病理改变具有特征性 Munro 微脓肿。⑤慢性盘状红斑狼疮：活动性损害为红斑状圆形鳞屑性丘疹，直径 5～10mm，伴有毛囊栓塞。皮损好发于双颊的突起部位、鼻梁、头皮和外耳道，可持续存在或反复数年。皮损可波及躯干上部和四肢伸侧。均需与扁平苔藓鉴别。

1899. ABCDE

1900. ABCDE CREST 综合征是肢端硬皮病的一种亚型，表现为皮肤钙化、雷诺现象、食管功能异常、肢端硬化及毛细血管扩张，由于系统受累有限，病程缓慢，故预后较好。

1901. ABCDE

1902. ABCDE 皮肌炎可分为 6 种类型：①多发性肌炎；②皮肌炎（完全型）；③合并恶性肿瘤的皮肌炎或多发性肌炎；④儿童皮肌炎或多发性肌炎；⑤合并其他结缔组织病的皮肌炎或多发性肌炎；⑥无肌病性皮肌炎。

1903. ABCDE 2010 年欧洲抗风湿病联盟（EULAR）推荐的 IgA 血管炎诊断标准为：①必要条件是可触及性紫癜（非血小板减少性）；②弥漫性腹痛；③组织病理提示典型白细胞碎裂性血管炎，伴有明显 IgA 沉积，或增生性肾小球肾炎伴明显 IgA 沉积；④关节炎或关节痛；⑤肾脏累及，出现蛋白尿，24 小时尿蛋白 >0.3g，或晨尿白蛋白与肌酐比值大于 30mg/mmol，或血尿、红细胞管型。以上必要条件加上②～⑤中任意 1 条即可诊断为 IgA 血管炎。

1904. ADE 青斑样血管病很少有中性粒细胞浸润与核尘，该病应为血管病变而不是血管炎。生理性网状青斑常为冷暴露之后的生理性血管痉挛，继发性网状青斑可出现血管炎改变。色素性紫癜性皮病是一组以紫癜样皮疹及含铁血黄素沉着为主要表现的慢性毛细血管炎性皮肤病。Marshall－White 综合征是皮肤小血管中静脉淤积后的低氧和高压状态引起血管收缩，或静脉充盈时小血管调节功能失调，导致周围红晕处静脉扩张，淡白斑处静脉收缩。此外，血管收缩物质的释放增加引起皮肤小动脉中的交感神经兴奋，进一步引起血管收缩。暴发性紫癜是一种消耗性血液凝固性疾病，血小板和多种凝血因子耗尽，继发纤溶亢进，导致广泛性出血。

1905. ABCE 闭塞性动脉硬化症的主要病因是动脉粥样硬化。高脂血症、高密度脂蛋白低下、糖尿病、高血压、肥胖、吸烟、精神紧张、性别、年龄等是其主要危险因素，其中吸烟和下肢闭塞性动脉硬化症的发生明显相关。

1906. ABCDE 皮肤小血管炎的组织病理检查：典型表现为以真皮上部小血管为中心的节段性分布的白细胞碎裂性血管炎。真皮毛细血管及小血管内皮细胞肿胀、闭塞、管壁扩张、纤维蛋白渗出、变性及坏死，红细胞外溢，中性粒细胞浸润伴核碎裂，有少数嗜酸性粒细胞及单核细胞浸润。直接免疫荧光检查：血管壁有 IgG、IgM 和 C3 沉积。

1907. BCDE 闭塞性动脉硬化症是因肢体血液供应不足而产生各种临床表现，早期患者仅表现为轻度麻木不适。随病情进展可出现间歇性跛行、静息痛、冰冷感、感觉异常、苍白或发绀，动脉搏动减弱或消失。如缺血程度虽轻但持续存在，可引起皮肤和皮下脂肪组织萎缩、汗毛脱落、趾甲变形和骨质疏松等。如缺血持续加重可出现肢端溃疡，严重者引起坏疽。

1908. ABCDE IgA 血管炎的处理原则包括：①该病具有自限性，可在数周或数月内痊愈，治疗上首要措施是积极寻找并去除诱发因素。②单纯累及皮肤者，可用复方芦丁、钙剂、维生素 C、抗组胺药等。③累及肾脏者，可用大剂量糖皮质激素，或与环磷酰胺、环孢素等联合使用。④累及胃肠道者，可用糖皮质激素或麻黄碱，也可静脉注射丙种球蛋白。⑤累及关节者，可用非甾体抗炎药，糖皮质激素对于缓解关节症状有很好的疗效。

1909. ABCDE 溃疡型坏疽性脓皮病是一种排除性诊断疾病。经典溃疡型坏疽性脓皮病的诊断标准包括 1 条主要标准和 8 条次要标准。主要标准为溃疡边缘的活检标本显示中性粒细胞浸润。8 条次要标准为：①排除感染；②同形反应；③患者有炎症性肠病或炎症性关节炎史；④在 4 天内出现丘疹、脓疱或水疱溃疡；⑤周围红斑，边缘潜行和溃疡部位有压痛；⑥溃疡多发，至少 1 处位于胫前；⑦愈合的溃疡部位有筛状瘢痕；⑧在开始免疫抑制药物治疗后 1 个月内溃疡变小。满足主要标准和 4 条次要标准可作出诊断。

1910. ABCE 药物性天疱疮易由青霉胺、卡托普利、吡罗昔康和利福平等含有巯基团的药物诱发。

1911. ABDE 寻常型天疱疮多发于中年人，很少累及儿童。典型表现：典型皮损为外观正常的皮肤或者红斑基础上发生水疱或者大疱，疱液清亮，疱壁较薄，尼氏征阳性，易破溃形成糜烂面。好发于口腔、胸、背、头颈部，鼻、眼结膜、生殖器、肛门、尿道等部位的黏膜均可受累，60% 患者的初发症状为口腔黏膜水疱和糜烂，4 ~6 个月后才出现皮肤损坏。

1912. ABC

1913. ABCDE 糖皮质激素是目前治疗天疱疮最有效的药物，确诊后应首选此类药物；对于病情较重者常采用免疫抑制剂与糖皮质激素联合应用，亦可单独用于对糖皮质激素治疗抵抗的患者；可选用硫唑嘌呤、环磷酰胺、甲氨蝶呤、环孢素、雷公藤多苷等。

1914. ABCDE 糖皮质激素的不良反应包括：①导致类肾上腺皮质机能亢进症；②并发和加重感染；③诱发和加重消化道溃疡；④诱发高血压、糖尿病、动脉粥样硬化及精神症状；⑤抑制生长发育；⑥增加毛细血管通透性而致出血；⑦导致肾上腺皮质功能不全；⑧导致骨质疏松等。

1915. BE 落叶型天疱疮患者中黏膜受累少见，即使黏膜受累亦不严重。寻常型天疱疮的水疱、裂隙发生于棘层下方或基底层上方，落叶型天疱疮的水疱、裂隙位于棘层上部或颗粒层。特征是极易破溃。

1916. BCE

1917. ABCD 糖皮质激素是目前治疗天疱疮最有效的药物，确诊后应首选此类药物；用药原则是足量控制病情，逐渐规律减量，最小剂量维持。

1918. ABCDE 天疱疮的局部治疗：注意口腔护理和眼部护理，注意口腔卫生，治疗牙周疾病。口腔糜烂可用 2% 硼酸溶液或 1% 过氧化氢每 3 ~4 小时漱口一次。疼痛明显时可在进食前涂 3% 苯唑卡因硼酸甘油溶液，或 1% 普鲁卡因液含漱。皮损少时，糜烂面外用锌氧油、2% 甲紫锌氧油。无感染红斑损害可外用糖皮质激素。损害广泛时，注意避免条件致病菌感染，如渗液结痂较多，患者一般情况好，可采取药浴，如 1∶8000 高锰酸钾液进行药浴。可用涂有抗生素软膏的消毒纱布覆盖创面。

1919. ABCE

1920. ACDE

1921. ABCD 天疱疮的基本病理变化为棘层松解、表皮内裂隙和水疱，疱腔内有棘层松解细胞，后者较正常棘细胞大，圆形，胞质呈均匀嗜碱性，核大而深染，核周有浅蓝色晕。不同类型天疱疮发生棘层松解的部位不同，寻常型天疱疮的病变位于基底层上方，疱底有一层呈“墓碑”状的基底细胞；直接免疫荧光试验显示 IgG 和（或）C3 在角质形成细胞间隙内呈网状沉积。

1922. ACDE IgA 型天疱疮多见于中老年女性，好发于皮肤皱褶部位，皮损为红斑基础上的瘙痒性水疱或脓疱，尼氏征多阴性，棘细胞间沉积有 IgA 型抗表皮棘细胞间成分抗体，外周血亦可检测到。

1923. ABCDE

1924. ABCE

1925. ABDE 扁平苔藓样类天疱疮患者常伴甲缺损及瘢痕性脱发。

1926. ABCD 维生素 B_6 缺乏症的主要表现为：①全身症状：疲劳、无力和困倦。②心血管表现：动脉粥样硬化、早发型心肌梗死、早发型卒中、复发性静脉血栓形成。③血液系统表现：贫血。④神经系统表现：双侧远端肢体麻木、烧灼感和无力、抑郁、意识模糊、癫痫发作。⑤皮肤损害：脂溢性皮炎、萎缩性舌炎、口唇皲裂等。

1927. ABCDE 白癜风的病因和发病机制目前尚不完全清楚，主要涉及以下学说：免疫学说、氧化应激学说、黑素细胞凋亡和丢失学说、神经体液学说、遗传学说、紫外线损伤机制。

1928. AE 固定型药疹和盘状红斑狼疮的色素沉着的消退时间较湿疹、接触性皮炎、丘疹性荨麻疹长。

1929. BE 蓝痣分为普通蓝痣和细胞蓝痣，细胞蓝痣较易演变为黑素瘤或发生癌变；口周色素沉着 - 肠道息肉综合征又称口周黑子病，胃肠息肉常为良性腺样错构瘤，偶可发现恶变。

1930. ABCDE 本病临床上可分为多个亚型，主要包括单纯性雀斑样痣、发疹性雀斑样痣、局限/节段型雀斑样痣、黑子病、豹斑综合征、面正中黑子病、PUVA雀斑样痣、FACES 综合征、LAMB 综合征等。

1931. CDE 白癜风属多基因遗传病；白化病中的眼皮肤白化病（OCA）属常染色体隐性遗传病，眼白化病（OA）属 X 连锁隐性遗传病。

1932. ABCDE

1933. BD 特应性皮炎的治疗：去除并避免可能的致病因素，应特别注意食物过敏，对症治疗，外用药物的治疗原则与湿疹相同，一般不使用抗生素，合并感染时可使用抗生素。常规应用润肤膏、避免过度清洗皮疹、局部外用糖皮质激素、合并感染时抗感染治疗、使用钙调免疫抑制剂他克莫司、口服抗组胺药治疗、光疗、大剂量静脉注射免疫球蛋白等。

1934. ACDE 斑驳病属常染色体显性遗传病，致病基因为 KIT 基因，额部中央的三角形或菱形白发为其特征，白斑损害静止稳定，不随年龄增长而发展。

1935. ABCD 风疹的皮疹表现为：在软腭上出现散在暗红色斑疹或紫癜。在前驱期后第 1 ~ 2 天出现大小不一、淡红色的斑疹、斑丘疹或丘疹，部分可融合成片。无水疱形成。

1936. ACDE 变态反应性药疹的共同特点有：①仅少数具有过敏体质者发生，多数人不发生反应。②病情轻重与药物的毒理、剂量不相关。③临床表现复杂，皮损形态多样，一种药物致敏同一患者不同时期可致不同类型药疹。④有一定潜伏期，且病程有一定自限性。⑤存在多价过敏及交叉过敏；⑥停用药物后病情好转，应用激素有效。

1937. ABD Hailey - Hailey 病，即家族性慢性良性天疱疮，病理表现为棘层全层松解，有时状如“倒塌的砖墙”，为表皮内水疱。其愈后无瘢痕形成，可遗留色素沉着。

1938. ABCD

1939. BC 大疱性类天疱疮、获得性大疱性表皮松解症均为表皮下水疱，寻常型天疱疮为表皮内水疱，但其是一组累及皮肤和黏膜的自身免疫性大疱性疾病。故水疱位于表皮内的遗传性皮肤病为单纯型 EB 和家族性慢性良性天疱疮。

1940. ABCDE

1941. BCDE 色素失禁症是一种 X 连锁显性遗传病，已发现与 NEMO 基因突变有关。该病可分为 4 期：红斑水疱期、疣状增生期、色素沉着期（或色素失禁期）及色素减退期（或色素萎缩期）。

1942. ABCE 着色性干皮病是一种罕见的常染色体隐性遗传病，其发生与核苷酸切除修复功能缺陷有关，患者主要的临床表现为皮肤对日光，特别是紫外线高度敏感，暴露部位的皮肤出现色素沉着、干燥、角化、萎缩及癌变等。除了表现为皮肤损害，还可累及眼部、神经系统等。疾病后期可形成各种类型的皮肤肿瘤，如鳞癌、基底细胞癌、恶性黑素瘤、纤维肉瘤等。预后不好，约 2/3 患者在 20 岁以前死亡，仅 5% 的患者存活至 45 岁以上，癌症、感染和其他各种并发症是常见死因，其中以癌症最常见。

1943. AE 神经纤维瘤病的遗传模式是常染色体显性遗传。色素失禁症是一种 X 连锁显性遗传病。所有类型的交界型遗传性大疱性表皮松解症都是常染色体隐性遗传。着色性干皮病是一种常染色体隐性遗传的皮肤病。家族性慢性良性天疱疮是一种常染色体显性遗传的皮肤病。

1944. BCE 根据与毛孔一致的角化性丘疹，毛囊口有角栓，好发年龄及好发部位，无明显的自觉症状，易于诊断毛周角化病，但应与以下疾病相鉴别：①维生素 A 缺乏症：四肢伸侧角化性丘疹，似蟾皮或鸡皮样皮疹，稍大，同时伴有夜盲、眼干、角膜软化等。②小棘苔藓：毛囊性丘疹顶端有一丝状小棘，拔除小棘可见一凹陷性小窝，丘疹互不融合，群聚成片。③瘰疬性苔藓：虽为毛囊性丘疹，但多簇集成圆形、椭圆形或环形，丘疹呈淡黄色或红褐色，无角质栓。分布以躯干为主。常见患有淋巴结核的儿童。组织病理呈结核表现。④角化性痤疮：亦为毛囊角化性丘疹，皮疹较大，角化明显。多见于从事机油、焦油、石蜡等职业的工人，好发于指背、手背、前臂等处。

1945. ABE　光线性唇炎的季节因素明显，一般是春末发病，夏季最重，冬季减轻，尤其容易发生于下唇部。

1946. BCD　肉芽肿性唇炎好发于中、青年男性。上、下唇均可发病，但上唇较多，亦可同时发病。病初肿胀可完全消退，以后反复发作，或发作与缓解交替出现，多次复发后肿胀不会完全消退。

1947. BC　口唇化妆品是接触性唇炎最主要的致敏原因，包括唇膏、口红以及文唇染料等，该病常见于女性，以青、中年职业女性多见。

1948. BDE　盘状红斑狼疮可以在头皮组织中使毛囊萎缩，形成瘢痕性秃发。黄癣晚期可以遗留瘢痕性秃发，而假性斑秃是一种无明显炎症的慢性进行性瘢痕性脱发。

1949. ABCDE　药物性痤疮的相关药物包括类固醇皮质激素、精神类药物、卤素药物、分子靶向药物、某些避孕药以及雄激素药物等，以炎性皮损为主要表现。

1950. ABCDE　Waardenburg 综合征是一种常染色体显性遗传疾病，表现为耳聋、白发、眼病综合征或内眦皱裂综合征。斑驳病是一种常发于额部、合并有白发、白斑常呈三角形或菱形的先天性色素缺乏性皮肤病。在某些严重性疾病（如恶性贫血、甲状腺功能亢进、冠心病、结核以及梅毒等）中也可出现白发。

1951. ACDE　顶泌汗腺又称大汗腺，主要分布于腋窝、脐窝、腹股沟、包皮、阴囊、小阴唇、会阴、肛门及生殖器周围等处，偶见于面部、头皮和躯干。其大多数开口于毛囊上部皮脂腺开口的上方，少数直接开口于皮肤表面，外泌汗腺或顶泌汗腺都可以引起臭汗症。

1952. BCDE

1953. ABDE　抗雄激素药物：如达英－35 适用于患有痤疮而月经不正常或月经前痤疮皮损加剧的女性患者；如螺内酯，可与二氢睾酮（DHT）竞争雄激素受体，抑制雄激素，从而治疗雄激素性脱发以及女性多毛症。

1954. ABD　无汗症可由先天性、全身性、药物性或继发性因素引起，如外胚叶发育不良、干燥综合征、系统性硬皮病、尿毒症、糖尿病性神经损害、大剂量抗胆碱能药物的应用、特应性皮炎、麻风、脊髓空洞症等。

1955. ABCDE

1956. ABCDE　血管角化瘤的临床表现分型：①肢端型：最多见，好发于青春前期，发病之前多有冻伤或冻疮史，可伴有肢端发绀症。②阴囊型：多见于中老年人。皮损为多发性、小的血管性丘疹，直径为 2～4mm。③丘疹型：多发于青年人。以下肢常见，皮损可为丘疹或结节，早期为鲜红色，质软，后期为蓝色、黑色，质硬。一般无自觉症状。④限界型：罕见，多发生于婴幼儿或儿童。常见于小腿和足部，偶见于前臂和背部。皮损为大小不等的深红色或蓝黑色丘疹、结节，多聚集成不规则或线形斑块，直径可达数厘米，常随年龄增长而增大。⑤泛发型：又称糖脂沉积病或 Fabry 病。多发于儿童及少年。皮疹好发于四肢近端、躯干下部、股臀部及阴囊，常对称或成簇出现。

1957. BCDE

1958. AE　（1）多发性毛发上皮瘤（multiple trichoepithelioma）：本型通常发病于 20 岁以前，较多见于女性。皮损好发于面部，特点是沿鼻唇沟对称分布的皮损，也可发生在额部、眼睑、上唇、颈部等。损害为多发的质硬丘疹，直径在 2～5mm，呈半球形或圆锥形，正常肤色，或呈黄粉红色，有时表面可见毛细血管扩张，偶或形成斑块，极少破溃。一般不伴系统性改变。多发性毛发上皮瘤皮损还可见于布鲁克－施皮格勒综合征（Brook－Spiegler syndrome）、罗姆博综合征（Rombo syndrome）。（2）Darier 病主要表现为红色至褐色的角化性丘疹，有时上覆痂皮或掺有浅色斑疹，分布于躯干皮脂溢出部位、头皮、面部和侧颈部，常分布广泛、对称。初始表现为毛囊角化不良，可融合形成乳头瘤样外观。皮损常伴有瘙痒和恶臭，继发酵母菌、皮肤癣菌和细菌等感染进而使皮损和恶臭加重。多数掌跖部丘疹角化过度常形成凹陷，掌指纹理中断。（3）Ramsay－Hunt 综合征：因病毒侵犯面神经及听神经所致，表现为耳道或鼓膜疱疹。膝状神经节受累同时侵犯面神经的运动和感觉神经纤维时，可出现面瘫、耳痛及外耳道疱疹三联征。（4）Sézary 综合征（Sézarysydrome，SS）是皮肤 T 细胞淋巴瘤的亚型之一，以红皮病样皮损、淋巴结肿大和外周血中肿瘤性 T 细胞（Sézary 细胞）为典型临床表现。

1959. ABCDE　皮角多在其他皮肤病的基础上发生，常见的原发病为寻常疣、脂溢性角化病、日光性角化病、早期鳞状细胞癌、角化棘皮瘤、汗孔角化症。也可见于基底细胞癌、外毛根鞘瘤、良性血管瘤、倒置性毛囊角化病、表皮痣等。

1960. ABCD　多发性外毛根鞘瘤又称 Cowden 病，多发生于 20～40 岁的成人，其特征性的改变是出现多发性错构瘤，由面部多发性结节、口腔黏膜纤维瘤及肢体远端点状角化组成三联征，患者易发生乳腺癌和甲状腺癌。面部皮损呈寻常疣状，主要发生在口、鼻及耳周围，偶见于颈部，为肉色、粉红色或棕褐色。常并发真皮纤维瘤及软纤维瘤。手、足部有肤色或棕色的、小的、角化过度性的乳头瘤，掌跖部出现点状角化。口腔常有舌、腭、唇及颊黏膜上的丘疹及息肉，特征性的改变是牙龈纤维瘤所致的鹅卵石样改变。病理学检查，瘤细胞的细胞异形性不明显，常无核分裂象。

1961. ABCDE 黑头粉刺样痣是先天性毛囊畸形，由毛囊发育异常所致。皮损为簇集的黑头粉刺样丘疹，皮损簇集或呈线状排列，常沿皮肤 Blaschko 线分布。好发于面、颈及躯干上部，偶尔发生于生殖器、手掌及腕部。一般为单侧分布，偶见双侧。有时与其他皮肤病（如鱼鳞病、毛根鞘囊肿、乳头状汗腺腺瘤、毛囊性肿瘤）有关。也有报道称该病是一些系统性疾病的皮肤表现，如脊柱侧凸、融合性脊柱或脊椎、隐性脊柱裂、指残毁等。

1962. ABCE 皮脂腺腺瘤多见于老年人面部和头皮，尤其多见于鼻部和面颊，偶尔发生于躯干或其他部位。皮损一般为单发的圆形肿物，直径约 0.5cm，表面光滑或疣状，质硬，无脐窝，呈肤色、淡黄色或蜡黄色，底部可略呈蒂状，偶尔呈息肉状。个别报道称该病可以是 Torre－Muir 综合征的表现之一，可并发胃肠道息肉及腺癌。病理学检查表现为：真皮内边界清楚的分叶状肿瘤，由不规则的皮脂腺小叶组成。小叶中央主要是分化成熟的皮脂腺细胞，周边有数量不等的基底样细胞，基底样细胞的数量一般不超过 50%。两型细胞之间可见过渡型细胞。小叶中央无扩张的毛囊漏斗部。无细胞异形性和不典型核分裂象。

1963. ABCDE 皮肤混合瘤由 Nasse 于 1892 年首次报告，又称软骨样汗管瘤，是向汗腺分化的一种良性肿瘤，由上皮细胞及软骨样或黏液样间质构成。该病可以向顶泌汗腺（又称大汗腺）和外泌汗腺（又称小汗腺）分化，其中大多数向顶泌汗腺分化。肿瘤常见于头部、面部、颈部，尤其是鼻部、颊部、上唇、头皮、前额和下颏，偶见于躯干、四肢。通常单发，表现为正常肤色的皮内或皮下坚实结节，直径为 0.5～3.0cm，表面光滑，很少破溃，生长缓慢，无症状。

1964. ABCDE Bowen 病的发病机制尚不清楚，可能与以下因素有关：①与接触砷剂有关，部分病例有使用砷剂病史，皮损处含砷量较高。②与病毒感染有关，可在 HPV－5 引起的疣状皮肤发育不良的基础上发生，目前仅证实 Bowen 病与 HPV 感染密切相关。③与外界刺激有关，部分皮损可在外伤或虫咬处发生。④与日晒和遗传因素也相关。

1965. ABD Bowen 病的发病与接触砷剂有关，部分病例有使用砷剂史，皮损处含砷量较高；基底细胞癌可能与长期日晒、X 线照射、烧伤、瘢痕、接触砷剂等有关；鳞状细胞癌可能与接触化学致癌物相关，如砷、石油、煤焦油、石蜡、沥青和铬酸盐等。

1966. BCE 鳞状细胞癌诊断的依据：根据临床表现及典型组织病理特征进行诊断。应用抗前角蛋白单抗和抗角蛋白单抗进行免疫过氧化酶染色，或在电镜下见到张力细丝也可协助诊断。

1967. ACE 疣状癌可分为 3 型，均发生于浸渍部位，即口腔疣状癌、生殖器肛门部位疣状癌和足跖疣状癌。

1968. ABC 疣状癌多数在原有病毒疣中长出，局部 HPV 基因组的存在进一步支持病毒感染的病因学，另一可能病因是瘢痕和慢性炎症。

1969. ABCDE 上皮样肉瘤发病除外创伤还可能与下列机制有关：①染色体 22q 的杂合性缺失，即位于 22q11.23 的 SMARCB1（INI1）编码的 INI1（BAF47）核表达缺失，此改变在发病机制中发挥关键作用；②染色体 8q 异常和 21 单体；③染色体 8 和 22 异常与近端型上皮样肉瘤发病关系密切；④上皮样肉瘤中发生 N－Ras 基因突变。

1970. ABCDE 非典型隆突性皮肤纤维肉瘤（DFSP）有十几种亚型，常见的有色素型（又称 Bedar 瘤）、纤维肉瘤型、黏液型、颗粒细胞型、萎缩型和斑块型等。

1971. ACD 淋巴管肉瘤几乎均发生在慢性淋巴性水肿的基础上，绝大多数位于上肢，常与乳腺癌根治术后继发的上肢长期慢性淋巴水肿有关，或与阴茎癌手术后及丝虫病所致下肢长期慢性水肿有关。

1972. BC 黑素瘤细胞形态可呈多样性，以梭形细胞和上皮样细胞为主。

1973. ABDE

1974. BDE

1975. BCE 蕈样肉芽肿预后：年龄 >60 岁，大细胞转化和乳酸脱氢酶升高是生存期较差的独立预后指标。

1976. AC 研究显示，检测外周血或皮肤中的 PD－1（CD279）和 KIRDL2（CD158k）有助于鉴别 Sézary 综合征和炎症性皮肤病。

1977. ABCD NK/T 的发病可能与下列因素有关：①EB 病毒感染；②TP53 抑癌蛋白表达增高；③P21 表达增高，可能与 EBV 感染有关；④JAK/STAT 通路成分基因的突变，尤其是 JAK3。

1978. ACDE 皮下脂膜炎样 T 细胞淋巴瘤的治疗包括应用免疫抑制剂、化疗、放疗等。口服糖皮质激素可能对部分患者有效，大部分患者可能需要化疗，化疗方案一般以蒽环类药物为基础；其他免疫抑制剂如小剂量甲氨蝶呤、环孢素、羟氯喹可考虑选择；皮损局限可考虑局部放疗。

1979. ABDE 淋巴瘤样丘疹病发病的相关机制：①LyP 的非典型淋巴细胞过表达 CD30；②在 40%～100% 的 LyP 皮损中能检测到 T 细胞受体（TCR）基因克隆性重排；③在 LyP 中发现的遗传学异常包括非整倍体和染色体畸变在 LyP 细胞中表达增高；④转化生长因子 β 的细胞表面受体失活突变。

1980. ABCDE 淋巴瘤样丘疹病的治疗方法包括：应用低剂量甲氨蝶呤，光疗（PUVA 或 NB－UVB），口服或局部用维 A 酸类、干扰素、抗 CD30 单克隆抗体药物，局部使用糖皮质激素，氮芥和卡莫司汀等。

1981. ACDE 原发性皮肤间变性大细胞淋巴瘤的典型表现：好发于头皮和躯干等部位，常表现为无症状、单发或局限性红色至紫罗兰色的结节或肿块，直径多超过2cm，皮损快速进展，可形成溃疡。皮损可部分或完全自发消退。

1982. ABD 皮肤B细胞淋巴瘤是一组原发于皮肤的非霍奇金淋巴瘤。依据2018年更新的WHO-EORTC分类，该病包括3种主要的类型：原发皮肤滤泡中心型淋巴瘤、原发皮肤边缘带B细胞淋巴瘤、原发皮肤弥漫大B细胞淋巴瘤。

1983. ABCDE 过敏性紫癜是一种过敏性毛细血管和细小血管的血管炎，其的治疗包括：去除可能存在的致病因子，防止呼吸道感染，避免服用可疑食物和药物。单纯型紫癜除适当休息外，可服用降低血管通透性的药物，如维生素C及钙剂、芦丁等。非激素类抗炎药对关节型有效。严重的皮损、腹型和肾型者可加用糖皮质激素或合并应用免疫抑制剂如环磷酰胺等。

1984. ACD DLE：表皮角化过度伴角化不全，毛囊角栓，表皮萎缩，基底细胞液化变性，色素失禁等。真皮上层胶原纤维可有嗜酸性变性，皮肤附件和血管周围有灶性淋巴细胞浸润。直接免疫荧光检查示80%～90%患者在真皮和表皮交界处可见颗粒性、IgM和C3线性沉积，正常皮肤LBT阴性。SCLE：除上述外，真皮表皮连接处IgG和补体C3沉积的阳性率仅占60%左右。

1985. BCDE

1986. ABCD 结节性红斑是一种主要累及皮下脂肪组织的急性炎症性疾病。一般认为该病与多种因素有关。结节性红斑常见于小腿伸侧，临床表现为红色或紫红色疼痛性炎性结节，青年女性多见，病程有局限性，易于复发。硬红斑多见于青年女性，常与身体其他部位结核并发。结核菌素试验呈阳性，但皮损处很少分离到结核分枝杆菌。初起为豌豆大小的数个皮下结节，多对称发生于小腿下部屈侧，数周后结节逐渐增大，皮肤略微高起，呈暗红色，浸润明显，界限不清，固定而硬。部分结节逐渐软化破溃，形成深在性溃疡，流出稀薄脓液。

1987. ABCD

1988. ABC

1989. ABCDE

1990. BDE 皮肤淋巴细胞浸润症的病变发生在真皮，表皮正常；真皮可见致密淋巴细胞浸润。皮肤附属器和血管周围浸润更为明显，无生发中心形成。其次，本病的皮疹无鳞屑和角栓形成。

1991. ABCE 局部全层萎缩又称环状脂肪萎缩，系局部发生的皮肤及皮下脂肪萎缩，有时可伴有肌肉、骨骼萎缩或者发育不全；进行性特发性皮肤萎缩是表皮萎缩，真皮深层胶原增生、均质化，而皮下脂肪组织正常。

1992. ABCD Gottron征见于皮肌炎，Darier征是色素性荨麻疹的特征性体征。

1993. ABCE KID综合征又称角膜炎-鱼鳞病-耳聋综合征（Keratitis-Ichthyosis-Deafness syndrome），是一种罕见的遗传性外胚叶发育不良性皮肤病，临床特征包括血管性角膜炎、鱼鳞病以及先天感音神经性耳聋。其他尚有掌跖网状角化过度、稀毛症、局部无汗症、甲营养不良和跟腱发紧等，少数患者可有龋齿、牙营养不良、出汗障碍、口腔黏膜白斑、小脑萎缩等，患者容易伴发真菌感染及肿瘤。

1994. BD 皮肌炎的特征性皮损：（1）眼睑紫红色斑：以双上眼睑为中心的水肿性紫红色斑片，可累及面颊、头皮，有很高的诊断特异性。（2）Gottron丘疹：即掌指关节、指指关节伸侧的扁平紫红色丘疹，多对称分布，表面附着糠状鳞屑，约见于1/3患者。（3）皮肤异色症（poikiloderma）：部分患者面、颈、躯干部在红斑鳞屑基础上逐渐出现点状色素脱失、点状角化、褐色色素沉着、轻度皮肤萎缩、毛细血管扩张等，称为皮肤异色症。其他尚有头皮、前胸“V”形区红斑，手背部和四肢伸侧糠状鳞屑红斑、甲周红斑、甲皱襞毛细血管扩张、甲小皮角化、雷诺现象、血管炎性损害、脱发、光敏感等。无明显自觉症状，亦可瘙痒，特别是背部和四肢伸侧有红斑鳞屑者。部分皮肌炎患儿可在皮肤、皮下组织、关节周围及病变肌肉处发生钙质沉着症。

1995. ABCDE

1996. ABCDE

1997. ABCD 皮肌炎的肌肉症状常由四肢近端横纹肌组受累开始，如上肢三角肌、下肢股四头肌等出现肌无力和疼痛、压痛或肿胀，表现为举手、下蹲后站立困难等。其他如肩胛带肌群、颈肌、咽喉肌受累时，可出现抬头困难、吞咽困难，进流食时发呛，或自后鼻腔呛出及胸部梗死感，声音嘶哑等。呼吸肌和心肌被侵时，可出现呼吸困难、心悸、心律不齐甚至心力衰竭等严重表现。

1998. BCDE 血小板减少是Kasabach-Merritt综合征的临床表现之一。

1999. ABCDE

2000. AD 标本处理：标本应立即放入10%甲醛溶液中固定，特殊情况下可采用95%乙醇固定。固定液体积应达到标本体积的10倍以上，大的肿瘤组织应切分成多块，以保证固定液能充分渗入。

2001. ABCE 皮肤血管炎主要为真皮乳头下和网状层的毛细血管炎和小血管炎。典型的变化有血管扩张，内皮细胞肿胀，管腔变狭窄、闭塞，血栓形成，管壁有纤维蛋白样变性或坏死。血管壁及其周围有中性粒细胞浸润，可见白细胞破碎及核尘和红细胞外渗等。

2002. ABCD 异维A酸可以作用于痤疮发病的四个环节：抑制皮脂腺细胞增生和皮肤油脂分泌；调节皮肤毛囊口角化；抑制痤疮丙酸杆菌的增殖；抑制皮肤的炎症反应，控制黑头粉刺形成，因此成为治疗痤疮的重要药物。

2003. ABCDE

2004. BCDE 婴幼儿腹部离心性脂肪营养不良的皮损呈离心性缓慢扩展，可累及腹部大部分区域，甚至腹股沟以及胸、背部，不累及面、颈、四肢和臀部。

2005. ADE Sèzary综合征（SS）又名Sézary网状细胞增生症，为原发于皮肤的T细胞淋巴瘤，有人认为是MF的白血病异型。临床表现：（1）男性多见，多发于50岁后；（2）无明确诱因，占皮肤淋巴瘤的8%；（3）皮损早期似湿疹、脂溢性皮炎、银屑病等，晚期表现为红皮病；（4）剥脱性皮炎及（或）红皮病表现，剧烈瘙痒，皮肤浸润、干燥，面部水肿，掌跖角化；（5）局部或全身浅表淋巴结肿大；（6）可累及内脏器官，如肝、脾等；（7）外周血中脑回状核的不典型T淋巴细胞，即Sézary细胞达15%以上。

2006. ABCDE 结节性硬化症（tuberous sclerosis）是常染色体显性遗传的神经皮肤综合征。家庭成员间亦可表现各异。皮损有4种特征性损害：（1）面部血管纤维瘤：3～10岁出现坚韧、散在、略带黄色的毛细血管扩张性丘疹，从鼻唇沟延伸至颏下颈部。（2）甲周纤维瘤：青春期或其后出现，从甲周上长出的鲜红色赘生物，光滑、坚硬。（3）鲛鱼皮斑：为不规则增厚并稍高起的软斑块，常位于腰骶部。（4）卵圆形或叶状白斑：躯干部位出现1～3cm大小的白斑，在滤过紫外线灯下更明显。（5）胶原瘤。

2007. ACD 汗管瘤根据发病部位，临床可分为3型。①眼睑型：最常见，多发生于发育期以后的女性，尤其多见于下眼睑。②发疹型：男性青少年相对多见，成批发生于躯干前面及上臂屈侧。③局限型：常局限发生于女外阴，尤其是大阴唇，多伴有外阴瘙痒，常合并眼睑部位皮损，偶尔发生于手指伸侧或其他部位。

2008. ABDE 局限于皮肤或黏膜的早期阶段的Kaposi肉瘤（KS），用585nm脉冲染料激光、CO_2高能激光治疗及激光凝固治疗可取得良好效果；局限于皮肤或黏膜的KS和典型的结节性KS用放疗可取得良好效果；电子束放疗局限地穿透皮下，适用于浅表损害，对较深或一般放疗无效的KS可用标准的非电子束放疗。

2009. ABCE

2010. ABCE 色素痣是由痣细胞组成的良性新生物，又名痣细胞痣、细胞痣、黑素细胞痣、痣。病理上有多种类型：透明痣细胞、上皮样痣细胞、淋巴细胞样痣细胞、纤维样痣细胞。

2011. ABCDE 大疱性类天疱疮的治疗方法包括营养支持治疗，积极防治各种感染，外用强效糖皮质激素，口服米诺环素、烟酰胺、复方甘草酸苷、白芍总苷，系统使用糖皮质激素、免疫抑制剂，静脉注射丙种球蛋白（IVIG）等。免疫抑制剂包括甲氨蝶呤、硫唑嘌呤、环磷酰胺、吗替麦考酚酯和环孢素，其中甲氨蝶呤的安全性和临床疗效均较高。对于系统性糖皮质激素治疗无效的BP，尝试使用利妥昔单抗、奥马珠单抗和杜普单抗治疗。

2012. ACDE

2013. ADE 获得性大疱性表皮松解症是一种少见的非遗传性慢性自身免疫性表皮下大疱性皮肤病。多见于成年人，儿童和老年人也可发病。经典型：特点为皮肤脆性增加，轻微外伤引起水疱及糜烂，疱壁紧张、尼氏征阴性。常好发于肢端易受摩擦和受压部位，愈后常留有瘢痕、萎缩、粟丘疹和甲萎缩。严重者可致甲脱失、手足纤维化和食管狭窄。

2014. ABCDE 用Griffiths分类法进行临床分型：（1）Ⅰ型：典型成人型，为最常见的分型，占所有病例50%以上，40～60岁人群占多数。预后最好，80%以上的患者可在1～3年内痊愈，愈后可复发，但很少见。偶见合并肌无力及甲状腺功能减退或并发白血病或多发性脂溢性角化病。（2）Ⅱ型：不典型成人型，较少见，占所有病例的5%。临床表现不典型，患者为成人。在某些部位有显著的毛囊角化性丘疹，而在别处尤其是小腿部可见较多的层片状鳞屑，常可见到湿疹样变化。此型很少发展成红皮病。（3）Ⅲ型：典型幼年型，占所有病例的10%。患者为5～10岁之间的儿童，皮损特点与第Ⅰ型相似。部分患者有急性感染史，随后即发生毛发红糠疹。通常在1～2年内自愈。（4）Ⅳ型：幼年局限型，约占所有病例的25%，出生几年后发病。皮疹主要局限于肘、膝部，为边界清晰的斑块，由红斑毛囊角化性丘疹组成。躯干或头皮常见到少数散在鳞屑性红斑，有些病例出现显著掌跖角化。仅30%的病例能在3年内自愈。（5）Ⅴ型：不典型幼年型，患者在出生后不久或出生后数年内发病，表现为红斑、角化过度及毛囊性角栓，本型可发展成红皮病。本类型可能与毛囊性鱼鳞病和红斑皮肤角化病重叠。少数病例伴有肢端硬皮病样变，常有家族史，少能自愈。（6）Ⅵ型：HIV感染相关型。患者有HIV感染，常伴有严重的聚合性痤疮。少数病例有免疫缺陷和低丙种球蛋白血症。

2015. BCDE 白癜风的治疗：（1）系统治疗：主要适用于泛发型进展期白癜风患者或伴有自身免疫性疾病的患者。口服或肌内注射激素可使进展期白癜风尽快趋于稳定，病情稳定后，逐步减量。（2）局部治疗：外用糖皮质激素对于局限型白癜风的治疗有效。（3）非节段型与混合型：VIDA 积分 >3 分考虑系统用激素、中医中药、NB－UVB、308nm 准分子光或准分子激光、点阵激光单独或联合外用药物。快速进展期采用光疗时宜用正常起始量的 1/3～1/2，可联合系统用激素或抗氧化剂。局部外用药治疗参考进展期未分类型。

2016. AD　①种痘样水疱病：自幼年开始发病，多见于 2～3 岁的男孩。也有患者可在 20 岁发病。②皮疹分批发生，好发于面颊、鼻背、耳翼、手背等曝光部位，也可累及口唇，出现糜烂，有时出现结膜充血、角膜浑浊，影响视力。皮疹对称分布，初起局限于日光直射部位，局部皮肤潮红、肿胀，有红斑、丘疹、黄豆至小指甲大小坚实的结节，数日后迅速发展成水疱，大小不等，有的水疱中央可见脐窝，周围有轻度炎性红晕，经 3～4 天后水疱干燥结痂。③严重者可出现坏死、结黑痂，痂皮脱落后遗留有凹陷性瘢痕、色素沉着、毛细血管扩张，甚至残毁、畸形。有临床报道称重型种痘样水疱病表现为大片溃疡，反复发作后导致手指关节强直或屈曲、错位，指骨部分吸收破坏；耳郭部分缺损；鼻梁塌陷、软骨部分破坏吸收；下唇瘢痕挛缩、门齿外露。④皮疹每年春、夏季恶化，入冬减轻或完全消退。发病前常自觉瘙痒、灼热、发胀、紧张感或有头痛。有时还可见脱发或甲变形等。本病常在青春期后逐渐痊愈，不再复发。

2017. BCD　膝状神经节受累同时侵犯面神经的运动和感觉神经纤维时，可出现面瘫、耳痛及外耳道疱疹三联征，称为 Ramsay－Hunt 综合征。

2018. BE

2019. ABC

2020. ABCDE　化脓性汗腺炎的治疗：①口服广谱抗生素，外用抗生素。②口服维 A 酸制剂，首选异维 A 酸。③有脓肿形成时切开引流。④应用 TNF－α 拮抗剂。

2021. ABCDE

2022. BCDE　麻风的诊断依据：①皮损伴有感觉障碍及闭汗，或有麻木区；②周围神经受累，表现为神经干粗大伴相应功能障碍；③皮损组织切片或组织液涂片查到麻风杆菌；④病理可见特征性病变。符合上述 4 条中的 2 条或 2 条以上，或符合第 3 条者一般可确立诊断。

2023. ABCDE　孢子丝菌病（sporotrichosis）是由申克孢子丝菌（Sporothrix schenckii）所致的皮肤、皮下组织及其邻近淋巴系统的慢性感染，治疗：碘化钾口服，10% 碘化钾每次 10～20ml，每日 3 次，连续 3～6 个月，皮疹消退后维持 1～2 个月。如对碘化钾过敏，可采用伊曲康唑或特比萘芬口服治疗，必要时可手术切除或行光动力疗法。

2024. ABCD　结痂性疥疮的传染性极强。

2025. ABCDE

2026. ABCDE

2027. ABCDE

2028. ABCDE

2029. CDE　抗 TIF－1γ 抗体和抗 NXP－2 抗体主要与恶性肿瘤相关性皮肌炎有关。

2030. ABCE　克隆性 HES 的首选治疗药物是伊马替尼。

2031. ABCDE　Olmsted 综合征又称残毁性皮肤角化病和口周角化病，是由 TRPV3 和 MBTPS2 基因突变引起的遗传性皮肤病，表现为掌跖角化伴有指趾缩窄和离断，口周、肛周和臀部角化性斑块和丘疹，还可出现脱发、口腔黏膜白斑和甲营养不良，角化部位可继发鳞状细胞癌。

2032. BCDE　急性苔藓痘疮样糠疹的皮损好发于四肢、躯干部位，可出现明显坏死和溃疡，并伴有发热、关节痛等症状。

2033. ABCDE

2034. ABCD　皮肤异色病样皮肌炎、皮肤淀粉样变、原发性皮肤 T 细胞淋巴瘤（CTCL）及遗传性泛发性色素异常症（DUH）均可表现为泛发性皮肤色素沉着伴有色素减退。融合性网状乳头瘤病表现为胸、腹部密集网状褐色斑疹及小丘疹。

2035. ABDE　石棉状糠疹通常表现为头皮厚积的鳞屑性斑片，不伴有脱发或断发。

2036. ABC

2037. ABCDE　库欣综合征是由于下丘脑－垂体－肾上腺轴调控失常，肾上腺皮质分泌过量的糖皮质激素，从而导致的一种临床综合征。库欣综合征的主要病因可以分为促肾上腺皮质激素依赖性和非依赖性两种：①依赖 ACTH 的综合征：库欣病，异位 ATCT 综合征；②不依赖 ACTH 的综合征：肾上腺皮质结节样增生，肾上腺皮脂腺瘤。库欣综合征的诱发因素：长期服用大剂量的外源性糖皮质激素。

2038. ABCDE　黑棘皮病在临床上分为 8 型，包括良性、肥胖性、症状性、恶性、肢端性、单侧性、药物性及混合性。

2039. ABCD　黄瘤病临床类型包括睑黄瘤、结节性黄瘤、腱黄瘤、发疹性黄瘤、扁平黄瘤、播散性黄瘤和疣状黄瘤。

2040. ABCDE　糖尿病的皮肤表现通常由代谢紊乱、血管病变、神经病变和免疫学异常以及糖尿病相关的其他疾病所致，糖尿病性皮病是糖尿病最常见的皮损，糖尿病性皮肤发红主要见于久病者，丹毒样红斑多见于平均病期 5 年的糖尿病患者，糖尿病性大疱不常见，但它是糖尿病的一种特征性标志。糖尿病性甲病可由细菌或真菌感染所致。

2041. ABCD　幼年型黄色肉芽肿的血中胆固醇和其

他脂质均正常，但胡萝卜素常增高。

2042. ABCE 卟啉病的皮损表现主要是由卟啉的光毒性反应所致。

2043. BCDE

2044. ABCDE 引起淋巴瘤相关型毛囊黏蛋白病最常见的恶性肿瘤是皮肤T细胞淋巴瘤（如蕈样肉芽肿），也可见于B细胞淋巴瘤、Hodgkin病、急性和慢性淋巴细胞白血病、淋巴肉瘤、肾癌、舌癌等。

2045. ABCD 皮肤钙沉着症分为四种临床类型：营养不良性、转移性、特发性和医源性皮肤钙沉着症。皮损表现为多个坚硬稍白的丘疹、斑块和结节，表面可发生溃疡，流出粉笔灰样白色物质。

2046. ACDE 维生素A缺乏症的表现：全身皮肤和毛发干燥易脱发、瘙痒、指甲脆裂、毛周角化。毛周角化为四肢伸侧、背部、臀部红褐色或褐色毛囊性角化性丘疹，顶端有棘刺状角栓。

2047. BCD 点状掌跖角化病发于任何年龄，青春期多见。典型皮损为掌跖部散发角化性丘疹，多数呈圆形或卵圆形，皮色或黄色，直径2～10mm，散在分布或排列成片状或线状，丘疹脱落后，呈现火山口样小凹陷。少数患者可累及手足背及肘膝部，不伴手足多汗，偶可见甲营养不良。

2048. ACDE Paget细胞是指在乳房湿疹样癌或乳房外Paget病中出现的一种具有特殊形态的细胞，其在显微镜下的表现为体积较大的圆形细胞、细胞质丰满而淡染、有核分裂象、PAS染色阳性，病理表现为表皮内可单个或呈巢状分布。

2049. ABCE 寻常型银屑病的典型皮疹为红色丘疹、斑丘疹或斑块，可融合成片，边界清楚，周围有炎性红晕，浸润明显，上覆厚层银白色鳞屑。轻轻刮除鳞屑，可见一层淡红色半透明薄膜，刮去后有发亮薄膜（薄膜现象），刮除薄膜后出现点状出血（Auspitz征）。蜡滴现象、薄膜现象和点状出血是本病的临床特征。皮损形态多样，可为点滴状、钱币状、地图状、蛎壳状等。发生于头皮者，皮损境界清楚，鳞屑较厚，可见束状发。指（趾）甲受累，可见甲板上出现顶针样点状凹陷、纵嵴、横沟、游离端与甲床剥离以及浑浊肥厚等。进行期可见同形反应。

2050. AC 玫瑰糠疹（pityriasisrosea）是一种以覆有糠状鳞屑的玫瑰色斑疹、斑丘疹为典型皮损的炎症性、自限性丘疹鳞屑性皮肤病。

2051. ABCD 表皮属复层鳞状上皮，主要由角质形成细胞和树枝状细胞（dendriticcell）两大类细胞组成，真皮属于不规则的致密结缔组织，由纤维、基质和细胞成分组成，皮下组织（subcutaneoustissue）位于真皮下方，其下与肌膜等组织相连，由疏松结缔组织及脂肪小叶组成，毛发（hair）由角化的上皮细胞构成。位于皮肤以外的部分称毛干（hair shaft），位于皮肤以内的部分称毛根（hair root），毛根末端膨大部分称毛球（hairbulb），毛球下端的凹入部分称毛乳头（hair papilla），毛发属于特殊的上皮组织。

2052. ABCDE 朗格汉斯（langerhans）细胞是来源于骨髓的免疫活性细胞，分布于表皮基底层以上部位，占表皮细胞的3%～5%，其密度因部位、年龄和性别而异。朗格汉斯细胞的表面标志与巨噬细胞颇相似，故朗格汉斯细胞是皮肤的抗原呈递细胞，同时该细胞参与免疫耐受、免疫监视、免疫调节、接触性超敏反应。

三、共用题干单选题

2053. B 根据典型皮损表现（头皮散在5～6处1～2cm大小的脱发斑，表面少许鳞屑，其上可见断发2～4mm长）和猫接触史，可考虑该患儿的诊断为白癣。

2054. A

2055. C 病发真菌镜检，白癣可见围绕毛发密集排列的小孢子；黑点癣可见发内关节菌丝孢子；黄癣可见发内沿长轴排列的菌丝和关节孢子。

2056. D 白癣表现为头皮灰白色鳞屑性脱发斑片。损害可呈卫星状分布，毛发一般在距头皮3～4mm处折断，外围白色菌鞘。一般青春期后可自愈，不留痕迹。根据幼年儿童，头皮瘙痒伴脱发斑，表面鳞屑，家中有养猫。考虑头癣可能性较大。致病菌多为动物源性，如犬小孢子菌等。

2057. D 头癣应采取综合治疗。内服与外用相结合。内服药首选灰黄霉素，若灰黄霉素治疗失败或过敏，可采用酮康唑、伊曲康唑或特比萘芬。

2058. E 自身免疫性大疱病好发于60岁以上的老年人，儿童也可发病，多见于胸腹、腋下、腹股沟、四肢屈侧等。在红斑或外观正常皮肤上发生樱桃至核桃大小的水疱，疱壁厚而不易破。尼氏征阴性。8%～39%的患者伴有黏膜损害。基底膜带IgG呈线状沉积。根据该患者的临床表现，诊断为自身免疫性大疱病的可能性大。

2059. A 最重要的确定诊断的检查为组织病理检查。

2060. D

2061. E

2062. D 根据：①67岁男性；②临床表现：面部皮疹3年，逐渐发展，无不适；③皮疹特点：面部淡褐色的斑疹，表面稍粗糙，外形椭圆或不规则，境界清楚，考虑脂溢性角化病。

2063. D 脂溢性角化病又称老年疣，系一种中老年人较常见的良性表皮性肿瘤，尤以男性多见。组织病理以表皮角化过度、棘层肥厚和乳头瘤样增生为主。

2064. D 葡萄球菌性烫伤样皮肤综合征（SSSS）由凝固酶阳性菌噬菌体Ⅱ组71型金葡菌引起。①好发于出生3个月以内的婴儿；②皮损常始发于口周及眼周，红斑迅速波及躯干及四肢；③最具特征性的表现是在大片红斑的基础上出现烫伤样水疱及大片表皮松解，尼氏征阳性。

2065. C 葡萄球菌性烫伤样皮肤综合征为细菌感染引起，考虑首选系统应用抗生素。

2066. C 疱疹样皮炎是一种慢性、多形性、剧烈瘙痒性疱疹病。皮疹呈多形性，有红斑、丘疱疹、风团、疱疹、血疱，呈环形分布。

2067. A 组织病理检查：早期皮损和水疱周围皮肤的组织病理学改变常具有特征性。真皮乳头顶端见中性粒细胞聚集并形成微脓肿。乳头顶端与其上方表皮分离，形成表皮下水疱。疱液中有中性粒细胞和少量嗜酸性粒细胞及纤维蛋白。真皮上、中部血管周围有淋巴组织细胞、中性粒细胞和少量嗜酸性粒细胞浸润，亦可见核尘。

2068. C

2069. D

2070. C 皮脂腺痣为一种皮脂腺发育异常的疾病，常伴有表皮增生。出生时或生后不久发生，皮损多局限于身体一侧，最常见于头皮及面部。皮损早期表现为一局限性淡黄色斑块，稍见隆起，表面光滑，边界清楚。在青春期后因皮脂腺显著发育，损害可隆起，呈结节状、花瓣状或疣状，质地坚硬，并可呈棕褐色。发生在头皮处时，皮损内可没有毛发。一般无自觉症状，终身存在。根据患儿5岁，左颞部淡黄褐色斑块5年，无任何不适症状，皮疹发生在头皮，而且无毛发。诊断考虑为皮脂腺痣。

2071. C

2072. C 色素失禁症主要见于女婴，出生或出生后不久即在四肢、躯干出现红斑、清澈紧张的大疱，排列成行。根据患儿出生后不久出现躯干水疱、风团样损害，最可能为色素失禁症。

2073. A 色素失禁症的红斑水疱期：通常发生在刚出生至4个月以内的婴儿（通常不会超过6个月），水疱反复发作，伴有明显浮肿性红斑。水疱通常为绿豆至黄豆大小、疱壁紧张、疱液清亮或淡黄色，群集分布并且成线状排列，多位于一侧肢体或者躯干（几乎不见于脸部）。疣状增生期：可以在出生第1周到2年内出现。主要表现为沿 Blaschko 线分布的疣状凸起斑块，表面有明显的角化，可融合呈条带状。疣状增生的病理表现为高度角化过度，伴有较多的角化不良细胞。色素失禁期（或色素沉着期）：通常在出生后6个月到1岁左右开始出现，一般在疣状增生性皮损消退后开始出现。色素通常为棕褐色或者褐黑色，沿着 Blaschko 线分布，在腿部呈线状排列，而在身体躯干呈漩涡状或者泼墨状分布。色素减退期：通常在青春期到成年之后出现。表现为条带状色素减退斑，通常伴有毛囊和皮肤附属器的萎缩，多数位于小腿。还可出现头皮毛囊的线状或者片状缺失。

2074. C 根据题干，老年男性 + 下颌部红斑、慢性脓性小结节、肿块 + 毛须易折断、拔除，考虑为须癣。须癣是发生在颏部和胡须部位的皮肤真菌感染，深在型须癣：多发于下唇髭部，形成慢性脓性小结节、肿块，皮肤发炎，毛须易折断、拔除，毛囊口可挤压出少量脓液，清除病须后容易痊愈。

2075. A 做皮损组织病理检查有利于须癣的确诊。须癣的治疗：①消毒个人用品。②拔除病须：治疗首先要消灭胡须内真菌。如损害小，可用镊子将病须拔除，然后擦以1%益康唑霜、1%克霉唑霜或2%咪康唑霜。病区胡须应多次拔除，直至局部表面完全正常，然后应再搽药2周以上。③拔须困难者：病区范围较大，拔须困难者可口服伊曲康唑、氟康唑或特比萘芬治疗。炎症明显者可联合应用小剂量泼尼松口服。须癣是发生在颏部和胡须部位的皮肤真菌感染，抗生素治疗无效，需抗真菌治疗。

2076. B 根据：①肚脐右侧皮疹，无不适感。皮损长期不消退，治疗无效，且逐渐扩大；②皮损境界清楚，边缘不规则，呈花瓣状。考虑鲍温病。

2077. A

2078. D 患者为青年女性，面部红斑，伴脱发、发热、关节痛、四肢肌肉疼痛，需考虑的疾病为SLE，需完善ANA，A-dsDNA，ENA，肝肾功能，ESR，C3；患者四肢肌肉疼痛需排除皮肌炎，应完善肌酶谱检查；患者关节疼痛，需排查类风湿关节炎，需完善RF。

2079. C

2080. E 寻常狼疮为皮肤结核中较常见的一种，特征损害为许多苹果酱色结节和斑块，不规则扩展，形成瘢痕，破坏组织，病程持续多年。好发于面部、颈部、四肢。基本损害为狼疮结节，表现为粟粒至豌豆大结节，红褐色或棕褐色，质软，可逐渐增大增多，相互融合成浸润性斑块，质软，表面高低不平；结节柔软，可见探针贯通现象，用玻片压诊时呈苹果酱颜色；结节可自行吸收或破溃后形成边缘不整的溃疡，愈合后形成萎缩性瘢痕。在愈合的瘢痕上可形成新的皮损。无明显自觉症状。病程常迁延数十年不愈。根据患者左颈部丘疹结节，有浸润感，探针贯通现象（+），破溃后形成瘢痕，瘢痕上又生新结节。诊断可考虑为寻常狼疮。

2081. C 寻常狼疮的病理表现：真皮内可见典型的结核性结节，即由聚集成群的上皮样细胞和多少不等的多核巨细胞组成，中心可有干酪样坏死，外周绕以密集的淋巴细胞浸润。

2082. D 中老年人外阴湿疹，轻度浸润，病程缓慢，按湿疹治疗无效，考虑为湿疹样癌。

2083. A 根据题干：老年女性＋外阴湿疹样皮损改变＋病史8年＋长年不愈＋境界清楚＋轻度浸润，“湿疹”样改变较顽固，可考虑Paget病。Paget病又名湿疹样癌，是一种特殊类型的癌性病变，女性多见，多发生于乳头部位，另外本病可以发生于其他富有大汗腺的区域，如腋窝、阴囊或肛周等部位，此时称为乳房外Paget病。临床以顽固性湿疹样皮损表现为特点。特征性组织病理学改变为表皮内可见单个散在或成巢状排列的Paget细胞，有丰富淡染的胞浆，呈空泡化，细胞异型性明显，肿瘤细胞可以侵犯毛囊等附属器；肿瘤细胞黏蛋白和PAS染色阳性，免疫组化CEA及角蛋白K－7染色阳性。

2084. A Paget病首选手术切除治疗，对于不能耐受手术或皮损较大的患者可采用光动力治疗。

2085. C

2086. C

2087. D 根据患者皮疹4年不消退的病史＋2～3cm大小淡红斑＋境界较清＋无浸润＋表面细屑＋浅表淋巴结不大＋无明显不适感，可考虑点滴状副银屑病。点滴状副银屑病：躯干及四肢有多数淡红或红褐色针头至指甲大小的浸润斑疹或斑丘疹，境界清楚，表面覆以细薄的鳞屑，自觉症状不明显。

2088. A 点滴状副银屑病的皮损虽然不易消退，但预后良好，无后遗症，故可不必特殊治疗。常用方法包括外涂润肤剂、焦油类制剂或糖皮质激素制剂，单纯照射紫外线或进行PUVA疗法。其他外用制剂也可试用，包括咪喹莫特、氮芥、卡氮芥和他克莫司等。

2089. A 根据题干，幼儿2岁＋发热3天＋热退后出现玫瑰红色斑丘疹，考虑幼儿急疹。幼儿急疹又称婴儿玫瑰疹，是婴幼儿常见的一种急性发热发疹性疾病，由人类疱疹病毒6、7型感染引起。其特点是在发热3～5天后热度突然下降，皮肤出现玫瑰红色的斑丘疹，病情减轻，如无并发症可很快痊愈。

2090. B

2091. C 根据患者病史，青年男性＋面部及四肢出现色素脱失斑1个月＋边界清楚＋无不适感觉＋无家族史，考虑白癜风的可能性大。白癜风是一种比较常见的后天色素脱失性皮肤病，表现为局限性或泛发性皮肤黏膜色素完全脱失。皮损为色素脱失斑，常为乳白色，也可为浅粉色，表面光滑无皮疹。白斑境界清楚，边缘色素较正常皮肤增加，白斑内毛发正常或变白。病变好发于受阳光照射及摩擦损伤部位，病损多对称分布。白斑还常按神经节段分布而呈带状排列。本病多无自觉症状，少数患者在发病前或发病同时有患处局部瘙痒感。

2092. A 白癜风的主要治疗有糖皮质激素、光疗及光化学疗法、移植治疗、免疫抑制剂、维生素D_3衍生物。

2093. A 根据题干：患者中年男性＋上感史＋颜面潮红伴鳞屑＋甲浑浊肥厚改变＋第1、2指节背面丘疹角栓，考虑毛发红糠疹的可能性大。毛发红糠疹是一种慢性炎症性皮肤病。表现为毛囊性坚硬的尖形小丘疹，中央有黑色角栓，常密集成片，表面伴糠状鳞屑。

2094. A 毛发红糠疹的诊断：毛囊性坚实丘疹，顶端有尖形角质小刺，中央为黑色角栓，丘疹往往伴有炎症，并融合成片，表面覆糠秕状白色鳞屑。毛囊性丘疹多发于四肢的伸侧、躯干、颈旁和臀部，尤其好发于手指的第一和第二指节的背面。根据临床表现和组织病理学检查做出诊断。

2095. E 当病情严重时，可泛发全身，发展成剥脱性皮炎，皮肤呈暗红色或橘黄色，光滑而萎缩。对轻微的温度改变很敏感。严重者口唇皲裂、下眼睑外翻，阴毛和头发可脱落变稀疏。此时典型的毛囊性角化丘疹则不明显，弥漫性皮损中常可见到夹杂着特征性岛屿状小片正常皮肤，称皮肤岛。常见于胸部及腋下。在红皮病消退过程中，毛囊性或非毛囊性丘疹又可变得明显。骨隆突处皮肤因外伤或摩擦易发生溃疡。

2096. E 维A酸类药物的不良反应：①皮肤表现：能引起皮肤黏膜干燥和瘙痒、口干唇裂。②中枢神经系统和视力表现：头痛、恶心、视力减退、眼痛等。③胃肠道和肝功能损害，肝肾功能不良者慎用，血脂代谢异常。需定期查肝肾功能、血脂等。④钙代谢异常：骨关节疼痛、肌痛、骨异常。因此需定期摄X线片，观察骨骼异常。⑤致畸作用，孕妇2年之内禁用，特别是第三代维A酸。

2097. B

2098. A

2099. B

2100. B 皮脂腺痣的诊断：①多于出生时或出生后不久发病，好发于头皮。②多数为单发，皮疹为境界清楚，淡黄色至灰棕色斑块。头皮损害表面无毛发生长。脱发区域随年龄逐渐增大。结合该患者的表现，首先考虑皮脂腺痣。

2101. C 皮脂腺痣的组织病理示皮脂腺组织增多，独立开口于表皮，或伴有表皮、真皮或表皮附属器的发育异常。

2102. B 根据患者病史，育龄期女性＋咽痛＋发热＋疼痛性结节，考虑结节性红斑的可能性大。根据典型的皮肤损害［好发于小腿胫前，有压痛，不破溃，发病前有感染史，服用药物史（磺胺类、避孕药、溴及碘剂等）］，结合皮肤组织病理学检查（皮下脂肪小叶间隔性脂膜炎）可确诊结节性红斑。

2103. C

2104. E 根据患者病史，手掌皮肤干燥脱屑＋甲增厚、变脆+甲下碎屑堆积，考虑真菌感染的可能性大。手癣临床表现为手掌局部有边界明显的红斑脱屑，皮肤干燥破裂，甚则整个手掌皮肤肥厚、粗糙、破裂、脱屑，也可见水疱或糜烂。真菌在指（趾）甲上生长，则成甲癣（灰指甲）。真菌直接镜检简单易行，临床应用普遍，因此最合适。

2105. D

2106. C　寻常型银屑病的诊断：①好发部位：头皮、四肢伸侧、膝、肘，对称发生；②皮损初为绿豆大小的红色斑丘疹，渐融合成斑片，表面有厚层鳞屑，蜡滴现象、薄膜现象及点状出血现象为本病特征；③家族史、遗传倾向。根据该患者的临床表现，最可能的诊断是银屑病。

2107. D　组织病理检查是确诊寻常型银屑病的金标准。

2108. E

2109. A

2110. C　Hailey – Hailey 病，又名家族性良性天疱疮，是常染色体显性遗传性疾病，好发于颈、腋窝、腹股沟等处，自觉痒痛，夏重冬轻。

2111. B　家族性良性天疱疮的致病基因定位于 3q21 – q22，与编码一种新型钙离子泵的基因 ATP2C1 突变有关。

2112. D　结节性红斑的基本损害为红色结节和斑块，累及小腿伸侧及大腿、前臂，不发生溃疡，经 3～6 周消退，不留瘢痕和萎缩，可有肌痛和关节酸痛。根据该患者的临床表现，最可能的诊断是结节性红斑。

2113. D　根据患者病情，患者目前疼痛不明显，嘱其休息避免劳累，必要时服非甾体抗炎药。结节性红斑的治疗：①寻找病因予以相应治疗。急性期可卧床休息，抬高患肢，避免受寒及强劳动。有明显感染灶者，可配合抗生素。②疼痛较著者可口服止痛药和非甾体抗炎药，如吲哚美辛（消炎痛）及布洛芬等。有明显感染者，给抗生素。严重者给予皮质类固醇激素，如泼尼松（强地松），或倍他米松/二丙酸倍他米松（得宝松）肌内注射，3 周 1 次，可迅速控制病情。另外，可用 10% 碘化钾合剂，每天 3 次，服 2～4 周。该法安全有效，但应注意长期应用可导致甲状腺功能减退。病情顽固者，可应用羟氯喹、氨苯砜，也可服中药雷公藤片或昆明山海素片。全身治疗也可用紫外线、蜡疗，透热或音频电疗。③局部治疗原则为消炎、止痛。

2114. A　根据老年女性患者+全身瘙痒+躯干、四肢多处抓破、结痂+无特殊病史，考虑瘙痒症。瘙痒症是一种仅有皮肤瘙痒而无原发性皮肤损害的皮肤病。

2115. C　瘙痒症一般无明显皮损，无明显及特异的病理改变，故不宜首先采用病理活检。

2116. C　瘙痒症的治疗：（1）寻找病因，避免诱发因素是防治的关键。避免用搔抓、摩擦及热水烫洗等方法止痒。生活应规律，衣着松软，不要沐浴过勤。避免饮酒、喝浓茶及食用辣椒、胡椒及芥末等辛辣刺激食品。精神紧张及情绪不安的患者应注意休息，适当改变不良的生活环境。（2）外用治疗：①使用低 pH 的清洁剂和润滑剂。②使用冷却剂和局部麻醉药，如薄荷脑、樟脑、石炭酸等。③外用抗组胺剂和外用糖皮质激素。④免疫抑制剂。⑤锶盐。（3）系统治疗：抗组胺药、钙剂、维生素 C、硫代硫酸钠及镇静催眠等药物，可根据病情选择使用。全身性瘙痒症可用盐酸普鲁卡因静脉封闭。沙利度胺（反应停）治疗炎症性皮肤病。阿片受体拮抗药纳洛酮治疗胆汁性瘙痒和尿毒症性瘙痒有效。5 – 羟色胺受体拮抗药昂丹司琼。（4）物理治疗光疗：对炎症性皮肤病及尿毒症、原发性胆汁淤积和真性红细胞增多症等系统疾病引起的瘙痒有效。

2117. A

2118. B　雷诺（Raynaud）现象又称间歇性手指皮色改变、肢端动脉痉挛现象、继发性肢端动脉痉挛现象，指在寒冷刺激、情绪激动、长期使用震颤性工具，以及多种疾病影响下，血管神经功能紊乱，导致肢端动脉阵发性痉挛、血流暂时减少或中断，随后扩张充血的特征性病变，伴疼痛和感觉异常。呈现四肢末端皮肤颜色间歇性苍白、发绀和潮红的变化。多见于女性，男女发病比例约 1∶10；多在 20～30 岁发病，极少超过 40 岁。

2119. A

2120. D

2121. A

2122. E　根据中年女性患者+反复红斑鳞屑皮损 8 年，加重半个月+全身皮肤潮红脱屑，考虑红皮病型银屑病。

2123. E　红皮病型银屑病，除有银屑病病理特征外，还有毛细血管扩张、真皮水肿等变化。

2124. A　红皮病型银屑病多因寻常型银屑病进行期应用刺激性较强药物或长期大量应用皮质类固醇药物后停药或减量方法不当所致，表现为全身皮肤弥漫性潮红、浸润肿胀并伴有大量糠状鳞屑，其间可有片状正常皮肤（皮岛），可伴有全身症状，如发热、浅表淋巴结肿大等。病程较长，消退后可出现寻常型银屑病皮损，易复发。红皮病型银屑病要避免经常沐浴，以免刺激皮损；注意皮损处的清洁，防止感染破损处皮损；去除诱因，防止外伤，避免滥用药物。CHOP 方案化疗适用于肿瘤患者，不适用于红皮病型银屑病。环孢素 A 4mg/(kg·d) 可用于治疗银屑病。外用润肤剂、外用皮质类固醇激素、支持治疗适用于红皮病型银屑病。

2125. E　急性发热性嗜中性皮病又称 Sweet 综合征，以四肢、颈、面部突然出现疼痛性红色结节或斑块伴发热和外周血中性粒细胞增多为特征。好发于中年女性，夏季多见。多发于四肢和颈、面部，躯干及口腔黏膜亦可累及，两侧分布，但不对称。皮损初起为红色浸润性斑块或结节，渐扩大增多，颜色变深，隆起成边缘清楚的环状，表面可因呈粗颗粒或乳头状而形似水疱，部分患者可确实出现散在的针尖大小或更大的水疱或脓疱，针刺反应也可呈阳性。该患者有红斑、结节伴疼痛，反复出现于面部、躯干、四肢，检查见浮肿性斑块，边界清楚、隆起，考虑为Sweet综合征。

2126. C Sweet综合征的真皮浅层显著水肿，血管周围或真皮浅层有较致密中性粒细胞为主的浸润，可见核破碎；晚期皮损的浸润细胞中掺杂淋巴细胞及组织细胞。

2127. B 根据青年女性+上感史前驱症状+水肿性红斑、水疱、靶形损害+口鼻及生殖器黏膜有糜烂，考虑多形红斑。多形红斑常有发热、关节肌肉疼痛等前驱症状，皮疹多形，可有风团、红斑、丘疹、紫癜、水疱等。有典型虹膜样或靶形损害，好发于四肢远端等。

2128. A 患者病情较重，对重症型病例早期、短程、系统应用糖皮质激素可及时控制病情发展，减轻症状和缩短病程。多形红斑治疗：（1）口服抗组胺药、多种维生素，重症者补充水分和营养，保持水、电解质的平衡。（2）对重症型病例早期、短程、系统应用糖皮质激素可及时控制病情发展，减轻症状和缩短病程。（3）重症型病例可静脉注射免疫球蛋白，尤其适用于糖皮质激素疗效不佳或有糖皮质激素禁忌证者。（4）其他：可应用左旋咪唑、环磷酰胺、环孢素、氨苯砜、沙利度胺等。

2129. C 根据题干，中年男性+右足底水疱瘙痒1周+流脓2天，考虑存在足癣继发感染的可能性，因患者无外伤病史，往往足部皮肤感染一般由足癣继发而来。水疱型足癣为趾间、足缘、足底出现米粒大小的深在性水疱，疏散或成群分布，疱壁较厚，内容清澈，不易破裂，相互融合形成多房性水疱，撕去疱壁，可见蜂窝状基底及鲜红色糜烂面，剧烈瘙痒。细菌感染，可见红肿热痛，偶可伴有流脓的症状。

2130. A 根据题干，患者病情较重，外用抗生素不能缓解，需系统应用抗生素抗感染治疗。足癣发生继发感染时，局部出现急性炎症，就不能按一般足癣治疗，应该先处理继发感染，如有红肿，局部可外用硼酸水或呋喃西林液冷温敷，必要时还要全身应用抗生素。

2131. D

2132. D

2133. B 根据题干，中年男性+颜面部暗紫红斑+患者上肢上举和下肢站立困难（肌无力）+眼周暗红与血管扩张明显+全身症状，考虑皮肌炎的可能性大。皮肌炎的临床表现为：①皮损：以上眼睑为中心的特殊水肿性淡紫红色斑片是皮肌炎的特征性皮损；②肌炎：患者上肢上举和下肢站立困难；③全身症状：午后低热，乏力。

2134. D 皮肌炎是一种主要累及横纹肌，以淋巴细胞浸润为主的非化脓性炎症病变，可伴有或不伴有多种皮肤损害。临床上以对称性肌无力为特征，常累及多种脏器，亦可伴发肿瘤和其他结缔组织病。在疾病过程中，血清中肌肉来源的酶可增高，其敏感性由高到低依次为肌酸激酶（CK）、醛缩酶（ALD）、天门冬氨酸氨基转移酶（AST）、丙氨酸氨基转移酶（ALT）、乳酸脱氢酶（LDH）等。肌酸激酶（CK）是判断病情严重程度的指标。

2135. A 根据题干，中年女性+右小腿伸侧可见约10cm×20cm大小的溃疡+紫红色边缘水肿隆起+溃疡表面有结痂，底部为湿润、溢脓的肉芽面+2年病史+愈合萎缩性瘢痕及色素沉着斑+发热，考虑坏疽性脓皮病。坏疽性脓皮病是一种慢性、坏死性、溃疡性、瘢痕性、疼痛性皮肤病。初起的皮损是丘疹、水疱、血疱、脓疱及结节、相互融合形成浸润性的紫红色硬块，短期内出现坏死、溃疡，边缘仍然为紫红色，溃疡的形状不规则，其上方附有恶臭的黄绿色的浓液和结痂，溃疡中心结成瘢痕愈合的同时，边缘紫红色的斑块仍然不断地扩大，可以发展成面部的一侧或背部的一侧。皮损的数量可以多片，常以一片为重，出现新皮损的同时伴有高热。

2136. A 糖皮质激素适用于病情较重的坏疽性脓皮病的急性病例，初始剂量相当于泼尼松1mg/（kg·d）。

2137. D 根据题干，老年女性+红斑狼疮病史（口唇反复破溃史）+下唇菜花状增生物+破溃+臭味，考虑鳞癌。鳞癌在外观上常呈菜花状，有时癌组织发生坏死而脱落形成溃疡，产生恶性臭味，若癌细胞向深层发展则形成侵袭性生长，免疫抑制患者的皮肤鳞状细胞癌发病率明显升高。

2138. E 确诊鳞状细胞癌需要取病变处组织做病理学检查。显微镜下可见增生的上皮突破基膜向深层浸润，形成不规则条索形癌巢。

2139. E 鳞状细胞癌的治疗：以手术切除为主，早期根治性切除就可，中晚期以手术、放疗和化疗综合治疗为好。

2140. A 根据题干，患者有小虫接触史+皮肤表面有少许绒毛状物+虫体依附处出现红肿及痛痒不适感，考虑桑毛虫皮炎。桑毛虫皮炎是指由桑毛虫毒毛接触人体后，引起的皮肤炎症反应。当触及桑毛虫或随风飘落的毒毛落在皮肤上，或桑毛虫毒毛落在晾晒的衣服、尿布上时，毒毛刺入皮肤引起皮炎。

2141. A 桑毛虫皮炎首先可用透明胶纸或胶布粘去皮损上的毒毛，反复进行多次。局部外搽1%薄荷或酚炉甘石洗剂。皮疹广泛、瘙痒剧烈者，给予抗组胺药或清热解毒的中草药。避免用热水烫洗。出现全身症状者，可酌情使用抗组胺药和糖皮质激素。

2142. B

2143. B

2144. C

2145. C　弥漫性掌跖角皮症属常染色体显性遗传，可见于所有种族中。Rogaev 等确定本病的遗传座位是在17 染色体上，与酸性角蛋白基因所在的染色体区域相同。因此本病最主要的病因是遗传因素。

2146. A　根据题干，老年男性 + 自幼弥漫性掌跖高度角化增厚 + 其他部位无皮损，考虑弥漫性掌跖角皮症。弥漫性掌跖角皮症多从婴儿期开始发病，轻者仅有掌跖皮肤粗糙，严重时掌跖出现弥漫性斑块状、边缘清晰的角质增厚，表面光滑、色黄，酷似胼胝。

2147. C

2148. C

2149. A

2150. D

2151. A

2152. B　根据题干，中年男性 + 龟头网状白斑纹 + 紫红色扁平丘疹，考虑扁平苔藓的可能性大。扁平苔藓的典型损害：紫红或紫蓝色多角形扁平丘疹，界清，表面干燥，可见 Wickham 纹。好发于四肢屈侧，也可累及黏膜。

2153. B　扁平苔藓的组织病理检查示表皮角化过度，颗粒层增厚（常呈楔形），棘层不规则性增殖，表皮突呈锯齿形，表皮、真皮交界处基底细胞液化变性，偶有表皮下裂隙，在表面或真皮乳头层有角化不良细胞，致密的淋巴细胞在真皮上部呈带状浸润；真皮乳头层可见红染的胶样小体及噬黑素细胞。

2154. C　扁平苔藓的典型皮损可概括为 6P 特征，即扁平（planar）、紫色（purple）、多角形（polygonal）的瘙痒性（pruritic）丘疹（papules）或斑块（plaques），边界清楚，有蜡样光泽，Wickham 纹阳性；50% 的患者可伴有黏膜损害，部分患者有甲损害。慢性经过，2/3 的患者在 1 ~ 2 年内可自行消退，可遗留淡褐色色素沉着。

2155. B

2156. B

2157. D

2158. B

2159. E

2160. A　根据题干，青年女性 + 双下肢红斑、浅表小结节、紫癜与溃疡 3 周 + 腹痛，考虑变应性皮肤血管炎。变应性皮肤血管炎是一种病因不明的主要引起皮肤小血管，特别是毛细血管后微静脉的坏死性血管炎，青年女性多见。临床表现为丘疹、可触及的紫癜、荨麻疹、溃疡等，多发于下肢，患者自觉疼痛或瘙痒。可伴有发热、乏力、关节痛、腹痛等全身症状。

2161. B　实验室检查可有红细胞沉降率快，血小板计数可减少，白细胞数增高，嗜酸性粒细胞增高。

2162. C　根据病情的严重程度确定合适的治疗方案。可选用支持治疗，药物包括抗组胺药、非甾体抗炎药等；出现溃疡性皮损时，可选用糖皮质激素等。糖皮质激素：出现溃疡性皮损或累及系统时，可选泼尼松每天 30 ~ 40mg，不宜使用时间过长。免疫抑制剂：对于病情进展较快或难治性病例，可选用甲氨蝶呤、吗替麦考酚酯、硫唑嘌呤等。

2163. C

2164. A

2165. A　接触性唇炎是口唇因接触外界化学物质而发生的局部刺激性或变应性反应。临床表现为唇黏膜肿胀、水疱、肥厚、白斑等症状。为明确诊断应做斑贴试验。

2166. B

2167. D　根据题干，①患者为 66 岁的老年人，有吸烟史；②颜面曝光部位有增生物，病史 2 年，逐渐增大，表面溃疡。考虑为早期鳞癌。

2168. A　该患者诊断考虑为早期鳞癌。因此组织病理表现为鳞状细胞异常增生。

2169. A　该患者诊断考虑为早期鳞癌，最适合手术切除。

2170. C　痱子是夏季或炎热环境下常见的表浅性、炎症性皮肤病，因在高温闷热环境下，大量的汗液不易蒸发，使角质层浸渍肿胀，汗腺导管变窄或阻塞，导致汗液滞留、汗液外渗周围组织，形成丘疹、水疱或脓疱，好发于皱襞部位。该患者为锅炉工。体检发现颈周、双腋下及前胸部位出现密集小红丘疹，伴轻痒。符合痱子的临床表现。

2171. B　主要处理措施为局部外用清凉粉剂如痱子粉外扑，或用清凉止痒洗剂，如 1% 薄荷炉甘石洗剂、1% 薄荷酊；脓痱可外用 2% 鱼石炉甘石洗剂、黄连扑粉。

2172. E　嗜酸性筋膜炎是指一种累及肢体皮肤深筋膜，而有硬皮样表现的结缔组织疾病，一般会有嗜酸性粒细胞增多，伴有弥漫性的筋膜炎。主要表现是皮损突然发作，硬皮样皮损，发病前常有过度的劳累、剧烈运动、上呼吸道感染等。根据：①发病前有过度劳累史；②四肢皮肤肿胀、躯干发硬，关节活动受限，抬举上肢时皮损凸凹不平，表皮正常；③实验室检查示血嗜酸性粒细胞增高，红细胞沉降率加快。可诊断为嗜酸性筋膜炎。

2173. B　该病的皮肤组织病理示深筋膜炎症伴嗜酸性粒细胞浸润，而表皮、真皮无明显改变。故应做筋膜组织活检来确诊。

2174. E 急性发热性嗜中性皮病即 Sweet 综合征，主要见于女性，其特征为：①皮肤突然出现疼痛性红斑结节或斑块，主要分布于手臂、面部和颈部；②组织学示真皮处有特征性成熟的中性粒细胞浸润；③常有发热、全身消耗和血常规示中性粒细胞增多；④皮损通常在接受糖皮质激素治疗后消失，不留任何痕迹，但常反复发作。该患者颈项部、上肢伸侧出现数片红斑块，周边隆起呈现粗颗粒状，似假性水疱。符合急性发热性嗜中性皮病的临床表现。

2175. C 该患者拟诊为急性发热性嗜中性皮病，外周血白细胞数及中性粒细胞升高可以帮助确诊。

2176. E 根据：①中老年患者。②全身反复出现大小不等的水疱，瘙痒不明显。③皮损：全身散在黄豆至花生米大小的水疱。疱壁稍紧张，尼氏征阴性。考虑大疱性类天疱疮。其病理特征主要为表皮下张力性水疱，疱顶为完整的表皮，疱液内含嗜酸性粒细胞，疱底真皮有炎症细胞浸润。

2177. A

2178. E 线状表皮痣的发生以男性多见。在婴幼儿期发病，少数在 10 岁后发生。皮损为密集的淡褐至褐黑色丘疹，常排列成线状，表面粗糙，呈疣状增生。常发于一侧下肢。结合该患者的临床表现，最可能的诊断为线状表皮痣。

2179. A 局限性线状表皮痣和某些系统性线状表皮痣表现为中等度角化过度，乳头瘤样增生，棘层肥厚和表皮突延长。表皮松解性角化过度（棘层细胞核周空泡化，空泡化周围细胞边界不规则，大而不规则的透明角质颗粒增多，角化过度，角质层致密）可见于系统性线状表皮痣，偶见于局限性线状表皮痣。

2180. C 该患者诊断为线状表皮痣，最合适的治疗应选择分次冷冻治疗。

2181. E

2182. B

2183. C

2184. D

2185. A

2186. B 神经纤维瘤病的诊断依据：①软纤维瘤；②象皮病样多发性神经纤维瘤的皮损常沿神经干分布，多发，为皮内及皮下软性结节、斑块；③咖啡斑；④黏膜损害；⑤中枢神经损害；⑥组织病理示真皮内瘤细胞呈团块状，有典型“S”形细胞核。结合该患者的表现，最可能的诊断为神经纤维瘤病。

2187. B 神经纤维瘤病是一种良性的周围神经疾病，属于常染色体显性遗传病。其组织学上起源于周围神经鞘神经内膜的结缔组织。它常累及起源于外胚层的器官，如神经系统、眼和皮肤等。

2188. A 角化棘皮瘤主要发生于面部，其次为上肢等暴露部位。皮损为坚实圆顶形结节，皮色或淡红色，表面光滑，中央为充满角质栓的火山口状凹陷，基底无浸润。皮损发展快，病程短，数星期可增至 1cm。该患者上唇左侧皮疹，发展快，查体：上唇左侧一个半球形结节，暗红色。中央角化明显，质地硬，境界清楚，基底稍红。符合角化棘皮瘤的临床表现。

2189. B 角化棘皮瘤的组织病理：损害中部凹陷如火山口样，其中充以角质物，周围表皮呈唇样突出，底部表皮增生呈条索状向真皮内不规则延伸，可见角珠。有大的嗜酸性淡染胞质的鳞状细胞。真皮内有明显的炎症反应。

2190. A 痘疮样副银屑病（急性痘疮样苔藓样糠疹）：①多见于青少年；②突然出现于躯干、腋窝、四肢屈侧淡红色圆形点疹、点疱疹，有出血坏死、结痂；③皮疹 2 周左右消退，部分皮损愈合留下微凹陷痘疮样瘢痕；④可伴有发热、乏力、关节痛及淋巴结肿大。结合该患者的临床症状，最可能的诊断为痘疮样副银屑病。

2191. B 对于严重病例伴发热及关节痛等症状的患者可使用的药物包括：（1）甲氨蝶呤（MTX）：一般小剂量开始就有效，用低剂量做维持治疗；（2）环孢素 A：100mg、每天 2 次或 3～4mg/（kg·d）口服也有效；（3）雷公藤多苷片或昆明山海棠片等。

2192. A 外用治疗：根据不同皮损分别选用糖皮质激素、煤焦油制剂、润肤剂及维 A 酸霜等治疗。若有坏死溃疡创面应用红霉素软膏等抗感染。

2193. E

2194. D 该患者最可能的诊断为孢子丝菌病。诊断依据：①患者务农，孢子丝菌是腐生真菌，可污染土壤等；②典型皮损：发生在四肢远端，带状或链状排列坚实结节、脓肿、肉芽肿及增殖性溃疡，溃疡边缘呈紫红或紫褐色，有少而黏稠的分泌物。

2195. C

2196. E 孢子丝菌病的治疗：以全身治疗为主，单纯局部治疗无明显效果。（1）全身治疗：①伊曲康唑，治疗皮肤淋巴管型和固定型孢子丝菌病效果好。②碘化钾，无抑制真菌作用，可能通过影响患者的免疫反应而发挥作用。③两性霉素 B，用于严重的及播散型孢子丝菌病。（2）局部治疗：2% 碘化钾溶液或 10% 碘化钾软膏外用。局部液氮治疗，尤其适用于孤立小型损害者。

2197. A 中毒性表皮坏死松解型药疹的临床症状一般表现为起病急，伴有高热、烦躁、嗜睡等明显的全身中毒症状。皮肤表现为表皮全层坏死及表皮下大疱形成。开始时为大片鲜红斑片，继而紫褐色，1～2 天内斑上出现大疱并扩展，可融合成几十厘米大小，大疱极易擦破而出现大片糜烂，Nilolsky 征（+），同时，口、眼、鼻、上呼吸道、阴部、食管处黏膜，可广泛受累。黏膜脱落后出现大片糜烂面。疼痛极著。体温常持续在40℃上下，历时2～3周不退。该患者1周前因发热、咳嗽有服药史，次日出现眼周红肿、黄白色分泌物，皮损泛发全身，伴发热，5天前面部出现水疱，口腔及外阴溃疡，全身红色丘疹融合成暗红斑，出现散在水疱、大疱，伴高热。体格检查：T 39℃，双眼睑肿胀，较多黄白色分泌物。口唇糜烂，口腔及外阴黏膜溃疡。面部及躯干四肢可见浮肿性暗紫红色斑，融合成大片状，表面松弛，散在浅糜烂面，少量渗出。符合中毒性表皮坏死松解型药疹的临床表现。

2198. E　大多数药物都具有引起药疹的可能性，其中包括中草药，但以抗原性较强者引起的最多。多为磺胺类，水杨酸盐，保泰松、氨基比林等解热镇痛药，酚酞，青霉素，四环素，巴比妥，苯妥英钠等。此外，对患有先天过敏性疾病的患者及重要器官患有疾病的患者，发生药疹的危险性比较大。

2199. B　瘤型麻风患者对麻风杆菌缺乏免疫力，因此组织器官受侵的范围比较广泛。皮肤损害的特点是数目多，分布广泛而对称，边缘模糊不清，倾向融合，表面油腻光滑。感觉障碍很轻，在较早期就有眉毛、睫毛稀落的表现，先由眉的外侧开始脱落，以后睫毛也稀落，这是瘤型麻风的一个临床特点。麻风杆菌检查示强阳性，皮肤损害有斑疹、浸润、结节及弥漫性损害等。晚期除斑损继续增多外，陆续形成浅在性、弥漫性浸润和结节。该患者面部、躯干、四肢伸侧散在分布淡红色浸润性斑块，边界不清。眉毛外1/3稀疏，周围神经干无肿大，浅感觉减退，未见皮肤溃疡。符合瘤型麻风的临床表现。

2200. C　该患者的临床表现为符合麻风的特点，故最有助于诊断的实验性检查是组织病理加抗酸染色。

2201. E

2202. D

2203. C　斑秃继续发展出现头发全部脱失，称为全秃（alopecia），严重者眉毛、睫毛、腋毛、阴毛和全身毳毛全部脱落，称为普秃

2204. E　普秃患者的头皮病理：早期在毛球、毛乳头血管周围有以淋巴细胞为主的浸润，晚期多数毛囊处于萎缩期，毛囊体积变小，数量变少，炎症细胞明显减少，根据本例患者自发病已有9年，考虑已处于晚期，淋巴细胞数量明显减少。

2205. C　过敏性紫癜好发于儿童及青少年，开始可有发热、头痛、关节痛、全身不适等。皮损表现为针头至黄豆大小的瘀点、瘀斑，严重者可发生水疱、血疱，甚至溃疡。好发于四肢伸侧，尤其是双下肢和臀部，皮损对称分布，成批出现，容易复发。结合该患儿的临床表现，最可能的诊断是过敏性紫癜。

2206. B　出现双下肢瘀点时应首先完善血常规及血小板检查，排查血小板数量和功能以及血红蛋白数目。如无异常，可考虑过敏性紫癜。

2207. D　过敏性紫癜是一种过敏性毛细血管和细小血管的血管炎，病因未明。易侵犯男孩，皮肤和黏膜均可出现瘀点，可伴有关节、腹部和肾的症状。发病前有上呼吸道感染、低热、全身不适等前驱症状，继而皮肤黏膜出现散在瘀点，斑丘疹状出血性紫斑，有部分融合倾向，经2～3周，颜色由暗红变黄褐色而消失，但新疹成批发生。毛细血管脆性试验阳性，可有血尿、蛋白尿、管型尿。血小板计数，出、凝血时间，凝血因子等均在正常范围内。根据该患儿发病前有上呼吸道感染，双下肢伸侧出现瘀点，少许水疱，自觉微痒，皮疹分布对称，压之不褪色，口腔及外阴黏膜未见明显损害。血常规及血小板正常，胸部X线检查未见异常。诊断考虑为过敏性紫癜。

2208. D　过敏性紫癜的治疗：去除可能存在的致病因子，防止呼吸道感染，避免服用可疑食物和药物。单纯型紫癜除适当休息外，可服用减低血管通透性的药物如维生素C及钙剂、芦丁等。非激素类抗炎药对关节型有效。严重的皮损、腹型和肾型者可加用糖皮质激素或合并应用免疫抑制剂如环磷酰胺等。患儿血常规未见异常，未见细菌、病毒感染，无需使用抗生素，患儿无严重的皮损、腹型和肾型，暂不考虑皮质类固醇激素及免疫抑制剂。

2209. D　硬肿病可能与链球菌感染有关，诊断要点：①好发于青壮年女性；②发病前有感染史；③典型皮损始发于头颈部、背部，表面有非可凹性肿胀，可自然缓解，不留痕迹；④抗“O”升高。结合该患者的临床表现，应诊断为硬肿病。

2210. C　硬肿病的治疗原则：①除去感染性病灶。②物理疗法、热浴及按摩等，局部可注射透明质酸、糖皮质激素。③对症治疗。本题为感染后引发的硬肿病，抗感染对症治疗为其主要治疗。

2211. C　成人硬肿病，又称Buschke硬肿病，是因酸性黏多糖在真皮大量聚积和胶原纤维束增粗引起皮肤肿胀和硬化的一种结缔组织疾病。表现为突然发生的始于面、颈、背部的对称性、弥漫性的皮下组织僵硬和硬化，根据发病前是否有感染或糖尿病，分为三型。目前无特效疗法。大部分患者经过数年可自行缓解，部分迁延不愈。本题患者为感染后出现的硬肿病，抗感染局部理疗后消退可能性大。

2212. C

2213. A

2214. B

2215. C　接触性皮炎由于接触物、接触方式及个体

反应不同，发生皮炎的形态、范围及严重程度也不相同。轻症时局部呈红斑，淡红至鲜红色，稍有水肿，或有针尖大的密集丘疹，重症时红斑肿胀明显，在此基础上有多数丘疹、水疱，炎症剧烈时可以发生大疱，水疱破裂则有糜烂、渗液和结痂。该患者有染发过敏史，查体示头面部出现对称性红斑片，丘疱疹，眼睑肿胀，符合接触性皮炎的临床表现。

2216. D 此类疾病的病因可分为原发刺激性和变态反应性两种：①原发刺激性接触性皮炎：接触物对皮肤有很强的刺激性，任何人接触后均可发生皮炎；②变态反应性接触性皮炎：接触物基本上是无刺激的，少数人接触该物质致敏后，再次接触该物质，经12～48小时在接触部位及其附近发生皮炎。两者均归属于Ⅳ型变态反应类型。

2217. B 接触性皮炎的病因与接触物有密切关系，首要的治疗措施是找出过敏原因，停止再次接触该种致敏原，治疗已出现的症状。

2218. D ①变应性皮肤血管炎的临床表现多种多样，突出损害为皮肤血管炎，表现为丘疹、瘀斑、结节、水疱、大疱、皮肤糜烂和溃疡，多好发于下垂部位，跟本题皮疹可鉴别。②系统性红斑狼疮：早期可出现双手部红斑，可出现雷诺现象，寒冷后加重，本例患儿冬季发病，双手红斑，可与之鉴别。③急性湿疹：可出现局部多形性损伤，表现为红斑、糜烂、渗出，本题为多形性损害，可与之鉴别。④多形红斑：好发于手足，为多形性损害，局部出现丘疹、水疱、红斑，肿胀，可见靶形红斑，可与之鉴别。⑤皮肌炎：损伤以近端四肢肌力减弱为主，双手部皮疹为扁平丘疹，无明显瘙痒，化验可见肌酶升高，肌肉活检及肌电图为肌源性损伤，本题无肌力下降，皮疹多形性，局部瘙痒，无阳性检查化验，遂与本题不符。

2219. B

2220. C 患者四肢出现坚实丘疹，瘙痒明显，符合结节性痒疹的特征。结节性痒疹是一种慢性炎症性皮肤病，以剧痒和结节性损害为特征。病因与昆虫叮咬，胃肠功能紊乱，内分泌代谢障碍及神经、精神因素有关。皮损好发于四肢，也可见于腰臀部，最多见于小腿伸侧。

2221. D 本题为四肢散在丘疹结节，符合结节性痒疹的特征。扁平苔藓与慢性单纯性苔藓以苔藓样变为主，寻常疣多为独立疣状增生性丘疹。丘疹性荨麻疹又名单纯型痒疹，表现为四肢散在丘疹，多与蚊虫叮咬有关，常与结节性痒疹进行鉴别。

2222. E 结节性痒疹以丘疹和结节为主要皮疹，皮损中重度增生，主要出现在四肢，此类皮疹吸收较差，适宜用中效或强效的激素外用。弱效的激素适用于轻中度皮损；可用于面部及皮肤薄嫩部位。

2223. E 天疱疮是一种自身免疫性疾病。在各型天疱疮患者血循环中均存在有抗角朊细胞间物质抗体，而且抗体滴度与病情轻重平行。大疱性类天疱疮的直接免疫荧光发现在皮损周围皮肤基底膜带有线状的C3和IgG沉积，间接免疫荧光发现70%～85%的类天疱疮患者的血清中有抗表皮基底膜带的IgG循环抗体，相当多的患者也有抗基底膜带的IgE抗体，损害周围存在大量嗜酸性粒细胞及脱颗粒现象。大疱性类天疱疮是一种免疫介导的疾病，发生的体液免疫和细胞免疫直接针对两个抗原：BP抗原180（BP180，BPAG2等）和BP抗原230（BP230或BPAG1）。所以与抗体滴度平行的是天疱疮。

2224. A 根据2016年中国医师协会皮肤科医师分会自身免疫性疾病亚专业委员会制定的大疱性类天疱疮诊断和治疗的专家建议，对于局限性BP或轻度BP，首选外用强效糖皮质激素或联合口服米诺环素、烟酰胺，必要时系统使用中小剂量糖皮质激素。对于泛发性BP，建议系统使用中高剂量的糖皮质激素［不建议超过泼尼松1mg/（kg·d）剂量］或联合使用免疫抑制剂/IVIG。对于常规治疗无效的顽固性BP，尝试使用利妥昔单抗、奥马珠单抗或血浆置换。

2225. B 大疱性类天疱疮（BP）好发于60岁以上的老年人，多见于胸腹、腋下、腹股沟、四肢屈侧等。在红斑或外观正常皮肤上发生水疱，疱壁厚而不易破。尼氏征阴性，直接免疫荧光检查示基底膜带常见IgG和C3沉积。获得性大疱性表皮松解症（EBA）多发生于成年人，可见于其他年龄。皮损好发于手指、足、肘膝关节侧面等容易受外伤的部位。皮损为无炎症反应的皮肤上形成水疱、大疱、糜烂等损害，愈后可留萎缩性瘢痕，直接免疫荧光示基底膜带有线状IgG沉积，可见C3沉积。根据患者现有症状、体征及病理检查：老年女性，躯干、四肢出现水疱，尼氏征（－），皮肤直接免疫病理显示在皮肤基底膜带处有IgG和C3呈线状沉积。可疑为BP或EBA。

2226. D 盐裂间接免疫病理有助于进一步鉴别BP或EBA：BP的盐裂皮肤直接免疫荧光检查可见IgG和C3沉积于盐裂皮肤的表皮侧，而EBA则在真皮侧。

2227. E 缺乏烟酸易患糙皮病。偏食者，特别是酗酒者易患该病。患者手、脚、颈部和面部等处的皮肤会出现像日光照射一样的红斑，由红斑开始，很像日晒斑，有烧灼和瘙痒感。随之有渗液，形成疱疹及大疱，然后结痂，色素沉着，皮肤变得粗糙并有鳞屑。消化器官的症状有食欲不振、呕吐、腹泻、胃痛等。根据患者酗酒、不规律饮食、典型皮疹，并在后期恢复正常饮食及维生素治疗后好转，可诊断为烟酸缺乏症。

2228. A 烟酸缺乏可引发神经症状，又称烟酸缺乏神经病，主要累及皮肤、消化和神经系统。其典型的症状有3组：皮炎、腹泻、痴呆。

2229. E　烟酸缺乏症又称糙皮病，是因烟酸缺乏导致的疾病。烟酸通常是指烟酸（尼克酸 Niacin）、烟酰胺（尼克酰胺 Nicotlnamide）和其他具有生物活性的吡啶衍生物。人类机体可合成内源性烟酸，但必须外源性摄入才能避免烟酸缺乏。

2230. A　肠病性肢端皮炎的发病年龄最早在出生后数天至数周，平均为生后9个月，起病隐匿，典型病例表现为皮炎、脱发和腹泻三联征，三者常不同时存在，或可先后出现。皮疹发生较早，具有特征性，好发于腔口周围（口、鼻、眼和肛周）和四肢末端，皮损表现为红斑、斑块上继发鳞屑、结痂和糜烂，甚至水疱、脓疱和大疱。慢性期可见苔藓样变和银屑病样斑块。90%的患者有胃肠道症状，表现为厌食、呕吐、腹胀、腹泻，大便为水样或泡沫样，含脂肪和黏液，消化道症状与皮损程度相一致。该患者消瘦，生长发育不及正常同龄儿童。口、鼻、眼、肛门等皮肤黏膜交界处出现水疱、脓疱，四肢末端出现类似银屑病样皮损，毛发稀少，伴有腹泻。符合肠病性肢端皮炎的表现。

2231. E　口服硫酸锌或葡萄糖酸锌，需终生补锌并监测血清锌水平。局部治疗包括保持患处皮肤清洁干燥，根据皮损性质选择合适的外用药物和剂型，预防和治疗继发感染等。

2232. B　系统性红斑狼疮（SLE）是一种侵犯全身结缔组织和多器官的炎症性自身免疫病。目前以1997年美国风湿病学会修订的SLE诊断标准作为诊断系统性红斑狼疮的标准，即蝶形红斑、盘状红斑、光敏感、口腔溃疡、关节炎、浆膜炎（胸膜炎或心包炎），肾病表现：持续蛋白尿［尿蛋白大于0.5g/d或尿蛋白大于（+++）］或有细胞管型，神经病变（癫痫发作或精神症状，除外由药物或代谢引起），血液病变（溶血性贫血，白细胞小于4000/mm，淋巴细胞小于1500/mm或血小板小于100000/mm），免疫学异常（抗Sm抗体阳性或抗dsDNA抗体阳性或抗心磷脂抗体阳性），ANA阳性（除外药物性狼疮所致）。11项中同时或相继出现任何4项或4项以上的，即可以诊断为SLE。本题患者有双面颊对称红斑、白细胞降低、血小板降低、蛋白尿、双膝关节肿胀，考虑为系统性红斑狼疮。

2233. C　SLE抗体的检测包括狼疮细胞检查，总抗核抗体检查和抗核抗体组分抗体的检查。狼疮细胞的出现多见于系统性红斑狼疮患者，也可见于类风湿关节炎等其他免疫系统疾病。抗核抗体（ANA）在SLE活动期的阳性率可高达90%以上，低滴度也可见于非结缔组织病。高滴度ANA（1∶80）时诊断意义较大，结合核型（均质型反映存在抗核蛋白抗体，周边型为抗dsDNA抗体，斑点型示有抗ENA抗体）诊断价值更大。

2234. E　SLE患者应避免日晒、寒冷、过劳、感冒、精神创伤和妊娠等。糖皮质激素仍为SLE治疗的首选药物，用量相当于泼尼松0.5~2mg/（kg·d），病情缓解后逐步减量。

2235. D　皮肌炎通常隐袭起病，在数周、数月、数年内缓慢进展。特异的临床表现为双眼睑紫红色斑疹，极少数患者急性起病，患者肌肉受累通常是对称性的，以肩胛带、骨盆带肌受累最常见，其次为颈肌和咽喉肌。肌无力最初影响肩胛带和骨盆带肌，远端肌无力少见，约半数患者颈肌，特别是颈屈肌受累，表现为平卧时抬头困难，坐位时无力仰头；咽喉或上段食管横纹肌受累可出现吞咽困难、声音嘶哑、发音困难，摄入流质食物时经鼻孔流出，引起呛咳；消化道平滑肌受累很少见；下食管括约肌无力可导致胃酸反流、食道炎，慢性者可引起食道狭窄。当肩胛带受累时，可出现抬臂困难，不能梳头和穿衣；呼吸肌无力可造成胸闷、呼吸困难，严重者需用呼吸机辅助呼吸。当患者有骨盆带肌无力时，可表现为上下台阶困难，蹲下后不能自行站立或从座椅上站起困难，步态蹒跚，行走困难。该患者面部出现紫红色斑疹，乏力，偶饮水呛咳，符合皮肌炎的临床表现。

2236. B　皮肌炎的确诊性实验室检查为肌电图检查和肌肉活检组织病理。肌电图典型的改变包括：①插入电位活动增强、纤颤电位和正锐波；②自发奇异高频放电；③低波幅、短时限，多相运动单位电位。皮肌炎的主要病理变化是肌细胞受损、坏死和炎症，以及由此而继发的肌细胞萎缩、再生、肥大，肌肉组织被纤维化和脂肪所代替，90%的皮肌炎患者可有肌活检异常，表现为肌纤维受损，甚至坏死，同时有不同程度的再生现象，肌纤维粗细不一。

2237. C　皮肌炎是一种主要累及横纹肌，以淋巴细胞浸润为主的非化脓性炎症病变，可伴有或不伴有多种皮肤损害。常累及多种脏器，亦可伴发肿瘤和其他结缔组织病，该类患者最常发生的肿瘤为鼻咽癌。

2238. B　脓疱型银屑病患者的临床表现为皮损为密集的、针头至粟粒大小的、浅在性无菌性小脓疱，表面覆盖有不典型的银屑病鳞屑。脓疱可逐渐融合成大片脓糊，破溃后局部糜烂、渗液、结脓痂。根据患者全身可见鳞屑性斑疹、斑丘疹3个月，并且有刮蜡现象和Auspitz征，考虑为银屑病，该患者躯干部出现少许散在脓疱，部分疱破呈脓糊状。考虑为银屑病中的脓疱型银屑病。

2239. A　患者的全身皮疹为鳞屑性斑疹、斑块，可见脓疱脓糊，考虑为脓疱型银屑病，为明确诊断，组织病理诊断为其金标准，其病理变化基本与寻常型银屑病相同，棘层上部可见由嗜中性粒细胞构成的海绵状脓肿，即Kogoj脓肿；真皮层炎症浸润较重，主要为淋巴细胞和中性粒细胞。

2240. E 脓疱型银屑病可单独发生，也可发生于寻常型银屑病的基础上，该患者脓疱发生于寻常型银屑病皮损的基础上，脓疱局限，可在加强外用药治疗基础上进行窄谱中波紫外线治疗。

2241. C HIV 主要通过血液、性接触及母婴传播，其临床表现形式多样，累及皮肤时可表现为溃疡迁延不愈。该患儿有外伤，输血史，体格检查示面部溃疡，表面见较多黄绿色脓性分泌物。为明确诊断，首先应采取 HIV 抗体检测及创面分泌物细菌培养和药敏试验。

2242. D HIV 主要侵犯人体的 $CD4^+$ T 淋巴细胞和巨噬细胞，其感染过程包括病毒的吸附、侵入、逆转录、基因组的整合、表达及释放等过程。因此检查 $CD4^+$T 淋巴细胞有助于患儿的诊断。

2243. A 急性湿疹的病因一般不明确，发病常呈泛发性，损害呈多形性，对称性，边界不清，病程较长，有复发倾向。根据患者头面部、四肢出现红斑、丘疹、丘疱疹等多形性皮疹，反复发作，瘙痒明显，饮酒加重，考虑为急性湿疹。

2244. C 根据不同的皮疹，可使用不同的药剂类型，急性渗出部位宜使用湿敷的方式。具体剂型使用如下：①急性炎症性皮损，仅红斑、丘疹而无渗出，可选用粉剂或洗剂；炎症较重，有糜烂、渗出较多时，宜用溶液湿敷；有糜烂、渗出不多则用糊剂。②亚急性炎症性皮损渗出不多者，宜用糊剂或油剂；如无糜烂者，宜用乳剂或糊剂。③慢性炎症性皮损，可选用乳剂、软膏、硬膏、酊剂、涂膜剂等。④单纯瘙痒无皮损者，可选用乳剂、酊剂等。

2245. D 急性期的皮疹若处理不当，可出现继发感染或逐渐发展为慢性，慢性湿疹可出现苔藓样表现或湿疹样表现，继发感染可出现脓疱，但并非脓疱疮。脓疱疮俗称黄水疮，是一种常见的化脓性皮肤病，主要由凝固酶阳性的金黄色葡萄球菌感染所致，其次为溶血性链球菌引起，两者混合感染也不少见。本病可以自家接种或通过接触传染，容易在儿童集体中流行。

2246. D 红皮病型银屑病一般表现为剥脱性皮炎，在原皮损部位出现皮肤潮红，并逐渐扩大，有轻度水肿或浸润，皮肤干燥，少数可呈湿润结痂，伴严重瘙痒。银色鳞屑及点状出血等银屑病特征常消失，皮损缓解时大量脱屑，头面部因皮脂多或继发感染，鳞屑较厚腻，掌跖部呈大片脱皮。该患者全身皮疹反复发作，有银屑病病史，专科检查示颜面、躯干和双大腿部出现大片状潮红斑，见细碎鳞屑。头皮见斑丘疹，伴厚层鳞屑，四肢散在斑丘疹、丘疹，其上附着鳞屑，符合红皮病型银屑病的临床表现。

2247. E 当寻常型银屑病进行不当的治疗后可致红皮病型银屑病的发生。如滥用皮质类固醇激素，大剂量内服泼尼松，肌内注射或穴位注射曲安西龙；过度强烈的外在刺激，外用刺激性较强的药物，用力擦洗皮损过勤，用热水烫洗等因素。

2248. D 维 A 酸凝胶和霜剂每日外涂 1 或 2 次对银屑病有良好的治疗效果，可联合应用紫外线，光化学疗法（PUMA），宽谱中波紫外线（BB－UVB）疗法，窄谱中波紫外线（NB－UVB）疗法，水疗等。

2249. A

2250. C

2251. B

2252. D 根据患儿的典型皮疹及有过敏性鼻炎、过敏性哮喘等过敏性疾病，需要查明是否为特应性皮炎，特应性皮炎的血清学表现为血清 IgE 水平升高，IFN－γ 水平下降等。

2253. B

2254. C 特应性皮炎：本人或家庭成员中常有荨麻疹、湿疹、过敏性鼻炎、枯草热（花粉症）或哮喘等与变态反应有关的疾病史。皮肤损害的特点是具有明显瘙痒症状的多形性损害。由于瘙痒引起搔抓，形成“瘙痒—搔抓”循环，使皮肤损害不断加重。在疾病的急性期，皮损主要是红斑、丘疹、丘疱疹、渗出、糜烂损害；亚急性期的渗出减少，出现较多鳞屑性红斑、丘疹；慢性期的皮肤损害有较少渗出，以浸润肥厚的斑块、苔藓化、抓痕、干燥性鳞屑为特点。本题患儿 2 岁起发病，现四肢关节屈侧、颈前区淡褐色浸润性斑块，轻度苔藓化，上覆少许干燥鳞屑，皮疹反复发作，自身有过敏性鼻炎、过敏性哮喘病史，符合特应性皮炎的诊断。

2255. B 多形性日光疹常见于春季或夏初季节日晒后的皮肤暴露部位，以颈下“V”区和前臂伸侧最常见。皮疹为多形性，临床分型为：丘疱疹型、丘疹型、痒疹型、红斑水肿型、混合型。本病主要发生在日光暴露部位，很少累及下肢。根据该患者有日晒史，在日光暴露部位出现典型皮疹，故考虑为多形性日光疹。

2256. A 多形性日光疹的皮疹为多形性，该患者的皮疹为典型的丘疱疹型日光疹，丘疱疹型为集簇分布的丘疱疹和水疱，或有糜烂、渗液等。

2257. D 多形性日光疹的治疗：①外用避光剂，对于渗出明显的皮疹可湿敷对症治疗，皮疹瘙痒明显者可小剂量系统使用糖皮质激素或糖皮质激素外用，可口服抗组胺药物治疗。②口服羟基氯喹或氯喹、烟酰胺有效。③光疗：小剂量 PUVA 或 UVB 治疗以提高对光线的耐受性。④中医治疗：原则为清热、疏肝、活血。甲氨蝶呤（MTX）为细胞周期特异性药物，主要作用于 DNA 合成期（S 期）。近年来研究还发现 MTX 具有免疫抑制活性，除可抑制免疫活性细胞 DNA 的合成，还可抑制 IL－2 等细胞因子的分泌表达及中性粒细胞的趋化性，发挥抗炎和抑制免疫反应的作用。适用于银屑病、自身免疫性大疱性疾病如天疱疮、大疱性类天疱疮、成人线状 IgA 大疱性皮病、获得性大疱性表皮松解症等。

2258. A 对于不同时期的湿疹皮损，药物剂型的选择需符合外用药的使用原则：急性期无渗液或渗出不多者可用糖皮质激素霜剂，渗出多者可用 3% 硼酸溶液或 0.1% 依沙吖啶溶液等冷湿敷消毒、抗炎、收敛，渗出减少后用糖皮质激素霜剂，与油剂交替使用。

2259. B 由“患者经过上述治疗红肿及渗出减轻但仍有丘疹及少量丘疱疹”可判断为亚急性湿疹。亚急性期可选用糖皮质激素乳剂、糊剂，为防止和控制继发性感染，可加用抗生素。

2260. D 慢性期可选用软膏、硬膏、涂膜剂；顽固性局限性皮损可用糖皮质激素局部封包。

2261. D

2262. E

2263. A 青霉素，如水剂青霉素、普鲁卡因青霉素、苄星青霉素等为不同分期梅毒的首选药物。

2264. C 丘疹性荨麻疹：大多数患者的发病与昆虫叮咬有关，皮损多发于躯干，四肢伸侧，群集或散在，为绿豆至花生米大小的略带纺锤形的红色风团样损害，有的可有伪足，顶端常有小水疱，有的发生后不久便成为半球形隆起的紧张性大水疱，内容清，周围无红晕，呈皮肤色或淡红色或淡褐色，有的皮疹为较硬的粟粒大的丘疹，搔抓后呈风团样肿大。该患者野外郊游后，于双下肢处多发淡红色纺锤形坚实斑丘疹，顶端可见张力性水疱，符合丘疹性荨麻疹的临床表现。

2265. B 该病的发生主要与昆虫叮咬有关，如蚊子、臭虫、蚤、虱、螨、蠓等，不同个体对昆虫叮咬反应不同。昆虫叮咬皮肤后注入唾液，使对这些物质过敏的儿童产生本病。是一种迟发性过敏反应，致敏需 10 天左右，此时再受叮咬则促成皮疹的发生。

2266. A 内服抗组胺药对本病有较好的疗效。可外用 1% 薄荷炉甘石洗剂或 1% 薄荷霜及糖皮质激素霜以止痒消炎，若有继发感染予以抗感染治疗，中药可用荆防汤或麻黄连翘赤小豆汤。该患者病程短，以瘙痒为主，目前最适宜的局部外用药为炉甘石洗剂。

2267. D 寻常型天疱疮：多见于中壮年。先从口腔开始发生大疱，破后成疼痛性糜烂面，以后在头、面、躯干、四肢发生松弛性大疱。尼氏征阳性，破溃后形成糜烂面、渗出、流血，自觉疼痛。该患者口腔糜烂后躯干出现水疱。体格检查示躯干见蚕豆大小的水疱，尼氏征（+）；有较多糜烂面，表面有污秽痂皮，符合寻常型天疱疮的临床表现。

2268. A 该病的组织病理为表皮内大疱、棘层松解，疱液内有棘层松解细胞，直接免疫荧光检查见表皮细胞间有免疫荧光阳性，因此皮肤直接免疫病理检查可对其确诊。

2269. B 对于该天疱疮患者，可以首选肾上腺皮质激素冲击疗法和间歇给药法。即大剂量给至病情稳定，逐渐减量后，采用隔天给药或给 3 天药、休息 4 天的治疗方案。

2270. D

2271. E

2272. B 增殖型天疱疮是寻常型天疱疮的良性型，较少见。患者一般为免疫力较低的年轻人，皮损好发于腋窝、乳房下、腹股沟、外阴、肛门周围、鼻唇沟及四肢等部位，损害最初为薄壁的水疱，尼氏征阳性，破溃后在糜烂面上渐渐出现乳头状的肉芽增殖，边缘常有新生水疱，使损害面积逐渐扩大，尼氏征阳性。该患者腋下及腹股沟处的皮疹反复发作，体格检查示腋窝及腹股沟处有乳头状肉芽增殖，边缘有水疱，有臭味。符合增殖型天疱疮的临床表现。

2273. A 该病的组织病理表现：表皮内棘融解性水疱，棘融解在电镜下可以发现桥粒中心部解离，表皮内裂隙形成，而使细胞间丧失结合能力，这也是尼氏征的病理基础。

2274. C 该病首选肾上腺皮质激素，起始量为 120 ~ 180mg/d，起始用量至无新的损害出现的 1 ~ 2 周后即可递减，每次递减 5mg，1 ~ 2 周减 1 次，直到每天 10 ~ 15mg（维持量）。对于严重天疱疮患者，可以选用冲击疗法和间歇给药法。

2275. E 白癜风（vitiligo）是一种常见的色素脱失性皮肤黏膜疾病，表现为局限性或泛发性色素完全脱失。白癜风与遗传有关。本题患者为青年男性，有家族史，皮疹表现为局部不规则脱失斑，首先考虑为白癜风。

2276. E 白癜风的病因尚不完全明确，致病因素可包括遗传因素、免疫功能异常、神经精神因素、内分泌因素和代谢功能紊乱等，导致黑素细胞破坏或酶系统抑制、黑素体生成障碍，产生色素脱失。

2277. E 白癜风由于病因不明，目前的治疗均为对症治疗。主要采用各种方法控制病情进展使之稳定，然后使皮损区的色素恢复，达到形态和功能上的修复。传统方法有饮食疗法、心理治疗、局部外用糖皮质激素、局部外用钙调神经磷酸酶抑制剂、PUVA 疗法、中草药、外科表皮移植或伪装、脱色等，目前较新的治疗方法有 308nm 准分子激光、308nm 单频准分子光（MEL）、窄波 UVB（311nm）疗法，局部糖皮质激素霜或钙调神经磷酸酶抑制剂与 UVA 联合治疗、自体黑素细胞移植等方法。

2278. B

2279. E

2280. C

2281. A 化脓性肉芽肿又称毛细血管扩张性肉芽肿，是一种后天性、良性结节状增生，多在皮肤穿通性外伤后，新生的血管形成血管瘤样或乳头样损害，可迅速增大，容易破溃出血和溃烂，长到一定大小静止。该患者半月前手部食指外伤，伤口愈合后于外伤部位出现一棕红色肿块，逐渐增大，触压有疼痛感，质软，破溃后出血明显。符合化脓性肉芽肿的临床表现。

2282. B 化脓性肉芽肿的组织病理：血管病变和细胞浸润性病变，真皮和皮下组织内可见血管增生，内皮细胞肿胀，类似组织细胞或上皮样细胞，周围广泛的淋巴细胞、组织细胞和大量的嗜酸性粒细胞浸润。因此根据皮损组织病理可确诊该病。

2283. A 本病的治疗方法主要为外科手术切除、染料激光治疗、二氧化碳激光治疗、微波治疗等，同时联合组织病理。

2284. A 感染性休克：多数患者有交感神经兴奋症状，患者烦躁、焦虑、神情紧张，面色和皮肤苍白，口唇和甲床轻度发绀，肢端湿冷。可有恶心、呕吐。心率增快，呼吸深而快，血压尚正常或偏低、脉压小。眼底和甲微循环检查可见动脉痉挛。随着休克发展，患者意识不清，呼吸浅速，心音低钝，脉搏细速，按压稍重时脉搏即消失。该患者全身出现不规则皮疹，时起时消，伴瘙痒感，同时伴发热，突发面色苍白、出冷汗，随即意识丧失。查体示 T 38.3℃，心率 120 次/分，BP 70/45mmHg，呼吸急促，神志不清，唤之无应答，四肢厥冷，全身见大小不等的风团，融合成片状；血常规示白细胞、中性粒细胞升高。符合感染性休克的临床表现。

2285. B 感染性休克亦称脓毒性休克，是指由微生物及其毒素等产物所引起的脓毒病综合征伴休克，感染灶中的微生物及其毒素、胞壁产物等侵入血液循环，激活宿主的各种细胞和体液系统，产生细胞因子和内源性介质，作用于机体各种器官、系统，影响其灌注，导致毛细血管床容积增加。

2286. D 本病的治疗原则：除积极控制感染外，应针对休克的病理生理给予补充血容量、纠正酸中毒、调整血管舒缩功能、消除血细胞聚集的措施，以防止微循环淤滞，维护重要脏器的功能等。该患者昏迷，应首选拟交感神经药物，治疗的目的在于恢复全身各脏器组织的血液灌注和正常代谢。在治疗过程中，必须严密观察，充分估计病情的变化，及时加以防治。

2287. C 患者有磺胺类药物过敏史，口服磺胺类药物（泻痢停），可引发药疹，根据患者口唇红斑，可考虑为固定型药疹。固定型药疹为一至数片圆形红斑，边界清楚，重时可起水疱，愈后留有明显色素沉着斑；皮损经常固定发生于相同部位，如口唇、指（趾）关节等处。

2288. A

2289. C 药疹：发疹前有明确的近期用药史。用药后至发疹之间的间隔时间（潜伏期）有一定规律性。如为首次用药，常为 4 ~ 20 天，平均 8 ~ 9 天。如为再次用药且已对其敏感，常在 24 小时以内发病。剥脱性皮炎的潜伏期一般在 3 周以上。

2290. E 患者为老年男性，面部有黑色斑块，边界不规整，色素不均匀，近期有增大变化，可考虑为恶性皮肤癌，因良性肿瘤一般变化缓慢，边界清楚，形态单一。恶性皮肤癌在选项中包括鳞状细胞癌和恶性黑素瘤。本题题干示起始皮损为黑素斑块，考虑色素痣恶变的可能性大。并且题干符合诊断黑素瘤的 ABCDE 原则，该原则指：A（Asymmetry）代表不对称，B（Border irregularity）代表边界不规则，C（Color variation）代表着色多样化，D（Diameter > 6mm）代表直径 > 6mm，E（Evolving）代表皮损渐进性隆起。

2291. D 恶性黑素瘤常见的有四种类型：①恶性雀斑样痣黑素瘤：多发生于老年人的面部，由恶性雀斑样痣发展而来，为局部浸润性黑色斑块，可有结节，生长缓慢，转移较迟。②浅表扩散性黑素瘤，又称类湿疹样癌恶性黑素瘤：常见于背部及小腿等非暴露部位，直径小于 2.5cm，为黄褐色、黑色、粉红色的斑，生长缓慢。③结节性黑素瘤：好发于足底、外阴、头颈，为隆起结节，一般为蓝黑色、褐色，表面光滑，息肉样，直径为 0.2 ~ 12cm 或更大，迅速增大并发生溃疡，很早就可发生肝、肺和脑转移。④肢端型恶性雀斑样痣黑素瘤：本型在我国最常见，主要发生在老年人的足趾、足跖和手指，特别是指（趾）甲下的损害。皮疹隐匿起病，为不对称、边缘不规则的褐色和黑色斑或丘疹、斑块，直径常大于 6mm，并持续增大。可有破溃。临床应当与良性幼年性黑素瘤、色素痣、老年疣以及基底细胞癌鉴别。

2292. C Clark 分级法：Ⅰ级：黑素瘤细胞局限于表皮和皮肤附属器。Ⅱ级：侵入真皮乳头层，最多仅有少数黑素瘤细胞伸到网状层和乳头层之间。Ⅲ级：侵入乳头下血管丛，但未侵入真皮网状层。Ⅳ级：侵入真皮网状层。Ⅴ级：侵入皮下脂肪组织。

2293. E

2294. B 根据患者的年龄及面部散在、对称性分布于面部的扁平丘疹、斑片，表面光滑、境界清楚等特点，诊断应首先考虑为脂溢性角化病。

2295. C 脂溢性角化病有 6 种类型，包括角化型、棘层肥厚型、菌落型、腺样型、刺激型和黑棘皮型。上述各型均有角化过度、棘层肥厚与乳头瘤样增生，有假性角囊肿。

2296. D 本病又称老年疣，病因不明，可能与常染色体显性遗传、长期日晒、皮肤老化与轻微损伤等因素有关。

2297. A　网状青斑（livedo reticularis）是一种非特异性临床反应，多种疾病都可引起，表现为皮肤颜色呈斑点状和网状的红色或青紫斑。本症多见于青年女性，多见于四肢，尤其是下肢踝部，也可侵犯足部、大腿、躯干和前臂。遇冷后通常会加重颜色的变化，但有时皮损可能固定不变或即使受热后也维持原状。一般无自觉症状，遇冷时有麻木、隐痛或刺痛感。日久后血管可发生持久性扩张，有些患者亦可发生1～2cm大小的溃疡。根据本题题干，大理石纹、斑点状红斑、刺痛感，受冷加重，保暖缓解的特点，考虑为网状青斑。

2298. C　日久后血管可发生持久性扩张，有些患者亦可发生1～2cm大小的溃疡。皮损因病因不同而有差异，如由弥漫性动脉病变所致，则其斑纹为弥漫性，由局限性动脉疾病所致，则其斑纹呈小片状。

2299. B　轻型病例如大理石皮肤等除采取保暖外，可不必治疗，继发者主要治疗基础疾病，必要时可用扩血管药和降低血液黏稠度的药物。

2300. E　皮肤淀粉样变：好发于中年人，皮肤损害呈对称性分布于四肢伸侧，典型的皮肤损害为半球形、多角形或圆锥形的质硬丘疹，顶端有黑色角栓，皮损密集而不融合，小腿和上背部的皮疹沿皮纹呈念珠状排列，剧烈瘙痒。该患者为中年男性，小腿伸侧对称分布褐色圆锥形丘疹，质硬，符合皮肤淀粉样变的临床表现。

2301. E　皮肤淀粉样变的治疗：可口服抗组胺药、阿维A、青霉胺等，也可外用强效糖皮质激素制剂、光疗或卡泊三醇软膏治疗，但疗效有限，结节型可选手术切除、电灼烧、冷冻、CO_2激光治疗等方法。皮肤淀粉样变与感染无关，抗感染治疗无效。

2302. D　淋菌性结膜炎也称淋病眼或淋菌性脓漏眼，是一种极为剧烈的急性化脓性结膜炎，本病的特点为高度眼睑、结膜充血、水肿及大量脓性分泌物，如治疗不及时，将短时间内发生角膜溃疡及穿孔，导致失明。该患儿双眼流脓。体格检查示双侧球结膜充血，见较多黄色脓性分泌物。分泌物涂片检查示较多细胞内有革兰阴性双球菌。符合淋菌性结膜炎的诊断。

2303. B　新生儿可用水剂青霉素G，静脉注射；对耐药者给予头孢曲松钠，肌肉或静脉给药，需每天一次，连续1周。

2304. D　淋菌性眼部感染由于病情险恶，发展迅速，应高度警惕，认真处理。一般除需全身应用抗生素合并局部用药以控制，避免并发症外，还需对患儿或患儿父母应进行抗淋球菌药物和抗衣原体药物治疗。

2305. D　着色性干皮病的特征是UV照射后DNA损伤不能修复，患者对日光高度敏感，有畏光现象。光暴露部位出现皮肤萎缩、大量的雀斑样色素加深斑，继而出现新生物，可有多系统累及，许多患者可伴有眼球、神经系统等病变。该患儿在出生后1个月即在面、手背等暴露部位出现红色斑点，继之皮疹渐增多，颜色变为褐色。日晒后加重，皮肤干燥，暴露部位出现密集的雀斑样色素沉着，淡棕至深褐色，面及手足伸侧伴脱屑性红棕色斑片，双眼畏光流泪，球结膜无充血。符合着色性干皮病的临床表现。

2306. A　诊断标准：皮损发生在曝光部位，光敏感最为常见，日晒部位发生水疱、大量雀斑、伴有色素减退和萎缩、皮肤干燥、毛细血管扩张、瘢痕形成等。雀斑淡至暗棕色，针头至1厘米大小，可互相融合而形成不规则的色素沉着斑片，其间逐渐夹杂有毛细血管扩张及小血管瘤。

2307. C　着色性干皮病是一种常染色体隐性遗传性皮肤病，需做细胞染色体断裂、互补作用研究、基因测序；患者对日光高度敏感，应做UV超敏反应；而影像学检查对其无实际意义。

2308. D　该病的治疗主要包括：①避免日晒，不宜在室外工作；②使用遮光剂如25%二氧化钛霜和5%PABA液。③及早切除肿瘤。④芳香维A酸，口服可有效地减少皮肤肿瘤形成。⑤T4内切核酸酶V能够特异识别环丁烷嘧啶二聚体，可用于着色性干皮病的酶替代治疗。不包括糖皮质激素治疗。

2309. A　痤疮是毛囊皮脂腺的慢性炎症。多在青春期发病，损害主要发生于面部，其次是胸、背及肩部。皮疹可分为粉刺、炎性丘疹、脓丘疹、脓疱、结节、囊肿。结合该患者的表现，考虑诊断为痤疮。

2310. E

2311. E　痤疮的日常护理，规律作息，少食用辛辣、刺激、油腻饮食，少食用甜食，温水洁面，可使用弱酸性洁面产品，在急性期不适用颗粒较大的粉质化妆品、油腻性化妆品，以清洁补水为主。

2312. E

2313. B　表皮松解性角化过度鱼鳞病的诊断要点：①出生时即有。②皮损在屈侧较重，特别在腋部、腹股沟区、腕、肘等皱褶处更明显，甚至出现灰棕色疣状鳞屑。③全身覆盖盔甲样鳞屑，鳞屑脱落后出现粗糙潮湿的表皮，可见松弛性大疱，其上再度出现鳞屑，如此反复。④皮损可遍及全身，也可呈局限性及线状等其他异型，如豪猪状鱼鳞病即为以疣状增殖和鳞屑为主的一种异型。⑤慢性病程，但病情随年龄增长有逐渐减轻的趋势。⑥组织病理示表皮明显角化亢进，可有乳头瘤样增生，颗粒层细胞内水肿，致角朊细胞松解，颗粒变性。根据题干，患者自幼全身皮肤粗糙增厚考虑为鱼鳞病，患者有水疱反复，水疱后出现鳞屑，结合其组织病理，考虑为表皮松解性角化过度鱼鳞病。

2314. A 表皮松解性角化过度鱼鳞病又称先天性大疱性鱼鳞病样红皮病，是一种常染色体显性遗传病。

2315. C Siemens 大疱性鱼鳞病又称西门子大疱性鱼鳞病（Ichthyosis Bullosa of Siemens），为常染色体显性遗传病，为角蛋白 2e 基因突变所致。病变局限于颗粒层，与 K2e 的分布一致。突变热点区集中在 K2e 角蛋白螺旋末端第 493 位密码子处。

2316. E 鱼鳞病为遗传性疾病，可以在产前做遗传咨询和产前诊断，如果自幼发现鱼鳞病，出生后全身见水疱、鳞屑，需要进行重症监护，部分患儿有时因皮损擦烂可继发感染引起败血症而死亡。其治疗原则：①可系统应用甲氨蝶呤。②外用维甲酸霜，适用于疣状增殖性损害。③外用 10% 甘油和 3% 乳酸溶液，适用于湿润性损害。④对皮肤干燥皮损，治疗以水化保湿为主。

2317. A 根据皮肤组织电镜的检查，以皮肤水疱裂隙所在的位置，将 EB 分为单纯型、交界型、营养不良型以及 Kindler 综合征。单纯型 EB：电镜示皮肤水疱的裂隙位于基底细胞层胞浆内，在半桥粒结构上方（基底细胞型），或者位于皮肤基底细胞以上（基底层上型）。主要表现为出生时或者出生不久出现摩擦部位的水疱、大疱，多数伴有愈合后皮肤色素沉着或者色素脱失，但是通常不产生明显瘢痕或者皮肤萎缩。口腔黏膜可以受累，但是通常不严重，多数不会导致食管狭窄。指甲及毛发受累往往较少或者较轻，通常仅会有轻度甲营养不良、厚甲，以及轻度的毛发稀疏。Kindler 综合征：水疱的裂隙可以发生在不同层次，裂隙位置不固定。营养不良型 EB：电镜示皮肤水疱裂隙位于基底膜带致密层下面。营养不良型 EB 根据遗传模式分为两种类型，一种为常染色体显性遗传，一种为常染色体隐性遗传，均为 COL7A1 基因突变所致。交界型 EB：电镜示皮肤水疱的裂隙位于基底膜带的透明层中，即半桥粒下及致密层上面。

2318. B

2319. E 单纯型 EB 分为：①局限型 EB，有人亦将之归为 Weber Cochoyne 型，临床的原发损害主要是水疱，局限于手足，热天或走路多时可使损害加剧，常于 7 岁后稍见好，可伴掌跖角化，电镜检查可见皮肤基底细胞溶解。②斑驳色素型 EB，出生后可见淡或深色皮肤斑疹，随年龄长大尚可趋于消退，电镜可见皮肤基底细胞有脂质空泡颗粒。③泛发型 EB，出生时即可有全身严重水疱，血性，排列成环，愈后不留瘢，但可见一过性粟丘疹，如能度过婴儿期至 7 岁，则可逐渐见好，亦可见掌跖角化过度，电镜下于皮肤半桥粒稍上处可见基底细胞胞质溶解。

2320. D 慢性单纯性苔藓又称为神经性皮炎，是一种常见的慢性皮肤病，以皮肤苔藓样变及阵发性剧烈瘙痒为特征。临床表现为经搔抓或摩擦后，出现粟粒至绿豆大小的扁平丘疹，圆形或多角形，散在分部，逐渐增多融合，形成典型苔藓样变的斑片，其周围可见少数孤立散在的扁平丘疹。色淡红、黄褐或正常皮色，或有色素沉着。好发于颈后、骶尾部及四肢伸侧，严重者可泛发全身。根据本题好发部位出现的典型皮损，考虑为慢性单纯性苔藓。

2321. B 慢性单纯性苔藓：根据典型的苔藓样变，剧烈瘙痒，好发部位及慢性病程等特点一般容易诊断。最常与之鉴别的为慢性湿疹，同样具有反复发作，病程较长，皮损以苔藓样变为主。

2322. C 扁平苔藓为多角形紫红色斑疹，表面蜡样光泽，其上可见 Wickham 氏纹，可与其他皮疹进行鉴别诊断，方便快捷。

2323. A 儿童线状 IgA 大疱病的最常见的特征性损害为红斑基础上的张力性水疱，这些损害最常见于外阴和口周区域皮肤，常呈丛状排列，新发损害常在旧皮损的周围出现，水疱形成“颈圈”样改变，患者常感瘙痒或灼痒，发病突然，在正常的皮肤上可出现紧张性水疱，水疱破裂可继发感染。常伴有黏膜损害，口腔表现为溃疡和糜烂，鼻黏膜受损表现为鼻塞和鼻出血。该患儿躯干、上肢出现水疱伴瘙痒。体检：躯干，手及前臂屈侧于红斑基础上有米粒至绿豆大小的水疱，水疱为张力性，环状排列，尼氏征（-），口腔黏膜无损害。皮肤直接免疫病理示基底膜带处 IgA 呈线状沉积。符合儿童线状 IgA 大疱病的诊断。

2324. D 口服氨苯砜或磺胺吡啶治疗该病，大多数患者可在 48～72 小时产生明显效果，个别患者需加服糖皮质激素。对氨苯砜和糖皮质激素联合治疗无效的重症患者，可加用免疫抑制剂，如硫唑嘌呤或环孢素等。

2325. C 皮角多见于经常日晒的老年人，最常见于面部、头皮、颈、前臂和手背等曝光处，损害为单发或多发，为一种高达数毫米乃至数十厘米的锥形角质增生性损害，小如黄豆，大如羊角，常呈圆锥形或圆柱形，有的呈弧形或分支如鹿角状，角突表面光滑，基底较宽且硬，呈肤色、淡黄或褐色。该患者额部出现锥形角化物 10 年，逐渐增大，弯曲，呈角锥形，无自觉症状，符合皮角的临床表现。

2326. D

2327. E 皮角的组织病理主要表现为高度明显的角化过度，间有角化不全，表皮可呈山峰状隆起，棘层肥厚与原发皮肤病关系密切，通常可见类似光线性角化病的病理细胞异形性，有时仅见良性表皮增生，但偶可见恶变者。

2328. E

2329. B

2330. B 多形红斑的皮疹具有多形性，有典型的靶形损害，好发于四肢末端，对称分布，有黏膜损害，重症者有发热等全身症状，组织病理上有个别角质形成细胞坏死，水疱 - 大疱型多形红斑的皮疹以水疱为主，红斑中央有水疱或红斑被水疱围绕，皮疹数目不多，局限于四肢末端部位，有黏膜损害。该患者口服卡马西平后，全身出现红斑，继发水疱和大疱，专科检查示面、颈、躯干和四肢出现大片状红斑、丘疹，并见密集分布于躯干和四肢的水疱和大疱，并见部分血疱。尼氏征阳性。眼结膜、口腔黏膜、肛门和外生殖器黏膜见糜烂，阴囊糜烂渗出明显。符合水疱 - 大疱型多形红斑的临床表现。

2331. D

2332. C

2333. A　汗管瘤多见于青、中年女性，好发于面部，特别是下眼睑、颊部、前额、颈部，前胸、腰部和女阴部也可发病，皮损为数毫米大小的丘疹，呈皮色或淡褐色，表面光滑，境界较清楚。组织病理为真皮浅层可见岛屿状基底样细胞团块和条索样结构。部分形成小囊腔样结构，腔内含嗜酸性无定形物质。根据题干，患者在下眼睑部位出现小丘疹，结合典型的病理表现，可考虑为汗管瘤。

2334. C　汗管瘤的最特征性表现是肿瘤一端呈导管状，另一端为实体条索，形如逗号或蝌蚪状。

2335. A　Behcet 综合征又名眼、口、生殖器综合征，是一种全身性免疫系统疾病，属于血管炎的一种，其可侵害人体多个器官，包括口腔、皮肤、关节肌肉、眼睛、血管、心脏、肺和神经系统等，主要表现为反复口腔和会阴部溃疡、皮疹、下肢结节红斑、眼部虹膜炎、食管溃疡、小肠或结肠溃疡及关节肿痛等。该患者口腔、外阴溃疡，全身毛囊炎样皮损，痤疮样改变，符合 Behcet 综合征的临床表现。

2336. C　90% 的患者可出现眼部受累，其中男性更常见，且病情更重，严重者甚至可导致疼痛和失明。Behcet 综合征的眼部症状可表现为葡萄膜炎、视网膜血管炎、继发性青光眼、白内障结膜炎、巩膜炎、角膜炎、玻璃体出血、视神经炎，其中葡萄膜炎是 Behcet 综合征最具特征性的眼部发现。

2337. D

2338. A　全身性瘙痒症多见于老年人，瘙痒常从一处开始，逐渐扩展到全身。常为阵发性，尤以夜间为重，严重者呈持续性瘙痒伴阵发性加剧，饮酒、咖啡、茶、情绪变化、辛辣饮食刺激、机械性搔抓、温暖被褥、甚至某种暗示都能促使瘙痒的发作和加重，常继发抓痕、血痂、色素沉着，甚至出现湿疹样变、苔藓样变。该患者全身反复瘙痒，伴睡眠欠佳。查体示全身皮肤黏膜无黄染，未见明显风团、结节和丘疹，躯干见散在抓痕。符合全身性瘙痒症的表现。

2339. E　全身性瘙痒症常为许多全身性疾病的伴发或首发症状，如尿毒症、胆汁性肝硬化、高血压病、高脂血症、慢性肾功能不全、甲状腺功能亢进或减退、糖尿病、恶性肿瘤及神经精神性瘙痒等，全身性瘙痒症的外因与环境因素（包括湿度、季节、工作环境中的生物或化学物质刺激）、外用药物、用碱性强的肥皂以及患者皮肤的皮脂腺与汗腺分泌功能减退致皮肤干燥等有关。因此 ABCD 选项均为其要排除的基础性疾病。

2340. B　慢性荨麻疹的病程大于 6 个月，临床表现为患者不定时地在躯干、面部或四肢发生风团和斑块，发作从每日数次到数日一次不等。该患者全身反复瘙痒 8 个月，伴睡眠欠佳，与慢性荨麻疹最易混淆。

2341. B　掌跖角化病是一组以掌跖皮肤增厚、角化过度为特征的一组慢性皮肤病，又称掌跖角皮症。本病包括遗传性和获得性两种类型，遗传性疾病占大多数，主要表现为掌跖皮肤角化的相关表现。点状掌跖角化病：常染色体显性遗传，外显率高，通常于 20 ~ 30 岁发病，皮损为掌跖部对称、散在分布的多呈圆形或椭圆形的角化性丘疹，高出皮肤，数目较多，一般直径仅为 0.2 ~ 0.3cm，大者可达 1cm。多呈灰黄色，质地坚硬，中心剥脱后形成火山形状的凹陷，可聚集成疣状角质损害。根据患者家族史，结合典型掌跖出现点状角化丘疹，考虑为掌跖角化病。

2342. C　近 1 个月来，患者于胸背部出现红斑鳞屑性皮疹，刮除表面鳞屑可见薄膜现象和点状出血。考虑患者伴发寻常型银屑病，银屑病的皮疹为典型的鳞屑性红斑、丘疹、斑丘疹，刮蜡、薄膜、点状出血。

2343. B　睑黄瘤为代谢障碍性皮肤病，是黄瘤病中最常见的一种，睑黄瘤是由于脂质沉积于眼睑部位而引起的皮肤的黄色或橙色斑块，初起如米粒大，微微高出皮肤，与正常皮肤截然分开，边界不规则，甚至可布满整个眼睑。该患者眼内眦出现对称性分布、扁平柔软的黄色小丘疹，该特点符合睑黄瘤的临床表现。

2344. C　该病属脂质代谢障碍性疾病，患者多伴有高脂血症和（或）高胆固醇血症。

2345. E　该病的治疗原则：①检查有无高脂血症；②注意控制饮食，低脂、低胆固醇、低糖饮食；③仅影响外貌，若无特殊可不作处理，必要可做冷冻、激光手术及电凝等。传统治疗上，通过口服中成药，调节机体免疫功能，解决人体免疫力低下的问题；然后外敷祛疣中药散，活血化瘀、软坚散结、清热解毒、软化疣体，内服外治，达到同治的效果。

2346. A　进行性对称性红斑角化症：婴儿期即可发病，开始手足多汗。皮损对称发生于掌跖，局部角质增厚，颜色潮红，呈胼胝状，周围境界清楚，呈黄红色，表面可有片状鳞屑。皮疹可逐渐向手足背、四肢伸侧及膝肘关节等处发展，夏季发红明显，冬季角化干燥显著，可发生龟裂。该患者从婴儿时两掌跖开始发红、粗糙、变厚，随年龄增长逐渐加重，伴有细薄鳞屑，并渐扩展至指背及手背，夏季常发红明显伴臭味，冬季皮损常发生皲裂，损害自掌跖侧面延伸至手足背，足部延伸到踝关节以上，双手已接近腕关节处，边界清楚，多数指（趾）甲增厚无光泽。符合进行性对称性红斑角化症的临床表现。

2347. B 进行性对称性红斑角化症是常染色体显性遗传的角化异常性疾病，可能的致病基因为兜甲蛋白基因，主要表现为双侧掌跖的进行性红斑角化，境界明显，病程慢性。

2348. E 可变性红斑角化症的特征为边界清楚的红斑性和角化过度性斑片，形态奇特。损害有两种：一种为起于正常皮肤或在红斑基础上的散在、持久性红棕色角化过度性斑片，常呈图案形、逗点形、环形或多环形；另一种为边缘清晰的红斑，散乱分布，大小、数量和位置变化迅速，可在几小时或几天内消退，部分持久不变，逐渐形成角化过度斑片。其中红斑为游走性角化性，边界清楚呈地图状是与该病的主要的鉴别点。

2349. D 鲜红斑痣：不规则形红色或紫红色斑片，压之部分或完全褪色。出生时或出生后不久出现，皮损边界清楚，不高出皮面，组织病理示真皮上中部毛细血管扩张。根据患者出生可见红斑，逐渐增大，压之褪色，首先考虑为鲜红斑痣。

2350. A 鲜红斑痣：压之褪色的鲜红斑片，不突出皮肤，一般在出生时就可见，不会自然消退。病理检查可见毛细血管扩张，血管内皮细胞无异常增殖。海绵状血管瘤：隆起的鲜红或紫红色肿瘤，压之可缩小，去压后又恢复原状，多在出生时即出现，不会消退。草莓状血管瘤出生时往往看不到有病变，病变多在出生后1个月内发现，初起为小的红色斑点，以后迅速增长，部分可自行消退。三者均为幼儿好发，临床表现相近。

2351. B 鲜红斑痣的激光治疗一般是采用脉冲染料激光来进行封闭局部迂曲的毛细血管，以达到治疗的目的。除此以外可以选用光动力治疗。

2352. C 皮肤结节病的症状为皮肤表面出现红肿，坚实的结节或丘疹，而且有疼痛的现象，在病情轻微的时候，一般患者可以自行缓解。皮肤结节病是在皮肤表面，形成像锥子形状的表象，逐渐隆起，主要由于皮肤的毛囊出现化脓，或者在毛囊组织周围出现感染。该患者上肢分布暗红色的坚韧丘疹、结节，表明光滑，符合结节病的临床表现。

2353. A 结节病是一种原因不明的系统疾病，多见于青年人、中年人，通常表现为双侧肺门淋巴结肿大，肺部浸润以及眼部和皮肤病变，肝脏、淋巴结、唾液腺、心脏、骨骼和其他器官也可受累。

2354. E 该病的治疗：①内用药物：在医生指导下服用糖皮质激素或者免疫抑制剂类药物进行治疗，可使用泼尼松、甲氨蝶呤以及雷公藤制剂等药品。同时最好搭配服用小剂量的阿维A酯，还可酌情使用氯喹等抗疟剂。另外，在发烧比较严重时还要使用退烧药。②外用药物：患者可在皮肤损害处注射一定剂量的皮质类固醇激素治疗，且可以先用高锰酸钾溶液或者复方炉甘石洗剂擦拭患处肌肤，之后再外用皮质类固醇激素乳膏进行封包治疗，这样可有效促进皮疹症状消除。该疾病不属于过敏性疾病，抗组胺药物无效。

2355. B 玫瑰痤疮俗称酒渣鼻，临床可分三期：（1）红斑期：面中部，特别是鼻、两颊、眉间及颏部发生红斑，对称分布。（2）丘疹脓疱期：在红斑基础上出现丘疹、脓疱、甚至结节，鼻部和面颊部的毛囊口扩大。（3）鼻赘期：仅见于少数患者，鼻尖部有皮脂腺和结缔组织增生，形成紫红色结节状或肿瘤状隆起。根据患者鼻翼周围皮损，考虑为玫瑰痤疮的丘疹脓疱期。

2356. E 酒渣鼻的治疗：①一般治疗：平时忌食辛辣和刺激食物和饮酒，避免暴晒和过冷、过热的刺激，避免精神紧张，保持良好的心态和生活规律。②局部用药：可外用能减轻红斑丘疹、脓疱的消炎杀菌药，可选用林可霉素，夫西地酸乳膏，甲硝唑凝胶、5%硫磺霜等。③系统治疗：丘疹脓疱较为严重，或者现场取材查出螨虫者，可以配合口服药物治疗。可选用甲硝唑、大环内酯类药物等。对抗生素治疗反应不佳者，可选用小剂量的异维A酸治疗。④其他治疗：对于毛细血管扩张明显者，激光治疗效果满意。鼻赘期可选择切割术或磨削术治疗，以达到美容效果。

2357. C 急性荨麻疹急性发作时，全身有瘙痒及大小不一的风团发生。风团可相互融合成大片皮损，或成地图样损害，皮损往往在数小时内消退，但此起彼伏，不断发生新的损害。该患者食用龙虾后后于全身多部位出现大块状红色皮疹伴剧烈瘙痒，皮疹可自行消退，后于其他部位再次出现。查体：躯干、四肢见大片状淡红色风团，不规则形状。符合急性荨麻疹的临床表现。

2358. A Ⅰ型变态反应又称速发型变态反应，在临床上最常见。可作用于皮肤、血管、呼吸道、消化道等效应器官，引起平滑肌痉挛、毛细血管扩张、血管通透性增加、腺体分泌增加等。反应若发生在皮肤，可引起荨麻疹等；发生在胃肠道，可引起腹泻、腹痛等；发生在呼吸道，可引起支气管哮喘；若发生在全身，则引起过敏性休克。

2359. C 抗组胺药是治疗各种荨麻疹的主要药物，可以控制大多数患者的症状。一代抗组胺药如苯海拉明、马来酸氯苯那敏等有镇静作用，且易通过血－脑屏障，易产生困倦、抗胆碱能副作用，高空作业的工人、驾驶员，青光眼、前列腺增生的患者要慎用。二代抗组胺药如氯雷他定、西替利嗪等不易透过血－脑屏障，耐受性好。

2360. E　慢性光化性唇炎又名夏季唇炎、日光唇炎，是因日光照射后引起唇黏膜过敏的急性或慢性炎症。表现为唇部干燥，反复脱屑，黏膜浸润肥厚、变硬、失去弹性，发生皲裂。根据题干，患者夏季发病，结合典型表现，考虑为慢性光化性唇炎。

2361. E　慢性光化性唇炎：有典型的夏季发病特征，皮损表现为口唇表面出现皲裂。自觉口唇干燥、发紧。长期不愈的患者，下唇黏膜失去正常红色，呈半透明象牙色，表面有光泽。进一步发展时表面粗糙，角化过度发展为光线性白斑病或鳞癌。病理表现为表皮角化过度，角化不全，棘层肥厚，真皮结缔组织嗜碱性变性，炎症细胞浸润以淋巴细胞和组织细胞为主，还有少数浆细胞和多核巨细胞。真皮血管明显扩张。根据病史＋皮损特点＋组织病理可与其他疾病进行鉴别。

2362. C　慢性光化性唇炎患者需要避免日光照射。局部应用奎宁软膏或糖皮质激素乳膏或霜剂。内服氯喹、复合维生素B、对氨基苯甲酸片（PABA）或静脉注射硫代硫酸钠等。肥厚性病变伴有白斑病改变者可考虑手术切除或冷冻治疗。

2363. C　早期梅毒的主要症状为硬下疳，一般发生在不洁性接触以后，硬下疳绝大多数是在生殖器部位，一开始为一个小疙瘩，但很快破溃，之后会逐渐扩大，直径可以到1～2cm，边界非常清楚，周边隆起，高于正常的黏膜组织，中央形成溃疡，基底处有一些渗出物，甚至有时会有些脓性的分泌物，触摸起来一般无疼痛，无痒感，也无压痛。该患者四肢出现对称分布的暗红色斑疹，阴唇内侧见灰白色斑片，轻度糜烂、结痂，符合早期梅毒的临床表现。

2364. D　根据病史、皮损特点和实验室检查结果诊断为早期梅毒。青霉素为治疗梅毒的首选药物。对于青霉素过敏休克的患者，可选用米诺环素、多西环素、阿奇霉素、红霉素等药物替代治疗。

2365. C　基底细胞癌多见于老年人，好发于头、面、颈及手背等处，尤其是面部较突出的部位。开始是一个由肤色到暗褐色浸润的小结节，较典型者为蜡样、半透明状结节，有高起卷曲的边缘。中央开始破溃，结黑色坏死性痂，中心坏死向深部组织扩展蔓延，呈大片状侵袭性坏死，可以深达软组织和骨组织，此乃侵袭性溃疡，基底细胞癌的基底及边缘常有黑色色素沉着，本病呈慢性进行性发展。该患者鼻梁处见黑色结节，边缘呈珍珠样，中央有溃疡，长期不愈合，符合基底细胞癌的临床表现。

2366. E　基底细胞癌根据组织病理和临床症状可分为：结节型、表浅型、囊肿型、腺样型、色素型、硬斑型、异形型、纤维上皮瘤和痣样基底细胞上皮瘤型。

2367. D　该病的组织病理：表皮内基底细胞呈融浆状团块，瘤细胞核质比例大，瘤体与周围间质之间存在收缩间隙致边缘呈栅栏状排列，细胞界限不清，可有角质囊肿。

2368. E　瘢痕疙瘩的损害好发躯干上部、肩部，特别是胸骨前区。初起为境界清楚的暗红色丘疹、斑块，逐渐扩大，形成坚硬而有弹性的结节或斑块，表面光滑或不平，无毛，周围可见扩张的毛细血管呈树枝状增生。自觉瘙痒、刺痛。根据患者胸部出现斑块，表面光滑无毛，偶有痛痒，考虑为瘢痕疙瘩。

2369. D　瘢痕疙瘩系结缔组织过度增生，可继发于外伤、烧伤、烫伤、感染、注射或手术后，可有家族史。本病男女皆可发病，与性别无关。

2370. B　瘢痕疙瘩与肥厚性瘢痕的区别：肥厚性瘢痕是表皮受伤后，过度修补的纤维组织形成突出的瘢痕。当突出的纤维组织局限于原受伤的部位时称为肥厚性瘢痕，如果超越了原受伤的部位，形成像螃蟹脚一样的足状伸出物，则称为蟹足肿。

2371. C　结节性红斑常见于小腿伸侧，临床表现为红色或紫红色疼痛性炎性结节，青年女性多见。发病前有感染史或服药史，皮损突然发生，为双侧对称的皮下结节，自蚕豆至核桃大不等，数目达10个或更多，自觉疼痛或压痛，中等硬度。皮损好发于胫前，也可见于大腿、上臂伸侧及颈部，少见于面部。该患者双侧小腿伸侧见皮下疼痛性结节，站立或活动后症状加重，病程中伴有发热、肌痛和关节疼痛，血常规提示白细胞、中性粒细胞、红细胞沉降率均升高。可考虑为结节性红斑。

2372. D　该病的主要病理改变发生于皮下脂肪小叶间隔。在早期急性炎症反应阶段，主要为中性粒细胞浸润，伴有少量淋巴细胞、嗜酸性粒细胞和少量红细胞外渗。随着病情发展，中性粒细胞很快消失，代之以淋巴细胞、浆细胞和组织细胞浸润。在脂肪小叶间隔中，可出现巨细胞和肉芽肿改变，血管和脂肪小叶损伤不明显。故皮损组织病理检查是本病最具有特征性的检查手段。

2373. E　该病的病因复杂，一般认为与感染、药物、雌激素以及其他疾病有关：①链球菌感染，某些患者可发生在上呼吸道感染、咽峡炎和急性扁桃体炎之后；某些病毒及真菌感染也可导致该病。②结核菌感染，越来越多的证据说明该病与结核菌感染有密切关系。或有陈旧性结核病灶，或结核菌素试验阳性者占60%以上，认为该病是机体对结核菌或其毒素的过敏现象。③药物，某些药物（尤其是溴剂、磺胺药以及口服避孕药）是该病最常见的致病原因。④迟发性变态反应，该病是一种由许多原因引起的皮肤变态反应，真正的发病机制还不清楚。有人认为该病是一种血管对微生物或其他抗原的迟发性变态反应。⑤其他疾病，如自身免疫病、溃疡性结肠炎、结节病等均可伴有结节性红斑。此外，急性、慢性白血病，也可伴发该病。

2374. D 鳞状细胞癌的典型症状为疣状或乳头瘤状，表面可有鳞屑，中央易发生溃疡，溃疡表面呈颗粒状，易坏死、出血，溃疡边缘较宽，高起呈菜花状，质地坚实，有脓性分泌物及坏死组织，肿瘤可进行性扩大，进一步侵犯其下方筋膜、肌肉和骨骼。该患者面部有角化性疣状增生，表面溃疡，边缘隆起，底部出血，符合鳞状细胞癌的临床表现。

2375. E 病理检查是诊断皮肤鳞状细胞癌的金标准，也是与其他疾病鉴别的主要依据，组织病理的主要表现：不规则肿瘤细胞团块构成癌巢，侵入真皮网状层或更深，瘤细胞团由不同比例的非典型（间变）鳞状细胞和正常鳞状细胞构成，非典型鳞状细胞的特点是细胞大小和形状不一，核增生，染色深，出现核分裂，细胞间桥消失，个别细胞出现角化不良和角珠。

2376. B 通常采用未分化癌细胞所占的百分比将鳞癌分为四级，Ⅰ级，其中所占的非典型鳞状细胞低于25%；Ⅱ级，癌组织向下侵犯，达到真皮深层，占比为25%～50%；Ⅲ级，有大量的非典型鳞状细胞，占比为50%～70%，角化情况不明显；Ⅳ级，几乎整个癌组织的细胞均为非典型鳞状细胞，且无细胞间桥，已完全看不到角化情况。

2377. C 疱疹样脓疱病：多见于中年孕妇妊娠期，好发于腹股沟、腋窝、乳房下和脐部等处，以后泛发全身。皮损始为红斑，后其上可见针头至绿豆大小的密集脓疱，可相互融合呈片状“脓糊”。伴有瘙痒，多有高热、畏寒、呕吐、腹泻等全身症状。

2378. A 根据病史：孕妇在妊娠晚期，皮肤皱褶处于红斑基础上出现多数黄白色群集呈花环状排列的脓疱，并伴有较严重的全身症状，结合皮肤组织病理改变，诊断多无困难。

2379. B 该病的组织病理表现为表皮角化不全，棘层轻度肥厚，表皮内海绵状脓疱形成，疱内可见中性粒细胞。

2380. C 成人Still病是一种临床综合征，临床特征为发热、关节痛、关节炎、皮疹、肌痛、咽痛、淋巴结肿大、白细胞总数增高等特点，表现为发热时疹出，退热时疹退，发热呈弛张热，发热一般在39℃～40℃以上，持续2周以上，大关节疼痛，可见心包炎，少数患者发生严重心肌炎。浅表淋巴结肿大，多见于颈侧、腋下和腹股沟等处，压痛不著。白细胞计数可增高到（10～45）$\times 10^9/L$，分类中性粒细胞增多，核左移；有中度正常细胞性或低血红蛋白性贫血，红细胞沉降率增快，血培养阴性。治疗上单独应用抗生素效果不佳，抗生素合并糖皮质激素的效果明显。根据患者发热、发热时出疹，淋巴结肿大，白细胞升高，血培养阴性，糖皮质激素有效，考虑该患者最可能的诊断是成人Still病。

2381. E 患者白细胞升高明显，淋巴结肿大，需要进行血培养、骨穿、骨细胞培养及淋巴结活检来除外是否合并肿瘤或者是否为血液系统恶性肿瘤。皮疹多形性，不典型，需要做ANA检测以除外结缔组织病。所以以上检查均需要做。

2382. D 乳房湿疹样癌又称乳房Paget病，是向乳腺导管分化的一种恶性肿瘤。可能是乳腺癌的一种特殊类型。好发于老年女性，但中年人发病也不少见。单侧乳房发病。初起为乳头或乳晕红斑，脱屑，逐渐有渗液、结痂，病程长者有糜烂、甚至因溃疡使乳头完全破坏，或呈浸润性斑块。皮损边界清楚。长期不愈，酷似湿疹，但无明显瘙痒，外用糖皮质激素治疗无效。部分患者可同时发现乳房内肿块，甚至腋下淋巴结肿大。病理示表皮内可见Paget细胞，即体积大的圆形细胞，胞质丰满而淡染，对PAS染色呈阳性反应且耐淀粉酶，可见核分裂。Paget细胞可沿毛囊、汗腺或乳腺导管上皮向真皮深部侵犯。根据患者典型皮疹及病理，可考虑为乳房湿疹样癌。

2383. D

2384. C 残毁性掌跖角化病：在婴幼儿期发病，掌跖部呈弥漫性角化过度，表面呈蜂窝状小凹，手足背的皮损呈特殊的海星状角化或条状角质增生，角化过度可以向足背、腋、踝、肘、膝及足底等处扩展，肘与膝部呈线状角化，掌跖并可发生暂时性大疱，趾（指）甲可有嵴状拱起及残缺不全，患者掌跖皮肤常因高度角质增生、多汗或趾（指）部缩窄而诱发皲裂、浸渍或感染，并导致疼痛和活动障碍。该患者掌跖皮肤出现红斑、增厚伴部分末端指/趾节畸形、溃疡。皮肤科检查示手部见弥漫性红斑、增厚伴手指畸形外观，中指伸侧有蜂窝状凹陷。双手拇指关节处见海星状角化。双足跖弥漫性角化增厚并有皲裂、糜烂伴恶臭，角化增厚边缘附黄色厚鳞屑，第一趾和第二趾可见甲变形、甲分离和浑浊。符合残毁性掌跖角化病的临床表现。

2385. B 残毁性掌跖角化病又名残毁性遗传性角质瘤或Vohwinkel综合征，为一种罕见的常染色体显性遗传性疾病，主要由连接蛋白26基因突变导致，因角化肥厚严重导致患者残废。

2386. D 本病偶可伴有先天性鱼鳞病，表皮松解性角化过度，瘢痕性秃发，高频性耳聋，听觉丧失，口周脂溢性鳞屑，暗红色角化斑及腋窝浸渍性白斑等，还能合并性功能减退及脊髓空洞症。如残毁性掌跖角皮病合并口周皮肤病，则称为Olmsted综合征，属常染色体显性遗传的一种弥漫性掌跖角化病，可伴有关节松弛和脱发，用阿维A酯治疗有明显疗效。

2387. D　泛发性特发性毛细血管扩张症是指以四肢和躯干出现大面积小静脉和毛细血管扩张，不伴其他皮肤损害为特征的一种少见病。常见于40～50岁的中年妇女，在青少年期发病。病因不明。临床表现为皮损初发于小腿或沿神经分布，呈线状排列，也可表现为细小血管瘤。组织活检：真皮上部有毛细血管扩张、充血，管壁仅由内皮细胞组成。碱性磷酸酶活性缺如。根据患者典型皮疹结合病理，考虑为泛发性特发性毛细血管扩张症。

2388. E　根据临床表现，皮损特点，组织病理特征即可作出诊断。其他选项的检查化验均正常。

2389. D　目前尚无对该病的有效药物治疗，在经济条件允许时，可考虑血管性激光治疗。使用脉冲染料激光治疗1年后，少数患者扩张的毛细血管基本消失。

2390. B　获得性大疱性表皮松解症：皮肤损害好发于易受摩擦、受外伤和受压部位，如手背、指关节、肘、膝等，在外观正常皮肤上或瘢痕处出现水疱、大疱，部分为血性水疱，进展为脱屑、结痂、糜烂，愈后留下萎缩性瘢痕及粟丘疹。该患者四肢、肘膝关节伸侧见水疱，疱壁厚，愈合处有瘢痕，符合获得性大疱性表皮松解症的临床表现。

2391. D　该病最具价值的实验室检查为盐裂间接免疫病理，主要表现为水疱、红斑及周围外观正常皮肤的基底膜区有线状IgG和（或）C3补体沉积，亦可有IgA、IgM及其他补体，25%～60%的患者血清中存在抗基底膜带的IgG型抗体。

2392. C　免疫电镜检查为IgG免疫复合物沉积于表真皮连接处，偏真皮侧和基底膜致密板下锚状纤维区。

2393. C　盘状红斑狼疮（DLE）为慢性复发性疾病，盘状红斑狼疮的皮疹呈持久性盘状红色斑片，多为圆形、类圆形或不规则形，大小有几毫米，甚至10毫米以上，边界清楚，皮疹表面有毛细血管扩张和灰褐色黏着性鳞屑覆盖，鳞屑底面有角栓突起，剥除鳞屑可见扩张的毛囊口。该患者于冬季开始出现皮疹，皮疹轻度痒，日晒后加重，体格检查：颧、鼻、外耳、手背部见暗红色斑块，表面附黏着性鳞屑，皮损中央萎缩，毛细血管扩张，境界清楚。符合盘状红斑狼疮的临床表现。

2394. A　该病的血清免疫学检查：抗核抗体可阳性，类风湿因子可阳性，免疫球蛋白（IgG、IgA、IgM）可同时升高，抗ENA抗体可阳性。组织活检：表皮真皮界面改变，即基底细胞液化变性及界面模糊不清，炎症细胞的浸润不仅在真皮浅层血管周围，还在深层血管周围及毛囊皮脂腺周围。

2395. D　该病皮损可波及躯干上部和四肢伸侧，黏膜受累突出，尤其是口腔溃疡。未经治疗的DLE皮损渐渐向外扩展，皮损中央区出现萎缩，残留的瘢痕不会收缩，若不经积极治疗最终可发展为鳞状细胞癌。

2396. E　环状肉芽肿是一种少见的良性炎症性皮肤病。常常发生于患Ⅰ型糖尿病的儿童和青年，皮损多见于双手或足部，但有时也会扩散到手臂、颈部和躯干部。常见正常肤色或红斑丘疹及直径5cm的环形损伤，无明显的瘙痒。本题患者前臂有环状分布的结节，无自觉症状，可考虑为环状肉芽肿。

2397. A　环状肉芽肿的病因不明，患者常有结核病、糖尿病史，或昆虫叮咬、外伤、日光暴晒、局部刺激等经历。

2398. A　环状肉芽肿的皮损多见于双手或足部，但有时也会扩散到手臂、面部、颈部和躯干部。常见正常肤色或红斑丘疹及直径5cm的环形损伤，无明显的瘙痒。环状肉芽肿可出现于手足伸侧，掌跖不是好发部位。

2399. D　环状肉芽肿的病理表现：表皮无显著改变，真皮网状层有灶性胶原纤维变性、炎症反应和纤维化。小病灶区可见胶原纤维不同程度的变性，有淋巴细胞、组织细胞、成纤维细胞浸润。大病灶区中心为胶原纤维变性，周围见栅栏状或放射状排列的组织细胞、淋巴细胞、成纤维细胞等浸润。特征表现为大病灶区中心为胶原纤维变性，周围见栅栏状或放射状排列。

2400. C　无色素痣是一种少见的、先天性的、局限性白斑，又称脱色素痣。在出生时或出生后不久发病，白斑可随身体发育而按比例扩大，脱色区内的色素不会再生，所以不能自然消失。皮损好发于躯干、下腹、四肢近端，面部和颈部亦可受累。往往沿神经节段分布，四肢多成条状或带状，躯干可呈方形。脱色斑可散在分布，彼此之间距离很远。损害为大小不一的苍白色局限性色素减退斑，脱色不完全，没有白癜风那么明显，境界模糊不规则，有时边缘呈锯齿状，周围几乎无色素增殖晕，其中有时可混有淡褐色粟粒至扁豆大的雀斑样斑点，但无过度的色素沉着现象。该患者沿颈部出现点片状色素减退斑，边缘呈锯齿状，周围无色素增殖晕，局部刺激有红斑反应。可考虑为无色素痣。

2401. A　目前尚无对色素痣有效的药物治疗。如果是美容的需要，可以对暴露部位的皮损进行遮盖。成年后，可以进行自体表皮移植。

2402. C

2403. D　白色鳞屑、发亮薄膜和点状出血是诊断银屑病的重要特征，称为Auspitz三联征试验。

2404. C　银屑病的治疗原则包括：（1）外用药物：①焦油制剂；②地蒽酚；③糖皮质激素类是最常用的外用药，寻常型银屑病可选用中效或强效的糖皮质激素，以软膏效果最好，洗剂为差。避免使用强效糖皮质激素，因其可诱发脓疱性银屑病；④维A酸类药；⑤维生素D_3类似物；⑥免疫抑制剂。（2）内用药：①抗肿瘤药物；②维A酸类药物；③免疫疗法；④生物制剂；⑤抗感染治疗，急性点滴状银屑病常伴有急性扁桃体炎或上呼吸道感染，可选用青霉素、头孢菌素类、氯霉素、红霉素、甲硝唑、甲砜霉素等。（3）物理疗法：①紫外线适用于静止期冬季型病例，禁用于夏季型患者；②光化学疗法（PUVA）；③宽谱中波紫外线疗法；④窄谱中波紫外线疗法；⑤308nm单频准分子激光疗法；⑥光动力学疗法；⑦沐浴疗法（水疗）。

2405. D 肢端硬化型系统性硬化症是一种以弥漫性皮肤增厚和纤维化为特征的全身性自身免疫病。病变特点为皮肤纤维增生及血管洋葱皮样改变，最终导致皮肤硬化、血管缺血。本病除皮肤受累外，也可影响内脏（心、肺和消化道等器官），作为一种自身免疫病，往往伴抗核抗体、抗着丝点抗体、抗Scl－70抗体等自身抗体阳性。该患者双手出现阵发性苍白、麻木伴疼痛。体格检查示双手、前臂及面部皮肤紧张，不能捏起，表面有光泽；手指变细，张口受限，鼻变尖，呈面具样脸，四肢活动障碍，偶有四肢关节酸痛。实验室检查示红细胞沉降率升高；血抗核抗体（＋）。符合肢端硬化型系统性硬化症的临床表现。

2406. E 该病的组织病理：网状真皮致密胶原纤维增多、表皮变薄、表皮突消失、皮肤附属器萎缩；真皮和皮下组织内（也可在广泛纤维化部位）可见T淋巴细胞大量聚集，甲褶毛细血管显微镜检查显示毛细血管袢扩张与正常血管消失。故确诊该病的最有价值的辅助检查为皮肤活检组织病理检查。

2407. B 对于CREST综合征患者，抗着丝点抗体的检出率为80%～90%，其对该综合征有确诊意义，抗着丝点抗体阳性的CREST患者，其皮肤和内脏受累的情况要比抗体阴性者轻，在全身性进行性硬化症（PSS）患者中，抗着丝点抗体的阳性率为22%～36%。

2408. B 离心性环状红斑初期为淡红色扁平丘疹，离心性扩大，边缘隆起，内侧可附有鳞屑，中央区皮损消退形成环状，呈淡红色或略带黄色，中央消退期仍有新发皮损，形成双环形、多环形或地图形。皮损经1～2周消退，留有色素沉着斑。不典型的皮损在红斑边缘部有小水疱、毛细血管扩张和紫癜。皮损分布于躯干和四肢，尤其好发于大腿和臀部，很少累及头面、掌跖和黏膜。该患者躯干、四肢反复出现皮疹，逐步扩大，周边呈隆起的暗红斑。专科检查示散在分布的暗红色斑疹，大小不等，少许皮疹呈同心环状。躯干和四肢见散在色素增深斑。符合离心性环状红斑的诊断。

2409. D 离心性环状红斑的组织病理主要表现为浅层血管周围有轻度至中等密度的淋巴细胞浸润，在血管周围的浸润细胞常呈袖套样；真皮可有乳头轻度水肿；而结核样型麻风的组织病理主要表现为组织细胞沿血管走行方向呈椭圆形结节，周围有淋巴细胞，偶可见浆细胞；有时可见多核巨细胞，且结节中央无干酪坏死。由于麻风分枝杆菌具有亲神经性，故麻风的浸润以真皮下部更明显。因此只有组织病理能对两者进行准确的鉴别。

2410. C 变应性皮肤血管炎好发于青年女性，通常急性起病，常累及足踝或小腿，表现为可触及的紫癜、红斑、丘疹、水疱、荨麻疹、脓疱等，皮疹大小不等，部分患者自觉疼痛、灼热或瘙痒，皮疹可于数周或数月内缓解，部分患者可反复发作，病情慢性化，预后遗留色素沉着斑。患者可伴有发热、肌肉疼痛等系统症状。该患者双侧下肢、臀部出现泛发性紫癜、血疱、水疱，少数溃疡，覆血痂，见萎缩性瘢痕，伴发热，自觉皮疹疼痛明显，尿常规提示隐血（＋＋），符合变应性皮肤血管炎的诊断。

2411. B 若组织病理表现为浅层及深层血管的白细胞碎裂性血管炎改变，血管壁及管周多数纤维素沉积及中性粒细胞浸润，血管内皮细胞的肿胀可致血管堵塞，血管周围见嗜酸性粒细胞浸润，即可确诊为变应性皮肤血管炎，故首先应补充皮损组织病理。

2412. C 大部分变应性皮肤血管炎患者找不到病因，本病的发病机制是Ⅲ型变态反应，能诱导免疫复合物形成的抗原很多，约60%与药物、食物、感染等有关。

2413. D 急性发热性嗜中性皮病的临床表现为皮疹常突然出现，为多发性，可在数天到数周内向周围扩展增大，常融合成片。皮肤损害可为丘疹、结节、斑块、小脓疱、小水疱或紫癜样皮损等。典型的皮损为黄豆至掌心大，为浅红色至暗红色或棕红色环状隆起的斑块或结节，边缘清楚，呈圆形或椭圆形，局部有疼痛和触痛。一般都有局部发硬和发热，皮损表面多不光滑，中央呈红色或表现正常。较晚期可有鳞屑及色素沉着，周边有高起坚硬的绿豆大似水疱状的丘疹群聚，即所谓假水疱。外观呈半透明样，大多不破溃，很少形成溃疡。该患者逢夏季于面、颈、四肢处出现结节样皮损，皮损呈扁平隆起，边界清楚，表面似有假水疱样损害，触之有结节感，颜色深红，压之疼痛明显。病程中伴发热、关节疼痛。蛋白尿、隐血（＋＋）、中性粒细胞增高，符合急性发热性嗜中性皮病的临床表现。

2414. D 一般根据本病的特有临床表现，结合组织病理变化，可做出诊断，目前急性发热性嗜中性皮病（Sweet综合征）的诊断包括：（1）主要条件：①突发的触痛性或痛性红斑或紫红色斑块、结节。②真皮内有明显的中性粒细胞浸润，而无白细胞碎裂性血管炎。（2）次要条件：①先有发热或感染。②伴有发热、关节痛、结膜炎或有潜在的恶性疾病。③白细胞增多。④对激素治疗有效而抗生素治疗无效。凡符合2项主要条件并至少符合2项次要条件者可以肯定诊断。

2415. A 糖皮质激素治疗本病有卓效。开始可用泼尼松龙，应用糖皮质激素4~6周后要逐渐减量；氨苯砜治疗，连服2~4周，亦可取得较好疗效；除上述治疗外，若用碘化钾，连续用药2周，也可取得良好效果。还可用吲哚美辛、秋水仙碱，连续用药2~4周，对控制急性期症状有良效；中成药雷公藤多苷治疗也有一定效果。而本病与感染无关，不适合应用抗生素治疗。

2416. A Peutz－Jeghers综合征又称家族性黏膜皮肤色素沉着胃肠道息肉病，简称黑斑息肉综合征。本病有3大特征：①黏膜、皮肤特定部位色素斑；②胃肠道多发性息肉；③遗传性。本病可发生于任何年龄，多见于儿童和青少年，男女发病率大致相同。该患者6岁时下唇有点状黑斑，随年龄渐增多、增大，10岁左手指相继出现棕褐色斑点，16岁时发现空肠腔内有多发性息肉，符合Peutz－Jeghers综合征的诊断。

2417. E 本病临床表现不一，个体差异很大，病情轻者可无自觉症状，严重者可出现腹痛、腹泻、黏液便、便血、便秘、呕血等消化道症状。除以上症状外，本病尚有色素沉着、胃肠道息肉2大特征性表现。Peutz－Jeghers患者黏膜、皮肤色素斑的主要病理改变表现为真皮基底内、棘层黑色素细胞数量增加。并不出现癫痫的表现。

2418. E 本病的治疗：主要是对胃肠道息肉及其并发症的治疗，若患者感到黑斑有碍美容，且要求治疗时，也可对黑斑治疗。主要包括外科治疗、内科治疗、基因治疗、干细胞治疗等。

2419. B 急性荨麻疹急性发作时，全身有瘙痒及大小不一的风团发生。风团可相互融合成大片皮损，或成地图样损害，皮损往往在数小时内消退，但此起彼伏，不断发生新的损害。全身可伴发热，可有哮喘，腹痛或腹胀，可伴腹泻。严重患者可有低血压、头晕、胸闷等症状，极少数发生休克。该患者腹泻、发热，全身出现大片状鲜红色隆起性皮疹，有痒感，皮疹消退后反复发生，查体：躯干、四肢出现大小不等的水肿性红斑，不规则形。血常规提示白细胞、中性粒细胞升高，便常规示白细胞（+++）。符合急性荨麻疹、腹泻的临床表现。

2420. D 引起该病的主要原因有：①食物、动物及植物因素；②药物，能直接使肥大细胞释放组胺引发荨麻疹；③感染，包括病毒（如肝炎病毒）、细菌（如金黄色葡萄球菌）、真菌和寄生虫（如蛔虫等）；④物理因素，如温度变化、日光、摩擦、压力、运动等；⑤某些自身免疫性疾病、胃肠疾病，代谢障碍，内分泌障碍和精神因素。该患者实验室检查示白细胞、中性粒细胞均升高，提示感染因素为本次皮疹的主要原因。

2421. C 该病的治疗：主要是找出病因，查验过敏原，以消除病因为主，有感染时常须应用抗生素，停用可疑致敏药物及食物。

2422. C 家族性慢性良性天疱疮一般在10~30岁发病。好发于颈侧、项部、腋窝和腹股沟，少数患者可有黏膜损害，主要累及口腔、喉、食管、外阴及阴道。皮损为红斑基础上发生的松弛性水疱，尼氏征阳性，常表现为一个部位多发性水疱，疱壁薄，易破溃形成糜烂和结痂，皮损中央可出现颗粒状赘生物，自觉瘙痒和灼热，间擦部位常因浸渍及皲裂引起活动性疼痛，一般在数月后愈合，不留瘢痕，但可反复发作。该患者每于夏季在腹股沟、大腿内侧、腋下出现红斑、小水疱，自觉瘙痒，抓挠后有渗出。其父有类似病史。皮科情况：双腋下、双大腿根部内侧有红斑，糜烂渗液，有异味。红斑边缘见大水疱，壁松弛，疱液浑浊，尼氏征阳性。符合家族性慢性良性天疱疮的临床表现。

2423. C 本病的病理表现：基底层上有水疱形成，棘层松解呈砖墙样外观。成熟的水疱基底部衬以单层基底细胞向上突入水疱腔内。直接免疫荧光检查阴性。可与自身免疫性大疱病相区别。

2424. A

2425. E 本病好发于颈侧、项部、腋窝和腹股沟，少见于肛周、乳房下、肘窝和躯干，少数患者可有黏膜损害，主要累及口腔、喉、食管、外阴及阴道。

2426. B 接触性皮炎：表现一般无特异性，轻症时局部呈红斑，淡红至鲜红色，稍有水肿，或有针尖大丘疹密集，重症时红斑肿胀明显，在此基础上有多数丘疹、水疱，炎症剧烈时可以发生大疱。如为烈性的原发刺激，可使表皮坏死脱落，甚至深及真皮发生溃疡。当皮炎发生于组织疏松部位，如眼睑、口唇、包皮、阴囊等处时，肿胀明显，呈局限性水肿而无明确的边缘，皮肤发亮，表面纹理消失。该患者5天前于局部贴敷活血止痛膏，2天前局部出现红斑，伴瘙痒感，今日于红斑基础上出现水疱。查体：右腰部见一长方形红斑，边界清楚，红斑上见张力性大疱，疱壁紧张。符合接触性皮炎的表现。

2427. A 根据接触史（在接触部位或身体暴露部位突然发生境界清晰的急性皮炎，皮疹多为单一形态，除去原因后皮损很快消退）容易诊断。当病因不明或与数种接触物接触，需要寻找病因时，可做斑贴试验。

2428. E 荨麻疹性血管炎主要根据临床表现和实验室检查进行诊断。临床表现主要为皮肤风团持续24小时以上；伴发热、关节痛、腹痛、淋巴结肿大等。实验室检查示红细胞沉降率增快及严重而持久的低补体血症，直接荧光检查显示血管壁及周围有免疫球蛋白及补体颗粒状沉着。该患者全身出现泛发性风团3个月，难自行消退，触之有浸润感，皮损消退后遗留色素沉着，伴有不规则发热、关节疼痛，血常规提示 ESR 42mm/h，血清 C3、C4 低于正常水平，符合荨麻疹性血管炎的诊断。

2429. A 荨麻疹性血管炎的组织病理示白细胞碎裂性血管炎，真皮全层可见白细胞碎裂性血管炎改变，管周浸润细胞稀疏，以嗜中性粒细胞、嗜酸性粒细胞为主。

2430. D 本病的并发症有淋巴结肿大、肝脾大、恶心、腹痛、腹泻、喉头水肿、呼吸困难、慢性阻塞性肺病、肾小球肾炎、眼部损害，其中最容易累及的脏器是肾。

2431. A 寻常型天疱疮多见于青壮年。先从口腔开始发生大疱，破后成疼痛性糜烂面。以后在头、面、躯干、四肢发生松弛性大疱。尼氏征阳性，破溃后形成糜烂面、渗出、流血，自觉疼痛。该患者反复出现口腔溃疡，有灼痛且不易愈合；近 2 个月来在头面、颈部、胸背、腋下及腹股沟部起红斑，1 周后陆续在红斑基础上出现黄豆至蚕豆大小的水疱，疱壁薄且松弛，尼氏征阳性，水疱破裂后所形成的糜烂不易愈合。符合寻常型天疱疮的诊断。

2432. C 本病的组织病理为表皮内大疱、棘层松解，疱液内有棘层松解细胞，直接免疫荧光检查显示表皮棘细胞间有抗体沉积。因此需做直接免疫荧光检查以确诊。

2433. C 泼尼松的用量为 60～100mg/d，起始用量至无新的损害出现 1～2 周即可递减，每次递减 5mg，1～2 周减 1 次，低于 30mg/d 后减量应慎重，直到每天 10～15mg（维持量）。期间免疫抑制剂如环磷酰胺、硫唑嘌呤或甲氨蝶呤和泼尼松等肾上腺皮质激素联合治疗，以达到减少后者的用量，从而降低副作用。

2434. C 太田痣的损害发生于一侧面部，特别是三叉神经第一支、第二支所支配的部位，故最常见于眶周、颞部、鼻部、前额和颧骨。约数厘米大小的色素斑可为灰蓝色、青灰色，斑片着色不均匀，呈斑点状或网状，界限不清楚。色斑颜色还常随年龄的增长而加深，约 2/3 患者的同侧巩膜有蓝染或褐色斑点，有时睑结膜、角膜也有色素斑，太田痣极少恶变。该患者右侧面部、眼睛周围出现褐青色斑，逐渐扩大。查体：右侧上下眼睑、额头部、颧部出现青灰色斑片，右侧巩膜轻度变蓝，符合太田痣的临床表现。

2435. E 色淡而范围小者，可试用液氮冷冻、化学剥脱与皮肤磨削术等，部分病例可获得较好效果。色深或范围较大者，上述方法的治疗效果较差，可选用调 Q 开关染料脉冲激光如红宝石和 Nd：YAG 激光治疗，术后不留瘢痕，可达较好美容效果。

2436. C 多形红斑的前驱症状有头痛、发热、四肢倦怠、食欲不振、关节和肌肉酸痛、扁桃体炎及呼吸道感染等症状。皮疹多形，有红斑、丘疹、风团、水疱、大疱和紫癜等，特征性皮损为靶形损害即虹膜状皮疹，有不同程度的黏膜损害，少数有内脏损害。该患者皮疹发生前 2～3 天有头痛、低热和乏力。查体：体温升高。躯干、四肢散在分布红色斑疹、斑丘疹，皮疹边界清楚，呈离心性扩大，部分皮损呈巩膜样损害。符合多形红斑的临床表现。

2437. A 该病的主要原因为感染：细菌、立克次体、支原体、螺旋体、衣原体、病毒、真菌、寄生虫等，单纯疱疹感染最常见。故首先应该进行的检查项目是血常规。

2438. B 该病的主要原因：①感染：细菌、立克次体、支原体等，单纯疱疹感染最常见。②药物：抗生素、抗惊厥药、阿司匹林、抗结核药、抗真菌药等，常见致敏药物为磺胺类、青霉素类、非激素抗炎药、抗癫痫药等。③接触物：如报春花、常青藤、辣椒素等。④疾病：结缔组织病、血管炎、非霍奇金淋巴瘤、白血病、多发性骨髓瘤等。⑤其他：文身、食物（橙色浆果）、物理因素（放射线、寒冷、日晒）等因素。因此在病史采集中，尤其应注意收集的信息是发病前有无可疑感染和服药病史。

2439. D 雀斑以女性较多，其数目随年龄增长而逐渐增加，好发于面部，特别是鼻部和两颊，可累及颈、肩、手背等暴露部位，非暴露部位无皮疹。损害为浅褐或暗褐色、针头大小到绿豆大的斑疹，圆形、卵圆形或不规则。散在或群集分布，孤立不融合，夏季经日晒后皮疹颜色加深、数目增多，冬季则减轻或消失，常有家族史。该患者面部、手背部皮疹 10 余年，不痛不痒，日晒后加重。查体示面部、手背部散在米粒大的淡褐色的斑疹。符合雀斑的诊断。

2440. A 该病的组织病理表现为表皮基底层细胞表皮突中黑素轻度至中度增多。表皮角质形成细胞中黑色素增多，但黑素细胞的数量是正常的；附属器上皮中无黑色素增加，有时在乳头真皮中可见噬黑素细胞；表皮外观正常。

2441. E 3%～5%氢醌霜、0.1%维 A 酸软膏、3%～5%熊果苷霜、20%壬二酸霜、1%曲酸霜等，坚持外用数月可有一定效果。过去曾用液氮冷冻、机械磨削、高频电、普通 CO_2 激光等治疗，均能使雀斑剥脱，但以上治疗对皮损并无选择性，常引起一些后遗症，需小心操作，治疗过深易引起凹陷性瘢痕或增生性瘢痕，并可能导致色素沉着或减退，一般不推荐使用。现代 Q 开关激光对雀斑的治疗具有高度的选择性，是目前治疗雀斑的最好方法。

2442. C 患者于面部反复出现皮疹伴瘙痒，查体可见面中部红斑、丘疹、脓疱，毛细血管扩张，首先应考虑玫瑰痤疮，玫瑰痤疮表现为红斑、丘疹、脓疱、面中部毛细血管扩张，后期可出现鼻部结缔组织增殖、皮脂腺异常增大，形成大小不等的隆起性结节，导致鼻尖部外观肥大，畸形如赘生物。玫瑰痤疮的确切病因不清楚，多种因素都有可能诱发或加重疾病，包括局部血管舒缩神经失调，毛囊虫及局部反复感染，使用辛辣食物、饮酒、冷热刺激、精神紧张、情绪激动、内分泌功能障碍等。因此首选是检查毛囊蠕形螨检查。

2443. C

2444. C　鲍温样丘疹病好发于21～30岁之间，尤以青年男性为主，组织病理学上表现为原位癌，但在临床上表现为良性。皮疹为多个或单个肉色、红褐色或紫黑色的丘疹，成群排列，大小不等，呈圆形、椭圆形或不规则形，表面可光亮如天鹅绒样或轻度角化成疣状，皮损好发于腹股沟、外生殖器与肛周的皮肤黏膜，病程慢性，一般无自觉症状，部分可自愈，但常复发。组织病理表现：表皮细胞结构混乱，棘层肥厚、角质形成细胞不典型增生，中等度核异型和不典型核分裂象，基底层色素增加。真皮内有嗜色素巨噬细胞，电镜可在颗粒层发现类似于病毒颗粒的结构。根据患者肛周部散在的米粒大小的褐色扁平丘疹，结合组织病理学表现，可诊断为鲍温样丘疹病。

2445. C　目前诊断考虑为鲍温样丘疹病，其病因为病毒感染，对患者皮损进行DNA序列分析，提示本病与HPV 16感染有密切关系。

2446. E　目前诊断考虑为鲍温样丘疹病，其治疗包括：①少数患者可自行消退；②较小的损害可予电灼、冷冻、二氧化碳激光、腐蚀剂或局部手术切除治疗；③外用免疫调节剂如咪喹莫特和光动力疗法均有一定的疗效。本病病因与细菌感染无关，无需外用抗生素软膏（如莫匹罗星）。

2447. C　脓疱疮俗称黄水疮，是一种常见的化脓性皮肤病，多见于夏秋季，多见于儿童。好发于颜面、口周、鼻孔周围及四肢。基本损害为成群分布的黄豆大脓疱，脓液可呈袋状堆积现象，疱壁薄，易破溃，破后露出红色糜烂面，脓液干燥后形成蜜黄色痂。自觉有不同程度的瘙痒。该患儿于躯干部出现散在小水疱，水疱渐增大并转为脓疱2天，查体示躯干、四肢散在大小不等的脓疱，疱液黄色、浑浊，沉积于疱底部，呈半月形积脓现象，符合脓疱疮的诊断。

2448. C　脓疱疮主要由凝固酶阳性的金黄色葡萄球菌感染所致，其次为溶血性链球菌引起，两者混合感染也不少见。本病可以自家接种或通过接触传染，容易在儿童集体中流行。诊断依据为临床表现＋皮损部位分离培养细菌。

2449. D　脓疱疮为一种常见的化脓性皮肤病其治疗：注意皮肤卫生，隔离患者，防止传染。局部治疗原则为清洁、消炎、杀菌、干燥、收敛、防止进一步扩散，首选的处理方式为外用莫匹罗星。

2450. C　疣状皮肤结核的临床表现：①好发于手指、手背、臀部等暴露部位。②损害初起为暗红色数目不定的小结节，逐渐增大相互融合成疣状增生性斑块，表面粗糙有灰白色鳞屑或痂皮，挤压可有脓液排出，脓液可查出结核分枝杆菌。损害呈环状或弧状排列，境界清楚，四周有炎症性红晕。损害中心消退后形成萎缩性网状瘢痕，边缘进展。③慢性病程。根据患者慢性病程，疣状增生斑块，环状改变，网状瘢痕，诊断考虑为疣状皮肤结核。寻常狼疮表现为苹果酱样狼疮结节，瘰疬性皮肤结核为淋巴结结核或骨与关节结核向皮肤表面破溃形成溃疡或瘘管，本例患者无淋巴结结核或骨结核，未见溃疡或瘘管，溃疡性皮肤结核为腔口部位皮肤结核，伴有内脏损害，本例患者发病部位为非腔口部位，无内脏损害。非结分枝杆菌感染为外伤后丘疹、结节、破溃，根据本例患者的临床表现，ABDE的可能性均小。

2451. E　本例患者诊断考虑疣状皮肤结核，该皮损用一般方法不容易检测到结核分枝杆菌，PCR可以在24小时内快速检测到皮损内结核分枝杆菌的DNA，具有高度特异性和敏感性。

2452. E　疣状皮肤结核是典型的接种性皮肤结核，为结核分枝杆菌接种于外伤处皮肤而导致的疾病。当结核分枝杆菌侵入已感染过结核菌患者的破伤皮肤内，1周左右即在皮肤破伤处发病，故损害常发生在手指、手背等露出部位，如医务人员为结核患者行手术，或接触肺结核患者的痰液而被感染，肺结核患者咳嗽时以手掩鼻亦可在手部发生感染，肠结核患者或肺结核患者将含结核分枝杆菌的痰液吞入肠道，大便中的结核分枝杆菌可在臀部造成感染。含结核分枝杆菌的痰液在地上虽已干燥，但结核分枝杆菌在尘埃中仍然生存，穿开裆裤的儿童如果坐在有菌的地上，结核分枝杆菌就可能通过细微的擦伤进入臀部皮肤内而发病。

2453. B　疣状皮肤结核的抗结核治疗采用标准的抗结核病方案治疗，首选异烟肼＋利福平＋乙胺丁醇。

2454. A　流行性斑疹伤寒又称虱传斑疹伤寒或典型斑疹伤寒，是普氏立克次体通过体虱传播的急性传染病。其临床特点为持续高热、头痛、瘀点样皮疹（或斑丘疹）和中枢神经系统症状，自然病程为2～3周。实验室检查：常用者有外斐试验、补体结合试验、立克次体凝集试验、间接血凝试验等。根据本例患者高热、头痛、鲜红色充血性斑丘疹、脑脊液中白细胞及蛋白稍高；外斐反应阳性（>1∶160），诊断考虑流行性斑疹伤寒。地方性斑疹伤寒的掌跖部位有皮疹，Q热、流行性出血热、疟疾的外斐反应阴性，可除外。

2455. E　在动物实验上可以区别：①莫氏立克次体

接种雄性豚鼠腹腔后，豚鼠除发热外，阴囊高度水肿，称之为豚鼠阴囊现象。莫氏立克次体在睾丸鞘膜的浆细胞中繁殖甚多，其鞘膜渗出液涂片可查见大量立克次体。普氏立克次体仅引起轻度阴囊反应。②莫氏立克次体可引起大白鼠发热或致死，并在其脑内存活数月，故可用之保存菌种或传代。而普氏立克次体仅使大白鼠形成隐性感染。③莫氏立克次体接种于小白鼠腹腔内可引起致死性腹膜炎及败血症。莫氏立克次体与普氏立克次体有共同的可溶性抗原，故二者有交叉反应，均能与变形杆菌 OX_{19} 发生凝集反应。但二者的颗粒性抗原不同，用凝集试验和补体结合试验可将其区别。

2456. A 根据上题可知，该患者诊断考虑为流行性斑疹伤寒，支气管肺炎是流行性斑疹伤寒的常见并发症，其他尚有中耳炎、腮腺炎、心内膜炎、脑膜脑炎等

2457. C 雅司病是由苍白密螺旋体极细亚种引起的慢性接触性传染病。儿童青少年多见，系接触传染，雅司螺旋体由外伤处侵入人体而感染，三期雅司常在胫骨和其他长骨的骨质膜发生树胶肿样损害，引起毁容性损害。二期雅司疹经数周或数月后可自然消失，不留痕迹或留有色素沉着。多数雅司患者有的病程终止于二期，但有部分患者在感染 5～10 年后要进入三期。

2458. E 一期，又称母雅司期或原发损害期。感染后经过潜伏期在感染部位发生单个皮疹，为扁平或半球状隆起的丘疹，逐渐增大突起，直径可达 2～5cm，表面覆以黄褐色薄痂或污黄褐色厚痂，除掉痂皮可见皮损呈淡红色肉芽，凹凸不平似杨梅状，其中含有大量的细弱密螺旋体，此即为雅司的原发疹，称为母雅司。二期雅司：位于肘窝、肛周、腹股沟部位的皮疹痂皮脱落后露出淡红色梅状肉芽面，有大量分泌物，形似扁平湿疣样损害。母雅司和二期雅司疹都是炎症性肉芽肿病变，银染法可显示皮肤组织中的螺旋体。螺旋体主要存在于表皮棘层，也可见于乳头层。

2459. D 隐翅虫皮炎是由于接触隐翅虫体液而引起的毒性皮炎。多见于夏、秋季节，好发于面、颈等暴露部位。皮损常呈条状或片状水肿性红斑，其上有密集针头大小的水疱或脓疱。该患者夏日急性发病，于红斑上出现密集小水疱、脓疱，个别水疱呈灰黑色坏死，符合隐翅虫皮炎的诊断。

2460. A 患者临床表现为单侧额部带状红斑水疱伴疼痛，需与带状疱疹相鉴别，因带状疱疹以单侧红斑水疱伴疼痛为主要特点。

2461. A 隐翅虫皮炎的治疗重在避免接触，如遇虫落在皮肤上，切勿在皮肤上拍打或压死。已发生皮炎者立即清洗皮肤，去除残存酸性体液，可用 1∶8000 高锰酸钾溶液湿敷，对症处理，若继发感染，可酌情用抗感染药。

2462. A 患者周身瘙痒 2 个月，查体未见原发损害，仅见继发损害（皮肤粗糙、肥厚、抓痕和血痂），皮肤病诊断考虑瘙痒症，瘙痒症皮肤仅有瘙痒而无明显的原发损害，全身性瘙痒症又有老年性、季节性和某些疾病引起的瘙痒症，包括胆汁淤积性瘙痒、尿毒症瘙痒、糖尿病性瘙痒、甲状旁腺功能异常性瘙痒和真性红细胞增多症瘙痒。根据患者双下肢水肿，尿蛋白阳性，考虑肾损害所致瘙痒症的可能性最大。

2463. C 既往诊断肾炎，考虑肾损害所致全身瘙痒症，与变应原所致过敏无关。

2464. D 慢性单纯性苔藓（lichen simplex chronicus）又称为神经性皮炎（neurodermatitis），是一种常见的慢性皮肤病，以皮肤苔藓样变及阵发性剧烈瘙痒为特征。多见于青年和成人。初起患部仅有瘙痒，而无皮疹。经搔抓或摩擦后，出现粟粒至绿豆大小的扁平丘疹，圆形或多角形，散在分部，逐渐增多融合，形成典型苔藓样变的斑片，其周围可见少数孤立散在的扁平丘疹。色淡红、黄褐或正常皮色，或有色素沉着。好发于颈后、骶尾部及四肢伸侧，严重者可泛发全身。自觉阵发性剧烈瘙痒，夜间为甚。慢性病程，易复发。根据患者项部发际处有一 4cm×4cm 大小的粉红色肥厚性斑块，上覆细鳞屑，边缘浸润；双肘部肥厚性斑片。有瘙痒症状，考虑神经性皮炎的可能性大。

2465. E 神经性皮炎的治疗：治疗的目的主要是止痒，避免患者因瘙痒而搔抓，从而进一步加重病情。①系统治疗可选用抗组胺类药物、钙剂等对症止痒，辅以维生素 B 族内服；瘙痒严重者可选用镇静剂；皮疹泛发者可予普鲁卡因静脉封闭或联合使用雷公藤类药物。②局部治疗可选用糖皮质激素软膏、霜剂或溶液外用，肥厚者可封包或是联合使用 10% 黑豆馏油软膏外用。难治性皮损可予局部皮损内注射曲安奈德注射液。本病与感染无关，无需使用抗生素。

2466. D 瘙痒症皮肤仅有瘙痒而无明显的原发损害，局限性瘙痒症局限于身体某些部位。根据本例患者右小腿反复瘙痒，无原发皮肤损害而可见继发性肥厚性斑块、抓痕、血痂，诊断考虑局限性瘙痒症

2467. C 炉甘石洗剂用于荨麻疹或痱子，一般不用于瘙痒症，ABDE 选项均为瘙痒症的治疗方案。

2468. B 人工皮炎是指患者以利器机械性损伤皮肤，或以高浓度化学品灼伤皮肤。皮损形态奇特。局部可表现为红斑、水疱、大疱、表皮剥脱、坏死、溃疡、色素沉着、浸润增厚等。好发生在暴露容易触及的部位，如手、面、颈、上胸部等处，自觉有不同程度的烧灼、疼痛感。患者常隐瞒自伤的行为，常由患者家属发现自伤史。该患者的临床表现以抓痕，结痂为主，诊断考虑人工皮炎。

2469. A　人工皮炎主要由精神因素导致，患者通常具有不同程度的精神或心理异常，多见于癔症、边缘性人格障碍、青少年发育障碍等精神疾病。患者使用的损伤性手段不同，如以指甲、刀、剪等利器造成机械性损伤，腐蚀性药物、有毒物质引起的化学性损伤等。患者面部、上臂抓痕、结痂，首先是治疗皮肤损伤，其次该病病因为精神因素导致，患者家人述其多年来遭受家庭暴力，但患者家属否认曾受虐待，故需要分析患者精神情况，寻求精神科医师帮助，对精神性疾病应予以治疗。

2470. B　寄生虫妄想症多发生在中、老年人。患者坚信自己的皮肤受到实际上并不存在的某种寄生虫感染，并常认为病情严重。自觉皮肤瘙痒，虫爬及虫咬感，部位不固定。可见表皮剥脱、抓痕、血痂等继发性损害。常到医院要求医务人员给做不必要的检查与治疗，或自行挖取小块皮肤或皮屑、毛发送到医院检查。当医务人员否认其有皮肤寄生虫病存在时，又难以使其相信，顽固地坚持其错误信念。患者除寄生虫病妄想外，其他方面的精神异常很少见。该患者精神紧张，自觉皮肤瘙痒及虫爬感，以头皮、面部、会阴部明显，瘙痒呈游走性，自用多种消毒液、妇科药物清洗无效。可考虑诊断为寄生虫妄想症。

2471. B　寄生虫妄想症的治疗：应对患者抱有同情心，取得患者信任，匹莫齐特对本病有效，剂量开始每天4～8mg，每天3次，可逐渐增加。

2472. B　特应性皮炎是一种以剧烈瘙痒、皮肤干燥和湿疹样皮炎为特征的慢性炎症性皮肤病，皮肤损害的特点是具有明显瘙痒症状的多形性损害。由于瘙痒引起搔抓，形成“瘙痒—搔抓”循环，使皮肤损害不断加重。在疾病的急性期，皮损主要是红斑、丘疹、丘疱疹、渗出、糜烂损害；在亚急性期，渗出减少，出现较多鳞屑性红斑、丘疹；慢性期的皮肤损害较少渗出，以浸润肥厚的斑块、苔藓化、抓痕、干燥性鳞屑为特点，屈侧受累，幼年起病。根据患者幼年发病，皮肤干燥、屈侧受累、苔藓样变、瘙痒，诊断考虑特应性皮炎。

2473. A　特应性皮炎以皮肤干燥为主要特点，秋冬季节症状可加重，全身保湿是必要的处理措施。

2474. D　特应性皮炎患者的皮肤屏障功能破坏，局部免疫功能下降，对单纯疱疹病毒易感，应注意避免接触单纯疱疹病毒感染患者

2475. B

2476. C　特应性皮炎患者容易合并病毒（单纯疱疹病毒，传染性软疣，人乳头瘤病毒）、细菌（金黄色葡萄球菌、链球菌）、真菌（红色毛癣菌，卵圆形糠秕孢子菌）等感染。如出现明显红肿、渗液和脓疱，考虑化脓性细菌感染，常见的为金黄色葡萄球菌感染。

2477. B　如出现疼痛性红斑、水疱，考虑疱疹病毒感染，可选择抗病毒药物无环鸟苷

2478. D　丘疹性荨麻疹因昆虫叮咬所致，跳蚤、臭虫、蚊子等最为常见。一般于温暖季节发病，皮损为1～2cm大小的红色风团，中心有丘疹或水疱，风团可较快消失，中心部损害变硬，呈红或褐色丘疹，持续3～7天。损害常分批出现。多见于腰、背、臀、四肢，常呈不规则性群集而不融合。皮损退后留有色素沉着。自觉瘙痒剧烈，一般无全身症状。根据题干，患者出现红肿硬块，中央紧张大疱，伴瘙痒症状，诊断可考虑丘疹性荨麻疹。

2479. B　丘疹性荨麻疹的发病大多数与昆虫叮咬有关，如蚊子、臭虫、蚤、虱、螨、蠓等叮咬后可引起变态反应。个体素质对昆虫叮咬反应不同。昆虫叮咬皮肤后注入唾液，使对这些物质过敏的患者产生本病。这是一种迟发性变态反应，致敏需10天左右，此时再受叮咬则促成皮疹的发生。反复叮咬可产生脱敏作用。

2480. E　治疗：首先要去除可能的病因，居住环境内消灭蚤、蚊、螨、蠓等。内用药物可用抗组胺药，外用止痒药如白色洗剂、炉甘石洗剂，症状重者可用皮质类固醇激素，有感染时用抗感染药物。有大疱者要抽疱治疗。

2481. C　混合性结缔组织病（mixed connective tissue disease，MCTD）是一种免疫性结缔组织病，具有类似系统性红斑狼疮、硬皮病及多发性肌炎等的有关症状，但尚不能构成独立诊断，血清中有高滴度的抗核糖核蛋白（RNP）抗体，对糖皮质激素反应较佳。一般预后良好。表现有雷诺现象，手指皮肤肿胀、硬化、呈腊肠样，面部可有蝶形斑，眼周可有皮肌炎样水肿性红斑或色素改变。可有关节痛、关节炎，但不出现关节变形。四肢近端肌肉可有肌痛、肌力减退，约半数患者的食管蠕动降低。肺可有间质性肺炎、肺纤维化、肺功能减退。也可有浆膜炎、心肌炎、淋巴结肿大，较少发生中枢神经系统和肾损害。根据题干，患者出现雷诺现象（双手阵发性发白、发紫），手指皮肤肿胀、硬化、呈腊肠样，高滴度抗RNP抗体，可考虑诊断为混合性结缔组织病。

2482. D　皮肤钙质沉着、抗Scl－70抗体（+）、晚期指关节活动受限为硬皮病的特有表现，混合性结缔组织病的直接免疫荧光试验呈阳性，而雷诺现象为混合性结缔组织病和硬皮病的共同表现，不能作为鉴别点

2483. B　进行性肺动脉高压是混合性结缔组织病死亡的主要原因，发展极为迅速，患者可于数周内死亡。ACDE选项为混合性结缔组织病的常规治疗措施。

2484. C　皮肌炎（dermatomyositis）是一种主要累及皮肤和横纹肌的自身免疫性疾病，以亚急性和慢性发病为主。通常包括皮肤、肌肉两方面病变，典型的皮肤损害为双上眼睑水肿性紫红斑，可以扩展至额、颧、颊、耳前、颈及上胸部。手指关节以及肘、膝关节伸面可见

散在扁平的紫红色鳞屑性丘疹，称 Gottron 征，有特征性。肌肉症状常由四肢近端横纹肌组受累开始，如上肢三角肌、下肢股四头肌等出现肌无力和疼痛、压痛或有肿胀，表现为举手、下蹲后站立困难等。肺间质纤维化伴感染合并周围性呼吸衰竭是本病最主要的死亡原因。根据患者四肢乏力、关节痛，手指关节及肘关节伸侧有鳞屑性斑疹；四肢肌力 4 级。胸部 X 线片示双肺间质病变。诊断考虑皮肌炎

2485. A 血清中的 LDH 和尿中的肌酸升高、做肌电图和肌肉组织活检在皮肌炎患者中均有特异性改变。抗 SRP 抗体与严重的皮肌炎高度相关，并与血清肌酸激酶（CK）水平和明显的肌无力正相关，可用于肌病的早期诊断。抗核抗体对皮肌炎的鉴别诊断无帮助。

2486. B 患者心肌酶升高，AST、ALT 升高，但 TBIL、TBA 均正常，考虑肝功能异常为皮肌炎所致，与肝脏本身病变所致可能性小。心肌酶升高，可作为激素继续治疗的指标，可加用保肝治疗以降低肝酶。

2487. C 系统性硬化症也称为硬皮病，是一种以局限性或弥漫性皮肤增厚和纤维化为特征的全身性自身免疫病。最多见的初期表现是雷诺现象和肢端、面部肿胀，并有手指皮肤逐渐增厚。手指、手背发亮、紧绷，手指褶皱消失，汗毛稀疏，继而面部和颈部受累。面部皮肤受累可表现为典型的硬皮病面容，表现为面具脸；口周出现放射性条纹，口唇变薄，鼻端变尖，张口受限。受累皮肤可有色素沉着或色素脱失。患者手指尖细，面部表情僵化，肺部受累出现间质性肺炎，食管下部括约肌功能受损可致胸骨后灼热感和反酸。长期可引起糜烂性食管炎、出血、食管下部狭窄等并发症。下 2/3 食管蠕动减弱可引起吞咽困难和吞咽痛。组织病理示食管平滑肌萎缩、黏膜下层和固有层纤维化，黏膜呈不同程度变薄和糜烂。食管的营养血管呈纤维化改变。1/3 硬皮病患者可发生 Barrett 食管。根据题干，该患者关节疼痛、吞咽困难和食物反流，皮肤色素改变；手指尖细，面部表情僵化、食管钡餐、胸部 X 片改变，诊断考虑进行性系统性硬皮病

2488. B 糖皮质激素不能阻止系统性硬皮病的进展，目前仅用于炎症性肌病、间质性肺病炎症期，故不宜选用大剂量糖皮质激素

2489. C 重叠结缔组织病又称重叠综合征，是指具有两种或两种以上结缔组织病的特征，且均能满足其诊断标准的一组特殊的结缔组织病。Sjögren 综合征又称干燥综合征。系统性红斑狼疮（systemic lupus erythematosus，SLE）是一种侵犯全身结缔组织和多器官的炎症性自身免疫病。面部蝶形红斑、抗 dsDNA 抗体（+）、ANA 阳性为 SLE 的特征性改变，根据该患者面部蝶形红斑、ANA、抗 dsDNA 抗体阳性、多系统受累，诊断考虑 SLE；患者既往已诊断干燥综合征，故根据重叠综合征的定义，该患者诊断为重叠综合征（Sjögren 综合征合并 SLE）

2490. E 目前主要根据美国风湿病学会（ACR）修订的 SLE 分类标准（1997 年）进行诊断。①颊部蝶形红斑；②盘状红斑；③光过敏；④口腔溃疡或鼻咽部溃疡；⑤累及 2 个或 2 个以上的非侵蚀性关节炎；⑥浆膜炎：胸膜炎或心包炎；⑦肾脏病变：蛋白尿或细胞管型；⑧精神神经病变：排除诱发药物或已知的代谢紊乱等精神疾病；⑨血液学异常：溶血性贫血，或白细胞减少（$<4\times10^9$/L），或淋巴细胞减少（$<1.5\times10^9$/L）或血小板减少（$<100\times10^9$/L，除外药物影响）；⑩免疫学异常：抗 dsDNA 抗体阳性，或抗 Sm 抗体阳性，或抗心磷脂抗体阳性；⑪抗核抗体阳性：排除药物诱导的狼疮综合征。11 条中连续出现或同时出现 4 条或 4 条以上，排除感染、药物、肿瘤及其他自身免疫疾病即可诊断 SLE。

2491. A 类风湿关节炎（RA）是一种病因未明的慢性、以炎性滑膜炎为主的系统性疾病。其特征是手、足小关节的多关节、对称性、侵袭性关节炎症，经常伴有关节外器官受累及血清类风湿因子阳性，可以导致关节畸形及功能丧失。RA 诊断标准：①晨僵至少 1 小时（≥6 周）；②3 个或 3 个以上的关节受累（≥6 周）；③手关节（腕、MCP 或 PIP 关节）受累（≥6 周）；④对称性关节炎（≥6 周）；⑤有类风湿皮下结节；⑥X 线片改变；⑦血清类风湿因子阳性。超过 4 项可确诊。根据患者多关节受累、晨僵大于 1 小时、手关节受累、对称性关节炎，诊断考虑类风湿关节炎。

2492. E RA 患者自身抗体的检出是 RA 有别于其他炎性关节炎如银屑病关节炎、反应性关节炎和骨关节炎的标志之一，临床最常用的检查为类风湿因子（RF）。故对诊断意义最大的检查是 RF。

2493. D 控制病情的药物为抗风湿药（DMARDs）又被称为二线药物或慢作用抗风湿药物，甲氨蝶呤为控制病情的最佳药物，可口服或静脉注射。

2494. C 复发性多软骨炎（RP）是一少见的累及全身多系统的疾病，具有反复发作和缓解的进展性炎性破坏性病变，累及软骨和其他全身结缔组织，包括耳、鼻、眼、关节、呼吸道和心血管系统等。临床表现为耳、鼻、呼吸道软骨炎，并伴有眼、耳前庭等器官受累症状。多关节炎和血管受累也比较常见。根据患者双耳郭反复红肿、疼痛，双眼痛，结膜充血伴外周小关节肿痛，诊断考虑为复发性多软骨炎。

2495. E 根据上一题可知诊断考虑为复发性多软骨炎，患病 8 年存活率为 94%，通常死于喉和气管结构塌陷、大动脉瘤、心脏瓣膜功能不全等心血管并发症，或系统性血管炎。

2496. A 在病情急性期，可用糖皮质激素治疗，开

始日服泼尼松 30mg，缓解后逐渐减少剂量直至停药。

2497. D 类风湿关节炎 X 线进展的分期主要分为四期：①第Ⅰ期：称为早期，主要表现为 X 线检查可以没有明显的破坏，或者可见一些轻度的骨质疏松；②第Ⅱ期：中期，可以见到明显的骨质疏松，还可以有轻度的软骨破坏，或者有软骨下的骨质破坏，可以见到关节活动受限，但是没有关节畸形，有邻近关节肌肉的萎缩；③第Ⅲ期：严重期，常见有明显的骨质疏松以及软骨或骨质的破坏，还可以见到关节畸形，比如半脱位、尺侧偏斜，没有纤维性的或者骨性的强直，但是伴有广泛的肌萎缩，有关节外的软组织病损，比如结节或者腱鞘炎；④第Ⅳ期：末期，除了以上三期的临床表现以外，最后出现了纤维性或骨性的强直。根据患者关节已出现关节强直，考虑为Ⅳ期。

2498. E 根据患者诊断 RA 30 年，长期口服糖皮质激素，并出现右髋关节疼痛伴活动障碍。骨关节 X 线片示双手关节间隙狭窄，关节强直伴半脱位；右股骨头密度不均，见骨质吸收破坏，考虑糖皮质激素所致的股骨头缺血坏死。

2499. D 成人 Still 病是一种临床综合征，具有间歇热、变应性皮疹、关节痛、淋巴结肿大、肝脾肿大，白细胞计数增高、血培养阴性、抗生素治疗无效等特征。根据患者高热、关节痛、淋巴结肿大，风团样皮疹，血清铁蛋白升高，最可能诊断为成人 Still 病。

2500. A 要确诊成人 Still 病，首先需要完善血培养，排除感染所致的白细胞升高、发热。

2501. B 成人 Still 病治疗首选泼尼松，剂量应该按照能控制体温的最小激素量，长期使用激素应注意激素的副作用。

2502. D 系统性红斑狼疮（systemic lupus erythematosus，SLE）是一种侵犯全身结缔组织和多器官的炎症性自身免疫病。蝶形红斑、关节症状、神经精神症状、脱发为 SLE 的典型临床表现。根据题干，患者面部出现蝶形红斑伴脱发、发热、关节痛、头痛，记忆力减退症状，最可能的诊断是 SLE，SLE 血常规可见血细胞减少，尿常规可见尿蛋白阳性，类风湿因子阳性、ANA、抗 dsDNA 抗体阳性，而骨髓涂片对 SLE 的诊断无价值。

2503. B

2504. E 患者入院后出现双眼上翻，四肢抽动，持续几分钟后自行缓解。数小时后又有类似发作，考虑为 SLE 神经症状癫痫发作，应完善脑电图、颅脑 MRI、脑脊液检查。肌肉活检是皮肌炎检查项目，与 SLE 无关。

2505. A 狼疮性脑病：患者患有系统性红斑狼疮，狼疮侵犯中枢神经系统，引起中枢神经系统的狼疮症状。根据患者脑脊液压力升高，蛋白质升高，脑电图提示轻度异常，颅脑 MRI：未见异常，排除其他原因所致的神经症状，诊断考虑 SLE 所致的狼疮性脑病。

2506. C 狼疮性脑病属于 SLE 重症，治疗需大剂量肾上腺皮质激素冲击治疗，减轻后遗症。

2507. E Wegener 肉芽肿病的特点：该病病变累及小动脉、静脉及毛细血管，偶尔累及大动脉，其病理以血管壁的炎症为特征，主要侵及上、下呼吸道和肾脏，通常以鼻黏膜和肺组织的局灶性肉芽肿性炎症为开始，继而进展为血管的弥漫性坏死性肉芽肿性炎症。好发于 40～50 岁，男性多见。全身症状明显，有发热、关节痛、关节炎、多发性神经根病变、腮腺炎、前列腺炎以及心肌功能障碍等。常见鼻、咽、气管、支气管多发性结节、溃疡、出血，肺部结节损害可引起咳嗽、呼吸困难、胸痛等。肺部 X 线检查，可发现一个或几个结节性致密区，直径 1～8cm。发生在鼻、口腔、牙龈等处的溃疡可引起深在性溃疡、穿孔。皮肤表现为群集性紫红色或鲜红色结节，易坏死溃疡，自觉疼痛。好发生于四肢伸侧。同时还可以出现红斑、紫癜、出血性与化脓性皮疹，局灶性坏死性肾小球肾炎为本病进展严重的一个症状，发展很快，使许多患者常在几周至几个月内死于尿毒症。根据患者发热伴四肢伸侧对称分布多发结节，尿常规示血尿及蛋白尿。鼻窦 CT 示上颌窦和鼻腔黏膜或黏膜下不规则增厚，气液平面；胸部 X 线片示肺部可见大小不一的结节影。诊断考虑 Wegener 肉芽肿病。

2508. A 该患者考虑 Wegener 肉芽肿病的可能性大。Wegener 肉芽肿病诊断依据：临床表现以及组织病理改变。皮肤组织病理有特征性表现：主要是小动、静脉呈坏死性血管炎及坏死性肉芽肿两型的病理变化。故下一步应先完善皮肤活检以明确诊断。

2509. C 糖皮质激素治疗 Wegener 肉芽肿病有一定疗效，近来联用免疫抑制剂有很好的效果，其中以环磷酰胺最好。

2510. D 巨细胞动脉炎（GCA）过去称颅动脉炎、颞动脉炎、肉芽肿性动脉炎，后认识到体内任何较大动脉均可受累，而以其病理特征命名。GCA 病因不明，是成人最常见的系统性血管炎。本病主要累及 50 岁以上患者颈动脉的颅外分支。GCA 最严重的并发症是不可逆的视觉丧失。主要症状有一侧或两侧颞部、前额部或枕部的张力性疼痛，疼痛部位出现皮肤红肿，有压触痛，有时可触及头皮结节或结节样暴涨的颞浅动脉，复视、眼睑下垂或视力障碍、失明，上、下肢动脉供血不足出现上肢间歇性运动障碍或下肢间歇跛行。根据患者视力障碍，肌肉疼痛，单侧头皮搏动性头痛，伴同侧头皮红肿。诊断考虑巨细胞动脉炎

2511. B 颞浅动脉或枕动脉活组织检查是确诊巨细胞动脉炎最可靠的手段。颞浅动脉活检的阳性率在 40%～80%之间，特异性 100%。由于巨细胞动脉炎的病

变呈节段性跳跃分布，活检时应取足数厘米长度，以有触痛或有结节感的部位为宜，并作连续病理切片以提高检出率。

2512. A 巨细胞动脉炎常侵犯多处动脉，易引起失明等严重并发症，因此一旦明确诊断应给以糖皮质激素治疗。一般主张用大剂量持续疗法，如泼尼松，维持到症状缓解、红细胞沉降率下降到正常或接近正常时开始减量，总疗程约需数月，不宜过早减量或停用，以免病情复发。

2513. A 白塞病（Behcet′sdisease）是以口、外生殖器溃疡、眼部损害及皮肤血管炎等为特征的三联综合征。根据患者口腔溃疡、生殖器溃疡、眼葡萄膜炎，最可能诊断为白塞病。

2514. B 白塞病的皮肤损害：常见为痤疮样、毛囊炎样、结节性红斑样和多形红斑样。血管炎表现，如浅表性游走性血栓性静脉炎或深在性血栓性静脉炎，亦可侵犯动脉而致无脉症、雷诺现象、动脉瘤、大动脉炎综合征、四肢末端营养不良或坏死等。40% ~70% 患者皮肤针刺同形反应阳性，此种针刺反应阳性对本病的诊断极有价值。

2515. A 白塞病眼部损害的治疗首选系统及局部糖皮质激素治疗，能迅速有效控制和减轻症状，病情控制后逐渐减量。

2516. E 体癣、风湿热均表现为环形红斑，与本例患者丘疹、结节症状不符合，结核一般慢性起病，与本例患者急性起病不符合，可能性较小；败血症皮疹表现为瘀点，与本例患者皮疹不符合，血培养意义较小；患者面部出现红色丘疹结节伴疼痛，有发热症状，需警惕 Sweet 综合征，其诊断主要依据皮损组织病理学检查。

2517. D Sweet 综合征的病理表现：表皮无明显改变，早期可有轻度海绵形成、棘层肥厚及轻度角化不全。主要变化为真皮乳头层水肿，可形成大疱。真皮浅层和中层内毛细血管扩张，内皮细胞肿胀，血管及汗腺周围有以中性粒细胞为主的密集细胞浸润，并见核固缩及核碎裂。根据病理表现，诊断考虑 Sweet 综合征。

2518. E 持久性隆起性红斑是一种少见的慢性皮肤病，其特点是肢体伸侧发生的持久性红色、紫色及带黄色的丘疹、斑块与结节，常对称分布，组织病理：真皮中、上部小血管内皮细胞肿胀，血管壁有纤维蛋白样变性。血管周围中性粒细胞浸润及核碎裂，混有淋巴细胞及少数嗜酸性粒细胞。陈旧性损害有纤维细胞及毛细血管增生，并可有脂质沉积。根据患者伸侧皮疹、对称分布，结合病理表现，诊断考虑持久性隆起性红斑。

2519. E 持久性隆起性红斑的治疗：可服用维生素 C、吲哚美辛，首选氨苯砜。

2520. A 结节性红斑为急性发生于双侧小腿伸侧的皮下结节，少数亦可发生于臀部及臂部，开始可有发热、肌痛及关节酸痛，数日后双胫前对称发生疼痛性结节，表面皮肤逐渐发生红色隆起，直径约 1cm 大小，可有压痛。结节逐渐增多，每侧有数个至十余个不等。少数可发生于大腿及上臂。一般经数周可自行消退，不破溃。患者多为青年或中年女性，好发于春秋季节。部分女性患者的结节持久不消，炎症及疼痛较轻，可持续 1 ~2 年亦不破溃，称为慢性结节性红斑或迁延性结节性红斑。根据题干，患者为年轻女性，双下肢对称分布疼痛性红色结节，诊断考虑结节性红斑。

2521. A 结节性红斑的病理表现：表现为脂肪间隔性脂膜炎，真皮深层血管周围有慢性炎症、浸润，脂肪小叶间隔里的中小血管（动脉或静脉）内膜增生，管壁有淋巴细胞及中性粒细胞浸润，管壁可增厚，管腔可有栓塞。慢性者血管周围除上述损害外，尚可有多核巨细胞。根据病理表现，考虑结节性红斑。

2522. A 雷诺（Raynaud）包括雷诺现象（伴有胶原血管性疾病）和雷诺病（不伴有胶原血管性疾病），临床表现：发病均有明显的季节性，在寒冷季节发作频繁，表现为指（趾）对称地出现苍白，继而变为发绀，再变为潮红。阵发性局部缺血可导致局部颜色灰白，触之冰冷，自觉麻木，根据患者双手变凉，接触冷水后双手变白、变紫、继而潮红，伴有疼痛，考虑雷诺。雷诺现象或雷诺病均可依据其典型的临床表现进行诊断，必要时可辅以激发试验等检查。两者的鉴别主要依据自身抗体检测，雷诺现象为胶原血管性疾病即结缔组织病的伴随现象，可发现其自身抗体阳性，雷诺病不伴有胶原血管性疾病，其自身抗体检测为阴性，故首先应完善自身抗体检测，鉴别雷诺现象及雷诺病。

2523. E 两者的鉴别一般可借助某些简单的试验及体检，指端硬化、指（趾）点状瘢痕、手指肿胀伴毛细血管扩张、自身抗体阳性、皮下钙质沉着、肺基底部纤维化、甲皱微循环的改变、近端甲皱病理活检发现 PAS 阳性小球等均提示有伴有胶原血管性疾病的雷诺现象，如以上检查未见异常，考虑不伴有胶原血管性疾病的雷诺病。

2524. B 色素性紫癜性皮肤病是以主要局限于下肢的对称性紫癜、鳞屑性红斑、毛细血管扩张或苔藓样丘疹不伴下肢水肿、溃疡为临床表现，部分患者可有瘙痒，病理以含铁血黄素沉积、红细胞外渗至皮肤为特征的一组原因不明的慢性皮肤病。根据患者踝部出现瘀点、瘙痒，查体示双侧内、外踝见散在的针尾大小的瘀点，表面少量鳞屑，诊断考虑色素性紫癜性皮肤病。

2525. E 色素性紫癜性皮肤病无特殊治疗，可内服维生素 C、维生素 E，芦丁，外用皮质类固醇制剂，亦可用活血化瘀类中药。

2526. E　根据患者躯干、四肢出现厚壁水疱，尼氏征阴性，考虑自身免疫性大疱病的可能性大，其诊断主要依据ABCD选项，本病为自身免疫性疾病，与细菌、真菌感染无关。

2527. C　获得性大疱性表皮松解症多发生于成年人，可见于其他年龄。皮损表现为紧张性大疱，尼氏征阴性。组织病理示表皮下水疱，在疱液内浸润细胞中，中性粒细胞数目较嗜酸性粒细胞多。免疫荧光：直接免疫荧光示基底膜带线状IgG沉积。可见C3沉积。部分患者血清中可检出抗基底膜带（Ⅶ胶原）抗体。盐裂间接免疫荧光试验示自身抗体在真皮侧。根据患者临床表现及免疫荧光表现，诊断考虑获得性大疱性表皮松解症的可能性大。

2528. C　获得性大疱性表皮松解症的皮损好发于手指、足、肘膝关节侧面等容易受外伤的部位。皮损为无炎症反应的皮肤上形成水疱、大疱、糜烂等损害，愈后可留萎缩性瘢痕，可见粟丘疹。部分患者伴有毛发、甲损害，以及黏膜损害。

2529. E　家族性慢性良性天疱疮（familial chronic benign pemphigus），又称Hailey－Hailey病（Hailey－Hailey disease，HHD），是一种由不规则的显性基因引起的罕见的呈常染色体显性遗传的慢性水疱病，临床上以颈、腋、腹股沟反复出现水疱与糜烂为特征，病理变化是表皮内棘层松解性水疱。通常20～30岁发病，好发于颈、腋窝、脐周、腹股沟等易摩擦的部位，反复出现红斑、水疱、大疱、糜烂和结痂，伴有灼烧感和瘙痒。水疱的尼氏征阳性。

2530. D　该病的治疗目的是缓解症状和防止并发症。为尽量减少摩擦，患者应控制体重，穿凉爽和宽松舒适的衣服以散热、防止潮湿和摩擦，避免让衣物摩擦患处。抗感染和短期口服皮质激素治疗对大多数患者有效，免疫抑制类药物的治疗效果大多不佳。系统应用激素多数能够控制症状，但是停药后易复发。故不应系统应用免疫抑制剂和激素。

2531. B　大疱性类天疱疮好发于60岁以上老年人，儿童也可发病，多见于胸腹、腋下、腹股沟、四肢屈侧等。在红斑或外观正常皮肤上发生樱桃至核桃大小的水疱，疱壁厚而不易破。尼氏征阴性。8%～39%的患者伴有黏膜损害。病理变化为表皮下水疱，疱顶多为完整的表皮，疱腔内有嗜酸性粒细胞和中性粒细胞，无棘层松解现象。直接免疫荧光检查示90%以上基底膜带可见IgG和（或）C3呈线状沉积。根据患者老年，躯干、上肢于红斑基础上出现水疱，逐渐增大、增多，疱壁紧张，不易破裂。查体示口腔黏膜无糜烂、溃疡；胸、背、双上肢有紧张性水疱和大疱，疱壁厚、不易破裂，疱液清亮；尼氏征（－）。组织病理学与免疫学检查示水疱位于表皮下，疱内及真皮乳头有较多嗜酸性粒细胞浸润，疱顶表皮完整；DIF示大疱周围皮肤基底膜带有IgG和补体C3沉积，IIF示血清中有抗基底膜带IgG抗体。诊断考虑大疱性类天疱疮。

2532. C　根据上一题可知，诊断考虑大疱性类天疱疮，大疱性类天疱疮治疗上首选口服糖皮质激素，本例患者累及上肢、胸背部，受累部位较多，考虑泛发性大疱性类天疱疮，治疗首选泼尼松中大剂量，剂量首选1mg/（kg·d），假设本例患者体重为60～80kg，考虑为60～80mg/d。

2533. A　维生素B_2缺乏症患者缺乏维生素B_2（核黄素），可引起唇炎、舌炎、口角炎、阴囊部位皮炎等症状，好发于妊娠和哺乳期女性、患有高胆红素血症行光疗的婴儿、年老者和抑郁患者。典型损害为阴囊炎、舌炎、唇炎和口角炎。阴囊炎表现为阴囊弥漫性潮红、浸润和肥厚，表面糜烂、结痂，自觉瘙痒和疼痛。舌炎表现为舌部潮红、肿胀、伴有疼痛和烧灼感。唇炎表现为口唇红斑、糜烂、结痂、脱屑和皲裂。口角炎表现为口角处浸渍、糜烂和裂隙。结合患者症状，诊断考虑维生素B_2缺乏症。

2534. A　维生素B_2缺乏症以红斑型最常见，在阴囊两侧出现边缘鲜红稍高起的淡红色斑，表面少量结痂与鳞屑，无显著浸润，患者无不适或仅有轻度痒感，经有效治疗后可以迅速消退。

2535. C　本病主要是因为缺乏维生素B_2，而不是大量服用维生素。引起核黄素缺乏的原因有：①摄入量不足：核黄素广泛存在于奶类、肉、蛋、谷物外皮、绿叶蔬菜中。不科学的饮食习惯是引起核黄素缺乏的首要因素。如仅以植物为食，只食用精白面或过度洗淘的米均可使水溶性的核黄素丢失，食用的蔬菜在切碎后浸泡、过度清洗以及只食菜而丢弃菜汤也可以使绝大部分核黄素丢失。另外，核黄素在碱性环境中容易被破坏，煮粥和蔬菜时加碱可以破坏核黄素的生物活性。仅在个别特殊情况下，如生活在偏僻地区或海岛等地的特殊人群，由于长时间无新鲜蔬菜供应可以发生本病，特别是在这些人从事强体力劳动，对维生素的需求量增加时更加容易患病。②吸收障碍：核黄素主要在小肠近端吸收，部分患者患有某些慢性腹泻，或者大部分小肠被切除时可以发生核黄素吸收不良。

2536. B　Riehl黑变病为发生在以面部为主的灰褐色色素沉着病。病因不明确，可能与多种致病因素有关，如外用化妆品及其他化学性物品，使皮肤产生了对光线及刺激敏感的特性而发病。多见于中年妇女。皮损分布于额、颧部、耳后、颈侧、臂部及其他曝光部位。初起面部发红瘙痒，继之色素沉着，皮损可为淡棕色、铜红色、灰褐色或紫褐色，边界不清，逐渐扩展，表面覆以薄层粉状鳞屑，也可见毛囊角化。根据患者长期使用同一品牌化妆品，早期面部发红，避光后红斑发生次数明显减少，遗留色素沉着，查体示额部、颧部、耳后及颈侧可见灰褐色斑，网状排列，呈粉尘样外观。诊断考虑Riehl黑变病。

2537. C Riehl黑变病患者的受累皮肤上形成灰紫至紫褐色斑，网状排列，粉尘样外观。主要累及面、颈及胸背部皮肤。典型皮损根据疾病的不同时期可以分为三期：炎症期、色素沉着期、萎缩期。根据目前患者查体见灰褐色斑，未见皮肤萎缩，考虑处于色素沉着期

2538. E Riehl黑变病的组织病理：表皮轻度角化过度，棘层细胞间水肿，基底细胞有点状液化变性，真皮浅层炎细胞浸润，真皮浅层有大量黑素颗粒，有较多噬黑素细胞。

2539. A 根据患者长期使用同一品牌化妆品，不除外化妆品引起的光变态反应，应完善斑贴试验，排查化妆品导致的皮肤对光线及刺激的敏感增加。

2540. C Riehl黑变病的治疗：避免接触可疑化妆品及香料，做好防晒。外用药物包括氢醌霜、维甲酸乳膏等。口服维生素C和E，本病属于色素异常，不需抗角化药物异维A酸胶囊。

2541. C 滤过紫外线检查（Wood灯检查）是由高压汞灯作为发射光源，通过由含9%镍氧化物的钡硅酸滤片发出320～400nm波长的光波。主要用于诊断色素异常性疾病、皮肤感染和卟啉病。色素减退或脱失性损害：如白癜风为明亮的蓝白色斑片。根据患者多次白斑，需考虑白癜风的可能，应完善Wood灯检查。

2542. A 白癜风的皮损为局限性色素完全脱失斑，乳白色，大小及形态不一，指甲至钱币大小，可呈圆形、椭圆形或不规则形，白斑处毛发也可变白，进展期脱色斑向正常皮肤移行，发展较快，并有同形反应，即压力、摩擦、外伤后可形成继发白癜风；少数病例的白斑相互融合成大片，泛发全身，如地图状，另有少数患者的皮损毛孔周围出现岛状色素区。稳定期白斑停止发展，境界清楚，边缘有色素沉着环。根据患者近1个月多处新发白斑，考虑患者正处于进展期。

2543. D 白癜风主要采用各种方法控制病情进展使之稳定，然后使皮损区色素恢复，达到形态和功能上的修复。传统方法有饮食疗法、心理治疗、局部糖皮质激素、PUVA疗法、中草药、外科表皮移植或伪装、脱色等，目前较新的治疗方法有308nm准分子激光、308nm单频准分子光（MEL）、窄波UVB（311nm）疗法，因本病需长期治疗，局部用药首选钙调神经磷酸酶抑制剂，安全性高，治疗的效果好。

2544. E 白癜风（vitiligo）是一种常见的色素脱失性皮肤黏膜疾病，表现为局限性或泛发性色素完全脱失。部分白癜风患者具有家族聚集性，患者亲属患病率国外报道为18.75%～40%，国内为3%～12%，高于一般人群，且差异有显著性，提示遗传因素在白癜风发病中发挥一定作用。但它不符合常染色体遗传和性连锁遗传模式，而更接近多基因遗传模式。迄今通过全基因组或GWAS筛选出的易感基因有RERE、PTPN22、CTL4、FOXP1、LPP、TSLP、CCR6、RNASET2、IL2RA、TYR、GZMB、NLRP1、UBASH3A、XBP1、XBP1、C1QTNF6、FOXP3等众多位点。

2545. B 甲状腺疾病是白癜风在临床上比较常见的并发症，在白癜风患者中，有比较大的一部分会发生甲状腺疾病，白癜风的并发症包括弥漫性甲状腺肿伴甲状腺功能亢进、慢性淋巴性甲状腺炎及原发性特发性甲状腺功能减退等。

2546. A 毛囊角化病呈常染色体显性遗传，皮损特征是在脂溢部位簇集油污样角化性丘疹，并倾向于融合成片，同时可伴有甲异常和黏膜损害。皮损初为皮色或黄褐色油污样疣状丘疹，好发于脂溢部位，约80%的患者可累及皱褶部位，如腹股沟和腋窝，女性的乳房下皮肤也会受累。腋窝、腹股沟或会阴部有大块疣状增殖性斑块，易糜烂渗血而产生恶臭。该患者、其母亲、弟弟、儿子均患病，呈现连续遗传方式，皮疹表现为头面部弥漫性红斑伴有轻度渗出，头发黏着，有恶臭味；额、鼻唇沟、颈部、胸背及腋下见黄褐色油腻性结痂，可见不规则的疣状斑块。诊断考虑为毛囊角化病，其遗传方式为常染色体显性遗传。

2547. C 毛囊角化病的诊断主要依据临床表现及病理。病理表现：角化过度，毛囊角栓，灶性角化不全，棘层肥厚。棘层松解会导致基底细胞上层形成特征性的裂隙，裂隙底部的乳状体向上伸长，表面仅覆单层基底细胞，即绒毛样结构。两种类型的角化不良细胞：圆体和谷粒。圆体主要位于棘层和颗粒层，呈不规则的偏心圆形，中央是均质嗜碱性固缩的核，核周绕以透明晕，晕周边为嗜碱性角化不良的壳。谷粒主要位于角质层，呈卵圆形，固缩核伸长如雪茄样。

2548. B

2549. D 根据患者下唇中央微凹陷，边缘隆起有放射状白色角化条纹，需考虑扁平苔藓，需注意是否四肢有皮损，扁平苔藓的皮损好发于四肢屈侧，腕部屈侧、踝部周围及股内侧。

2550. A 扁平苔藓多见于30～60岁患者，老人和儿童较少见，男女发病无差别。皮损好发于四肢屈侧，腕部屈侧、踝部周围及股内侧，躯干部损害以腰部居多。常累及口腔及生殖器黏膜。皮损为针头至高粱米大的多角形或三角形扁平丘疹，紫色或紫红色。有蜡样光泽，边缘清楚。表面可有灰白色小点或网状纹。丘疹可散在

或密集，或融合成较大斑块。可沿搔抓处出现条状损害（同形反应）。消退后出现色素沉着。根据患者唇上有1cm×2cm的红色萎缩斑，中央微凹陷，边缘隆起有放射状白色角化条纹，诊断考虑扁平苔藓。

2551. C 扁平苔藓的病理表现：表皮角化过度，出现上皮角栓，颗粒层局灶性楔形增厚，棘层不规则增厚，基底细胞液化变性，真皮上部出现以淋巴细胞为主的带状浸润，真皮乳头层可见胶样小体及噬黑素细胞。

2552. C 毛囊瘤好发于头面部。皮损部丘疹长有毛发和排出皮脂样物是毛囊瘤的特征。临床症状表现为颜面或头部发生略高出皮面的丘疹，顶圆结节，中央凹陷，结节表现为正常肤色或淡红色，直径一般在4mm左右。有小束纤细未成熟的毛发从结节中央小孔穿出，其中含有黑色或白色毛发，可排出皮脂样物，具有高度诊断价值。通常为单发，肿瘤位于真皮内，由边界清楚的结缔组织包囊。可见单个囊状结构，其中充满角质，有时可见毛干。偶尔可见2～3个囊状结构聚集在一起。囊壁为角化的复层扁平上皮，与表皮相连。可见许多束条状增生的上皮组织自囊肿中央向外呈放射状排列，有的形成不成熟的毛囊。增生的上皮组织内尚可见到皮脂及小角质囊肿。根据患者面部单发皮肤结节，结合组织病理表现，诊断考虑毛囊瘤。

2553. D 毛囊瘤有结缔组织包囊，会不断排出皮脂样物，针头或小刀挑出还会复发，治疗可选择手术切除、激光治疗、冷冻治疗、微波治疗。

2554. A 该病在组织学上应注意与毛发上皮瘤的区别，二者均有囊肿及毛结构，本病中央有充有角质的毛囊囊肿，而囊肿周围有不同分化程度的毛结构，该特点有助于鉴别诊断。

2555. B 毛囊瘤又称毛囊上皮瘤或毛囊痣，是一种源于毛囊组织的良性错构瘤。

2556. D 多发性皮肤平滑肌瘤多见于男性青年，皮损直径2～6mm，呈褐红色或棕色，表面平滑，触之坚实，常成簇，并且皮损常呈线状或沿皮节分布。群集的结节可融合成片。皮损多发于背部、面部和四肢伸侧，偶见于舌。遇冷可有自发性阵发性疼痛。皮损组织病理显示肿瘤位于真皮，延伸至脂肪层，肿瘤中央为相互交叉的肌束，肌细胞呈纺锤状，核长、位于细胞中央、两端钝圆（呈雪茄样），常有核周空泡。Masson三色染色肌细胞呈红色。免疫组化染色平滑肌肌动蛋白或结合蛋白抗体反应呈阳性。根据患者单侧下肢出现红丘疹，遇冷疼痛，结合组织病理表现，诊断考虑多发性皮肤平滑肌瘤。

2557. B 血管角化瘤也称血管角皮瘤，是一种以真皮上部毛细血管扩张和表皮角化过度为特征的皮肤病，皮肤平滑肌瘤无角化改变。不需与之鉴别。ACDE选项均可表现为皮肤结节。

2558. D 皮肤平滑肌瘤是来源于毛发、肉膜、皮肤竖毛肌、外阴或乳房平滑肌或血管平滑肌的良性真皮肿瘤。因此，皮肤平滑肌瘤可分为毛发平滑肌瘤、单发性生殖器平滑肌瘤和血管平滑肌瘤。

2559. B 日光性角化病（solar keratosis）又称老年角化病，多见于中年以上男性。主要发生于曝光部位，皮损为褐色角化性斑片，表面覆以不易剥离的黑褐色鳞屑，常单发。病程慢性。组织病理：表皮角化过度、角化不全，表皮细胞排列紊乱，细胞核形态不规则，大而深染，可见核分裂，基底层细胞呈非典型芽状增生并伸向真皮上部；真皮呈明显的弹力纤维变性，并常有较多的淋巴细胞浸润；异常表皮与邻近正常表皮相互交替存在、分界清楚。根据患者面部出现疣状斑块，慢性病程，结合组织病理改变，诊断考虑日光性角化病。

2560. C 盘状红斑狼疮的组织病理：毛囊角栓，表皮萎缩，基底细胞液化变性，色素失禁等。表现具有特异性，无需与本病鉴别。

2561. D 日光性角化病的治疗可用冷冻、电灼、微波或激光治疗，亦可外用5% 5-FU霜或溶液，维甲酸类软膏。发现有恶变时应及早彻底切除。本病不属于炎症性疾病，无需糖皮质激素治疗。

2562. C 患者冷冻治疗后创面长期不愈合，慢性溃疡，创面污秽易出血，首要检查应完善组织病理学检查以排查溃疡恶变的可能性。

2563. D 鳞状细胞癌常发生于某些慢性皮肤病基础上，如于日光性角化病、慢性溃疡、银屑病、盘红斑狼疮等皮损处发生。好发于头、颈部，其次为上肢、下肢、躯干。皮损早期为角化性丘疹、结节或斑块，表面角化或呈疣状增生或菜花状；部分中央出现溃疡，基底红色，溃疡面高低不平，易出血，边缘宽、硬而隆起。慢性病程。组织病理示肿瘤团块由异型的鳞状细胞和正常鳞状细胞组成，细胞大小和形状不一，核增生，染色深，可见核分裂，细胞间桥消失，个别细胞出现角化不良和角珠形成，侵犯至真皮网状层或更深。肿瘤细胞的异型性越明显，角化越少，肿瘤的恶性程度越大。根据肿瘤细胞异型的程度，常可将鳞癌分为高分化、中分化和低分化，分化程度低者相对容易发生局部淋巴结转移。根据患者慢性溃疡基础及组织病理表现，诊断考虑鳞状细胞癌。

2564. B 蕈样肉芽肿属原发于皮肤的T细胞淋巴瘤，早期常见为散在的红斑鳞屑性斑片，无浸润，边缘清楚而不规则，皮损颜色为红色、紫色、棕褐色，可有异色性损害。冬季干燥明显，细碎脱屑。皮疹数月或更长时间不消退。自觉无明显不适或有显著瘙痒。组织病理：斑块期除亲表皮性外，真皮浅层单一核细胞呈带状浸润，可见MF细胞，即呈圆形较大细胞，胞质丰富，核大、深染，外形呈脑回状。该患者以四肢、躯干出现慢性斑块为主要表现，结合组织病理学表现，诊断考虑蕈样肉芽肿。

2565. C 蕈样肉芽肿（MF）属原发于皮肤的T细胞淋巴瘤，以亲表皮性为特征。低度恶性，慢性病程，后期侵犯淋巴结并逐渐侵犯内脏器官。大多数MF病例的肿瘤细胞起源于记忆性辅助性T淋巴细胞，MF细胞通过与真皮血管内皮细胞相互作用归巢至皮肤。因此完善T细胞受体基因重排检查最有助于诊断。

2566. D 双下肢可见散在分布的紫蓝色的指甲盖大小的斑块；部分皮损表面可见米粒至指甲盖大小的溃疡，此表现为卡波西肉瘤的经典临床表现。诊断卡波西肉瘤首选组织病理学检查。

2567. D 卡波西肉瘤又称Kaposi肉瘤（KS）是一种具有局部侵袭性的内皮细胞肿瘤，典型病变表现为皮肤多发性斑点状、斑块状或结节状病损，也可累及黏膜、淋巴结和内脏器官。结节期组织病理表现：结节期交叉排列的只有轻度异型性的梭形细胞束形成界限清楚的结节，以及大量含有红细胞的裂隙状腔隙。病变外周部分有扩张的血管。许多梭形细胞有分裂活性。梭形细胞内外存在玻璃样小球。根据患者双下肢可见散在分布的紫蓝色的指甲盖大小的斑块；部分皮损表面可见米粒至指甲盖大小的溃疡；双下肢压凹性水肿。诊断考虑卡波西肉瘤。

2568. C 卡波西肉瘤的病因和发病机制：人类疱疹病毒8型（HHV-8）见于所有临床类型的KS细胞中。Kaposi肉瘤是HHV-8感染和免疫性、遗传性、环境因素之间相互作用的结果。同种异质移植型Kaposi肉瘤为移植后长期应用免疫抑制剂治疗所致的疾病。

2569. E 川崎病（Kawasaki disease），也就是皮肤黏膜淋巴结综合征（mucocutaneous lymphnode syndrome, MCLS）。是一种以全身血管炎为主要病理特点的急性发热性出疹性小儿疾病。常见持续性发热，体温常达39℃以上，抗生素治疗无效。常见双侧结膜充血，口唇潮红，有皲裂或出血，见杨梅样舌。发热不久（1~4日）即出现斑丘疹或多形红斑样皮疹，偶见痱疹样皮疹，多见于躯干部，但无疱疹及结痂，1周左右消退。其他症状往往出现心脏损害，作超声心动图和冠状动脉造影，可查见多数患儿有冠状动脉瘤、心包积液、左室扩大及二尖瓣关闭不全。根据患儿不明原因高热，结合查体表现及心脏彩超，诊断考虑川崎病。

2570. E 处于抗凝治疗恢复期的病例用阿司匹林，每日3~5mg/kg，1次服用，至红细胞沉降率、血小板恢复正常，如无冠状动脉异常，一般在发病后6~8周停药。此后6个月、1年复查超声心动图。ABCD选项均为川崎病的一般治疗。

2571. D 坏疽性脓皮病是一种皮肤复发性破坏性溃疡，局部疼痛，常与炎性肠病、关节病和血液病等内在疾病并发。病因尚未明确，可能与外伤、感染等因素有关，也可能是全身疾病的一种皮肤表现。疾病初起可为炎性丘疹、水疱、脓疱或小结节。很快中心坏死，形成溃疡，损害不断扩大向深层发展，形成大小不等的溃疡，境界清楚，边缘皮肤呈紫红色，水肿，溃疡边缘的下方组织有潜行性破坏。周围可出现卫星状排列的紫色丘疹，破溃后与中心部溃疡融合。溃疡中心可不断愈合，同时又不断向四周远心性扩大，形成大的向周边伸展的崩蚀性溃疡，愈合后可见瘢痕形成。皮损一般都有较剧烈的疼痛和压痛。组织病理：溃疡区表皮缺如，真皮上部有坏死，并有急性炎症浸润。在坏死区下方，小血管呈明显的血管炎，而且在血管周围有肉芽肿性反应。在炎性丘疹、脓疱的皮损处可有坏死性血管炎的表现。该患者出现疼痛性溃疡，瘢痕形成，结合病理表现，诊断考虑坏疽性脓皮病。

2572. A 坏疽性脓皮病的治疗：充分卧床休息，有效减轻疼痛；系统应用糖皮质激素治疗，必要时加用免疫抑制剂，本病与细菌、病毒感染无关，无需抗病毒、抗真菌治疗，本病患者常合并溃疡性结肠炎，需完善检查寻找系统性疾病的可能，本病外伤后可出现同形反应，手术切除为禁忌证。

2573. D 朗格汉斯细胞组织细胞增生症是一组原因未明的组织细胞增殖性疾患。诊断主要依据临床表现、X线表现及病理检查。皮疹表现多样，类似湿疹或脂溢性皮炎，出现红斑、丘疹、渗出、脱屑。可伴有尿崩症。肺部X线检查示肺纹理呈网状或网点状阴影。组织病理发现朗格汉斯细胞的组织浸润，免疫组化提示朗格汉斯细胞具有CD1a的免疫表型，以抗CD1a单抗作免疫组化染色呈特异性阳性反应。对以下四种酶也可呈阳性反应，即S100神经蛋白、α-D-甘露糖酶、ATP酶和花生凝集素。根据患者躯干皮肤反复出现红斑、丘疹、渗出、脱屑，有尿崩症，结合胸部CT改变以及组织病理和免疫病理改变，诊断考虑朗格汉斯细胞组织细胞增生症。

2574. E 颅骨损害、尿崩症、眼球突出为该病的典型三联征，本例患者组织病理学及免疫表型均支持朗格汉斯细胞组织细胞增生症。

2575. E 带状疱疹：患处常首先出现潮红斑，很快出现粟粒至黄豆大小的丘疹，簇状分布而不融合，继之迅速变为水疱，疱壁紧张发亮，疱液澄清，外周绕以红晕，各簇水疱群间皮肤正常；皮损沿某一周围神经呈带状排列，多发生在身体的一侧，一般不超过正中线。该患者左侧额部、眼周出现绿豆大小的簇集性丘疱疹和水疱伴低热，疼痛明显，符合带状疱疹的临床表现。

2576. C　治疗带状疱疹的主要药物为抗病毒药物，包括：阿昔洛韦、伐昔洛韦或泛昔洛韦。

2577. D　带状疱疹可发生在面部三叉神经节段，三叉神经中有一条神经纤维，即眼神经纤维，部分神经纤维分布在人体眼球的角膜、结膜以至于整个眼球，该部位的神经纤维如果受到疱疹病毒感染，可发生角膜炎、角膜溃疡、结膜炎，患者可发生怕光、流泪、眼睛疼痛，以致视力减退，重者发生全眼球炎而导致失明。因此该患者在治疗中最需注意的是眼损害。

2578. C　痈多发生于抵抗力低下的成人，多发生于皮肤较厚的颈项、背部和大腿，初为弥漫性浸润性紫红斑，表面紧张发亮，触痛明显，之后局部出现多个脓头，有较多脓栓和血性分泌物排出，伴有组织坏死和溃疡形成，可见窦道，局部淋巴结肿大。该患者背部有一红色丘疹伴疼痛，皮疹渐扩大成一硬块，疼痛加剧，伴畏寒、发热。查体：体温高，右肩胛部见一圆形红肿斑块，中央见数个小脓栓，浅表破溃，挤压见少量脓血性液体渗出，压痛明显。符合痈的临床表现。

2579. B　本病与感染相关，组织细菌涂片：可见革兰阳性球菌，血液及组织的细菌培养示金黄色葡萄球菌阳性。故临床治疗前应该做分泌物细菌培养，指导治疗。

2580. C

2581. E　MRSA 除对甲氧西林耐药外，对其他所有与甲氧西林相同结构的 β－内酰胺类和头孢类抗生素均耐药，MRSA 还可通过改变抗生素作用靶位，产生修饰酶，降低膜通透性，产生大量 PABA 等，对氨基糖苷类、大环内酯类、四环素类、氟喹诺酮类、磺胺类、利福平、亚胺培南均产生不同程度的耐药。

2582. E　鸟疫，亦称“鹦鹉热”。由鹦鹉热衣原体引起的一种传染病。人接触病禽，可感染发病，主要为间质性肺炎，如发热、咳嗽、咳痰等。该患者为鸽场饲养员，初起为阵发性干咳，随后咳绿色黏痰，查体示体温升高，面容疲倦；右下肺可闻及中小水泡音。胸部 X 线片示右下肺密度增高影。符合鸟疫的临床表现。

2583. D　该病主要表现为间质性肺炎，主要致病菌为革兰阴性杆菌，四环素是广谱抗生素，对多数革兰阳性与阴性菌有抑制作用，高浓度有杀菌作用，并能抑制立克次体、沙眼病毒等，对革兰阴性杆菌作用较好。

2584. C　种痘样水疱病是一种反复发作的光敏性皮肤病。患者或患儿常自幼年开始发病，男孩多见，主要特征是日晒后于暴露部位出现红斑、水疱，继而糜烂、结痂，愈合后留有点状凹陷性瘢痕，部分患者或患儿在青春期后可逐渐缓解或痊愈。该患儿日晒后于面部、双手背出现红斑、丘疹、水疱伴灼痛。查体示结膜轻度充血；面颊、鼻梁、额、双手背鲜红斑、轻度水肿，上有粟米至绿豆大小的丘疹和散在水疱、脓疱，部分水疱顶端有脐凹，少数皮疹干燥结黑痂，部分皮疹有脓痂或少量脓性分泌物，并见散在抓痕。符合种痘样水疱病继发感染的临床表现。

2585. E　该病轻者可口服维生素 B、烟酰胺，可取得一定疗效。病情稍重者可口服沙利度胺、氯喹、羟氯喹、泼尼松。严重者可采用沙利度胺加羟氯喹、沙利度胺加泼尼松的联合应用。合并感染时应首先控制感染，包括青霉素、头孢等抗生素的使用。

2586. A　该病的预防措施：避免日晒，外用 UVA 遮光剂或口服鱼肝油也有一定作用，能增强患者对紫外线的抵抗能力。

2587. D　色素失禁症：患儿于出生后 2 周左右，于躯干两侧出现荨麻疹样、水疱样、疣状皮炎改变。继发色素性斑疹，常好发于躯干、上臂和大腿。色素沉着如辣椒粉样或喷泉样，损害不沿皮纹或神经分布。色素可持续数年，消退后不留痕迹，或留有淡的色素脱失斑。该患儿出生后，双下肢出现散在水疱，数日后蔓延至躯干。水疱糜烂、结痂后新的水疱出现。1 个月后出现红斑、结节、疣状斑块及漩涡状色素沉着，查体示四肢、躯干见网状、漩涡状色素沉着及红斑、疣状结节，散在水疱。符合色素失禁症的临床表现。

2588. E　本病的皮肤损害在临床上可分 3 期，第Ⅰ期：红斑和大疱，排列成行，出生时即有或出生后 2 周内显著，常波及四肢和躯干，不累及面部；第Ⅱ期：角化过度的疣状皮疹和斑块组成的损害，见于 2/3 的患儿，是继水疱后在相同的部位出现的皮疹。疣状损害类似线状表皮痣，这些损害通常在 1 周岁消失，少数持续数年。有广泛播散、不规则分布或漩涡状的色素沉着。第Ⅲ期：为奇特的网状色素沉着，以躯干部损害最显著。典型者乳头处色素沉着过度，腹股沟和腋部色素沉着最有特征性。其他的皮肤改变包括假性秃发、慢性萎缩性肢端皮炎样的皮肤萎缩、甲萎缩、甲营养不良、甲下肿瘤伴其下的溶骨性损害及掌跖多汗。70%～80% 的患儿有皮肤外表现，多累及牙齿、中枢神经系统、眼睛和骨骼。无女性患儿随年龄增加皮损加重这一说法。

2589. D　本病是一种遗传性疾病，主要见于女性，是一种 X 连锁显性遗传性疾病，现证实为定位于 X 染色体长臂的 Xq11（IP1）和 Xq28（IP2）突变引起。核因子 NF－kB 基因调节体（NEMO）基因突变在抑制肿瘤坏死因子诱导的细胞凋亡中起作用，显示其是发生本病的原因。

2590. B　风疹是由风疹病毒（RV）引起的急性呼吸道传染病，包括先天性感染和后天获得性感染。临床上以前驱期短、低热、皮疹和耳后、枕部淋巴结肿大为特征。但风疹极易引起暴发传染，一年四季均可发生，以冬春季发病为多，易感年龄以 1～5 岁为主，故流行人群多见于学龄前儿童。该患儿2天前发热，体温37℃，1天前于面部出现红色斑疹和瘀点，皮疹很快扩展至颈、躯干、四肢。无明显自觉症状。查体示耳后、颈部淋巴结肿大。符合风疹的临床表现。

2591. E 风疹的治疗原则：①患者或患儿一般症状轻微，不需要特殊治疗，主要为对症治疗。症状较显著者，应卧床休息，进流质或半流质饮食。对高热、头痛、咳嗽、结膜炎者可予对症处理。②并发症治疗：高热、嗜睡、昏迷、惊厥者，应按流行性乙型脑炎的原则治疗。出血倾向严重者，可用肾上腺皮质激素治疗，必要时输新鲜全血。无需使用大剂量青霉素静脉滴注。

2592. A 一般儿童与成人的风疹主要由飞沫经呼吸道传播，人与人之间密切接触也可经接触传染。胎内被感染的新生儿，咽部可排病毒数周、数月甚至1年以上，因此可通过污染的奶瓶、奶头、衣被、尿布及直接接触等感染缺乏抗体的医务、家庭成员，或引起婴儿室中传播。

2593. B 植物日光性皮炎是食用某种食物后，皮肤接受强烈光线照射后引起的一种急性损伤性皮肤反应，患处皮肤表现为红肿、灼热、疼痛，甚至出现水疱、灼痛、皮肤脱屑等症状，有的患者还会出现头痛、发热、恶心、呕吐等全身症状。该患者食用甜菜后于面部、双手背出现红斑、水肿、瘀斑伴灼痛。皮肤科查体示颜面、两耳、颈项、双手背及上肢伸侧面有非压凹性、紧张性水肿；表面鲜红或紫红，质地较硬；前额、双面颊、鼻背等面部突出部位及双手背上肢伸侧面见紫红色瘀斑；局部有水疱及血疱，双眼睑肿胀明显，睑裂闭合，不能睁开；口唇外翻，张口困难。符合植物日光性皮炎的临床表现。

2594. A 日照性皮炎一方面是皮肤接受了超过耐受量的紫外线照射引起，另一方面可能是患者个体属于易晒伤皮肤，在紫外线照射后容易引起晒伤。本病本质上是一种光毒性反应。

2595. C 本病一般可外用炉甘石洗剂和糖皮质激素，严重者可用3%硼酸水湿敷，但要防治大面积湿敷时硼酸吸收中毒的问题。有全身症状者可口服抗组胺药、羟氯喹、维生素C、非甾体抗炎药，严重者可系统应用糖皮质激素。左氧氟沙星是抗生素，不属于本病的用药范畴。

2596. A 寻常型天疱疮多见于中壮年，先从口腔开始发生大疱，破后成疼痛性糜烂面。以后在头、面、躯干、四肢发生松弛性大疱。尼氏征阳性，破溃后形成糜烂面、渗出、流血，自觉疼痛。病程呈慢性，因大量体内营养消耗，可导致患者死亡。该患者无明显诱因于口腔黏膜处出现糜烂伴疼痛，继而胸背部出现红斑、水疱，迅速糜烂、结痂。查体示口腔颊、腭部黏膜见红色糜烂面；胸背部散在钱币大小的红斑及糜烂面，部分表面可见绿豆大小的水疱，疱壁薄，内容物清，尼氏征（+），符合寻常型天疱疮的临床表现。

2597. C 寻常型天疱疮的组织病理：棘层松解，表皮内裂隙或水疱，直接免疫荧光：IgG和C3在基底膜带以上沉积，并非在基底膜带上沉积。

2598. D 本病的支持疗法：应给予高蛋白、高维生素饮食，静脉补充，全身衰竭者须少量多次输血。首选治疗药物为：肾上腺皮质激素，泼尼松的起始量为120～180mg/d，起始用量至无新的损害出现1～2周即可递减，每次递减5mg，1～2周减1次，低于30mg/d后减量应慎重，直到每天10～15mg为维持量。对于严重天疱疮患者，可以选用冲击疗法和间歇给药法。即大剂量给肾上腺皮质激素至病情稳定，逐渐减量至泼尼松30mg/d后，采用隔天给药或给3天药、休息4天的治疗。

2599. C 本病腔、眼、外生殖器、肛门等处黏膜均可发生与口腔黏膜相同的病损，往往不易恢复正常。但眼部瘢痕形成导致失明是瘢痕型天疱疮的并发症，不属于本病并发症。

2600. D 药疹亦称药物性皮炎，系由于系统用药（口服、注射、灌注等）后引起机体发生变态反应而产生的一种急性发疹性反应。皮疹表现常模拟其他发疹性传染病或常见皮肤病。但皮疹分布更广泛，数量更多，色泽更鲜艳，且多呈对称性。常伴发热等全身症状。重症患者可有心、肝、肾等内脏器官及（或）造血系统等损害。根据患者因肺炎住院输液治疗2天后全身泛发鲜红斑风团、瘙痒，诊断考虑药疹。

2601. B 荨麻疹性药疹主要的免疫反应有Ⅰ、Ⅲ型免疫反应，最常见的药物为青霉素及其衍生物，分为速发型和迟发型2种。

2602. D 寒冷性荨麻疹是物理性荨麻疹中最常见的一种荨麻疹，可见于任何年龄。有家族性和获得性2种。经验认为寒冷性荨麻疹首选赛庚啶。

2603. C 暴发性痤疮是囊肿性痤疮最严重的形式，临床表现为多发的毛囊性丘疹、脓疱、糜烂、溃疡，发生于面、颈、胸、手臂，伴有发热、关节痛等全身症状，预后良好，遗留色素沉着斑及浅表瘢痕。

2604. E 部分药物可诱发痤疮：长期大量服用糖皮质激素类药物，如泼尼松、地塞米松，或服用含有溴、碘的药物会引起痤疮。

2605. A 痤疮治疗：常见的一线外用药物主要有两类，一类是维A酸类，另外一类是抗菌药物。抗菌药物主要是三种，分别是过氧苯甲酰、克林霉素和红霉素、硫化硒。

2606. D 丘疹性荨麻疹由昆虫叮咬导致，跳蚤、臭虫、蚊子等最为常见。好发于儿童，反复发生，一般于温暖季节发病，寒冷季节则缓解，个别患者长年不缓解。

皮损为1～2cm大小的红色风团，中心有丘疹或水疱，风团可较快消失，中心部损害变硬，呈红或褐色丘疹。自觉瘙痒剧烈，一般无全身症状。该患者于躯干处出现多个绿豆大小、略呈纺锤形的红色风团样丘疹，有的皮损有伪足，顶端有水疱，内容清，周围无红晕，幼儿自诉剧痒。符合丘疹样荨麻疹的表现。

2607. C

2608. D　带状疱疹是由水痘－带状疱疹病毒感染所致，表现为单侧分布红斑基础上簇集水疱，伴疼痛症状，根据患者右侧胸背部出现数片红斑基础上的成簇水疱，排列成带状，伴疼痛，诊断考虑带状疱疹。

2609. E　带状疱疹是由水痘－带状疱疹病毒感染所致，不需使用抗生素治疗，ABCD选项为带状疱疹的一般治疗措施。

2610. D　带状疱疹的局部治疗以抗病毒、消炎、干燥收敛、防止继发感染为主。全身治疗包括止痛、抗病毒、消炎、缩短病程及保护局部，预防继发感染，局部理疗可缓解疼痛，提高疗效。无需消毒清洗隔离，该病具有自限性，水疱可逐渐愈合。带状疱疹是由水痘－带状疱疹病毒引起的急性皮肤病，对此病毒无免疫力的儿童被感染后，发生水痘，部分人感染后不出现水痘，是为隐性感染，成为带病毒者。

2611. C　带状疱疹是由水痘－带状疱疹病毒引起的急性皮肤病，此种病毒为嗜神经性，在侵入皮肤感觉神经末梢后可沿着神经移动到脊髓后根的神经节中，并潜伏在该处，当宿主的细胞免疫功能低下时，如患感冒、发热、系统性红斑狼疮以及恶性肿瘤时，病毒又被激发，致使神经节发炎、坏死，同时再次激活的病毒可以沿着周围神经纤维再移动到皮肤发生疱疹并伴有疼痛；年龄愈大，神经痛愈重。皮疹愈合后疼痛未缓解，考虑发生带状疱疹后遗神经痛。

2612. D　急性湿疹：急性期的特点是在皮肤上先出现较多密集的红斑、红色丘疹，皮损基底潮红、水肿，丘疹很快变化成丘疱疹或小水疱，由于搔抓，皮损发生破溃、糜烂、渗出与结痂，为多形性损害。病变在中央部位由于皮损聚集、融合形成红肿斑，表面渗出与结痂，周边出现较多新发红丘疹、丘疱疹和水疱，皮损逐渐蔓延扩大。同时几处皮损也可以扩大、相互融合，形成大片状，自觉剧烈瘙痒。根据题干，患者双前臂、双手背出现红斑基础上散在粟粒大小的丘疹、丘疱疹及点状糜烂面，有明显浆液性渗出，边界不清，皮疹对称分布，自觉瘙痒剧烈。诊断考虑为急性湿疹。

2613. C　湿疹的治疗原则为清洁、止痒、消炎、保护皮肤预防复发。依皮损发展阶段的不同表现选用适当药物和剂型，急性期有糜烂、渗出者可以3%的硼酸溶液湿敷。

2614. C　湿疹的一般治疗：首先应积极查找发病原因或诱因，特别是手部湿疹患者是否接触某种化学药品或洗涤用品等。需要指导患者注意以下几个方面的问题：（1）避免刺激：告诉患者搔抓和接触刺激性物品（比如热水、花椒水、浓盐水等烫洗）是引起湿疹长期不愈的最主要因素，需严格禁止，减少洗浴次数，避免皮肤干燥。瘙痒时应该及时用药止痒，不得已时也只能轻轻拍打患处，避免各种外界刺激，如搔抓等。此外患者应避免接触任何具有刺激性的化学药品，内衣裤应穿纯棉制品，最好是旧衣裤。（2）注意饮食调理：特别在湿疹的急性期，患者需要食用清淡易消化的食品，禁止饮酒和食辛辣食品，部分对鱼虾过敏者需要避免各种海产品。此外患者需要保持大便通畅，必要时可以使用泻药。（3）消除精神紧张因素：向患者解释病情和交代患者应该注意的事项，使患者了解到湿疹的发生原因，特别是疾病的激发因素以及发展经过，争取到患者认真积极的配合，对治疗慢性湿疹非常重要，使患者增强信任感并且充分合作治疗，可以达到单纯用药而无法取得的疗效。

2615. C　经过治疗，红肿、渗液消失，考虑病情进入亚急性期，亚急性期的治疗：由于渗出明显减少，水肿消退，可以外用氧化锌糊剂、炉甘石擦剂、合适的激素类乳膏，如丁酸氢化可的松、糠酸莫美松霜等。皮损位于颜面部、外阴和皱褶部位时使用他克莫司软膏，具有疗效好，不良反应少的特点。

2616. C　荨麻疹是一种常见的皮肤黏膜过敏性疾病，是皮肤黏膜小血管扩张、渗出引起的暂时性、局限性皮肤与黏膜水肿，伴有程度不等的瘙痒症状。由患者对某些食物、药物、吸入物（花粉、皮屑、动物羽毛）及感染等产生的变态反应所致。根据题干，该患者进食鱼虾后出现周身红色风团，伴瘙痒、腹痛、呼吸困难。诊断考虑为过敏所致的急性荨麻疹。

2617. B　患者出现腹痛、呼吸困难，考虑患者症状重，有窒息危险，对于病情严重的急性荨麻疹，特别是发生喉头水肿、呼吸困难以及过敏性休克的患者，及时皮下注射0.1%肾上腺素0.5～1ml，必要时间隔30～60分钟重复给药，可以缓解症状，有利于纠正休克，同时应予以吸氧。

2618. C　患者有明确鱼虾进食史，目前处于过敏状态，无感染征象，并且抗生素也可导致过敏反应，故不应加用抗生素。

2619. E　人工荨麻疹也称为皮肤划痕症荨麻疹，是患者对外来较弱的机械性刺激引起生理反应增强，于皮肤上产生风团，可发生于任何年龄。患者主诉在搔抓后，或在紧束的腰带、袜带等处起风团瘙痒，由于搔抓而风团产生更多。本病可与其他类型荨麻疹同时存在。该患者皮肤搔抓后隆起条状红斑风团，越抓越多，越起越痒。

诊断考虑人工荨麻疹。

2620. C 荨麻疹风团存在的时间不等，一般在数分钟或数小时内消退，最长不超过24小时。

2621. C

2622. D

2623. B SPF值为2~5（包括2和5）时，标识实测SPF值；SPF值为6~50（包括6和50）时，标识上限为实测SPF值，标识下限为实测值95%可信区间下限值与小于实测值的5的最大整数倍二者间的较小值。若标识SPF 30，提示使用剂量为2.00 mg/cm^{2}时，SPF为30。

2624. C 妊娠性瘙痒症（pruritusgestationis）是一种发生于妊娠妇女的仅有皮肤瘙痒而无原发性皮损的皮肤病，属于瘙痒症的范畴。

2625. D 孕期皮肤瘙痒是指女性怀孕期间出现皮肤瘙痒的现象。多由激素增加引起，其他原因中对胎儿影响较大的为胆汁淤积性引发的瘙痒症。胆汁淤积瘙痒症多发生在怀孕后期。因肝脏代谢与胆汁淤积问题，进而产生瘙痒症状，严重时会出现黄疸、肝功能异常、胆酸升高等现象，也可能因此导致死胎、早产。由此，需要对血胆酸进行测定，除外胆汁淤积瘙痒症，避免对胎儿及孕妇造成影响。

2626. B 为缓解瘙痒，可对症使用药物，炉甘石洗剂为复方制剂，每1000毫升含炉甘石150克、氧化锌50克、甘油50毫升及纯化水，局部外用可缓解瘙痒，对孕妇及胎儿无影响，在所有选项中安全性最高。

2627. A

2628. D 对此病最具有特征性的检查手段为皮损组织病理检查，典型表现包括：损害中央表皮和真皮出现坏死和溃疡，周围为密集的炎细胞浸润，其外有混合炎细胞及慢性炎细胞浸润。每种临床亚型有相应的组织病理学表现。溃疡型的真皮和表皮内有大量中性粒细胞浸润，伴中性粒细胞脓肿形成；脓疱型有毛囊周围中性粒细胞浸润，伴角质层下脓疱形成；大疱型有中性粒细胞浸润，伴表皮内水疱形成；增殖型伴有周围栅栏状组织细胞和巨细胞的肉芽肿性反应。

2629. E 坏疽性脓皮病的临床处理：①局部治疗：对于较小的皮损，可外用强效糖皮质激素，糖皮质激素局部封包治疗和外用他克莫司。②糖皮质激素和免疫抑制剂：对于更严重的病变或对简单的治疗方法无反应的患者，通常需要系统治疗，糖皮质激素是最常用且最主要的治疗药物。单独应用泼尼松或与环孢素联合应用均可获得较好疗效。其他免疫抑制剂有吗替麦考酚酯、他克莫司、甲氨蝶呤等。③氨苯砜：150~200mg/d口服，适用于慢性病例。④生物制剂：越来越多的证据表明使用肿瘤坏死因子-α抑制剂优于口服泼尼松。有报道称使用英夫利昔单抗或阿达木单抗的患者在4~8周后完全治愈。联合英夫利昔单抗与硫唑嘌呤可治疗全身性坏疽性脓皮病合并溃疡性结肠炎患者。静脉注射免疫球蛋白也有效。

2630. C 糖皮质激素是治疗SLE的主要药物，依据病情轻重给予泼尼松0.5~2mg/（kg·d），多需长期维持治疗数年甚至更长，并应依病情变化及时调整剂量。

2631. B 该病的病因尚未完全明确，目前认为与遗传因素、性激素（主要雌激素）、环境因素（如紫外线、药物、感染等）有关。在本病实验室检查指标体系中，狼疮细胞阳性曾经为一项重要指标，但后来发现其缺乏特异性，可出现于很多非SLE的患者中，故已经对其有了更为全面的认识。

2632. D

2633. B 单纯疱疹好发于皮肤黏膜交界处，以唇缘、口角、鼻孔周围等处多见。初起局部皮肤发痒、灼热或刺痛，进而充血、红晕，后出现针头或米粒大小的簇集水疱群，基底微红，水疱彼此并不融合，但可同时出现多簇水疱群。水疱壁薄，疱液清亮，短期自行溃破、糜烂、渗液，2~10天后干燥结痂，脱痂后不留瘢痕。该患者因劳累，鼻周出现疼痛性水疱，且反复发作。查体：鼻部于红斑基础上有多个簇集性小水疱，符合单纯疱疹的临床表现。

2634. E HSV分为HSV-1和HSV-2，HSV-1主要引起生殖器以外的皮肤、黏膜及中枢神经系统感染。HSV-2主要引起生殖器部位的皮肤、黏膜感染和新生儿感染。

2635. C 复发型单纯疱疹是单纯疱疹的再感染，尤其在发热、受凉、情绪激动、劳累等情况下复发；通常表现为红斑、小丘疹和水疱在同一个或多个部位多次复发，愈合时间达1~2周。根据临床表现与诊断可分为三种类型：①全身播散型：主要为内脏受侵，表现为肝炎。肺炎（呼吸困难、发绀）、弥散性血管内凝血（紫癜、血小板减少、血尿、血便）、心包炎、循环衰竭以及全身中毒症状等。②中枢神经系统感染型：常表现为脑膜脑炎。③单纯疱疹型：仅于皮肤、眼睛或口腔等处出现单纯疱疹。

2636. D

2637. C

2638. C 阿昔洛韦静脉滴注的常用剂量为10~15mg/（kg·d）。

2639. D

2640. A 手足口病的发生主要与柯萨奇病毒和埃可病毒等肠道病毒有关，而VZV为水痘-带状疱疹病毒，与手足口病无关。

2641. A 手足口病的潜伏期平均为3~5天，多见于2~10岁儿童，发疹前可有不同程度的低热、头痛、纳差等前驱症状，初为红色斑疹，很快发展为水疱，病程1周左右，愈后极少复发。

2642. C

2643. C

2644. B

2645. A

2646. B

2647. C

2648. C　疱疹性口炎为单纯疱疹病毒感染所致，多见于1～3岁儿童，疼痛剧烈，多由患儿拒食啼哭被发现；疱疹性咽峡炎主要发生在咽部和软腭，一般不累及齿龈和颊黏膜，两者抗生素均不能缩短病程。

2649. A　风疹在前驱期后1～2天进入发疹期，皮疹由面、颈部开始由上而下蔓延，大多于1天内遍布躯干和四肢，一般全身症状轻微。结合该患儿的临床表现，最可能的诊断是风疹。

2650. D　妊娠前16周感染风疹病毒，可引起先天性风疹综合征，包括：耳聋、白内障、先天性心脏病、动脉导管未闭、室间隔缺损、智力和运动障碍等。

2651. A　因风疹传染期短，自皮疹出现后隔离5天即可。

2652. D　传染性单核细胞增多症好发于儿童及青少年，以发热、咽峡炎、淋巴结肿大、皮疹伴血中淋巴细胞增多为临床特征，多数伴有乏力、食欲缺乏，在软腭、颊、腭垂等处也可出现暗红色瘀点。

2653. E

2654. C

2655. E

2656. E

2657. C　寻常型脓疱疮以面部等暴露部位最为多见，皮损表现为红色斑点或小丘疹，迅速转变成脓疱，周围有明显红晕，壁薄、易破溃、糜烂、干燥结痂后形成蜜黄色厚痂，常因搔抓使相邻脓疱向周围扩散或融合，该患儿皮损表现符合典型的寻常型脓疱疮的特征。

2658. A　寻常型脓疱疮多由金黄色葡萄球菌和（或）乙型溶血性链球菌引起，故最有意义的辅助检查为皮损处细菌培养。

2659. E　寻常型脓疱疮具有很强的传染性，可接触感染，故首先应该简单隔离患儿。

2660. E　该患者的皮损为浸润性红斑，毛发脱落，神经干肿大，符合典型瘤型麻风的表现。

2661. D　瘤型麻风的组织病理变化主要是真皮内甚至皮下脂肪层有大量泡沫细胞浸润，皮肤附件破坏明显，抗酸染色见大量抗酸杆菌。

2662. B　麻风的治疗：联合化疗（MDT）药物包括氨苯砜、利福平和氯法齐明。

2663. A　寻常狼疮的皮损初起为鲜红或红褐色粟粒大小的结节，触之质软，稍隆起，结节表面薄嫩，用探针稍用力即可刺入、容易贯通（探针贯通现象），玻片压诊呈棕黄色，如苹果酱颜色（苹果酱现象）。结合该患者的表现，最可能的诊断是寻常狼疮。

2664. C　各型皮肤结核的共同特征是真皮内上皮样组织细胞和数量不等的多核巨细胞及淋巴细胞形成结核结节，中央干酪样坏死，抗酸染色见结核分枝杆菌。

2665. A　早期、规范和联合抗结核治疗是该病治疗的基本原则。全身抗结核治疗的一线治疗药物有异烟肼（成人0.3g/d）、对氨基水杨酸钠（成人每次3g，每天3次）、链霉素（成人每次0.5g，每天2次）、利福平（成人0.45g/d）、利福定（成人0.15～0.2g/d）、乙胺丁醇（成人0.75g/d）、吡嗪酰胺（成人每次0.5g，每天3次），其中异烟肼、利福平、利福定、链霉素和吡嗪酰胺为杀菌药，其余为抑菌药。对寻常狼疮和瘰疬性皮肤结核选用2种杀菌药和1种抑菌药，称“三联疗法”，对疣状皮肤结核、结核疹可选用1种杀菌和1种种菌剂，称“二联疗法”，疗程2～6个月。局部治疗可使用抗结核药物软膏，如5%异烟肼软膏、病灶局部封闭、外科手术切除和物理治疗等，但通常以全身抗结核治疗为主。

2666. D　患者于国外旅游后出现高热伴头痛、肌痛，同时在发病7～8天后出现全身充血性皮疹，行外斐反应提示：OX_{19}阳性，OX_2及OX_k阴性，这些证据提示患流行性斑疹伤寒的可能性较大。

2667. C　流行性斑疹伤寒多见于成年人，婴幼儿发病率低。典型表现有：全身高热、头痛、肌痛、面部潮红、结膜充血。皮疹于起病7～8天后出现，为红色充血性斑疹，可融合发生坏疽，皮损初发于腋窝、躯干两侧，逐步蔓延到身体其他部位，但不累及面部。不典型表现有：可出现多系统血管炎，可累及其他器官，如中枢神经系统受累则出现精神迟钝、昏迷。

2668. A　流行性斑疹伤寒的治疗方法包括氯霉素和多西环素。有严重毒血症症状伴低血容量者补充血浆、右旋糖酐、肾上腺皮质激素，必要时加用肝素等血管活性药物。

2669. B

2670. C

2671. C

2672. B

2673. A

2674. C

2675. B

2676. C

2677. B

2678. A

2679. D

2680. C

2681. B

2682. C

2683. C

2684. E

2685. C

2686. D

2687. E

2688. D

2689. C

2690. B

2691. E 马尔尼菲篮状菌病的临床处理：早期诊断、早期治疗。

（1）咪唑类抗真菌药：是目前效果显著的抗马尔尼菲篮状菌药物。伊曲康唑为治疗轻度、中度马尔尼菲篮状菌病的首选用药。氟康唑的抗马尔尼菲篮状菌活性较低。伏立康唑可用于治疗系统性马尔尼菲篮状菌病。

（2）两性霉素B及其脂质体：两性霉素B对马尔尼菲篮状菌病只表现出中等强度的抗菌活性，一般只用于严重的马尔尼菲篮状菌病患者的治疗。

（3）棘白菌素类抗真菌药：代表性药物有米卡芬净，体外试验表明该药物对马尔尼菲菌的菌丝相抗菌活性高于其酵母相。

2692. C

2693. E

2694. C

2695. D

2696. D 从受检者粪便或组织中检获血吸虫病原体（血吸虫卵或毛蚴）是确诊血吸虫病的依据。

2697. C 血吸虫病患者血清中存在特异性抗体，包括IgM、IgG、IgE等，如受检者未经病原治疗，特异性抗体阳性对确诊意义较大。目前检测血吸虫抗体的方法很多，常用的方法有环卵沉淀试验、间接红细胞凝集试验、酶联免疫吸附试验、生物学标志物检测。

2698. D 根据疾病的病程进行治疗，早期治疗很关键，急性轻症者及时治疗后可以治愈。晚期血吸虫病的治疗主要是以治疗其并发症为主。严重感染、反复感染或治疗不及时，可能发展为慢性或是晚期血吸虫病，需要长期治疗。预防措施有控制传染源、灭螺、防止动物粪便污染水源、建设安全供水设施和加强患者教育，引导人们改变自己的行为和生产、生活方式。

2699. D 匐行疹多发生于夏季，皮疹多发生在足部、手部、小腿下端、面部等暴露部位。幼虫钻入皮肤后，潜伏数小时，在侵入部位出现瘙痒性红斑、丘疹和水疱等非特异性损害，2～3天后幼虫向前爬行，形成曲折的表皮内隧道，每天向前延伸数毫米到数厘米，发生鲜红色至暗红色略高于皮面的线状皮损，宽2～3mm，长短、数目不等。患者感奇痒，常因搔抓继发感染，出现条状的浅表溃疡或湿疹样损害。幼虫停止移行时可在局部形成硬结，瘙痒可持续数月之久，以后皮肤干燥结痂。结合题干患者的症状，考虑诊断为匐行疹。

2700. E 匐行疹的组织病理检查可见真皮浅层有较多淋巴细胞和散在嗜酸性粒细胞浸润，可见幼虫虫体。

2701. D 阿米巴溃疡多继发于内脏阿米巴病，表现为深在性溃疡，自觉疼痛剧烈，溃疡呈圆形或不规则形，周围有近2cm宽的红晕，溃疡向四周及深部扩散迅速，可形成直径数厘米至十几厘米的大溃疡，边缘不整齐，稍高出皮面，有的可外翻，基底为暗红色肉芽组织，表面覆盖着坏死组织及脓液，有恶臭。在分泌物和坏死组织中能查到阿米巴原虫。常伴局部淋巴结炎。

2702. B 阿米巴溃疡的组织病理检查：从溃疡边缘处取材，可见表皮增生，棘层肥厚。真皮有明显的溶解性坏死和基质水肿，血管、淋巴管扩张，周围有淋巴细胞、浆细胞、中性粒细胞、嗜酸性粒细胞浸润，形成肉芽肿样结构。扩张的血管、淋巴管及坏死组织中常可找到成群的阿米巴滋养体。

2703. E

2704. E 皮肤黑热病是由利什曼原虫引起的一种慢性皮肤病，大多继发于内脏黑热病，皮损多发于头面部，也可侵犯躯干、四肢等。结合患者的临床表现，诊断考虑为皮肤黑热病。

2705. E 皮肤黑热病的病原体检查：①直接涂片，用吉姆萨染色，可见到细胞内和细胞外有典型形态的利什曼原虫，有两个染色结构，即核与副基体，有确诊意义。陈旧的损害很少找到利什曼小体。②培养，在培养物中见运动活泼的前鞭毛体时即判为阳性结果。

2706. E 皮肤黑热病的治疗要点：葡萄糖酸锑钠为首选药物。该药效快且疗效好，一般无副作用。利福平口服，应注意肝脏副作用。可能对皮肤黑热病有效的药物有：吐根碱，1%酒石酸锑钾溶液等。

2707. D 水母皮炎是由水母蜇伤后引起的疾病。临床特点：与水母触手接触部位的皮疹呈鞭痕状，蜇伤后产生即刻的疼痛、灼烧感、红斑、水肿，1～2天内可形成水疱或大疱。病情严重者可出现呼吸困难、血压降低等系统症状。水螅皮炎表现为蜇伤后出现红斑、小风团，约30分钟后皮疹消退，不久又在原皮疹处出现较大丘疹，即典型的“复燃”现象。海葵皮炎表现为蜇伤后先出现瘙痒，继之出现红斑、丘疹、水疱，皮损呈长条形或网状，亦可出现全身中毒症状。珊瑚皮炎蜇伤后呈辐射状，有剧烈刺痒和疼痛，很快出现红斑、水疱、瘀斑，典型线状损害。海胆刺伤后产生剧烈疼痛、灼热感，常伴出血，刺伤2～12个月出现局部肉芽肿性结节。结合该患者的临床表现，诊断考虑为水母皮炎。

2708. D　水母蜇伤后血中可出现抗水母毒素的免疫球蛋白，常表现为IgE或IgG增高，但特异性不高。

2709. E　水母蜇伤：渔民和海产品养殖工多见于指间、手背，潜水者多见于手腕和面颈部的裸露处，游泳者多见于下肢与躯干，海边蹚水者多见于下肢。重者可有出血性损害，1～2天内可形成水疱或大疱。一般1～2周可痊愈。全身蜇伤面积较大者，可有倦怠、肌肉痛、呼吸困难、胸闷等症状。对毒素敏感者，可在被刺后2小时左右口吐白色或粉红色泡沫，并出现呼吸困难、肺水肿和血压下降，甚至死亡。

2710. E　疥疮的典型表现：疥螨多在手指缝及其两侧、腕屈面、肘窝、腋窝、脐周、腰围、下腹部、生殖器、腹股沟等处活动，以手指缝处最为常见。婴儿、老年人和免疫缺陷人群的头皮、面部皮肤均易感。常见皮损为小的红丘疹及不同数量的抓痕，特异体征是雌螨为产卵挖掘的隧道。在阴囊、阴茎、龟头等处可见3～5mm的暗红色结节，称疥疮结节，为疥螨死后引起的异物反应。瘙痒剧烈，常夜间和洗澡后加重。结合患者症状，可考虑诊断为疥疮。

2711. A　根据患者病史和皮损特点，临床诊断考虑疥疮的可能性大，行镜检找到疥螨或虫卵可确诊。

2712. A　疥疮患者治疗：以外用药为主，对瘙痒严重的患者可辅以镇静止痒药睡前内服，继发感染时应同时局部或系统用抗生素。外用药包括10%硫磺软膏（儿童用5%硫磺软膏）、3%水杨酸软膏、10%～25%苯甲酸苄酯乳剂或洗剂、5%扑灭司林霜、10%克罗米通乳剂等。外用药应在夜间从颈部（婴儿包括头面部）到足涂遍全身，不要遗漏皮肤褶皱处、肛门周围和指甲的边缘。用药期间不洗澡、不更衣。阴囊、外阴处的疥疮结节难以消退，可外用焦油凝胶每晚1次，连用2～3周或结节内注射糖皮质激素，也可液氮冷冻或手术切除结节。系统药物为伊维菌素，治疗疥疮安全、有效，不良反应少，依从性好，尤其适用于集体流行的疥疮、挪威疥疮、免疫功能低下及皮肤大面积损伤的患者。

2713. B　根据患者的病情特点，诊断考虑血吸虫病的可能性大。确诊血吸虫病的依据是从受检者粪便或组织中检出血吸虫卵或毛蚴。

2714. B　从受检者粪便或组织中检获血吸虫病原体（血吸虫卵或毛蚴），是确诊血吸虫病的依据。常用的方法有改良加藤法、尼龙袋集卵法、毛蚴孵化法和直肠镜活组织检查。

2715. D　急性血吸虫病的治疗，采用吡喹酮口服6日疗法，并辅助以护肝、改善肠道循环的治疗。晚期血吸虫病的治疗，主要是以治疗其并发症为主，包括肝硬化、消化道出血等严重并发症的治疗。

2716. A

2717. E　对于眼囊虫病患者，大多数绦虫寄生在眼底深部，在玻璃体及视网膜下。轻者出现视力障碍，重者可失明，特别是虫体死亡后由于强烈的炎症反应而引起视网膜炎、脉络膜炎及全眼球炎，可发生视网膜剥离，并发白内障、青光眼等，最后导致眼球萎缩而失明。

2718. D　如皮损数目不多又无压迫症状，虫体常可自然钙化而死亡，因此对人体无害，可不必治疗。如需要治疗，可采用的治疗方案包括：①手术切除：适用于皮损数目不多或囊尾蚴寄生于眼、脑等部位，出现压迫症状者。②药物治疗：对囊肿数目多，寄生在重要器官及出现较明显临床症状者可用药物治疗，治疗药物包括吡喹酮、阿苯达唑、甲氧达唑、甲苯达唑。

2719. E

2720. C

2721. B

2722. E

2723. D　螨虫皮炎多发生在温暖潮湿的季节（夏、秋），被叮咬后先出现局部皮肤瘙痒，尤以夜间为甚，为持续性剧痒，局部出现水肿性红斑、丘疹、丘疱疹、水疱、风团，中央常有虫咬的瘀点。先发生于身体接触部位或暴露部位，以后累及其他部位，以颈、躯干多见。

2724. E　螨虫皮炎常因搔抓出现抓痕、血痂、湿疹样变或继发感染，引起局部淋巴结肿大，病程迁延数日不愈。患者白细胞及嗜酸性粒细胞增高，极少患者可出现蛋白尿、结膜充血和哮喘等。粉螨常随污染的食物被吞食，可引起腹痛、腹泻、消瘦，在粪便中常能查到螨或虫卵。粉螨亦可引起尿路感染。

2725. E　由粉螨引起的肠螨症、肺螨症或尿路感染宜口服氯喹治疗。

2726. B　皮肤被蜜蜂蜇伤后立即于局部出现瘙痒、灼痛，很快出现红斑、风团，中央有一个瘀点，甚至出现水疱、大疱、坏死。

2727. B　依据患者对蜂毒的过敏程度，可能出现恶心、无力、发热等全身症状，甚至出现过敏性休克或急性肾功能衰竭，可导致休克、昏迷、抽搐、心脏停搏和呼吸麻痹等，可致死亡。

2728. D

2729. E　血常规，尿常规，肝、肾功能检查结果有助于评估患者的病情。

2730. C　水母蜇伤时，处理时切勿使用淡水或75%乙醇溶液冲洗，避免刺细胞大量排空，加重病情。

2731. E　皮肤组织病理检查可明确组织病变。真菌镜检可排查体癣的可能，抗核抗体检验可排除免疫疾病的可能。光生物学试验可排查光变态反应疾病。点刺试验为过敏检查，本例患者出现过敏的可能性较小。

2732. D 患者为露天工作者，皮疹位于曝光部位，呈环状，病理表现为弹性纤维溶解性肉芽肿。因此考虑诊断为光线性肉芽肿。

2733. E 羟氯喹能降低皮肤对紫外线的敏感性，稳定溶酶体膜，抑制中性粒细胞的趋化性和吞噬功能，抑制变性 DNA 与抗体结合，抑制细胞免疫和补体活性等。羟氯喹较氯喹副作用小，肝肾损害轻，其共同的副作用为胃肠道反应、白细胞减少、药疹、角膜色素沉着斑、视网膜黄斑区损害、肝肾损害等。适用于红斑狼疮、多形性日光疹、光线性扁平苔藓、环状肉芽肿、光线性肉芽肿、结节病等。

2734. D 光线性肉芽肿（actinic granuloma）又称为环状弹性纤维溶解性肉芽肿（Miescher 面部肉芽肿），是一种由于经常遭受日光暴晒而引起的皮肤慢性肉芽肿。其发病机制尚不清楚，可能与机体对变性弹性纤维产生的一种弱抗原决定簇发生细胞免疫反应有关。

2735. C 该患者为老年人，仅有全身皮肤瘙痒而无原发性皮疹，首先要考虑老年性瘙痒症。

2736. D 许多系统性疾病如糖尿病、甲状腺功能亢进、阻塞性黄疸及肾衰竭等都可引起全身性皮肤瘙痒，需要详细检查排除。

2737. C 热水烫洗或碱性肥皂清洗是全身性皮肤瘙痒的诱因，或可加重瘙痒。

2738. B 疾病恐怖症是一种不正常的恐惧及疑病症，患者因害怕得某种疾病总是竭力寻找自己身体患病的证据，但经一切躯体及实验室检查均不能证明有患者所认定的某种疾病存在，是神经官能症的一种，即强迫性神经官能症。

2739. E 疾病恐怖症以心理治疗为主，辅以抗焦虑或抗抑郁药。该患者为性病恐怖症，无相应的临床及实验室检查异常，不建议使用抗生素。

2740. E

2741. A 选项中的 5 种疾病都伴剧烈皮肤瘙痒。特应性皮炎的皮疹以屈侧为主，多两侧对称；单纯性痒疹、慢性单纯性苔藓及结节性痒疹的皮损分布均以伸侧为主，可伴苔藓样变；但本例患者的皮疹见于腋前壁、指缝及阴囊，是疥疮的好发部位。因此，诊断上首先考虑疥疮。

2742. B 单纯性痒疹的皮疹为小角化性丘疹，可见皮肤抓痕及苔藓样变，偶有淋巴结肿大；结节性痒疹的皮疹主要表现为半球形结节，不融合；慢性单纯性苔藓的皮疹则主要为继发于丘疹的苔藓样变。

2743. D

2744. C 慢性荨麻疹的临床表现主要为反复发作的风团伴瘙痒。慢性湿疹以局限性、瘙痒性、肥厚或苔藓样皮疹为表现，具有无屈侧分布的特点。单纯性苔藓的皮损主要分布在颈、背部、四肢关节伸侧部位，有瘙痒—搔抓—瘙痒的反复循环病史。慢性苔藓样糠疹为反复发作性的红斑、鳞屑性丘疹，分布在躯干及四肢，无明显自觉症状，数周或数月能自行消退。该患者从小发病，且反复出现以四肢屈侧为主的红斑、丘疹、苔藓样变，呈多形性皮损，伴剧烈瘙痒，符合特应性皮炎的分布和形态特征，故特应性皮炎的可能性最大。

2745. B

2746. C 对于特应性皮炎最基础和必备的处理是皮肤的保湿及润肤，修复和改善皮肤屏障功能。外用糖皮质激素为一线治疗药，根据严重程度选择激素的强度，继发细菌感染时才需要抗生素治疗，对于确定某些食物为过敏诱发因素的患者或患儿可根据具体诱因进行食物回避。

2747. D 该患者有边界清楚、形态单一的皮损，有相同部位反复发作史，故考虑接触性皮炎的可能性最大。湿疹和特应性皮炎的皮损均为多形性，且对称分布。神经性皮炎以颈、背部、四肢伸侧为主，皮损呈苔藓样变。脂溢性皮炎以头皮、面部、耳背、肩胛部、外阴等皮脂分泌较多的部位为主，表现为黄红色斑片，上覆油腻性鳞屑及结痂。

2748. E 接触性皮炎应进行斑贴试验以明确致敏物质。自身抗体检测用于诊断结缔组织病。皮损细菌培养、马拉色菌检查用于脂溢性皮炎的辅助诊断。外周血嗜酸性粒细胞计数增高见于寄生虫病、变态反应性疾病等，没有特异性。

2749. B 患者上唇皮肤、黏膜交界处单发水肿性红斑，边界清楚，中央有水疱，可考虑为固定型药疹。

2750. A 患者皮损为全身散在分布的水肿性红斑，呈靶形损害，累及黏膜，故考虑多形红斑型药疹。

2751. B 根据患者全身弥漫受累，有超过 2 个部位的黏膜累及，有浸润红斑、松弛性大疱、表皮剥脱，尼氏征阳性，故考虑为大疱性表皮坏死松解型药疹。

2752. B 诊断考虑药疹后，首要的治疗原则是立即停用可疑致敏药物。

2753. A

2754. C 该患者的皮损是在感染性病灶基础上发生的，呈局限性湿疹样表现，故考虑诊断为传染性湿疹样皮炎。自身敏感性皮炎是在某种皮肤病的基础上，由于处理不当或理化因素刺激，使机体对自身组织产生的某种物质敏感性增高，进而导致更广泛皮损的一种皮肤炎症反应。

2755. E

2756. C 传染性湿疹样皮炎是由于细菌感染性病灶不断排出分泌物，使周围皮肤受到刺激而发病，表现为感染灶周围红斑，密集小丘疹、水疱、结痂及鳞屑。皮损处分泌物细菌学检查常可见葡萄球菌。

2757. D 传染性湿疹样皮炎是由于细菌感染性病灶不断排出分泌物，使周围皮肤受到刺激而发病，故治疗原则应首选敏感抗生素针对病因治疗。

2758. D 荨麻疹性血管炎表现为反复周期性发作的疼痛性、持续性荨麻疹样皮损，皮损持续时间超过24小时，消退后有色素沉着，可伴有系统症状和关节炎。慢性游走性红斑是发生于蜱叮咬部位的单发红斑，发展较慢，数周后直径可达15cm以上，环边宽度较宽。匐行性回状红斑主要发生在老年人，临床表现为脑回状、水纹状、地图状、木纹状的鳞屑性红斑，伴有不同程度的瘙痒，常与潜在的内脏肿瘤有关。离心性环状红斑以青壮年多见，表现为离心性向外扩大的环状红斑。风湿性回状红斑表现为环状或多环状的红斑，不形成鳞屑，伴有发热、关节痛、心肌炎等风湿热症状。结合该患者的临床表现，最可能的诊断是离心性环状红斑。

2759. E 根据患者病史特点和皮损特征，临床考虑离心性环状红斑的可能性大，因此确诊应行组织病理检查。

2760. B

2761. D 慢性游走性红斑使用青霉素、四环素等抗生素治疗有效。

2762. C 本病发生于妊娠期，皮损为广泛分布于全身的红色丘疹，伴剧烈瘙痒，可考虑诊断为妊娠丘疹性皮炎。

2763. D 妊娠丘疹性皮炎（papular dermatitis of pregnancy）是一种发生于妊娠时期的瘙痒性丘疹性皮肤疾病。Spangler等于1962年首次报道本病，在孕妇中的发生率为1/2400。

2764. B 扁平疣又称青年扁平疣，常好发于青少年。大多骤然出现，为米粒到黄豆大小的扁平隆起的丘疹，表面光滑，质硬，淡褐色或正常肤色，圆形、椭圆形，数目较多，零星分散或聚集成群，偶可沿抓痕分布排列成条状。一般无自觉症状，偶有微痒。好发于颜面、手背等处。病程为慢性，愈后不留瘢痕。根据患者上肢可见肤色、灰褐色米粒到黄豆大小的丘疹，表面无鳞屑，诊断首先考虑扁平疣。

2765. E 扁平苔藓的皮损为紫红色多角形扁平丘疹，密集成片状或带状，表面有蜡样光泽，可见网状纹理，鳞屑薄而紧贴，皮肤及黏膜均可累及，常有剧痒。该患者皮损为紫红色皮疹，部分表面可见白色网状纹，双颊黏膜可见网状白纹。诊断考虑扁平苔藓。

2766. B 扁平苔藓的组织病理学表现为表皮角化过度、颗粒层增厚（常呈楔形）、棘层不规则性增殖，表皮突呈锯齿形，表皮真皮交界处基底细胞液化变性，致密的淋巴细胞在真皮上部呈带状浸润；真皮乳头层可见红染的胶样小体及噬黑素细胞。

2767. D 扁平苔藓的外用药：糖皮质激素外用，对小面积的损害可用超强效或强效糖皮质激素夜间封包治疗。外阴、肛周皮损可用氢化可的松栓或1%氢化可的松霜；口腔损害采用0.05%氯倍他米松戊酸酯吸入治疗。肥厚型、局限性损害，甲损害及口腔内的损害可采用皮损内糖皮质激素疗法。其次外用药物还有0.01%～0.3%维A酸软膏或0.1%的异维A酸软膏或霜外涂，钙调磷酸酶抑制剂，角质促成剂或角质剥脱剂，如煤焦油制剂、水杨酸软膏等。

2768. C 患者全身皮肤90%以上出现红斑，符合红皮病的诊断。

2769. D 红皮病的常见病因：继发于其他皮肤病，继发于皮炎者占24%、继发于银屑病者占20%；药物反应（20%）；继发于肿瘤（8%）；特发型（25%～30%）。继发于其他皮肤病是最常见的病因。

2770. E 红皮病因大量鳞屑脱落，丢失大量蛋白质，可致低蛋白血症；由于红皮病患者皮肤血流显著增多和体表蒸发丧失大量液体，可出现低钙血症、低钠血症、低氯血症。

2771. C 患者有肢端肿胀，皮肤发紧，面部表情呆板等特征，且ANA阳性，晨僵<1小时，应首先考虑硬皮病。

2772. B 局限性硬皮病患者的实验室检查一般无明显异常。系统性硬皮病患者可有缺铁性贫血、红细胞沉降率增快、γ－球蛋白升高、类风湿因子及冷凝集素或冷球蛋白阳性等，并可查出多种自身抗体，90%的患者出现ANA阳性，核仁型多见，也可见斑点型。伴发雷诺现象者常可检测到抗U1RNP抗体，抗着丝点抗体为CREST综合征的标记抗体，而抗Scl－70抗体是系统性硬皮病的标志抗体。

2773. B 雷诺现象为硬皮病最常见的首发症状，几乎见于90%的患者。

2774. D 血管紧张素转换酶抑制剂卡托普利和依那普利等对硬皮病肾危象的高肾素性高血压有效。

2775. D 孢子丝菌病表现为四肢远端出现皮下结节，进而皮肤表面呈紫红色，中心坏死形成溃疡，有稀薄脓液或覆有厚痂，数天乃至数周后，沿淋巴管向心性出现新结节。巨细胞动脉炎常累及主动脉颅外分支，颞动脉常见。血栓性静脉炎通常发生在腿部静脉，炎症区局部皮肤温度升高，出现充血性红斑和局限性水肿，但大多并不明显，经1～2周后逐渐消退，疼痛缓解。结节性多动脉炎表现为沿血管分布的皮下结节，单个或成群分布，是最有诊断价值的皮损，常见于下肢，尤其膝下、小腿伸侧和足背，皮损可持续数年。结节性红斑表现为小腿伸侧出现痛性结节，中青年女性好发，不破溃。结合该患者的临床表现，最可能的诊断是结节性多动脉炎。

2776. B C－反应蛋白水平与疾病活动呈正相关。

2777. B 结节性多动脉炎伴有肾功能不全、局部缺血性疾病、有症状的动脉狭窄或有动脉瘤的证据，应采用糖皮质激素联合另一种免疫抑制剂如环磷酰胺等。根据“Cr 140μmol/L，BUN 8.5mmol/L，GFR 60ml/（min·$1.73m^2$）”可提示患者肾功能不全。

2778. E 过敏性紫癜好发于儿童，皮损好发于四肢伸侧，对称分布。暴发性紫癜表现为四肢外伤或受压部位突然出现形状不规则的瘀斑。特发性血小板减少性紫癜的急性型多见于2～6岁儿童，慢性型病程迁延，可持续或反复发作，一般无发热、急性病容等表现。湿疹样紫癜以起病迅速、广泛分布且伴剧烈瘙痒的紫癜为特征，全身症状少见。中毒性紫癜是由于化学物质或药物经各种途径进入体内后引起体内血小板减少或功能障碍，或凝血功能障碍、毛细血管损伤，从而出现皮肤表现。结合该患者的临床表现，最可能诊断为中毒性紫癜。

2779. A 中毒性紫癜亦称药物性紫癜，多是由药物所致的免疫性血小板减少，发病有一定潜伏期，多为急性发病，临床症状较严重，除皮肤损害外常有口腔甚至消化道出血，可伴发热、全身不适等。其他发病机制所致的中毒性紫癜一般症状较轻，发病较缓慢。

2780. C 中毒性紫癜严重者可迅速出现胃肠道和泌尿道出血，甚至出现致死性颅内出血及肺出血。可伴发溶血性贫血和多种神经精神症状。该患者面色苍白、出现酱油色尿，可考虑存在溶血性贫血。

2781. A 中毒性紫癜首选用糖皮质激素治疗，治疗6个月以上无效者或需大剂量糖皮质激素维持者可采取脾切除术。疗效仍不佳者，可用免疫抑制剂、血浆置换、静脉注射免疫球蛋白、生物制剂治疗。

2782. C 患者组织病理提示为真皮小血管炎症改变，血管壁有IgG、IgM和C3沉积是皮肤小血管炎直接免疫病理的特征。

2783. D 该患者有反复口腔溃疡病史，考虑白塞病的可能性大，针刺试验阳性具有诊断意义。

2784. B 患者的病史及实验室检查符合Wegener肉芽肿的诊断。诊断Wegener肉芽肿常用的是1990年美国风湿病学会的标准，满足以下4条中的2条即可诊断：①鼻或口腔炎症；②胸片异常；③尿沉渣异常，表现为镜下血尿伴或不伴红细胞管型；④活检提示肉芽肿性炎症。该病的一线治疗方案是糖皮质激素＋环磷酰胺（冲击）。

2785. B 结节性血管炎的典型病理表现为真皮上部以小血管为中心的、节段性分布的白细胞碎裂性血管炎。结节性血管炎主要表现为小叶性脂膜炎，与题干相符。结节性红斑多发生于小腿伸侧，皮疹颜色较红，疼痛较重，组织病理为间隔性脂膜炎。结节性多动脉炎表现为显著的血管壁纤维素样坏死，而血管周围脂肪组织炎症不明显。肉芽肿性多血管炎最常见的损害是发生于下垂部位的可触及性紫癜，也可见皮下结节、丘疹坏死性损害等，病理表现为白细胞碎裂性血管炎和（或）肉芽肿性炎症。

2786. C Magocchi病也称毛细血管扩张性环状紫癜，典型皮损为由毛细血管扩张和瘀点构成的环状或多环状斑，轻度色素沉着，对称分布于双小腿；多见于女性，任何年龄可以发病。湿疹样紫癜的皮损为边界清楚的点状红斑及紫癜性斑疹，合并苔藓样变，伴剧烈瘙痒。进行性色素性紫癜性皮炎的初起皮损为针尖大小的红色瘀点，密集成片，逐渐扩大，颜色转变为黄褐色，新发瘀点似辣椒粉撒布其中。过敏性紫癜的典型皮损为可触性紫癜。淤积性紫癜多见于男性，皮损为静脉曲张部位的细小紫癜性斑疹，融合成不规则斑片，常伴踝部水肿。结合该患者的临床表现，诊断考虑为Magocchi病。

2787. C 血管内压增高性紫癜与毛细血管、小血管内压力骤然增高有关，多见于儿童，皮损常发生于面部。红斑肢痛症表现为双侧手足局部出现潮红、肿胀、灼热、出汗，开始呈轻微烧灼或瘙痒感，后呈阵发性灼痛或跳痛。暴发性紫癜以突然发生的、广泛性的触痛性瘀斑为特征，全身症状严重。痛性挫伤综合征好发于四肢，以下肢多见，亦可见于身体任何部位。常在轻度外伤、应激、手术后发病，受累部位先出现瘙痒、烧灼、刺痛感，数分钟出现结节，数小时后出现红斑和水肿。1～1.5天内发展为紫癜或瘀斑。紫癜或瘀斑可单独出现，也可互相重叠融合成片，有明显的疼痛或触痛。随后皮疹由青紫色变为青红、褐黄、蓝色，7～10天可自行吸收消失。伴有全身症状如头痛、复视、晕厥、恶心、呕吐、关节痛等。结合题干，考虑诊断为痛性挫伤综合征。

2788. D 根据本题临床表现需考虑青斑样血管病和网状青斑等，建议从病灶的白色区域取活检，见血管壁增厚，管腔内有血栓形成等可进一步明确诊断。

2789. A 青斑样血管病无真正血管炎表现，组织病理特点为表皮局部坏死、萎缩或轻度增厚；真皮浅层血管增生，管壁增厚，部分血管壁可见玻璃样变性及淋巴细胞浸润和核尘，管腔狭窄，管腔内可见纤维蛋白栓塞和血栓形成，血栓典型者PAS染色阳性，可见管壁有纤维素沉积。真皮浅层可见血管外红细胞及淋巴细胞浸润。常在血管壁上发现有纤维蛋白、C3和IgM。结合该患者的组织病理，最可能的诊断是青斑样血管病。

2790. E 家族性慢性良性天疱疮是一种少见的常染色体显性遗传病，通常20～30岁发病。表现为红斑基础上成群的松弛性水疱，疱壁薄而易破，形成糜烂和结痂，尼氏征阳性，皮损常向周围扩展，边缘活跃，中央消退，留有色素沉着或因反复发作呈现颗粒状外观，表面湿润；好发于受摩擦部位，如颈项部、腋窝和腹股沟，少数发生在肛周、乳房下、肘窝和躯干；可有黏膜受累，主要累及口腔、喉、食管、外阴及阴道；慢性病程，反复发作，夏季因多汗而使皮损加重，间擦部位常因浸渍或皲裂，引起活动性疼痛；可有瘙痒和灼热感。结合该患者的临床表现，最可能的诊断是家族性慢性良性天疱疮。

2791. E

2792. A 家族性慢性良性天疱疮的组织病理为：早期可见基底层上裂隙，以后形成水疱或大疱，真皮乳头层伸长并衬单层基底细胞，并向上突入疱腔形成“绒毛”，疱腔内可见大量单个或成群的棘层松解细胞，但许多细胞仍松垮相连，似“倒塌的砖墙”。

2793. A 寻常型天疱疮多累及中年人，儿童罕见。好发于口腔、胸、背、头颈部，严重者可泛发全身；约60%患者的初发损害在口腔黏膜，表现为水疱和糜烂。典型皮损为外观正常皮肤上发生的水疱或大疱，或在红斑基础上出现的浆液性大疱，疱壁薄，尼氏征阳性，易破裂形成糜烂面，不易愈合，若继发感染可形成脓疱。题干的临床表现符合寻常型天疱疮的特点，因此该患者最可能诊断为寻常型天疱疮。

2794. C 几乎所有的天疱疮患者在角质形成细胞间有 IgG、C3 呈网状沉积。寻常型天疱疮主要沉积在棘层中下方。

2795. C 天疱疮的基本组织病理变化为表皮棘细胞的棘层松解，形成表皮内裂隙和水疱，疱液中有棘层松解细胞。取水疱周围皮肤做直接免疫荧光检查，结果示表皮棘细胞间荧光，为 IgG 和（或）C3 网状沉积所致。

2796. B 大疱性类天疱疮（BP）与获得性大疱性表皮松解症（EBA）均为表皮下水疱，直接免疫荧光显示在水疱周围皮肤基底膜带有 IgG、C3 呈线状沉积。题干的临床表现和病理检查符合大疱性类天疱疮或获得性大疱性表皮松解症的特点。

2797. D 大疱性类天疱疮与获得性大疱性表皮松解症的临床表现及组织病理相似，主要通过盐裂试验区分，盐裂皮肤直接免疫荧光检查，如 IgG 线状沉积在盐裂皮肤的真皮侧提示为 EBA（获得性大疱性表皮松解症）；如沉积于表皮侧提示为 BP（大疱性类天疱疮）。

2798. C

2799. A

2800. E 表皮内水疱，疱液内有棘层松解细胞，尼氏征阴性，环状排列，伴瘙痒，最可能的诊断为疱疹样天疱疮。疱疹样皮炎、类天疱疮均为表皮下水疱。

2801. A 疱疹样皮炎的表现：皮损呈多形性，以水疱为主，常簇集成群排列或呈环形、匐行形，有剧痒；好发于腋后、肩胛、臀部及四肢伸侧。组织病理检查见表皮下水疱，真皮乳头层顶端有中性粒细胞微脓肿；DIF 显示真皮乳头层有 IgA 呈颗粒状沉积。

2802. B 该患者诊断考虑为成人线状 IgA 大疱性皮病，治疗首选氨苯砜。

2803. B

2804. A

2805. E

2806. C

2807. C

2808. D

2809. D 疱疹样皮炎患者口服含溴、碘的药物和食用含谷胶的饮品、食物后病情往往加重。

2810. A 接触性皮炎的皮炎一般无特异性，轻症时局部呈红斑，淡红至鲜红色，稍有水肿，或有针尖大的丘疹密集，重症时红斑肿胀明显，在此基础上有多数丘疹、水疱，炎症剧烈时可以发生大疱。水疱破裂则有糜烂、渗液和结痂。如为烈性的原发刺激，可使表皮坏死脱落，甚至深及真皮发生溃疡。该患者全身瘙痒、红斑、渗出，且反复发作，糖皮质激素治疗有效，符合接触性皮炎的临床表现。

2811. E 对于重症者应先用氢化可的松或地塞米松静脉滴注，等症状减轻后，口服维持。疗程不足会导致患者皮损复发。

2812. B 该患者病情严重应先用氢化可的松或地塞米松静脉滴注，等症状减轻后，口服维持。

2813. B 库欣综合征通常表现为表皮和皮下结缔组织萎缩，导致皮肤变薄呈半透明状，典型患者出现特征性淡紫红色条状萎缩纹。胫前黏液水肿通常表现为双小腿胫前皮肤非凹陷性、水肿性斑块或结节，毛囊口扩张，呈特征性橘皮样外观，患者往往伴有突眼。硬肿病表现为颈和背部皮肤呈弥漫性、非凹陷性肿胀和硬化，似木板样僵硬，表面平滑、苍白、发凉，毛发正常，肤色正常或呈淡褐色，与正常皮肤无清楚的界限。皮肤钙沉着症表现为坚硬的丘疹、结节或肿块，破溃后排出奶酪色、油状砂粒样物质。苔藓样皮肤淀粉样变性的皮损通常对称分布在双小腿胫前，初起为针头大的褐色斑疹，而后形成稍隆起的丘疹，逐渐增大，直径可达 2mm 左右，呈半球形、圆锥形或多角形扁平隆起，质硬，表面光滑发亮似蜡样。结合该患者的临床表现，最可能诊断为胫前黏液水肿。

2814. B 根据患者的病史特点和皮损特征，临床考虑为胫前黏液水肿的可能性大，因此确诊应进行皮损组织病理以及阿新蓝染色检查，阿新蓝染色主要观察胶原束间的黏液样物质。

2815. E 过敏性紫癜为侵犯皮肤和其他器官细小动脉和毛细血管的血管炎，不会引起皮肤黏蛋白聚集。

2816. C 该患者考虑痛风，故首先应进行的检查是血尿酸检测和抽取关节液于偏振光显微镜下检测尿酸盐结晶。

2817. C 根据病程和临床表现，痛风分为无症状高尿酸血症、急性痛风性关节炎、间歇期、痛风石及慢性关节炎，不包括进展期。

2818. E 该患者处于痛风的急性发作期，该期不予降尿酸治疗，如原先已经服用降尿酸药者则无需停用，以免引起血尿酸波动，导致发作时间延长或转移性发作。

2819. B 麻风可表现为红斑、鳞屑、毛发脱落，但伴有感觉障碍，周围神经干常呈粗大。播散性盘状红斑狼疮可出现头皮萎缩性脱发斑，边缘可见紫红色斑，表面覆黏着性鳞屑，面部、背部可出现红斑、萎缩、黏着性鳞屑。二期梅毒可出现脱发，但多为虫蚀样脱发，躯干可出现红斑、脱屑，梅毒血清学检测可明确诊断。头癣并体癣可出现头皮脱发，伴有鳞屑，瘙痒明显，体癣典型的皮疹为环状排列的红斑、丘疹。扁平苔藓的典型皮疹为多角形紫红色扁平丘疹，表面有光滑发亮的蜡样薄膜、白色细条纹，萎缩性扁平苔藓可出现萎缩性斑片，斑片是由边缘略隆起而中央微凹陷的多角形小丘疹组成，有时覆有细薄鳞屑或中央毛囊性角质栓，损害呈紫红色或黄褐色、淡白色。结合该患者的临床表现，首先应考虑的疾病是播散性盘状红斑狼疮。

2820. C 毛囊黏蛋白病主要表现为有光泽的淡红色或肤色的毛囊性丘疹，或稍带有鳞屑的红色浸润性斑块或结节，其上毛发脱落。

2821. C 当毛囊黏蛋白病患者的整个毛囊受累时可以出现毛母质不同程度的破坏。

2822. C

2823. C 出生后不久发生白斑，白斑分布持续多年不变，皮损无组织和感觉上的变化，白斑边缘没有色素沉着。据此可诊断为无色素痣。

2824. A 无色素痣的 Wood 灯检查呈灰白色荧光。

2825. C 无色素痣分为 3 型：①局限型：单发白斑，为圆形或卵圆形，白斑局限在身体的一些部位；②节段型：皮损按皮节分布，累及一个或多个皮节或沿 Blaschko 线分布；③系统型：白斑累及整个单侧肢体，形态奇异，呈漩涡状、条纹状。

2826. C 根据题干：突然出现淡黄色至深棕色斑片，其上伴毛囊性丘疹及毛发增生可以诊断为 Becker 痣。

2827. D 竖毛肌增生是 Becker 痣的特征。

2828. C Becker 痣的色素沉着性损害可以采用调 Q 红宝石激光或 Nd：YAG 激光治疗，多毛可选择半导体激光等治疗。

2829. C 色素斑处划痕或摩擦后出现风团，即 Darier 征阳性，见于色素性荨麻疹。

2830. D 吉姆萨染色阴性可排除肥大细胞增生症，色素性荨麻疹的组织病理特征为真皮内有大量肥大细胞浸润。

2831. C

2832. A 特发性多发性斑状色素沉着症的预后良好，一般不需治疗。需要治疗时可对症处理，如内服维生素 C 和维生素 E，外用氢醌乳膏。

2833. A

2834. D 结节性硬化症的特征为面部血管纤维瘤、癫痫、智力发育迟缓，可出现叶状脱色斑。

2835. E 结节性硬化症皮损有四种特征性的损害：①甲周纤维瘤（排除 B），甲周上长出鲜红色的赘生物，光滑坚韧；②面部血管纤维瘤（排除 A），表现为黄色的毛细血管扩张性丘疹，质地硬，多发性散在分布，主要发生在鼻唇沟、颊部；③鲛鱼皮样斑块（排除 C），表现为腰部或者骶部出现不规则增厚的稍高起皮肤的斑块；④叶状脱色斑（排除 D），呈卵圆形或者条状。根据典型的临床表现，一般可以作出诊断。

2836. A 结节性硬化症是一种常染色体显性遗传病，致病基因为 TSC1 和 TSC2，基因检测可以对不典型的结节性硬化症进行诊断。

2837. E 瑞尔黑变病多见于中年妇女。皮损分布于额、颧部、耳后、颈侧、臂部及其他曝光部位。初起面部发红瘙痒，继之色素沉着，皮损可为淡棕色、铜红色、灰褐色或紫褐色，边界不清，逐渐扩展，表面覆以薄层粉状鳞屑，也可见毛囊角化。以受累皮肤上的粉尘样外观为特点。

2838. E 瑞尔黑变病的组织病理：表皮轻度角化过度，棘层细胞间水肿，基底细胞有点状液化变性，真皮浅层有大量黑素颗粒，有较多噬黑素细胞，真皮血管周围炎细胞浸润。

2839. A 患者在面部长期坚持使用同一品牌的护肤品，可将该化妆品做斑贴试验，观察是否阳性。

2840. E 维 A 酸是光敏性药物，应避免使用。

2841. A 遗传性大疱性表皮松解症是一组罕见的遗传性皮肤病，主要表现为皮肤或黏膜脆性增加，即受到轻微外伤或摩擦后出现破损、水疱或大疱改变。该患者自出生起泛发水疱、糜烂和出血，并伴有局灶性角化过度、萎缩和红斑性瘢痕，符合遗传性大疱性表皮松解症的临床表现。

2842. E 该病预后与疾病类型、基因突变位点、反复外伤、用药不规则及护理情况等有关。遗传因素对患者皮损有无改善不相关。

2843. C 遗传学检查中的基因检测可发现致病基因的致病性突变位点，确定致病基因。

2844. E 对于大疱性表皮松解症患者，应给予的日常护理有处理破损创面，防止感染；减少运动，减少摩擦；预防并发症；食用柔软的食物，减少对食管上皮的刺激。

2845. A 角蛋白鱼鳞病是由一种角蛋白基因突变引起的一组通常为常染色体显性遗传的、罕见的角化病，导致角蛋白中间丝异常，包括表皮松解性鱼鳞病、浅表表皮松解性鱼鳞病、环状表皮松解性鱼鳞病、Curth－Macklin 型豪猪状鱼鳞病和五彩纸屑鱼鳞病。表皮松解性鱼鳞病或大疱性先天性鱼鳞病样红皮病，是一种由 KRT1 和 KRT10 突变引起的常染色体显性遗传性角化障碍，导致角蛋白中间丝聚集在基底上层细胞中，特点是出生时皮肤脆性明显增加伴水疱和红皮病。

2846. A

2847. B 表皮松解性鱼鳞病：KRT1 突变通常伴有严重的掌跖角化，而 KRT10 突变掌跖不受累，因为在掌跖部位 KRT10 基因不表达。皮肤感染是婴儿和儿童的常见并发症。在年龄较大的儿童和成年人，角化过度在皮肤褶皱处会更明显。

2848. A 表皮松解性鱼鳞病随着年龄的增长，患者症状会逐渐改善，表现为儿童期水疱逐渐变少，并且出现较厚的黏着性鳞屑。

2849. B 点状掌跖角化病可发于任何年龄，青春期多见。典型皮损为掌跖部散发角化性丘疹，多数呈圆形或卵圆形，皮色或黄色，直径 2～10mm，散在分布或排列成片状或线状，丘疹脱落后，呈现火山口样小凹陷。少数患者可累及手足背及肘膝部，不伴手足多汗，偶可见甲营养不良。根据患者掌跖部位多发角化性丘疹，直径约数毫米，皮损从针尖大小、半透明的丘疹逐渐演变为疣状伴角化中心、剥除后可遗留凹坑。诊断考虑为点状掌跖角化病。

2850. B 掌跖角化病（palmoplantar keratoderma，PPK）是一组临床表现多样，发病机制各异，具有高度遗传异质性的角化性皮肤病，遗传学检查有重要意义。

2851. A Buschke－Fischer－Brauer 型点状掌跖角化与 AAGAB 及 COL14A1 突变有关，除上述特点外，还可合并听力下降、寻常性鱼鳞病、先天性髋关节发育不良及甲萎缩等，偶有合并恶性肿瘤的报道。Howell－Evans 综合征表现为儿童至青春期出现的掌跖摩擦部位有黄色的硬结，其特征性表现为口腔及食道内多发的角化性白斑，该综合征由 RH－BDF2 基因突变导致，该基因所编码的蛋白与表皮生长因子受体及肿瘤坏死因子信号通路相关。

2852. A

2853. A 无汗型或少汗型外胚叶发育不良是 X 连锁隐性遗传性疾病。

2854. E 外胚叶发育不良可有指/趾甲发育不良、汗腺与皮脂腺少、缺牙或牙发育不良、毛发稀少、毳毛稀少细弱或缺如、眉毛稀少或 2/3 处无毛，睫毛亦少、泪腺发育不全等临床表现。

2855. E 该患儿诊断为外胚叶发育不良，无根治疗法亦无特殊治疗。治疗的目的是帮助患儿适应环境，建立接近正常的生活。

2856. A ①不同基因突变导致的少汗型外胚叶发育不良（HED）遗传方式不同，故需要在明确患者及其家系致病基因的基础上开展遗传咨询与产前诊断。②最常见的是 EDA 基因突变，表现为 X 连锁隐性遗传。女性携带者后代若为女性，有 1/2 的概率为正常人、1/2 的概率为表型正常的携带者；后代若为男性，有 1/2 的概率为正常人、1/2 的概率为患者。

2857. B 色素失禁症包含：红斑水疱期、疣状增生期、色素失禁期（或色素沉着期）、色素减退期（或色素萎缩期）。①红斑水疱期：通常发生在刚出生至 4 个月以内的婴儿（通常不会超过 6 个月），水疱反复发作，伴有明显浮肿性红斑。水疱通常为绿豆至黄豆大小、疱壁紧张、疱液清亮或淡黄色，群集分布并且成现状排列，多位于一侧肢体或者躯干（几乎不见于脸部）。如果没有继发感染，水疱通常在一段时间内可以自行消退，但是可以再次在同一部位或者其他部位群集出现。皮肤病理检查会有特征性表现，即可以看到大量的嗜酸细胞在真皮浸润，并且表皮有嗜酸细胞性脓肿，伴有明显角化不良细胞。②疣状增生期：可以在出生第 1 周到 2 年内出现。主要表现为沿 Blaschko 线分布的疣状凸起斑块，表面有明显的角化，可融合呈条带状。疣状增生的病理表现为高度角化过度，伴有较多的角化不良细胞。③色素失禁期（或色素沉着期）：通常在出生后 6 个月到 1 岁左右开始出现，一般在疣状增生性皮损消退后开始出现。色素通常为棕褐色或者褐黑色，沿着 Blaschko 线分布，在腿部呈线状排列，而在身体躯干呈漩涡状或者泼墨状分布。皮肤病理显示皮肤真皮层有大量噬黑素细胞。值得注意的是，色素沉着可以自行消退，通常在青春期开始消退，多数会在 20 岁之前彻底或接近彻底消退。④色素减退期：通常在青春期到成年之后出现。表现为条带状色素减退斑，通常伴有毛囊和皮肤附属器的萎缩，多数位于小腿。还可出现头皮毛囊的线状或者片状缺失。结合该患儿症状考虑诊断为色素失禁症。

2858. A 该患儿诊断考虑为色素失禁症（IP）。该病是一种罕见 X 连锁显性遗传性皮肤病，主要累及皮肤及附属器、牙齿、眼及中枢神经系统等。IP 通常为女性发病，女性患儿常在出生时或出生后不久发生皮肤损害，其损害的程度和范围因个体差异变化很大。

2859. C 色素失禁症的基因检测：多数发现IKBKG 基因第 4～10 号外显子杂合性缺失突变。

2860. E 色素失禁症通常不需要特殊治疗。临床 1 ~ 3 期表现均可自行消退，色素沉着斑多数于 2 岁后开始消退，到成年后可能遗留轻度的色素减退。合并有神经系统和眼部受累的患儿，需要到相应神经内科及眼科进行及时治疗。

2861. D 汗孔角化症初起为一角化性小丘疹，缓慢向四周扩展，边缘渐渐隆起，形成一环形、地图形或不规则形的、边界清楚的斑片，边缘呈堤状隆起，中央部分干燥、平滑，轻度萎缩，略微凹陷，无毳毛，毛囊口处可见角质丘疹。皮损呈淡褐色或褐色，边缘颜色较暗。皮损大小和数目不等。结合该患者症状，考虑诊断为汗孔角化症。

2862. A 汗孔角化症多见于男性，一般在幼年时发病，但也有到成年以后才发病的情况，往往无自觉症状。

2863. A 汗孔角化症（porokeratosis，PK）是较少见的慢性遗传性皮肤病，多数汗孔角化症表现为常染色体显性遗传，仍有一部分为无家族遗传史的散发病例。

2864. D 汗孔角化症需要与以下疾病进行鉴别。(1) 炎症性线性表皮痣：皮损可沿 Blaschko 线分布，与线状型汗孔角化症相似，但组织病理表现无汗孔角化症的特征性鸡眼样板，而是角化不全与角化过度交替出现。(2) 线状扁平苔藓：组织病理上无汗孔角化症的特征性鸡眼样板。(3) 寻常疣：病理上常出现角化不全堆，有时与鸡眼样板很相似。

2865. C 单纯型大疱性表皮松解症（EBS）的水疱发生在基底细胞层，尼氏征阴性，常在2岁内出现摩擦部位水疱。交界型大疱性表皮松解症（JEB）出生后即有广泛的水疱、大疱、糜烂、结痂，愈后出现萎缩性瘢痕，并可出现并趾畸形，可见牙釉质发育不良，甲营养不良或者无甲。营养不良型大疱性表皮松解症常在出生时即出现水疱，位置较深，愈后留有明显瘢痕。结合该患者的临床症状，最可能的诊断是单纯型大疱性表皮松解症。

2866. D

2867. A 单纯型大疱性表皮松解症（EBS）可伴有色素异常，EBS 重型可发生随年龄增长加重的掌跖角化、疱疹样水疱，并可累及甲、毛发和牙齿。JEB 可累及呼吸道，发生呼吸道感染。

2868. B 着色性干皮病：①典型表现：畏光、早发雀斑和曝光部位的皮肤肿瘤。②皮肤损害：在2岁前即可出现，患儿有显著的光敏感，轻微日光照射后即出现红斑、水疱，2 岁时几乎均出现日光性雀斑样痣，可伴色素减退、瘢痕形成和毛细血管扩张。皮肤逐渐变得干燥。青春期前即可出现日光性角化病。结合题干患者症状考虑为着色性干皮病。

2869. D 着色性干皮病（xeroderma pigmentosum，XP）是一种由于基因突变导致 DNA 损伤修复功能缺陷而引起的遗传性皮肤病，患者对紫外线高度敏感，极少量的阳光暴露即可引起显著的皮肤损害。

2870. B

2871. C

2872. A

2873. C

2874. B

2875. E

2876. A

2877. C 脂溢性皮炎是发生于头、面及胸、背等皮脂溢出较多部位的一种慢性炎症性皮肤病。其皮损初起为毛囊性丘疹，渐扩大、融合成暗红或黄红色斑，被覆油腻鳞屑或痂，可出现渗出、结痂和糜烂并呈湿疹样表现。

2878. D 脂溢性皮炎患者中马拉色菌定植率可高达 90%，中国脂溢性皮炎患者中主要是合轴马拉色菌和球形马拉色菌。目前认为，马拉色菌诱发脂溢性皮炎的机制包括定植菌过度增殖、皮肤屏障破坏（马拉色菌分泌的脂肪酶和磷脂酶水解皮肤的三酰甘油而诱导角质形成细胞产生促炎因子，引起皮肤炎症反应和脱屑，进而破坏屏障）、机体免疫异常和个体易感性。

2879. B 他克莫司乳膏是钙调磷酸酶抑制剂，可抑制炎症性细胞因子转录而发挥抗炎作用。环吡酮胺兼有抗真菌和抗炎症作用，而水杨酸可以兼顾抗炎症、抗真菌和角质溶解的作用。

2880. B 甲扁平苔藓表现为甲下丘疹引起甲板增厚，甲凹凸不平，或甲板变薄，常有纵沟或嵴，少见有进行性萎缩，引起脱甲。有甲裂缝，尤以中线处裂缝较为多见。甲翼状胬肉为甲扁平苔藓的特征之一。

2881. A 甲扁平苔藓的组织病理表现类似发生在身体其他部位的扁平苔藓，可见典型的凋亡坏死的角质形成细胞（胶样小体），甲床上表皮颗粒层增厚，基底层液化变性，真皮上部炎性细胞带状浸润。

2882. A 原发性手足多汗症属局限性多汗症，常初发于儿童或青春期，无明显性别差异，多有家族史，有成年后自然减轻的倾向。表现为掌跖处汗液异常增多，甚至可滴下，由于汗液过多来不及蒸发，局部皮肤可浸渍而发白。结合该患儿的临床表现，诊断考虑为原发性手足多汗症。

2883. B 原发性局部多汗症表现为双侧、相对对称的局部多汗症状，其可呈短暂或持续性，情绪波动时更明显，无明显季节性，多伴有手、足湿冷或发绀现象。睡眠时无多汗症状。原发性多汗症常伴有代谢性疾病。

2884. B 在头皮脱发区，5α－还原酶的活性明显增高，使睾酮转变为5α－二氢睾酮（DHT），DHT 与毛囊细胞上的雄激素受体结合后发挥生物学作用，使得毛囊微小化，生长期毛发逐渐变细，毛发生长周期缩短。

2885. D　雄激素性脱发患者的生长期毛发/休止期毛发的比值降低，表现为毛发密度明显减少，终毛数量减少，毳毛数量增加。皮肤镜可观察到黄点征和短毳毛，毛发单位密度减少，毛发直径差异大。感叹号发是斑秃的特异皮肤镜表现。拉发试验：患者5天不洗头，以拇指和示指用轻力拉起含有五六十根毛发的一束头发，计算拔下的毛发数量，多于6根为阳性，提示存在活动性脱发。雄激素性脱发（AGA）患者为阴性，如伴发休止期脱发或斑秃可呈阳性。组织病理检查：毛囊微小化，终毛/毳毛<3∶1，休止期/生长期比例轻度增加。疾病后期毛囊显著萎缩、消失，毛囊周围纤维化。

2886. C　雄激素性脱发分为4种基本型（L、M、C和U型）代表前发际线的形状和2种特殊型（F和V型）代表额部和顶部头发的密度。L型代表发际线正常；M、C和U型再根据脱发的严重程度进行分级，前额中部发际线与头顶部连线分为前、中、后三部分，前额中部发际线后移达到后部，判定为C3型，额部头发密度显著降低，判定为F2，顶部毛发密度肉眼可见降低，判定为V1。

2887. E　雄激素性脱发（AGA）患者服用非那雄胺3个月内可能会造成头发脱落增加，需要继续观察，一般在服药3个月后头发脱落减少。螺内酯仅适用于部分女性AGA患者，可减少肾上腺产生睾酮，同时对DHT与雄激素受体的结合有轻微的竞争作用。用法为40～200mg/d，至少服用1年才会有效果。在动物实验中，发现非那雄胺有致畸作用，故不宜用于小儿和育龄妇女。男性患者可用米诺地尔酊治疗，但并非所有男性患者的治疗先从外用2%米诺地尔酊开始。

2888. E　该病例特点是面部痤疮、多毛、月经稀少，且出现喉结等高雄激素症状，测定睾酮（T）、促甲状腺素（TSH）和催乳素（PRL），以排除高催乳素血症，彩超进一步排除多囊卵巢综合征及卵巢肿瘤。另测血17－羟皮质类固醇（17－OHP）或血、尿皮质醇水平及肾上腺影像检查可排除肾上腺皮质增生症或者肾上腺皮质肿瘤引起的高皮质醇血症。

2889. B

2890. B　环丙孕酮主要用于保护子宫内膜、调整月经周期，通过降低卵巢产生的雄激素改善多毛和痤疮。连续6个周期以上的治疗对60%～80%的多毛患者有效。

2891. E　环丙孕酮的副作用包括头痛、体重增加、情绪改变、性欲下降、胃肠道反应和乳腺疼痛，并呈剂量相关。螺内酯常见的副作用包括多尿、月经紊乱、乳房触痛、乳房增大、乏力、头痛及头晕。

2892. A　顶泌汗腺引起的臭汗症多由该部位的各种细菌与顶泌汗腺分泌物中所含有机物反应后产生的不饱和脂肪酸和氨所致，一般引起局部臭汗症。

2893. B　顶泌汗腺主要位于皮肤的皮下脂肪层，主要分布在腋下、乳晕、肛门及会阴部。由交感神经支配，分泌物被细菌分解后产生特殊的气味。

2894. C　腋臭的治疗方法很多，最有效的方法就是手术彻底去除腋窝的顶泌汗腺，适合于严重的臭汗症以及其他方法治疗效果不佳时。

2895. C　腋臭去除术后血肿是较常见的术后并发症。血肿如果得不到及时处理，可能导致皮瓣皮肤坏死、切口感染和延迟愈合等严重后果。

2896. C　厚甲症可分为先天性厚甲症和获得性厚甲症，前者有家族史，出生时即发病或出生2～3个月发病，以厚甲、掌跖角化、多汗、毛囊角化为特征。后者常常见于甲真菌病、湿疹、银屑病及外伤后。

2897. E

2898. B　厚甲症可由于甲母质功能异常引起或可由于甲床病理改变造成。

2899. C　对厚甲症患者行拔除术只能暂时缓解症状。甲母质和甲床刮除术为简单且有效的疗法。甲下角化异常时可局部应用角质溶解剂，如乳酸、水杨酸和尿素制剂等。

2900. D　单发性角化棘皮瘤常好发于暴露部位，初起为肤色或红色小丘疹，迅即变成顶端有细小糠秕状鳞屑的坚实丘疹，于2～8周内增至直径为0.5～2cm的半球形结节，肤色至淡红色，中心呈火山口样凹陷，其中充以角质栓，一般无自觉症状。多数在6个月内自行消退，留有轻度凹陷的色素减退性萎缩瘢痕。结合该患者的临床表现，最可能的诊断是角化棘皮瘤。

2901. B　角化棘皮瘤为皮肤肿瘤的一种类型，病理为金标准。角化棘皮瘤与高分化鳞状细胞癌需要进行鉴别诊断，一般部分切除行病理检查，可明确诊断。

2902. A　本病需与鳞癌相鉴别。

2903. A　血管球瘤好发于上肢，特别是手指，自紫蓝色至红色，质硬或软，粟米至绿豆大小，少数直径为2cm，约25%发生在甲下，甲板呈紫蓝色，可引起甲板隆起，常有自发痛或触痛，为阵发性。因此，结合该患儿的表现最可能诊断为血管球瘤。

2904. E　血管球瘤最好完全手术切除，否则容易复发，冷冻治疗有效，放射治疗不敏感，电凝固可能复发。

2905. C　根据描述，怀疑该患者为多发性毛发上皮瘤，该病与遗传有关，多为常染色体显性遗传，因此在问病史中要重点关注家族史。

2906. D　毛发上皮瘤的组织病理学改变主要是基底细胞样细胞增生，1/3患者的肿瘤与表皮连接。向毛囊及皮脂腺导管分化，可见大量基底样细胞成团分布，边缘基底样细胞成栅栏样排列，绕以明显的成纤维细胞及纤维性基质，部分切片内可见裂隙出现于结缔组织之间，有许多角囊肿和毛乳头样结构，因毛囊球结构内的毛母质细胞是不正常的细胞，故从不产生成熟毛干。有时可出现钙化。

2907. E 该患者组织病理表现为基底样细胞团块成栅栏状排列，伴有成纤维细胞、角质囊肿及不成熟的毛乳头样结构，符合毛发上皮瘤的特征。

2908. A 目前，普遍认为毛发上皮瘤的肿瘤细胞起源于多潜能基底细胞，并有向毛发分化的趋势。

2909. D

2910. C

2911. B 干扰素 α 是由 FDA 批准的 Kaposi 肉瘤的全身用药，由于其直接抑制 Kaposi 肉瘤细胞增生，减轻宿主免疫反应而产生抗肿瘤活性。

2912. B 患儿的梅毒血清学试验结果正常可排除二期梅毒疹；色素性荨麻疹表现为斑疹、斑丘疹，摩擦后产生风团；Spitz 痣是来源于黑素细胞的后天性良性肿瘤，发生于 3～13 岁的儿童及少年面部的单发性红色丘疹、结节；发疹性组织细胞瘤好发于躯干部，面部少见。幼年性黄色肉芽肿的典型表现：皮损最常见于头颈部，其次为躯干上部和上肢，也可发于女性阴阜、男性阴囊。初始表现为边界清楚、质硬、有弹性的圆形或卵圆形的丘疹或结节，数目从 1 个到多个，有时有浅表毛细血管扩张，或基底处有一红晕。有时会伴有瘙痒或疼痛。结合该患儿的临床表现和辅助检查，最可能的诊断是幼年性黄色肉芽肿。

2913. B 组织病理为幼年性黄色肉芽肿诊断的金标准。

2914. E

2915. E 丘疹坏死性结核疹为皮肤结核疹，PPD 试验阳性，丘疹可有坏死、溃疡和瘢痕，组织病理早期为白细胞破碎性血管炎。

2916. C

2917. B 该病例的皮疹以紫红色或紫蓝色丘疹、结节和斑块为主，从皮疹形态和皮疹部位分析，扁平苔藓、变应性皮肤血管炎和 Kaposi 肉瘤都有可能；如果浅表淋巴结肿大，淋巴瘤也不能排除。而类风湿结节是指类风湿关节炎患者的关节附近出现的无痛性结节，该病例不符合。

2918. A 青年男性、同性恋、低热和体重下降、慢性腹泻和浅表淋巴结肿大高度怀疑为获得性免疫缺陷综合征，梅毒血清学检测、HIV 抗体检测和 $CD4^+$ 细胞计数是必须进行的基本检查。该患者出现双下肢的紫蓝色出血性丘疹、结节、斑块，首先考虑艾滋病合并肿瘤，是否是 Kaposi 肉瘤可结合 HHV－8 检测和组织病理检查。

2919. C

2920. D 穿通性毛囊炎多见于慢性肾功能不全者，特征性表现为红色毛囊性丘疹，中央有角栓，无明显自觉症状。结合该患者的临床表现，最可能的诊断是穿通性毛囊炎。

2921. B 穿通性毛囊炎的组织病理示毛囊口扩张，充满混杂的变性弹力纤维、变性胶原和炎细胞角化物，常见到卷曲毛发，可与其他疾病鉴别。

2922. E 穿通性毛囊炎的治疗可系统及外用维 A 酸类药物、角质剥脱剂，PUVA 也有效。

2923. C CHILD 综合征是一种罕见的 X 连锁显性遗传的先天性多系统疾病，又称为先天性偏侧发育不良伴鱼鳞病样红皮病及肢体缺陷综合征，临床表现为出生时或出生后不久出现单侧鱼鳞病样红皮病或带状炎性红斑性角化性皮损，常无症状，偶尔为双侧。同时伴有半侧身体的严重肢体缺陷。

2924. E CHILD 综合征的骨骼表现为同侧骨发育不良，脑、肺、肾和心脏可以受累。

2925. A

2926. D CHILD 综合征皮损的组织病理学改变最特征性的是真皮乳头层充满泡沫样组织细胞，其他表现有表皮角化过度、角化不全、棘层肥厚。

2927. D 阴虱病（pediculosis pubis）：会阴部剧烈瘙痒，晚间为甚，其配偶或性伴侣可有类似症状，不仅常见于会阴处的毛发上，而且可以发生于头皮、睫毛、眉毛、胡须、腋窝和肛周区域。60% 的患者有两处不同的毛发覆盖部位的感染。皮损为抓痕及血痂，或散在片状蓝色出血瘀斑，患者内裤上常有点状污褐色血迹。结合该患者的表现，诊断可能性最大的疾病是阴虱病。

2928. A 患者诊断考虑为阴虱病的可能性大，因此应取阴毛附着物进行镜检，如在毛干及根部发现虫卵与幼虫，可确诊该病。

2929. A 色素失禁症，也称 Bloch－Sulzberger 病，主要见于女性，是一种 X 连锁显性遗传性疾病。有特征性皮肤改变。患儿于出生后 2 周左右，于躯干两侧出现荨麻疹样、水疱样、疣状皮炎改变。继发色素性斑疹，常好发于躯干、上臂和大腿。色素沉着如辣椒粉样或喷泉样，损害不沿皮纹或神经分布，特征性出现沿 Blaschko 线分布的红斑上疣状漩涡样斑块。色素可持续数年，消退后不留痕迹，或留有淡的色素脱失斑。根据患儿出生不久出现红斑、水疱，继发色素沉着斑，专科查体见躯干、四肢和外阴见条状或不规则状或涡轮状光滑的紫色或褐色色素沉着斑，部分皮损呈疣状改变，诊断考虑色素失禁症。

2930. C 典型的色素失禁症的皮肤表现分 4 期。（1）红斑水疱期：通常发生在刚出生至 4 个月以内的婴儿（通常不会超过 6 个月），水疱反复发作，伴有明显浮肿性红斑。水疱通常为绿豆至黄豆大小、疱壁紧张、疱液清亮或淡黄色，群集分布并且成线状排列，多位于一侧肢体或者躯干（几乎不见于脸部）。如果没有继发感染，水疱通常在一段时间内可以自行消退，但是可以再次在同一部位或者其他部位群集出现。皮肤病理检查会有特征性表现，即可以看到大量的嗜酸性细胞在真皮浸润，并且表皮有嗜酸性细胞性脓肿，伴有明显角化不良细胞。(2) 疣状增生期：可以在出生第1周到2年内出现。主要表现为沿 Blaschko 线分布的疣状凸起斑块，表面有明显的角化，可融合呈条带状。疣状增生的病理表现为高度角化过度，伴有较多的角化不良细胞。(3) 色素失禁期（或色素沉着期）：通常在出生后6个月到1岁左右开始出现，一般在疣状增生性皮损消退后开始出现。色素通常为棕褐色或者褐黑色，沿着 Blaschko 线分布，在腿部呈线状排列，而在身体躯干呈现漩涡状或者泼墨状分布。皮肤病理显示皮肤真皮层有大量噬黑素细胞。值得注意的是，色素沉着可以自行消退，通常在青春期开始消退，多数会在20岁之前彻底或接近彻底消退。(4) 色素减退期：通常在青春期到成年之后出现。表现为条带状色素减退斑，通常伴有毛囊和皮肤附属器的萎缩，多数位于小腿。还可出现头皮毛囊的线状或者片状缺失。

2931. A　色素失禁症需要与遗传性大疱性表皮松解症、线状及漩涡状痣样色素沉着病等疾病相鉴别，根据典型临床特征即可进行鉴别，必要时可以通过基因检测进行鉴别。

2932. B　寻常性鱼鳞病是常染色体显性遗传病，患者在幼儿期即发病，是鱼鳞病中最常见的类型，占鱼鳞病患者的95%以上，还与遗传性过敏症有关。患者皮肤上长期可见菱形或多角形鳞屑，呈鱼鳞样，并成片脱落。一般无智力障碍。结节性硬化症累及中枢神经系统时，症状和体征表现为智力障碍、癫痫、肌张力异常，单瘫，偏瘫等。着色性干皮病的神经系统表现：大约20%的着色性干皮病患者发生神经系统病变，可表现为智力低下、侏儒、小头畸形、感觉神经性耳聋、痉挛和共济失调等。Rud 综合征又名侏儒－鱼鳞病样红皮病－智能缺陷，本病为一种罕见的遗传性皮肤病，为常染色体隐性遗传或 X 连锁遗传。色素失禁症（IP）的神经系统表现：30%的 IP 患儿通常在新生儿期发生神经系统并发症，以出生后数周内出现癫痫最为常见。其他神经发育不良包括发育迟缓、智力低下、共济失调、痉挛性麻痹、小头畸形、脑萎缩和室周脑水肿等。

四、案例分析题

2933. B　过敏性紫癜又称自限性急性出血症，是一种侵犯皮肤和其他器官细小动脉和毛细血管的过敏性血管炎，发病原因可能是病原体感染、某些药物作用、过敏等，这些因素可致使体内形成 IgA 或 IgG 类循环免疫复合物，沉积于真皮上层毛细血管引起血管炎。主要表现为紫癜、腹痛、关节痛和肾损害，但血小板不减少，本病是儿童时期最常见的一种血管炎，多发生于学龄期儿童，常见发病年龄为7～14岁。该患儿双下肢瘀点、瘀斑、水疱、血疱，腹痛，符合过敏性紫癜的表现。

2934. F　急查腹部 X 线片，查明腹痛原因，也能与其他实质性脏器损害进行鉴别。

2935. ABCDEFG　过敏性紫癜的治疗原则包括：①病因治疗：积极寻找、治疗可能的病因，单纯皮肤型紫癜以休息为主，不宜过度药物治疗；②一般治疗：注意出入液体量、加强营养、维持电解质平衡。消化道出血仅表现为大便潜血阳性时，如腹痛不重，可用流食。消化道出血严重者应禁食。注意寻找和避免接触过敏原。对症治疗，发热、关节痛者可使用解热镇痛药如吲哚美辛，芬必得；腹痛者应用解痉挛药物，如山莨菪碱口服或肌内注射，或阿托品肌内注射；如有明显感染，给予有效抗生素；③抗组胺药：适用于单纯型紫癜，可同时使用芦丁、维生素 C、钙剂、安络血或止血敏等。有荨麻疹或血管神经源性水肿时，应用抗组织胺药物和钙剂；近年来又提出用 H_2 受体阻断剂西咪替丁治疗；④抗血小板凝集药；⑤抗凝治疗；⑥肾上腺皮质激素，适用于严重皮肤损害或关节型、腹型、肾型紫癜；⑦血浆置换。

2936. G　Sweet 综合征病因不明确，多见于中年以上女性，主要表现为发热，四肢、面、颈部有隆起的疼痛性红色斑块，边界清楚，表面可呈乳头状或粗颗粒状，似假性水疱。本例患者为中年女性，以发热，面部红斑、丘疹、斑块起病，应考虑 Sweet 综合征。

2937. D　Sweet 综合征用抗生素治疗效果欠佳，糖皮质激素疗效好，用量相当于泼尼松30～60mg/d。

2938. ABCDEF　Sweet 综合征用抗生素治疗效果欠佳，糖皮质激素疗效好，用碘化钾、秋水仙碱、氨苯砜及中草药雷公藤制剂疗效亦可，患者有发热，可予非甾体抗炎药退热，尿蛋白升高，需低蛋白饮食。

2939. AD　白癜风患者体内可以产生抗体和 T 淋巴细胞，免疫反应可能导致黑素细胞被破坏，而细胞本身合成的毒性黑素前身物及某些导致皮肤脱色的化学物质对黑素细胞也可能有选择性的破坏作用。因此其本身白斑部位的黑色素不能恢复正常，主要皮损处色素的恢复是来源于周围正常皮肤的激活移行以及毛囊部位黑素细胞的激活移行。

2940. ACDEF　白癜风可以合并自身免疫病，如甲状腺疾病、糖尿病、慢性肾上腺功能减退、恶性贫血、风湿性关节炎、恶性黑色素瘤溃疡性结肠炎、Addison 病等。血清中还可以检出多种器官的特异性抗体，如抗甲状腺抗体、抗胃壁细胞抗体、抗肾上腺抗体、抗甲状旁腺抗体、抗平滑肌抗体、抗黑素细胞抗体等。高血压目前未有报道。

2941. BDEG 该病的光化性疗法主要包括：①光疗，窄波紫外线（NB－UVB）对治疗局限型或泛发型白癜风有一定效果。②光化学疗法（PUVA），对局限型白癜风而言，局部外涂呋喃香豆素类药物（8－MOP、补骨脂酊）＋日晒是一种较好的治疗选择，可以用于成人和5岁以上的儿童。③308nm准分子激光是目前治疗白癜风尤其是局限型白癜风的较好选择。另外对于稳定期，皮损数目不多，且无瘢痕体质者，常用方法包括自体表皮移植、微小皮片移植、自体培养黑素细胞移植等。

2942. ADEFH 脂溢性皮炎又称脂溢性湿疹，系发生于头面及胸背等皮脂溢出较多部位的一种慢性炎症性皮肤病。银屑病的鳞屑较多，常层层堆积，刮去鳞屑有薄膜现象及点状出血，病程长，易复发。亚急性皮肤型红斑狼疮（subacute cutaneous lupus erythematosus，SCLE）是一种以环形红斑或丘疹鳞屑性皮疹为特征的红斑狼疮，常伴有轻度或中度全身症状，多见于女性。故不选BCG。

2943. ABCEF 为明确诊断，询问皮损初发部位有助于排除一些特异性皮损，不同疾病其好发部位也有所不同，若考虑红斑狼疮类疾病时，因其日晒后加重，需询问发病前日晒情况，考虑药疹类疾病时，需询问系统病史及服药史；若考虑刺激性皮炎时，应检查耳后、眉弓、颏下有无皮损；不同疾病用药不同，观察其发病后的治疗及效果，有助于明确诊断。

2944. CGH 患者既往长期服用降压灵和二甲双胍，暂不考虑由二者所致，发病前后无过度日晒史。该患者的症状符合接触性皮炎的诊断。接触性皮炎的治疗：应去除病因，脱离接触刺激物及其他外界刺激物，局部清洁处理，根据病情选择适当的外用药及内服药。皮损在急性无渗出期或亚急性期均可以外用激素药膏。特别是在急性期尚未出现破溃时外用激素药膏可以抑制皮肤炎症的发展。病情较轻的患者口服抗组胺药物，可同时服用维生素C、钙片等。发生严重的过敏反应或出现自身过敏性皮炎时需要使用糖皮质激素治疗。

2945. DE

2946. A 皮肤行为症为精神状态异常所致的疾病，是一种皮肤的神经官能症。患者多采用自身损伤皮肤的方法释放情绪紧张以达到快感。此种不良行为经过长时期不断重复，成为一种强迫性不易控制的顽固性习惯。多见于青少年及儿童。根据其行动和损伤的部位而异，常见的有吸吮手指，日久后手指肿胀，并有湿疹样变化；咬指甲，引起甲缺损或甲周炎；反复舔吮口唇，致口唇潮红、肿胀、肥厚，甚至出现糜烂、渗液等湿疹样变化，称为舌舔皮炎；反复碰撞头部，引起头部创伤；紧握手部，引起手指水肿，出现瘀斑或甲下出血；紧束腰部或其他部位，引起组织萎缩或角质层过度增厚，形成胼胝样外观。结合该患儿的表现，最可能的诊断是皮肤行为症。

2947. ABC 该病的病因可包括：多在接受错误教育或不良环境的影响下，致使性格失常所致；体内缺乏锌、铜等微量元素而引起神经功能紊乱。此外，遗传素质可能与该病有关。

2948. D 本病不宜采取强制手段加以制止。应加强思想工作，说服教育，鼓励其参加集体活动，转移注意力。可配合心理治疗及适当应用镇静剂。对因缺乏锌、铜等微量元素而发病者补充微量元素，该患儿的锌含量明显低于正常值，首选口服0.5%硫酸锌糖浆或葡萄糖酸锌。皮损处外用药物对症治疗。

2949. ABD 银屑病的典型皮疹为红色丘疹、斑丘疹或斑块，可融合成片，边界清楚，周围有炎性红晕，浸润明显，上覆厚层银白色鳞屑。口唇疱疹表现为口唇部位出现红斑或小丘疹，随后迅速形成针尖至绿豆大小的小水疱，簇集分布于红斑基础之上。疥疮好发于皮肤细嫩部位。故排除CEF选项。

2950. DEF 此年龄患者属性活跃人群，性传播疾病不能排除，故应完善相关检查。

2951. D 二期梅毒疹一般出现在感染后9～12周或硬下疳消退后3～4周。皮疹具有多形性，包括斑疹、斑丘疹、丘疹、鳞屑性皮疹等，常泛发对称，掌跖易见暗红色或淡褐色环状脱屑性斑疹或斑丘疹。外生殖器及肛周皮疹多为湿丘疹或扁平湿疣等。头部可出现虫蚀状脱发。二期复发梅毒的皮损局限，数目较少，可见环形、弧形或匐形性皮损。患者基本无痛或瘙痒感觉。结合该患者的临床表现，首先考虑为二期梅毒疹。

2952. ABCDEFGH 该患者的皮损多位于光暴露部位，故诊断应考虑光化性疾病。抗核抗体有助于诊断风湿性疾病，组织病理学是诊断的金标准，皮损组织液抗酸染色有助于鉴别非结合分枝杆菌等的感染，卟啉病皮损主要分布于面和手部的光暴露部位，以上选项均有助于光化性疾病的诊断与鉴别诊断。

2953. ABD

2954. E 慢性光化性皮炎患者的光敏感试验提示对UVB或UVA反应异常敏感。光激发试验或光斑贴试验可呈阳性。

2955. BCDEFG 慢性光化性皮炎的治疗：①避光，外用遮光剂。尽可能明确光敏物和避免与可能存在的光敏物接触；②局部外用糖皮质激素乳膏及对症治疗；③羟基氯喹或氯喹配合口服抗组胺药有效。用药时应注意不良反应，定期检查眼科；④可同时口服烟酰胺、B族维生素等；⑤严重病例可以使用沙利度胺、免疫抑制剂、硬化治疗等。

2956. E 变应性皮肤血管炎是一种由Ⅲ型变态反应引起的皮肤小血管炎，又称白细胞碎裂性血管炎，常发生于中青年人，多为急性发作，多对称分布于下肢、臀部，初起为粟粒到绿豆大的红色斑丘疹和紫癜，后出现溃疡及坏死。结合该患者的表现，最可能的诊断是变应性皮肤血管炎。

2957. BCEFG 变应性皮肤血管炎的治疗：应防止感染，去除慢性感染灶和停服可疑药物。可服维生素C、潘生丁、阿司匹林、吲哚美辛、氨苯砜等。瘙痒及发热患者可口服抗组胺药物及非甾体抗炎药对症治疗，皮损广泛、症状严重的可服糖皮质激素。病情进展迅速并伴系统损害者可使用免疫抑制剂，如环磷酰胺、甲氨蝶呤、硫唑嘌呤等。雷公藤制剂或复方丹参片也有较好效果。

2958. ACD 患者可因系统应用糖皮质激素、非甾体抗炎药等导致消化道不良反应，此时应按急腹症处理，应用糖皮质激素或加量、口服非甾体抗炎药、部分止痛药均可能导致病情加重，肌内注射山莨菪碱可掩盖腹部症状。

2959. G

2960. ABCDF 患者有反复面部皮损、关节痛、面部见蝶形分布的鲜红色轻度水肿性斑片，双手足指腹末端见多处瘀点、瘀斑，表面轻度脱屑、结痂，考虑系统性红斑狼疮，需常规检查三大常规、肝肾功能、ESR、免疫球蛋白、补体、ENA多肽抗体谱、24小时尿蛋白定量、狼疮带试验等，患者无泌尿系统症状，无需做清洁中段尿培养和菌落计数。

2961. ABCD 患者精神恍惚、烦躁不安、表情淡漠。考虑狼疮侵犯大脑，应常规做头颅MRI、脑电图、脑脊液常规检查+生化检查、脑脊液IgG检查等。而磷酸肌酸激酶（CPK）、类风湿因子（RF）对诊断无实际意义。

2962. ABCE

2963. E 多形红斑是由感染、药物、寒冷、饮食等多种因素引起的变态反应，主要表现为皮肤的靶形损害，重者可出现黏膜损害、水疱、大疱。多形红斑型药疹和前者表现基本一致，但需有明确的用药史和药物过敏史，该患者有头孢类药物过敏，起疹前服用了阿莫西林，故诊断为多形红斑型药疹。大疱性表皮松解型药疹，属于重症药疹之一，主要表现为大小不等的松弛性水疱或大疱，大面积松解坏死，尼氏征阳性。固定型药疹多发生于皮肤黏膜交界处，为水肿性暗紫红色皮疹；水痘为感染性疾病，为米粒大小的散在水疱，从头面部向下发展。

2964. F 药疹治疗的首要原则是停用可疑药物，该患者有头孢类药物过敏，起疹前服用了阿莫西林，故应立即停用。

2965. ABCDEF 药疹治疗的原则首先是停用致敏药物。如治疗不当，可向重型的药疹发展，并造成高热、肾功能损害、电解质紊乱，继发感染等。

2966. D 带状疱疹是春季最易流行的一种病毒感染性皮肤病，由水痘-带状疱疹病毒感染后潜伏在体内再发，造成沿神经支配的皮肤区出现带状排列的成簇疱疹，伴随神经痛。老年人和患有慢性消耗性疾病的人容易感染带状疱疹，而且一旦染上病情更为严重。发病部位的皮肤即出现绿豆粒大小、张力很大的丘疹、水疱，沿神经分布，集簇状排列，呈条带状。如果发生在胸部、腰部，多自脊柱的一侧斜向前下方，极少对称发病。轻者每簇可间隔有正常皮肤，病情严重者可融合大片的带状分布，数日后由澄清透明的水疱变为浑浊的脓疱，部分可破溃形成糜烂。老年人多表现为大疱、血疱，甚至出现坏死。老年患者常出现剧烈疼痛，影响睡眠，如果治疗不及时，在皮损消退后，仍遗留疼痛，数月不能完全消退。年龄大的、体质弱的及患有肿瘤等慢性疾病者，病情会更为严重。结合该患者表现，可诊断为带状疱疹。

2967. BD 本病有时需与肿瘤、肋间神经痛、胸膜炎及急性阑尾炎等急腹症相鉴别，肿瘤标志物有助于排查诊断，肝肾功能主要排查患者有无肝肾异常，对日后用药有指导意义。

2968. CD 本病的治疗原则为抗病毒、止痛、消炎、防治并发症。治疗方法包括：（1）抗病毒治疗：需早期、足量应用，在发疹后24~72小时内开始使用抗病毒药物的疗效最好，可缩短病程，有利于皮损的愈合，减少带状疱疹后遗神经痛（PHN）的发生。可口服阿昔洛韦，800mg/次，5次/天；或口服伐昔洛韦，1000mg/次，3次/天；或口服泛昔洛韦，500mg/次，3次/天；或口服溴夫定，125mg/次，1次/天。疗程均为7天。（2）镇静止痛：口服加巴喷丁，开始100mg/次，3次/天，可逐渐增加到600~900mg/次，3次/天。或口服普瑞巴林，75~150mg/次，2次/天。缓解带状疱疹急性期疼痛的药物使用应遵循由弱到强的原则。可选用非甾体抗炎药（如双氯芬酸钠）、中枢性止痛药（如曲马多）、麻醉性止痛药（如吗啡、哌替啶等）、三环类抗抑郁药（如阿米替林）。（3）糖皮质激素：目前尚有较大争议，多认为及早、合理应用糖皮质激素可抑制炎症过程，缩短急性期疱疹相关性疼痛的病程，对于较严重以及特殊部位的带状疱疹，应遵循早期、中效、短程的原则合理使用激素。使用前需排除糖尿病、高血压、青光眼等，可口服泼尼松，初始量30~40mg/d，逐渐减量，疗程1~2周。（4）营养神经与调节免疫：营养神经可选B族维生素。调节免疫可选用胸腺素、α-干扰素、转移因子、丙种球蛋白等。另外近年来发现西咪替丁具有抗病毒作用。（5）外用药物：以干燥、消炎、收敛、防止继发感染为原则。如阿昔洛韦乳膏、喷昔洛韦乳膏抗病毒，甲紫溶液、炉甘石洗剂收敛，莫匹罗星软膏、夫西地酸乳膏抗感染治疗。（6）物理治疗：包括光疗法（如红外线、紫外线、氦氖激光、半导体激光等）、超声波疗法、高压氧治疗、冷喷、音频电疗法等。（7）其他：如神经阻滞、中医治疗、手术治疗、心理治疗等。（8）特殊人群治疗：婴儿期患水痘、母孕期患水痘生产的儿童易发生带状疱疹，但发病较成人轻，可口服阿昔洛韦每次20mg/kg，4次/天；重症患者可静脉滴注阿昔洛韦，≤15mg/kg，每8小时1次。妊娠晚期患者可口服阿昔洛韦或伐昔洛韦，严重者静脉滴注阿昔洛韦，但妊娠20周前应慎用。HIV合并VZV感染者，推荐使用静脉滴注阿昔洛韦或膦甲酸钠治疗，疗程10～14天。

2969. DF 患者出现皮疹伴瘙痒已4年，皮疹每于春末夏初季节复发或加重，以头面颈部、上胸背及双前臂、手背部等暴露部位明显，表现为粟粒大小的丘疹、丘疱疹，抓痕及部分浸润性斑块，其上覆有鳞屑，瘙痒剧烈，应高度怀疑多形性日光疹。另患者因“心脏病”口服胺碘酮5年，此药为一种容易引起光敏的药物，故光敏性药疹也应作考虑。

2970. BC 光激发试验：本试验能确定疾病的作用光谱，对诊断多形性日光疹有重要价值，尤其是那些就诊时无皮损的患者，进行光激发试验很有必要。光斑贴试验：对怀疑有化学性光致敏原的患者可证明其致敏物，部分患者的光斑贴试验显示对多种变应原阳性。

2971. ABCDEF 临床处理：（1）患者教育：首先应对患者进行教育，提高他们对紫外线防护的认识。（2）大部分轻症患者：可采用避光、使用屏障物及宽谱遮光剂的方法。此外，在避免强烈日晒的前提下，经常参加室外活动或短时间日光浴可逐步提高机体对光线照射的耐受能力而减少发生皮疹的机会。（3）较严重的患者：可考虑局部治疗、系统治疗及光疗。①局部治疗：原则同皮炎湿疹，以外用糖皮质激素制剂为主，通常采用超强效或强效制剂，数日至每周1次的冲击疗法，可有效控制痒感并使皮疹消退。②系统治疗：包括羟氯喹、烟酰胺、沙利度胺，氯苯吩嗪也有效。抗组胺药可有效缓解患者的瘙痒感。对于极严重且对其他治疗无效的患者，可服用硫唑嘌呤或小剂量糖皮质激素，病情控制后逐渐减量。β-胡萝卜素对部分患者有效，但总体疗效尚有争议。③光疗：较严重的患者可预防性使用PUVA或UVB，通过促进角质层的增厚、皮肤晒黑以及免疫学的作用，提高机体对紫外线的耐受，称为硬化治疗。也可采用UVA+UVB联合治疗，效果亦佳。由于8-MOP的副作用，窄谱UVB的应用日益增多，有报道对本病高度有效。窄谱UVB副作用相对较少，有学者认为窄谱UVB可能会逐渐取代其他光疗法成为多形性日光疹“硬化治疗”的首选，而PUVA仅作为窄谱UVB治疗失败后的选择。

2972. F 白塞病（Behcet'sdisease）是以口、外生殖器溃疡，眼部损害及皮肤血管炎等皮损为特征的三联综合征，也可出现内脏病变。口腔溃疡发生于舌、颊黏膜、牙龈及腭等，为圆形或椭圆形的疼痛性溃疡，境界清楚，中心有淡黄色坏死基底，周围为鲜红色晕。女性外生殖器溃疡主要发生于大小阴唇，眼部病变主要为虹膜睫状体炎、前房积脓、结膜炎和角膜炎，根据患者症状及体征，诊断考虑白塞病。

2973. ABCDEF 白塞病的病因不明。可能与遗传有关，如地中海地区部分家族性发病者呈常染色体显性遗传模式；与环境因素也密切相关，如日本是白塞病高发地区，但居住在美国的日本人却很少患病；感染、自身免疫、内分泌、精神等因素被认为有诱发作用。

2974. DEF 糖皮质激素能迅速控制或减轻症状，重症或顽固病例可用环磷酰胺，环孢素等免疫抑制剂。沙利度胺对生殖器及口腔溃疡效果较好，但要注意其副作用。中药治疗亦有一定疗效。

2975. F 急性发热性嗜中性皮病又名Sweet综合征或Sweet综合征，病因不明确，多见于中年以上女性，主要表现为发热，四肢、面、颈部有隆起的疼痛性红色斑块，血中性粒细胞增多。结合该患者的临床表现和辅助检查，初步诊断为Sweet综合征。

2976. DE Sweet综合征确诊的主要标准包括病理组织学上可见密集的中性粒细胞浸润，而无白细胞破碎性血管炎的证据，实验室检查：多数患者伴有白细胞计数增高，中性粒细胞比例增高，红细胞沉降率加快。其他可有ANCA阳性，血浆球蛋白升高（α-球蛋白和γ-球蛋白），免疫球蛋白和补体多正常。伴发恶性肿瘤者常有贫血。肾脏受累可出现蛋白尿、血尿。故DE选项有助于诊断及鉴别诊断。

2977. CDEF 本病抗生素治疗效果欠佳，而糖皮质激素是Sweet综合征的一线治疗，碘化钾、秋水仙碱、氨苯砜及吲哚美辛亦可获满意治疗效果。

2978. D 皮肌炎的诊断依据主要有：①典型皮损；②对称性四肢近端肌群和颈部肌无力；③血清肌酶升高；④肌电图为肌源性损害；⑤肌肉活检符合皮肌炎的病理改变。特征性皮损：（1）眼睑紫红色斑：以双上眼睑为中心的水肿性紫红色斑片，可累及面颊、头皮，有很高的诊断特异性。（2）Gottron丘疹：即掌指关节、指指关节伸侧的扁平紫红色丘疹，多对称分布，表面附着糠状鳞屑，约见于1/3患者。（3）皮肤异色症（poikiloderma）：部分患者面、颈、躯干部在红斑鳞屑基础上逐渐出现点状色素脱失、点状角化、褐色色素沉着、轻度皮肤萎缩、毛细血管扩张等，称为皮肤异色症。其他尚有头皮、前胸“V”形区红斑，手背部和四肢伸侧糠状鳞屑红斑、甲周红斑、甲皱襞毛细血管扩张、甲小皮角化、雷诺现象、血管炎性损害、脱发、光敏感等。无明显自觉症状，亦可瘙痒，特别是背部和四肢伸侧有红斑鳞屑者。部分皮肌炎患儿可在皮肤、皮下组织、关节周围及病变肌肉处发生钙质沉着症。根据题干“四肢关节、肌肉酸痛，举手及登楼困难，同时在眼睑、鼻梁、远端指间关节及甲周围皮肤出现暗红色斑”考虑诊断为皮肌炎。

2979. CDEF

2980. C　本病治疗有效的标志是肌酶的下降和肌肉组织病理学改善，绝大多数患者伴随肌肉症状的改善，因此当其他指标改善而肌肉症状加重时，应充分警惕糖皮质激素性肌炎的可能性，可减量激素后观察。

2981. ABEF　接触性皮炎多为急性病程；Wiskott - Aldrich综合征是一种原发性免疫缺陷病，仅累及男孩；脂溢性皮炎发生在皮脂溢出区域而非表现为皮肤干燥；鱼鳞病表现为圆形或多角形鳞屑，呈鱼鳞样，好发于小腿伸侧。

2982. ABDEF

2983. ABDEGH

2984. ACG　患儿5岁，系统使用肾上腺糖皮质激素、免疫抑制剂、PUVA的副作用大，窄波UVB多用于治疗银屑病、白癜风等。

2985. D　泛发性脓疱型银屑病患者常伴有高热、关节肿痛、全身不适等全身症状。皮损为密集的、针头至粟粒大小的、浅在性无菌性小脓疱，表面覆盖有不典型的银屑病鳞屑。脓疱可逐渐融合成大片脓糊，破溃后局部糜烂、渗液、结脓痂。结合该患者的表现，考虑诊断为泛发性脓疱型银屑病。

2986. ABCD

2987. AE　其病理变化为角化过度伴角化不全，颗粒层变薄或消失；棘层肥厚，棘层上部可见由嗜中性粒细胞构成的海绵状脓肿，即Kogoj微脓肿，表皮嵴延长；真皮乳头层的毛细血管迂曲、扩张，轻度增厚，乳头上方表皮变薄，真皮层炎症浸润较重，主要为淋巴细胞和中性粒细胞。

2988. ACD

2989. AE　维A酸单独服用或与其他疗法联合应用，常用于脓疱型、红皮病型、顽固性泛发性寻常型银屑病。

2990. ABCDEF　维A酸类（retinoid）药物是一组与天然维生素A结构类似的化合物，能调节上皮细胞和其他细胞的生长和分化；对恶性细胞生长有抑制作用；影响免疫系统和炎症过程；改变靶细胞间的黏附等。其中枢神经系统毒性可致胚胎发育畸形，育龄妇女及孕妇忌用。因其可引起高血脂、肝功能受损，所以注意定期检查血脂、肝功能。还可致骨增厚，结膜炎，皮肤黏膜症状多样，如唇炎、黏膜干燥、甲沟炎、脱发、口干、脱屑以及对光过敏、皮肤色素变化等。

2991. C　扁平苔藓的皮损好发于四肢屈侧，躯干部损害以腰部居多。常累及口腔及生殖器黏膜，皮损为针头至高粱米大的多角形或三角形扁平丘疹，紫色或紫红色。有蜡样光泽，边缘清楚。表面可有灰白色小点或网状纹。头皮发疹时可引起永久性脱发，多呈斑块状；口腔黏膜损害很常见。损害最常见于颊黏膜后侧，特点为树枝状或网状银白色细纹及小丘疹，对称分布，口唇部损害可有糜烂及渗液，有明显的黏着性鳞屑。生殖器部位也是扁平苔藓的好发部位，可累及男性的龟头、包皮，女性的大阴唇内侧、小阴唇等处，损害与口腔黏膜病变相似。病变可侵犯甲，病甲甲板增厚或变薄，常有纵沟、嵴，可出现甲裂缝、甲翼状胬肉、甲床萎缩、甲脱落等。结合该患者的表现，应考虑的诊断是扁平苔藓。

2992. B　扁平苔藓的病理表现为表皮角化过度，颗粒层局灶性楔形增厚形成Wickham纹，棘层不规则增厚，基底细胞液化变性，真皮上部有以淋巴细胞为主的带状浸润，真皮乳头层可见胶样小体及噬黑素细胞。

2993. ABCF　扁平苔藓亚型可分为肥厚性扁平苔藓、环状扁平苔藓、大疱性扁平苔藓、光化性扁平苔藓、色素性扁平苔藓、线状扁平苔藓、萎缩性扁平苔藓、毛发扁平苔藓（毛囊扁平苔藓）。

2994. ABCDEF　病因尚不清楚，免疫（主要为细胞免疫）、遗传、病毒感染（丙型肝炎病毒）、神经精神因素、某些药物、内分泌等可能与本病的发生及加重有关。部分患者合并自身免疫性疾病（白癜风、桥本甲状腺炎、溃疡性结肠炎、结缔组织病等）。

2995. ABCDEF　扁平苔藓的治疗措施：应治疗慢性病灶，有感染者应予抗感染治疗，消除或减轻精神紧张，避免搔抓，瘙痒者可给予抗组胺剂、镇静及安定止痒剂等。对急性泛发性扁平苔藓，糖皮质激素外用，亦可采用小或中剂量泼尼松口服，症状缓解或皮疹消退后可逐渐减量停药，顽固的病例可用冲击疗法治疗。阿维A酯、阿维A或异维A酸，30～40mg/d，连服3周，无效应停用。氯喹对光线性扁平苔藓和扁平苔藓甲病有效；雷公藤总苷用于治疗口腔扁平苔藓；其他用药如氨苯砜、苯妥英钠、抗生素、组织胺球蛋白及其他免疫抑制剂和免疫增强剂。根据不同的皮损可采用光化学疗法（PUVA）、激光、放射线、冷冻、外科手术治疗；还可用中医药治疗。

2996. ABCDE　光敏剂如8 - 甲氧补骨脂素（8 - methoxypsoralen，8 - MOP）内服或外涂后照射UVA，以诱发光毒性反应来治疗皮肤病，这一方法称为补骨脂素 - 长波紫外线疗法（即PUVA），患者年龄与其治疗效果无关。

2997. C　疥疮是由疥螨引起的常在家庭或集体中流行的传染性皮肤病。皮疹好发于皮肤薄嫩处，主要为红色小丘疹，丘疱疹。结合该患者的表现，考虑诊断为疥疮。

2998. D 疥疮治疗：以外用药为主，对瘙痒严重的患者可辅以镇静止痒药睡前内服，继发感染时应同时局部或系统使用抗生素。外用药包括10%硫磺软膏（儿童用5%硫磺软膏）、3%水杨酸软膏、10%～25%苯甲酸苄酯乳剂或洗剂、5%扑灭司林霜、10%克罗米通乳剂等。外用药应在夜间从颈部（婴儿包括头面部）到足部涂遍全身，不要遗漏皮肤褶皱处、肛门周围和指甲的边缘。用药期间不洗澡、不更衣。阴囊、外阴处的疥疮结节难以消退，可外用焦油凝胶，每晚1次，连用2～3周或结节内注射糖皮质激素，也可液氮冷冻或手术切除结节。系统用药为伊维菌素，治疗疥疮安全、有效，不良反应少，依从性好，尤其适用于集体流行的疥疮、挪威疥疮、免疫功能低下及皮肤大面积损伤的患者。

2999. ABCDEF 治疗中要注意颈以下全身治疗，全家治疗，按疗程治疗。要有消毒措施，必要时可辅以抗过敏药物，治疗后要观察1～2周。

3000. B 白塞病（Behcet'sdisease）是以口、外生殖器溃疡，眼部损害及皮肤血管炎等皮损为特征的三联综合征，也可出现内脏病变。口腔溃疡发生于舌、颊黏膜、牙龈及腭等，为圆形或椭圆形的疼痛性溃疡，境界清楚，中心有淡黄色坏死基底，周围为鲜红色晕。一般7～14天后自然消退，隔数天到数月又复发。外生殖器溃疡，男性主要发生于阴囊、阴茎和龟头，眼病变主要为虹膜睫状体炎、前房积脓、结膜炎和角膜炎，患者可发生脉络膜炎、视神经乳头炎、视神经萎缩及玻璃体病变等，常导致青光眼、白内障和失明。眼病变一般出现较晚。不完全型者可没有眼病变。根据患者症状及体征诊断考虑白塞病。

3001. ABCDE 该病病因不明，可能与遗传相关。本病发病机制未明，部分患者血清中存在自身抗体，如抗心磷脂抗体和抗内皮细胞抗体，细胞因子的种类和数量可异常，中性粒细胞趋化增高，病变处血管壁（特别是细静脉）有IgM、IgG和C3沉积，但均缺乏特异性，部分患者血清中有抗口腔黏膜自身抗体。

3002. ACDE 白塞病的临床表现包括：①口腔溃疡；②生殖器溃疡；③皮肤损害；④眼损害；⑤其他系统表现：约40%伴有关节肿痛；亦可累及消化道、周围神经与中枢神经系统、骨髓以及心、肾、肺、附睾和大血管等。

3003. C 白塞病的皮肤损害常见为痤疮样、毛囊炎样、结节性红斑样和多形红斑样。血管炎表现，如浅表性游走性血栓性静脉炎或深在性血栓性静脉炎，亦可侵犯动脉而致无脉症、雷诺现象、动脉瘤、大动脉炎综合征、四肢末端营养不良或坏死等。40%～70%患者的皮肤针刺同形反应阳性，此种针刺反应阳性对本病的诊断极有价值。

3004. ABCDE 患者可有贫血、白细胞数增多、红细胞沉降率加快、γ-球蛋白升高、细胞免疫功能降低，部分患者C-反应蛋白及类风湿因子阳性，血黏蛋白及血浆铜蓝蛋白增加，有些患者可检出抗口腔黏膜抗体。

3005. CE 该病的基本病变为血管炎，大小血管均可累及，早期类似白细胞破碎性血管炎，晚期为以淋巴细胞浸润为主的血管炎。

3006. ABCDE 国际白塞病协作组提出的诊断标准为：复发性口腔溃疡，每年至少发作3次，并结合以下4项中的2项即可诊断：①复发性生殖器溃疡；②眼部损害（葡萄膜炎，玻璃体病变或视网膜血管炎）；③皮肤损害（结节性红斑、假性毛囊炎、丘疹脓疱样损害或未接受糖皮质激素治疗者青春期后出现痤疮样结节）；④针刺反应阳性。

3007. ABDEFG 口腔与外阴溃疡和皮肤损害首选沙利度胺以及羟氯喹或氨苯砜；眼部损害需系统或联合局部给予糖皮质激素；“特殊类型”需给予较大剂量糖皮质激素，联合沙利度胺及细胞毒药物如环磷酰胺等效果更佳。秋水仙碱也可以用于治疗。

3008. ABC 根据病史，中年男性+右手背结节+外伤史+从事海产品养殖业+右手背见多个暗红色、黄豆大小的结节，部分结节破溃，见疣状增生，考虑皮肤感染的可能性大，游泳池肉芽肿、孢子丝菌病、皮肤结核较符合其改变。游泳池肉芽肿多见于儿童及青年，好发于四肢易受外伤部位，如肘、膝及鼻部等，于损伤后3周出现单发红色丘疹，缓慢长大为结节，偶尔发生溃疡，有叩击痛。孢子丝菌病是由申克孢子丝菌引起的皮肤、皮下组织及其附近淋巴管的慢性感染，可引起化脓、溃烂及渗出。皮肤结核也可表现为红色皮肤结节、溃疡。

3009. ABCDEF 根据病史，考虑游泳池肉芽肿、孢子丝菌病、皮肤结核的可能性大，因此皮损涂片抗酸染色、皮损分枝杆菌培养、PCR进行菌种鉴定、皮损组织病理检查、真菌镜检、PPD试验可协助诊治。

3010. A 结合患者皮损特点以及既往服用治疗孢子丝菌病的药物无效，病原菌培养符合海鱼分枝杆菌的特点，因此诊断考虑为游泳池肉芽肿。

3011. ABCDE

3012. ABCE 游泳池肉芽肿的治疗：推荐临床损害消退后再治疗4～6个月。氨苯砜、利福平和氯法齐明是麻风的治疗方式。

3013. D 焦痂与溃疡是恙虫病的特殊体征，见于70%～98%的病例。当皮肤受咬后，首先出现红色丘疹，继而变为水疱，以后中心部坏死，形成黑色痂，即焦痂，呈圆形或椭圆形，直径多在0.2～1cm，也可小至0.1cm或大至1.5cm，周围绕以红晕，稍隆起成围堤状。由于焦痂与溃疡不痛不痒，通常匿于隐蔽处，患者和医生往往不易察觉，易造成漏诊和误诊。结合该患者的症状和体征，考虑的诊断是恙虫病。

3014. CDEF 恙虫病患者变形杆菌 OX_k 抗原的外斐反应呈阳性，滴度≥1∶160 有诊断意义；可通过间接免疫荧光法检测到各血清型特异性 IgM 及 IgG 抗体；取患者的血液接种小鼠腹腔，可分离到病原体；可通过 PCR 检测到恙虫病东方体片段。以上实验室检查对于明确诊断有重要意义。

3015. ABCDEF 立克次体可引起全身小血管炎、血管周围炎，可出现多功能脏器损伤。典型表现：高热、眼结膜充血、剧烈头痛、耳聋等全身症状，叮咬处出现丘疹、水疱、溃疡、糜烂和结痂，痂皮脱落后形成中心凹陷性溃疡。皮损不痛不痒，常见于腋窝、腹股沟、外阴、肛周等处。并发症：可出现心肌炎、间质性肺炎、耳痛、听觉缺失、肝脾大，危重病例呈严重的多器官损害。

3016. ABCF 恙虫病的治疗药物包括四环素、氯霉素、多西环素，前两者有特效。儿童和妊娠患者，选用大环内酯类药物。

3017. ABCDEFG 肝、肾功能检查、甲状腺功能检查、微量元素检查、血、尿常规检查主要排查患者有无引起甲类疾病的系统性疾病；KOH 湿片检查及真菌培养主要排查甲真菌病；皮损组织病理则为甲病诊断的金标准。

3018. ABCDEFG 该患者为老年男性，指甲板灰黄浑浊，有角化堆积物，甲板增厚变形。甲真菌病、甲扁平苔藓、银屑病、甲营养不良、先天性厚甲、慢性皮肤黏膜念珠菌病、毛发红糠疹均可出现类似甲损伤，均可成为该患者的可能诊断。

3019. BCDEF 伊曲康唑类抗真菌药物主要是通过作用于羊毛固醇 14α－去甲基化酶，导致真菌细胞死亡，对皮肤癣菌、酵母菌、其他霉菌均有较好的抗菌活性。餐后应立即给药，使用全脂牛奶或可乐等酸性饮料送服可达最佳生物利用度。氟康唑治疗甲真菌病的治愈率均明显低于伊曲康唑及特比萘芬，一般不推荐于甲真菌病的一线治疗。远端甲板受累、黄斑条纹甲（皮肤癣菌瘤）、嵌甲和甲板厚度＞2mm 可行病甲清除术，可用 20%～40% 尿素或 20% 尿素加 10% 水杨酸软膏封包至甲板软化后拔除。

3020. ABCDEFG 以下因素均能诱发皮肤疾病的甲受累及甲疾病：（1）免疫力低下者，如老年人、肥胖、糖尿病患者和 HIV 感染者等，以及那些易患足癣的特定人群，如煤矿工人、士兵、运动员、在校学生、经常游泳者等感染甲真菌病的概率要高于一般人群。（2）滥用抗生素和类固醇皮质激素以及肾功能受损的患者亦容易发生此病。（3）不同种类病原真菌导致甲真菌病的机制不同。皮肤癣菌所致甲癣的机制与手足癣相似，患者常有易感体质，甲的感染多先由局部的皮肤癣病蔓延而致，病菌多从甲板远端和侧缘侵入；酵母菌特别是念珠菌所致甲病常有局部环境因素的影响，病菌常侵犯甲沟和甲板近端；霉菌感染甲板与霉菌性皮肤感染相似，多有外伤因素，使得病菌得以进入甲板，因此常单甲受累。

3021. ABDF 毛发红糠疹（pityriasis rubra pilaris）是以皮肤潮红、糠样脱屑、毛囊角化性丘疹为特征的慢性鳞屑性炎症性皮肤病，皮损好发于手指和肘膝伸侧，其次为躯干和四肢伸侧。皮损为毛囊角化性丘疹，无脓疱形成，根据本例患者躯干部出现红丘疹，间有小脓疱，可除外该病。脂溢性皮炎表现为基底红斑，表面有油脂性鳞屑或结痂，临床症状不符合，可除外。寻常痤疮、细菌性毛囊炎、马拉色菌毛囊炎、嗜酸性脓疱性毛囊炎均可表现为躯干部位红丘疹、脓疱。

3022. ABCEF 完善病史可鉴别寻常痤疮和毛囊炎，真菌镜检、真菌培养可排查马拉色菌毛囊炎的可能，血常规可排查细菌性毛囊炎的可能，组织病理学检查可明确是否为嗜酸性脓疱性毛囊炎。

3023. C 马拉色菌毛囊炎主要是由球形马拉色菌感染所致的毛囊性损害的皮肤真菌病，曾称糠秕孢子菌毛囊炎。

3024. ABCDF 该病的治疗：①局部治疗：抗真菌制剂外用，也可用 50% 丙二醇溶液，25% 硫化硒溶液外用，还可用 20%～30% 硫代硫酸钠溶液，2% 酮康唑洗剂清洗，外用联苯苄唑酊，炎症较重时可外用他克莫司软膏；②全身治疗：氟康唑口服，也可服伊曲康唑，200mg/d，连续 2～3 周，灰黄霉素的副作用较大，目前已不使用。服药期间尽可能减少洗澡次数。

3025. ABCDE 孢子丝菌病、着色芽生菌病、疣状皮肤结核、梅毒、鳞癌均可表现为皮肤溃疡伴疼痛，该患者外伤后足部溃疡伴疼痛，且消炎药物治疗效果不佳，上述疾病都无法排除。而基底细胞癌好发于老年患者面部；恶性黑色素瘤亦好发于老年患者。

3026. ABCDG 组织病理检查是所有以上疾病诊断的金标准，真菌培养与细菌培养是为了排查孢子丝菌病、着色芽生菌病，梅毒血清学试验为了排查梅毒，分枝杆菌培养为了排查细菌感染。

3027. B 着色芽生菌病是指由多种暗色孢科真菌引起的皮肤以及皮下组织和内脏的感染性疾病，一种为皮肤着色芽生菌病，为皮肤和皮下组织的慢性巨灶性感染，真菌在组织中的形态为棕色厚壁孢子；另一种为暗色丝孢霉菌，除感染皮下组织外，还可引起系统性（主要是脑）感染，组织相为棕色分隔的菌丝。病理显示表皮假上皮瘤样增生，有褐色、圆形孢子，血管炎。该患者病理表现与着色芽生菌病相符。

3028. ABCDEFG 该病的治疗原则包括：①宜早期发现、早期治疗。早期可将皮肤损害彻底切除；②伊曲康唑，疗程最少6个月；③两性霉素B与5－氟胞嘧啶也有一定疗效；④碘化钾、维生素D_2等可配合服用；⑤局部温热疗法，使用蜡疗、热沙疗、热辐射等方法，使局部皮温升至40℃～50℃，对有些病例有效。也可局部注射两性霉素B；⑥小面积皮损可采用直接切除、CO_2激光、电灼、电凝固以及冷冻等方法；损害面积广泛可考虑病变区切除病植皮，应同时使用抗真菌药物以防治真菌扩散。

3029. ABCDF 根据患者海中潜水后四肢出现条索状、水肿性红斑伴水疱，诊断考虑海中生物蜇伤的可能性大。血、尿、粪便常规检查，血液生化检查，心电图，胸片，肝、肾功能可评估患者内脏有无受累。

3030. ABCDF 根据题干，中年女性＋海中潜水史＋四肢出现条索状、水肿性红斑伴水疱，可考虑接触性皮炎、海中生物蜇伤等疾病，与物理性、接触性、环境、病毒、寄生虫因素均可能相关。因患者未诉用药史，因此排除药物因素。

3031. ABCDE 此患者潜水时发病，应考虑与水生动物刺伤有关。

3032. ABCDEF 水母蜇伤的治疗：可用5%食醋、1%稀氨溶液（氨水）或10%碳酸氢钠清洗，对皮疹可用收敛剂消炎止痒。也可外用抗生素抗感染。如有呼吸困难，过敏性休克，感染，可使用糖皮质激素、抗组胺制剂、抗生素、给氧心肺复苏静脉输液。

3033. D 根据题干，儿童＋脱发3个月＋头皮淡黄色痂＋萎缩性瘢痕＋鳞屑，考虑黄癣。黄癣俗称“秃疮”或“癞痢头”。其特征为：①好发于儿童，成人也可感染；②典型皮损为盘状黄豆大小的黄癣痂，中心有毛发贯穿，除去黄痂，其下为鲜红湿润糜烂面或浅溃疡。愈后形成萎缩性瘢痕，遗留永久性脱发。黄痂较厚处，常易发生细菌继发感染，有特殊臭味，自觉剧痒。③病发常呈干枯、弯曲状。④黄癣菌可侵犯头皮外其他组织，引起甲黄癣、体黄癣等。黄癣多无自愈倾向。

3034. AC 可采用10%～20% KOH溶液或真菌荧光染液处理后镜检。黑点癣病发镜检可见发内链状大孢子，头皮鳞屑可见菌丝；白癣镜检见成堆密集的发外小孢子排列，发根及头皮鳞屑内可见菌丝；黄癣为沿头发长轴排列的发内菌丝或关节孢子，黄癣痂内可见粗细不等的鹿角样菌丝及大小不等的孢子，病发可出现气泡和/或气沟；脓癣的病发可见发内或发外孢子以及菌丝。

3035. B 黄癣的致病菌是黄癣菌（许兰毛癣菌）及其蒙古变种。

3036. ADE

3037. AD 由于猫狗皮毛上带有犬小孢子菌，人与猫狗亲密接触即可能受感染。常见为白癣，轻则表现为断发、脱发、鳞屑，严重的可变成脓癣，出现脓肿、流脓、发热。脓癣愈后容易形成瘢痕。

3038. BCDE 花斑癣呈白光，白癣为亮绿色荧光，黑癣无荧光，黄癣呈暗绿色荧光，红癣呈珊瑚红色。

3039. F 头癣治疗的首选药物是灰黄霉素，每天洗头，外用5%硫黄软膏或2%碘酊，每1～2周剪发一次。此方法适用于无禁忌证的各型头癣。

3040. B 该患者发病季节为春季，于短期日晒后发病，皮疹位于暴露部位，皮疹为多形性，包括红斑、斑丘疹、丘疱疹、小水疱，因此诊断考虑为多形性日光疹。

3041. ACE 多形性日光疹好发于暴露部位，受累部位依次为颈下V形区、前臂伸侧和手背、上肢、面部、肩胛、股和下肢，皮疹呈多形性，常于日晒后2小时至5天间局部皮肤出现烧灼感或瘙痒，数日后发疹，损害有红斑、丘疹、结节、水疱、糜烂、结痂、落屑或苔藓样变等。急性荨麻疹表现为全身有瘙痒及大小不一的风团。风团可相互融合成大片皮损或成地图样损害。口唇可肿胀，或咽峡部肿胀而造成喉头水肿，致使呼吸困难，甚至窒息。皮损往往在数小时内消退，但此起彼伏，不断发生新的损害。

3042. BCE 多形性日光疹的组织病理：早期为非特异性皮炎改变，如角化不全，棘层轻度肥厚，表皮海绵形成，真皮血管周围淋巴细胞浸润；晚期呈皮肤T细胞淋巴瘤样或假性淋巴瘤样表现，真皮血管周围细胞浸润。可见淋巴细胞、组织细胞、嗜酸性粒细胞和浆细胞等。

3043. AC 该病的治疗方法包括：①药物治疗：氯喹、对氨基苯甲酸（PABA）、烟酰胺、酞胺哌啶酮、糖皮质激素、硫唑嘌呤、雷公藤片或昆明山海棠片、β－胡萝卜素。②光化学疗法（PUVA）：PUVA对本病预防性治疗有效，PUVA也有一定的免疫学作用。若因补骨脂素的不良反应而不能连续使用PUVA疗法时，可采用UVA＋UVB联合治疗，效果亦佳。③外用遮光剂：所有患者都应该避免日晒和应用遮光剂。

3044. C 癣菌疹主要见于足部。真菌感染时，可在手指侧缘或手掌突然出现群集小水疱，内容清亮，周围无红晕，多对称发生，甚痒。局部找不到真菌，偶可继发细菌感染。该患者有足癣史，手足背出现丘疱疹、水疱，伴瘙痒及灼热感，符合足癣，癣菌疹的临床表现。

3045. A 癣菌疹是一种机体对真菌代谢产物发生的超敏反应。该病主要由于原发真菌感染灶释放的真菌抗原经过血液带至皮肤，并在该处发生了抗原抗体反应所造成的一种变态反应性损害。

3046. ABCDEF 该病的治疗方法包括：①积极治疗原发性癣病，必要时内服或注射抗真菌药物。②内服抗组胺药物（如扑尔敏、西替利嗪等），全身症状明显者可考虑短期应用糖皮质激素。原发性癣病有继发细菌感染时，须加用抗生素。③发病较急、癣菌疹范围广泛者，根据情况应大量饮水或静脉滴注0.9%氯化钠注射液、林格注射液或行静脉封闭疗法。④局部疗法：对原发性癣病给予缓和无刺激性的外用药，以纠正水肿、渗出、溢脓等急性炎症症状，待好转后再按癣病治疗原则给予外用药。对癣菌疹皮损仅对症处理即可。

3047. ABCDFG　该患者反复出现口腔及颊黏膜糜烂伴疼痛，不能排除口腔阿弗他溃疡、白塞病、寻常型天疱疮、黏膜类天疱疮、扁平苔藓、红斑狼疮，而红斑型天疱疮与落叶型天疱疮患者的口腔一般不受累，暂可排除。

3048. E　扁平苔藓的组织病理表现为表皮角化过度，颗粒层楔形增厚，棘层不规则肥厚，基底细胞液化变性，真皮上部有以淋巴细胞为主的带状浸润。不同亚型的扁平苔藓除上述改变外，还有各自的特征性改变。结合该患者的病理活检，最可能的诊断是扁平苔藓。

3049. ACDEF　服用某些药物如链霉素、青霉胺、甲基多巴、氯磺丙脲、氢氯噻嗪、甲苯磺丁脲、阿的平、氯喹、氨苯唑、开博通、奎尼丁等以及某些中药后，或者在口腔内有金属充填体或者修复体时，口腔内可能会出现类似扁平苔藓的改变，或者可以使原有的扁平苔藓的病损加重，在停止使用可疑药物或更换充填体和修复体后病损明显减轻或者消失。

3050. ABCDEFG　常规的实验室检查有助于了解患者健康状况，抗核抗体全套检测、组织病理、免疫荧光和自身抗体检测有助于疾病的确诊，创面分泌物细菌培养及药敏试验有助于了解有无并发皮肤细菌感染，并指导抗生素的选择。

3051. CDEF

3052. CDEFGH　在自身免疫性大疱病中，通常取新发水疱、大疱周围1cm以内、外观正常的皮肤进行直接免疫荧光检查，而不是取水疱、血疱。在红斑型、落叶型和副肿瘤性天疱疮中，不仅出现表皮棘细胞间IgG和/或C3网状沉积，还可同时出现皮肤基底膜带IgG和/或C3线状沉积。在大疱性类天疱疮中，皮肤基底膜带C3线状沉积的阳性率高于IgG线状沉积。在大疱性系统性红斑狼疮中，可同时出现皮肤基底膜带IgG、IgA、IgM和C3线状沉积。盐裂皮肤直接免疫荧光检查有助于临床鉴别大疱性类天疱疮和获得性大疱性表皮松解症，前者IgG和/或C3沉积于盐裂皮肤的表皮侧，而后者IgG和/或C3沉积于盐裂皮肤的真皮侧。

3053. ABCDEFG

3054. ABCDEF　根据题干，中年女性＋颜面部有对称而局限性淡褐色至深褐色斑片＋形态不规则＋边缘不明显，考虑黄褐斑的可能性大。玻片压诊、Wood灯检查、皮肤测试仪、皮肤镜、皮肤共聚焦显微镜、VISIA图像分析系统均可协助诊治此病。

3055. A　根据颧、颊部对称性淡褐色至深褐色斑片，诊断为黄褐斑，需与颧部褐青色痣、太田痣、瑞尔黑变病等鉴别。

3056. ABCDEF　黄褐斑好发于20岁以上的中、青年女性，遗传易感性、紫外线照射、性激素水平变化是黄褐斑三大重要发病因素，色斑处血管增生、皮肤炎症及屏障功能紊乱可能也参与了黄褐斑的发生，妊娠、口服避孕药等是最常见的黄褐斑诱因。

3057. ABCEFG　该病主要的治疗方法包括：(1)局部治疗：①外用药物是最简单、最常用的治疗方法。外用酪氨酸酶抑制剂软膏，如5%氢醌霜、曲酸霜及3%熊果苷等。②口服药物：必要时口服氨甲环酸或中草药。近年有人报道使用0.1%维A酸软膏治疗黄褐斑，外用糖皮质激素等也有一定疗效。③剥脱疗法：三氯醋酸溶液局部涂搽可使表皮剥脱，而除去色素斑。液氮冷冻治疗可使表皮冷冻坏死后剥离，以除去色素，磨削手术是用磨头将表皮磨去一层，而达到除去色素的目的。术后待创面愈合后搽用防晒霜等，否则日晒后易于复发。④面膜疗法：面膜疗法包括单纯面膜剂、面膜膏按摩法和倒模面膜法。目前有去色素的面膜膏、增白面膜膏和专治黄褐斑的中草药物面膜等。⑤激光或强脉冲光治疗：近来有报道应用光子嫩肤术及应用Q开关激光治疗黄褐斑部分患者有效。(2)全身治疗：为了促进色素减退，可用维生素C，最好静脉注射。

3058. CDEF　白癜风表现为色素脱失性白斑，大小、形态不一，与正常皮肤之间的边界清楚，周围常有着色深的边缘。可发生于任何部位，好发于暴露和皱褶部位。白斑上的毛发可变白或无变化。可发生于任何年龄。无明显自觉症状。该患者病程为3个月，左侧颈部可见2cm×3cm大小的乳白色色素脱失斑，其上毛发变白，表面光滑，无鳞屑。诊断考虑白癜风。Wood灯检查，反射式共聚焦显微镜（RCM）、皮肤镜、组织病理检查均是诊断白癜风的辅助手段。

3059. D

3060. ADF　白癜风（vitiligo）是一种常见的色素脱失性疾病，表现为局限性或泛发性色素完全脱失。Wood灯检查呈蓝白色荧光，与真菌感染无关，真菌镜检呈阴性，进行期可出现同形反应，针刺反应阳性常见于白塞病。

3061. ABCDEFGH　由于病因不明，白癜风目前的治疗均为对症治疗。主要采用各种方法控制病情进展并使之稳定，然后使皮损区色素恢复，达到形态和功能上的修复。传统方法有饮食疗法、心理治疗、系统糖皮质激素、局部糖皮质激素、PUVA疗法、中草药、外科表皮移植或伪装、脱色、甲氧沙林等，目前较新的治疗方法有308nm准分子激光、308nm单频准分子光（MEL）、窄波UVB（311nm）疗法，局部糖皮质激素霜或钙调神经磷酸酶抑制剂与UVA联合治疗、自体黑素细胞移植等方法。

3062. ABCDEFG 口腔黏膜出现白斑，考虑口腔念珠菌感染的可能性大，该病的发生与真菌感染的炎症程度有密切关系，治疗该类真菌病时，吸烟习惯、真菌感染、局部机械刺激因素、维生素A缺乏、B族维生素缺乏、糖尿病、黏膜肿瘤等均是其诱发因素，外用刺激性过强的药也可诱发该类真菌病。

3063. BD 根据病史，右侧颊黏膜见孤立白色斑块+可擦去，遗留鲜红糜烂面，考虑口腔念珠菌感染，鹅口疮是由白色念珠菌感染引起，通常多发生在口腔不清洁、营养不良的婴儿中，在体弱的成年人中亦可发生。

3064. BCDEFG 若白斑表面呈网状或花纹状外观，可考虑扁平苔藓，其组织病理学表现为表皮角化过度，上皮或结缔组织内有胶样小体，颗粒层楔形增厚，棘层不规则肥厚，基底细胞液化变性，真皮上部有以淋巴细胞为主的带状浸润，深层结缔组织可有毛细血管扩张。

3065. ABCDEH 本病的治疗方式有：①治疗慢性病灶，停用可能诱发本病的药物。清除口腔内感染灶，注意口腔清洁，可口服维生素A。外用药物包括强效糖皮质激素软膏、维A酸软膏或钙调神经酶抑制剂等。②肥厚性皮疹可采用糖皮质激素皮损内注射。③严重者可系统性应用维A酸类或糖皮质激素以及免疫抑制剂。④物理治疗包括冷冻治疗、激光治疗、窄波紫外线治疗，均有一定疗效。⑤大面积白斑可考虑手术治疗，长久不愈者需要组织病理学检查。

3066. A 脂溢性角化病好发于老年人，多位于颜面、手背、胸背等处。皮损为1个或数个淡黄或淡褐色的扁平丘疹，呈圆形、椭圆形或不规则形，边界清楚，表面呈颗粒状或疣状。结合该患者的表现，诊断首先考虑的疾病是脂溢性角化病。

3067. E 脂溢性角化病患者皮损数量突然增多，体积增大，常提示并发内脏肿瘤，称为Leser－Trelat征。

3068. ABCDEF 一般根据临床表现及皮损特点诊断脂溢性角化病，可以用皮肤镜协助诊断，必要时做病理学检查以排除日光性角化病、扁平疣、色素痣、黑素瘤、基底细胞癌、鳞状细胞癌等。

3069. ABCDEF 脂溢性角化病的组织病理学分型：①角化型：角化过度和乳头瘤样增生较显著，棘层肥厚较轻，有假性角质囊肿形成。黑素增多不明显。②棘层肥厚型：此型最常见。棘层肥厚显著，角化过度和乳头瘤样增生较轻，有时亦可见假性角质囊肿，偶尔可见真正的角质囊肿。黑素较多。③巢状型：增生的表皮有极显著的细胞巢，细胞核小而深染，类似表皮内上皮瘤。④腺样型：由多数细束条状表皮细胞组成束条从表皮伸向真皮相互交织成网并分支，似腺体。黑素增多。⑤刺激型：棘层肥厚，主要由鳞状细胞组成，有许多排列成洋葱状的鳞状漩涡。⑥黑素棘皮瘤型（色素型）：较罕见。表皮内有较多含大量色素的大黑素细胞。

3070. B Sézary综合征：①男性多见，多发于50岁后；②无明确诱因，占皮肤淋巴瘤的8%；③皮损早期似湿疹、脂溢性皮炎、银屑病等，晚期表现为红皮病；④有剥脱性皮炎及/或红皮病表现，剧烈瘙痒，皮肤干燥，面部水肿，掌跖角化；⑤局部或全身浅表淋巴结肿大；⑥可累及内脏器官，如肝、脾等；⑦外周血中有脑回状核的不典型T淋巴细胞，即Sézary细胞达15%以上。该患者全身出现弥漫性红斑，有鳞屑，皮肤病理见广泛淋巴样细胞浸润，有Pautrier微脓肿形成，符合Sézary综合征的临床表现。

3071. ABDF Sézary综合征（SS）的确诊需要完善下列检查：①血常规和血涂片检测到呈“脑形核”的Sézary细胞；②T细胞受体（TCR）基因重排的克隆性；③淋巴结活检；④血液中T细胞亚群的流式细胞术能够客观、量化和可重复地识别并追踪SS患者血液系统受累情况。

3072. ABCDEF Sézary综合征的治疗方法包括：体外光分离置换疗法，使用干扰素、维A酸，低剂量使用甲氨蝶呤，使用组蛋白去乙酰化抑制剂（如伏立诺他、罗米地辛），使用靶向药（如贝伦妥单抗，维多汀），单药化疗（如使用聚乙二醇化多柔比星脂质体、吉西他滨、嘌呤和嘧啶类似物），联合化疗，其他药物（如普拉曲沙、来那度胺、阿仑单抗、硼替佐米、培布珠单抗）及造血干细胞移植。

3073. D 与蕈样肉芽肿相比，Sézary综合征（SS）的预后较差，属于侵袭性淋巴瘤，5年生存率为36%。

3074. D 根据题干，老年男性+发热、乏力、关节痛+颜面及眼睑肿胀、眼睑上有微细的毛细血管扩张+脱发+双臂不能上举+肌酸磷酸肌酶及乳酸脱氢酶增高显著，考虑皮肌炎。皮肌炎是一种主要累及横纹肌，以淋巴细胞浸润为主的非化脓性炎症病变，可伴有或不伴有多种皮肤损害。临床上以对称性肢带肌、颈肌及咽肌无力为特征，上睑见暗紫红色皮疹，可为一侧或两侧，常伴眶周水肿和近睑缘处毛细血管扩张。通常隐袭起病，在数周、数月、数年内缓慢进展。极少数患者急性起病，在数日内出现严重肌无力，甚或横纹肌溶解、肌球蛋白尿和肾功能衰竭。患者可有晨僵、乏力、食欲不振、体重减轻、发热（中低度热，甚至高热）、关节疼痛，少数患者有雷诺现象。实验室检测：肌酸激酶（CK）、乳酸脱氢酶、心肌同工酶（MB）升高。

3075. ACEF 诊断皮肌炎的标准：①在数周至数月

内，对称性肢带肌和颈屈肌进行性无力，可有咽下困难或呼吸肌受累。②骨骼肌组织检查显示，Ⅰ型和Ⅱ型肌肉纤维变性坏死、吞噬、再生伴嗜碱变性，肌肉膜细胞核变大，核仁明显，肌束膜萎缩，纤维大小不一，伴炎性渗出。③血清骨骼肌肌酶升高，如CK、ALD、AST、ALT和LDH。④肌电图有三联征改变：呈肌原型变化，即时限短、低波幅多相运动电位；纤颤电位，正锐波；插入性激惹和奇异的高频放电。⑤特征性皮肤改变包括：淡紫色眼睑皮疹伴眶周水肿；Gottron征；手背特别是掌指关节及近端指间关节背面的鳞屑状红色皮疹，皮疹也可累及双侧膝、肘、踝、面部、颈部和躯干上部。

3076. BE 95%以上的患者急性期有肌酸激酶（CK）、醛缩酶（ALD）、乳酸脱氢酶（LDH）、丙氨酸氨基转移酶（ALT）、天冬氨酸氨基转移酶（AST）升高，其中CK和ALD特异性较高，LDH升高持续时间较长，肌酶升高可早于肌炎，有效治疗后逐渐下降。

3077. CDEFG 皮肌炎的类型主要包括：①成人皮肌炎，患者可表现为对称性近端肌无力、肌压痛，同时伴有特征性皮疹，一种是在眼眶周围有水肿性暗紫红色斑，可会累及脸部、颈部、前胸上部；另一种是有稍高出皮肤的鲜红色鳞屑皮疹，分布于关节伸侧；②恶性肿瘤相关的皮肌炎，肿瘤多为实体瘤；③儿童皮肌炎，起病比较急骤，肌水肿和肌肉疼痛明显，常多伴发血管炎；④与其他自身免疫性疾病伴发的皮肌炎；⑤无肌病性皮肌炎。⑥单发性皮肌炎。

3078. A 皮肌炎的特征性皮疹包括：①眼睑特别是上睑有暗紫红色皮疹，可为一侧或两侧，常伴眶周水肿和近睑缘处毛细血管扩张。水肿严重时，双睑遮眼，无法视物。这种紫红色皮疹还可出现在前额、颧部、鼻梁、鼻唇沟及颈前、胸上部（V形分布）和颈后、上背、肩及上臂外侧（披肩样分布）。②“技工手”样变：指垫皮肤角化、增厚、皲裂。手掌、足底、躯干和四肢也可有角化过度伴毛囊角化；手指的掌面和侧面出现污秽、暗黑色的横条纹。因与手工劳动者的手部改变类似，故名“技工手”。

3079. E 皮肌炎患者的肌肉受累以肩胛带、骨盆带肌受累最常见，其次为颈肌和咽喉肌，呼吸肌受累少见，眼轮匝肌和面肌受累罕见，因此最先受累的肌肉是四肢近端肌肉。

3080. C 成人皮肌炎常合并恶性肿瘤，以肺癌，乳腺癌，胃癌多见。

3081. ABCDEF 皮肌炎的治疗药物包括：（1）糖皮质激素；（2）免疫抑制剂：①甲氨蝶呤（Methotrexate）成人；②硫唑嘌呤（Azathioprine）；③其他：环磷酰胺（cyclophosphamide）、羟氯喹、雷公藤、来氟米特、小剂量环孢素A、抗疟药、免疫球蛋白、苯丙酸诺龙等均可在难治性皮肌炎中发挥一定作用。

3082. G 根据患者病史，老年女性+腹痛、关节痛+淋巴结肿大+红色丘疹+尿少、面肿+出血点+坏死，考虑结节性多动脉炎，结节性多动脉炎（polyarteritis nodosa，PAN）是一种累及中、小动脉全层的坏死性血管炎，可有肾小动脉血管炎，而没有肾小球肾炎以及微动脉、毛细血管和小静脉的血管炎。随受累动脉的部位不同，临床表现多样，可仅局限于皮肤（皮肤型），也可波及多个器官或系统（系统型），以肾脏、心脏、神经及皮肤受累最常见。（1）皮肤型PAN：是一种局限于皮肤的亚型，部分可有轻微的系统症状，可表现为发热、肌痛、关节痛、周围神经病变。儿童多见皮肤型结节性多动脉炎，怀疑与链球菌感染有一定关系。皮下结节较小，多由于疼痛而触及，因侵犯血管而造成局部缺血甚至破溃，反复发生。好发于足、踝附近，呈向心性分布，至大腿，可引起肢体肿胀。（2）系统型PAN：①系统表现：主要为高血压、水肿；呼吸困难；全身系统的反应：发热、乏力、体重减轻、关节痛和皮肤病变。PAN患者中最常见的神经功能缺损是多发性单神经炎，在近70%的患者中发生。肾脏病变是本病最常见的死因，其次是心血管系统和胃肠道系统的合并症。罕见累及肺和脾。②皮肤表现：15%的患者会出现沿血管分布的皮下结节，单个或成群分布，是最有诊断价值的皮损。常见于下肢，尤其膝下、小腿伸侧和足背。皮损可持续数年。③其他：也可见网状青斑、丘疹、瘢痕性损害和风团等多形损害。

3083. CH ENA系列，ENA多肽抗体谱，ANA均（-）可排除系统性红斑狼疮，红斑性肢痛病常有血小板增多及红细胞增多，可见肢端微血管对温热反应增强。红斑性肢痛病是一种原因不明的末梢血管舒缩功能障碍性疾病，临床特征为肢端皮肤红、肿、痛、热，多发生于双足。以青壮年多见，是一种少见疾病。

3084. F 结节性多动脉炎病理：病变呈节段性分布，可见中小动脉坏死性血管炎，小动脉壁平滑肌变性坏死，有大量中性粒细胞浸润，弹性纤维断裂、消失。

3085. BDEF 根据题干，青年女性+全身暗红色斑疹+手掌和足底红斑有领圈样脱屑，可考虑二期梅毒、药疹、病毒疹、玫瑰糠疹。二期梅毒疹常见的有斑疹、斑丘疹、丘疹、丘疹鳞屑性梅毒疹、毛囊疹、雅司样疹、脓疱疹、蛎壳样疹、溃疡疹等。病毒疹也可表现红斑、丘疹、鳞屑。药疹有许多类型，可表现为红斑、丘疹、鳞屑。玫瑰糠疹是常见的炎症性皮肤病，好发于躯干和四肢近端，有大小不等，数目不定的玫瑰色斑片，其上有糠状鳞屑。

3086. C 该患者全身出现暗红色斑疹，有领圈样脱屑，且皮疹不痒，考虑二期梅毒的可能性大，应首先做梅毒血清学试验。

3087. ABCDE 应同时排查HIV，治疗原则包括：早诊断，早治疗，疗程规则，剂量足够。疗后定期进行临床和实验室随访。性伙伴要同查同治。早期梅毒经彻底治疗可临床痊愈，消除传染性。晚期梅毒治疗可消除组织内炎症，但已破坏的组织难以修复。首选青霉素，对青霉素过敏者可选头孢曲松钠、四环素、红霉素等。部分患者青霉素治疗之初可能发生吉海反应，可由小剂量开始或使用泼尼松加以防止。梅毒治疗后第一年内应每3月复查血清一次，以后每6个月一次，共3年。神经梅毒和心血管梅毒应随访终身。

3088. ABCDF 该患者出现吉海反应，此时的处理措施为：应吸氧、物理降温、立即予以甲泼尼龙40mg静脉滴注、适当补液、1周后继续苄星青素治疗。

3089. D 根据题干，中年男性+头顶部一处圆形、指甲盖大小的斑片状脱发区+脱发区逐渐增大，枕部出现类似脱发区+病史2个月，考虑斑秃的可能性，斑秃以青壮年多见，皮损表现为圆形或卵圆形非瘢痕性脱发，局部皮肤正常，无自觉症状。

3090. C 斑秃的皮肤组织病理：早期为毛囊周围淋巴细胞浸润，生长期和退行期毛囊均可累及毛发，使毛发发育不良，已脱落的毛囊中可有新生的汗毛，新生的汗毛一般缺乏色素，细胞可进入毛囊壁，毛母质细胞也可以发生变性，但皮脂腺无异常，晚期病变包括毛囊的体积变小，数量减少。

3091. ACDEFG 斑秃的治疗：首先需尽量去除可能的诱发或致病因素，还可用以下药物治疗：（1）外用药：米诺地尔；蒽林；接触致敏剂如二苯环丙烯酮（DCP）最常用；糖皮质激素；辣椒酊等药物。（2）内用药：①糖皮质激素：泼尼松内服，数周后逐渐减量，然后以小剂量维持6个月。糖皮质激素效果好，但副作用大，停药后易复发，故不作为常规疗法。但对急性斑秃，为避免发展为全秃或普秃可试用；②环孢素；③胸腺五肽；④血管扩张药：烟酸口服。还可内服地西泮、胱氨酸或谷维素等药物。（3）局部注射法：局部注射糖皮质激素，适用于范围较小的脱发。（4）神经封闭疗法：对枕大神经做封闭术，该神经被封闭后，其支配区域的皮肤温度上升，有利于毛发再生。（5）光疗：PUVA疗法、308nm单频准分子光和准分子激光、紫外线照射、红外线照射等均对斑秃有一定效果。

3092. ABCDEF 根据题干，中年女性+病史1个月余+躯干、四肢泛发黄色丘疹，孤立不融合，表面光滑，无压痛，可考虑发疹性黄瘤、进行性结节性组织细胞瘤、丘疹型环状肉芽肿、丘疹型结节病、发疹型汗管瘤、成人型黄色肉芽肿。发疹性黄瘤多累及高乳糜微粒血症者的肢体伸侧和臀部等处，皮损为直径1~4mm大小的橘黄或棕黄色柔软丘疹，迅速分批或骤然发生，急性期炎症明显，皮损周围有红晕；可有瘙痒或压痛。进行性结节性组织细胞瘤皮损由直径2~10mm棕黄色丘疹或直径1~3cm或更大的淡紫色结节组成，也可见黄瘤样皮疹，皮疹圆形，分布于全身。丘疹型环状肉芽肿的典型皮损为质硬的丘疹或结节，呈肤色、淡红色、黄色或紫红色，多对称分布于腕部、前臂和大腿，可泛发全身。发疹型汗管瘤皮损为粟粒大小、多发性、淡褐色、稍高出皮面丘疹。成人型黄色肉芽肿表现为黄色或黄红色半球形丘疹，表面光滑，多为单发皮疹。丘疹型结节病是皮肤结节病中最常见的疹型。好发于面、颈、肩、眼睑等部位。皮损可局限也可泛发，针头至豌豆大小，早期呈橘黄色，后期呈棕红色。常无自觉症状，病变消退后留下黄白色瘢痕，伴有毛细血管扩张。此型预后较好。

3093. AEF 该患者不考虑免疫性疾病，故不需要进行皮肤直接免疫荧光、间接免疫荧光检查及抗核抗体全套检查。

3094. A 根据患者泛发性无痛性的黄色或肤色的丘疹，组织病理检查示成团的泡沫细胞，血脂水平增高，故首先考虑发疹性黄瘤。

3095. ABCEF 发疹性黄瘤好发于臀、肩和四肢伸侧，为粟粒至黄豆大小的黄色丘疹。

3096. DEFG 泛发性汗管瘤、泛发性丘疹性环状肉芽肿、发疹性黄瘤病、黏液水肿性苔藓均可表现为泛发性、肤色或淡红色的光滑小丘疹。扁平苔藓的丘疹性皮损通常为紫红色或紫褐色，表面脱屑，可见Wickham纹；点滴状寻常型银屑病的皮损通常表现为绿豆至黄豆大小的红色小丘疹，表面脱屑，轻刮鳞屑可见蜡滴现象、薄膜现象和点状出血；急性苔藓痘疮样糠疹的皮损表现为红色丘疹，部分表面可见出血、坏死和结痂。

3097. ABCDEFG 根据病史考虑泛发性汗管瘤、泛发性丘疹性环状肉芽肿、发疹性黄瘤病、黏液水肿性苔藓。皮损组织病理检查是诊断的金标准。血常规、尿常规、肝功能、肾功能、血脂测定、血糖测定、胸部X线片、腹部超声检查、乙肝六项及丙肝抗体检测、免疫球蛋白和补体检测、抗核抗体检测可协助诊断。

3098. CDEFG 根据患者皮损特点和组织病理学表现，诊断考虑黏液水肿性苔藓。该病通常伴发甲状腺疾病、皮肌炎、单克隆免疫球蛋白血症、HIV感染、HCV感染、内脏恶性肿瘤等，因此需要进行选项C、D、E、F、G的检查以明确诊断和了解有无伴发相关的疾病。

3099. ABCDE 目前尚无证据表明阿达木单抗和司库奇尤单抗对黏液水肿性苔藓的治疗有效。

3100. CDEFG 患者表现为臀部和下肢急性皮肤溃疡，溃疡的原因通常考虑各种感染、血管炎、坏疽性脓皮病、肿瘤等。Churg－Strauss综合征又称变应性肉芽肿性血管炎，特征是多脏器受累，组织病理表现为坏死性血管炎、嗜酸性粒细胞浸润和血管外肉芽肿。外周血嗜酸性粒细胞明显升高。皮损通常表现为皮下结节、瘀斑和溃疡。

3101. ABCDEFG　患者表现为臀部和下肢急性皮肤溃疡，溃疡的原因通常考虑各种感染、血管炎、坏疽性脓皮病、肿瘤等。常规健康检查可筛查感染及其他病史，ANA全套检查可排查血管炎及结缔组织病，皮损组织病理检查是皮肤病确诊的金标准。分泌物细菌培养及药敏试验、分泌物真菌镜检及培养可查出感染类型。询问发病前有无外伤史及用药史、询问患者既往健康状况有助于进一步诊治，是否有基础性疾病，排除坏疽性脓皮病的可能性。

3102. ABCDEF

3103. ABCDEFG

3104. B　该患者使用化妆品后，口唇红肿，表面有小水疱、糜烂。考虑接触过敏性疾病，进一步确诊应行的检查是斑贴试验。

3105. C　变态反应性接触性皮炎是因接触某一致敏物质引起的皮肤炎症。皮疹局限于某一特定部位并常有清晰、明确的边界，斑贴试验阳性。该患者临床表现、实验室检查均符合变态反应性接触性皮炎的诊断。

3106. ABCDE　变态反应性接触性皮炎：刺激物多为半抗原，即使刺激性很小的肥皂、去污剂和某些金属频繁接触后也可能引起对皮肤的刺激。有时反复暴露，甚至是水，干燥后也可刺激皮肤。对变态反应而言，首次暴露于致敏物质（有时最初几次暴露）时不会引起反应，以后暴露可在4～24小时内引起瘙痒和皮炎。为典型Ⅳ型变态反应，有时人们使用某一物质（或暴露于某一物质）几年都未出现问题，后来突然发生变态反应。甚至使用治疗皮炎的软膏、霜剂和洗剂也能引起这类反应。

3107. A　接触性皮炎的组织病理表现：表皮海绵水肿，可进一步发展成表皮内水疱；真皮浅层血管扩张充血，真皮乳头水肿，偶见血管外红细胞；表皮厚度大致正常，角质层仍呈网篮状。浅层血管周围淋巴细胞浸润，并可见数量不等的嗜酸性粒细胞（亦可完全无嗜酸性粒细胞浸润）。慢性期表皮棘层轻度增生，灶性海绵水肿，灶性角化不全，角质层中可见均一、红染的物质（浆液）及炎症细胞；真皮乳头水肿。表皮突不消失。

3108. ABCE　接触性皮炎的表现一般无特异性，较低浓度也可致病，轻症时局部呈红斑，淡红至鲜红色，稍有水肿，或有针尖大的丘疹密集，重症时红斑肿胀明显，在此基础上有多数丘疹、水疱，炎症剧烈时可以发生大疱。水疱破裂则有糜烂、渗液和结痂。愈后常留色素沉着，病程有自限性，一般去除病因后，处理得当，1～2周可痊愈。反复接触或处理不当，可以转为亚急性或慢性皮炎，呈红褐色苔藓样变或湿疹样改变。

3109. CF　接触性皮炎：急性期轻症时表现为局部水肿红斑，也可表现为密集分布的针尖大小的丘疹。严重时可红斑肿胀明显，其上多有丘疹、水疱甚至大疱形成。皮损多位于刺激物接触部位，可因搔抓或刺激物形态不同而分布于身体其他部位，也可泛发全身。患者自觉瘙痒、烧灼或胀痛感，严重者可出现全身反应。慢性期可呈苔藓样或湿疹样变。不典型表现：可因刺激物性质不同而表现为溃疡、毛囊炎、粟丘疹及皮肤色素变化等。

3110. B　急性接触性皮炎伴水疱、糜烂和渗液者可做开放性冷湿敷，湿敷溶液有3%硼酸溶液、1：2醋酸铝溶液、1：8000高锰酸钾溶液。

3111. ABCDE　接触性皮炎的病因与接触物有密切关系，首要治疗措施是找出过敏原因，避免再次接触该种物质，治疗已出现的症状。内服抗组胺类药物，如赛庚啶、苯海拉明、氯苯那敏、阿伐斯汀、西替利嗪、咪唑斯汀、依巴斯汀、地氯雷他定等；大剂量维生素C口服或静脉注射；10%葡萄糖酸钙注射液，静脉推注。面积广泛，糜烂和渗液严重者，可给予糖皮质激素。如口服泼尼松、曲安西龙或地塞米松；得宝松肌内注射。重症者也可先用氢化可的松或地塞米松静脉滴注，等症状减轻后，口服维持。接触性皮炎如果合并局部感染，如淋巴管炎、淋巴结炎、软组织炎时，可使用抗生素，轻者给予罗红霉素、青霉素V钾、头孢氨苄或磺胺类药物口服；重者静脉给予青霉素、头孢类菌素或喹诺酮类抗生素。局部治疗：①急性阶段：以红斑、丘疹为主者，用洗剂、霜剂或油膏。如炉甘石洗剂、振荡洗剂、曲安奈德霜、氯氟舒松霜、肤轻松霜等，也可使用含有松馏油、糠馏油、氧化锌的油膏外涂。红肿明显，伴水疱、糜烂和渗液者可做开放性冷湿敷，湿敷溶液有3%硼酸溶液、1：2醋酸铝溶液、1：8000高锰酸钾溶液。如有脓性分泌物者，用0.02%呋喃西林溶液或0.5%依沙吖啶溶液湿敷。湿敷不宜过长，通常湿敷2～3天，待渗液停止，肿胀消退后，可停止湿敷，改用霜剂或油膏外涂。②亚急性或慢性阶段：以霜剂及油膏外用为主，可用皮质类固醇激素软膏，也可用松馏油膏、黑豆馏油膏、氧化锌油膏等，如有脓性分泌物，可在油膏中加入抗生素，如新霉素、红霉素、杆菌肽，或其他杀菌剂如莫匹罗星软膏、黄连素、汞剂等。

3112. ACEFH　根据病史，中年男性+卡马西平用药史+发热+头面、躯干、四肢见对称、大小不等的风团性水肿性紫红斑，考虑多形红斑型药疹，药疹治疗原则包括：（1）停用一切可疑致敏药物以及与其结构相似的药物。（2）多饮水或输液促进体内药物的排泄。（3）轻症者给予抗组胺药物、维生素C及钙剂。重症者加用糖皮质激素。特别严重的药疹，及早采用各种措施，如①大剂量的糖皮质类固醇激素，注射用甲泼尼龙，病情稳定后逐渐减量。必要时给予大剂量糖皮质激素冲击。

也可使用免疫抑制剂，如环孢素等控制病情。②注射用免疫球蛋白，一般连用3～5天。③血浆置换。(4) 预防和控制继发感染。(5) 支持疗法，注意补液和维持电解质平衡等。血常规、肝、肾功能检查可协助诊治，可能需要系统使用激素，有糖尿病病史，必要时需内科会诊。

3113. ABDEF 根据病史，中年男性+卡马西平用药史+发热+头面、躯干、四肢见对称、大小不等的风团性水肿性紫红斑+有大小不等的松弛性水疱+尼氏征(+)+表皮剥脱面积51%，考虑TEN，重症药疹需入院治疗及泼尼松1～2mg/(kg·d)静脉给药。

3114. ABCDEFG 根据病史，中年男性+卡马西平用药史+发热+头面、躯干、四肢见对称、大小不等的风团性水肿性紫红斑，考虑多形红斑型药疹，皮损与多形红斑基本相同，重症者称为Stevens－Johnson综合征(SJS)，起病急骤，全身症状严重，表现为泛发的水肿性红斑、瘀斑迅速扩大并融合，出现水疱、大疱、血疱，尼氏征阳性，累及多器官。多形红斑的典型表现：(1) 红斑－丘疹型：常见，好发于四肢远端及黏膜。其特征性皮损为3～5天内出现虹膜状或靶形、圆形、椭圆形水肿性红斑，有时可互相融合。自觉微痒，全身症状不重。2～4周后皮损逐渐消退，遗留色素沉着，黏膜受累时皮损可持续长达6周才消退。本型容易复发。(2) 水疱－大疱型：常由红斑－丘疹型发展而来，以集簇或散在型水疱、大疱或血疱为主要皮损；常有黏膜损害，累及口、眼、鼻、外阴黏膜；可伴显著全身症状，如关节痛、发热、蛋白尿和红细胞沉降率增快等。(3) 重症型（Steven－Jonson综合征)：发病急骤，突然发生高热、头痛，并出现水肿性红斑、水疱、大疱、血疱和瘀斑等皮损，广泛分布；黏膜损害广泛而严重，还可累及呼吸道黏膜，出现大片糜烂或坏死；可伴有多系统损伤，若不及时抢救，短期可进入衰竭状态，死亡率为5%～15%。

3115. BDG

第三章　性传播疾病

一、单选题：每道试题由 1 个题干和 5 个备选答案组成，题干在前，选项在后。选项 A、B、C、D、E 中只有 1 个为正确答案，其余均为干扰选项。

1. 尖锐湿疣的平均潜伏期为

A. 1 个月　　B. 2 个月
C. 3 个月　　D. 4 个月
E. 5 个月

2. 有关妊娠梅毒的治疗，首选治疗是

A. 普鲁卡因青霉素，每日 80 万 U，连续 10 天，妊娠初 3 个月治疗 1 个疗程
B. 普鲁卡因青霉素，每日 80 万 U，连续 10 天，妊娠初及妊娠末 3 个月各治疗 1 个疗程
C. 普鲁卡因青霉素，每日 80 万 U，连续 10 天，妊娠末 3 个月治疗 1 个疗程
D. 苄星青霉素，每日 240 万 U，每周 1 次，共 2 次，妊娠初 3 个月治疗 1 个疗程
E. 苄星青霉素，每日 240 万 U，每周 1 次，共 2 次，妊娠末 3 个月治疗 1 个疗程

3. 组织病理学检查可见杜诺凡小体（Donovan bodies）的疾病是

A. 梅毒
B. 软下疳
C. 腹股沟肉芽肿
D. 性病性淋巴肉芽肿
E. 贝赫切特综合征（白塞病）

4. 腹股沟肉芽肿的临床特点是

A. 易出血的增生性肉芽肿性溃疡损害，溃疡不痛，有卫星状小溃疡，中心呈牛肉红色
B. 常为单个，无痛无痒，境界清楚，直径 1 ~ 2cm，触之如软骨样硬度，表面可糜烂或浅溃疡
C. 溃疡疼痛明显，呈圆形或椭圆形，边缘不整齐，周围呈炎性红晕，溃疡表面覆盖很多脓性分泌物
D. 均有腹股沟淋巴结肿大
E. 不出现系统症状

5. 性病梅毒的传染源是

A. 人　　B. 兔
C. 牛　　D. 狗
E. 白蚁

6. 血清固定与梅毒复发或再感染的鉴别要点是

A. 做腰椎穿刺以排除神经梅毒
B. 再次治疗，随访血清滴度
C. 做 HIV 抗体筛查
D. 继续观察其血清反应滴度下降与临床改变情况
E. 梅毒螺旋体抗原血清学试验 IgM 抗体检测阳性

7. 孕妇淋病治疗可以使用的药物是

A. 氟嗪酸　　B. 头孢曲松
C. 红霉素　　D. 美满霉素
E. 四环素

8. 非淋菌性尿道炎的主要感染源是

A. 链锁状杆菌
B. 葡萄球菌
C. 痘病毒
D. 乳头瘤病毒
E. 沙眼衣原体和（或）支原体

9. 软下疳的生化检查结果正确的是

A. 过氧化酶试验（+）
B. 非卟啉试验（+）
C. 硝酸盐还原试验（+）
D. 碱性磷酸酶试验（-）
E. 氧化酶试验强（+）

10. 关于杜克雷嗜血杆菌培养，叙述错误的是

A. 一般不能在常规培养基中培养，MHHb 培养基（由 Muller - Hinton 琼脂、马血、万古霉素及其他培养成分组成）可以获得高培养率
B. 培养皿放在 33℃ 及厌氧环境中培养
C. 菌落常于接种后 24 ~ 48 小时形成，色灰黄而透亮，直径为 1 ~ 2mm
D. 从菌落处取材标本行革兰染色呈阴性，为成双的短杆菌，呈链状排列
E. 软下疳菌分离培养较为困难，需要较高的分离培养技术

11. 性病性淋巴肉芽肿的病原体是

A. 克雷伯菌
B. 肉芽荚膜杆菌
C. 杜克雷嗜血杆菌
D. 沙眼衣原体
E. 解脲支原体

12. 早期梅毒（包括一期、二期及早期潜伏梅毒）推荐普鲁卡因青霉素 G 治疗总量（一疗程）应是

A. 1500 万 U
B. 600 万 U
C. 1200 万 U
D. 1200 万～1800 万 U
E. 2400 万 U

13. 根据美国 CDC 推荐，妊娠和（或）哺乳期的性病性淋巴肉芽肿患者的治疗首选

A. 红霉素　B. 四环素
C. 多西环素　D. 阿奇霉素
E. 氧氟沙星

14. 关于孕妇、新生儿单纯疱疹病毒（HSV）感染，叙述错误的是

A. 孕妇感染 HSV-2，可在分娩时传播给胎儿
B. 孕妇发生原发性生殖器疱疹传播给胎儿的概率一般低于孕妇发生复发性生殖器疱疹的概率
C. 可致流产、早产或死胎
D. 新生儿经产道感染后可出现高热，疱疹，肝、脾淋巴结肿大，脑炎，甚至死亡
E. 孕妇感染 HSV 后的临床表现与非孕妇患者相似

15. 下列梅毒螺旋体检查方法中正确的是

A. 培养
B. 暗视野显微镜检查
C. 涂片做 PAS 染色
D. 苛性钾法
E. 荧光染色

16. 软下疳的致病病原体是

A. 克雷伯菌
B. 肉芽荚膜杆菌
C. 杜克雷嗜血杆菌
D. 沙眼衣原体
E. 解脲支原体

17. 原发性生殖器疱疹的潜伏期是

A. 24 小时　B. 3～14 天
C. 1 个月　D. 3 个月
E. 6 个月以上

18. 梅毒引起眼的病变最早可见于

A. 一期梅毒　B. 二期梅毒
C. 三期梅毒　D. 晚期梅毒
E. 树胶肿

19. 性病性淋巴肉芽肿的临床特点不包括

A. 由沙眼衣原体 L_1、L_2、L_3 型引起
B. 女性多于男性
C. 本质上是一种淋巴组织疾患
D. 早期为外阴部初疮，中期为腹股沟淋巴结痛性肿大和直肠炎，晚期生殖器出现象皮肿、瘘管、毁形性溃疡、直肠狭窄和瘢痕形成
E. 早期、足量、规则治疗，定期追踪观察，预防晚期并发症，同时治疗性伴

20. 以下梅毒患者中应接受脑脊液检查，除了

A. 始发
B. 复发
C. 血清固定
D. 伴有视力异常表现
E. 伴有神经系统症状

21. 作定量试验，用于梅毒患者观察疗效、复发及再感染的血清试验是

A. TPHA　B. RPR
C. HIV　D. FTA-ABS
E. TPPA

22. 人乳头瘤病毒的宿主是

A. 猿　B. 猴
C. 人　D. 大白鼠
E. 小白鼠

23. 着色性干皮病主要的致死原因是

A. 转移性恶性黑素瘤和鳞状上皮细胞癌
B. 基底细胞癌和蕈样肉芽肿
C. 蕈样肉芽肿和恶性黑素瘤
D. 基底细胞癌和鳞状上皮细胞癌
E. 恶性黑素瘤和基底细胞癌

24. 我国规定统计上报的性传播疾病不包括

A. 软下疳　B. 梅毒
C. 淋病　D. 艾滋病
E. 滴虫性阴道炎

25. 后天梅毒早期与晚期的分界时间是

A. 4 年　B. 2 年
C. 5 年以上　D. 1 年以上
E. 根据症状出现计算

26. 先天性梅毒常应用普鲁卡因青霉素 G 治疗，用量是

A. 2 万 U/（kg·d）　B. 3 万 U/（kg·d）
C. 4 万 U/（kg·d）　D. 5 万 U/（kg·d）
E. 6 万 U/（kg·d）

27. 晚期胎传梅毒的症状多发于

A. 2 岁以后　B. 1 岁以后
C. 6 个月内　D. 8 个月内
E. 12 个月内

28. 晚期胎传梅毒的眼病是

A. 疱疹性角膜炎　B. 基质性角膜炎

C. 兔眼　D. 青光眼

E. 睑球粘连

29. 成人感染梅毒，早期未发现症状，4 年后也未出现心血管和中枢神经等症状，梅毒血清反应为阳性。诊断为

A. 二期梅毒　B. 早期隐性梅毒

C. 三期梅毒　D. 胎传梅毒

E. 晚期隐性梅毒

30. 梅毒治疗的首选药物是

A. 螺旋霉素　B. 青霉素

C. 四环素　D. 庆大霉素

E. 氯霉素

31. 为非特异性梅毒血清试验的是

A. TPI　B. RPR

C. TPHA　D. FTA－ABS

E. ELISA

32. 对于梅毒血清试验中生物性假阳性反应，下列不恰当的是

A. 生物性假阳性反应的孕妇所生的婴儿不出现生物性假阳性反应

B. 一般不发生于由密螺旋体抗原引起的反应

C. 见于心凝脂抗原引起的反应

D. 常见于全身性红斑狼疮

E. 生物学假阳性反应往往自然消失

33. 感染梅毒后第一期皮肤病变出现的时间为

A. 1 个月　B. 1 周

C. 3 周　D. 3 日

E. 4 周

34. VDRL 试验出现阳性的时间一般为硬下疳发生后

A. 2～3 周　B. 1～2 周

C. 3～6 周　D. 6～8 周

E. 8～12 周

35. 梅毒患者的疗后观察，应除外

A. 早期梅毒治疗后第 1 年每 3 个月复查一次，以后每半年复查一次，连续 2～3 年

B. 血清反应由阴性转为阳性，应加倍量复治

C. 心血管梅毒的治疗应从小剂量青霉素开始，逐渐增加剂量，至第 7 天起按正常剂量治疗

D. 血清反应固定阳性者，应做神经系统检查和脑脊液检查

E. 妊娠梅毒患者分娩前每月复查一次梅毒血清反应

36. 下列不属于梅毒实验室诊断方法的是

A. 血清不加热的反应素试验

B. VCRL 试验

C. 胶体金试验

D. 快速血浆反应素环状卡片试验

E. 墨汁试验

37. 下列选项中错误的是

A. 梅毒树胶肿又称梅毒瘤，是三期梅毒的标志

B. 梅毒树胶肿好发于大腿，少数发生于骨骼、口腔、上呼吸道黏膜及内脏

C. 梅毒树胶肿腿部皮损常为单发的无痛性皮下结节

D. 梅毒树胶肿是破坏性最强的一种皮损

E. 梅毒树胶肿的黏膜损害表现为坏死、溃疡

38. 以下关于三期梅毒皮肤损害错误的是

A. 梅毒树胶肿和结节性梅毒疹是其主要的损害

B. 在三期梅毒的皮肤损害中，以近关节结节多见

C. 结节性梅毒疹好发于头面部、肩部、背部及四肢伸侧

D. 结节性梅毒疹一般无自觉症状

E. 梅毒树胶肿的口腔黏膜损害可导致发音及进食困难

39. 以下关于潜伏梅毒错误的是

A. 潜伏梅毒无临床症状或临床症状已消失

B. 潜伏梅毒的脑脊液检查正常

C. 潜伏梅毒的梅毒血清学检查为阳性

D. 潜伏梅毒的发生与机体免疫力较差有关

E. 潜伏梅毒与治疗后暂时抑制了 TP 有关

40. 下列不属于晚期梅毒的是

A. 结节性梅毒疹

B. 树胶肿

C. 近关节结节

D. 红斑糜烂性梅毒疹

E. 梅毒性主动脉瓣关闭不全

41. 下列关于二期梅毒的皮疹特点，说法错误的是

A. 皮疹对称、泛发，以掌跖部多见，多呈古铜色

B. 皮损和分泌物中有大量的 TP，传染性强

C. 皮疹一般无自觉症状

D. 皮疹破坏性较强

E. 皮疹传染性强

42. 下列关于梅毒治疗，说法错误的是

A. 早期梅毒每周肌内注射一次苄星青霉素，连续 3 次

B. 心血管梅毒及神经梅毒治疗时应特别注意避免吉海反应

C. 妊娠梅毒患者如对青霉素过敏，可选用四环素或多西环素

D. 早期先天梅毒患儿如无条件检查脑脊液，应按脑脊液异常进行治疗

E. HIV 感染者梅毒治疗也是每周肌内注射一次苄星青霉素，连续 3 次

43. 患者男，28 岁，2 周来全身出现散在玫瑰色甲盖大的红斑，累及躯干、四肢掌跖，不痒。体检发现肛门附近有半环形排列的湿性丘疹，表面呈浸渍状。全身淋巴结肿大。应考虑

A. 二期梅毒　B. 三期梅毒
C. 多形红斑　D. 药物疹
E. 念珠菌感染

44. 下列有关女性淋病的临床表现，说法错误的是

A. 症状较轻，急、慢性症状不易区分
B. 宫颈内膜、尿道是最常见的受累部位
C. 如直肠、咽部出现感染，则症状较男性明显
D. 盆腔炎患者发生宫外孕概率高
E. 急性感染者常于性交后 2 ~5 天出现尿道刺激症状

45. 有关男性淋病的临床表现，下列不正确的是

A. 潜伏期平均为 3 ~5 日
B. 5% ~20% 的患者无明显的临床症状
C. 80% 的咽部淋球菌感染的患者无临床症状
D. 不并发附睾炎
E. 成人淋菌性眼炎很少发生，一旦发生则很严重

46. 患者男，25 岁，尿道流脓伴尿痛 2 天。起病前 3 天有冶游史。查体：尿道口轻度红肿，可见中量的黄色分泌物，内裤有污秽。本病最可能的诊断是

A. 非淋菌性尿道炎　B. 非特异性尿道炎
C. 淋病　D. 前列腺炎
E. 化脓性包皮龟头炎

47. 关于非淋菌性尿道炎的治疗原则，不正确的是

A. 早期诊断，早期治疗
B. 及时、足量、规则治疗
C. 不同病情采用不同的治疗方案
D. 同时治疗性伴
E. 抗衣原体、支原体、真菌联合用药

48. 女性非淋菌性尿道炎主要发生在

A. 尿道　B. 阴道
C. 宫颈　D. 盆腔
E. 附件

49. 下列有关 Reiter 综合征，说法不正确的是

A. 是男性非淋菌性尿道炎的一种常见的并发症
B. 除淋菌性尿道炎外还有关节炎和结膜炎
C. 一般发生在尿道炎后 1 周左右
D. 患者关节液中可分离到衣原体
E. 患者关节液中分离到支原体

50. 男性非淋菌性尿道炎常见并发症除外

A. 附睾炎　B. 前列腺炎
C. Reiter 综合征　D. 直肠炎
E. 尿道狭窄

51. 患者女，27 岁，孕 37 周，白带增多 6 天。查体：外阴正常，阴道充血，大量浆液脓性分泌物，宫颈红肿，Ⅱ度糜烂。宫颈分泌物培养可见沙眼衣原体。本病最可能的诊断是

A. 滴虫性阴道炎
B. 淋病
C. 细菌性阴道病
D. 念珠菌性阴道炎
E. 非淋菌性尿道炎

52. 尖锐湿疣好发于

A. 足跖部　B. 甲缘处
C. 头面部　D. 双手背
E. 皮肤与黏膜交界处

53. 下列有关生殖器疱疹的描述，正确的是

A. 女性生殖器疱疹与宫颈癌的发生有密切的关系
B. HSV -1 是生殖器疱疹的主要病原体
C. 生殖器疱疹不会引起病毒性脑膜炎
D. 复发性生殖器疱疹常伴明显的全身症状
E. 潜伏 HSV -1 较潜伏的 HSV -2 更易被激发致病

54. 下列生殖器疱疹的治疗方案中，不正确的是

A. 原发性生殖器疱疹应用抗病毒药物需连服 7 ~10 天
B. 亚临床生殖器疱疹者需长期服用有效抗病毒药物
C. 复发性生殖器疱疹的治疗最好在前驱症状或损害出现 24 小时内开始应用
D. 局部保持患处清洁、干燥
E. 皮损处外用药膏有 3% 阿昔洛韦、酞丁胺霜等

55. 生殖器疱疹的主要传染源是

A. 原发性生殖器疱疹患者
B. 复发性生殖器疱疹患者
C. 亚临床型生殖器疱疹患者
D. 频繁复发者
E. 症状明显的生殖器疱疹患者

56. 下列关于生殖器疱疹，说法错误的是

A. 复发性生殖器疱疹最常见
B. 1 年复发 6 次者为频繁复发
C. 复发性生殖器疱疹常在原发性生殖器疱疹皮损消

退后1~4个月以内复发
D. 潜伏的HSV-2较HSV-1更易被激发致病
E. 一般50%的HSV-1和70%的HSV-2感染在临床上无症状

57. 软下疳的特征是
A. 只发生在生殖器的溃疡
B. 生殖器溃疡，不痛
C. 生殖器溃疡疼痛，常伴有疼痛性腹股沟淋巴结炎
D. 生殖器溃疡，常伴有无痛性腹股沟淋巴结肿大
E. 软下疳不发生在生殖器外

58. 临床上可出现“对吻损害”的疾病是
A. 扁平湿疣
B. 软下疳
C. 生殖器疱疹
D. 性病性淋巴肉芽肿
E. 腹股沟肉芽肿

59. 下列关于软下疳的临床表现，说法错误的是
A. 软下疳一般无明显前驱症状
B. 生殖器以外的部位也可出现软下疳
C. 女性患者损害较男性深，触痛明显
D. 软下疳周围可出现多发卫星状溃疡
E. 30%~50%的患者可发生疼痛性腹股沟淋巴结炎

60. 下列有关软下疳的临床亚型，说法错误的是
A. 一过性下疳损害小，4~6天消失
B. 混合性软下疳是该病多种亚型同时存在
C. 丘疹性软下疳的表现类似二期梅毒的扁平湿疣
D. 崩蚀性软下疳的溃疡发展迅速，广泛组织坏死
E. 匍匐性软下疳表现为长而狭窄的浅损害

61. 患者男，28岁，阴茎溃疡5天，伴疼痛。起病前1周有不洁性交史。查体：阴茎中段上方可见3个蚕豆大小的溃疡，互相融合，边缘不整齐，其表面覆盖灰黄色脂性脓苔，有触痛。分泌物涂片可查到末端钝圆两极染色的短小杆菌，呈鱼群状排列。本病最可能的诊断为
A. 硬下疳　　B. 软下疳
C. 生殖器疱疹　　D. 性病性淋巴肉芽肿
E. 腹股沟肉芽肿

62. 不属于艾滋病常见的皮肤表现的是
A. 口腔毛状黏膜白斑
B. 口腔念珠菌感染
C. 卡波西肉瘤
D. 玫瑰糠疹
E. 脂溢性皮炎

63. 有关艾滋病不正确的是
A. 窗口期内的患者无传染性
B. 潜伏期患者是重要传染源
C. 脂溢性皮炎常为HIV感染最初的皮肤表现
D. 多数患者在感染初期无任何症状和体征
E. 急性感染期血清HIV抗体呈阴性

64. 下列哪个途径不传染艾滋病
A. 吸食母乳　　B. 器官移植
C. 共用食具　　D. 人工授精
E. 共用剃刀、牙刷

65. 艾滋病的癌瘤主要为
A. 卡波西肉瘤　　B. 鳞癌
C. 霍奇金淋巴瘤　　D. 基底细胞癌
E. 湿疹样癌

66. 艾滋病的各种感染主要发生于
A. 肺、胃肠与神经系统
B. 血液系统
C. 肾脏
D. 皮肤
E. 心脏

67. 艾滋病的窗口期一般为
A. 5周左右　　B. 8周
C. 10个月　　D. 12周
E. 5个月

68. 急性HIV皮疹主要为
A. 斑疹和丘疹　　B. 丘疱疹和疱疹
C. 糜烂　　D. 溃疡
E. 斑块

69. 具有HIV感染特异性的体征是
A. 毛细血管扩张
B. 淡紫色或棕色斑
C. 口腔毛状黏膜白斑
D. 玫瑰疹样皮疹
E. 脂溢性皮炎

70. 在HIV感染的皮肤表现中，表示预后差的标志是
A. 毛细血管扩张
B. 脂溢性皮炎
C. 口腔毛状黏膜白斑
D. 银屑病
E. 卡波西肉瘤

71. 通过性交而感染HIV者出现血清抗体阳性的时间为
A. 1周内　　B. 2~3周
C. 4~6周　　D. 4~8周
E. 8~12周

72. 有关艾滋病的病因及流行现状，下列说法不对的是

A. 艾滋病是1981年才被认识的一种性传播疾病
B. 是由人类免疫缺陷病毒感染引起的
C. HIV属于DNA反转录病毒
D. 目前分离出来的HIV有HIV-1和HIV-2两型
E. 少数患者感染后3~4周出现非特异性症状

73. 有关珍珠状阴茎丘疹的发病原因，下列表述正确的是

A. 是一种生理变异，无须特殊治疗
B. 是一种性传播疾病
C. 包皮环切后引起
D. 病毒感染引起
E. 包皮过长

74. 下列有关珍珠状阴茎丘疹临床表现的描述，正确的是

A. 该病的发病部位为阴茎根部
B. 患者有疼痛不适感
C. 多见于儿童
D. 其发生与种族因素有关
E. 皮损表现为串珠状小丘疹，呈肉色、白色或淡红色

75. 女阴假性湿疣最易与下列哪种疾病混淆

A. 梅毒扁平湿疣　B. 硬下疳
C. 尖锐湿疣　D. 鲍温样丘疹病
E. 外阴念珠菌病

76. 诊断恶性黑素瘤的最重要依据为

A. 患者种族　B. 发病年龄
C. 皮疹形态　D. 累及部位
E. 组织病理学检查

77. 不属于恶性黑素瘤中瘤细胞形态表现的是

A. 多边形　B. 梭形
C. 空泡形　D. 泡沫状
E. 树枝状

78. 恶性黑素瘤的推荐治疗措施为

A. 手术治疗　B. 液氮冷冻治疗
C. 激光治疗　D. 局部灌注治疗
E. 放射治疗

79. 毛发红糠疹应与下列哪种疾病鉴别

A. 花斑癣　B. 一期梅毒疹
C. 银屑病　D. 毛细血管扩张症
E. 神经性皮炎

80. 不需与类脂质渐进性坏死相鉴别的是

A. 黄色瘤病
B. 结节病
C. 类脂质蛋白沉着症
D. 二期梅毒
E. 环状肉芽肿

81. 下列疾病在诊断过程中应用Kveim试验的是

A. 结节病
B. 硬红斑
C. 丘疹状坏死性结核疹
D. 尖锐湿疣
E. 颜面粟粒性狼疮

82. 关于传染性软疣，描述不正确的是

A. 人群普遍易感
B. 直接接触传播
C. 性接触传播
D. 公共设施传播
E. 多累及儿童、性活跃人群、免疫功能低下者

83. 光线性角化病不经治疗大部分可发展为哪一种肿瘤

A. 基底细胞癌　B. 鳞癌
C. 非黑素瘤　D. 外毛根鞘
E. 组织细胞增生症

84. 下列哪种类型的恶性黑素瘤为我国常见的类型，且进展快、存活率低

A. 浅表扩散性黑素瘤
B. 结节性黑素瘤
C. 肢端雀斑痣样黑素瘤
D. 恶性雀斑痣样黑素瘤
E. 未定类黑素瘤

85. 下列不属于性传播疾病的是

A. 生殖器疱疹　B. 传染性软疣
C. 软下疳　D. 女性假性湿疣
E. 性病性淋巴肉芽肿

86. 胎传梅毒与新生儿通过产道时感染的梅毒主要的区别是

A. 梅毒血清不加热的反应素试验阳性
B. 梅毒性斑疹
C. 荧光螺旋体抗体吸引试验（FTA-ABS）阳性
D. 不发生硬下疳
E. Hutchinson's 三联征

87. 胎传梅毒多发生在妊娠的什么时候

A. 妊娠初3个月
B. 妊娠4个月左右
C. 妊娠末3个月
D. 分娩时
E. 妊娠任何时期

88. 下列哪项是二期梅毒的皮损表现

A. 扁平苔藓　　B. 扁平疣
C. 扁平湿疣　　D. 尖锐湿疣
E. 假性湿疣

89. 梅毒患者规则足量治疗后，血清不转阴超过多长时间属于血清固定
A. 3 个月　　B. 3 年
C. 2 个月　　D. 2 年
E. 4 年

90. 关于一期梅毒，下列哪项是错误的
A. 一般患者起病前有不洁性交史
B. 潜伏期是 2～4 周
C. 硬下疳是主要的表现
D. 在硬下疳处取材以暗视野检查可见苍白螺旋体
E. 一次梅毒血清试验阴性可排除一期梅毒

91. 有关先天梅毒的临床特点，哪项是错误的
A. 患早期梅毒的孕妇传染胎儿的可能性大
B. 梅毒性鼻炎主要见于晚期先天梅毒
C. 先天梅毒不发生硬下疳
D. 晚期先天梅毒的眼梅毒约有 90% 为基质性角膜炎
E. 神经性耳聋多发生于学龄期患儿

92. 在淋病的发病机制中，淋球菌主要被哪种细胞吞饮，并在其内繁殖
A. 扁平上皮细胞　　B. 上皮细胞
C. 淋巴细胞　　D. 中性粒细胞
E. 单层柱状上皮细胞

93. 有关淋病的治疗，下列哪项是错误的
A. 大观霉素对淋菌性咽炎疗效较好
B. 妊娠期淋病禁用喹诺酮类和四环素类药物
C. 在新生儿淋菌性眼炎的治疗中，单剂头孢曲松钠的剂量不能超过 125mg
D. 淋菌性眼炎的疗程应满 7 天
E. 治疗淋球菌性盆腔炎时，除应用头孢曲松钠外，还同时口服甲硝唑或多西环素

94. 非淋病性尿道炎的潜伏期一般是
A. 1 周内　　B. 2 周之内
C. 1～3 周　　D. 3～4 周
E. 4～5 周

95. 非淋病性尿道炎的主要病原体是
A. 厌氧革兰阴性杆菌
B. 阴道毛滴虫
C. 金黄色葡萄球菌
D. 链球菌
E. 沙眼衣原体、生殖和解脲支原体

96. 有关女性非淋菌性泌尿生殖道炎的临床表现，哪项是错误的
A. 很多患者无症状，仅表现为白带增多
B. 尿道炎的表现主要为尿道口充血、尿频
C. 尿道是感染的主要部位
D. 围生产期感染能引起新生儿衣原体性结膜炎
E. 宫颈水肿、表面肥大性滤泡是宫颈炎特殊的外观

97. 原发性生殖器疱疹的疱疹消退后，残留的病毒可潜伏于哪个部位
A. 表皮组织　　B. 真皮组织
C. 末梢神经　　D. 骶神经节
E. 淋巴组织

98. 下列有关生殖器疱疹的描述，正确的是
A. 妊娠期生殖器疱疹可造成胎儿流产
B. HSV－1 是生殖器疱疹的主要病原体
C. HIV 感染者并发生殖器疱疹的病程较短
D. 复发性生殖器疱疹常伴明显的全身症状
E. HSV 存在于患者血液中，主要靠血液传播

99. 有关复发性生殖器疱疹的临床表现，下列哪项是错误的
A. 原发性生殖器疱疹皮损消退后 1～4 月以内复发，复发感染一般常发生在原来部位
B. 全身症状及皮损较原发性生殖器疱疹轻
C. 病程一般为 2～3 周
D. 患者复发前常有前驱症状
E. HIV 感染者临床复发更频繁

100. 有关软下疳的流行病学，下列哪项是错误的
A. 主要通过性接触传播
B. 主要流行于亚热带的地区
C. 病原体为革兰阴性杜克雷嗜血杆菌
D. 女性患者明显多于男性患者
E. 一般无明显的前驱症状

101. 下列关于软下疳并发症的描述，哪项是不正确的
A. 50% 的患者可发生疼痛性腹股沟淋巴结炎
B. 可有嵌顿包茎
C. 腹股沟淋巴结炎多为双侧
D. 尿道瘘是由毁坏性溃疡导致的
E. 阴囊、阴茎象皮肿是因淋巴回流障碍所致

102. 腹股沟横痃一般在生殖器初疮发生后多长时间出现
A. 1 月内　　B. 2～6 周
C. 2 个月　　D. 4 个月后
E. 半年左右

103. 下列哪项是性病性淋巴肉芽肿的病原体

A. L_6 血清型沙眼衣原体
B. L_2 血清型沙眼衣原体
C. L_{10} 血清型沙眼衣原体
D. L_{12} 血清型沙眼衣原体
E. L_{15} 血清型沙眼衣原体

104. 有关生殖器初疮的描述，下列哪项是不正确的
A. 可无明显的自觉症状
B. 溃疡多为单发
C. 溃疡触痛明显
D. 损害可在数日内痊愈，不留瘢痕
E. 皮损最初为小丘疹、疱疹，后出现糜烂或溃疡

105. 为了避免出现吉海反应，驱梅治疗前可
A. 青霉素脱敏
B. 肌内注射苯海拉明
C. 青霉素皮试
D. 口服扑尔敏
E. 口服小剂量泼尼松

106. 下列关于鲍温样丘疹病，说法正确的是
A. 恶性肿瘤
B. 良性肿瘤
C. 与 HPV 感染有关
D. 属二期梅毒疹
E. 与疱疹病毒感染有关

107. 梅毒血清学试验检查不包括
A. USR　B. RPR
C. VDRL　D. HIV 抗体
E. TPHA

108. 结节病最易累及的内脏器官是
A. 皮肤　B. 肺部
C. 淋巴结　D. 肾脏
E. 心脏

109. 辅助诊断恶性黑素瘤时，下列哪项免疫组化检查阳性是有意义的
A. S100　B. CD20
C. CD68　D. CD28
E. CD57

110. 关于尖锐湿疣病理改变的描述错误的是
A. 角质层角化不全
B. 乳头瘤样增生
C. 表皮嵴增粗延长
D. 表皮中上层细胞有明显的空泡形成，这些空泡细胞比正常细胞稍小
E. 真皮血管周围炎症细胞浸润

111. 属于肿瘤的是
A. 尖锐湿疣　B. 肉样瘤
C. 珍珠状阴茎丘疹　D. Paget 病
E. Still 病

112. 一患者病理改变为上皮样肉芽肿（裸结节），X 线胸片见肺门淋巴结肿大，皮肤 Kveim 试验阳性，最可能的诊断是
A. 肺癌　B. 环状肉芽肿
C. 淋巴瘤　D. 结节病
E. 麻风

113. 先天性梅毒是指
A. 生产时由阴道病损感染
B. 子宫内感染
C. 生产时手术过程感染
D. 母亲哺乳的感染
E. 生产由医药感染

114. 以下哪种疾病的损害不易形成溃疡
A. 结节性红斑　B. 三期梅毒树胶肿
C. 硬红斑　D. 丘疹坏死性结核疹
E. 孢子丝菌病

115. 为诊断非淋菌性尿道炎，进行尿道分泌物检查时，油镜每个视野多形核白细胞（男性）应为
A. ≥5 个　B. ≥10 个
C. ≥15 个　D. ≥20 个
E. ≥25 个

116. 复发性外阴阴道炎的发病诱因不包括
A. 妊娠
B. 阴道内菌群失调
C. 糖尿病
D. 青春期性激素分泌水平高
E. 抗生素治疗

117. 临床诊断一期梅毒最特异的方法是
A. 暗视野显微镜检查
B. 螺旋体体外培养
C. RPR
D. TPHA
E. PTA - ABS

118. 生殖器疱疹的病原体最常见的是
A. HPV - 2 型　B. HIV - 2 型
C. HIV - 1 型　D. HSV - 2 型
E. HSV - 1 型

119. 淋病潜伏期为
A. 1 ~ 10 小时，平均 3 ~ 5 小时

B. 1～10天，平均3～5天
C. 11～15天，平均13～14天
D. 16～20天，平均16～18天
E. 21～30天，平均25～26天

120. 急性女阴溃疡不伴有
A. 发热　　B. 乏力
C. 附近淋巴结肿大　　D. 阴部灼痛
E. 白色斑块

121. 患者女，32岁，小阴唇内侧出现密集小丘疹，表面光滑，不融合，呈“鱼子状”，自觉症状缺如，醋酸白试验（－），应诊断为
A. 尖锐湿疣　　B. 生殖器疱疹
C. 鳞癌　　D. 扁平湿疣
E. 女阴假性湿疣

122. 尖锐湿疣的常见病原体是
A. HSV－1型
B. HSV－2型
C. HPV－6，11，16，18型
D. HPV－24，28型
E. HIV－1型

123. 梅毒血清试验假阳性最常见于
A. 类风湿关节炎
B. 盘状红斑狼疮
C. 生殖器疱疹
D. 吸毒
E. 系统性红斑狼疮

124. 玫瑰糠疹与二期梅毒疹的鉴别要点是
A. 玫瑰糠疹的炎症更明显
B. 二期梅毒疹的皮疹呈暗红色
C. 玫瑰糠疹有母斑和子斑
D. 二期梅毒疹的梅毒血清抗体阳性
E. 玫瑰糠疹的皮疹多发

125. 对HIV感染高危人群的初步筛查，常用方法是
A. 病毒分离培养　　B. 抗体检测
C. 抗原检测　　D. 病毒核酸检测
E. 病毒载量测定

126. 有关男性淋病的诊断标准，不包括
A. 有不洁性接触史
B. 潜伏期为1～14天
C. 尿道分泌物增多
D. 行尿道分泌物镜检，油镜下查到多形核白细胞内找到革兰阴性双球菌
E. 尿道分泌物淋球菌PCR检测阳性

127. 下列哪项描述符合珍珠状阴茎丘疹
A. 自觉疼痛
B. 属性传播疾病
C. 易恶变
D. 皮疹沿冠状沟排列
E. 表面有脓性分泌物

128. 硬下疳的潜伏期为
A. 2～4周　　B. 2天
C. >3月　　D. 5～6个月
E. >半年

129. 早期先天梅毒是指发病年龄
A. 小于2岁　　B. 小于1岁
C. 大于2岁　　D. 大于5岁
E. 小于4岁

130. 对青霉素过敏的梅毒患者，根据我国的推荐方案，应使用的药物是
A. 庆大霉素　　B. 干扰素
C. 胸腺肽　　D. 链霉素
E. 红霉素

131. 我国规定早期梅毒与晚期梅毒的病程分界线是
A. 1年　　B. 2年
C. 3年　　D. 4年
E. 5年

132. 经典性病不包括
A. 梅毒　　B. 淋病
C. 软下疳　　D. 雅司
E. 性病性淋巴肉芽肿

133. 患者男，30岁，冠状沟两侧见淡红色半透明丘疹，沿冠状沟成行排列，大小一致，不融合。最可能的诊断是
A. 尖锐湿疣　　B. 光泽苔藓
C. 珍珠状阴茎丘疹　　D. 皮脂腺异位症
E. 鲍温样丘疹病

134. 中年男性，阴囊部出现散在红色丘疹，随年龄增大皮损增多，变为紫黑色，质硬，呈疣状，无自觉症状。病理示角化过度，棘层肥厚，真皮乳头层毛细血管扩张，由向下延伸的表皮突包绕，血管周围有轻度炎症细胞浸润，弹性纤维断裂。该表现考虑诊断为
A. 尖锐湿疣　　B. 鲍温样丘疹病
C. 血管角化瘤　　D. 草莓状血管瘤
E. 脂溢性角化病

135. 患者男，28岁，尿痛、排尿困难，龟头红肿流脓4

天，7天前有不洁性接触史，检查：包皮龟头红肿，尿道口肿胀外翻，有大量黄色脓液自尿道口溢出。最可能的诊断是

A. 非淋菌性尿道炎 B. 真菌性尿道炎
C. 生殖器念珠菌病 D. 淋病
E. 滴虫性尿道炎

136. 对血清固定型梅毒患者而言，为除外神经梅毒，脑脊液应做何种检查

A. VDRL B. USR
C. RPR D. FTA - ABS
E. TPHA

137. 性病的治疗原则是

A. 对使用物品消毒
B. 与家人隔离
C. 对传染源及性伴同时检查及治疗
D. 不吃鱼、虾、蟹等
E. 尽早静脉输液

138. 下列哪种治疗方法对结节病无效

A. 口服皮质类固醇激素
B. 甲氨蝶呤
C. 沙利度胺（反应停）
D. 氯喹
E. 雌激素

139. 下列哪项是慢性皮肤黏膜念珠菌病的病原菌

A. 金黄色葡萄球菌 B. HPV
C. 真菌 D. HIV
E. 链球菌

140. 下列哪种皮肤疾病与人类乳头瘤病毒感染有关

A. 先天性角化不良 B. 疣状表皮发育不良
C. 线状表皮痣 D. 后天性鱼鳞病
E. 脂溢性角化病

141. 患者男，40岁，脱发斑2年余，头项部可见2个圆形脱发斑，境界清楚，表面光滑如薄纸，毛囊口不清楚，边缘头发不松动，脱发区内无新生毛发，拟诊断为

A. 斑秃 B. 男性型脱发
C. 梅毒性脱皮 D. 假性斑秃
E. 局限性硬皮病

142. 患者女，35岁，1个月前发现双侧小阴唇内侧多发、群集、皮色颗粒状丘疹，成绒毛样，无明显自觉症状。该表现支持哪项诊断

A. 尖锐湿疣 B. 假性湿疣
C. 鲍温样丘疹病 D. 扁平苔藓
E. 银屑病

143. 二期梅毒疹的典型皮疹是

A. 瘙痒性风团丘疹 B. 疼痛性皮下结节
C. 萎缩性皮下斑 D. 不痛不痒的暗红斑
E. 瘙痒性红斑水疱

144. 梅毒治疗反应（吉海反应）是一种

A. 中毒反应 B. 类似休克反应
C. 脓毒血反应 D. 菌血症反应
E. 变态反应

145. 患者男，28岁，尿道烧灼感1周，轻微尿急及排尿困难。患者2周前有不洁性接触。检查：尿道口轻度充血，少许稀薄浆液性分泌物。该患者首先应做的检查为

A. 尿道分泌物检查多形核白细胞
B. 尿道分泌物普通细菌培养
C. 尿道分泌物检查支原体
D. 尿道分泌物检查衣原体
E. 尿道分泌物检查革兰阴性双球菌

146. 妊娠5个月的孕妇，双掌跖散在圆形、卵圆形玫瑰色斑疹，直径0.5~1cm，实验室检查RPR 1∶128阳性。该患者青霉素皮试（+）。应选用下列哪种药物治疗

A. 多西环素 B. 米诺环素
C. 红霉素 D. 氧氟沙星
E. 盐酸四环素

147. 患者男，28岁，尿痛、排尿困难，龟头红肿脓4天，7天前有不洁性接触史，检查：包皮龟头红肿，尿道口肿胀外翻，有大量黄色脓液自尿道口溢出。确诊的首选检查是

A. 分泌物涂片镜检 B. 血常规
C. 真菌镜检+培养 D. 尿常规
E. 二杯尿试验

148. 患者男，40岁。阴茎赘生物2年，无自觉症状。查体：阴茎近根部见多枚绿豆至黄豆大小的黑褐色扁平丘疹，表面光滑。对该患者应首先考虑的疾病是

A. 珍珠状阴茎丘疹 B. 尖锐湿疣
C. 晚期梅毒 D. 鲍温样丘疹病
E. 皮脂腺异位症

149. 胎传梅毒是通过以下哪种途径传染

A. 母血经胎盘传入 B. 静脉输液
C. 性交 D. 托幼机构交叉感染
E. 营养不良导致传染

150. 二期梅毒的皮疹是下列哪一种

A. 软下疳 B. 尖锐湿疣
C. 扁平湿疣 D. 树胶肿

E. 结节性梅毒疹

151. 由于治疗不及时引起的男性慢性淋病，其主要病灶在

A. 咽部　B. 前列腺

C. 精囊　D. 附睾

E. 尿道腺体和隐窝

152. 患者男，36 岁，会阴钝痛 1 个月，尿痛 3 天。有冶游史。查体：尿道口轻度红肿，有少量浆液性分泌物。前列腺轻度肿大。前列腺常规检查：高倍镜下白细胞（+++）。本病最可能的诊断是

A. 非淋菌性尿道炎　B. 前列腺炎

C. 前列腺增生病　D. 淋病

E. 非淋菌性尿道炎合并前列腺炎

153. 被称为“超级癌症”的性传播疾病是

A. 淋病　B. 艾滋病

C. 软下疳　D. 梅毒

E. 尖锐湿疣

154. 下列关于三期梅毒的组织病理检查，说法不正确的是

A. 三期梅毒真皮及皮下组织的肉芽肿性浸润有浆细胞

B. 三期梅毒真皮及皮下组织的肉芽肿性浸润有上皮样细胞

C. 三期梅毒的肉芽肿性浸润常含有多核巨细胞

D. 三期梅毒的肉芽肿性浸润血管较少

E. 三期梅毒真皮及皮下组织的肉芽肿性浸润有淋巴细胞

155. 患者女，妊娠 30 周。发现肛周赘生物 3 天。配偶有婚外性生活史。查体：肛周见数个暗红色、直径 1～3cm 的扁平疣状损害，基底宽，界限清晰，表面轻微糜烂。该患者首选的治疗方法是

A. 口服红霉素

B. 口服多西环素

C. 肌内注射苄星青霉素

D. 支持治疗

E. 冷冻治疗

156. 患者女，45 岁。外阴痒，分泌物呈豆渣状，分泌物涂片染色后可见假菌丝，血糖化验是 10.2mmol/L，最恰当的处理原则为

A. 广谱抗生素

B. 广谱抗生素＋糖皮质激素

C. 抗滴虫治疗

D. 抗真菌治疗

E. 控制血糖＋抗真菌治疗

157. 下列有关传染性软疣的描述，不正确的是

A. 是一种传染性皮肤病

B. 是一种由病毒引起的皮肤病

C. 治疗以口服抗病毒药物为主

D. 典型皮疹为粟粒至黄豆大的半球性丘疹，表面有蜡样光泽

E. 可通过直接接触、自身接种或性接触传播

158. 下列关于急性女阴溃疡的描述，不正确的是

A. 部分证据表明该病与革兰阳性球菌感染有关

B. 主要发生于中年女性，好发于大、小阴唇的内侧和前庭黏膜

C. 无特效治疗方法，部分患者有自限性

D. 常伴有全身症状，发病较急，局部疼痛较为明显，附近淋巴结肿大和压痛

E. 局部给予糖皮质激素和抗生素治疗

159. 患者女，25 岁，外阴出现新生物 1 周。查体：小阴唇内侧密集成片分布鱼卵样光滑丘疹，粉红色，互不融合，伴有少量炎性阴道分泌物。对该患者可能的诊断是

A. 尖锐湿疣　B. 假性湿疣

C. 鲍温样丘疹病　D. 扁平湿疣

E. 梅毒疹

160. 患者男，22 岁，发现龟头新生物 1 周。1 个月前有不洁性交史。查体：龟头后缘冠状沟排列数行肤色、淡红色丘疹，直径为 0.5～1mm。对该患者可能的诊断是

A. 尖锐湿疣

B. 珍珠状阴茎丘疹

C. 梅毒疹

D. 皮脂腺异位症

E. 生殖器疱疹

161. 获得性免疫缺陷综合征（艾滋病）的皮肤表现不包括

A. 皮肤瘙痒　B. 嗜酸性毛囊炎

C. 慢性肉芽肿病　D. 脂溢性皮炎

E. Kaposi 肉瘤

162. 下列关于获得性免疫缺陷综合征的描述，错误的是

A. 脂溢性皮炎是最常见的皮肤损害

B. 皮肤瘙痒可以是 HIV 患者最常见的主诉

C. 皮肤干燥是常见的早期表现

D. 可出现嗜酸性毛囊炎

E. 银屑病发病率明显增加

163. 下列关于胎传梅毒的描述，不正确的是

A. 经母体由胎盘传播

B. 大多在妊娠4个月后传染给胎儿
C. 胎传梅毒也可经父亲传染
D. 胎传梅毒没有硬下疳表现
E. 胎传梅毒儿生后即进入二期梅毒阶段

164. 关于梅毒螺旋体的描述，不正确的是
A. 通常不易着色，又称苍白螺旋体
B. 普通消毒剂、煮沸、干燥、低温均可将其杀灭
C. 人工培养困难，通常接种于家兔睾丸中进行保存及传代
D. 为厌氧微生物，离开人体不易生存
E. 可以以旋转、蛇形、伸缩3种方式运动

165. 关于银屑病与二期梅毒之间的鉴别，最有意义的依据是
A. 皮损颜色
B. 累及范围
C. 脱屑的程度
D. 红细胞沉降率改变
E. 梅毒血清反应阳性

166. 下列关于梅毒性树胶肿的描述，不正确的是
A. 又称梅毒瘤，是三期梅毒的标志
B. 黏膜损害表现为坏死、溃疡
C. 下肢皮损常为单发的无痛性皮下结节
D. 皮损破坏性最强
E. 好发于骨骼、口腔、上呼吸道黏膜及内脏

167. 感染梅毒螺旋体后出现硬下疳的时间是
A. 3天　　B. 1周
C. 3周　　D. 4周
E. 2个月

168. 下列关于吉海反应的描述，错误的是
A. 是一种急性变态反应
B. 多在梅毒患者治疗后数小时发生
C. 表现为寒战、发热、头痛、呼吸加快、心动过速、全身不适和原有疾病加重
D. 严重时心血管梅毒常发生肺动脉破裂
E. 泼尼松可用于预防

169. 下列关于梅毒的描述，错误的是
A. 硬下疳期梅毒血清学反应可呈阳性
B. 斑疹是二期梅毒最早发生的皮肤损害
C. 硬下疳期梅毒血清学反应可呈阴性
D. 早期潜伏梅毒可出现血清学复发
E. 扁平湿疣常见于一期梅毒

170. 关于淋病奈瑟球菌的描述，不正确的是
A. 是一种革兰阴性双球菌
B. 适宜的生长温度是32℃~36℃
C. 主要寄居于黏膜表面的柱状上皮细胞内
D. 不耐热，干燥环境存活1~2小时
E. 人是淋病奈瑟球菌的一种自然宿主

171. 下列关于淋病的描述，错误的是
A. 致病菌为革兰阴性双球菌
B. 淋菌性尿道炎可引起尿道狭窄
C. 人类不是淋病奈瑟球菌唯一的天然宿主
D. 女性患者症状较轻微
E. 男性患者可引起附睾炎

172. 关于腹股沟肉芽肿的临床表现，描述错误的是
A. 该病潜伏期为1周~3个月
B. 可表现为肛周生殖器部位的无痛性溃疡
C. 也可表现为腹股沟横痃
D. 增殖型溃疡是该病最常见的一种临床表现
E. 干燥的溃疡进展为瘢痕斑块

173. 下列关于腹股沟肉芽肿的治疗方案，不正确的是
A. 多西环素100mg，b. i. d.，疗程至少8周或直到所有皮损愈合
B. 阿奇霉素1g，每周1次，疗程3周或直到所有皮损愈合
C. 环丙沙星750mg，b. i. d.，疗程至少3周或直到所有皮损愈合
D. 复方磺胺甲噁唑800mg，b. i. d.，疗程至少3周或直到所有皮损愈合
E. 苄星青霉素240万单位，肌内注射，每周1次

174. 尖锐湿疣的病原体是
A. 杜克雷嗜血杆菌
B. 肉芽肿荚膜杆菌
C. 人乳头瘤病毒
D. 沙眼衣原体
E. 人巨细胞病毒

175. 通过输血感染HIV的患者血清中出现HIV抗体的时间通常为
A. 1周内　　B. 3个月
C. 2~8周　　D. 6个月
E. 1年

176. 关于急性HIV感染的描述，不正确的是
A. 临床症状比较轻，多为非特异性
B. 多数患者无任何症状和体征
C. 感染后血清中立刻可以检出HIV抗体
D. 淋巴细胞比例轻度降低
E. 少数患者感染后3~4周出现非特异性症状

177. 艾滋病的各种机会性感染主要累及的部位是
A. 心脏　　B. 血液系统

C. 肾　　D. 皮肤
E. 肺、胃肠与神经系统

178. 关于细菌性阴道病的发病机制，描述错误的是
A. 由于阴道内生态环境改变所致
B. 正常状态下阴道内乳酸杆菌占优势
C. 乳酸杆菌可保持阴道内弱酸环境
D. 发病可能与雌激素水平上升有关
E. 可能与频繁性交、长时间使用抗生素或应用碱性清洁剂过度冲洗有关

179. 关于细菌性阴道病的临床表现，描述错误的是
A. 典型表现是阴道分泌物轻度至中度增多
B. 常于排卵期后加重
C. 阴道分泌物为灰白色或绿色
D. 50%的患者可无症状
E. 胺试验可产生氨气味

180. 关于细菌性阴道病的实验室检查，描述不正确的是
A. 取分泌物作生理盐水湿片，可见线索细胞
B. 发现革兰阳性的加特纳菌为诊断此病最敏感和特异的指标
C. 阴道分泌物中的神经氨酸酶活性与该病严重程度成正比
D. 加0.1%亚甲蓝盐水后可见乳酸杆菌减少而其他细菌增加
E. 胺试验有诊断价值

181. 关于阴道毛滴虫的描述，错误的是
A. 寄生于人类泌尿生殖道
B. 阴道毛滴虫仅有滋养期而无包囊期
C. 在30℃～37℃和弱酸性环境中生长繁殖最活跃
D. 在3℃～5℃条件下可存活21天，完全干燥时可生活6小时
E. 是兼性厌氧原虫

182. 患者女，29岁，阴道分泌物增多3个月，伴有轻度瘙痒，性交后有臭味。查体：阴道壁有薄薄一层灰绿色黏稠分泌物。对该患者最可能的诊断是
A. 霉菌性阴道炎　　B. 细菌性阴道病
C. 滴虫性阴道炎　　D. 念珠菌性阴道炎
E. 尿道炎合并阴道感染

183. 患者女，30岁，妊娠8周。阴道分泌物增多伴异味1个月。查体：阴道、宫颈充血不明显，阴道壁见稀薄均匀灰色分泌物。该患者最适合的治疗方案是
A. 甲硝唑片口服
B. 甲硝唑栓剂阴道内给药
C. 克林霉素口服7天
D. 酮康唑栓剂阴道内给药
E. 特比萘芬口服

184. 患者女，58岁，阴道瘙痒伴分泌物增多2周。1个月前有公共泳池游泳史。绝经8年，否认近期性生活。查体：阴道黏膜及宫颈红肿，见大量黄绿色腥臭味分泌物，伴有点状出血。对该患者最可能的诊断是
A. 霉菌性阴道炎　　B. 细菌性阴道病
C. 滴虫性阴道炎　　D. 念珠菌性阴道炎
E. 尿道炎合并阴道感染

185. 下列关于HIV/AIDS的描述，错误的是
A. HIV抗体检测是HIV感染诊断的金标准
B. HIV抗体初筛试验阳性者需要进行免疫印迹试验加以确证
C. 外周血中病毒载量和$CD4^+$ T淋巴细胞计数是评价临床疗效的重要指标
D. 有流行病学史，HIV抗体阳性，$CD4^+$ T淋巴细胞数<500个/μl，可诊断为艾滋病
E. 有流行病学史，HIV抗体阳性，且有反复发作的口腔真菌感染，可诊断为艾滋病

186. 患者男，25岁，龟头红斑1个月余。起病前1个月曾有尿频、尿急、尿痛，自行口服抗生素（具体不详）1周后好转。查体：发现龟头处有多处环状红斑伴点片状糜烂，周边轻微隆起。双侧结膜充血水肿，右侧膝关节轻度肿胀，有压痛。对该患者诊断可能性大的疾病是
A. 二期梅毒　　B. 念珠菌性龟头炎
C. Reiter综合征　　D. 扁平苔藓
E. 银屑病

187. 尖锐湿疣的致病微生物为
A. 病毒　　B. 衣原体
C. 支原体　　D. 细菌
E. 不明

188. 下列哪项不是潜伏梅毒的诊断依据
A. 有一期、二期或三期梅毒病史
B. 无任何梅毒的临床症状和体征
C. 非梅毒螺旋体抗原试验2次以上阳性
D. 梅毒螺旋体抗原试验阳性
E. 非梅毒螺旋体抗原试验1次以上阳性

二、多选题：每道试题由1个题干和5个备选答案组成，题干在前，选项在后。选项A、B、C、D、E中至少有2个正确答案。

189. 尖锐湿疣的诊断主要依靠
A. 不洁性接触史
B. 典型的临床表现

C. 醋酸白试验
D. 皮损活检有 HPV 感染的特征性空泡化细胞
E. 皮损活检组织中用抗原或核酸检测显示有 HPV 感染

190. 原发性生殖器疱疹的临床表现包括
A. 临床表现为群簇或散在的红斑、小水疱，3～5 天后形成糜烂和溃疡
B. 自觉疼痛，常伴腹股沟淋巴结肿大
C. 可有发热、头痛等全身症状
D. 潜伏期为 2～14 天
E. 病程 2～3 周

191. 可在生殖器部位发生溃疡的疾病有
A. 梅毒
B. 生殖器疱疹
C. 软下疳
D. 贝赫切特综合征（白塞病）
E. 急性女阴溃疡

192. 需要与生殖器疱疹相鉴别的疾病有
A. 包皮龟头炎
B. 硬下疳
C. 贝赫切特综合征（白塞病）
D. 固定型药疹
E. 脓疱病

193. AIDS 的主要传播途径包括
A. 性接触传染　　B. 母婴传染
C. 血源传染　　D. 吸血节肢动物叮咬
E. 日常生活接触传染

194. AIDS 的临床表现包括
A. 原因不明的 38℃ 以上不规则发热，持续时间 >1 个月
B. 慢性腹泻次数多于 3 次/日，持续时间 >1 个月
C. 6 个月之内体重下降 10% 以上
D. 多种机会性感染
E. 罹患恶性肿瘤

195. 以下哪些皮损中暗视野显微镜检查可查到梅毒螺旋体
A. 梅毒树胶肿　　B. 尖锐湿疣
C. 假性湿疣　　D. 扁平湿疣
E. 硬下疳

196. 非梅毒螺旋体抗原血清试验包括
A. RPR　　B. VDRL
C. TPHA　　D. USR
E. FTA－ABS

197. 非淋菌性尿道炎的治疗药物有
A. 多西环素　　B. 红霉素
C. 四环素　　D. 氧氟沙星
E. 青霉素

198. 孕妇治疗非淋菌宫颈炎应禁用以下哪几种药物
A. 阿奇霉素　　B. 多西环素
C. 红霉素　　D. 左氧氟沙星
E. 美满霉素

199. 在治疗尖锐湿疣时，局部可选用的药物有
A. 0.5% 足叶草毒素酊
B. 50% 三氯醋酸溶液
C. 咪喹莫特霜
D. 0.5% 阿昔洛韦霜
E. 10%～25% 足叶草酯酊

200. 关于先天梅毒，下列正确的是
A. 是经母体胎传
B. 大多在妊娠 4 个月后传给胎儿
C. 先天梅毒没有下疳表现
D. 先天梅毒也可经父亲传染
E. 先天梅毒儿生后即进入二期梅毒感染阶段

201. 有关先天梅毒的临床特点，正确的是
A. 患早期梅毒的孕妇传染胎儿的可能性大
B. 梅毒性鼻炎主要见于晚期先天梅毒
C. 先天梅毒不发生硬下疳
D. 晚期先天梅毒的眼梅毒约有 90% 为间质性角膜炎
E. 神经性耳聋多发生于学龄期患儿

202. 关于梅毒螺旋体，说法正确的有
A. 梅毒螺旋体表面的黏多糖与其致病性有关
B. 梅毒螺旋体对皮肤、主动脉、眼、胎盘、脐带等富含黏多糖的组织亲和力较高
C. 梅毒螺旋体含有很多非特异性抗原
D. 抗梅毒螺旋体抗体对机体有很好的保护作用
E. 非特异性抗体在早期梅毒患者充分治疗后滴度可逐渐下降直至完全消失

203. 有关淋病的治疗，下列说法正确的是
A. 头孢曲松钠对淋菌性咽炎的疗效较好
B. 妊娠期淋病用喹诺酮类和四环素类药物
C. 在新生儿淋菌性眼炎的治疗中，单剂头孢曲松钠的剂量不能超过 125mg
D. 淋菌性脑膜炎的疗程应满 2 周，心内膜炎的疗程应满 4 周
E. 治疗淋球菌性盆腔炎时，除应用头孢曲松钠外，还同时口服甲硝唑或多西环素

204. 关于非淋菌性尿道炎，说法正确的是

A. 目前在欧美国家已超过淋病，跃居性病首位
B. 60%的非淋菌性尿道炎是由支原体引起
C. 患者有非婚性接触史或配偶感染史
D. 有相当数量的患者症状轻微或无任何临床症状
E. 本病尿道症状比淋病轻

205. 有关非淋菌性尿道炎的实验检查，表述正确的是
A. 男性尿道分泌物中革兰染色涂片检查示多形核白细胞在1000倍镜下平均每个视野≥5个，为阳性
B. 临床实验室诊断中只需要见到达到阳性标准的多形核白细胞并排除淋球菌感染即可作出初步诊断
C. 男性晨起首次尿沉渣示多形核白细胞在400倍镜下平均每视野≥15个有诊断意义
D. 女性宫颈分泌物检查示多形核白细胞在1000倍镜下平均每视野>5个有诊断意义
E. 首先需要用直接涂片、细菌培养确证无淋球菌感染

206. 下列有关复发性生殖器疱疹的临床表现，下列叙述正确的是
A. 原发性生殖器疱疹皮损消退后1~4个月以内复发，复发感染一般常发生在原来部位
B. 全身症状及皮损较原发性生殖器疱疹轻
C. 女性复发性生殖器疱疹，其全身及局部症状和体征比男性患者重
D. 约50%患者复发前有前驱症状
E. 频繁复发的患者需要1年复发6次以上才可诊断

207. 有关急性HIV感染，说法正确的是
A. 临床症状比较轻，多为非特异性
B. 多数患者无任何症状和体征
C. 淋巴细胞比例轻度降低
D. 血清HIV抗体阳性
E. 少数患者感染后3~4周出现非特异症状

208. 可以通过胎盘传播的性传播疾病
A. 尖锐湿疣　　B. 梅毒
C. 非淋菌性宫颈炎　　D. 艾滋病
E. 软下疳

209. 非淋菌性尿道炎的并发症包括
A. 附睾炎
B. 前列腺炎
C. 尿道狭窄
D. Reiter综合征
E. 间质性角膜炎

210. 结节病最易侵犯的器官组织是
A. 肝　　B. 肺
C. 脾　　D. 骨
E. 淋巴结

211. 在卫生部2000标准中，判断淋病治愈须具备下列哪些条件
A. 治疗结束2周后进行疗效评估
B. 2周内无性接触史
C. 症状、体征全部消失
D. 在治疗结束后4~7日行分泌物白细胞检查，结果示阴性
E. 沙眼衣原体检测阴性

212. 在尖锐湿疣的临床描述中，说法正确的包括
A. 乳头状赘生物
B. 表面凹凸不平
C. 醋酸白试验阳性
D. 湿润柔软有臭味
E. 表面有均匀一致的鱼子状小丘疹

213. 与Bowen病的发病有关的是
A. 长期接触砷剂
B. 长期暴晒
C. 长期患银屑病
D. 病毒感染
E. 色素痣

214. 梅毒合并HIV感染的处理包括
A. 所有HIV感染者应做梅毒血清学筛查
B. 进行多种免疫接种
C. 积极使用苄星青霉素治疗梅毒
D. 所有合并感染者均行腰穿检查
E. 对血清学无法确诊梅毒的HIV患者，病理活检HE染色找梅毒螺旋体

215. 下列关于弥漫性掌跖角化病的描述正确的是
A. 常染色体显性遗传病
B. 皮肤粗糙
C. 组织病理检查可见表皮显著的角化过度
D. 冬季尤重
E. 掌跖表皮角质层增厚

216. 感染梅毒后
A. 终生带有传染性
B. 随病期延长，传染性越来越小
C. 病期超过4年者，通过性接触传染的可能性较小
D. 感染1年内，传染性最强
E. 仅溃疡损害接触传染

217. 现在的性传播疾病范围扩大，在病毒感染病中包括
A. 甲型肝炎　　B. 丙型肝炎
C. 乙型肝炎　　D. 巨细胞病毒感染
E. 白塞病

218. 女阴假性湿疣与尖锐湿疣的鉴别要点是

A. 发病部位　　B. 皮疹形态

C. 皮疹分布排列　　D. 自觉症状

E. 组织病理

219. 早期先天（胎传）梅毒的临床表现为

A. 口角、鼻孔及肛门周围可发生线状皲裂性损害

B. 水疱、大疱型皮损或红铜色丘疹

C. 皮肤呈干皱状

D. 片状脱发，主要在头皮两侧及后侧

E. 皮肤树胶肿

220. 性病性淋巴肉芽肿的治疗可选用下列哪些药物

A. 多西环素　　B. 红霉素

C. 氯霉素　　D. 阿奇霉素

E. 青霉素

221. 下列关于珍珠状阴茎丘疹的描述，正确的是

A. 可能为生理发育上的变异

B. 皮损为0.5～1mm大小的珍珠色、肤色或淡红色丘疹，互不融合，沿龟头后缘冠状沟排列

C. 伴有轻微的痒、疼

D. 具有传染性

E. 无需治疗

222. 免疫缺陷病常见的皮肤表现是

A. 脓皮病

B. 慢性皮肤黏膜念珠菌病

C. 湿疹

D. 毛细血管扩张

E. 紫癜

223. 除性接触外，性传播疾病的传播途径还包括

A. 间接接触途径

B. 血液和血液制品途径

C. 母婴垂直途径

D. 医源性、器官移植、人工授精途径

E. 其他途径，如昆虫、空气、食物和水

224. 接触后感染梅毒风险较高的损害是

A. 硬下疳

B. 扁平湿疣

C. 玫瑰糠疹的母斑

D. 梅毒黏膜斑

E. 妊娠性痒疹

225. 关于梅毒的描述，正确的是

A. 梅毒病原体的检查可用暗视野显微镜法

B. 梅毒螺旋体也有耐青霉素菌株

C. 硬下疳有自发疼痛和压痛

D. VDRL试验也有假阳性

E. 人是梅毒螺旋体的自然宿主

226. 梅毒的传播途径包括

A. 性接触传染

B. 垂直传播

C. 输血感染

D. 与梅毒患者接吻交换唾液

E. 哺乳

227. 淋病的表现包括

A. 急性尿道炎　　B. 直肠炎

C. 子宫内膜炎　　D. 急性肾小球肾炎

E. 肾盂肾炎

228. 妊娠期淋病可选用的治疗药物是

A. 头孢曲松钠　　B. 米诺环素

C. 环丙沙星　　D. 大观霉素

E. 头孢噻肟

229. 性病性淋巴肉芽肿的实验室检查包括

A. 血清学检查

B. 酶联免疫吸附试验

C. 斑贴试验

D. 微量免疫荧光试验

E. 暗视野显微镜检查

230. 可发生横痃样改变的疾病包括

A. 性病性淋巴肉芽肿

B. 软下疳

C. 硬下疳

D. 腹股沟肉芽肿

E. 艾滋病

231. 下列表述属于尖锐湿疣的亚临床感染或潜伏感染的是

A. 散在淡红色小丘疹

B. 微小的乳头状隆起

C. 皮肤黏膜表面外观正常，醋酸白试验阳性

D. 皮肤黏膜外观正常，醋酸白试验阴性，实验室检查检出HPV

E. 接触性出血

232. 临床上常用于诊断尖锐湿疣的试验包括

A. 醋酸白试验

B. 暗视野显微镜检查

C. 甲苯胺蓝试验

D. HPV-DNA检测

E. 斑贴试验

233. HIV进入人体血液后通常侵犯的细胞是

A. 淋巴细胞　　B. 巨噬细胞

C. 中性粒细胞　D. NK 细胞
E. 嗜酸性粒细胞

234. HIV 感染者含有 HIV 的体液是
A. 唾液　B. 血液
C. 精液　D. 尿液
E. 泪液

235. 下列关于软下疳的描述，不正确的是
A. 潜伏期通常为 3～7 日，最长可达 3 周
B. 男性比女性常见
C. 亦可发生于乳房、大腿、口腔
D. 可并发无菌性脑膜炎、肝炎、心包炎等
E. 女性好发于阴唇、前庭、阴蒂

236. 属于软下疳的并发症的包括
A. 腹股沟淋巴结炎
B. 无痛性溃疡
C. 嵌顿包茎
D. 尿道狭窄
E. 尿道瘘

三、共用题干单选题：以叙述 1 个以单一病人或家庭为中心的临床情景，提出 2～6 个相互独立的问题，问题可随病情的发展逐步增加部分新信息，每个问题只有 1 个正确答案，以考查临床综合能力。答题过程是不可逆的，即进入下一问后不能再返回修改所有前面的答案。

（237～238 共用题干）
患者女，主诉外阴不适就诊，查体：双侧小阴唇及尿道口周围多发、群集排列规则的颗粒状小丘疹，部分呈绒毛状突起。

237. 最可能的诊断是
A. 尖锐湿疣
B. 鲍温样丘疹病
C. 女阴假性湿疣
D. 二期梅毒疹
E. 皮脂腺异位症

238. 如须进一步确诊，应首选何种检查
A. 醋酸白试验
B. RPR
C. 疱疹病毒抗原检测
D. 细胞涂片检查
E. 阴道分泌物检查

（239～240 共用题干）
患者男，25 岁，3 个月前阴茎及龟头部位出现散在红褐色圆形丘疹，轻度角化成疣状，无明显自觉症状。组织病理示表皮细胞结构混乱，有很多核大、深染、成堆的异形鳞状上皮细胞。

239. 考虑诊断为
A. 鲍温病　B. 尖锐湿疣
C. 鲍温样丘疹病　D. 扁平苔藓
E. 脂溢性角化病

240. 该病与哪个病因有关
A. HPV－16
B. 皮肤老化
C. HPV－6、HPV－11 型
D. 遗传
E. 病因不明

（241～242 共用题干）
青年女性，3 天前无明显诱因于大阴唇内侧出现 2 片直径约 2cm 的溃疡，疼痛明显。患者发热、乏力、疲劳、食欲减退。

241. 考虑诊断为
A. 硬下疳　B. 白塞病
C. 急性女阴溃疡　D. 生殖器疱疹
E. 黏膜白斑

242. 病变部位可分离出
A. HSV　B. 苍白螺旋体
C. 链球菌　D. 粗大杆菌
E. 杜克雷嗜血杆菌

（243～244 共用题干）
患者男，45 岁，包皮溃破伴疼痛 4 天。发病前 1 周内因腹泻服用泻痢停。1 年前有一次不洁性交史。体格检查：龟头见一处 2.5cm × 3cm 大小的糜烂，边缘呈紫红色。

243. 该患者诊断应首先考虑
A. 硬下疳　B. 软下疳
C. 白塞病　D. Bowen 病
E. 固定型药疹

244. 该患者治疗上采取下列哪种方法比较合适
A. 头孢三嗪 1g，肌内注射一次
B. 大观霉素 2g，肌内注射一次
C. 阿奇霉素 1g，一次性顿服
D. 长效青霉素 240 万 U，肌内注射。每周 1 次，连续 3 次
E. 口服糖皮质激素结合局部治疗

（245～246 共用题干）
患者女，26 岁，从事性服务工作，白带明显增多 10 天余。

245. 对该患者的处理不妥当的是
A. 取宫颈分泌物进行淋球菌检查

B. 取阴道分泌物进行线索细胞和胺试验检查
C. 取阴道分泌物进行真菌和滴虫检查
D. 取阴道分泌物进行支原体、衣原体检查
E. 取外周血进行梅毒血清学试验和HIV抗体检测

246. 若体格检查发现宫颈口见大量脓性分泌物，而阴道分泌物湿片检查未发现异常，则诊断考虑为
A. 梅毒
B. 软下疳
C. 淋病和（或）非淋菌性宫颈炎
D. 阴道毛滴虫病
E. 阴道念珠菌病

（247～248 共用题干）
患者男，35岁，阴茎破溃1周，疼痛不明显。近3月内有多次不洁性交史。体格检查：冠状沟处见2个约1.5cm×0.8cm大小的溃疡，表面清洁，具有软骨样硬度，无触痛。实验室检查：血清RPR（－），TPPA（－）。

247. 该患者的诊断应首先考虑
A. 性病性淋巴肉芽肿
B. 软下疳
C. 生殖器疱疹
D. 白色念珠菌感染
E. 梅毒

248. 该患者治疗上应采取的方法是
A. 头孢三嗪1g，肌内注射一次
B. 大观霉素2g，肌内注射一次
C. 阿奇霉素1g，一次性顿服
D. 苄星青霉素240万U，分两侧臀部肌内注射，每周1次，连续2次
E. 抗生素软膏局部外用即可

（249～250 共用题干）
患者女，30岁，白带增多伴阴道瘙痒3天。体格检查：阴道壁充血明显，表面覆有较多大量豆腐渣样分泌物，宫颈口见少量浆液性分泌物。

249. 该患者诊断首先考虑
A. 急性淋病
B. 非淋菌性尿道炎
C. 细菌性阴道病
D. 阴道念珠菌病
E. 阴道毛滴虫病

250. 该患者处理上采取下列哪种方法比较合适
A. 头孢曲松钠1g，静脉滴注一次
B. 阿奇霉素lg，一次性顿服
C. 米诺环素100mg，每日2次，连服1周
D. 甲硝唑500mg，每日2次，连服1周
E. 伊曲康唑200mg，每日2次，服用1天；联合咪康唑阴道栓剂200mg，每晚一次，连续3天。

（251～253 共用题干）
患者男，38岁，二期梅毒患者，在第一天驱梅治疗过程中突起头痛、寒战、高热。查体：体温39.5℃，呼吸23次/分，心率108次/分，血压110/86mmHg，心、肺系统未见异常，全身皮肤可见大小不一的风团。

251. 此患者可能出现了
A. 药物疹
B. 吉海反应
C. 荨麻疹
D. 输液反应
E. 青霉素过敏

252. 为了避免出现此情况，驱梅治疗前可
A. 青霉素脱敏
B. 肌内注射苯海拉明
C. 青霉素皮试
D. 口服扑尔敏（马来酸氯苯那敏）等
E. 口服小剂量泼尼松

253. 其发生可能的原因是
A. 青霉素过敏反应
B. 输液反应
C. 大量螺旋体被杀死而释放出的异种蛋白所致
D. 使用青霉素剂量过大所致
E. 其他原因引起

（254～255 共用题干）
患者女，28岁，白带增多5天，伴有外阴阴道瘙痒。其丈夫在1周前有不洁性交史。体格检查：外阴阴道弥漫性潮红，阴道内见较多豆腐渣样分泌物，宫颈口见大量黄色脓性分泌物。

254. 该患者诊断应首先考虑
A. 急性淋病
B. 非淋菌性尿道炎
C. 外阴阴道念珠菌病
D. 急性淋病合并外阴阴道念珠菌病
E. 阴道毛滴虫病

255. 若无实验室条件进行病原学检查，治疗上应按照下列哪种原则进行处理
A. 按急性淋病治疗
B. 按非淋菌性尿道炎治疗
C. 按外阴阴道念珠菌病治疗
D. 按急性淋病和外阴阴道念珠菌病治疗
E. 按急性淋病、非淋菌性宫颈炎和外阴阴道念珠菌病治疗

（256～258 共用题干）
患儿男，10岁，阴囊皮疹伴瘙痒6周，呈阵发性，以夜间为重。查体：全身皮肤黏膜无黄染，未见风团。

阴囊见散在结节，约黄豆大小，质地中等硬度，无触痛。

256. 为提示诊断，应注意询问病史，其中最应注意有无

A. 疥疮病史　B. 慢性荨麻疹病史
C. 阴囊湿疹病史　D. 虫咬皮炎病史
E. 哮喘或过敏性鼻炎病史

257. 该患儿最可能的诊断是

A. 疥疮结节　B. 丘疹性荨麻疹
C. 寻常疣　D. 尖锐湿疣
E. 虫咬皮炎

258. 为明确诊断，进一步的处置首先是

A. 仔细的病史询问
B. 结节内找疥虫
C. 皮损活切行组织病理检查
D. 醋酸白试验
E. 皮肤镜检查

(259～261 共用题干)

患者女，24 岁，阴道分泌物增多 1 个月，无阴道瘙痒。体格检查：阴道壁覆有较多米糊状分泌物，阴道黏膜无潮红，宫颈口见少量透明分泌物。

259. 该患者诊断应首先考虑

A. 急性淋病　B. 非淋菌性尿道炎
C. 细菌性阴道病　D. 阴道念珠菌病
E. 阴道毛滴虫病

260. 下列实验室检查结果支持初步诊断的是

A. 阴道分泌物发现革兰阴性双球菌
B. 阴道分泌物涂片发现少量白细胞
C. 阴道分泌物涂片发现较多线索细胞
D. 阴道分泌物涂片发现少量孢子
E. 阴道分泌物涂片发现较多革兰阳性杆菌

261. 对该患者的处理，下列方法不适当的是

A. 甲硝唑 500mg，每日 2 次，连服 1 周
B. 甲硝唑 2g，一次性顿服
C. 克林霉素 300mg，每日 2 次，连服 1 周
D. 米诺环素 100mg，每日 2 次，连服 1 周
E. 甲硝唑阴道栓剂 200mg，塞入阴道，每晚一次，连续 1 周

(262～263 共用题干)

患者男，42 岁，阴茎赘生物 2 年，无自觉症状。体格检查：阴茎表面近根部见多枚绿豆至黄豆大小的黑褐色扁平丘疹，表面光滑。

262. 该患者诊断应首先考虑下列哪种疾病

A. 珍珠状阴茎丘疹　B. 尖锐湿疣
C. 晚期梅毒　D. 鲍温病样丘疹病
E. 皮脂腺异位症

263. 该患者治疗上采取下列哪种方法比较合适

A. 冷冻
B. 糖皮质激素
C. 红外线照射
D. 2% 咪康唑乳膏外用，每日 3 次
E. 10% 硫磺软膏外用，每日 2 次

(264～265 共用题干)

患者男，38 岁，包皮溃破伴疼痛 5 天。既往无类似发作史。体格检查：包皮内见多个针帽大小的浅溃疡，呈群集排列。

264. 该患者诊断应首先考虑

A. 硬下疳
B. 扁平湿疣
C. 软下疳
D. 性病性淋巴肉芽肿
E. 生殖器疱疹

265. 关于该患者的处理，下列描述不正确的是

A. 阿昔洛韦 200mg，口服，每日 5 次，连续 1 周
B. 阿昔洛韦 400mg，口服，每日 2 次，连续 3 天
C. 局部以防治继发细菌感染为主
D. 禁忌性生活
E. 注意休息，避免饮酒

(266～267 共用题干)

患者男，36 岁，尿道流脓伴排尿痛 1 天。发病 5 天前有不洁性交史。体格检查：尿道口见较多黄色脓性分泌物。拟诊为急性淋病，予以头孢曲松钠 1g 静脉滴注一次，3 天后复诊示尿道分泌物消失，尿痛缓解。10 天后再次出现尿道分泌物伴尿道轻度疼痛，分泌物呈浆液性。治疗期间未有性交史。

266. 该患者目前诊断应首先考虑的是

A. 淋病复发　B. 白色念珠菌感染
C. 淋菌性前列腺炎　D. 慢性淋病
E. 非淋菌性尿道炎

267. 对该患者的处理方法错误的是

A. 尿道分泌物淋球菌培养
B. 尿道分泌物衣原体和支原体检查
C. 尿道分泌物涂片革兰染色观察多形核白细胞
D. 嘱咐患者 2～3 个月后进行梅毒血清学试验和 HIV 抗体检测
E. 若病原学检查结果为阴性，则不需要任何药物治疗

(268～269 共用题干)

患者女，27 岁，肛周发现新生物 1 个月。体格检查：肛周见 2 个红色斑块，大小分别为 1.5cm×1.5cm 和 2cm

×2cm，表面湿润。

268. 该患者诊断首先考虑

A. 尖锐湿疣　B. 肛周脓肿
C. 肛周囊肿　D. 扁平湿疣
E. 鳞状细胞癌

269. 对该患者首先采取哪种处理方法比较妥当

A. 冷冻
B. 二氧化碳激光
C. 手术切除＋病理
D. 醋酸白试验
E. 血 RPR＋TPPA 检查

（270～271 共用题干）

患者男，20 岁，龟头出现新生物半年。体格检查：龟头边缘见较多环形排列的淡红色小丘疹。既往有不洁性交史。

270. 该患者诊断应首先考虑

A. 尖锐湿疣　B. 珍珠状阴茎丘疹
C. 梅毒　D. 传染性软疣
E. 皮脂腺异位症

271. 该患者处理上应采取下列哪种方法比较合适

A. PUVA
B. UVB
C. 阿昔洛韦乳膏局部外用
D. 冷冻
E. 不需要任何治疗

（272～273 共用题干）

患者男，40 岁，已婚，健康检查发现血 RPR 阴性，TPPA 阳性。

272. 该患者采取下列哪种方法比较适当

A. 不需要任何处理
B. 苄星青霉素 240 万 U，肌内注射 1 次
C. 阿奇霉素 1.0g 一次性顿服
D. 通知患者与其配偶性生活时不需要使用安全套
E. 2～3 周复查血 RPR＋TPPA

273. 关于该患者，下列说法不正确的是

A. 既往可能患有梅毒，现已治愈
B. 不可能患有活动性梅毒
C. 可能患有活动性梅毒
D. 可能不患有梅毒
E. 如不及时予以治疗可能出现神经梅毒

（274～276 共用题干）

患者男，45 岁。主因龟头部起皮疹 10 余天伴瘙痒就诊。否认婚外性接触史。查体：龟头、包皮内板表现为红斑、丘疹、小的点片状的糜烂面，上覆白色点状乳酪状分泌物。

274. 最可能的诊断是

A. 坏疽性龟头炎
B. 干燥闭塞型龟头炎
C. 念珠菌性包皮龟头炎
D. 浆细胞性包皮龟头炎
E. 环状糜烂性包皮龟头炎

275. 对诊断最有帮助的检查是

A. 血清梅毒学检查
B. 病理检查
C. 分泌物滴虫检查
D. 分泌物真菌镜检和培养
E. 分泌物细菌培养＋药敏

276. 目前主要的治疗是

A. 局部外用糖皮质激素
B. 口服氟康唑治疗
C. 局部使用 3% 硼酸湿敷
D. 口服甲硝唑治疗
E. 口服氟康唑＋局部外用克霉唑乳膏

（277～278 共用题干）

患者男，28 岁，尿道流脓伴排尿痛 3 天。发病 4 天前有不洁性交史，发病前 1 天与其爱人有性生活史。体格检查：尿道口见大量黄绿色脓性分泌物。

277. 若无实验室条件进行病原学检查，下列处理方法不正确的是

A. 按照急性淋病治疗即可
B. 按照急性淋病合并非淋菌性尿道炎治疗
C. 家庭内注意隔离及消毒
D. 通知其性伴及爱人性病门诊就诊
E. 治疗 3 天后复诊

278. 若患者尿道分泌物病原学检查仅存在淋球菌感染，治疗上应首选

A. 红霉素 500mg，口服，每日 4 次，连续 1 周
B. 复方新诺明 1g，口服，每日 2 次，连续 1 周
C. 环丙沙星 400mg，一次性顿服
D. 头孢曲松 1g，肌内注射一次
E. 头孢拉啶 500mg，口服，每日 4 次，连续 1 周

（279～280 共用题干）

患者女，45 岁，反复外阴瘙痒，伴睡眠欠佳 3 年余。查体：全身皮肤黏膜无黄染，未见风团、结节。两侧大阴唇和小阴唇皮肤和黏膜略粗糙肥厚，轻度苔藓化。

279. 该患者最可能的诊断是

A. 局限性瘙痒症　B. 皮肤干燥症
C. 慢性荨麻疹　D. 疥疮

E. 围绝经期综合征

280. 为明确诊断，需要进一步询问病史，并首先需要排除的最常见的疾病是

A. 慢性湿疹　　B. 高血压病
C. 高脂血症　　D. 慢性肾功能不全
E. 围绝经期综合征

（281～283 共用题干）

患者女，36 岁，因发现外阴部皮疹 2 个月余就诊。近期内白带较多，皮损处不痛不痒，否认不洁性接触史。查体：小阴唇内侧可见针尖至粟粒大小的近肤色的小丘疹，散在的息肉状小丘疹呈线状排列，呈绒毛状外观。

281. 最可能的诊断是

A. 尖锐湿疣　　B. 皮脂腺异位症
C. 鲍温样丘疹病　　D. 珍珠状阴茎丘疹
E. 女阴假性湿疣

282. 本病不具有的特征是

A. 好发于小阴唇内侧及阴道前庭
B. 多伴有念珠菌性阴道炎
C. 无不洁性接触史
D. 醋酸白试验阴性
E. 群集针尖大小的淡黄色小丘疹

283. 目前的主要处理是

A. 无须特殊处理　　B. 冷冻治疗
C. 激光治疗　　D. 外用干扰素软膏
E. 外用抗生素软膏

（284～285 共用题干）

非梅毒螺旋体抗原血清学试验和梅毒螺旋体抗原血清学试验包括 RPR、VDRL、USR、TRUST、TP－ELISA、TPPA、TPHA、FTA－ABS 等。

284. 不属于非梅毒螺旋体抗原血清试验的是

A. VDRL　　B. USR
C. RPR　　D. TRUST
E. FTA－ABS

285. 属于梅毒螺旋体抗原血清试验的有

A. ELISA　　B. USR
C. TRUST　　D. VDRL
E. RPR

（286～288 共用题干）

患者男，28 岁，因尿痛、排尿困难，龟头红肿、流脓 4 天来诊。7 天前有不洁性接触史。查体：包皮、龟头红肿，尿道口肿胀外翻，有大量黄色脓液自尿道口溢出。

286. 最可能的诊断是

A. 非淋菌性尿道炎
B. 非特异性尿道炎
C. 淋病
D. 生殖器念珠菌病
E. 滴虫性尿道炎

287. 为确诊该病，还需要做的检查是

A. 胸部 X 线片
B. 分泌物涂片和培养
C. 脑脊液检查
D. 直接免疫荧光染色
E. 内毒素测定

288. 该患者治疗方案为

A. 苄星青霉素 240 万 U，分两侧臀部肌内注射
B. 氧氟沙星 200mg，每天 2 次口服，连服 10 天
C. 头孢曲松 250mg，一次肌内注射
D. 头孢曲松 1～2 g 静脉滴注，每 12 小时一次，疗程 2 周
E. 阿奇霉素 1 g，一次口服

（289～291 共用题干）

患者男，38 岁，因尿道口刺痒，脓性分泌物 2 周来诊。1 个月前有不洁性接触史。查体：包皮、龟头无异常，可见中等量黏液脓性分泌物自尿道口溢出。分泌物涂片镜检：未见白细胞内革兰阴性双球菌。

289. 最可能的诊断是

A. 非淋菌性尿道炎
B. 非特异性尿道炎
C. 淋病
D. 生殖器念珠菌病
E. 滴虫性尿道炎

290. 关于该病，叙述正确的是

A. 40%～60% 由沙眼衣原体 D－K 血清型引起
B. 尿道分泌物涂片革兰染色可见多形核白细胞中有革兰阴性双球菌
C. 尿道分泌物涂片，100 倍油镜下每视野多形核白细胞数不超过 4 个
D. 性接触不是主要的传播途径
E. 病原体为淋球菌

291. 关于非淋菌性尿道炎的治疗原则，叙述错误的是

A. 早期诊断，早期治疗
B. 及时、足量、规则治疗
C. 不同病情采用不同的治疗方案
D. 同时治疗性伴
E. 抗衣原体、支原体、真菌联合用药

（292～294 共用题干）

患者男，40 岁，因尿道口脓性分泌物 1 周来诊。半个月前有不洁性接触史。性伴侣及爱人情况不详。查体：

尿道口红肿，淡黄色黏液分泌物。尿道分泌物涂片（革兰染色）：可见多形核白细胞，在100倍油镜下平均每视野10个，细胞内未见革兰阴性双球菌。

292. 本病诊断首先考虑

A. 非淋菌性尿道炎　B. 滴虫性尿道炎
C. 尖锐湿疣　D. 梅毒
E. 艾滋病

293. 为确定病原菌，最好采用的检查是

A. 病原体培养
B. PCR
C. 直接免疫荧光
D. 暗视野显微镜检查
E. 组织病理学

294. 该患者的治疗方案首选

A. 苄星青霉素240万U，分两侧臀部肌内注射，连续3周
B. 大观霉素2.0 g，每日肌内注射，连续10天
C. 美满霉素100mg，2次/天，连续7～14天
D. 头孢三嗪1～2 g静脉滴注，每12小时一次，疗程2周
E. 环丙沙星500mg，一次口服

（295～297共用题干）

患者男，20岁。发病前5天有性接触史，出现阴茎包皮疼痛性溃疡，腹股沟淋巴结肿大并压痛。

295. 最可能的诊断是

A. 腹股沟肉芽肿　B. 软下疳
C. 梅毒　D. 性病性淋巴肉芽肿
E. 皮肤鳞状上皮癌

296. 为明确诊断，需要做病原体培养，培养此病原体需要的培养基是

A. 普通培养基
B. 巧克力培养基
C. 含血清的琼脂培养基
D. 乳糖蛋白胨培养基
E. 含肉汤的培养基

297. 如用阿奇霉素治疗该疾病，推荐使用的治疗方法为

A. 1 g/d，单剂量口服
B. 500mg，2次/日，共3日
C. 500mg，4次/日，共7日
D. 500mg/d，单剂量口服
E. 1 g/d，分2次口服

（298～300共用题干）

患者男，30岁，因左侧腹股沟淋巴结肿大、压痛1周来诊。5周前有冶游史，后阴茎包皮上出现单个（偶有多个）小丘疹、糜烂、溃疡，数日后自愈；1周前出现左侧腹股沟淋巴结肿大、压痛。肿大淋巴结组织病理学：有星状脓肿，周围上皮细胞呈栅栏状排列。

298. 最可能的诊断是

A. 腹股沟肉芽肿　B. 软下疳
C. 梅毒　D. 性病性淋巴肉芽肿
E. 皮肤鳞状上皮癌

299. 该病的病原体为

A. 克雷伯菌　B. 肉芽荚膜杆菌
C. 杜克雷嗜血杆菌　D. 沙眼衣原体
E. 解脲支原体

300. 关于该病的治疗，下列叙述错误的是

A. 治疗期间禁止性生活
B. 早期、足量、规则治疗，定期追踪观察，预防晚期并发症
C. 性伴同时治疗
D. 手术治疗要待抗生素治疗完成后才能进行
E. 妊娠和哺乳期妇女LVG患者首选的治疗药物为多西环素

（301～303共用题干）

患者男，30岁，农民，因不规则发热45天，全身泛发水疱伴疼痛5天来诊。3年前因外伤给予输血。查体：口唇发红，干裂，急性病容，全身浅表淋巴结肿大，全身泛发潮红斑，上有簇状分布的水疱、大疱，部分疱液内容物呈血性或形成血痂，部分皮疹中心坏死，形成黑褐色痂皮。实验室检查：Hb 108 g/L，RBC 4.2×10^9/L，WBC 3.5×10^9/L，N 0.78，L 0.09，PLT 102×10^9/L；尿、粪便常规正常；肝、肾功能正常；HIV抗体（+）。

301. 该患者诊断考虑为

A. 泛发性带状疱疹
B. 泛发性单纯疱疹
C. 成人水痘
D. AIDS合并带状疱疹
E. AIDS合并单纯疱疹

302. 需要进一步进行的检查是

A. 胸部X线片　B. 血细菌培养
C. 肝、胆B超　D. 血淋巴细胞计数
E. 血免疫学检查

303. 错误的治疗是

A. 静脉滴注更昔洛韦300mg，1次/日
B. 抗艾滋病治疗
C. 免疫调节剂治疗
D. 预防细菌感染治疗
E. 隔离

（304～305 共用题干）

患者女，36 岁，因外阴瘙痒 10 天来诊。查体：外阴红斑，阴道外口有白色膜状物质。

304. 最有意义的检查是

A. 真菌培养　　B. 衣原体检查
C. 疱疹病毒 PCR　　D. 真菌镜检
E. 组织病理学检查

305. 最有可能的病原体是

A. HIV　　B. 梅毒螺旋体
C. 淋病奈瑟球菌　　D. 白色念珠菌
E. 单纯疱疹病毒

（306～307 共用题干）

患者男，27 岁，因尿道炎反复发作 4 年，伴关节痛、全身皮疹、外阴溃破 1 年余来诊。4 年前因非婚性接触后出现尿道脓性分泌物，当时查支原体、衣原体均为阳性，未正规治疗，病情反复。1 年前全身出现皮疹，并伴外阴破溃，疼痛不明显。双髋、双膝关节疼痛，活动时加剧。查体：T 38℃；意识清楚；双眼结膜充血，咽红；心、肺、腹未见明显异常。髋、膝、踝、肩关节周围皮肤及软组织红肿、发热；躯干、四肢见散在的鲜红色浸润性斑片、丘疹，覆淡黄色蛎壳样鳞屑；小腿伸侧皮疹融合成大片，掌跖角化明显，大量脱屑。实验室检查：CRP、ESR 增高，HLA－B27（＋），类风湿因子（－），衣原体、支原体、淋球菌培养均（－）。关节 CT：骶髂关节炎。皮肤组织病理学：表皮角化过度、角化不全，细胞间水肿，表皮内白细胞聚集形成海绵状脓疱，真皮浅层血管周围炎性细胞浸润。诊断：Reiter 综合征。

306. Reiter 综合征的病因及发病机制不包括

A. 衣原体感染
B. 痢疾
C. 衣原体－肠道细菌混合型感染
D. 患有葡萄膜炎
E. T 淋巴细胞介导的免疫遗传

307. 关于 Reiter 综合征的表现和治疗，叙述错误的是

A. 皮损起初为黄色小水疱
B. 皮损常见于头部、掌跖
C. 轻者有自限性
D. 重者可选用甲氨蝶呤
E. 出现脓疱时需常规使用抗生素软膏

（308～310 共用题干）

患者男，25 岁。尿道口出现脓性分泌物 3 天。已婚，5 天前不洁性接触史。性伴侣及爱人情况不详。查体：尿道口红肿，深黄色脓性分泌物，腹股沟淋巴结肿大，触痛。尿道分泌物涂片行革兰染色示镜下可见大量多形核白细胞，细胞内可见数量不等的革兰阴性双球菌。

308. 该病诊断首先考虑

A. 淋病　　B. 滴虫性尿道炎
C. 尖锐湿疣　　D. 梅毒
E. 艾滋病

309. 做此病原菌培养最好在

A. 排尿后的任何时间均可
B. 陈旧尿内
C. 排尿后 1～2 小时
D. 尿道外口要用强力杀菌剂消毒后
E. 用转送的培养基取材

310. 如病原菌属耐青霉素菌株的感染，首选药物是

A. 大观霉素　　B. 红霉素
C. 四环素　　D. 氟哌酸
E. 螺旋霉素

（311～312 共用题干）

患者女，27 岁，孕 37 周，白带增多 6 天。查体：外阴正常，阴道充血，大量浆液脓性分泌物，宫颈红肿，Ⅱ度糜烂。宫颈分泌物培养可见沙眼衣原体。

311. 本病例最可能的诊断是

A. 滴虫性阴道炎
B. 淋病
C. 细菌性阴道炎
D. 念珠菌性阴道炎
E. 非淋病性尿道炎

312. 治疗上可选用

A. 多西环素　　B. 红霉素
C. 氧氟沙星　　D. 甲硝唑
E. 青霉素

（313～315 共用题干）

患者男，38 岁，会阴钝痛 1 个月，尿痛 3 天。有冶游史。查体：尿道口轻度红肿，少量浆液性分泌物。前列腺轻度肿大。前列腺常规检查示高倍镜下见白细胞。

313. 本病例最可能的诊断是

A. 非淋菌性尿道炎
B. 前列腺炎
C. 非淋菌性尿道炎合并前列腺炎
D. 淋病
E. 前列腺增生症

314. 为了明确诊断，应进一步检查

A. B 超检查
B. 尿常规
C. 血常规
D. 尿道分泌物和前列腺按摩液病原学检查
E. 直肠指检

315. 目前本病常用的治疗药物应除外下列哪项

A. 青霉素　B. 红霉素
C. 多西环素　D. 氧氟沙星
E. 米诺环素

（316～317 共用题干）

患者女，27 岁，孕 35 周。外阴起水疱，伴疼痛 2 天。查体：大阴唇内侧可见簇集的针尖大小的水疱，周围有红晕，壁薄，易破。有触痛。实验室检查：疱液 HSV－DNA 阳性。

316. 本病例最可能的诊断是

A. 带状疱疹　B. 急性女阴溃疡
C. 白塞病　D. 硬下疳
E. 生殖器疱疹

317. 如新生儿出生后 4 天出现发热、黄疸，皮肤出现疱疹，最可能的诊断是

A. 新生儿黄疸
B. 新生儿单纯疱疹
C. 水痘
D. 新生儿溶血性黄疸
E. 带状疱疹

（318～320 共用题干）

患者女，21 岁。因阴道疼痛、白带多，尿不适感明显，且白带呈黄色、伴臭味 3 天，发热 1 天就诊。患者 1 周前有不洁性交史。未作过诊治，否认有梅毒等其他性病史。皮肤科专检：宫颈轻度糜烂，白带多，呈黄色，部分为脓样并有臭味。宫颈分泌物涂片行革兰染色，发现细胞内有革兰阴性双球菌。未发现滴虫、霉菌。血 WBC 8.9×10^9/L，N 82%，L 18%。尿常规正常。

318. 根据临床表现和所得的化验结果，初步诊断考虑

A. 淋菌性阴道（宫颈）炎
B. 淋菌性尿道炎
C. 衣原体性阴道（宫颈）炎
D. 淋菌性巴氏腺脓肿
E. 梅毒
F. 生殖器疱疹

319. 为进一步确诊还应该作哪些检查

A. HIV 抗体检测
B. 梅毒血清检测
C. 白带培养
D. 血 Ig＋C3、C4 检测
E. 肝肾功能检测
F. 疱疹病毒抗体检测

320. 如培养结果和白带分泌物镜检结果一致，此时可作哪些处理

A. 青霉素 G480 万单位，分两侧臀部肌内注射，同时口服丙磺舒 1g
B. 丁胺卡那霉素 0.2g，肌内注射，每日 2 次，连续 14 天
C. 头孢曲松 250mg，肌内注射或大观霉素 2g，肌内注射
D. He－Ne 激光治疗
E. 冷冻治疗
F. 暂不作处理，观察

（321～324 共用题干）

患者男，21 岁，1 个月来无明显诱因自上肢出现皮疹，逐渐泛发全身，无明显疼痛、瘙痒等不适。患者来自非洲，既往史无特殊。家庭成员无类似疾病。入院后 HIV 抗体检查阴性，梅毒螺旋体血清学试验 TPPA 阳性，RPR 阳性（滴度 1∶16）。皮损组织病理提示：表皮银屑病样改变，表皮内中性粒细胞微脓疡形成，真皮内淋巴细胞及浆细胞浸润。

321. 如果查体发现躯干、四肢对称分布红色斑疹，表面轻度脱屑，肛周多发红色扁豆样丘疹，表面少量渗液。追问患者病史，数月前有不洁性生活史。对该患者诊断首先应考虑的疾病是

A. 银屑病　B. 梅毒
C. 雅司病　D. 莱姆病
E. 品他病

322. 如果查体发现躯干、四肢群集性分布环形红斑，中央消退，周围略隆起，融合形成环状，伴有溃疡、结痂。追问病史，数月前曾接触有类似症状的患者，但否认不洁性生活史。对患者诊断应首选考虑的疾病是

A. 银屑病　B. 梅毒
C. 雅司病　D. 莱姆病
E. 品他病

323. 如果患者上肢曾出现单发的红色丘疹，表面结黄褐色痂，去除痂后可见红色肉芽组织，周围有较小的卫星状皮疹，此时疾病的分期为

A. 早期雅司病　B. 中期雅司病
C. 一期雅司病　D. 二期雅司病
E. 三期雅司病

324. 如果患者最终确诊为雅司病，下列关于该病的描述错误的是

A. 一期雅司病不具有传染性
B. 二期雅司病可出现骨膜炎改变
C. 三期雅司病骨质破坏最严重
D. 多数患者病程终止于二期
E. 治疗药物首选青霉素

（325～326共用题干）

患者女，30岁，外阴瘙痒10天。查体：外阴红斑，可见浅灰黄色豆渣样阴道分泌物。

325. 对该患者最有意义的检查是

A. 真菌镜检及培养

B. 淋病奈瑟球菌检查

C. 衣原体检查

D. 人类免疫缺陷病毒检测

E. 梅毒检测

326. 最有可能的病原体是

A. 人类免疫缺陷病毒

B. 梅毒螺旋体

C. 淋病奈瑟球菌

D. 衣原体

E. 白色念珠菌

（327～329共用题干）

患者男，40岁，龟头皮疹伴瘙痒半个月余。否认不洁性交史。查体：龟头多发点状红斑，有少许脓疱及糜烂面。

327. 该患者目前首选的检查是

A. 梅毒抗体检测

B. 真菌镜检＋真菌培养

C. 分泌物滴虫检查

D. 组织病理检查

E. 分泌物细菌培养＋药敏试验

328. 如果真菌培养提示白色念珠菌感染，合适的治疗为

A. 外用糖皮质激素

B. 依沙吖啶湿敷

C. 外涂百多邦

D. 口服灰黄霉素

E. 口服氟康唑联合酮康唑乳膏外用

329. 如果患者治愈后仍反复发作，下列治疗错误的是

A. 包皮环切

B. 性伴检查有无真菌性阴道炎

C. 适当延长口服及外用抗真菌药物疗程

D. 避免疲劳熬夜

E. 外涂糖皮质激素乳膏

（330～332共用题干）

患者女，70岁，外阴部反复发作红斑、糜烂、斑块2年余。患者2年前于左侧大阴唇处无明显诱因出现鲜红色斑疹，伴轻度瘙痒，无疼痛，给予抗过敏药物及糖皮质激素药膏外用后皮疹消退。停药10余天后，同一部位再次出现相似皮疹，搔抓后局部糜烂、破溃，伴有少量渗出。近半年来皮损经糖皮质激素药膏外用对症治疗后不见改善，并进行性加重。发病以来，患者无畏寒、发热，无尿频、尿急、尿痛症状。否认冶游史，HIV和梅毒血清学阴性，否认药物过敏史。既往体健，个人史和家族史无特殊。

330. 对该患者最可能的诊断是

A. 外阴湿疹

B. 乳房外Paget病

C. 接触性皮炎

D. 二期梅毒

E. 固定型药疹

331. 对于该病最有价值的确诊方法是

A. 组织病理检查

B. 皮损真菌培养

C. 皮疹穿刺细胞学检查

D. 皮肤CT检查

E. 皮肤镜检查

332. 该病确诊后最佳的治疗措施是

A. 光动力治疗

B. 外用氟尿嘧啶软膏

C. Mohs手术治疗

D. X线放射治疗

E. 抗肿瘤药物治疗

（333～335共用题干）

患者女，妊娠38周，发现肛周赘生物2天，稍有痒感。自诉2个月前曾有外阴溃疡史，无痛，无痒，未诊治，自愈。配偶有婚外性生活史。查体：肛周可见数个暗红色、直径1～3cm的扁平疣状损害，基底宽，无蒂，表面少量渗液。

333. 最可能的诊断为

A. 尖锐湿疣　　B. 扁平湿疣

C. 肛周湿疹　　D. 假性湿疣

E. 扁平疣

334. 首选的治疗为

A. 冷冻治疗　　B. 激光治疗

C. 红霉素　　D. 抗组胺类药物

E. 青霉素

335. 该孕妇分娩出来的新生儿应如何处理

A. 不用治疗

B. 均应进行抗梅毒治疗

C. 进行脑脊液检查了解是否异常

D. 观察血清反应，如发现阳性或有症状者应立即进行治疗

E. 应做HIV检测

四、案例分析题：正确答案及错误答案的个数不定。考生每选对一个正确答案给1个得分点，选错一个扣1个得分点，直至扣至本问得分为0。案例分析题的答题过程是不可逆的，即进入下一问后不能再返回修改所有前面的答案。

（336～338共用题干）

患者男，20岁，梅毒血清反应阳性，无临床症状，医技检查缺乏梅毒的临床表现，脑脊液检查正常。

336. 判断患者为早期潜伏梅毒的依据是

A. 在过去2年内，有明确记载的非梅毒螺旋体抗原试验由阴转阳，或其滴度较原先升高达4倍或更高

B. 在过去2年内，有符合一期或二期梅毒的临床表现

C. 在过去2年内，有与疑似或确诊的一期或二期梅毒，或疑似早期潜伏梅毒的性伴发生性接触史

D. 在2年以前，有明确记载的非梅毒螺旋体抗原试验（+）

E. 在2年以前，有梅毒的临床表现

F. 在2年以前，有与疑似或确诊梅毒的性伴发生性接触史

337. 我国目前执行的早期潜伏梅毒治疗推荐和替代方案

A. 普鲁卡因青霉素G 80万U/d，肌内注射，1次/日，连续15日

B. 苄星青霉素G 240万U，分为两侧臀部肌内注射，每周1次，共2～3次

C. 头孢曲松1 g，肌内注射或静脉给药，1次/日，连续10日

D. 普鲁卡因青霉素G 80万U/d，肌内注射，1次/日，连续20日

E. 水剂青霉素G 1800万～2400万U/d，静脉滴注（300万～400万U，每4小时1次），连续10～14日

F. 头孢曲松，2 g/d，肌内注射或静脉给药，连续10～14日

338. 成人早期梅毒患者经充分治疗后随访，符合我国指南的是

A. 治疗后第1年内每3个月复查1次，包括临床与血清，以后每半年复查1次，应随访2～3年

B. 治疗后3个月做1次临床、血清学及脑脊液检查，以后每6个月检查1次，直到脑脊液变化转为正常，此后每年复查1次，至少3年

C. 经过充分治疗的梅毒患者如血清反应仍然阳性，应每月检查1次血清反应，连续8个月以上

D. 经过充分治疗的梅毒患者如血清反应阴转，且未发现梅毒的临床表现，则可停止观察随访

E. 妊娠期梅毒治疗后分娩前应每月检查1次梅毒血清反应，如3个月内血清反应滴度不下降2个稀释度，或上升2个稀释度，应予复治，分娩后按一般梅毒病例进行随访

F. 梅毒患者如治疗后血清固定，需要随访3年以判断是否终止观察

（339～340共用题干）

患者女，30岁，因外阴破溃，疼痛2周来诊。于妇婴医院诊断为急性外阴溃疡，给予抗炎治疗，不见好转。

339. 该患者可能的诊断是

A. 软下疳

B. 梅毒

C. 急性外阴溃疡

D. Sweet综合征

E. 生殖器疱疹

F. 恶性萎缩性丘疹病

G. 贝赫切特综合征（白塞病）

340. 最可能诊断为 ［提示：追问病史，患者既往口腔经常出现溃疡，平均每年发作5～6次］

A. 急性外阴溃疡

B. 梅毒

C. 软下疳

D. 恶性萎缩性丘疹病

E. 生殖器疱疹

F. 贝赫切特综合征（白塞病）

G. Sweet综合征

（341～344共用题干）

患者女，36岁，孕14周。产检发现RPR（+），滴度为1∶16，在第一次建卡时查RPR（－），TPPA（－）。追问其丈夫发现曾于1个月前有一次不洁性接触史，无安全措施，之后夫妻有过一次性生活。

341. 该患者需要完善的实验室检查包括

A. 复查RPR

B. 真菌检查

C. TPPA检查

D. HPV DNA检查

E. HIV检查

F. 腰穿

342. 患者抗－HIV（－），RPR（+），滴度为1∶16，TPPA（+）。该检查结果的意义及处理措施是

A. 新近感染的梅毒

B. 给予苄星青霉素正规驱梅治疗

C. 检查性伴的RPR、TPPA、HIV

D. 性伴给予驱梅治疗
E. 妊娠 7 个月再次给予驱梅治疗
F. 无须治疗

343. 该患者妊娠 39 周时顺产一名男孩，体重 3.5kg，全身出现环状红色斑疹，手掌、足底均有类似暗红斑。该患儿可能性最大的诊断是
A. 湿疹　B. 体癣和足癣
C. 荨麻疹　D. 扁平苔藓
E. 早期胎传梅毒　F. 晚期胎传梅毒

344. 该患儿的处理措施包括
A. 行梅毒血清学试验
B. 行抗 - HIV 检测
C. 血常规检查
D. 行 ANA 检测
E. 不需要任何处理
F. 外用糖皮质激素乳膏

(345 ~ 352 共用题干)

患者男，30 岁，尿痛、排尿困难，龟头红肿流脓 4 天，10 天前有不洁性接触史。查体：包皮龟头红肿，尿道口肿胀外翻，有大量黄色脓液自尿道口溢出。尿道分泌物涂片可见革兰阴性双球菌。实验室检查：沙眼衣原体（-），支原体（-）

345. 最可能的诊断为
A. 淋病
B. 非特异性尿道炎
C. 非淋菌性尿道炎
D. 生殖器念珠菌病
E. 滴虫性尿道炎

346. 关于淋球菌，下列描述正确的是
A. 是革兰阴性双球菌
B. 生长适宜的温度是 30℃ ~ 35℃
C. 人是唯一自然宿主
D. 常寄居于黏膜表面的柱状上皮细胞内
E. 不耐热，干燥环境存活 1 ~ 2 小时

347. 治疗方案可选用
A. 头孢曲松 250mg，一次肌内注射
B. 大观霉素 2g，一次肌内注射
C. 苄星青霉素 240 万 U，一次肌内注射
D. 氧氟沙星 400mg，一次口服
E. 环丙沙星 500mg，一次口服

348. 该患者给予头孢曲松 250mg，一次肌内注射，治疗后第 2 天症状明显缓解，但第 3 天尿道分泌物明显增多，色淡黄，再于医院就诊。询问病史，治疗后第 2 天和妻子有性生活史。其妻无不适主诉。则该患者的情况可能为
A. 抗生素剂量不足
B. 感染了 PPNG
C. 治疗不及时，转为慢性
D. 抗生素耐药
E. 妻子未同时接受治疗
F. 抗生素疗程不足

349. 患者再次予头孢曲松 250mg，一次肌内注射治疗后，携其妻子来医院就诊，则下列检查有确诊意义的是
A. 宫颈分泌物涂片
B. 尿细菌培养
C. 尿常规检查
D. 宫颈分泌物淋菌培养
E. 沙眼衣原体检测

350. 无明显临床症状的女性淋球菌感染者为
A. 20%　B. 10%
C. 60%　D. 40%
E. 80%

351. 下列关于女性淋病的临床表现，正确的是
A. 症状较轻，急慢性不易区分
B. 宫颈内膜及尿道最常受累
C. 盆腔炎患者发生宫外孕的概率高
D. 如直肠咽部出现感染，则症状较男性明显
E. 急性淋菌性尿道炎患者常于性交后 2 ~ 5 日出现尿道刺激症状

352. 患者妻子宫颈分泌物淋球菌培养阳性，于是按淋病治疗。判断淋病治愈的标准包括
A. 治疗结束后 3 天做分泌物淋球菌培养，呈阴性
B. 2 周内症状和体征全部消失
C. 尿沉渣涂片：白细胞 <5 个/HP
D. 治疗结束后 7 天做分泌物淋球菌涂片及培养，呈阴性
E. 3 天内症状和体征全部消失

(353 ~ 360 共用题干)

患者女，33 岁，未婚，有性生活史，发现外阴赘生物 7 天，无痒痛。查体：外阴、阴道及宫颈可见数个淡红色菜花状赘生物，触之易出血。阴道有中量黄色分泌物。

353. 本病例最可能诊断为
A. 扁平湿疣　B. 假性湿疣
C. 扁平疣　D. 鲍温样丘疹病
E. 宫颈癌　F. 尖锐湿疣

354. 临床上常用于诊断尖锐湿疣的试验包括
A. 醋酸白试验
B. 斑贴试验
C. HPV - DNA 检测

D. 暗视野检查
E. 甲苯胺蓝试验

355. 本病例的病原体为

A. DNA 病毒　B. RNA 病毒
C. 癌病毒　D. 人乳头瘤病毒
E. 疱疹病毒

356. 下列引起尖锐湿疣的病毒类型中，最常见的是

A. HPV－10　B. HPV－18
C. HPV－11　D. HPV－16
E. HPV－6　F. HPV－9

357. 致宫颈癌高危型的是

A. HPV－16　B. HPV－18
C. HPV－42　D. HPV－31
E. HPV－48　F. HPV－45

358. 尖锐湿疣与扁平湿疣的主要鉴别点在于

A. 皮疹部位　B. 皮疹形态
C. 病原体　D. 有无自觉症状
E. 有无不洁性交史

359. 关于尖锐湿疣的临床表现，下列描述正确的是

A. 潜伏期平均为 3 个月
B. 多有瘙痒
C. 包皮过长或白带过多易受感染或复发
D. 疣体多有蒂，易出血
E. 因过度增生可生成巨型尖锐湿疣

360. 尖锐湿疣的治疗包括

A. 手术切除
B. 5% 5－氨尿嘧啶
C. 激光
D. 冷冻疗法
E. 治疗诱因

答案和精选解析

一、单选题

1. C　尖锐湿疣的潜伏期大约经过半个月至 8 个月，平均为 3 个月。

2. B　妊娠梅毒的首选治疗：普鲁卡因青霉素，每日 80 万 U，连续 10 天，妊娠初及妊娠末 3 个月各治疗 1 个疗程。

3. C　腹股沟肉芽肿又称杜诺凡病，是一种慢性、轻度传染的性传播疾病，由肉芽肿荚膜杆菌引起，此菌在感染组织中的单核细胞内表现为一卵圆形小体，称为杜诺凡小体（Donoyanbody）。以肉芽组织增生性斑块为主，肛门、外阴处为好发部位，可形成无痛性溃疡，并可自身接种。

4. A　腹股沟肉芽肿主要表现为生殖器部位的丘疹、水疱、脓疱，常多发，往往伴有剧痒。可见易出血的增生性肉芽肿性溃疡损害，溃疡不痛，有卫星状小溃疡，中心呈牛肉红色，经搔破或自破形成溃疡，溃疡面柔软，有黄色分泌物渗出，周围稍发红，表面覆有浅灰白色或黄色苔，并有恶臭味，数个溃疡相融合，逐渐扩大面积，一般无自愈倾向，固定的溃疡形成块状，其溃疡底面组织增生，形成肉芽隆起。好发于男性包皮、冠状沟、龟头、阴茎体、阴茎系带和女性的大小阴唇、阴唇系带等处，女性病损常自阴唇系带起，沿外阴向前呈“V”形发展。10%～15%患者可累及肛周（尤其同性恋者）及腹股沟，溃疡面分泌物的传染性及破坏性很大，由于自身播散，该溃疡沿皮肤皱襞扩大或一方形成溃疡而向他方扩展，呈蛇形状，重症者阴茎、阴唇等处可遭破坏，甚至达到深部组织，可导致严重的混合感染。该病经过很慢，甚至数年，可未经治疗而自愈，但有时再发。部分患者可因淋巴管堵塞发生外生殖器假性象皮病，亦可因瘢痕及粘连引起尿道、阴道、肛门等处狭窄，亦可癌变及引起外生殖器残毁。

5. A　性病梅毒是人类独有的疾病，显性和隐性梅毒患者是传染源，感染梅毒的人的皮损及其分泌物、血液中含有梅毒螺旋体，梅毒螺旋体可通过胎盘传给胎儿。

6. B　血清固定是少数梅毒患者在正规抗梅毒治疗后，非梅毒螺旋体抗体滴度下降至一定程度（一般≤1：8）即不再下降，而长期维持在低滴度（甚至终生）的现象。梅毒潜伏期时，由于患者的抵抗力下降，可以再次出现症状，称为复发梅毒或再感染，此类患者继续治疗，其滴度可下降。

7. B　对于淋病，如有淋菌性尿道炎、宫颈炎、直肠炎，给予头孢曲松，肌内注射，单次给药（孕妇可使用）；或大观霉素肌内注射，单次给药；或头孢噻肟肌内注射，单次给药。次选方案为其他第三代头孢菌素类，亦可选作替代药物。若沙眼衣原体感染不能排除者，可加用抗沙眼衣原体药物。

8. E　非淋菌性尿道炎是由性接触传染的一种尿道炎，主要感染源是沙眼衣原体和（或）支原体，它在临床上有尿道炎的表现，但在尿道分泌物中查不到淋球菌，女性在患本病时不仅有尿道的炎症，而且有子宫颈炎等生殖道的炎症。

9. C　软下疳是由杜克雷嗜血杆菌感染引起，主要发生于生殖器部位，有多个痛性溃疡，多伴有腹股沟淋巴结化脓性病变的一种性传播疾病。直接涂片检查发现革兰染色阴性，此法敏感性差；杜克雷嗜血杆菌培养阳性；硝酸盐还原试验（＋）；有符合软下疳溃疡的组织病理表现，组织切片中有时可找到杜克雷嗜血杆菌。

10. B　杜克雷嗜血杆菌是一种革兰阴性、无芽孢杆菌、需氧性，对二氧化碳的亲和性强，色灰黄而透亮，直径为1~2mm，成双的短杆菌，两端呈钝圆形，在溃疡面脓液中的菌体为链锁状、双球菌状、大球菌、棒状等多形性，分离培养较为困难，需要较高的分离培养技术，从病灶中或培养菌落中取材检查可见2个或2个以上细菌连成锁状有如鱼群在游泳，故称鱼群状，在淋巴组织切片中可见典型的链锁杆菌。杜克雷嗜血杆菌对温度较敏感，菌落常于接种后24~48小时形成。对42℃的抵抗性稍强，但4小时死亡。一般不能在常规培养基中培养，MHHb培养基（由Muller－Hinton琼脂、马血、万古霉素及其他培养成分组成）可以获得高培养率，较大肠菌、葡萄球菌抵抗力弱，较淋球菌强，对寒冷抵抗力较强，5℃中可生存1周，冻干时可能生存1年，对干燥的抵抗性弱，在人工培养中温度是发育的重要因素。

11. D　性病性淋巴肉芽肿病原体属于沙眼衣原体类，有L_1、L_2及L_3三种血清型。本病的衣原体能在鸡胚卵黄囊中培养，也可接种于猴及小鼠而引起脑膜脑炎。

12. C　①早期梅毒：苄星青霉素240万U，分为两侧臀部肌内注射，1次/周，连续2次；或普鲁卡因青霉素G 80万U/d，肌内注射，连续15天。对青霉素过敏者用以下药物：头孢曲松钠1g/d，静脉滴注，连续10~14天。或多西环素100mg，每日2次，连服15天；或米诺环素100mg，每日2次，连服15天；或口服大环内酯类。②晚期梅毒及二期复发梅毒：苄星青霉素，1次/周，3~4次；或普鲁卡因青霉素，同上，连续20天，也可考虑给第2个疗程，疗程间停药2周。对青霉素过敏者用以下药物：多西环素或大环内酯类连服30天，剂量同上。

13. A　该病的治疗原则为早期治疗、规范足量、性伴同治。推荐的治疗方案如下：多西环素，口服，每日2次，疗程21日；或红霉素［妊娠和（或）哺乳期患者首选］口服，每日4次，疗程21日；或四环素口服，每日4次，疗程14~28日；或米诺环素，口服，每日2次，疗程21日。上述治疗可根据病情适当延长用药时间。

14. B　人是HSV（单纯疱疹病毒）的自然宿主，初次感染后多转为潜伏感染，受外界刺激后可引起复发。传染源为患者和带毒者，传播途径为直接接触或性接触，病毒可以通过破损皮肤、黏膜引起感染。此外，HSV－1和HSV－2可能分别与唇癌、外阴癌及子宫颈癌有关，妊娠期妇女如有HSV－2感染，临床表现与非孕妇患者相似，原发性生殖器疱疹传播给胎儿的概率一般高于孕妇发生复发性生殖器疱疹的概率，病毒可能经胎盘感染胎儿，造成流产、早产、死胎或先天性畸形。孕妇如果罹患生殖道疱疹，分娩时胎儿如接触产道中的感染部位，则可出现皮肤和口腔局部损伤，发生新生儿疱疹，严重者可出现高热，疱疹，肝、脾淋巴结肿大，脑炎，甚至死亡；75%的新生儿疱疹由HSV－2引起。

15. B　暗视野显微镜检查是一种检查梅毒螺旋体的方法。暗视野，顾名思义即是显微镜下没有明亮的光线，它便于检查苍白的螺旋体。这是一种病原体检查，对早期梅毒的诊断有十分重要的意义。

16. C　软下疳是由杜克雷嗜血杆菌感染引起，以1个或多个生殖器疼痛性溃疡为特征，多伴有腹股沟淋巴结化脓性病变的一种性传播疾病。

17. B　原发性生殖器疱疹的潜伏期为3~14天。外生殖器或肛门周围有群簇或散在的小水疱，2~4天后破溃形成糜烂或溃疡，自觉疼痛。腹股沟淋巴结常肿大，有压痛。患者可出现发热、头痛、乏力等全身症状。病程为2~3周。

18. B　梅毒引起眼的病变最早可见于二期梅毒，二期眼梅毒的临床表现：梅毒性虹膜炎、虹膜睫状体炎、脉络膜炎、视网膜炎等，常为双侧。

19. B　性病性淋巴肉芽肿又名第四性病，是经典的性病之一，男女发病率相似，主要通过性接触传播。其主要临床表现为生殖器部位出现一过性水疱性损害，局部淋巴结肿大，未经治疗晚期可发生象皮肿和直肠狭窄，对组织的破坏性强。此病现在在我国较为罕见。性病性淋巴肉芽肿的病原体是沙眼衣原体15个血清型中的L_1、L_2、L_3三种血清型。与其他血清型相比较，L型具有更强的侵袭力。主要通过性接触传播，偶尔经污染或实验意外传播。临床表现：①早期症状：初疮为多发生在男性阴茎体、龟头、冠状沟及包皮，女性阴道前庭、小阴唇、阴道口、尿道口周围的5~6mm的小水疱、丘疱疹、糜烂、溃疡，常为单个，有时数个，无明显症状，数日不愈，愈后不留瘢痕。②中期症状：初疮出现1~4周后，男性腹股沟淋巴结肿大（第四性病性横痃），疼痛，压痛，粘连，融合，可见“槽沟征”（腹股沟韧带将肿大的淋巴结上下分开，皮肤呈出槽沟状）。数周后淋巴结软化，破溃，排出黄色浆液或血性脓液，形成多发性瘘管，似“喷水壶状”，数月不愈，愈后留下瘢痕。女性初疮多发生于阴道下部，向髂及直肠淋巴结回流，引起该部淋巴结炎，直肠炎和直肠周围炎，临床可有便血、腹痛、腹泻、里急后重及腰背疼痛，形成肛周肿胀、瘘管、直肠狭窄及大小阴唇象皮肿等。③晚期症状：数年或数十年后，长期反复性的腹股沟淋巴管（结）炎可致阴部象皮肿、直肠狭窄等。

20. A　脑脊液检查：梅毒患者出现神经症状者、复发、血清固定或者经过驱梅治疗无效出现视力异常者，应作脑脊液检查。这一检查对神经梅毒的诊断、治疗及预后的判断均有帮助。检查项目应包括：细胞计数、总蛋白测定、RPR及TPPA试验等。

21. B　RPR是非梅毒螺旋体抗原血清试验，为筛选试验，其定量试验用于观察疗效、判断复发及再感染的方法。

22. C 人乳头瘤病毒属于乳多空病毒科乳头瘤空泡病毒A属，是球形DNA病毒，能引起人体皮肤黏膜的鳞状上皮增殖，人体的表皮细胞是人乳头瘤病毒的唯一宿主细胞。

23. A 着色性干皮病患儿常在10岁前死亡，2/3患者或患儿于20岁前死亡，鳞癌及黑素瘤广泛转移是死亡原因之一。

24. E 我国规定统计上报的性传播疾病不包括滴虫性阴道炎。

25. B 后天梅毒分为以下三期：一期梅毒为硬下疳。潜伏期为2～4周，在外生殖器部位会出现暗红色硬肿块、浅溃疡；二期梅毒发生在一期梅毒1～2个月后，全身皮肤、黏膜会发生对称泛发皮疹、斑疹、脓疱疹等，传染性强；三期梅毒发生在感染后2～3年，甚至是10年，皮肤表现为树胶样肿，还会涉及骨、关节、心、血管，主要表现为主动脉炎、主动脉瓣闭锁不全以及主动脉瘤等，侵及神经与脊髓。一、二期梅毒属于早期梅毒，三期属于晚期梅毒。

26. D （1）早期先天梅毒：确诊先天梅毒的婴幼儿，或者婴幼儿体检无异常发现但其母亲患有梅毒并未治疗或治疗不规范（母亲产前1个月内开始梅毒治疗者），妊娠期间应用非青霉素药物治疗者，应用水剂青霉素G 10万～15万U/（kg·d），静脉注射；出生7天内，水剂青霉素5万U/kg，静脉注射，每12小时一次；出生7天后，水剂青霉素5万U/kg，静脉注射，每8小时一次，总疗程10～14天；或普鲁卡因青霉素G 5万U/（kg·d）肌内注射，每天1次，10～14天。（2）晚期先天梅毒：水剂青霉素G 20万～30万U/（kg·d），分4～6次静脉注射，连续10～14天；或普鲁卡因青霉素G 5万U/（kg·d）肌内注射，连续10～14天（为1个疗程），可用1～2个疗程。

27. A 晚期胎传梅毒指发生于2岁以后的胎传梅毒。

28. B 晚期先天梅毒的眼病：约90%为基质性角膜炎，初起为明显的角膜周围炎，继之出现特征性弥漫性角膜混浊，反复发作可导致永久性病变，引起失明。

29. E 获得性隐性梅毒：后天感染TP后未形成显性梅毒而呈无症状表现，或显性梅毒经一定的活动期后症状暂时消退，梅毒血清试验呈阳性，脑脊液检查正常。感染后2年内的称为早期潜伏梅毒；感染后2年以上的称为晚期潜伏梅毒（晚期隐性梅毒）。

30. B 梅毒治疗：青霉素类为首选药物，血清浓度达0.03U/ml时即有杀灭TP的作用，但血清浓度必须稳定维持10天以上方可彻底清除体内的TP。常用苄星青霉素、普鲁卡因水剂青霉素G、水剂青霉素G。

31. B RPR是非特异性梅毒血清学试验，常用于疗效的判断。TPPA检测血清中特异性梅毒螺旋体抗体，有较高的敏感性和特异性。

32. A 生物性假阳性反应的孕妇所生的婴儿也可出现生物性假阳性反应。

33. C 一期梅毒：标志性临床特征是硬下疳。硬下疳：一般在感染梅毒螺旋体后2～4周于外生殖器等部位开始出现红色的丘疹、浅表的糜烂，几天后形成溃疡，疼痛不明显。

34. A 在一期梅毒中，当硬下疳发生14天后，VDRL可出现阳性。而当确诊时，VDRL检查有30%～50%为阴性。

35. C 心血管梅毒的治疗应从小剂量青霉素开始，逐渐增加剂量，至第4天起按正常剂量治疗。

36. E 血清不加热的反应素试验，VCRL试验，快速血浆反应素环状卡片试验都是梅毒血清试验，胶体金试验为诊断神经梅毒脑脊液检查所用的方法。

37. B 梅毒树胶肿（syphiliticgumma）：又称梅毒瘤，是三期梅毒的标志，也是破坏性最强的一种皮损。好发于小腿，少数发生于骨骼、口腔、上呼吸道黏膜及内脏。

38. B 在三期梅毒的皮肤损害中，近关节结节少见。

39. D 发生潜伏梅毒时，机体的免疫力较强。

40. D 红斑糜烂性梅毒疹是二期梅毒的黏膜损害之一。

41. D 皮疹破坏性较弱，不经治疗数周可自行消退。

42. C 妊娠梅毒患者如对青霉素过敏，可选用红霉素，禁用四环素或多西环素。

43. A 根据题干，青年男性+全身玫瑰色红斑+半环形排列的湿性丘疹+全身淋巴结肿大，考虑二期梅毒。二期梅毒以二期梅毒疹为特征，有全身症状，一般在硬下疳消退后相隔一段无症状期再发生。TP随血液循环播散，引发多部位损害和多样病灶，侵犯皮肤、黏膜、骨骼、内脏、心血管、神经系统。梅毒进入二期时，梅毒血清学试验几乎100%阳性。全身症状发生在皮疹出现前，可出现发热、头痛、骨关节酸痛、肝脾肿大、淋巴结肿大。男性发生率约25%；女性约50%。3～5日好转。接着出现梅毒疹，并有反复发生的特点。①皮肤梅毒疹：80%～95%的患者发生。特点为疹型多样和反复发生、广泛而对称、不痛不痒、愈后多不留瘢痕、驱梅治疗迅速消退。主要疹型有斑疹样、丘疹样、脓疱性梅毒疹及扁平湿疣、掌跖梅毒疹等。②复发性梅毒疹：初期的梅毒疹自行消退后，约20%的二期梅毒患者于一年内复发，以环状丘疹最为多见。③黏膜损害：约50%的患者出现黏膜损害。发生在唇、口腔、扁桃体及咽喉，为黏膜斑或黏膜炎，有渗出物，或发生灰白膜，黏膜红肿。④梅毒性脱发：约占患者的10%。多为稀疏性，边界不清，如虫蚀样；少数为弥漫样。⑤骨关节损害：骨膜炎、骨炎、骨髓炎及关节炎，伴疼痛。⑥二期眼梅毒：梅毒性虹膜炎、虹膜睫状体炎、脉络膜炎、视网膜炎等，常为双侧。⑦二期神经梅毒：多无明显症状，脑脊液异常，脑脊液 RPR 阳性。可有脑膜炎或脑膜血管症状。⑧全身浅表淋巴结肿大。扁平湿疣是二期梅毒的一种表现，好发于外阴、肛周、乳房下等易摩擦浸渍部位。湿性丘疹形如扁豆，表面湿烂，有少量渗液，含大量梅毒螺旋体，传染性强。可融合成斑块，有时呈疣状或乳头瘤状，分泌物有臭味。

44. C

45. D　男性淋菌性尿道炎患者因治疗不当或酗酒、性交等影响，导致感染进一步发展并蔓延至后尿道，引起后尿道炎、前列腺炎、精囊炎、附睾炎等；炎症反复发作形成瘢痕后可引起尿道狭窄，部分发生输精管狭窄或梗阻，也可导致不育。

46. C　从患者病史分析，起病急，起病前有冶游史，尿道有脓性分泌物，最可能诊断为淋病。

47. E

48. C

49. C　尿道炎、结膜炎和关节炎三联征可以同时出现，亦可先后数月甚至数年才出现。Reiter 综合征（Reiter syndrome），又称尿道 - 眼 - 滑膜综合征、黏膜 - 皮肤 - 眼综合征、感染性尿道关节炎、费斯格 - 莱罗伊 - 莱特尔综合征、组织抗原病等。典型表现是尿道炎、结膜炎及关节炎。皮肤黏膜病变表现类似于蛎壳状银屑病和角化性皮肤病。

50. E　男性非淋菌性尿道炎常见的并发症有附睾炎、前列腺炎、Reiter 综合征、直肠炎等。

51. E　根据题干考虑非淋菌性尿道炎。非淋菌性尿道炎是一种多病因的综合征，病原体多为衣原体、支原体、滴虫、疱疹病毒、念珠菌等。30% ~50% 的非淋菌性尿道炎与沙眼衣原体有关，20% ~30% 为解脲支原体感染，10% 由阴道毛滴虫、白色念珠菌、单纯疱疹病毒、生殖支原体、腺病毒和杆菌等微生物引起。主要表现为尿道刺痒，伴有尿急、尿痛及排尿困难，但症状较淋菌性尿道炎轻，可见浆液分泌物。

52. E　尖锐湿疣：生殖器和肛周等皮肤与黏膜交界处为好发部位，男性多见于包皮、系带、冠状沟、龟头、尿道口、阴茎体、肛周、直肠内和阴囊，女性多见于大小阴唇、后联合、前庭、阴蒂、宫颈和肛周。偶可见于阴部及肛周以外的部位，如腋窝、脐窝、口腔、乳房和趾间等。女性阴道炎和男性包皮过长是尖锐湿疣发生的促进因素。

53. A　生殖器疱疹可引起播散性 HSV 感染、病毒性脑膜炎、盆腔炎等一系列并发症，孕妇还可引起胎儿感染和新生儿疱疹。在艾滋病流行地区，生殖器疱疹增加 HIV 感染的危险性，同时 HIV 感染也改变生殖器疱疹的流行状况和临床特点。女性生殖器疱疹还与宫颈癌的发生密切相关。HSV 有 HSV - 1 和 HSV - 2 两个血清型，在血清学上存在交叉反应。生殖器疱疹主要为 HSV - 2（约占 90%）感染。复发性生殖器疱疹：首次复发多出现在原发感染后 1 ~ 4 个月，皮损一般于原部位出现。皮损类似于原发性生殖器疱疹，但病情较轻，发疹前常有前驱症状（如局部烧灼感、针刺感或感觉异常等）；病程较短，一般为 7 ~ 10 天；可间隔 2 ~ 3 周或月余复发多次。男性同性恋者可累及肛门、直肠，表现为局部疼痛、便秘、里急后重、肛周溃疡等，乙状结肠镜检查可见直肠下段黏膜充血、出血和溃疡。

54. B

55. C　在亚临床型生殖器疱疹中，50% 的 HSV - 1 感染者和 70% ~80% 的 HSV - 2 感染者缺乏典型临床表现，是生殖器疱疹的主要传染源。其不典型皮损可表现为生殖器部位的微小裂隙、溃疡等，易被忽略。

56. A　亚临床型生殖器疱疹最常见。

57. C　软下疳是由杜克雷嗜血杆菌感染引起，以生殖器疼痛性溃疡为特征，多伴有腹股沟淋巴结化脓性病变的一种性传播疾病。本病由性交传染，临床上男性多于女性患者。

58. B　软下疳初起为炎性小丘疹，经 1 ~2 日后迅速变成脓疱，3 ~5 日后形成溃疡。溃疡多呈圆形或卵圆形，边缘不整齐，潜行穿凿，基底柔软为肉芽组织，表面覆盖有恶臭的灰黄色蜡样脓苔。可因自身接种形成特殊的“对吻损害”。自觉疼痛和明显压痛。

59. C　软下疳的临床表现：潜伏期为 3 ~ 14 天，以 4 ~7 天常见，一般无明显的前驱症状。男女患病率之比约为 9∶1。男性好发于包皮、包皮系带、冠状沟、龟头，女性好发于阴道口、阴唇系带、前庭、阴蒂以及阴道壁和宫颈。最早在病原体入侵部位出现炎性小丘疹，周围绕以红晕，1 ~2 天后迅速发展为小脓疱，2 ~5 天内脓疱破裂形成边界清楚、边缘不整齐的潜行性溃疡，呈圆形或椭圆形，直径为 2 ~ 20mm，溃疡基底较软，易出血，上覆灰黄色脓性分泌物及坏死组织，有恶臭；可由于自身接种在原发皮损周围出现成簇的卫星溃疡，也可因自身接种形成特殊的“对吻损害”，疼痛剧烈。在原发损害发生后数天至 3 周，腹股沟淋巴结增大、触痛（横痃），表面发红，可破溃。未经治疗的溃疡可持续 1 ~ 3 个月，愈后遗留瘢痕。因无免疫保护，可重复感染。女性患者损害较男性浅，触痛不明显。

60. B　混合性软下疳是初为软下疳，后发生硬下疳，不是多种亚型同时存在。

61. B　“分泌物涂片可查到末端钝圆两极染色的短

小杆菌，呈鱼群状排列”是杜克雷嗜血杆菌的特点。再结合病史和体征不难判断为软下疳。

62. D

63. A

64. C 艾滋病的传播途径：①经性接触传播，包括不安全的同性、异性和双性性接触。②经血液及血制品传播，包括共用针具、静脉注射毒品、不安全规范的介入性医疗操作、文身等。③经母婴传播，包括宫内感染、分娩时和哺乳传播。

65. A 艾滋病可出现多种恶性肿瘤，主要为位于体表的卡波西肉瘤，可见红色或紫红色的斑疹、丘疹和浸润性肿块。卡波西肉瘤是血管内皮相关低度恶性肿瘤，一般很多艾滋病患者容易并发，常表现为皮肤部位出现红色斑疹。

66. A

67. A 艾滋病的窗口期为2～6周，一般为5周左右。

68. A 艾滋病急性期皮疹：新近感染的个体在1～4周内出现病毒样疾病表现。症状包括头痛、眼眶疼痛、肌肉疼痛、咽喉痛、低热或高热、淋巴结肿大、无瘙痒性红色斑疹。

69. C 毛状口腔黏膜白斑是艾滋病早期口腔的特异性表现。口腔毛状白斑是指发生于口腔黏膜上白色或灰白色的斑块状损害，病损大小不一，不能被擦除。患者自身一般无明显自觉症状，或微有烧灼感。目前医学上认为口腔毛状白斑的发生与艾滋病感染有关，可能是人类免疫缺陷病毒感染的早期症状。治疗方法一般是按照治疗早期艾滋病的方法，服用大剂量的抗病毒药物无环鸟苷，可暂时性控制口腔毛状白斑，服用叠氮胸苷抑制HIV逆转录酶，可使口腔毛状白斑消退。

70. C 真菌感染：口腔毛状黏膜白斑是免疫缺陷最早出现的症状，此外常出现较严重的浅表真菌感染（如泛发性体股癣、手足癣和多发性甲癣等），有时表现不典型，需做真菌镜检和培养；10%～13%艾滋病患者可发生隐球菌感染，常表现为疱疹样皮损，中枢神经系统易受累。因此口腔毛状黏膜白斑治疗中断时，损害会复发，想要彻底治愈比较困难，预后较差。

71. B 性交感染HIV者出现血清抗体阳性的时间为2～3周。

72. C HIV属于RNA反转录病毒。

73. A 珍珠状阴茎丘疹为一种生理发育上的变异，临床表现为珍珠色、白色、肤色或淡红色丘疹，直径为0.5～1mm，互不融合，沿龟头后缘冠状沟排列上行。无自觉症状，常在不知不觉中发现。无须特殊治疗。

74. E

75. C

76. E 对于可疑皮损可采用ABCDE标准进行判断。A（Asymmey）代表不对称，B（Borderirregularity）代表边界不规则，C（Colorvariegation）代表色彩多样化，D（Diameter＞6mm）代表直径大于6mm，E（Elevation、evolving）代表皮损隆起、进展。如果皮损符合ABCDE标准则高度怀疑恶性黑素瘤，需取活检进行组织病理学检查进一步确诊。

77. D 恶性黑素瘤的组织病理通常表现为：黑素细胞异常增生，在表皮内或表皮-真皮界处形成一些细胞巢。这些细胞巢大小不一，并可互相融合。巢内黑素细胞的大小与形状，以及核的形状存在着不同程度的变异，即多边形、梭形、空泡形、树枝状。

78. A 恶性黑素瘤是由皮肤和其他器官黑素细胞产生的肿瘤。皮肤黑素瘤表现为色素性皮损在数月或数年中发生明显改变。虽其发病率低，但其恶性度高，转移发生早，死亡率高，因此早期诊断、早期治疗很重要。对早期未转移的损害应手术切除，应根据Breslow深度确定切除皮损周边正常皮肤的范围，如果是指（趾）恶性黑素瘤，可采用截指（趾）术。

79. C 毛发红糠疹（Pityriasis rubra pilaris）又称毛发糠疹（Pityriasis pilaris），该损害的特征为皮肤先有鳞屑性红斑，以后出现成群毛囊性小丘疹，而丘疹互相融合酷似银屑病样斑片，往往同时伴有掌跖角化。毛发红糠疹为红斑鳞屑性皮肤病，同为红斑鳞屑性疾病的银屑病需与之鉴别。

80. D

81. A Kveim试验主要用于结节性红斑，结节性硬化，痒疹，结节性脂膜炎，结节性硬化病，结节性多动脉炎的辅助诊断。应用该试验检查是疑似有活动性结节病的人群。

82. A 传染性软疣由传染性软疣病毒感染引起，传染性软疣病毒属于痘病毒科中的一种DNA病毒，主要通过直接接触感染，患者往往在公共浴室或游泳池中被感染，也可自体接种，还可通过性接触感染，好发于儿童、青年人、性活跃人群、免疫功能低下者，潜伏期为14天～6个月。

83. B 光线性角化病是一种职业病，主要受日光、紫外线、放射性热能以及沥青或煤及其提炼物而诱发本病。病损多见于中年以上男性的日光暴露部位，如面部、耳郭、手背等。主要表现为表面粗糙，可见角化性鳞屑。揭去鳞屑，可见下方的基面红润，凹凸不平，呈乳头状，有20%可继发鳞癌。

84. C 按照其生长模式，皮肤恶性黑素瘤可分为4型，即浅表扩散性黑素瘤、结节性黑素瘤、恶性雀斑痣样黑素瘤和肢端雀斑痣样黑素瘤。肢端雀斑痣样黑素瘤（acral lentiginous melanoma）为我国常见类型，占亚洲人黑素瘤的50%。多由肢端雀斑样痣发展而来，好发于掌跖、甲及甲周区。皮损表现为色素不均匀、边界不规则的斑片；若位于甲母质，甲板及甲床可呈纵行带状色素条纹。此型进展快，常在短期内增大，发生溃疡和转移，存活率仅11%～15%。

85. D　性传播性疾病（STD）指主要通过性接触而传播的一类疾病，主要病变发生在生殖器部位。近10余年STD谱增宽，被列入性传播的病种已多达20余种，如梅毒、淋病、软下疳、性病性淋巴肉芽肿、生殖道沙眼衣原体感染、尖锐湿疣、生殖器疱疹、艾滋病、传染性软疣等。女阴假性湿疣是指发生于女性阴道黏膜的一种良性乳头瘤，不属于性传播疾病。

86. D　硬下疳：梅毒螺旋体侵入破损的皮肤黏膜，同时大量繁殖引发免疫反应，导致局部出现红斑、丘疹、硬结、溃疡。胎传梅毒：梅毒螺旋体或苍白密螺旋体经母亲血液通过胎盘及脐静脉进入胎儿体内传染给胎儿，故胎传梅毒不发生硬下疳。

87. B　梅毒是性传播疾病，先天性梅毒又称胎传梅毒，是由梅毒螺旋体或苍白密螺旋体经母亲血液通过胎盘及脐静脉进入胎儿体内传染给胎儿所致。自妊娠4个月至分娩，病原体均可感染胎儿，妊娠期间如能经过适量的青霉素治疗，新生儿患先天性梅毒的几率将大大减少。

88. C　二期梅毒疹一般出现在感染后9～12周或硬下疳消退后3～4周。皮疹具有多形性，包括斑疹、斑丘疹、丘疹、鳞屑性皮疹等，常泛发对称，掌跖易见暗红色或淡褐色环状脱屑性斑疹或斑丘疹。外生殖器及肛周皮疹多为湿丘疹或扁平湿疣等。头部可出现虫蚀状脱发。二期复发梅毒皮损局限，数目较少，可见环形、弧形或匐形性皮损。患者基本无痛或瘙痒感觉。

89. D　梅毒血清固定即梅毒患者经过治疗6～9个月后非梅毒螺旋体抗原血清试验滴度未有4倍的下降或2年内未有转阴。

90. E　一期梅毒的诊断主要根据接触史、潜伏期、典型临床表现，同时结合实验室检查（暗视野显微镜、镀银染色、吉姆萨染色或直接免疫荧光检查发现TP；梅毒血清试验早期阴性，后期阳性），应注意不可仅凭借一次梅毒血清学试验阴性结果就排除梅毒。

91. B　梅毒性鼻炎为早期先天梅毒最常见的早期症状，可因流涕、鼻塞致哺乳困难。

92. E　淋球菌好侵犯单层柱状细胞（如前尿道、子宫颈）及移行上皮细胞（如后尿道、膀胱三角区），因此淋球菌首先入侵前尿道或宫颈黏膜，并在上皮细胞内大量繁殖，导致细胞损伤崩解，于该处产生炎症反应，引起中性粒细胞浸润、黏膜红肿糜烂脱落，出现尿道口或宫颈脓性分泌物。

93. A　①淋菌性尿道炎、宫颈炎、直肠炎：头孢曲松钠一次250～1000mg，肌内注射；或大观霉素一次2.0g（宫颈炎4.0g）肌内注射；或头孢克肟400mg，口服，单次给药；或头孢噻肟1g，肌内注射，单次给药。②淋菌性咽炎、妊娠期淋病、成人淋菌性眼炎：头孢曲松钠250～1000mg，一次肌内注射；或头孢噻肟1g，肌内注射，单次给药。新生儿淋菌性眼炎：头孢曲松钠25～50mg/（kg·d）（单剂不超过125mg）静脉或肌内注射，连续3天。③淋菌性盆腔炎、播散性淋病、淋菌性附睾炎、前列腺炎、精囊炎：头孢曲松钠1.0g/d肌内注射或静脉注射，连续10天以上，或大观霉素4.0g/d，分2次肌内注射，连续10天以上。淋菌性脑膜炎和心内膜炎疗程更长。

94. C　非淋菌性尿道炎（nongonococcal urethritis，NGU）指经性接触传染的由淋菌以外的其他病原体，主要是沙眼衣原体、生殖支原体和解脲支原体所引起的尿道炎。目前非淋菌性尿道炎的发病率已超过淋病，位居STD的首位，潜伏期为1～3周。

95. E

96. C　女性非淋菌性泌尿生殖道炎的临床表现主要为宫颈炎表现，如宫颈充血、水肿、触之易出血、黄色黏液脓性分泌物以及下腹部不适等，可有轻度尿道口充血、尿频、尿急、尿痛等尿道炎症状，但也有相当数量的患者症状轻微或无任何临床症状。

97. D　HSV有HSV-1和HSV-2两个血清型，生殖器疱疹主要为HSV-2（约占90%）感染。HSV侵入机体后首先在表皮角质形成细胞内复制，引起表皮局灶性炎症和坏死，出现原发性感染的临床表现或轻微的亚临床感染表现。当原发皮损消退后，残留的病毒长期潜存于骶神经节，在机体抵抗力降低或某些诱发因素作用下可使潜存的病毒激活而复发。

98. A　妊娠疱疹比较常见的是带状疱疹以及生殖器疱疹，其中带状疱疹在妊娠期内与胎儿宫内感染没关，因此影响较小，受影响较大的是生殖器疱疹，是由单纯疱疹病毒感染引起。一般妊娠前3个月初次感染单纯疱疹可能会引起流产、胎儿畸形。

99. C　复发性生殖器疱疹的皮损类似于原发皮损，一般于原部位出现，但病情较轻，病程较短，发疹前常有前驱症状（如局部烧灼感、针刺感或感觉异常等），病程一般为7～10天，原发皮损消退后1～4个月内病情复发，可间隔2～3周或月余复发多次。

100. D　男性患者明显多于女性患者，男女患病比例为9：1。

101. C　软下疳性淋巴结炎：又称软下疳性横痃或痛性横痃，50%～60%患者可以发生，多在软下疳溃疡出现后数天到数周内发生。以腹股沟多见，常为单侧，开始为局部淋巴结肿大，有轻微压痛，然后可逐步累及邻近多个淋巴结，并产生淋巴结周围炎，彼此可融合成较大的团块。

102. A 腹股沟横痃是性病的一种，一般在生殖器初疮发生后1月内出现，腹股沟淋巴结肿大，开始为单个散在，疼痛及触痛阳性，随后肿大的淋巴结相互融合、固定，皮肤表面紫红色，继而破溃，流出脓性或血性液体，各个淋巴结均可化脓、穿孔。

103. B

104. C 生殖器初疮表现为生殖器部位的皮肤黏膜（有时也可发生在生殖器以外的部位，如手指、肛门以及口唇等）发生初疮，大多表现为单发的小丘疹、丘疱疹，一般不觉痛痒。

105. E 为避免吉海反应，可在青霉素注射前一日口服泼尼松，1次10mg，2次/日，连续3日。水剂青霉素，200万~400万单位，每4小时1次，连续10~14日。继以苄星青霉素240万单位，1次/周，肌内注射，共3次。

106. C 鲍温样丘疹病（Bowenoid papulosis）是由人乳头瘤病毒（human papilloma virus，HPV）感染引起的生殖器部位多发性色素性丘疹，组织学存在上皮分化异常和细胞异型性，临床病程呈良性经过。

107. D HIV抗体是艾滋病病毒抗体。

108. B 结节病是一种非干酪样坏死性上皮细胞肉芽肿炎症性疾病，病因不明，以侵犯肺实质为主，并累及全身多脏器，如淋巴结、皮肤、关节、肝、肾及心脏等组织，临床经过较隐袭，患者可因完全性房室传导阻滞和（或）充血性心力衰竭而猝死，甚至以猝死为首发症状。

109. A 恶性黑色素肿瘤细胞S100阳性、HMB45阳性及MelanA阳性，对诊断恶性黑色素有特异性。

110. D 尖锐湿疣的组织病理变化为表皮出现角化不全、棘层肥厚，形成乳头瘤样或假上皮瘤样增生，真皮血管扩张，血管周围有不同程度的慢性炎症细胞浸润，还可出现特征性的变化也就是颗粒层和棘层中上部（表皮中上层细胞）出现空泡化细胞，空泡细胞比正常细胞大。

111. D Paget病是一种恶性肿瘤，又名湿疹样癌。

112. D 结节病的主要诊断依据：①X线检查可见肺门及纵隔淋巴结肿大，并具有对称性，伴有或不伴有肺内网状、片状或结节状阴影；②Kveim试验呈阳性反应。

113. B 先天性梅毒是指梅毒螺旋体由母体经胎盘进入胎儿血循环所致的感染。

114. A 结节性红斑的皮疹不破溃，不形成溃疡。

115. A 为诊断非淋菌性尿道炎，进行尿道分泌物检查时，油镜每个视野多形核白细胞应为≥5个（男性）；≥10个（女性）。

116. D 复发性外阴阴道炎多由念珠菌感染、免疫力低下、长期抗生素耐药及菌群失调诱发。

117. A 暗视野显微镜检查是一种检查梅毒螺旋体的方法，对早期梅毒的诊断有十分重要的意义，是临床诊断一期梅毒最特异的方法。

118. D 生殖器疱疹是由单纯疱疹病毒（HSV）引起的性传播疾病，主要是HSV-2型，少数为HSV-1型。

119. B 淋病：男性急性淋病潜伏期一般为1~10天，平均3~5天。女性急性淋病：感染后开始症状轻微或无症状，一般经3~5天的潜伏期后，相继出现尿道炎、宫颈炎、尿道旁腺炎、前庭大腺炎及直肠炎等

120. E 急性女阴溃疡主要发生于青年女性，好发于大、小阴唇的内侧和前庭黏膜，有的口腔也可发生溃疡。溃疡从米粒大到1~2cm不等，常伴有不同程度的全身症状，如疲劳、乏力、发热、食欲减退等，病程一般为3~4周。溃疡症状程度不同。轻者病变浅表，面积小，数目少，病程相对较短，但可反复发作，一般无全身症状，局部症状也很轻。重者溃疡面积大，病变深，发展较快，溃疡表面覆盖坏死膜样物质，常伴有全身症状，发病较急，局部疼痛较为明显，附近淋巴结也肿大，并伴有压痛。坏疽型溃疡常见于全身营养情况差，或合并糖尿病、免疫功能低下等的患者。溃疡数量一般不多，但溃疡大而深，四周组织明显水肿，溃疡中心坏死显著，溃疡愈合后留有明显的瘢痕。患者的全身症状和局部症状明显。

121. E 假性湿疣：常发生在女性小阴唇内侧及阴道前庭，为群集白色或淡红色鱼子大小的光滑丘疹，无自觉症状，醋酸白试验阴性。结合题干考虑诊断为女阴假性湿疣。

122. C 尖锐湿疣是由人乳头瘤病毒（HPV）感染所致的以肛门生殖器部位增生性损害为主要表现的性传播疾病，HPV有不同的亚型。最常引起尖锐湿疣的HPV有6、11，16，18型等。

123. E 梅毒血清试验假阳性最常见于系统性红斑狼疮，梅毒血清试验（RPR）是检测类脂质抗体，而不是直接检测抗梅毒螺旋体抗体的实验，因而无特异性，凡能导致产生类脂质抗体的疾病，均能使RPR阳性。梅毒血清试验假阳性可见于：除梅毒外，患上呼吸道感染、肺炎、活动性肺结核、风湿性心脏病、亚急性细菌性心内膜炎、传染性肝炎、肝硬化、慢性肾炎、钩端螺旋体病、麻风、疟疾、类风湿关节炎、系统性红斑狼疮及海洛因成瘾等。系统性红斑狼疮较吸毒梅毒而言，血清试验假阳性发生率更高。

124. D 玫瑰糠疹与梅毒有时在症状上很相似，二期梅毒疹是多种疾病的模仿大师，与玫瑰糠疹的皮损相似，通过肉眼难以区分，均可表现为多发性红斑、鳞屑，玫瑰糠疹与二期梅毒疹的鉴别要点为梅毒血清抗体阳性及二期梅毒疹暗视野可检出苍白螺旋体。

125. B　HIV 抗体的检测是诊断 HIV 感染的金标准，是对 HIV 感染高危人群初步筛查的常用方法。

126. B　男性急性淋病的潜伏期一般为 2 ~ 10 天，平均 3 ~ 5 天。

127. D　珍珠状阴茎丘疹是人体的一种生理性发育变异性疾病，呈珍珠状半透明丘疹，沿冠状沟排列成一行或数行，与周围皮肤颜色相似，无自觉症状。

128. A　硬下疳的潜伏期一般为 2 ~ 4 周。为直径 1 ~ 2cm，圆形或椭圆形，边缘稍隆起，基底呈肉红色的糜烂面或浅在溃疡，疮面清洁，分泌物少，周围及基底浸润，触诊时有软骨硬度。不痛不痒，一般单发，也可多发。多见于外生殖器，偶见于肛门、宫颈、口唇、舌、咽等部位。

129. A　早期胎传梅毒是指临床表现出现在 2 岁以内。晚期胎传梅毒指发生于 2 岁以后的胎传梅毒。

130. E　我国推荐的治疗方案为青霉素，水剂青霉素、普鲁卡因青霉素、苄星青霉素等为不同分期梅毒的首选药物。对青霉素过敏者可选四环素、红霉素等。部分患者青霉素治疗之初可能发生吉海反应，可由小剂量开始或使用其他药物加以防止。

131. B　梅毒根据病程的不同可分为早期梅毒（病程 < 2 年）和晚期梅毒（病程 > 2 年）。

132. D　传统观念的性病（venereal diseases，VD）又称经典性病，是指通过性交行为传染、主要发生在生殖器部位的一组传染性疾病，包括梅毒、淋病、软下疳、性病性淋巴肉芽肿和腹股沟肉芽肿五种。雅司病是由雅司螺旋体引起的慢性接触性传染病。不属于性病。

133. C　珍珠状阴茎丘疹多见于 20 ~ 30 岁的男性。损害主要发生在龟头的边缘与冠状沟交界处和（或）系带处。淡红色半透明丘疹多互不融合，多密集排列成一行或多行。

134. C　血管角化瘤阴囊型：好发于中老年人的阴囊或大阴唇，皮疹多发，为 1 ~ 3mm 大小的紫红色或黑色丘疹，表面光滑，或轻度角化，境界清楚。无不适。病情具有自限性。组织病理：表皮角化亢进，真皮乳头层紧贴表皮处有明显扩张的一个或数个毛细血管腔，没有内皮细胞增生。结合该患者的临床表现和病理特征，可考虑诊断为血管角化瘤。

135. D　根据：①不洁性交史；②症状和查体示尿痛、排尿困难、龟头红肿流脓。可考虑淋病。

136. A　血清固定是少数梅毒患者在正规抗梅治疗后，非梅毒螺旋体抗体滴度下降至一定程度（一般≤1∶8）即不再下降，而长期维持在低滴度（甚至终生）的现象，血清固定的患者常常合并神经梅毒。脑脊液 VDRL 可作为神经梅毒的诊断标准。

137. C　性病的治疗原则：配偶/性伴侣未及时治疗可造成双方反复感染，导致疾病久治不愈。因此，强调夫妻同查同治，以便消除传染源和防止循环传染。

138. E　结节病的治疗：①可试用氯喹 0.2g/d，口服，1 ~ 3 个月。②雷公藤总苷每次 20mg，3 次/日，1 ~ 2 个月，注意有无肝肾损害。③皮质类固醇激素适用于皮疹严重、顽固或合并系统损害者。一般用泼尼松 30 ~ 40mg/d，分次口服。④免疫抑制剂，个别病情严重的系统受累者可口服甲氨蝶呤或瘤可宁等。⑤沙利度胺对皮肤和肺结节病均有明显治疗效果。

139. C　念珠菌病（candidiasis）是由念珠菌属的真菌（以白色念珠菌为主）引起的皮肤、黏膜及内脏器官的急性或慢性感染。

140. B　疣状表皮发育不良由 HPV - 3、5、8、9 等型引起，是一种泛发性扁平疣。

141. D　假性斑秃是一种炎症性瘢痕性脱发，常继发于头皮红斑狼疮、扁平苔藓等炎症性皮肤病。脱发部位的皮肤萎缩变薄，毛囊口消失，脱发区境界清楚，但边缘不甚规则。此患者脱发特点符合假性斑秃。

142. B　女阴假性湿疣又称绒毛状小阴唇，是发生在女阴黏膜的一种良性乳头瘤，由女阴黏膜的异常增生所致，其病因不明。皮损为 1 ~ 2mm 大小的正常皮色或淡红色小丘疹，表面光滑，排列密集而不融合，呈绒毛状或鱼子状外观，多见于青年女性。对称分布于小阴唇内侧和阴道前庭。该患者的表现支持假性湿疣的诊断。

143. D　不痛不痒的斑丘疹是二期梅毒最常见的皮损，常发生于感染后 2 ~ 4 个月。斑丘疹分布于全身，包括面、躯干、四肢屈侧，但下肢比上肢少，呈暗红色，掌跖部的斑丘疹具有特征性。

144. E　梅毒治疗反应指首次用药后数小时到 24 小时出现流感样症状，体温上升，全身不适，梅毒性损害可暂加重等一系列不良反应，是一种变态反应。

145. D　该患者有不洁性交史，尿路刺激征表现，尿道口有稀薄浆液性分泌物，考虑诊断非淋菌性尿道炎的可能性大，非淋菌性尿道炎是指由淋球菌以外的其他病原体，主要是沙眼衣原体引起的一种性传播疾病，在临床上有尿道炎的表现，但在分泌物中查不到淋球菌，细菌培养也无淋球菌生长，应先做尿道分泌物检查衣原体。

146. C　此患者诊断梅毒。青霉素过敏，四环素影响胎儿，应选择红霉素。

147. A　淋病：约 85% 的男性患者发生急性尿道炎，即性接触后 2 ~ 10 天，尿道口红肿、刺痒，尿痛，排尿困难，尿道有黄色脓性分泌物，并常封住尿道口呈“糊口”现象。其中分泌物直接涂片检查对未经治疗的男性急性尿道炎患者有诊断价值。

148. D　根据该患者皮损的特点，诊断应首先考虑鲍温样丘疹病。晚期梅毒的皮损表现为结节性梅毒疹和梅毒性树胶肿，损害的发病部位和特征均与之不符；尖锐湿疣的皮损表面粗糙隆起；珍珠状阴茎丘疹发生于龟头边缘，呈环形排列的淡红色或灰色光滑小丘疹；皮脂腺异位症的损害好发于包皮内，为多发性、针头大小的淡黄色小丘疹，群集成片。

149. A 先天性梅毒又称胎传梅毒，病原体在母体内通过胎盘途径感染胎儿，可引起死产、早产。

150. C 二期梅毒疹的黏膜表现较为广泛，早期对称，以后呈多形性，也有皮疹局限，自觉症状轻微，破坏性小，传染性强。二期梅毒疹常见的有斑疹、斑丘疹、丘疹、鳞屑性梅毒疹、毛囊疹、雅司样疹、脓疱疹、蛎壳样疹、溃疡疹等。其中特殊性斑丘疹为扁平湿疣，好发于外阴和肛周、趾间等皮肤摩擦潮湿部位，稍高出皮面，表面潮湿糜烂，界限清楚，有灰白色的膜，含有大量的梅毒螺旋体，传染性很强。约有1/3的二期梅毒患者会有黏膜的损害。

151. E 男性慢性淋病 一般多无明显症状，易侵犯尿道腺体和隐窝，当机体抵抗力降低，如过度疲劳、饮酒、性交时，即可出现尿道炎症状。

152. E 非淋菌性尿道炎的主要表现为：尿道刺痒，伴有尿急、尿痛及排尿困难，在较长时间内不排尿或清晨首次排尿前，尿道口可有少量黏液性分泌物，有时仅表现为痂膜封口或内裤污秽。该患者有冶游史，有尿路刺激征表现，尿道口有少量浆液性分泌物，考虑非淋菌性尿道炎；同时该患者又出现前列腺轻度肿大，高倍镜下白细胞（+++），故该患者可能诊断为非淋菌性尿道炎合并前列腺炎。

153. B 艾滋病全称为获得性免疫缺陷综合征（acquiredimmunodef'iciencysyndrome，AIDS），是由人类免疫缺陷病毒（humanimmunodeficiencyvirus，HIV）感染和破坏主要以CD432996为主的人淋巴细胞，逐渐引起严重免疫缺陷，进而导致各种严重的机会性感染和肿瘤继而死亡的疾病。艾滋病的传播速度快、病死率高，目前尚无治愈方法，是人类主要的致死性传染病之一，严重威胁我国公众健康。

154. D 三期梅毒发生时间一般在发病后2年，主要引起心脏、神经、胃、眼、耳等的损害，组织病理检查示真皮及皮下组织的肉芽肿性浸润有浆细胞、上皮样细胞、多核巨细胞及淋巴细胞，血管浸润明显。

155. C 该患者诊断考虑二期梅毒，肌内注射苄星青霉素为首选的治疗方法。

156. E 该患者外阴分泌物呈豆渣状，涂片见假菌丝，考虑霉菌性阴道炎，且检验血糖偏高，最恰当的处理原则为：控制血糖+抗真菌治疗。

157. C 传染性软疣是由传染性软疣病毒感染引起的一种传染性皮肤病。皮损表现为特征性的有蜡样光泽的丘疹或结节，顶端凹陷，能挤出乳酪状软疣小体。治疗首选刮除，以将皮损中的软疣小体完全挤出为目的，然后涂以2%碘酊，可有效去除皮损。其他如冷冻治疗、外用3%酞丁胺软膏或西多福韦软膏等均有效。

158. B 本病主要发生于青年女性，好发于大、小阴唇的内侧和前庭黏膜，有的口腔也可发生溃疡。

159. B 假性湿疣常见于青年女性，表现为小阴唇内侧密集成片或条带状分布的鱼卵样光滑丘疹，正常黏膜色或粉红色，互不融合，大小一致，触之有沙粒感。阴道前庭、尿道口周围及阴道内壁亦可受累，大部分患者无自觉症状。

160. B

161. C 慢性肉芽肿病是由多种基因突变引起的罕见病，以肺、皮肤、淋巴结和骨骼反复细菌与真菌感染为特征。

162. E 在HIV感染中，银屑病的发病率没有明显增加，随着HIV疾病的进展，银屑病的临床表现可以发生变化，稳定的斑块型银屑病可加重或进展为其他严重类型的银屑病。

163. C

164. B

165. E 梅毒血清试验是用于梅毒疾病的诊断试验，梅毒血清反应是确诊梅毒的金标准。银屑病与二期梅毒的皮损可相似，均可累及全身，脱屑程度相似，不易鉴别。红细胞沉降率不是特异性检查，不能用于鉴别。

166. E

167. C

168. D

169. E

170. B

171. C

172. C 该病发生于腹股沟的结节型皮损常被误认为淋巴结，其实是假性横痃。引起横痃的是性病性淋巴肉芽肿。

173. E 苄星青霉素为治疗梅毒的药物，对腹股沟肉芽肿无效。

174. C 尖锐湿疣的病原体是人乳头瘤病毒（human-papillomavirus，HPV），HPV有100多个亚型，引起尖锐湿疣的主要是HPV-6、11、16、18型，其他亚型也可以引起尖锐湿疣。

175. C

176. C

177. E

178. D 细菌性阴道病的发病机制可能为雌激素水平下降，导致阴道上皮萎缩，细胞糖原减少，影响乳酸杆菌生长。

179. B　细菌性阴道病：大约一半的患者没有症状，有症状者常表现为阴道分泌物增多，有鱼腥样气味，多不伴有瘙痒或疼痛症状，阴道内可见灰白色分泌物，阴道壁无明显炎症。性交时和性交后臭味加重，月经期或经期后臭味加重。阴道分泌物 pH >4.5、胺试验阳性、线索细胞占全部上皮细胞的20%以上。

180. B　加特纳菌为革兰氏阴性的小球杆菌或杆菌。

181. D　阴道毛滴虫在半干燥状态下可生活6小时，完全干燥时很容易死亡。

182. B

183. C

184. C

185. D　有流行病学史，HIV 抗体阳性，且 $CD4^+$ T 淋巴细胞数 <200 个/μl 时可诊断为艾滋病。

186. C　尿道炎、结膜炎及关节炎三联征是 Reiter 综合征典型的临床表现，皮肤表现可出现环状龟头炎和银屑病样皮疹。

187. A　尖锐湿疣是由人乳头瘤病毒（HPV）感染所致的以肛门生殖器部位增生性损害为主要表现的性传播疾病。大多发生于18～50岁的中青年人。

188. E　潜伏梅毒的分期完全同显性梅毒，均分为早期和晚期。感染2年内的称早期潜伏梅毒，具有传染性，病期在2年以上者称晚期潜伏梅毒，传染性弱或无传染性（先天潜伏梅毒以2岁为界）。虽然潜伏梅毒无任何临床症状，但梅毒螺旋体抗原试验阳性，且非梅毒螺旋体抗原试验需2次以上阳性，若一直不加以治疗，也可转变为显性梅毒。一般来讲，一期梅毒的临床症状是硬下疳和硬化性淋巴结炎；二期梅毒的临床症状主要为皮肤黏膜损害；三期梅毒除皮肤黏膜损害外，多可侵犯骨、心血管及神经系统等导致严重的系统损害。

二、多选题

189. ABCDE　尖锐湿疣的诊断依据：①典型皮损为生殖器或肛周等潮湿部位出现丘疹，乳头状、菜花状或鸡冠状肉质赘生物，表面粗糙角化。空泡化细胞是尖锐湿疣的特征性表现。②辅助检查：醋酸白试验阳性，核酸杂交可检出 HPV - DNA 相关序列，PCR 检测可见特异性 HPV - DNA 扩增区带等。③患者多有不洁性生活史或配偶感染史，少数尖锐湿疣通过接触污染的用具感染，新生儿亦可通过产道感染。潜伏期1～8个月不等，平均为3个月。

190. ABCDE　原发性生殖器疱疹：初次感染单纯疱疹病毒，通过一些不洁的性行为感染之后，潜伏期为2～14天，在外生殖器或者肛门周围出现群集性小水疱，几天之后水疱破溃，形成糜烂、溃疡。一般2～3周结痂痊愈，可有疼痛或者腹股沟淋巴结的肿痛，可有发热、头痛等全身症状。

191. ABCDE　生殖器疱疹：可于局部出现微小的糜烂、裂隙、溃疡等，容易被忽略，具有传染性；二期梅毒以梅毒疹为特征，有全身症状，TP 随血液循环播散，致皮肤黏膜生殖器部位发生溃疡；软下疳是由杜克雷嗜血杆菌感染引起，主要发生于生殖器部位，有多个痛性溃疡，多伴有腹股沟淋巴结化脓性病变；白塞病又称为眼、口、生殖器综合征，是一种全身慢性疾病，临床以复发性口腔溃疡、生殖器溃疡、皮肤和眼部病变最为常见，全身各脏器均可受累；急性女阴溃疡主要表现为生殖器溃疡。

192. ABCDE　需要与生殖器疱疹相鉴别的疾病有接触性皮炎、包皮龟头炎、硬下疳、贝赫切特综合征（白塞病）、固定型药疹、带状疱疹及脓疱病。

193. ABC　艾滋病（AIDS）是一种危害性极大的传染病，由感染艾滋病病毒（HIV）引起，HIV 是一种能攻击人体免疫系统的病毒。它把人体免疫系统中最重要的 $CD4^+$ T 淋巴细胞作为主要攻击目标，大量破坏该细胞，使人体丧失免疫功能。该病主要的传播途径包括：性接触传染、母婴传染、血源传染。

194. ABCDE　AIDS 是由 HIV 感染引起的严重免疫缺陷为主要特征的 STD，临床上以淋巴结肿大、厌食、慢性腹泻（次数多于3次/日，持续时间 >1 个月）、体重减轻（6个月之内体重下降10%以上）、发热（原因不明的38℃以上不规则发热，持续时间 >1 个月）、乏力等全身症状起病，逐渐发展各种机会性感染、继发肿瘤等而死亡。

195. DE　硬下疳、扁平湿疣分别属于一、二期梅毒的特征表现，其皮损可查到梅毒螺旋体，梅毒树胶肿属于三期梅毒的特征表现，不可查到梅毒螺旋体。尖锐湿疣是 HPV 感染所致。假性湿疣是指发生于男女性外生殖器部位易与尖锐湿疣混淆的一组皮肤黏膜的病变，这组病变主要包括珍珠状阴茎丘疹、系带旁丘疹和绒毛状小阴唇。

196. ABD　非梅毒螺旋体抗原血清试验包括（1）性病研究实验室试验（Venereal Disease Research Laboratory test，VDRL）；用心磷脂、卵磷脂及胆固醇为抗原，可作定量及定性试验，试剂及对照血清已标准化，费用低。此法常用，操作简单，需用显微镜读取结果，缺点是一期梅毒敏感性不高。（2）快速血浆反应素试验（Rapid Plasma reagin test，RPR）：是 VDRL 抗原的改良，敏感性及特异性与 VDRL 相似，优点是肉眼即可读出结果。（3）不加热血清反应素玻片试验（Unheated Serum Reagin USR）也是 VDRL 抗原的改良，敏感性及特异性与 VDRL 相似。

197. ABCD　非淋菌性尿道炎的治疗推荐方案：阿奇霉素1g，饭前1小时、饭后2小时一次顿服或多西环素

100 mg，口服，每日 2 次，连续 7 天；米诺环素 100mg，b. i. d.，连服 10 天；或盐酸四环素 500mg，口服，每日 4 次，至少连服 7 天，一般为 2 ~3 周。也可在 7 天后改为 250mg，每日 4 次，直至 21 天；或美满霉素 100mg，口服，每日 2 次，连服 10 天；或土霉素 250mg，口服，每日 4 次，连服 7 天。氧氟沙星也可用于泌尿生殖系统感染，包括尿路感染、细菌性前列腺炎、淋病奈瑟球菌尿道炎或宫颈炎。由于孕妇不宜用四环素，可改用对肝脏损害较小的红霉素治疗，红霉素治疗剂量为 500mg，口服，每日 4 次，连服 7 天。

198. BDE 多西环素、美满霉素属于四环素类不可用于孕妇，左氧氟沙星属于喹诺酮类药物不可用于孕妇。红霉素、阿奇霉素属于红霉素类可用于孕妇。

199. ABCE 尖锐湿疣的局部药物治疗：目前常用的药物有 0.5% 鬼臼毒素酊、0.5% 足叶草毒素酊、50% 三氯醋酸、5% 咪喹莫特、5% 酞丁胺搽剂、10% ~25% 足叶草酯酊、5% 氟尿嘧啶软膏等。在外用药物治疗的时候，应注意药物局部的不良反应和刺激作用，做好周围正常组织的保护。

200. ABCE 先天梅毒是经母体胎传，不会经父亲传染。

201. ACDE

202. ABCE 抗梅毒螺旋体抗体对机体没有保护作用，在血中可长期甚至终身存在。

203. ACDE 淋病可出现尿痛、排尿困难，龟头红肿、流脓，有不洁性接触史，尿道口肿胀外翻，有大量黄色脓液。喹诺酮类药物影响软骨发育，孕妇应慎用；四环素类药物可透过胎盘屏障进入胎儿体内，沉积在牙齿和骨的钙质区内引起胎儿牙齿变色、牙釉质再生不良及抑制胎儿骨骼生长，该类药物在动物中有致畸胎作用，因此妊娠期妇女不宜应用。同时妊娠期妇女对四环素的肝毒性反应尤为敏感，应避免使用此类药物。

204. ACDE 60% 的非淋菌性尿道炎由衣原体引起。

205. ABCE 女性宫颈分泌物检查示多形核白细胞在 1000 倍镜下平均每视野大于 10 个有诊断意义。

206. ABDE 女性复发性生殖器疱疹，其全身及局部症状和体征比男性患者轻。

207. ABCE 血清 HIV 抗体阴性可达 2 ~3 个月。

208. BD 胎传梅毒（遗传梅毒，congenital syphilis，prenatal syphilis）是患有梅毒的妊娠妇女通过胎盘使胎儿感染梅毒，也分早期及晚期。艾滋病：感染 HIV 的母亲通过胎盘、产道、产后母乳哺养传染给新生儿。母婴传播几率为 15% ~30%。

209. ABD 非淋菌性尿道炎是一种多病因的综合征，病原体多为衣原体、支原体、滴虫、疱疹病毒、念珠菌等，男性主要并发附睾炎，前列腺炎及 Reiter 综合征等；女性主要为输卵管炎，盆腔炎，异位妊娠及不孕症等。

210. BE 结节病是一种多系统的结节性肉芽肿性疾病，可侵犯全身多个器官，以肺和淋巴结的发病率最高，其次为皮肤、眼、神经系统、心脏等。

211. ABCD 治愈标准及预后：①治愈标准：治疗结束内 2 周，无性接触情况下符合：临床症状和体征全部消失；分泌物（男性尿道或前列腺液，女性宫颈分泌物）淋球菌涂片及培养阴性则可判定治愈。②预后：急性者若无并发症，经及时、足量、敏感的药物治疗，治愈率高达 95%；慢性者及有并发症者，需根据并发症情况及药敏结果用药，并适当延长疗程。延误治疗或治疗不当可能发生前述多种并发症。

212. ABCD 尖锐湿疣多数发生于包皮、龟头、女阴或肛门附近等部位。损害先是红肿而柔软的丘疹，往往逐渐增多，也常扩展而显著隆起，表面可有疣状颗粒，巨大尖锐湿疣表面凹凸不平像菜花状。女阴部的尖锐湿疣常受阴道分泌液或脓液刺激而表现得很大，腐烂分解的上皮细胞及分泌物常使患处放出很臭的气味。醋酸白实验是一种简单适用且较准确的临床检验方法，用棉拭子蘸 3% ~5% 的冰醋酸，涂于可疑的受损皮肤及其周围，一般数分钟后可以观察到局部疣体或 HPV 感染区域组织变白，利用这种特性可以检测 HPV 感染尤其是亚临床感染。均匀一致的鱼子状小丘疹是假性湿疣的典型皮损描述。

213. ABDE

214. AC 处理：①梅毒和艾滋病都是常见的性传播疾病，主要通过不洁性生活传播，尤其患 HIV 后抵抗力下降，感染梅毒几率较大，应同时做梅毒血清学筛查，HIV 感染合并梅毒患者，在治疗梅毒的同时要尽早联合进行抗病毒治疗。②无论有无 HIV 感染，苄星青霉素依旧是首选药物，对青霉素过敏的患者可选用头孢曲松、多西环素（强力霉素）或大环内酯类药物治疗。③ HIV 感染后免疫力降低，不应进行免疫接种，可能导致感染，只有出现神经梅毒症状时需完善腰穿检查，梅毒诊断金标准为梅毒血清学检查，无需病理活检。

215. ABCDE

216. BCD 梅毒由梅毒螺旋体（又称苍白密螺旋体，*Treponema pallidum*）引起。梅毒螺旋体经过轻微破损的黏膜或皮肤进入人体后，数小时即侵入附近的淋巴间隙或淋巴结，并在该处繁殖，后经淋巴管进入血液循环播散至全身。梅毒血清学试验 RPR 大多为阳性，亦可阴性；TPPA 为阳性。感染 1 年内，传染性最强，随病期延长，传染性越来越小，病期超过 4 年者，通过性接触传染的可能性较小。

217. BCD 性传播疾病可由病毒、细菌和寄生虫引起。由病毒引起的性病有生殖器疣、乙型肝炎、丙型肝炎和巨细胞病毒感染等。由细菌引起的性病有淋病和梅毒等。疥疮、滴虫病和阴虱是由寄生虫引起的性病。

218. BCE　女阴假性湿疣与尖锐湿疣的鉴别要点是皮疹形态、皮疹分布排列和组织病理。

219. ABCD　早期先天梅毒：多数梅毒儿出生时除瘦小外常表现正常，约2/3病例到3～8周时才发生临床症状。20%～50%患儿的淋巴结肿大，其特点是不融合、可活动、硬、无触痛。20%病例出现滑车上淋巴结肿大。(1) 黏膜损害：梅毒性鼻炎是最常见的早期症状，最初鼻分泌物呈水样，以后逐渐变黏稠，呈脓性及血性，以至哺乳困难。分泌物中可查到很多梅毒螺旋体。喉炎可造成声音嘶哑。口腔内有黏膜斑。(2) 皮肤损害：33%～58%的患者发生皮肤损害，常发生于出生后6周，泛发并呈对称性，可呈多种形态。好发于面（口及鼻周围）、尿布区及掌跖部。其一为水疱—大疱型皮损（梅毒性天疱疮），具有特征性，常为疾病严重的表现，好发于掌跖部。含浆液或脓性渗出物，其中含很多梅毒螺旋体，疱破后有结痂及脱屑。其二为斑丘疹及丘疹鳞屑性损害，对称分布，好发于掌跖、外生殖器、臀部及面下半部，基本损害为红铜色丘疹，可有或无鳞屑。在潮湿部位（特别是肛门部），这些损害可发生糜烂，而成为与扁平湿疣相同的损害。在口角、鼻孔及肛门周围可发生线状皲裂性损害，愈合后成为特征性的放射状瘢痕。此外，患梅毒的新生儿皮肤还可呈干皱状，如老人的皮肤。可有脱发，呈片状，主要分布于头皮两侧及后侧；睫毛及眉毛也可脱落，具有特征性。也可有甲沟炎、甲床炎等。

220. ABD　性病性淋巴肉芽肿常用的药物：四环素、多西环素、阿奇霉素等。孕妇和儿童可选用红霉素。晚期患者可采用磺胺剂或抗生素与皮质激素（泼尼松）联合疗法，能减轻下腹疼痛，减少直肠分泌物和减轻纤维化。

221. ABE　珍珠状阴茎丘疹病：病因不明，可能为生理发育上的变异，包皮过长者多见，10%～20%的正常人有不同程度的皮损，不引起任何功能上的障碍。多见于20～40岁的青壮年，一般无自觉症状。沿龟头后缘近冠状沟处有针尖大小、表面光滑的乳白色或淡红色小丘疹，直径1～2mm，圆顶或毛刺状，规则排列成线性或串珠状，质硬，无压痛，皮损互不融合。无传染性，无需治疗。

222. ABCDE　免疫缺陷病常见的皮肤表现有脓皮病、慢性皮肤黏膜念珠菌病、湿疹、进行性种痘症、毛细血管扩张、疱疹感染、疣、口腔溃疡、皮肌炎样综合征、紫癜、肉芽肿等。

223. ABCDE

224. ABD

225. ADE

226. ABCDE

227. ABC

228. ADE

229. ABD

230. ABD　性病性淋巴肉芽肿：在生殖器初疮发生1～4周后，可发生横痃样改变，腹股沟淋巴结肿大，开始为单个散在，疼痛及触痛阳性，随后肿大的淋巴结相互融合、固定，皮肤表面紫红色，继而破溃，流出脓性或血性液体，各个淋巴结均可化脓、穿孔。软下疳是一种性传播疾病，病原体为杜克雷嗜血杆菌，可以出现腹股沟淋巴结肿大。腹股沟淋巴结肿大又叫横痃，急性者多为单发，表面有红肿热痛等化脓性感染的表现。腹股沟肉芽肿：感染后初发皮损为丘疹、水疱和脓疱，随后形成深而大的溃疡，溃疡基底肉芽组织呈牛肉红色，易出血，无疼痛。受累部位波及腹股沟皮下可引起皮下肉芽肿，发生横痃样改变，不累及淋巴结。慢性病程，长达数年，部分患者可自愈。

231. CD　亚临床感染的皮肤黏膜表面外观正常，醋酸白试验可出现边界清楚的发白区域。潜伏感染是指组织或细胞中含有HPV而皮肤黏膜外观正常，醋酸白试验阴性。潜伏感染和亚临床感染是尖锐湿疣复发的重要原因之一。醋酸白试验：用3%～5%的醋酸溶液涂抹于可疑皮损之处或进行湿敷，3～5分钟后观察（肛周皮损需10～15分钟），局部皮肤或黏膜变白即为阳性。

232. AD　尖锐湿疣是由人乳头瘤病毒（HPV）感染所致的以肛门生殖器部位增生性损害为主要表现的性传播疾病。辅助检查：醋酸白试验阳性，核酸杂交可检出HPV－DNA相关序列，PCR检测可见特异性HPV－DNA扩增区带等。

233. ABD　HIV主要侵袭的靶细胞是$CD4^+$T细胞，并使单核－巨噬细胞、B淋巴细胞、$CD8^+$T细胞和NK细胞发生损伤。

234. BC　HIV可存在于HIV感染者的多种体液中，但目前证实具有传播作用的仅为血液，精液，阴道、子宫分泌物和乳汁。

235. AD　软下疳的临床表现：①有非婚性接触史，临床上男性多于女性患者，在我国比较少见。②潜伏期为3～14天，以4～7天为常见。③初发为外生殖器部位的炎性丘疹，1～2天后变为脓疱，破溃后形成疼痛性溃疡，男性好发部位有冠状沟、包皮、包皮系带、龟头、阴茎体、会阴部以及肛周等处，女性为小阴唇、大阴唇、阴唇系带、前庭、阴蒂、子宫颈、会阴部以及肛周等处。也有报告称溃疡见于乳房、大腿内侧、手指及口腔内。④溃疡常为多发或卫星状。溃疡呈圆形、椭圆形或不规则形，边缘不整齐，呈锯齿状或呈潜行穿凿状，周围皮肤有红晕，溃疡基底触之柔软，有触痛，易出血，表面可见污秽的脓性分泌物覆盖。⑤合并症包括包皮炎、嵌顿包茎、尿道瘘、尿道狭窄、腹股沟淋巴结炎、阴囊或阴唇象皮肿以及继发其他感染等。

236. ACDE

三、共用题干单选题

237. C

238. A

239. C 鲍温样丘疹病的临床表现：男性好发于阴茎及龟头，女性多发于大、小阴唇及肛周，常表现为褐色、黑色扁平丘疹，表面光滑或呈疣状，可单发或多发，可散在分布，或排列成线状或环状，或融合成斑块。一般无自觉症状，少数患者有瘙痒或烧灼感。病程缓慢，少数可自然消退，易复发，偶可进展为浸润性癌。结合题干考虑诊断为鲍温样丘疹病。

240. A 该病为生殖器上皮细胞异常增生，与 HPV-16 型等高危 HPV 感染密切相关，该病毒为 DNA 病毒，可通过性接触、直接接触、间接接触或母婴垂直传播。

241. C 急性女阴溃疡亦称 Lipschutz 溃疡，是一种好发于青少年女性及幼女的非性病非接触传染的阴部良性溃疡。发病时可有全身症状，经过急剧，倾向复发，临床上酷似软下疳。该患者无明显诱因于大阴唇内侧出现溃疡，疼痛明显。患者有发热、乏力、疲劳、食欲减退。符合急性女阴溃疡的临床表现。

242. D 该病的病因不清，有人认为此病是由革兰阳性粗大杆菌引起，也有人认为此病是贝赫切特综合征、结节性红斑或生殖器疱疹的一种临床表现，全身或局部抵抗力减低，如贫血、营养不良、月经不调等对此病的发生和发展有一定作用。

243. E 患者包皮处可见溃疡伴疼痛 4 天，可能诱因有 1 周前口服泻痢停，1 年前有不洁性交史。硬下疳见于梅毒一期，在梅毒螺旋菌感染后 7~60 天出现，为无痛性溃疡，本题为痛性溃疡，并且超过其发病潜伏期，故排除。软下疳是由杜克雷嗜血杆菌感染引起，主要为发生于生殖器部位的多个痛性溃疡，多伴有腹股沟淋巴结化脓性病变，潜伏期为 3~14 天，为多个疼痛性溃疡，可累及整个外阴及生殖器，甚至累及远端皮肤，本题为单个溃疡，并超其发病潜伏期，故排除。白塞病常用的诊断标准为在反复发作的口腔溃疡基础之上，加上以下任何两条：反复生殖器溃疡、皮肤损害、眼部受累及针刺反应阳性，本题诊断标准不够。鲍温病多为丘疹、斑块等增生性表现，病程较长，本题不符。固定型药疹为各种药物通过各种不同途径进入体内而引起皮肤黏膜反应，表现为固定位置出现紫红斑，外阴部常见，患者有用药史，并有药疹潜伏期，皮疹出现在外阴部可发生破溃引发疼痛，根据本题病史，固定型药疹的可能性大。

244. E 固定型药疹的治疗：应首先停止怀疑药的使用，其次是多饮水，以促进药物排泄，必要时在医师指导下使用抗过敏药物，如激素类等。内用药物可选用泼尼松，抗组织胺药、维生素 C、葡萄糖酸钙等。局部外搽可用皮质类固醇激素药膏，局部溃疡可对症治疗。在上述选项中，口服糖皮质激素并结合局部治疗为治疗药疹的主要手段。

245. E 患者有性接触史，考虑性传播疾病（sexually transmitted diseases，STD），以白带明显增多为主诉，首先取宫颈、外阴分泌物送检。

246. C 淋菌性宫颈炎的分泌物初为黏液性，后转为脓性，体检可见宫颈口红肿、脓性分泌物；非淋菌性宫颈炎主要表现为充血、水肿、触之易出血、黄色黏液脓性分泌物以及下腹部不适等症状。

247. E 一期梅毒的标志性临床特征是硬下疳，好发部位为阴茎、龟头、冠状沟、包皮、尿道口；大小阴唇、阴蒂、宫颈；肛门、肛管等。硬下疳特点为感染 TP 后 7~60 天出现，大多数患者的硬下疳为单发、无痛无痒、圆形或椭圆形、边界清晰的溃疡，高出皮面，疮面较清洁，有继发感染者分泌物多，触之有软骨样硬度。持续时间为 4~6 周，可自愈。该患者有多次不洁性交史，体检：冠状沟处见溃疡，具有软骨样硬度，疼痛不明显，首先考虑诊断为梅毒。

248. D 早期梅毒：苄星青霉素 240 万 U，分两侧臀部肌内注射，每周 1 次，共 2 次。或普鲁卡因青霉素 G 80 万 U/d 肌内注射，连续 15 天。

249. D 念珠菌性阴道炎也称霉菌性阴道炎，是由念珠菌感染引起。其发病率仅次于细菌性阴道病。念珠菌感染最常见的症状是白带多，外阴及阴道灼热瘙痒，排尿困难，外阴地图样红斑。典型的白带呈凝乳状或豆腐渣状，阴道黏膜高度红肿，可见白色鹅口疮样斑块附着，易剥离，其下为受损黏膜的糜烂基底，或形成浅溃疡，严重者可遗留瘀斑。本题患者有外阴瘙痒、白带增多及典型豆腐渣样改变，考虑为阴道念珠菌病。

250. E 念珠菌病为真菌感染，主要治疗方法为抗真菌治疗：①制霉菌素阴道栓，塞入阴道深部，早、晚各 1 次或每晚 1 次，共 2 周。亦可应用克霉唑栓或咪康唑栓。②口服制霉菌素或氟康唑等。③复方制霉菌素冷霜或咪康唑乳膏等局部涂擦，每日 2 次。

251. B 梅毒患者接受高效抗 TP 药物治疗后 TP 被迅速杀死并释放出大量异种蛋白，引起机体发生急性变态反应。多在用药后数小时发生，表现为寒战、发热、头痛、呼吸加快、心动过速、全身不适及原发疾病加重，严重时心血管梅毒患者可发生主动脉破裂。

252. E 泼尼松可用于预防吉海反应，通常在驱梅治疗前 1 天开始应用，0.5mg/（kg·d），口服 3 天。

253. C

254. D　急性淋病主要通过性传播，患者首先出现的症状往往是尿痛、尿频、排尿困难等急性尿道炎的症状。与此同时黄色脓性白带增多，外阴部有烧灼感。外阴、阴道口及尿道口充血、红肿。念珠菌感染最常见的症状是白带多，外阴及阴道灼热瘙痒，排尿困难，外阴有地图样红斑。典型的白带呈凝乳状或为豆腐渣状，阴道黏膜高度红肿，可见白色鹅口疮样斑块附着。该患者白带增多，阴道瘙痒。丈夫有不洁性交史。体格检查：外阴阴道弥漫性潮红，阴道内见较多豆腐渣样分泌物，宫颈口见大量黄色脓性分泌物。符合急性淋病合并外阴阴道念珠菌病的临床表现。

255. E　对淋病，应遵循以下原则进行治疗：尽早确诊，及时治疗。首先，患病后应尽早确立诊断，在确诊前可按急性淋病、非淋菌性宫颈炎和外阴阴道念珠菌病治疗。其次，确诊后应毫不迟疑地立即治疗，切莫错失良机。

256. A　疥螨常寄生于皮肤较薄而柔软的部位，如指缝及其两侧、腕屈面、肘窝、腋窝、脐周、腰部、下腹部、生殖器、腹股沟及股上部内侧。皮损为针尖大小的丘疱疹和疱疹，常伴夜间剧痒。该患者阴囊瘙痒，夜间加重，应注意询问病史，其中应特别注意询问疥疮病史。

257. A　疥疮皮损若经久不愈，常出现继发性变化，如抓痕、血痂、点状色素沉着、湿疹样变和脓疱，部分患者可在阴囊、阴茎等处可出现淡色或红褐色，绿豆至黄豆大的半球炎性硬结节，有剧痒，称为疥疮结节。该患者体格检查示阴囊见散在结节，中等硬度，无触痛，符合疥疮结节的表现。

258. A　疥疮诊断主要根据传染病接触史和好发部位，尤以指间有丘疹、丘疱疹和隧道，夜间剧痒，家中或集体单位常有同样患者，一般不难诊断，若找到疥螨即可确诊，但需与虱病、湿疹、寻常痒疹、皮肤瘙痒症、丘疹性荨麻疹相区别。该患者的首先处置就是仔细询问病史。

259. C　细菌性阴道病（BV）是一种由阴道加特纳菌和一些厌氧菌的混合感染，导致阴道内微生态平衡失调，引起阴道分泌物增多，白带有鱼腥臭味及外阴瘙痒灼热的综合征。本病患者多为育龄妇女，起病缓慢，自觉症状不明显，主要表现为白带增多。当合并淋球菌感染时，阴道分泌物表现为明显脓性并可出现尿痛、排尿困难等尿路刺激症状；合并滴虫感染时，可出现泡沫状阴道分泌物，瘙痒加剧，奇痒；合并念珠菌感染时，阴道分泌物可表现为凝乳状或豆腐渣样。本题患者仅表现分泌物增加，考虑为早期细菌性阴道病。

260. C　细菌性阴道病的涂片镜检：取分泌物作涂片可找到线索细胞，线索细胞是表面附着有大量的加特纳细菌的上皮细胞，特点是上皮细胞表面毛糙或有细小的颗粒。

261. D　细菌性阴道病是一种由阴道加特纳菌和一些厌氧菌的混合感染，导致阴道内微生态平衡失调的疾病。甲硝唑及克林霉素均可用于对厌氧菌感染的治疗。

262. D　鲍温病样丘疹病好发于性活跃的年轻患者，一般在21～30岁之间。皮损多发于外生殖器、会阴、肛周，表现为多个或单个色素性丘疹，肤色、红褐、褐黑色，大小不等，呈圆形、椭圆形或不规则形，境界清楚。一般无自觉症状，少数患者可有瘙痒或烧灼感。病程呈慢性经过，少数患者皮损可消退，但反复发作。该患者阴茎处有赘生物，无自觉症状。体格检查示阴茎表面近根部见多枚绿豆至黄豆大小的黑褐色扁平丘疹，表面光滑。符合鲍温病样丘疹病的临床表现。

263. A　少数患者可自行消退，较小的损害可予电灼、冷冻、二氧化碳激光、腐蚀剂或局部手术切除治疗。

264. E　生殖器疱疹的好发部位为生殖器及会阴部。男性多见于包皮、龟头、冠状沟和阴茎等处；女性多见于大小阴唇、阴阜、阴蒂等处；少见部位为肛周、腹股沟、股臀部及阴囊；男性同性恋者常见于肛门、直肠受累。原发性生殖器疱疹：皮损为簇集或散在的小水疱，2～4天后破溃形成糜烂或溃疡，后结痂自愈。自觉疼痛。根据患者包皮内有针尖溃疡，自觉疼痛，考虑为生殖器疱疹。

265. B　生殖器疱疹的主要治疗方案为抗病毒治疗：阿昔洛韦200mg，口服，5次/日，连服7～10天，或伐昔洛韦300mg，口服，2次/日，连服7～10天，或伐昔洛韦300～500mg，口服，3次/日，连服5～10天。其局部治疗为保持患处清洁、干燥。局部外用抗病毒药物，同时可用抗菌药物以防止细菌合并感染。患病期间不饮酒，禁辛辣饮食，注意休息，患病期间禁止性交。

266. E　淋病常伴随非淋菌性尿道炎，非淋菌性尿道炎指经性接触传染的由淋菌以外的其他病原体，主要是沙眼衣原体、生殖支原体和解脲支原体所引起的尿道炎。临床表现：①男性表现为尿道炎，常有尿痛或尿道分泌物。尿痛的程度比淋病轻，有时仅表现为尿道刺痒。尿道分泌物常为浆液性或黏液脓性，较稀薄，量也较少。②女性有轻度尿急、尿痛等尿道炎症状，但主要为宫颈炎表现。有宫颈充血、水肿、触之易出血、黄色黏液脓性分泌物以及下腹部不适等症状。但也有相当数量的患者症状轻微或无任何临床症状。根据患者既往有不洁性交史，淋病用药治疗后，分泌物变为浆液性，有尿痛表现，考虑为非淋菌性尿道炎的可能性大。

267. E

268. D　扁平湿疣：外生殖器及肛周部位出现扁平斑丘疹，无痒痛，为梅毒二期的表现。根据该患者肛周的典型皮疹表现，考虑为扁平湿疣。

269. E 扁平湿疣为梅毒二期表现，梅毒可行 RPR + TPPA 检查。

270. B 珍珠状阴茎丘疹是位于阴茎冠状沟处、环绕龟头出现的淡红色小丘疹。常发生在成年人，一般以20~40岁多见。本题为年轻男性，龟头边缘见较多环形排列的淡红色小丘疹，诊断可考虑珍珠状阴茎丘疹。

271. E 珍珠状阴茎丘疹（pearly penile papules）又名阴茎多毛样乳头瘤（hirsutoid papillomas of the penis），本病可能为生理发育上的变异，既不是肿瘤，也不是性病。不需特殊治疗。

272. E TPPA 是梅毒螺旋体颗粒凝集试验，是用来检测特异性梅毒螺旋体抗体的实验。RPR 的全称为快速血浆反应素环状卡片试验，是梅毒的检测方法，属于梅毒常用的非梅毒螺旋体特异性的抗原检测试验之一。单纯的 TPPA（+），RPR 阴性，可能是患者近期刚患梅毒，时间太短，RPR 未测出，也可能是滴度太高，未测出，也可能是既往有梅毒，经过正规治疗，RPR 阴性。因此需要询问患者病史，复查 RPR + TPPA，再考虑是否进行治疗。

273. B 本题患者 TPPA 阳性，虽然 RPR 阴性，可能是没有活动性梅毒螺旋体，也可能是梅毒患病时间过短或滴度过大，造成 RPR 假阴性，因此有可能出现活动性梅毒。

274. C 念珠菌性包皮龟头炎易发生于包皮过长者，可有自觉瘙痒、烧灼感。体格检查可见阴茎包皮及龟头潮红、丘疹，可有少许鳞屑或渗出，包皮内板和龟头冠状沟处表面附着白色乳酪状斑片或膜，易被刮除。有的表现为浅红色糜烂及薄壁脓疱，可见散在性小丘疹。当阴囊受累时，在与阴茎接触面上可见鳞屑红斑性皮疹，瘙痒明显，累及尿道时可出现尿频、尿急。根据患者皮疹及乳酪状薄膜，可诊断为念珠菌性包皮龟头炎。

275. D 念珠菌性包皮龟头炎是由念珠菌属（主要是白色念珠菌）引起的一种真菌病，于病变部位取材（刮取鳞屑或糜烂处取渗出液）直接真菌镜检或培养可找到念珠菌。

276. E 治疗念珠菌性包皮龟头炎要强调男女性伴必须同查同治，如果机体免疫力低下，则必须增强免疫力。具体包括：①忌食刺激性食物，戒烟酒。保持局部清洁卫生，避免刺激。②局部治疗。局部清洗后，外用无刺激性的抗真菌软膏或乳膏等，如克霉唑软膏、酮康唑软膏、联苯苄唑软膏、曲安奈德 - 益康唑乳膏等。③口服药物。如果局部治疗效果不佳，可加服氟康唑、伊曲康唑或特比萘芬片。④包皮过长或包茎者，待炎症控制后进行包皮环切术。局部外用药安全性好、起效快；口服药治疗彻底，但要顾及可能引起的不良反应；有些患者可能需要联合应用局部治疗和口服药物。一定要在医生指导下足疗程、足量用药，如果病情好转即停药，会导致疗程不够、药量不足，容易复发。

277. A 该患者的临床症状表现为急性淋病，但若无实验室条件进行病原学检查时，应积极实施性病病症处理，按照急性淋病合并非淋菌性尿道炎治疗，以尽可能控制病情，防止并发症的发生及进一步传播。

278. D 治疗淋病的药物很多，但应以高效、安全和价格适宜为原则进行选择，头孢菌素类：具有破坏菌壁和抑制菌体蛋白合成的作用。虽也属于含 β - 内酰胺环的抗生素，但它们对 β - 内酰胺酶比较稳定或十分稳定，因此，对 PPNG 菌株和染色体介导的耐药菌株所致的淋病，常能有效地取代青霉素类，治疗上首选头孢曲松 1g，肌内注射一次。

279. A 瘙痒是一种仅有皮肤瘙痒而无原发性皮肤损害的皮肤病症状。根据皮肤瘙痒的范围及部位，一般分为全身性和局限性两大类。局部瘙痒症包括女性会阴瘙痒症，瘙痒常发生于大、小阴唇。因不断搔抓，阴唇部常有皮肤肥厚及浸渍，阴蒂及阴道黏膜可有红肿及糜烂。根据患者外阴瘙痒病史，局部肥厚苔藓样变，考虑局限性瘙痒症。

280. A 患者以局部瘙痒、局部肥厚、苔藓样变为主要表现，慢性湿疹也可出现上述症状，而且在瘙痒性皮肤病中较常见，因此，本题需要首先排除慢性湿疹。

281. E 女阴假性湿疣多见于青年女性小阴唇内侧，对称分布，典型损害为 1~3mm 的淡红色或珍珠色小丘疹，密集排列而互不融合，呈绒毛状或鱼子样外观，表面光滑，有时可见个别较大皮疹，呈息肉状，通常无自觉症状或偶有微痒，多数患者往往在无意中发现，误认为是尖锐湿疣。该患者外阴部出现皮疹，近期内白带较多，皮损处不痛不痒，无不洁性接触史。查体示小阴唇内侧见针尖至粟粒大小的近肤色的小丘疹，散在的息肉状小丘疹呈线状排列，呈绒毛状外观。符合女阴假性湿疣的表现。

282. E 本病多见于女性小阴唇内侧及阴道前庭，为群集白色或淡红色鱼子大小的光滑丘疹，无自觉症状，常伴有念珠菌性阴道炎，属于非性接触性传染，醋酸白试验阴性。

283. A 本病通常不需要治疗。对高度恐惧、强烈要求治疗者，可采用冷冻、激光分批治疗。有明显瘙痒者，可将糖皮质激素与多磺酸黏多糖乳膏混合短期使用，必要时口服抗组胺药物。

284. E 非梅毒螺旋体抗原血清试验：①性病研究实验室试验（venereal disease research laboratory test，VDRL）②不加热血清反应素试验（unheated serum regain test，USR）③快速血浆反应素环状卡片试验（rapid plasma regain test，RPR）④甲苯胺红不需加热实验（TRUST）。

285. A 梅毒螺旋体抗原血清学试验：常用的主要有梅毒螺旋体颗粒凝集试验（TPPA），梅毒螺旋体血球凝集试验（TPHA），梅毒酶联免疫吸附试验（ELISA），化学发光免疫分析法（CLIA），还有如梅毒免疫层析法－梅毒快速检测（RT），荧光螺旋体抗体吸收试验（FTA－ABS），梅毒螺旋体蛋白印迹试验（WB）。

286. C 淋病由淋病奈瑟球菌（Neisseria gonorrhoeae，简称淋球菌）感染引起，主要表现为泌尿生殖系统的化脓性感染，也可导致眼、咽、直肠感染和播散性淋球菌感染。男性急性淋病：早期症状有尿频、尿急、尿痛，很快出现尿道口红肿，有稀薄黏液流出，24 小时后病情加重，分泌物变为黄色脓性，且量增多。可有尿道刺激症状，有时可伴发腹股沟淋巴结炎。一般全身症状较轻，少数可有发热、全身不适、食欲缺乏等。该患者有尿痛、排尿困难，龟头红肿、流脓，结合查体所见，诊断考虑淋病。

287. B 本病主要根据病史（非婚性接触史、配偶感染史、与淋病患者共用物品等）、典型临床表现和实验室检查结果进行诊断。分泌物检查示淋球菌涂片阳性或淋球菌培养阳性。

288. C 淋菌性尿道炎：头孢曲松 250mg 一次肌内注射，或大观霉素 2.0g（宫颈炎 4.0g）一次肌内注射，或给予其他第三代头孢菌素类药物。

289. A 非淋菌性尿道炎（nongonococcal urethritis，NGU）指经性接触传染的由淋菌以外的其他病原体，主要是沙眼衣原体、生殖支原体和解脲支原体所引起的尿道炎。男性表现为尿道炎，常有尿痛或尿道分泌物。尿痛的程度比淋病轻，有时仅表现为尿道刺痒。尿道分泌物常为浆液性或黏液脓性，较稀薄，量也较少。用涂片、培养检查，无淋病奈瑟球菌的证据。根据患者临床症状（尿道口刺痒，脓性分泌物）及实验室检查（未见淋病奈瑟球菌）诊断考虑非淋菌性尿道炎。

290. A 非淋菌性尿道炎（nongonococcal urethritis，NGU）指经性接触传染的由淋菌以外的其他病原体，主要是沙眼衣原体、生殖支原体和解脲支原体所引起的尿道炎，40%～60% 由沙眼衣原体 D－K 血清型引起。性接触是主要传播途径，分泌物涂片镜检：无白细胞内革兰阴性双球菌。尿道分泌物或尿道拭子涂片检查，至少在 5 个油镜视野（1000×）中，每个视野的多形核白细胞≥5 个；晨尿沉淀物涂片检查，至少在 5 个高倍镜视野（400×）中，每个视野的多形核白细胞≥15 个。

291. E 非淋菌性尿道炎是一种性传播疾病，其治疗包括早诊断、早治疗，同时治疗性伴侣，用药上应及时、足量、规则治疗，根据不同病情予以不同治疗方案，主要针对支原体治疗，常用药物：多西环素、阿奇霉素，或米诺环素，本病不涉及真菌感染，无需抗真菌治疗。

292. A

293. A 非淋菌性尿道炎（nongonococcal urethritis，NGU）指经性接触传染的由淋菌以外的其他病原体，主要是沙眼衣原体、生殖支原体和解脲支原体所引起的尿道炎。诊断主要依据沙眼衣原体、生殖支原体或解脲支原体培养。

294. C 多西环素 200mg/d，分 2 次口服，连服 7～10 天，或阿奇霉素 1.0g 饭前 1 小时或饭后 2 小时一次顿服，或米诺环素（美满霉素）200mg/d，分 2 次口服，连服 10 天，或红霉素 2.0g/d，分 4 次口服，连服 7 天。

295. B 软下疳（chancroid）是由杜克雷嗜血杆菌引起，表现为急性、多发性、疼痛性生殖器溃疡，伴腹股沟淋巴结肿大、化脓及破溃的一种经典性疾病。该患者有性接触史，阴茎包皮处有疼痛性溃疡，腹股沟淋巴结肿大并压痛，诊断可考虑软下疳。

296. C 杜克雷嗜血杆菌在含有新鲜的人血或兔血的培养基上生长，故需选择含血清的琼脂培养基。

297. A 软下疳可选用阿奇霉素 1g，单剂量口服，或红霉素 2.0g/d，分 4 次口服，疗程 7 天；也可用头孢曲松 250mg 或大观霉素 2.0g，1 次肌内注射。外用药物治疗可选用 1∶5000 高锰酸钾溶液或 3% 双氧水局部清洗，并外用红霉素软膏；肿大淋巴结不可切开引流，应从邻近正常皮肤处潜行进针抽取脓液，也可注入抗生素治疗。

298. D 性病性淋巴肉芽肿（venereal lymphogranuloma），由某几型沙眼衣原体引起的一种性传播疾病。通过性传播。经 3～30 天的潜伏期（一般 10 天左右）于病原体进入处发生初疮，为针头至豆大的糜烂、水疱或脓疱，病情轻微，很快自然消退，常不为患者注意。随后 1～2 个月内腹股沟淋巴结肿大、质硬、疼痛、互相融合，并与皮肤粘连，后破溃形成瘘孔，流出脓液，部分病例可不化脓而自行消退。病理改变为淋巴结有星状脓肿。该患者 5 周前有冶游史，后阴茎包皮上出现单个（偶有多个）小丘疹、糜烂、溃疡，数日后自愈；1 周前出现左侧腹股沟淋巴结肿大、压痛。肿大淋巴结组织病理学示星状脓肿，周围上皮细胞呈栅栏状排列。诊断考虑性病性淋巴肉芽肿。

299. D 性病性淋巴肉芽肿的病原体属于沙眼衣原体类，有 L_1、L_2 及 L_3 三种血清型。

300. E 多西环素可影响胎儿骨骼发育，禁用于妊娠和哺乳期妇女 LVG 患者。

301. D 艾滋病全称为获得性免疫缺陷综合征（acquired immunodeficiency syndrome，AIDS），是由人类免疫缺陷病毒（human immunodeficiency virus，HIV）感染引起的以严重免疫缺陷为主要特征的 STD。从感染 HIV 到发展为艾滋病，可大致分为急性 HIV 感染、无症状 HIV 感染和艾滋病三个阶段。诊断主要依靠病史（同性恋史、多性伴史、静脉药瘾史、接受输血或血制品史等)、临床表现及实验室检查来确立。该患者既往有输血史，不规则发热，HIV 抗体（+），加上患者全身泛发簇状分布的水疱，诊断考虑 AIDS 合并带状疱疹。

302. D 外周血淋巴细胞计数：作为 AIDS 病情进展的衡量标志之一需进一步检查，并按计数结果分为 3 组：$\geq 2 \times 10^9/L$；（1~2）$\times 10^9/L$；$< 1 \times 10^9/L$。

303. E 目前 HIV 的传播途径包括：血液传播、性传播、垂直传播，不需要隔离，ABCD 均为 AIDS 的一般治疗措施。

304. D 该患者外阴瘙痒，有红斑，白色分泌物多，诊断可考虑真菌感染，最有意义的检查为真菌镜检。

305. D 念珠菌感染最常见的症状是白带多，外阴及阴道灼热瘙痒，排尿困难，外阴地图样红斑。典型的白带呈凝乳状或豆腐渣状，阴道黏膜高度红肿，可见白色鹅口疮样斑块附着，易剥离，其下为受损黏膜的糜烂基底，或形成浅溃疡，严重者可遗留瘀斑。该患者外阴瘙痒，查体示外阴红斑，阴道外口有白色膜状物质。符合白色念珠菌感染的表现。

306. D 本病病因不明，可能与感染有关，包括细菌、病毒和支原体感染。部分为痢疾后的一个全身并发症，有人认为与变态反应，内分泌失调有关，还有人认为与药物过敏有关，如青霉素，磺胺，水杨酸制剂过敏。而葡萄膜炎是其并发症。

307. E 急性期应卧床休息，加强口臭护理，保护皮损创面，补充维生素 C，纠正水、电解质、酸碱平衡。以肾上腺皮质激素为首选治疗药物，开始时应静脉用药，症状好转后改口服维持。也可选用解热镇痛药物，如阿司匹林、消炎痛。慢性滑膜炎可行滑膜切除术，关节有破坏时可考虑关节融合术。出现脓疱时应需培养菌种对症使用抗生素软膏。

308. A

309. C 淋球菌涂片的注意事项：①取材时棉拭子伸入尿道或宫颈口内的深度要足够。②男患者最好在清晨首次排尿前或排尿后数小时（1~2 小时）采集标本进行培养。③涂片时动作轻柔，防止细胞破裂变形，涂片的厚薄与固定革兰染色时间要合适。

310. A 淋菌性尿道炎：如病原菌属耐青霉素菌株的感染，可予大观霉素 2.0g（宫颈炎 4.0g）一次肌内注射，一般推荐在治疗淋病的同时，给予多西环素 100mg，口服，2 次/日，连续 7 天以上；或者阿奇霉素 1g，以治疗可能合并的沙眼衣原体感染。

311. E 非淋菌性尿道炎（nongonococcal urethritis，NGU）指经性接触传染的由淋菌以外的其他病原体，主要是沙眼衣原体、生殖支原体和解脲支原体所引起的尿道炎。女性有轻度尿急、尿痛等尿道炎症状，但主要为宫颈炎表现。有宫颈充血、水肿、触之易出血、黄色黏液脓性分泌物以及下腹部不适等症状。该患者有阴道充血，大量浆液脓性分泌物，宫颈红肿，Ⅱ度糜烂。宫颈分泌物培养见沙眼衣原体，符合非淋菌性尿道炎的表现。

312. B 目前患者处于妊娠时期，禁用四环素类抗生素，因其可能导致胎儿骨骼发育异常，应予以红霉素 2.0g/d，分 4 次口服，连服 7 天。

313. C

314. D 非淋菌性尿道炎（nongonococcal urethritis，NGU）指经性接触传染的由淋菌以外的其他病原体，主要是沙眼衣原体、生殖支原体和解脲支原体所引起的尿道炎。诊断主要依据临床表现及病原学检查。

315. A 非淋菌性尿道炎治疗：多西环素 200mg/d，分 2 次口服，连服 7~10 天；或阿奇霉素 1.0g 饭前 1 小时或饭后 2 小时一次顿服；或米诺环素 200mg/d，分 2 次口服，连服 10 天；或红霉素 2.0g/d，分 4 次口服，连服 7 天；氧氟沙星 0.3g，每天 2 次，连服 7 天。

316. E 生殖器疱疹（genital herpes，GH）是由单纯疱疹病毒（HSV）感染泌尿生殖器及肛周皮肤黏膜而引起的一种慢性、复发性、难治愈的 STD。好发部位为生殖器及会阴部。男性多见于包皮、龟头、冠状沟和阴茎等处；女性多见于大小阴唇、阴阜、阴蒂等处；少见部位为肛周、腹股沟、股臀部及阴囊；皮损为簇集或散在的小水疱，2~4 天后破溃形成糜烂或溃疡，后结痂自愈。自觉疼痛，实验室检查示疱液 HSV-DNA 阳性。该患者大阴唇内侧见簇集的针尖大小的水疱，周围有红晕，壁薄，易破。有触痛。实验室检查示疱液 HSV-DNA 阳性。诊断可考虑生殖器疱疹。

317. B 新生儿单纯疱疹病毒通常是新生儿在出生过程中通过已感染的母亲产道时被感染。全身播散型发病多在第 1 周末。由病毒血症发展为多脏器广泛受累，可累及皮肤、肺、中枢神经、肾上腺、心脏、肾等。临床症状与新生儿败血症相似，可表现为发热、苍白、呼吸窘迫或暂停、惊厥、嗜睡、烦躁、高胆红素血症、休克及 DIC 等。多数病例的皮肤可见成簇疱疹，可发生在先露部位，疱疹基底呈红色，边缘清，直径 1~3mm，偶可发展为大疱，直径 >1cm。该母亲患有生殖器疱疹，患儿出生后出现发热、黄疸，皮肤出现疱疹。诊断可考虑新生儿单纯疱疹。

318. A

319. C

320. C 淋病治疗首选头孢曲松，若头孢过敏，可选择大观霉素。

321. B 患者有不洁性生活史，躯干、四肢皮损及肛周扁平湿疣特征符合二期梅毒疹的表现，实验室检查提示 TPPA 阳性及 RPR 阳性，组织病理检查见真皮内浆细胞浸润，因此诊断应首先考虑梅毒。

322. C　雅司病的传染源主要是雅司病患者，皮疹可呈群集性分布，特征主要为中央消退，周围发展融合呈环形，称为癣样雅司病。结合实验室检查及非性接触诱发的特点，考虑诊断为雅司病。

323. C　一期雅司病又称母雅司期或原发损害期，潜伏期后感染部位发生单个丘疹，逐渐增大，表面结黄褐色痂，去除痂后可见红色肉芽组织，此即母雅司，周围有较小的卫星状皮疹，可互相融合。好发于四肢、面部，自觉瘙痒，无压痛，可伴发热、关节痛、局部淋巴结肿大等全身症状。数月后母雅司自行消退，遗留轻度萎缩和色素脱失。

324. A　一期雅司病患者的母雅司中含有大量的细弱密螺旋体，具有较强的传染性。二期雅司病可出现骨膜炎改变，三期雅司病患者的胫骨和其他长骨骨膜常发生树胶肿样损害，胫骨发生慢性骨膜炎可形成佩刀胫。多数雅司病患者病程终止于二期，只有少部分患者在感染5~10年后进入三期。雅司病治疗首选青霉素，青霉素过敏者可用红霉素或四环素。

325. A

326. E

327. B

328. E

329. E　根据病史及查体，临床倾向于龟头真菌感染的可能，治疗上选择抗真菌治疗。若反复发作，可能与性伴感染、包皮过长、免疫力差和治疗疗程不够有关，不适合外涂激素乳膏。

330. B　基于2年多的病史，且发展至糖皮质激素药膏外用对症治疗后不见改善，以及既往史和辅助检查的结果，最可能诊断为乳房外Paget病。

331. A　乳房外Paget病的组织病理：有特征性的Paget细胞，此细胞大而圆，核大，胞质丰富而淡染，无细胞间桥；PAS染色多呈阳性。

332. C　乳房外Paget病：目前提倡Mohs外科手术，可彻底去除肿瘤而又最大限度地保存正常组织；对于泛发性病例，不能完成手术切除者，可用光动力治疗；伴有淋巴结转移时可选择联合化疗，药物包括丝裂霉素C、表柔比星、长春新碱、顺铂、氟尿嘧啶等。

333. B　扁平湿疣是二期梅毒的一种表现，好发于外阴、肛周、乳房下等易摩擦浸渍部位。湿性丘疹形如扁豆，表面湿烂，有少量渗液，含大量梅毒螺旋体，传染性强。可融合成斑块，有时呈疣状或乳头瘤状，分泌物有臭味。该患者配偶有不洁性交史，肛周有赘生物，呈暗红色、扁平疣状，符合扁平湿疣的临床表现。

334. E　扁平湿疣是二期梅毒的一种典型表现，应做到早发现、足量足疗程治疗，治疗后足够时间随访。治疗以青霉素类为各期梅毒的首选药物，常用药物有苄星青霉素、普鲁卡因水剂青霉素G、水剂青霉素G，但药物种类、剂量及疗程需要根据临床分期及临床特征来决定。

335. C　对二期梅毒孕妇所生的婴儿，应进行临床及血清学检查，尤其进行脑脊液检查，直至血清学检查转阴或维持阴性三个月以上为止。

四、案例分析题

336. ABC

337. ABC　早期梅毒可用苄星青霉素G 240万U，分两侧臀部肌内注射，1次/周，连续2~3次；或普鲁卡因青霉素G 80万U/d肌内注射，连续15天。青霉素过敏者可选用头孢曲松1 g，肌内注射或静脉给药，1次/日，连续10天，还可口服四环素类药物、红霉素类药物。

338. ABE

339. AG　可考虑软下疳、贝赫切特综合征（白塞病），二者均可表现为疼痛性溃疡。

340. F　贝赫切特综合征（白塞病）是一种全身性免疫系统疾病，属于血管炎的一种。其可侵害人体的多个器官，包括口腔、皮肤、关节肌肉、眼睛、血管、心脏、肺和神经系统等，主要表现为反复口腔和会阴部溃疡、皮疹、下肢结节红斑、眼部虹膜炎、食管溃疡、小肠或结肠溃疡及关节肿痛等。结合题干中的患者症状和体征，可考虑为贝赫切特综合征。

341. ACE　该患者性伴有不洁性交史，且夫妻之间近期有性生活，疑似被性伴传染，但也应考虑妊娠导致RPR假阳性的因素。因此复查TPPA + RPR，同时行HIV检查。

342. ABCDE　患者此前梅毒阴性，目前考虑新近感染，为阻断母婴传播，应在妊娠早期和晚期各进行一次驱梅治疗。

343. E　早期胎传梅毒患儿出生时即瘦小，出生后3周出现症状，全身淋巴结肿大，无粘连、无痛、质硬。多有梅毒性鼻炎。出生后约6周出现皮肤损害，呈水疱-大疱型皮损（梅毒性天疱疮）或斑丘疹、丘疹鳞屑性损害。可发生骨软骨炎、骨膜炎。多有肝、脾肿大。血小板减少和贫血。该患儿母亲有梅毒史，且患儿全身出现红色斑疹，手掌、足底均有类似暗红斑。符合早期胎传梅毒的临床表现。

344. ABD　行梅毒血清学试验可确诊是否有胎传梅毒，行抗-HIV检测用于确认患儿是否同时伴发HIV感染，ANA检测用于排查血管炎的可能性。

345. A　淋病的潜伏期一般为2~10天，开始尿道口灼痒、红肿及外翻。排尿时灼痛，伴尿频，尿道口有少量黏液性分泌物，3~4天后，尿道黏膜上皮发生多数局灶性坏死，产生大量脓性分泌物，排尿时刺痛，龟头及包皮红肿显著，尿道中可见血液，晨起时尿道口可结脓痂，伴轻重不等的全身症状。该患者有不洁性交史，包皮龟头红肿，尿道口肿胀外翻，有脓液自尿道口溢出，符合淋病的临床表现。

346. ACDE 淋球菌是淋病奈瑟球菌的俗称，为严格的人体寄生菌，典型细胞内革兰阴性双球菌，常存在于黏膜表面的柱状上皮细胞内白细胞的脓性分泌物中，适宜的生长温度是35℃～38℃，不耐热，离开人体环境后只存活1～2小时。

347. ABDE 对于无并发症的淋病而言，如淋菌性尿道炎、宫颈炎、直肠炎，给予头孢曲松，肌内注射，单次给药；或大观霉素肌内注射，单次给药；或头孢噻肟肌内注射，单次给药。次选方案为其他第三代头孢菌素类，如已证明其疗效较好，亦可选作替代药物。对于有并发症的淋病，如淋菌性附睾炎、精囊炎、前列腺炎，则采用头孢曲松，肌内注射，每天1次，共10天；或大观霉素，肌内注射，每天1次，共10天；或头孢噻肟，肌内注射，每天1次，共10天。氧氟沙星400mg，一次口服或环丙沙星500mg，一次口服。

348. E 治疗时应严格考核疗效并追踪观察，应当严格掌握治愈标准，坚持疗效考核。只有达到治愈标准后，才能判断为痊愈，以防复发。同时检查、治疗其性伴侣，患者夫妻或性伴侣双方应同时接受检查和治疗。

349. D 男性急性淋菌性尿道炎涂片检查有诊断意义，但对于女性应进行宫颈分泌物淋菌培养，有条件的地方可采用基因诊断（聚合酶链反应）来确诊。

350. C 女性急性淋病：感染后开始症状轻微或无症状，约占女性淋球菌感染者的60%，一般经3～5天的潜伏期后，相继出现尿道炎、宫颈炎、尿道旁腺炎、前庭大腺炎及直肠炎等，其中以宫颈炎最常见。

351. ABCE 女性淋病：感染后开始症状轻微或无症状，一般经3～5天的潜伏期后，常于性交后2～5日出现尿道刺激症状，急慢性不易区分，淋菌性宫颈炎及尿道炎常见，盆腔炎患者发生宫外孕的概率高，直肠咽部出现感染，症状与男性无明显差异。

352. BD 治疗结束后2周内，在无性接触史情况下符合如下标准为治愈：①症状和体征全部消失；②在治疗结束后4～7天内从患病部位取材，淋球菌复查呈阴性。

353. F 尖锐湿疣是由人乳头瘤病毒（HPV）感染所致的以肛门生殖器部位增生性损害为主要表现的性传播疾病。大多发生于18～50岁的中青年人。损害初期为细小淡红色丘疹，以后逐渐增大、增多，单个或群集分布，湿润柔软，表面凹凸不平，呈乳头样、鸡冠状或菜花样突起。红色或污灰色。根部常有蒂，且易发生糜烂渗液，触之易出血。本病常无自觉症状，部分患者可出现异物感、痛、痒感或性交痛。该患者外阴及宫颈可见菜花状赘生物，易出血。符合尖锐湿疣的临床表现。

354. ACE 检查方法包括：①醋酸白实验：用3%～5%醋酸液局部外涂或湿敷5～10分钟，可在HPV感染区域出现发白现象。②HPV－DNA检测：采用抗HPV蛋白的抗体检测病变组织中的HPV抗原。该方法敏感度不高，检出率只有50%左右。③甲苯胺蓝试验是检测血液中是否含有HPV病毒的试验。

355. AD 病原体是人乳头瘤病毒，属DNA病毒。人类是唯一宿主。

356. BCDE HPV有200多种亚型，至少有40种可以感染生殖器部位。常引起尖锐湿疣的有6、11、16、18亚型等，90%的尖锐湿疣是由HPV－6型或11型引起，16、18型又称为高危型，长期感染可引起宫颈癌。

357. ABDF 预防性使用HPV九价疫苗。在四价疫苗（6/11/16/18型）的基础上增加31/33/45/52/58型，覆盖了可导致90%宫颈癌的高危型HPV，同时包含低危型6/11型，预防生殖器疣等良性病变。

358. BC 扁平湿疣（condylomalatum）：是丘疹性梅毒疹的特殊类型，由梅毒螺旋体（Trepon，emapallidum，TP）引起。发生于潮湿、温暖的皮肤皱褶部位或皮肤和黏膜连接处，最常见于外生殖器及肛门附近。初起时为表面湿润性丘疹，逐渐扩大或融合形成1～2cm大小的灰白色、肥厚性扁平隆起，基底宽而无蒂，周边有铜红色浸润，自觉烧灼及痒感，行走及摩擦时疼痛，表面糜烂、渗液，内含大量梅毒螺旋体，传染性极强。常因摩擦而糜烂，有的溃破而有浅溃疡。

尖锐湿疣：病原体是人乳头瘤病毒，属DNA病毒。皮损可发生于外生殖器和肛周，女性还可累及宫颈和阴道壁。少数患者可见于腋窝、乳房等部位。尖锐湿疣的皮损初起为细小的淡红色丘疹，后逐渐增大、增多，部分皮损可相互融合形成乳头样、鸡冠样或菜花样，色泽粉红至深红、灰白乃至棕黑。少数患者因免疫功能低下或妊娠而发生巨大型尖锐湿疣。患者一般无自觉症状，少数患者可自觉痒感、异物感、压迫感或灼痛感。

359. ACDE 尖锐湿疣的潜伏期平均为3个月，生殖器和肛周为好发部位，男性多见于包皮、系带、冠状沟、龟头，女性多见于大、小阴唇和肛周。女性阴道炎和男性包皮过长是尖锐湿疣发生的促进因素。损害初期为细小淡红色丘疹，以后逐渐增大、增多，单个或群集分布，湿润柔软，表面凹凸不平，呈乳头样、鸡冠状或菜花样突起。红色或污灰色。根部常有蒂，且易发生糜烂渗液，触之易出血。皮损裂缝间常有脓性分泌物郁积，致恶臭，且可因搔抓而引起继发感染。本病常无自觉症状，部分患者可出现异物感、痛、痒感或性交痛，因过度增生可生成巨型尖锐湿疣。

360. ABCDE　尖锐湿疣的治疗必须采用综合治疗。①治疗诱因（包皮过长、阴道炎、包皮龟头炎、淋病等）。②提高机体免疫力。③化学治疗：0.5%鬼臼毒素酊（或0.15%霜）、5% 5－氨尿嘧啶。④冷冻疗法。⑤激光治疗：通常用CO_2激光，采用烧灼法治疗尖锐湿疣。⑥电灼治疗：采用高频电针或电刀切除湿疣。本疗法适用于数量少，面积小的湿疣。⑦氨基酮戊酸光动力学疗法（ALA－PDT疗法）：本法可选择性杀伤增生旺盛的细胞，不仅对肉眼可见的尖锐湿疣有破坏作用，还可清除亚临床损害和潜伏感染组织。⑧手术治疗：适用于巨大尖锐湿疣，对疣体整个或分批切除。⑨免疫疗法：不主张单独使用，可作为辅助治疗及预防复发。